ORTHOGNATHIC
SURGERY
PRINCIPLES, PLANNING AND PRACTICE

正颌外科学
原则、策略和实践

主 编
Farhad B. Naini［英］｜Daljit S. Gill［英］

主 译
王旭东｜朱 敏

副主译
江凌勇｜于洪波｜张 雷｜袁卫军

主 审
邱蔚六｜张志愿｜沈国芳

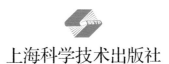

上海科学技术出版社

图书在版编目（ＣＩＰ）数据

正颌外科学：原则、策略和实践 ／（英）法哈德·奈尼（Farhad B. Naini），（英）达尔吉特·吉尔（Daljit S. Gill）主编 ；王旭东，朱敏主译. -- 上海 ：上海科学技术出版社，2021.10

书名原文：Orthognathic Surgery: Principles, Planning and Practice

ISBN 978-7-5478-5437-2

Ⅰ . ①正… Ⅱ . ①法… ②达… ③王… ④朱… Ⅲ . ①颌－畸形－口腔正畸学 Ⅳ . ①R783.5

中国版本图书馆CIP数据核字(2021)第152232号

———

Original title：Orthognathic Surgery：Principles, Planning and Practice by Farhad B. Naini and Daljit S. Gill, ISBN：9781118649978

This edition first published 2017 © 2017 by John Wiley & Sons Ltd.

All Rights Reserved. Authorized translation from the English language edition published by John Wiley & Sons Limited. Responsibility for the accuracy of the translation rests solely with Shanghai Scientific & Technical Publishers and is not the responsibility of John Wiley & Sons Limited. No part of this book may be reproduced in any form without the written permission of the original copyright holder，John Wiley & Sons Limited.

上海市版权局著作权合同登记号　图字：09 - 2018 - 1011 号

正颌外科学　原则、策略和实践

主编　Farhad B. Naini［英］　Daljit S. Gill［英］

主译　王旭东　朱　敏

上海世纪出版(集团)有限公司
上海科学技术出版社　出版、发行
(上海钦州南路 71 号　邮政编码 200235　www. sstp. cn)

上海雅昌艺术印刷有限公司

开本 889×1194　1/16　印张 54
字数：1600 千字
2021 年 10 月第 1 版　2021 年 10 月第 1 次印刷
ISBN 978 - 7 - 5478 - 5437 - 2/R · 2352
定价：498.00 元

内容提要

　　本书系统详尽地描述了当代正颌外科的理念与技术，是目前国际上该领域的重要专著之一，"现代正颌外科学之父"Hugo Obwegeser教授应邀为本书撰写了部分专题内容。本书回顾了正颌外科学的发展历史，介绍了正颌外科的治疗流程与技术，并且展示了大量临床案例，为正颌外科医师提供了牙颌面畸形全面的诊断与治疗信息。

　　本书的内容主要包括两个部分：第一部分为正颌外科原则与策略，该部分详述了正颌外科医师应掌握的基本原则与基础知识。第二部分为正颌外科临床实践与技术，该部分依次介绍了正颌外科相关的方案设计、正颌术式、辅助手术，以及唇腭裂病例与颅面外科中所涉及的正颌手术。最后，以患者视角描述了正颌外科治疗全过程，为正颌外科医师提供更全面与独特的信息与决策思考。

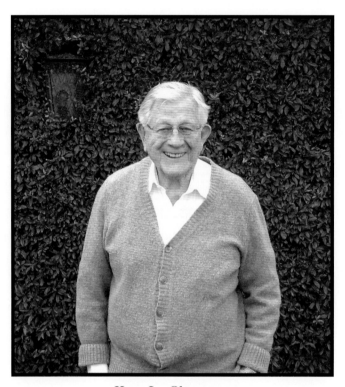

Hugo L. Obwegeser

MD，DMD，FDS. RCS（Eng. ），Hon. FRCS（Eng. ），Hon. FDS. RCPS（Glas. ），
Hon. FFD. RCS（Ire. ）

Emeritus Professor of Oral Diagnosis and Oral Surgery，Dental School，and
Director of the Department of Cranio-Maxillofacial Surgery，University Hospital，
Zürich，Switzerland

颌面外科学和颌面骨骼重建外科学先驱
现代正颌外科学之父

译者名单

主　审
邱蔚六　张志愿　沈国芳

主　译
王旭东　朱　敏

副主译
江凌勇　于洪波　张　雷　袁卫军

译　者
（以姓氏笔画为序）

于洪波　上海交通大学医学院附属第九人民医院
习伟宏　南昌大学附属口腔医院
王旭东　上海交通大学医学院附属第九人民医院
王育新　南京市口腔医院
王耀钟　青岛市口腔医院
朱　敏　上海交通大学医学院附属第九人民医院
刘蔡钺　上海交通大学医学院附属第九人民医院
江凌勇　上海交通大学医学院附属第九人民医院
杨鸣良　中国医科大学附属口腔医院
张　雷　上海交通大学医学院附属第九人民医院
郑广森　中山大学附属口腔医院
袁卫军　上海交通大学医学院附属第九人民医院
程　杰　江苏省口腔医院
程志华　上海交通大学医学院附属第九人民医院

学术秘书
张天嘉　　上海交通大学医学院附属第九人民医院
王璧霞　　上海交通大学医学院附属第九人民医院

作者名单

··· 主 编 ···

Farhad B. Naini
BDS（Lond.），MSc（Lond.），PhD（KCL），FDS.RCS（Eng.），
  M. Orth. RCS（Eng.），FDS. Orth. RCS（Eng.），GCAP
  （KCL），FHEA
Consultant Orthodontist
Kingston Hospital and St George's Hospital and Medical School
London，UK

Daljit S. Gill
BDS（Hons），BSc（Hons），MSc（Lond.），FDS.RCS（Eng.），
  M. Orth. RCS（Eng.），FDS（Orth）RCS（Eng.），FHEA
Consultant Orthodontist
Great Ormond Street Hospital NHS Foundation Trust and UCLH
  Eastman Dental Hospital
London，UK

··· 编 者 ···

Keith Altman, MBBS, BDS, FDS.RCS, FRCS (Maxfac)
Consultant Oral and Maxillofacial Surgeon
Department of Oral and Maxillofacial Surgery
Brighton and Sussex University Hospitals NHS Trust
Brighton，UK

Daniel Archer，MBBS, FDS.RCS, FRCS
Consultant Oral and Maxillofacial Surgeon
Head and Neck Unit，Royal Marsden Hospital
Northwick Park/St George's Hospitals
London，UK

Farhad Ardeshirpour，MD
Assistant Professor and Director
Division of Facial Plastic and Reconstructive Surgery
Department of Head and Neck Surgery
Loma Linda University Medical Center
Loma Linda，CA，USA

Mehran Armand，PhD
Senior Scientist/Adjunct Professor
Applied Physics Laboratory/Department of Mechanical
Engineering
Faculty of Orthopaedic Surgery，School of Medicine
The Johns Hopkins University
Baltimore，MD，USA

Scott P. Bartlett，MD
Professor of Surgery
Chief of the Division of Plastic Surgery

The Perelman School of Medicine at the University of
  Pennsylvania
The Children's Hospital of Philadelphia
Philadelphia，PA，USA

Dale S. Bloomquist, DDS, MS
Professor Emeritus of Oral and Maxillofacial Surgery
Department of Oral and Maxillofacial Surgery
School of Dentistry
University of Washington
Seattle，WA，USA

Anne S. Blyth, MBChB, FFARCSI
Consultant Anaesthetist
Department of Anaesthesia
St George's Hospital
London，UK

Vinicius Boen, BSc
Software Engineer
Department of Orthodontics and Pediatric Dentistry
University of Michigan
MI，USA

Jonathan Britto, BSc, MBBS, MD, FRCS, FRCS (Plast.)
Consultant Plastic and Craniofacial Surgeon
Craniofacial Unit
Great Ormond Street Hospital
London，UK

Alexander C. Cash, BDS (Lond.), MSc (Lond.), FDS. RCS (Edin.), M. Orth. RCS (Edin.), M. Orth. RCS (Eng.), FDS. Orth. RCS (Edin.)
Head of Service / Clinical Director / Consultant Orthodontist
South Thames Cleft Service
St. Thomas' Hospital
London, UK

Lucia Cevidanes, DDS, MS, PhD
Assistant Professor
Department of Orthodontics and Pediatric Dentistry
University of Michigan
MI, USA

Robert A. C. Chate, BDS, D. Orth. RCS (Eng.), D. Orth. RCPS (Glasg.), M. Orth. RCS (Eng.), M. Surg Dent. RCS (Ed.), FDS. RCS (Ed.)
Consultant Orthodontist
Essex County Hospital/Colchester University Hospital
Colchester, UK

Alistair R. M. Cobb, MBBS, BDS, FRCS (OMFS), FDS. RCS (Eng.), MFSEM (UK)
Consultant Oral and Maxillofacial Surgeon/Honorary Senior Clinical Lecturer
South West UK Cleft Service
Bristol Dental Hospital/University of Bristol
Bristol, UK

Richard Cobb, BDS, MBBS, DHMSA, MFDS (Eng.), MRCS (Eng.)
Specialist Registrar
Department of Oral and Maxillofacial Surgery
Whipps Cross/The Royal London Hospital
Barts Health NHS Trust
London, UK

Martyn T. Cobourne, BDS (Hons), MSc, PhD, FDS. RCS, M. Orth. RCS, FDS. Orth. RCS, FHEA
Professor and Honorary Consultant in Orthodontics
Head of Department of Orthodontics and Craniofacial Development
King's College London
Guy's and St Thomas NHS Foundation Trust
London, UK

Gisela I. Contasti-Bocco, DDS
Assistant Professor
Department of Orthodontics
Nova University
Fort Lauderdale, Florida, USA;
Formerly, Director of the Santa Rosa Orthodontics Center
Orthodontics Department
Dental School
Central University of Venezuela
Caracas, Venezuela

Canice E. Crerand, PhD
Principal Investigator, Center for Biobehavioral Health
The Research Institute at Nationwide Children's Hospital;
Assitant Professor, Department of Pediatrics
The Ohio State University College of Medicine
Columbus, OH, USA

David J. David, AC, MD, MBBS, FRCS, FRACS
Professor of Cranio-Maxillofacial Surgery
University of Adelaide
Head of Australian Craniofacial Unit
Adelaide, Australia

Jelena Devic, MBChB, FRCA
Consultant Anaesthetist
Department of Anaesthesia
St George's Hospital
London, UK

Stephen Dover, BDS, FDSRCS (Eng.), MBChB, FRCS (Eng.)
Consultant Oral, Maxillofacial and Craniofacial Surgeon
University Hospitals Birmingham NHS Trust;
Honorary Senior Lecturer, Faculty of Medicine and Surgery, University of Birmingham;
Consultant Maxillofacial Surgeon, West Midlands Craniofacial Unit, Birmingham Children's Hospital
Birmingham, UK

Peter Doyle, FDS. RCS, FRCS (OMFS)
Consultant Oral and Maxillofacial Surgeon
Department of Oral and Maxillofacial Surgery
Chesterfield Royal Hospital
Chesterfield, UK

Tirbod Fattahi, MD, DDS, FACS
Associate Professor and Chair
Department of Oral and Maxillofacial Surgery
University of Florida College of Medicine
Jacksonville, FL, USA

Carlo Ferretti, BDS, MDent (MFOS), FCD (SA), MFOS
Professor of Oral and Maxillofacial Surgery
Department of Maxillofacial and Oral Surgery
University of Witwatersrand
Johannesburg, South Africa

Joel Ferri, MD, PhD, HDR
Professor, Head and Chairman
Department of Oral and Maxillofacial Surgery
University Hospital of Lille
Lille, France

Umberto Garagiola, DDS, PhD
Professor of Orthodontics
Biomedical Surgical and Dental Department
Maxillo-Facial and Odontostomatology Unit
Fondazione Cà Granda IRCCS Ospedale Maggiore Policlinico
School of Dentistry
University of Milan
Milan, Italy

Daljit S. Gill, BDS (Hons), BSc (Hons), MSc (Lond.), FDS. RCS (Eng.), M. Orth. RCS (Eng.), FDS (Orth.) RCS (Eng.), FHEA
Consultant Orthodontist
Great Ormond Street Hospital NHS Foundation Trust
and UCLH Eastman Dental Hospital
London, UK

Brent Golden, MD
Oral and Maxillofacial Surgeon
Department of Oral and Maxillofacial Surgery
University of North Carolina
Chapel Hill，NC，USA

Chad R. Gordon, DO, FACS
Co-Director，Face Transplant Program
Assistant Professor of Plastic and Reconstructive
Surgery
Department of Plastic and Reconstructive Surgery
The Johns Hopkins Hospital
Johns Hopkins University School of Medicine
Baltimore，MD，USA

Gerald Grant, DMD
3D Medical Applications Center
Department of Radiology
Walter Reed National Military Medical Center
Bethesda，MD，USA

Cesar A. Guerrero, DDS
Assistant Professor
Division of Oral and Maxillofacial Surgery
Department of Surgery
University of Texas Medical Branch
Galveston，Texas，USA；
Formerly Professor and Director
Santa Rosa Maxillofacial Surgery Center
Oral and Maxillofacial Surgery Department
Dental School
Central University of Venezuela
Caracas，Venezuela

Raquel Guijarro-Martínez, MD, DDS, PhD
Maxillofacial Surgeon
Maxillofacial Institute
Barcelona，Spain

Ben Gurney, MBChB, BDS, FRCS (OMFS)
Senior Registrar in Oral and Maxillofacial Surgery
Maxillofacial Unit
Royal Surrey County Hospital
Guildford，UK

Bahman Guyuron, MD, FACS
Emeritus Professor of Plastic Surgery
Department of Plastic and Reconstructive Surgery
Case Western Reserve University
Cleveland，OH，USA.

Piet Haers, MD, DMD, FDS. RCS, PhD
Professor of Oral and Maxillofacial Surgery
Head of South Thames Cleft Service，Guy's Hospital；
Consultant Oral，Maxillofacial and Cleft Surgeon
Royal Surrey Hospital
Guildford，UK

Andrew Heggie, MBBS (Melb), BDSc (Melb),
MDSc（Melb），LDS（Vic），FRACDS, FFD. RCS, FRACDS
(OMS)，FRCS (Edin.)，FICD, FADI, FPFA
Professor and Head of Maxillofacial Surgery
Melbourne Craniofacial Unit
Department of Plastic and Maxillofacial Surgery
Melbourne，VIC，Australia

Manolis Heliotis, BDS, MBChB, MSc, FDS. RCS, FRCS
Consultant Oral and Maxillofacial Surgeon
North West London Regional Maxillofacial Unit
Clinical Director of the Head and Neck Directorate
Northwick Park Hospital
London，UK

Federico Hernández Alfaro, MD, DDS, PhD, FEBOMS
Professor of Maxillofacial Surgery
Head of the Oral Surgery and Maxillofacial Department
of the International University of Catalonia；
Maxillofacial Institute
Barcelona，Spain

Christoph Huppa, MD
Consultant Oral and Maxillofacial Surgeon
Department of Oral and Maxillofacial Surgery
King's College Hospital London
London，UK

Shamique Ismail, BDS, FDS. RCS, MSc, M. Orth. RCS, FDS. Orth. RCS
Consultant Orthodontist
Department of Orthodontics
North West London Hospitals NHS Trust
London，UK

Tate Jackson, DDS, MS
Assistant Professor
Department of Orthodontics
University of North Carolina
Chapel Hill，NC，USA

Ronald Jacobson, DDS, MS
Associate Professor（Adjunct）
University of Detroit Mercy School of Dentistry
Attending Orthodontist
Ann and Robert Lurie Children's Hospital
Chicago，IL，USA

Rahul Jayaram, MBBS, BDS (Hons), MDS (OMFS), MFDS. RCS
(Edin.)，MRCS (Eng.)，FRCS (OMFS)
Senior Registrar in Oral and Maxillofacial Surgery
Maxillofacial Unit
St George's Hospital
London，UK

Paul Johnson, BSc, MA, BchD (Hons), MB. Bchir, FDS. RCS, FRCS
Consultant Oral and Maxillofacial Surgeon
Maxillofacial Unit
Royal Surrey Hospital
Guildford，UK

Donald R. Joondeph, DDS, MS
Professor Emeritus of Orthodontics
Department of Orthodontics
School of Dentistry
University of Washington
Seattle，WA，USA

Leonard B. Kaban, DMD, MD, FACS
Chief of Oral and Maxillofacial Surgery
Massachusetts General Hospital
Walter C. Guralnick Distinguished Professor and Head（Retired）
Department of Oral and Maxillofacial Surgery
Harvard School of Dental Medicine

Boston, MA, USA

Leila Khamashta-Ledezma, BDS (Lond), MJDF. RCS (Eng.), MSc (KCL), M. Orth. RCS (Edin.), FDS. Orth. RCS (Edin.), GCAP (KCL), FHEA
Consultant Orthodontist
Department of Orthodontics
Guy's and St Thomas's NHS Foundation Trust
London, UK

Katherine P. Klein, DMD, MS
Specialist Orthodontist and Co-Director of the
Orthognathic Surgical Team
Department of Oral and Maxillofacial Surgery
Massachusetts General Hospital and Harvard School of Dental
Medicine
Boston, MA, USA

Maarten J. Koudstaal, MD, DMD, PhD
Consultant Maxillofacial Surgeon
Department of Oral and Maxillofacial Surgery
Erasmus University Medical Center, Sophia Children's
Hospital
Rotterdam, The Netherlands;
Honorary Consultant
Craniofacial Department
Great Ormond Street Hospital
London, UK;
Research Associate
Boston's Children's Hospital
Boston, MA, USA

Wayne F. Larrabee, MD, MPH
Professor and Head
Department of Otolaryngology — Head and Neck
Surgery
University of Washington
Seattle, WA, USA

Gavin Mack, BDS, MSc, MFDS, M. Orth, FDS. Orth. RCS
Consultant Orthodontist
Department of Orthodontics
King's College Hospital London
London, UK

Caitlin Magraw, DDS
Resident, Department of Oral and Maxillofacial Surgery
University of North Carolina
Chapel Hill, NC, USA

Mehmet Manisali, MSc, FFD. RCSI, FRCS (Edin.), FRCS (OMFS)
Consultant Maxillofacial Surgeon
Maxillofacial Unit
St George's Hospital
London, UK

N. Shaun Matthews, BDS, MBBS, FDS. RCS, FRCS (Edin.), FRCS (OMS)
Consultant Oral and Maxillofacial Surgeon
Department of Oral and Maxillofacial Surgery
King's College Hospital London
London, UK

James McInnes, BSc (Hons), MIMPT
Chief Maxillofacial Technologist

Maxillofacial Laboratory Manager
Wexham Park Hospital NHS Foundation Trust
Berkshire, UK

Ashraf Messiha, BDS, MBBCh, BAO, MFDS, MRCS, FRCS, FRCS (OMFS)
Consultant Oral and Maxillofacial Surgeon
Maxillofacial Unit
St George's Hospital
London, UK

Pushkar Mehra, DMD, MS
Professor and Chairman
Department of Oral and Maxillofacial Surgery
Associate Dean for Hospital Affairs
Boston University Henry M. Goldman School of Dental
Medicine
Boston, MA, USA

Declan Millett, BDSc, DDS, FDS. RCPS (Glasg.), D. Orth. RCS (Eng.), M. Orth. RCS (Eng.)
Professor and Head
Department of Orthodontics
Cork University Dental School and Hospital
University of Cork
Cork, Ireland

Sima Molavi, MD
Research Fellow
Department of Plastic and Reconstructive Surgery
University Hospitals Case Medical Center
Cleveland, OH, USA

Craig Murakami, MD, FACS
Clinical Professor
Department of Otolaryngology — Head and Neck
Surgery
University of Washington
Virginia Mason Medical Center
Seattle, WA, USA

Tania Murphy, BDS, MMedSci (Oral Surg), MFDS. RCS (Edin.), MMedSci (Orth), MOrth, FDS. Orth. RCS (Edin.)
Consultant Orthodontist
Department of Orthodontics
Montagu Hospital
Mexborough, UK

Alison Murray, BDS, MSc, FDS. RCPS, M. Orth. RCS
Consultant Orthodontist
Department of Orthodontics
Royal Derby Hospital
Derby, UK

Foad Nahai, MD, FACS
Professor of Surgery
Division of Plastic and Reconstructive Surgery
Department of Surgery
Emory University School of Medicine
Atlanta, GA, USA

Farhad B. Naini, BDS (Lond.), MSc (Lond.), PhD (KCL), FDS. RCS (Eng.), M. Orth. RCS (Eng.), FDS. Orth. RCS (Eng.), GCAP (KCL), FHEA
Consultant Orthodontist

Maxillofacial Unit
Kingston Hospital and St George's Hospital and
Medical School
London, UK

Tung Nguyen, DDS, MS
Associate Professor
Department of Orthodontics
University of North Carolina
NC, USA

Joe Niamtu III, DMD, FAACS
Oral and Maxillofacial Surgeon
Private Practice, Cosmetic Facial Surgery
Richmond, Virginia, USA

Romain Nicot, MD
Fellow of the Department of Oral and Maxillofacial
Surgery
University Hospital of Lille
Lille, France

Hugo L. Obwegeser, MD, DMD, FDS. RCS (Eng.), hon. FRCS
(Eng.), Hon. FDS. RCPS (Glas.), Hon. FFD. RCS (Ire.)
Emeritus Professor of Oral Diagnosis and Oral Surgery, Dental
School;
Director of the Department of Cranio-Maxillofacial
Surgery (Retired)
University Hospital
Zürich, Switzerland

Jonas Osher, MFDS, MRCS, FRCS
Consultant Maxillofacial Surgeon
Department of Maxillofacial Surgery
King's College Hospital London
London, UK

Beatriz Paniagua, PhD
Computer Scientist
Department of Psychiatry
University of North Carolina,
NC, USA

Pravin K. Patel, MD, FACS
Professor and Chief of Craniofacial Surgery
The Craniofacial Center
Chicago, IL, USA;
Chief of Pediatric Plastic and Craniofacial Surgery
University of Illinois, Chicago, IL, USA;
Chief of Plastic and Maxillofacial Surgery
Shriners Hospitals for Children, Chicago, IL, USA

Ceib Phillips, MPH, PhD
Professor, Department of Orthodontics
University of North Carolina
Chapel Hill, NC, USA

Katharine A. Phillips, MD
Professor of Psychiatry and Human Behavior
Department of Psychiatry and Human Behavior
Warren Alpert Medical School of Brown University;
Director of Research for Adult Psychiatry
Director, Body Dysmorphic Disorder Program
Rhode Island Hospital
Providence, RI, USA

David S. Precious, DDS, MSc FRCDC, FRCS
Dean Emeritus
Professor of Oral and Maxillofacial Surgery
Dalhousie University
Halifax, Nova Scotia, Canada

Johan P. Reyneke, BChD, MChD, FCMFOS (SA), PhD
Director of the Centre for Orthognathic Surgery
Sunninghill Hospital
Johannesburg, South Africa;
Clinical Professor
Department of Oral and Maxillofacial Surgery
University of Florida College of Dentistry
Gainesville, FL, USA;
Honorary Professor
Department of Maxillofacial and Oral Surgery
University of Witwatersrand
Johannesburg, South Africa

David Rice, BDS, MSc, PhD, FDS, M. Orth, FDS. Orth. RCS
Professor and Head of Orthodontics
Faculty of Medicine
University of Helsinki
Helsinki, Finland

Aura Marina Rodriguez, DDS
Director
La Cascada Orthodontics Center, Los Teques
Orthodontics Department
Dental School
Central University of Venezuela
Caracas, Venezuela

Harvey Rosen, MD, DMD
Chief of the Division of Plastic Surgery
Pennsylvania Hospital;
Clinical Associate Professor of Surgery
University of Pennsylvania School of Medicine
Philadelphia, PA, USA

Jonathan Sandler, BDS (Hons), MSc, PhD, FDS. RCPS, M. Orth.
RCS
Consultant Orthodontist
Chesterfield Royal Hospital, UK
Professor of Orthodontics
Sheffield University
Sheffield, UK

Jocelyn M. Shand, MBBS (Melb), MDSc (Melb), BDS (Otago),
FDS. RCS (Eng.), FRACDS (OMS)
Consultant Oral and Maxillofacial Surgeon
Melbourne Craniofacial Unit
Melbourne, VIC, Australia

Henrietta Spalding, BA (Hons)
Head of Policy and Practice
Changing Faces Charity
London, UK

Simon Stapleton, MD, FRCS
Consultant Neurosurgeon
Department of Neurosurgery
St George's Hospital
London, UK

Andrew Stewart, MBBS (Hons) (Lond.), BDS (Hons) (Lond.), FDS. RCS (Eng.), FRCS (Glasg.)
Consultant Oral and Maxillofacial Surgeon
Maxillofacial Unit
St Helier, Kingston and St George's Hospitals
London, UK

Martin Styner, PhD
Computer Scientist
Department of Psychiatry
University of North Carolina
NC, USA

Harlyn K. Susarla, DMD, MPH
Department of Plastic and Reconstructive Surgery
The Johns Hopkins Hospital, Johns Hopkins University
School of Medicine;
Department of Oral and Maxillofacial Surgery
Massachusetts General Hospital
Harvard Medical School
Boston, MA, USA

Seenu Susarla, MD, DMD, MPH
Department of Plastic and Reconstructive Surgery
The Johns Hopkins Hospital, Johns Hopkins University
School of Medicine;
Department of Oral and Maxillofacial Surgery
Massachusetts General Hospital
Harvard Medical School
Boston, MA, USA

Edward W. Swanson, MD
Department of Plastic and Reconstructive Surgery
The Johns Hopkins Hospital, Johns Hopkins University
School of Medicine
Baltimore, MD, USA

Jesse A. Taylor, MD
Associate Professor of Surgery
Mary Downs Endowed Chair of Craniofacial Surgery
Division of Plastic Surgery
The Perelman School of Medicine at the University of Pennsylvania
The Children's Hospital of Philadelphia
Philadelphia, PA, USA

Nigel Taylor, MDSc, BDS, FDS. RCS (Ed.), M. Orth. RCS (Ed.)
Consultant Orthodontist
Department of Orthodontics
Royal Surrey County Hospital
Guildford, UK

Ali Totonchi, MD
Professor of Plastic Surgery

Medical Director of Craniofacial Deformity Clinic
Director of Plastic Surgery Residency, MH Hospital
Plastic Surgery Division
MetroHealth Medical Center
Cleveland, OH, USA

Maria J. Troulis, DDS, MSc
Chief of Oral and Maxillofacial Surgery
Massachusetts General Hospital;
Walter C. Guralnick Professor of Oral and Maxillofacial Surgery
Chair of the Department of Oral and Maxillofacial Surgery
Harvard School of Dental Medicine
Boston, MA, USA

Natalie N. Tung, DDS, MD
Assistant Professor of Oral and Maxillofacial Surgery
Director of Predoctoral OMFS and Oral Surgery Clinic
Division of Oral and Maxillofacial Surgery
Herman Ostrow School of Dentistry
University of Southern California
Los Angeles, CA, USA

Kelly Wade-McBane, BSc (Hons), PGDip (Human Nutrition and Dietetics)
Senior Head and Neck Specialist Dietician
Department of Nutrition and Dietetics
St George's Hospital
London, UK

Helen Witherow, BDS (Birm.), FDS. RCS (Eng.), MBChB (Bristol), FRCS (Eng.), FRCS (OMFS)
Consultant Oral and Maxillofacial Surgeon
Maxillofacial Unit
St George's Hospital
London, UK

Larry M. Wolford, DMD
Clinical Professor of Oral and Maxillofacial Surgery
Baylor College of Dentistry and Baylor University
Medical Center
Dallas, TX, USA

Michael Yaremchuk, MD
Chief of Craniofacial Surgery
Massachusetts General Hospital
Clinical Professor of Surgery
Harvard Medical School
Boston, MA, USA

Linping Zhao, PhD
Assistant Professor of Surgery (Research)
Department of Plastic and Cranio-Maxillofacial Surgery
University of Illinois, Chicago, USA

中文版序

一本出色的教科书

If you would understand anything，observe its beginning and its development.

以史为鉴。

（Aristotle，公元前384—公元前322）

Study the past，if you would divine the future.

温故而知新。

（孔丘，公元前551—公元前479）

Farhad B. Naini 和 Daljit S. Gill 联合主编的专著 *Orthognathic Surgery：Principles，Planning and Practice* 于2017年正式出版。试读其有关正颌外科学的历史评述时，发现了前列的两段名人名言，其中一段由我国论语中孔子所述。这引起了我的好奇——这是对历史文化的重现，是一般教科书中看不到的。

本书被引进后，上海交通大学医学院附属第九人民医院口腔颅颌面科主任王旭东教授和朱敏主任医师领衔，迅速组织该科同仁、研究生以及参与该科口腔颌面畸形诊治专科联盟的部分专家一起对此书进行翻译，以期能尽早让全国相关的医、教、研人员共享。

经过粗读，我受益匪浅。试将其特色归纳如下。

1. 两位主编都是英国口腔正畸学家　Naini 博士是英国伦敦 Kingston 医院、St. George 医院和医学院的口腔正畸科医师。Gill 博士则是来自英国伦敦 Trust and UCLH Eastmen 口腔科医院的口腔正畸专家。历来，正颌外科书籍的主编绝大多数是口腔颅颌面外科学专家。我孤陋寡闻，不知还有无其他口腔正畸专家主编《正颌外科学》这样鸿篇巨著的先例。本书的出版，至少说明这两位主编对正颌外科学专业知识的掌握丝毫不逊于外科医师；也从另一面显示出外科学与正畸科学相结合已上了一个更深、更高的层次。

2. 参加本书编写的专家众多　有96位学者参加了本书的编写。除英国和美国外，还有法国、加拿大、爱尔兰、意大利、西班牙、瑞士、芬兰、澳大利亚、南非及委内瑞拉等12个国家的有关学者。

2

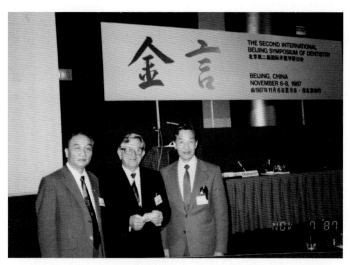

1987年参加北京第二届牙医学研讨会，与Obwegeser（中）合影，右一为吕培锟教授

96位专家所代表的学科领域亦几近20个。其中包含：口腔颌面外科学、整形外科学、颅面外科学、正颌外科学、口腔正畸科学、儿童口腔科学、放射诊断学、神经外科学、儿科学、头颈外科学、耳鼻咽喉科学、麻醉学、心理行为学、营养学、外科与口腔科生物学、颅面生长发育学，以及计算机学与政策实践学等各类专业。

可以说，本书是一本代表世界最先进水平的著作，是多年来世界各国同行共同努力的结果。

科学的历程说明：正颌外科学是一门新兴的交叉学科，是一门典型的需要多学科团队（multidisciplinary team，MDT）进行多学科综合序列治疗（multidisciplinary synthetic and sequential therapy，MSST）的学科，也是需要全病程进行干预的一个健康工程。

3. 全书贯穿着人文精神　除了Aristotle及孔子的名言被引用外，还有其他的名人名言分别在各种医疗理念中被引用。其中不乏Einstein和医学前辈Osler等对科学和医学方法的论述和指导。第4篇还专门对患者的术前思想准备及术后如何回归社会的问题进行了讨论，充分显示了对需行正颌手术患者的人文关怀。

本书的人文精神还体现在对历史的尊重和叙述。医学的发展是随历史进步而进步的，任何一项创新和进步都是逐渐积累的，医学也丝毫不能例外。

除了"温故而知新"的著名儒家思想之外，中国还有不少尊重历史的谚语，诸如"以史为鉴""以人为镜""鉴往知来""长江后浪推前浪""青出于蓝胜于蓝"，都是说明后人总是踏着前人的足迹，亦步亦趋，在前进中不断地向前。

尊重历史也要尊重历史上的人。本书的特点是：每一篇每一章除了介绍历史外，还介绍了人物。后辈不但要尊重故人，更要尊重他们的创造，尊重他们的发明和贡献。

为了体现尊重历史、尊重人物，本书还邀请"现代正颌外科学之父"瑞士的 Hugo Obwegeser 特写了一章"绪论"。Obwegeser 以"正颌外科——我为之奋斗一生的事业"(*Orthognathic Surgery — A Life's Work*)为题介绍了他一生为之奋斗而积累的正颌外科学经验和贡献。Obwegeser 在文中特别列出了他终身难忘的 6 位老师，包括被称为整形外科学与颌面外科学之父的 Harold D. Gillies，以及颅面外科学之父 Paul Tessier（事实上，Obwegeser 也曾被誉为颅面外科学创始人之一，两人仅差 3 岁）。遗憾的是，在这本书出版之后不到 1 年，2017 年 9 月，Obwegeser 离开了我们。这篇专题已成为他最后对其毕生工作陈述的绝笔。Obwegeser 的为人处事为从事正颌外科的医师树立了绝好的学习榜样。

4. 美容与功能并举，医学与艺术同在　以往在口腔颌面外科学领域内，有时会遇到功能与美容的矛盾，以及对医学与艺术的共识问题。本书提倡的"美容与功能并举，医学与艺术同在"的观点是现代医学的要求，也就是一个人不但要生存，还要生活得好，要有生活质量，要能回归社会活动，要能健康地生存。

解决"美容与功能并举，医学与艺术同在"的具体方法在于：①多学科设计。例如，只纠正牙列畸形、不解决面部畸形是片面的，正颌外科主要解决恢复颌骨及牙的位置和咬合问题，如果面部还有其他畸形，则需要锦上添花，借助其他有关的辅助手术进行治疗。令人高兴的是，在本书中，我们还见到了所谓鼻成形、唇形矫正等"辅助手术"章节。②应在规范治疗指导下尽可能地满足个体化治疗。只有倡导现代医疗的个体化理念，才能达到"并举"和"同在"的目的。

5. 正颌外科、颅面外科与颅颌面外科是一家　从历史来看，正颌外科、颅面外科及颅颌面外科是 3 个不同的名称，它们的命名与内容稍有不同，而且呈历史性、阶段性发展。

正颌外科以牙及颌骨的移位重建为主要内容，其中以 Obwegeser 在 20 世纪 50 年代提出的口内入路"下颌骨支矢状斜行劈开术"为代表。

20 世纪 60 年代，美国学者 William H. Bell 进行了正颌骨块血供的实验研究，为上颌骨骨块的移动提供了坚实依据，促进了上颌骨 Le Fort 骨折线及各型人工骨切开移动重建术的开展。

同在 20 世纪 60 年代，法国学者 Paul Tessier 报道了眶距增宽与 Crouzon 综合征矫治手术获得成功，并成功地被相继应用于各种颅骨发育畸形，诸如 Apert 综合征、Cohen 综合征等的治疗。由此，Tessier 创建了国际上第一个颅面外科，并被尊称为"颅面外科学之父"。

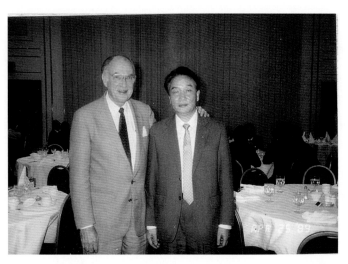

1989 年在韩国参加亚太牙医联盟年会(APDC)，与 Bell 教授首次会见

20 世纪 60 至 70 年代，A S. Ketcham，I R. Munro 等相继报道了颅外肿瘤侵犯颅底的颅内外贯通手术治疗，称为颅颌面联合切除术，并由此出现了颅颌面外科学的概念。受此影响，国内张涤生院士于 20 世纪 70 年代首次报道采用眶距增宽术治疗成功的病例。我也同期在国内开展了采用颅颌面联合切除术治疗侵犯颅底的口腔颌面部癌瘤的研究。由此延续到 20 世纪 80 年代，欧洲出现了"侧颅底外科学"的概念和新学术组织。

同样，颅颌面外科技术也被广泛应用于严重的颅颌面创伤，特别是陈旧性颅颌面创伤，取得了较好的效果。

从上面这一段历史大致可以看出，正颌外科、颅面外科、颅颌面外科具有一定的同一性及整体性。

第一，在生长发育上，口腔颅颌面是一个整体。它们的解剖结构和生理功能相互依存，颅颌面容貌比例也相互协调。

第二，它们的诊治对象同属于外观容貌及功能障碍性疾病，同属于外观缺陷及功能的整复问题。

第三,它们的治疗原则和手段基本相似,即骨块切开(segmenta osteotormy)移动重建是基本的手术方式。

第四,它们都需要多学科协作,离不开口腔正畸科医师,离不开神经外科医师,也离不开眼科、耳鼻咽喉科医师……至于心理行为医师及数字外科、计算机工作者,更是现代口腔颅颌面整复外科中不可缺少的参与者。

显然,这三个学科一脉相承,实质上应为学科互补的一家。窃以为我国今后应加强这三科的统一结合,以口腔颅颌面外科命名为发展方向,争取达到国际最先进水平。

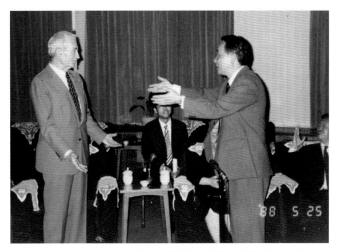

1988 年参加中国上海第一届国际口腔颌面外科学术会议,与特邀演讲人 Tessier 教授会面

十分幸运的是,我在 20 世纪 80 年代即结识 Obwegeser,Bell 和 Tessier 三位颅面外科前辈。他们都来过中国,向我们传授宝贵的经验。我国自改革开放以来正颌外科也取得了长足进步。遗憾的是,在正颌外科、颅面外科及颅颌面外科方面,我们都还存在不少短板,需要进一步努力缩小差距。

按照 Obwegeser 绪论中对本书的定义,这是一本"教科书"(text book)。我认为还应该加上"出色的"三个字,它是一本"出色的教科书",是一本正颌外科全书,更是一本口腔颅颌面外科上好的参考书。

2021 年 7 月于上海

中文版前言

2018年，当我参加由国际内固定协会颅颌面分会（AOCMF）在中国台湾举行的正颌外科高阶班的时候，对于课上日本朋友 Toshihiko Takenobu 讲述的正颌外科学历史，我听得津津有味。他追述了2017年逝世的现代正颌外科学之父 Hugo Obwegeser 教授的生平与他对正颌外科学的贡献。当我第一次翻阅本书原著时，欣喜地发现作者特地邀请了 Hugo Obwegeser 教授，通过他最翔实地叙述"他一生的事业"，为大家呈现了他对正颌外科学最伟大的贡献。

正颌学的英文是"orthognathic"，它的词根来源于希腊词汇"orthos"（笔直的），纵观骨科系统，正颌外科应隶属于矫形外科的一个分支。正颌外科学是一门科学，也是一门艺术，它综合兼具功能与美学。医学是科学，也是艺术，它与绘画、雕塑等多门艺术融为一体，不仅展现了医学众多美的元素，更是医学人文的特殊体现方式。科学是历史的一部分，而历史则又包容着科学。我们只有了解一个学科的历史，才能更好地理解我们现在所学的知识。

古语云："以史为镜，可以知兴替；以人为镜，可以知得失。"历史能帮助我们总结经验，提醒我们不要坠入误区，更能帮助我们更好地思索未来。然而，多年来，我们可能更关注于技术的进展，却忽视了系统、全面地去了解学科厚重的历史和发展脉络，这样可能会限制我们探索学术的眼界与思路，不利于对学科发展方向的判断和把握。熟悉学科的发展史，会让当下每一位从事正颌外科专业领域的学者，带着一种使命感去延续自己的学科，从而以学术的传统和眼光去发展自己的学科。

历史向前推进的每一步，无不以书籍、论文、期刊发表的大量文献作为依托，将前人的知识固化，并在传播、查阅与辩论中得到升华。受邀为此原著撰写各章节的许多作者都是该领域国际上知名的领军人物，并且都在各自感兴趣的领域获得了较高的声誉。编者不仅广泛阅读和分析科学文献，还结合他们丰富的临床理论、技能与经验，为读者提供了全面翔实的正颌外科学知识。

在校译期间，感谢郑家伟教授的帮助；感谢出版社的努力，获得了专著的中文翻译权；并衷心感谢邱蔚六院士、张志愿院士和沈国芳教授的悉心指导。很高兴能有机会与志同道合

2

的同行一起，利用繁忙工作之余，将此专著译成中文，奉献给大家。我们希望以这本具有里程碑意义的《正颌外科学：原则、策略和实践》，向为正颌外科学历史发展中做出伟大贡献的大师们致敬。希望通过此书能让临床医师清晰地了解正颌外科学的历史发展，助益于参考科学理论依据与指导临床实践工作；同时，启发医者的艺术感与想象力。

主任医师，博士生导师

上海交通大学医学院附属第九人民医院口腔颅颌面科

2021 年 6 月

英文版序

Auguste Comte(1798—1857)[①]曾说:"如果你不了解一门学科的历史,你就无法真正了解这门学科。"谨以此书献给 Hugo Obwegeser 教授,纪念他富有教育意义且令人欣喜的贡献,并将他编写的"正颌外科——我为之奋斗一生的事业"得以介绍。

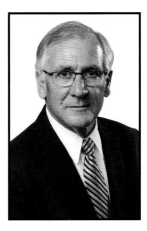

历史给予人类数位伟大的临床医师,他们本身就是"巨人",我们站在"巨人"的肩膀上。这本由 Farhad B. Naini 和 Daljit S. Gill 主编的有关现代正颌外科学的包罗万象的专著,基于"巨人"所奠定的坚实基础,也得益于后继几代人不断努力的成果。

某些因素使口腔颌面畸形的外科正畸矫正治疗鹤立鸡群于其他大多数临床治疗方法。

Johan P. Reyneke

第一,口腔颌面畸形的诊断、治疗方案制订和实施需要多位专业临床医师的专业知识。这里主要是正畸科医师与颌面外科医师;而在某些情况下,可能还需要牙周科医师、口腔修复科医师、口腔综合科医师以及其他科医师的专业知识。

第二,正颌外科的治疗目标涉及多个方面。制订治疗方案时应考虑的主要因素包括:改善面部美观性,建立功能性咬合,维持或增加气道空间,建立和(或)维持牙周、颞下颌关节的健康等;当然,还需要解决患者的主诉问题。

第三,在医学和口腔科领域,很少有能够在治疗开始之前提供如此精确方案和可预测疗效的治疗方法。

第四,正如一则众所周知的谚语所说:"分担的悲伤减半,而分享的快乐加倍。"成功的正颌治疗结果能够为正颌外科医师、正畸科医师,以及最为重要的患者带来同等的快乐。事实上,正颌外科手术后的功能及美观改善在多数情况下都会改变生活,这使患者能够欣赏并与家人和朋友分享这种变化带来的喜悦。在这方面,口腔颌面畸形的矫正治疗是独一无二的。

在书中,编辑汇集了一群来自不同专业、才华横溢、知识渊博的作者;并涵盖了从基本诊断和治疗方案制订到复杂病例治疗等多个主题,提供了现代最流行且科学的正颌治疗方法。

---

① Auguste Comte:法国著名哲学家,"社会学之父"——译者注。

2

本书是他们对正颌外科充满激情与非凡努力的巅峰之作。

科学合理的方法、丰富的经验、有效且高效的技艺聚集在一起，使患者得以获得顺利、成功的治疗。

然而，正颌外科手术也需要艺术感和想象力。法国外科医师 Armand Trousseau[①]（1801—1867）如此告诫他的学生：

"医学由科学和艺术组成，彼此之间存在某种联系，但又完全不同。任何人都可以学习科学，即使是平常人。然而，艺术是来自'天堂'的礼物。因此，你不能仅凭获得了知识就把自己归入伟大的医师之列。知识……赋予艺术家鲜活灵感。因此，尽可能地多学习……但是你的所学必须成为你艺术的根基，而不是知识的终点。先生们，少一点科学，多一点艺术吧，先生们！"

Albert Einstein（1879—1955）在关于想象力重要性的阐述中，其观点同样有趣：

"想象力比知识更重要。因为知识仅限于我们目前的认知和理解，而想象力拥有整个世界，包括对未来的认知和理解。"

正颌外科学既是一门科学，也是一种艺术。这本具有里程碑意义的出版物，不仅是许多临床医师重要的科学的参考指南，同时也是为成功治疗颌面畸形患者所需的、挖掘艺术和想象力的灵感来源。我相信，这本书将被每一位对矫治口腔颌面畸形的临床医师所拥有，他们将常读常新。

Johan P. Reyneke

BChD，MChD，FCOMFS（SA），PhD

2016 年 7 月

---

① Armand Trousseau：法国外科医师，是黄热病和喉结核方面的专家，Trousseau 征的发现者与命名者——译者注。

英文版前言

美学和功能并举

正颌外科学在医学界和外科领域中都占有独特的地位。首先，它是与口腔颌面外科学和口腔正畸学相关却又是不同的学科专业。其次，在正颌外科诊疗过程中，从复杂的诊断和制订治疗计划到精细的外科操作，都需要艺术和科学的完美结合。最后，与其他医学方法和外科手术有很多不同的地方，患者不仅仅"需要"这样的治疗，同时还"渴望"这种治疗，而且从字面上讲，功能和美学的综合改善，很可能会改变正颌患者的生活。

> "一名医师的阅读量很少就开始医学实践，这是令人惊讶的，但如果医师行医能力不足，却并不令人吃惊。"
>
> Sir William Osler(1849—1919)

这本书最根本的目的是向临床医师提供有关诊断和治疗的全面信息，以及尽可能详细地、新颖地、逐步地描述正颌外科的具体操作技术和相关的专业程序。

对于这本书的编排，我们应用了一些独特的"方法"，对各章节的顺序给予很多考虑，为了给读者提供一个符合逻辑的序列，我们将各章节按照相应的主题进行排列。我们尽可能地减少了重复的内容，但对一些类似的程序还是做了描述，并指出了其中细微的差别，读者可能会发现这些技巧是有用的。任何临床医师在面对一些困难的时候，都会受益于已经知晓的一些方法来解决棘手问题。

第1章是由正颌外科学的先驱 Hugo Obwegeser 教授进行的专题介绍。很高兴能够将这本书献给 Obwegeser 教授。很多患者能够过上正常的生活在很大程度上都应归功于他，许多外科医师能够在他们的工作中取得成就和满足也应该感谢他。本书开篇 Obwegeser 教授的照片是由 Hengameh Naini 在瑞士施韦岑巴赫（Schwerzenbach）Obwegeser 教授的花园中拍摄的，Obwegeser 教授问我们是否介意他不穿西装、不打领带，他表示他想表现出真实的自己。他说："不是所有人都适合打扮得漂漂亮亮的，我在农场长大，那里仍然是我心之所向的地方。"Obwegeser教授还表达了他对本书的期待，以及他想要"把这本书握在手中"的愿望。编者们都希望他能对这一结果感到满意。

这本书的其他章节被归纳为2个部分——"房子不能建在沙子上，而需要牢固的地基"。因此，第1部分（原则和策略）的章节涵盖了正颌外科医师应牢牢掌握的基本原则、应考虑的背景和一些基本信息。第2部分（临床实践和技能）又分成4篇。第1篇介绍了正颌外科的设计和手术技巧；第2篇介绍了一些辅助手术；第3篇介绍了针对唇腭裂患者的正颌外科和颅颌面外科的正颌内容；最后的第4篇又有2章，将为正颌外科临床医师提供有用的"可供思考的空间"。

受邀为本书撰写各章节的许多作者都是该领域国际上知名的领军人物，并且都在各自感兴趣的领域拥有较高的声誉。作者名单读起来就像是正颌外科及相关领域名副其实的大咖们的"名人录"。各位编者的职责就是通过分析所选学科的科学文献以提供全面和实用的内容，更重要的是，通过他们丰富的临床经验和对不同技能及其临床结果的循证医学证据来丰富其章节，这些技能和临床结果应当被视为我们"循证理论基础"的重要组成部分。

在正颌外科的学习过程中，最重要的仍然是师徒制——当一名学者完成了基础知识学习后，需要做的是加入一个经验丰富的正颌、正畸团队，观察这个经验老到的临床团队在门诊和病房是如何与患者及其家属开展诊疗工作的，同时在手术室可以一对一地接受手术操作技能的教学。就像Oslerian的一句著名格言说的那样："想要学习正颌外科学而不读书，只会让你进入一片未知的海洋，而只读书不去接触患者，就根本不能出海。"想要书写并编辑某一学科的一本综合性专著一定是出于一份热爱，因为在这一过程中需要付出大量精力和情感投入。所有编者的共同愿望都是希望这本书的各个章节可以被各位读者学习，以强化无论是在门诊、病房还是在手术室各方面的知识和技能。

这本书强调了准确诊断和精确设计的重要性，对各项技术进行了详细的说明，以及对复杂的临床外科技能进行了逐步的描述，因此，无论是经验丰富的临床医师还是其他学者都能够领会其中的精妙之处。

我们有理由这样认为：从事科研的研究人员比任何人都适合进行教育工作；同样，能够对正颌外科学界各位领军人物的手稿进行编辑，我们深感荣幸。我们真诚地希望各位读者在阅读这本书时能够像我们在编辑这本书的过程中那样，收获无数的乐趣和益处。

Farhad B. Naini 和 Daljit S. Gill

2016 年 3 月

致　谢

　　如果没有致谢,那么这个规模庞大的项目就是不完整的。这本书的完成还要归功于诸多博物馆、图书馆、档案馆、医学期刊允许我们引用和摘录他们图书中的一些数据。

　　我十分感谢以下博物馆、图书馆、基金会对我们的辛勤付出：感谢英国皇家图书馆及其工作人员,感谢他们的好意,允许我经伊丽莎白二世女王的允许,在温莎城堡的皇家收藏中,从 Leonardo da Vinci 的画作中挑选一些插图。还要感谢英国伦敦弗洛伊德博物馆(特别是 Bryony Davies 助理馆长)、英国伦敦查尔斯·狄更斯博物馆、美国波士顿哈佛大学医学图书馆、美国俄勒冈州卫生科学大学历史档案馆、意大利佛罗伦萨卡萨·波那洛蒂博物馆、美国国家医学图书馆,以及布隆·麦克印多研究基金会(尤其是 Jacqui Pinney 夫人和 Anthony Metcalfe 先生)和位于英国肯特郡东格林斯特德镇的维多利亚女王医院。

　　还有一些人需要特别提及。首先,我衷心地感谢 Johan Reyneke 教授从一开始就对这个项目的热切关注,感谢他撰写了序言及 2 个精彩的章节。

　　感谢已故的正畸科顾问医师 Raymond Edler 先生和已退休的口腔颌面外科顾问医师 Peter Blenkinsopp 先生。在我 23 岁还是一名年轻外科医师时,正是在他们的 Norman Rowe 颌面外科团队的正颌外科门诊工作,我第一次见识到了高水平的正颌外科手术能够改善患者的生活。

　　感谢我的朋友,宾夕法尼亚州天普大学整形和重建外科学 Aron D. Wahrman 教授,他对医学和外科历史的了解似乎是无穷的;还要感谢整形外科学会的 Robert H. Ivy,他为第 2 章提供了一些数据。

　　感谢 Friedrich Peter Carls 博士、Elif Keser 博士、Paul Thomas 教授、Daniel Hrušák 教授和 Darko Macan 教授的慷慨相助,并感谢 Anna Gibilaro 博士和 William Proffit 教授对第 18 章的编排。

　　感谢 Dolphin 成像公司的 Lisa Randazzo 为第 10 章提供了大量数据。感谢盖伊医院已退休的口腔颌面外科顾问医师 Paul Robinson 先生提出的许多宝贵建议。感谢我的正畸科同事 Allan Jones 和 Lucy Davenport-Jones。还要感谢我过去和现在的一些学员，他们是 Priti Acharya，Sarah Akram，Georgina Cartwright，Christopher Clayton，Joanne Collins，Leila Khamashta-Ledezma，Paul Mooney，Rachel O'Brien，Sapna Radia，Thushala Ubaya 及 Sophia Wahla。

感谢我颌面外科的同事 Mehmet Manisali，Helen Witherow，Andrew Stewart 及 Ashraf Messiha。他们都是我十分亲密的朋友，很高兴能和他们一起工作，他们都是十分优秀的外科医师。在本书的很多章节中，术后治疗的结果还要归功于他们的奉献和付出。感谢我的所有患者，谢谢他们对我的治疗表示信任，也要谢谢他们能够同意我在书中使用他们的照片。

虽然无法用言语来表达，但我对我父母及兄弟的爱和感激是深刻且永恒的。多年来，我有幸校对父亲的一些著作以及他对过去伟大思想的探索。然而有一句话始终令我印象深刻，那就是他在图书 *The Genuine Face of Omar Khayyam* 中极具智慧的开场白——"你的阅读造就了你"。最后这部分我想留给我的心和灵魂的归属，那就是我善良而富有智慧的妻子 Hengameh。她是一位动物行为学家，她所选择的职业也是她的兴趣所在。她在她安排得满满当当的日程中抽出时间来为我的章节制作插图，如果没有她的辛勤付出，这本书是不可能完成的。

Farhad B. Naini

2016 年 3 月

我要感谢我的祖父母和父母始终如一的帮助，感谢我的妻子 Balpreet，以及我的孩子 Aran 和 Anika，感谢他们的耐心和爱。

Daljit S. Gill

2016 年 3 月

感谢 Wiley-Blackwell 出版公司，特别是 Jessica Evans 对本项目的热切关注；也要感谢 Carolyn Holleyman，特别是 Shiela Salcedo，Gayle Mak 和 Shalini Sharma 在书稿最终校对方面提出的宝贵意见。

我们将本书的一部分版税捐赠给英国著名的慈善机构 Changing Faces，这个慈善机构资助因任何原因造成面部、手部和身体缺陷的患者，帮助解决患者由于这些缺陷而带来的心理、社会问题，并予以医疗和外科干预。我们将剩下的版税捐赠给由 Hengameh Naini 挑选的动物福利慈善机构，以支持她的理想：人类最终将超越狭隘的私立主义，学会将动物保护纳入我们的道德范畴。

Farhad B. Naini 和 Daljit S. Gill

2016 年 3 月

目　录

第 1 部分　原则与策略

第 2 部分　临床实践与技术

第 1 章
绪论：正颌外科
——我为之奋斗一生的事业
Introduction：Orthognathic Surgery — A Life's Work

Hugo L. Obwegeser

引言

    Farhad B. Naini 医师邀请我为这本权威的正颌外科教科书撰写绪论,对此我感到非常荣幸。借此机会,我想对正颌外科的发展做一些评述。在此之前,我要向我的老师们表达最诚挚的感谢。正是因为他们的教育及引导,我才能在这个领域不断进行创新与改进(图1-1)。最初,我在军队系统和家乡医院各接受了 6 个月的普外科培训。随后,我前往维也纳病理与微生物研究所,跟随 Hermann von Chiari 学习。后进入格拉茨(Graz)大学牙学院,师从颌面外科 Richard Trauner 教授接受了为期 6 年的学习。除此以外,我跟随伦敦贝辛斯托克(Basingstoke)的 Harold Gillies 爵士与斯图加特(Stuttgart)的 Eduard Schmid 教授,分别接受了为

期 5 个月与 6 个月的整形与重建外科学习。作为朋友和同事,我与 Norman Rowe 和 Paul Tessier 结下了深厚的友谊,我们相互学习,共同进步。没有老师们的教诲,就不会有如今我所掌握的一切。

历史沿革

    自古以来,人们对上下颌骨及颌面畸形的矫治一直有很大的需求。其中,对下颌骨畸形矫治的探索是促进矫治手术发展的主要原因。V. P. Blair(1907)[1]、F. Kostečka(1934)[2]等先后提出通过手术切开下颌骨体部或下颌支,重新定位骨块,建立全新咬合的方法。但由于此类手术存在诸多问题,我的老师 Richard Trauner 教授对此并不满意。他认为需要开发一种能够形成广泛骨接触面的截骨术,为早期骨愈合提供

我的老师们

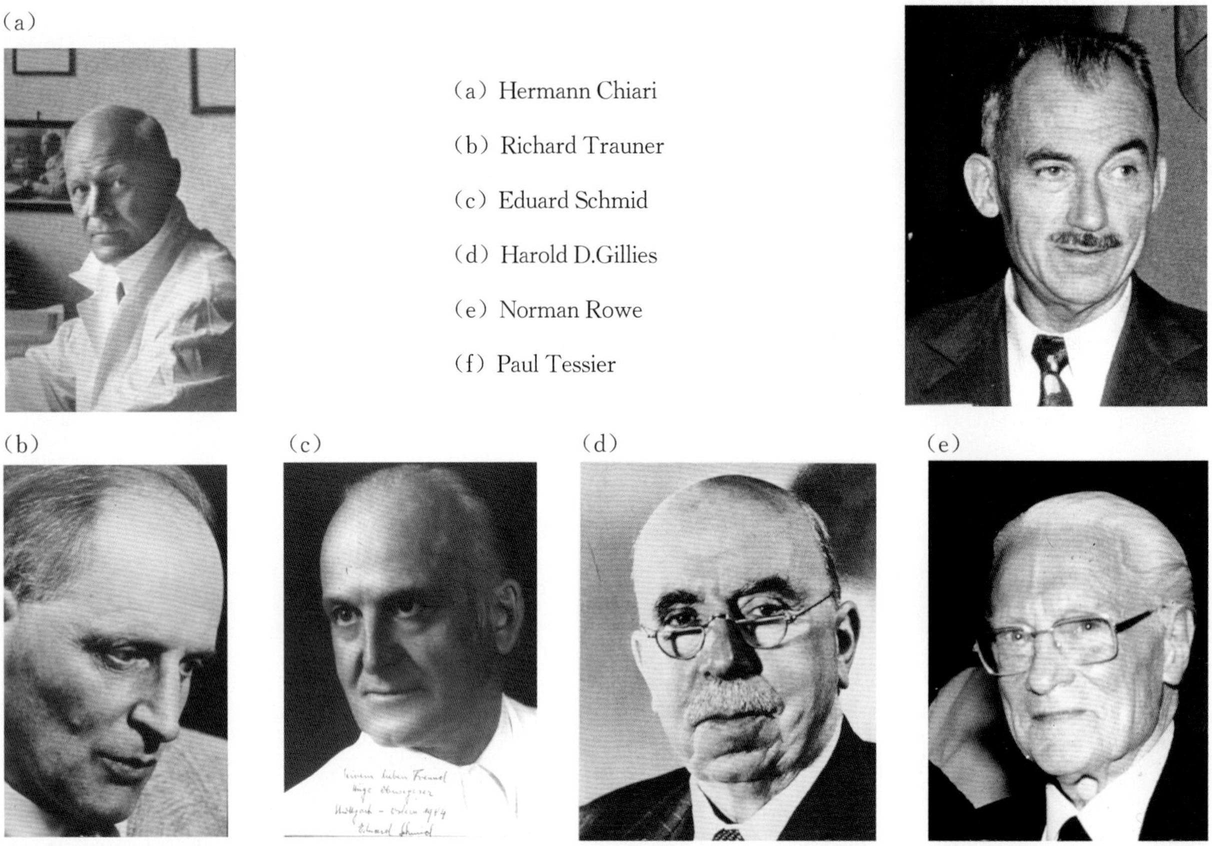

（a）

（f）

（a）Hermann Chiari

（b）Richard Trauner

（c）Eduard Schmid

（d）Harold D.Gillies

（e）Norman Rowe

（f）Paul Tessier

（b）　　　　　（c）　　　　　（d）　　　　　（e）

图1-1　我的老师们(逆时针方向)：(a)维也纳大学病理学和微生物学研究所所长 Hermann von Chiari 教授。(b)奥地利格拉茨大学口腔科和颌面外科主任 Richard Trauner 教授。(c)斯图加特玛丽恩(Marien)医院主任 Eduard Schmid 教授。(d)英国贝辛斯托克整形与重建外科国际创始人 Harold Gillies 爵士。(e)英国贝辛斯托克口腔外科主任 Norman Rowe 先生。(f)巴黎军事医院整形外科主任 Paul Tessier 医师

更好的条件,同时降低复发概率。

矢状骨劈开术的诞生

　　应老师要求,我提出了一种满足他设想的术式。在涉及颌面部骨骼的手术中,我非常排斥在面部可视区域做皮肤切口,因此我需要寻找一种口内入路可行的术式。通过对人体下颌骨标本各个方向的仔细观察,我发现,将下颌支垂直向进行骨劈开可以获得符合我们预期的手术效果。但是,如何进行劈开才能避免损伤下颌管内的下牙槽神经呢?为此,我对下颌支进行了一次间隔5mm的横向切片研究,并且获得了很有价值的数据。在手术中,器械应避免接触下颌管所在区域,为此,我需要从紧邻下颌孔上方的舌侧骨皮质处进行劈开。另一条颊侧截骨线应位于接近下颌角的区域,这条截骨线可以位于下颌角上方或者在其之前,也可朝向下颌角以矫正下颌角畸形。无论对下颌骨进行前移、后退,甚至旋转,这种术式都能

够提供足够的初始骨接触面积,以促进快速骨性愈合(图1-2)。

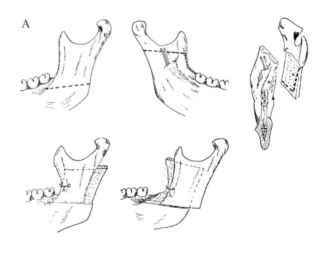

A

来自J.O.O.O 10:677, 1957

图1-2　我提出的矢状骨劈开术的图示(引自：Obwegeser, 1957)[3]

Trauner 下颌支倒 L 形截骨术

Richard Trauner 主任十分赞赏我的想法,而他本人也试图对自己设想的下颌支倒 L 形截骨术进行验证。Trauner 术式需要同时在口内与面部皮肤做切口。1953 年 2 月 17 日,我们迎来了该式式的第一例患者——一位无牙颌的年轻女性。由于术中使用丙烯酸夹板进行颌间结扎,手术过程十分混乱,甚至可以说是一团糟。

我第一例成功的下颌支矢状骨劈开术

我们的下一例患者是 24 岁的女性,牙列完整,下颌前突。1953 年 4 月 22 日,我们为她进行了手术治疗。这一次,手术非常成功(图 1-3)。我们对患者的右下颌使用了 Trauner 下颌支倒 L 形截骨术,获得了满意的效果。

我在患者的左下颌骨进行了人生第一次下颌支矢状骨劈开术。手术十分顺利,被劈开的下颌骨骨段通过颌间结扎精确地固定在新的咬合位置上,并且无须进一步固定。我随之在下颌支前缘对位缝合、关闭软组织创口。手术效果非常令人满意,且在 33 年后仍能保持稳定(图 1-4)。

我多年总结的最终术式(图 1-5)

早期,当我想将设想付诸实践时,我们只能在镇静和局麻下进行手术,在那时,全麻只能在癌症根治手术中使用。现在,正颌手术均在全麻下完成,且通常是经鼻插管。术中,我们将橡胶咬合块放置于非手术侧上下牙间保证开口度,同时在另一侧进行手术。使用 1‰局麻药物和血管收缩剂对前磨牙区至冠突的前庭沟黏膜行浸润麻醉;切口穿过黏膜与骨膜,接近前庭沟的最深处,并沿前部骨嵴向上切开。在截骨区域将骨膜剥离,颊侧向下剥离至下颌角,舌侧于下颌小舌上方剥离至下颌骨后缘。接下来进行骨皮质切开术,首先使用锥形钻切开舌侧前缘骨质,为后续手术提供良好术野。然后使用 3 mm 裂钻,从下颌小舌上方开始切开舌侧骨皮质,向后延伸至下颌支后缘,一旦出现出血点便停止切割。一般情况下,颊侧截骨线在下颌角区域,但在严重的下颌后缩畸形病例中,我会向颏孔方向前移截骨线。随后,再做一个纵向截骨线连接上下截骨线。为安全起见,我会使用球钻在下颌支前缘的舌侧钻一排连续的孔,使其刚好穿过骨皮质。最后,用骨钻连接这些小孔。为了不伤及下颌神经,我需要保证下颌支切割深度不会过深。我的侄子 Joachim Obwegeser 倾向于使用锯子制备纵

(a)   (b)   (c)

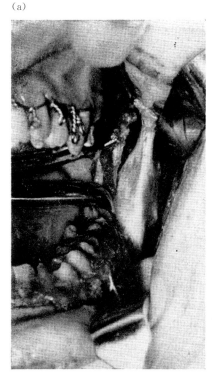 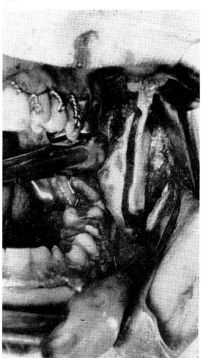 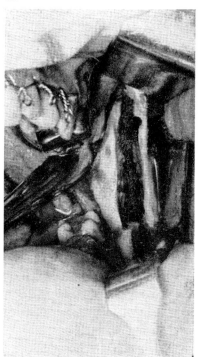

图 1-3　口内入路手术的照片(引自:Obwegeser,1957)[3]

第一例成功实施矢状劈开的患者：Graz,澳大利亚，1953年4月22日

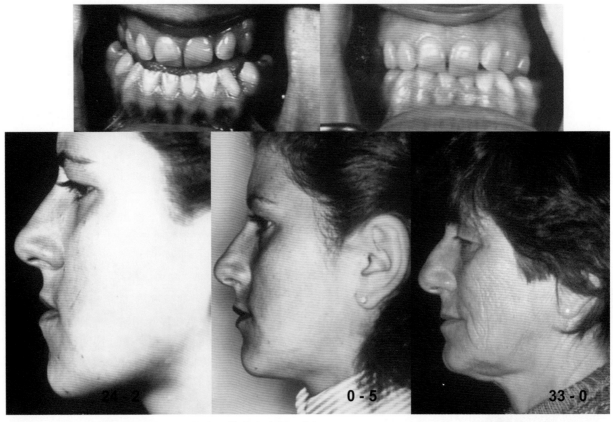

图1-4 我第一例成功的下颌支矢状劈开截骨术病例(引自：Obwegeser HL. Mandibular Growth Anomalies. Springer，2001)[31]

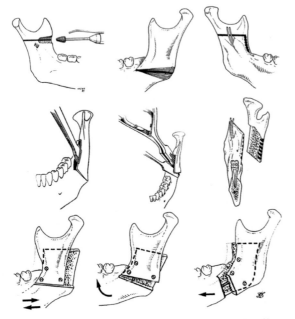

图1-5 我多年总结后最终确定的下颌支矢状劈开截骨术术式(引自：Obwegeser HL. Mandibular Growth Anomalies. Springer，2001)[31]

向截骨线。纵向截骨线完成后,使用楔形骨凿慢慢撑开截骨线,同时确保骨凿不得进入过深。随后将骨撑开钳插入纵向截骨线,以打开内外侧皮质骨板(图1-5)。一般来说,劈开的骨皮质板应刚好通过下颌支后缘,否则应直视下用宽骨凿进行劈开。正是因为使用了这一技术,才能避免损伤神经。手术最后,术者需要仔细放置固定螺钉。

国际反响

1957 年在 *Oral Surgery*，*Oral Medicine*，*Oral Pathology and Oral Radiology*[3]发表矢状骨劈开术式后,我收到了来自许多国家的学术讲座邀请。随着义章的发表,口内入路的下颌支矢状劈开截骨术被介绍到世界各地。1966 年,我在 Walter Reed 医院面向美国口腔外科医师协会（American Association of Oral Surgeons)研究生讲授了相关课程。从此,口内入路的下颌支矢状劈开截骨术走向了世界舞台,获得了世界各地专业医师的认可。如今,下颌支矢状劈开截骨术已经成为全球性的常规术式,也是每一位专

经口内入路滑行颏成形术 (H.L. Obwegeser 1957, 1958)

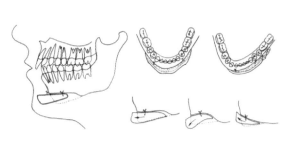

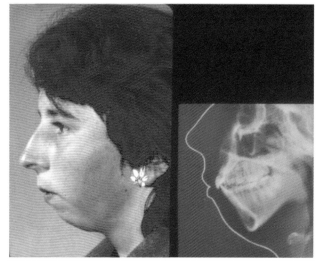

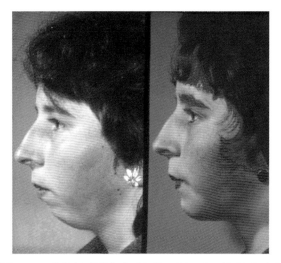

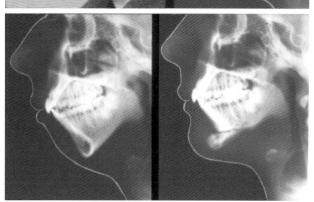

图1-6　我的颏成形术术式与第一例口内入路颏成形手术(引自：Obwegeser HL. Mandibular Growth Anomalies. Springer, 2001)[31]

业医师解决上下颌畸形的常用术式。

口内入路颏成形术

1957年,口内入路颏成形术与下颌支矢状骨劈开术同期发表[3],详细内容我不在此赘述(见第3章和第33章)。1942年,Otto Hofer首先提出了通过切割下颌体下缘并移动骨块以改善颏部凸度的想法[4],然而他是在人体标本上采用口外入路进行验证。而我在研究一例下颌严重后缩患者的头影测量侧位片时,产生了进行颏成形术的想法。很显然,这例患者正是我需要的病例,于是我马上为患者做了颏成形术。虽然术式简单,但手术效果很有说服力(图1-6)。1965年,我的朋友兼同事Otto Neuner提出了"两步法",有利于获得颏部凸度更大幅度的改善[5]。最终在1970年,我提出"三步法"来完成这项手术[6]。

上颌骨的松解与移动——历史渊源

很多外科医师希望通过上颌骨松解与移动实现上下颌骨畸形的矫治。1934年,来自德国基尔的Georg Axhausen发表文章,论述了如何在创伤后通过上颌骨截骨术恢复其正常位置[7]。1936年和1939年,他发表了两篇文章,论述了如何通过上颌骨截骨术纠正其他病因导致的上颌骨畸形[8,9]。但他并没有在文章中对手术术式进行系统描述,因此其他医师无法学习和开展这项术式。1942年,来自德国汉堡的Karl Schuchardt发表文章,提出可以通过牵引复位因战伤错位的上颌骨[10],但是他认为该方法对于腭裂继发的上颌骨畸形应用价值不大。

Harold Gillies爵士和Norman Rowe先生一直致力于该方向的研究。在1951—1952年跟随Harold

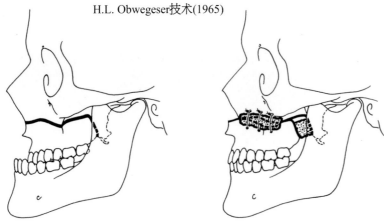

H.L. Obwegeser技术(1965)

移动前,骨块间的间隙必须用骨移植物充填(H. L. Obwegeser)

图 1-7　我的 Le Fort I 型截骨术前移再定位的图示(引自：Obwegeser, 1969)[28]

爵士学习期间,我有幸多次观摩甚至辅助他完成手术。Harold Gillies 爵士是上颌骨松解手术的先驱,对于腭裂继发的上颌骨畸形患者,他打开腭裂骨段,将腭向错位的牙与牙槽骨侧向旋转使其与下颌牙列实现咬合匹配,但并没有前移骨块。他使用髂骨骨松质移植填补尖牙窝处的空隙。尽管该区域上颌骨和鼻腔表面没有完全被黏膜覆盖,但移植骨愈合良好,且没有发生感染。他的先驱实践为我后续的术式开发打下了基础,使我可以将松解的上颌骨骨段前移量增至 20 mm 甚至更多。这些骨移植物,连同我经常置于上颌结节和翼突后方的骨移植物,共同成为我手术中不可或缺的部分(图 1-7)。1986 年,R. Drommer 发表了一篇很有趣的文章,名为"Le Fort I 型截骨术的历史"[11]。他明确表示,"Hugo Obwegeser"是第一位发表该手术式的作者,且每一位有经验的外科医师都应该有能力开展该术式。1962 年,在阿根廷首都布宜诺斯艾利斯召开的南美国际口腔外科大会上,我首次汇报了一例成功的上颌骨松解移动的矫正病例[12]。上颌骨 Le Fort I 型截骨术理论上可以和下颌支矢状劈开截骨术同时进行。然而,直到 1969 年 9 月 5 日,我才进行了第一例双颌手术,此时距离我提出下颌支矢状劈开截骨术已有 16 年,距离我提出 Le Fort I 型截骨术与骨块松解移动术也已经过去了 7 年。

上颌骨松解移动的手术技巧

患者经鼻全麻插管,使用 1‰局麻溶液和血管收缩剂对术区行局部浸润麻醉。确认腭部黏膜没有瘢痕后,在上颌前庭区做切口切开黏膜,并延伸至整个前庭。然后向上方剥离骨膜。在梨状孔中,黏膜从鼻底和鼻中隔往上剥离至少 15 mm,然后使用鼻中隔骨

凿将其与腭部分离。我习惯使用来复锯进行环形截骨术。在截骨之前,我会使用特殊的具有弹性的结节骨凿将上颌结节与翼突分离,这样做可以预防来复锯截骨时进入过深,也可以防止损伤局部血管。

很多年来,我使用前部折断下降术以松解上颌骨。1997 年,我的侄子 Joachim Obwegeser 建议我使用颌骨分离钳进行上颌骨后部折断下降术[13]。在此之后,我开始使用该器械进前部折断下降术。术中上颌骨必须充分松解,即使使用镊子或血管钳也可以将其轻易移动。对于下颌骨也需要重新定位的病例,应使用术前制备的𬌗板保证上颌骨位置的固定与准确,然后完成下颌截骨术,使其到达新的咬合位置并行固定。需要时刻注意的是,不论我们用金属丝、钛板还是螺钉对移位后的骨块进行固定,肌肉张力都具有将颌骨拉回原始位置的趋势,这是不能忽视的。因此,使用颌间弹性牵引对于稳定新的咬合关系是非常必要的。

有了以上三种术式后,正颌手术开始在世界各地广泛进行。

术式改进

我接待了来自世界各地的访问学者。有些人提出,可以改变下颌支矢状劈开截骨术中截骨线的位置或方向,并使用他们自己的名字命名修改后的术式,如：1954 年 K. Schuchardt[14]、1959 年和 1961 年 Dal Pont[15,16]、1968 年 E. E. Hunsuck[17]、1977 年 B. V. Epker[18] 等。但我仍然认为我最初提出的上下颌手术术式是解决临床问题最好的方法。

新的术式

1967 年 9 月,Paul Tessier 首次公开他的术式,用

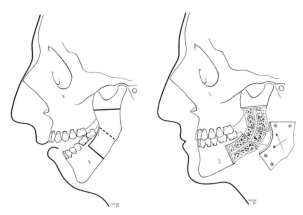

图1-8　口内入路的下颌角截骨术图示（引自：Obwegeser HL. Mandibular Growth Anomalies. Springer, 2001）[31]

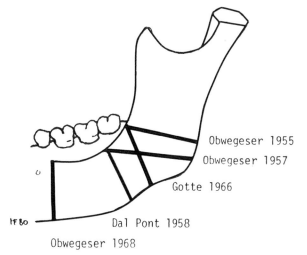

图1-10　不同作者下颌支矢状劈开截骨术颊侧截骨线的位置（引自：Obwegeser, 1968）[23]

于移动面中1/3骨骼（Le Fort Ⅲ型截骨术），以及眼眶及其内容物（眶距增宽手术）[19]。

1953—1967年，同仁们提出了一些新技术，用于下颌骨整体再定位[20,21]。1964年，我提出一项术式，并将其命名为经口下颌角截骨术（图1-8）[22]。1954年，Karl Schuchardt在一例上颌后部垂直发育过度病例的治疗中，提出将两侧上颌骨段向上重新定位，并使下颌骨向前旋转关闭咬合（图1-9 a～d）[14]。以

我的经验来看，该术式前牙开𬌗复发的可能性很大。

在矫正无牙颌下颌前突的病例时，我不想使用丙烯酸夹板固定上下颌。因此，我进行了双侧下颌骨矢状劈开截骨术，并将截骨线尽可能往前靠近颏孔。这样我可以使用金属丝将下颌骨段固定于下颌支与下颌体的理想部位（1968）[23]。矢状骨劈开术还有许多较小的改进，在此不做赘述（图1-10）。

（a）　　　　　　　　　　　　　　　　（b）

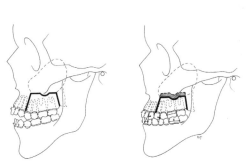

（c）　　　　　　　　　　　　　　　　（d）

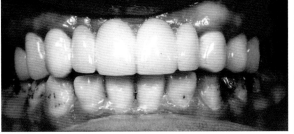

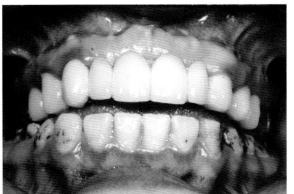

图1-9　Schuchardt矫治上颌开𬌗的手术：（a）术式。（b）术前照片。（c）术后咬合。（d）一年后的复发量

根尖下截骨术

Heinz Köle 开创了上下颌骨根尖下截骨术的先河(图1-11 a～e)。得益于根尖下截骨术与上下颌骨再定位技术,矫治技术的应用不再受限(图1-12 a～c)[24]。1987年,Joachim Obwegeser 提出了一种下颌骨环形截骨术[25],该技术可用于矫治某些孤立的咬合错乱及下颌骨体部畸形(图1-13)。

唇腭裂继发畸形中上颌畸形的探讨

唇腭裂继发畸形病例可以发生严重的上颌骨畸形。但是依然有必要对移位的上颌骨段进行复位固定。精确的模型外科决定了牙槽骨段复位所需移动的方向与距离。Harold Gillies 先生是该领域的领军人物,进行了许多非常重要的探索。他与 Norman Rowe 一起提出了侧方旋转上颌骨段的方案,使其可

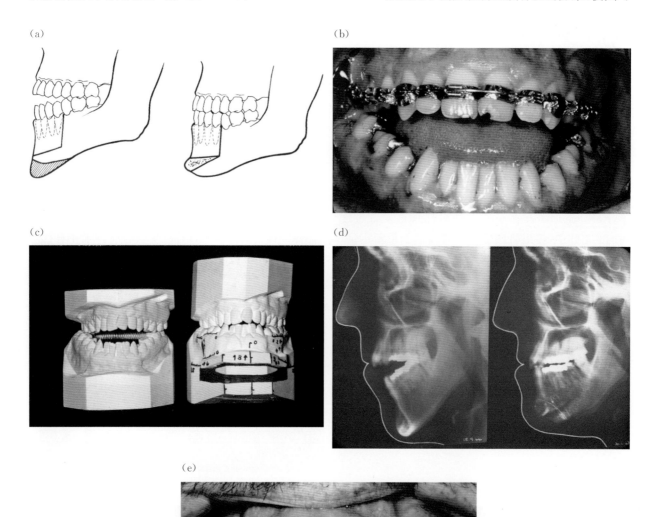

图1-11 H. Köle 矫治下颌骨前牙开𬌗的手术:(a)手术方法图示。(b)术前照片。(c)模型外科。(d)术前与术后的头颅定位侧位 X 线片。(e)一年后的咬合(引自:Obwegeser HL. Mandibular Growth Anomalies. Springer, 2001)[31]

（a）

口内入路下颌角截骨术同期Schuchardt
上颌后部截骨术矫治开殆 (H.L. Obwegeser 1964)

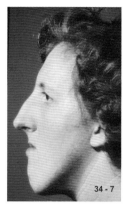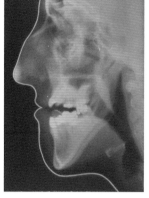

（b）

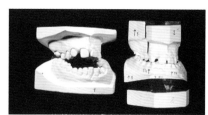

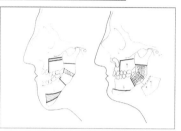

口内入路
(H.Obwegeser, 1964)

（c）

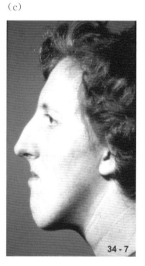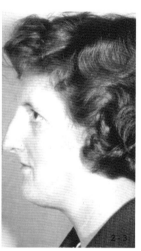

图1-12 长面综合征伴上下颌开殆的病例：(a)术前。(b)模型外科以及手术计划图示。(c)手术效果

Joachim Obwegeser提出的下颌骨环形截骨术可用于
矫治独立的咬合错乱及下颌畸形(H.L. Obwegeser)

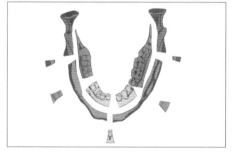

图1-13 Joachim Obwegeser 的环状下颌骨截骨术（引自：
Obwegeser HL. Mandibular Growth Anomalies. Springer,
2001)[31]

以与下颌重建咬合[26]。为此，腭部裂隙需要被重新
打开扩大，并在后续的手术中再行关闭。虽然在
Gillies 的手术中，骨移植物无法完全覆盖上颌窦及鼻
腔，但骨移植可以很好地修复尖牙窝处的骨质缺损。
这是修复严重上颌牙弓塌陷的先驱性工作。但是他
仅对牙槽骨段进行旋转处理，并没有前移，而我在 Le
Fort Ⅰ型截骨再定位术中提出了牙槽骨段的旋转与
前移。

　　唇腭裂继发畸形是最难矫治的畸形病例。但这
却是一个非常吸引人的方向，可以让外科医师及患者
都受益匪浅。任何正颌手术的病例都要进行术前规
划：首先，通过头颅侧位定位 X 线片描记获得理想的
侧貌轮廓；其次，借助模型外科展示截骨手术所有的
细节。与此同时，外科医师还需要考虑在患者身上重
现模型外科术式的技术可行性(图 1-14 a～d)。

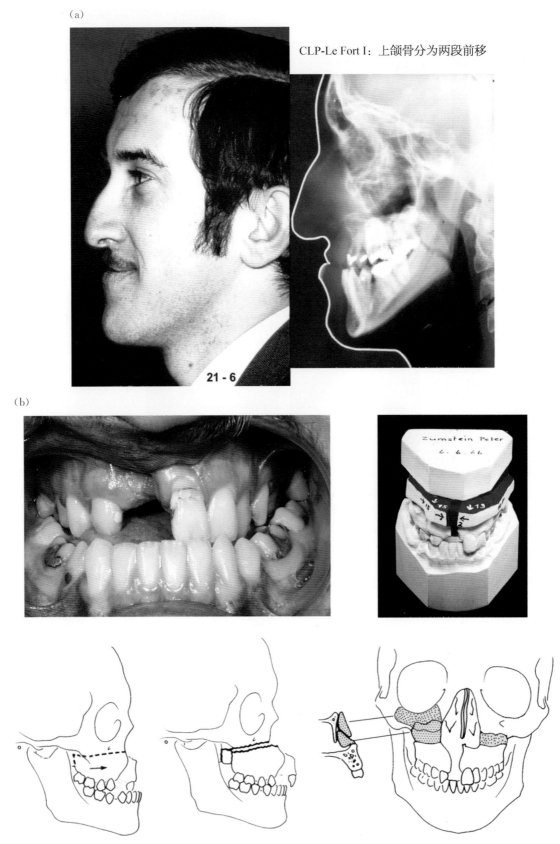

(a)

CLP-Le Fort I：上颌骨分为两段前移

(b)

图 1 - 14　腭裂继发畸形病例，上颌后缩合并上颌牙弓塌陷：(a)术前。(b)模型手术和手术计划图示

(c)

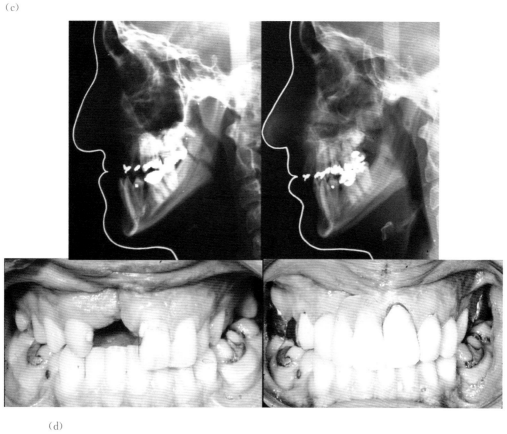

(d)

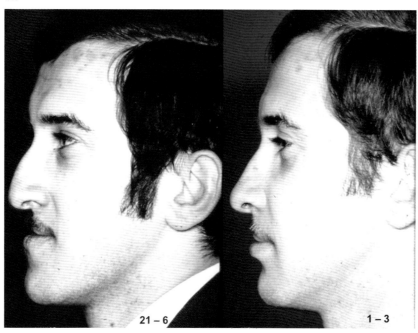

图 1-14(续) (c)术前与术后 1 年 3 个月后的头颅侧位定位 X 线片与咬合。(d)术前与术后 3 个月的侧面轮廓(引自：Obwegeser HL. Mandibular Growth Anomalies. Springer, 2001)[31]

Le Fort Ⅲ＋Ⅰ型截骨术

在有幸观摩 Paul Tessier 医师进行 Le Fort Ⅲ型截骨术后,我也尝试开展这种术式。很快,我遇到了一个严重小上颌畸形伴后缩的病例。很明显,仅前移面中 1/3 对于此类患者是远远不够的,依然难以补足垂直向高度。因此,我在 Le Fort Ⅲ型截骨术的基础上通过 Le Fort Ⅰ型截骨术对上颌骨复合体进行再次分离。这使我(Obwegeser，1969)[27,28]能够重新定位上颌骨，使其与下颌牙列保持良好的咬合关系(图1-15)。我移植了髂骨松质骨填补面中 1/3 与上颌骨之间的空隙。最后手术效果十分令人满意。自此，矫治面中 1/3 的术式有了一种新的选择(图1-16a、b)。

眶距增宽的矫治

Paul Tessier 医师对错位眼眶及其内容物主要的矫正技术进行了描述，经颅手术入路是其中的关键。颅下入路尽管存在，但比上述方式复杂得多。

单侧眼眶错位的纠正是一个简单易行的手术，现已取得良好效果。双侧不对称畸形的矫治也不存在

太大困难(图1-17a～d)。毫无疑问，由于病变涉及

LFⅢ+LF I, H.L.Obwegeser, 1969

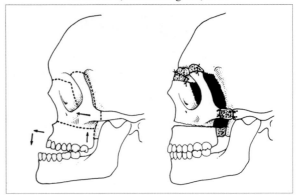

图 1-15　H. L. Obwegeser 的同期 Le Fort Ⅲ + Ⅰ型截骨术(引自：Obwegeser，1969)[28]

(a)

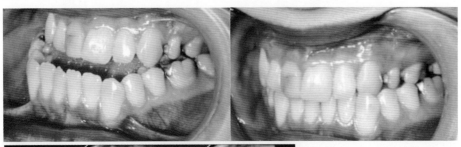

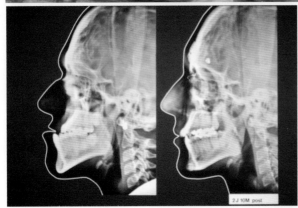

图 1-16　小上颌伴后缩畸形病例：(a)术前与术后的咬合及头颅侧位 X 线片。(b)术前与术后 2 年 10 个月的正侧面轮廓(引自：Obwegeser HL. Mandibular Growth Anomalies. Springer，2001)[31]

(b)

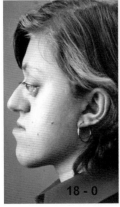
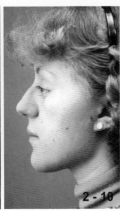
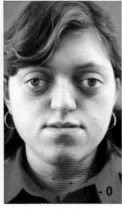
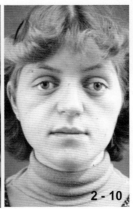

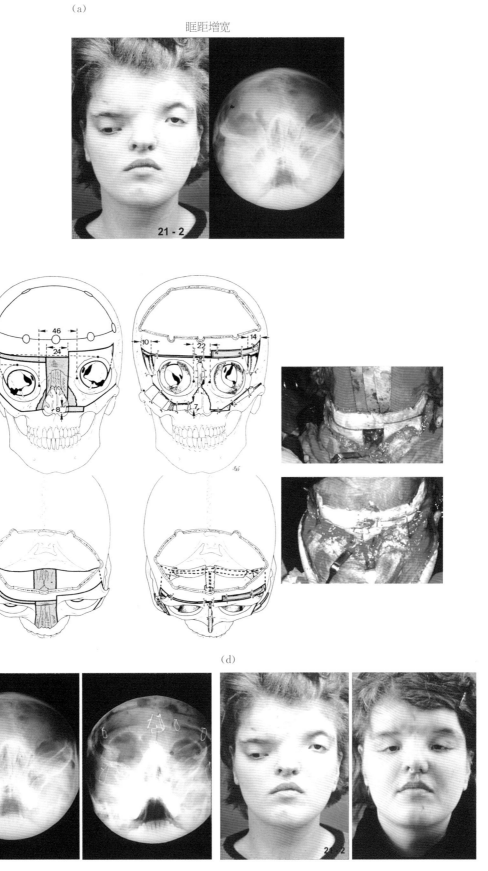

图 1-17 不对称性眶距增宽的病例：(a)术前正面观与头颅半轴位片。(b)手术计划与图示。(c)术前与术后的头颅半轴位片。(d)患者术前与术后的正面观

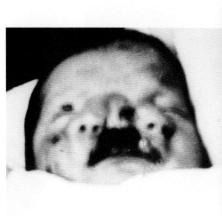
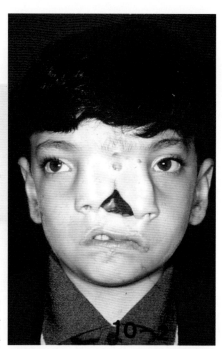

图 1-18 Antonio——我穷极一生的病例
(引自 Obwegeser et al, 1978)[29]。患者面
正中裂,面中部器官左右成对。左:出生时
的情况;右:10 岁时的情况

眼球,尽管早期矫正可能会干扰后续的上颌骨生长发育,我们依然必须在儿童时期就对这些患者进行手术治疗。这意味着我们必须告知患者,18 岁之后需要进行二次手术完成最终的矫正。我曾接手过一位名叫 Antonio 的患者,并通过他对此类疾病的手术方式进行探索——我将他称为"我穷极一生的病例"(H. Obwegeser, G. Weber, H. P Freihofer, H. F. Sailer,

1978) 'Facial duplication — the unique case of Antonio'. J Maxillofacial Surgery 6:179 - 198)[29]。

Antonio 10 岁那年转诊到我手中(图 1 - 18)。他出生时伴有面正中裂,有两个完整的鼻子、两个独立发育的上颌骨和共计 7 颗切牙。根据 Tessier 矫治眶距过宽的手术方法,我制订了我的治疗计划(图 1 - 19)。1969 年 7 月 4 日我进行了这项手术。第一

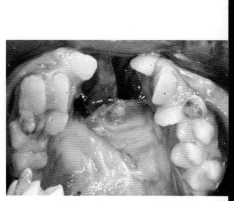
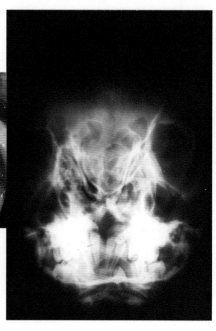

图 1-19 患者上颌的两个前上颌骨以及头颅半轴位片

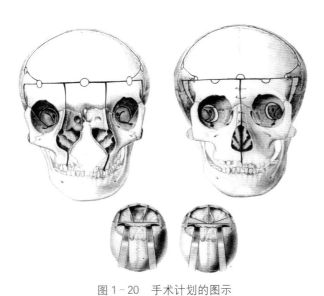

图 1-20　手术计划的图示

次手术十分顺利。令人惊讶的是,神经外科医师(G. Weber)在翻开颅骨瓣后,发现了两个鸡冠。在既没有计算机断层成像(CT)也没有磁共振成像(MRI)的年代,我只能通过传统 X 线平片和我的想象来进行手术方案的设计。通过两个鸡冠,我推导出了颅底切除量(图 1-20 和图 1-21)。我以军事精度为标准,对手术步骤及所需时间做了非常详尽的规划,并将手术方案打印、分发给每一位相关人员。手术严格按照我的计划进行,从早上 8 点持续至次日凌晨 3 点。我切除了患者两侧的前上颌骨,包括位于其中的 7 颗切牙。

最终,我们获得了良好的功能咬合,允许患者进行咀嚼,并完成了前牙区的美学重建,结果也令人满意。没有人会为他拔除切牙感到惋惜。然而,本阶段所做的工作是远远不够的,依然还有很长的路要走。

尽管初期手术效果令人满意,但是 Antonio 术后出现了化脓性感染,神经外科医师不得不取出颅骨中的骨瓣,我也只得取出用于重建眶侧壁的移植骨块。儿童医院最终成功治好了他的脑膜炎,他戴着头盔返回家中。但 10 个月后,他因面中 1/3 与下颌严重不协调前来复诊。Antonio 的下颌骨仍在不断生长,而上颌骨已经停止生长,这使得下颌骨严重前突,超出上颌骨。我对他的上颌骨分两块进行 Le Fort Ⅰ 型截骨术,同时调整下颌前部牙槽突位置,解决了这个问题。初步效果令人相当满意。

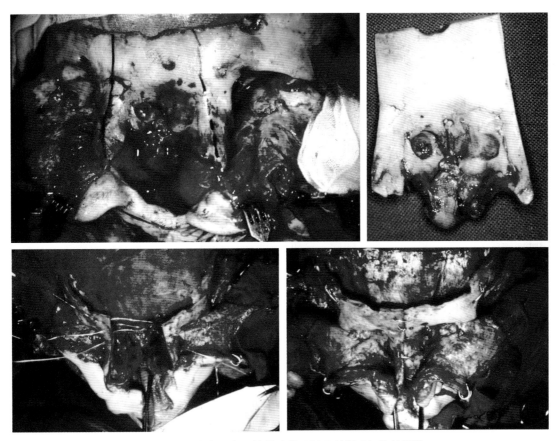

图 1-21　术中和术后的骨骼状况以及前额区切除的骨段

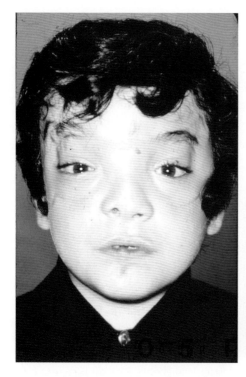
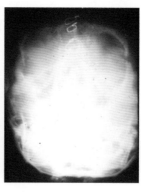
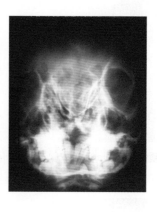

图 1-22 患者术后照片和 X 线片

13 个月后，神经外科医师再次将高压蒸汽灭菌处理后的颅骨瓣植入。不幸的是，术后感染再次发生，他不得不又一次将其取出。我告诉他不要担心。我会为他制取新的颅骨瓣来覆盖缺损。10 个月后，我从患者右胸取下 4 节肋骨，又从左侧取下 3 节肋骨。由于第一次治疗时这几块肋骨已经被取出一次，使得再生的骨质发生硬化，但我还是成功将它们劈开，最终得到 14 块"半肋"用于患者大面积颅骨缺损的重建修复。患者术后未诉不适，他终于可以不用戴

头盔出院了。最终，我们以患者的肋骨为原材料将其颅骨缺损全部修复（图 1-23）。然而之后的几年间，他的面型迅速变化（图 1-24），我决定等到他 18 岁后再进行治疗。当他再次返院复诊时，由于上颌骨、颧骨、鼻下半部向前生长停止和下颌骨过度生长，患者表现为严重的面中部后缩和下颌前突。患者形容自己的脸如同"怪兽"一般（图 1-25）。在评估目前的病情后，我决定整体后移下颌骨，同时前移上牙槽骨段、上颌骨及眶下区骨段（图 1-26 和图 1-27）。此外，

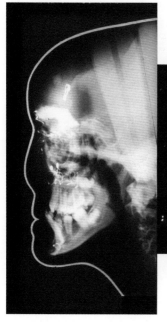
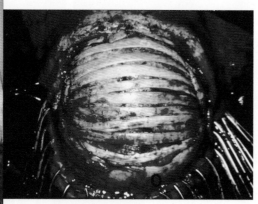

图 1-23 患者因感染摘除颅骨后的头颅侧位 X 线片与 14 根"半肋"重建颅骨缺损的照片

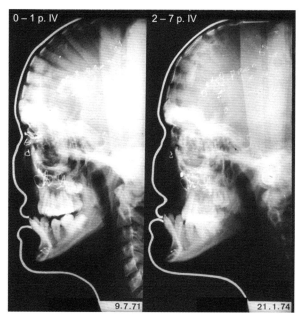

图 1-24 头颅侧位片显示左侧上颌轻度后缩；2.5 年后，面部严重畸形

我还需要重建缺失的鼻小柱。我用患者的肋软骨制备了一个 L 形软骨，并计划使用鼻小柱带蒂滑行皮瓣进行修复（图 1-28）。手术十分顺利，患者术后并未出现并发症，且鼻部轮廓恢复良好。经过这一系列治疗，尽管依然存在一些瘢痕，但是 Antonio 终于以正常人的面貌出院了。缺失的切牙并不显眼，他可以正常进食。语音功能恢复良好，使他足以胜任当地电话服务中心的工作（图 1-29 和图 1-30）。气道及鼻部外形（下面观）也堪称完美（图 1-31）。25 年后，我前往意大利南部他的家乡看望他，在路上相遇时我们热情相拥，如同父子一般（图 1-32）。

总体来说，我必须承认我在治疗 Antonio 的过程中学到了很多。第一，永远不要放弃；第二，在上颌骨发育停止前避免对其进行手术。这也是如今我给予每一位年轻医师的建议。

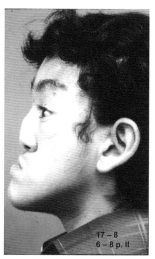
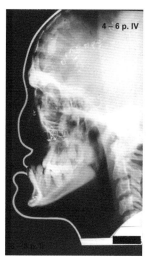

图 1-25 患者 17 岁 8 个月的侧貌和 18 岁的头颅侧位 X 线片

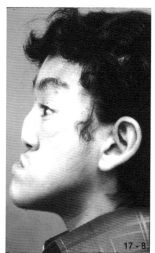
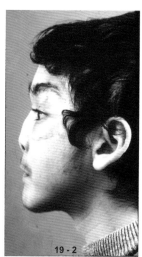

图 1-27 术前和术后的侧貌

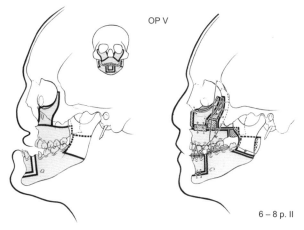

图 1-26 患者骨骼状况和手术计划的图示

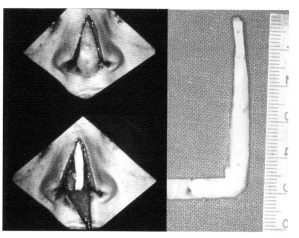

图 1-28 通过滑行皮瓣重建缺失的鼻小柱，使用 L 形肋软骨移植重建缺失的鼻中隔

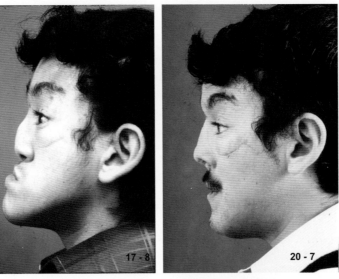

图 1-29　患者 17 岁 8 个月与 20 岁 7 个月的侧貌

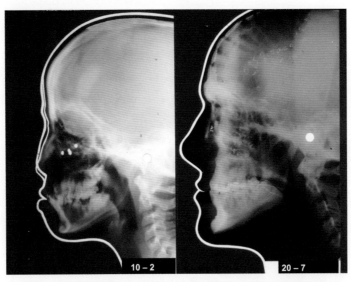

图 1-30　术前与最终术后的头颅侧位定位 X 线片

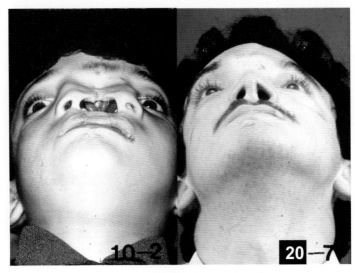

图 1-31　术前和最终术后的鼻部外形

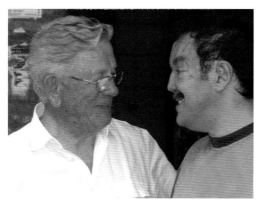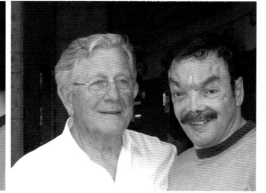

图 1-32　术后 25 年患者和他的手术医师

复发

畸形矫治的复发存在多种可能。只要患者的骨骼发育尚未停止,未来的骨骼生长便有可能改变手术效果。只要手术未累及髁突,下颌骨就将继续正常生长。与之相反,上颌骨一旦出现手术暴露便会停止生长。这种术后改变更深入的原因可能是髁突生长调节因子的功能亢进。我们认为其分为两类,一类调控下颌骨长度,另一类调控下颌骨质量(Obwegeser and Makek,1986)[30]。回到前文提到的 Schuchardt 用于矫治前牙开𬌗的术式,当我与 John Hovell 讨论这个病例时,他认为是由于患者上颌窦体积变小,且骨段与鼻腔没有其他连接,导致了术后复发。我认同他的解释。而从神经肌肉病因学角度来看,肌肉力量可能是另一个导致复发的原因。

手术专用器械

为了使我开创的手术更加简便易行,我也开发了手术专用器械。这些器械很大程度上简化了手术流程,在我进行手术时不可或缺。后来,它们被不同的公司冠以"Obwegeser 手术器械"销往世界各地,但其中大多数我已不再使用,因为它们已不是我最初设计的样子了。只有 Medicon 公司(Tuttlingen,Germany)和 KLS-Martin 公司(Tuttlingen,and Jacksonville,PO Box 50249,Florida 32250-0244 USA)多次请我检查他们的器械,以确保器械符合我最初的设计理念,并拥有最好的质量。

我对于外科手机和钻针的选择也是如此。常规的手机长度过短,无法到达正颌手术所需的操作深度。为此,我邀请著名的奥地利口腔科手机制造商

W & H Dentalwerk Bürmoos(GmbH. Austria,5111 Bürmoos)为我制作了加长的手机,并且能支持所有直径 2.35 mm 的钻针。他们的产品让我很满意,我强烈推荐在涉及颅颌面骨的操作中使用这个器械,尤其是下颌支矢状劈开截骨术。除此之外,这家公司还生产了一种用于手术室的特殊电机。

结束语

能为这本正颌外科教科书的出版做出贡献,我感到非常荣幸。正颌外科是颅颌面外科的重要分支,也是我一生致力从事的方向。Naini 医师召集了世界各地诸多知名专家编写本书,他们来自多个领域——包括颅颌面外科、正畸科、面部整形与重建外科、耳鼻咽喉科、精神病学及其他相关领域,但都与正颌患者的治疗过程密切相关。在撰写这篇绪论的时候,我已经 92 岁了,我很清楚许多我的学生,甚至是我学生的学生都参与了本书的编写。同样的,世界各地许多知名的颅颌面外科和正颌外科中心正在培养第二代和第三代"Obwegeser"学生。我感到无比自豪,因为我所开创的颅颌面畸形矫治技术正帮助无数患者更有质量地生活,同时,也让他们服务的临床医师获得更高的职业满意度和成就感。

致谢

在 *Mandibular Growth Anomalies*（Springer, 2001)[31] 一书和 *Clinics in Plastic Surgery*（Pravin K. Patel,Elsevier,2007)[32] 的文章中,我曾对这个主题有所介绍。这也是本文中一些插图的来源。

我的侄子 Joachim Obwegeser 教授在撰写本绪论的过程中提供了巨大帮助,我向他表示衷心的感

20

谢。感谢他将我文章的原始插图转换到计算机系统中。同时，感谢 Farhad Naini 医师整理我的口述内容，并将其转写为书面文字。

（罗淞元　吴　昊　江凌勇　译）

参考文献

［1］Blair VP. Operations on the jaw-bone and face. Surg Gynecol Obstet. 1907;4: 67 – 78.

［2］Kostečka F. Die chirurgische Therapie der Progenie. Zahnärztliche Rundschau. 1931;16: 670 – 88.

［3］Obwegeser HL. Surgical procedures to correct mandibular prognathism and reshaping of the chin. In: Trauner R, Obwegeser HL（Eds）. The surgical correction of mandibular prognathism and retrognathia with consideration of genioplasty. Oral Surg Oral Med Oral Pathol. 1957;10: 677 – 89.

［4］Hofer O. Operation der Prognathie und Microgenie. Dtsch Zahn Mund Kieferheilk. 1942;9: 121 – 32.

［5］Neuner O. Chirurgische Orthodontie. Schweiz Monatschr Zahnheilkunde. 1965;75: 940 – 4.

［6］Obwegeser HL. Die einzeitige Vorbewegung des Oberkiefers und Rückbewegung des Unterkiefers zur Korrektur der extremen ' Progenie '. Schweiz Monatschr Zahnheilk. 1970;80: 547 – 55.

［7］Axhausen G. Zur Behandlung veralteter disloziert verheilter Oberkieferbruche. Dtsch Zahn Mund Kieferheilk. 1934;1: 334 – 42.

［8］Axhausen G. Ueber die korrigierende Osteotomie am Oberkiefer. Dtsch Z Chir. 1936;248: 515 – 22.

［9］Axhausen G. Die operative Orthopädie bei den Fehlbildungen der Kiefer. Dtsch Zahn Mund Kieferheilk. 1939;6: 582 – 600.

［10］Schuchardt K. Ein Betrag zur chirurgischen Kieferorthopädie unter Beruckssichtigung ihrer Bedeutung fur die Behandlung angeborener und erworbener Kieferdeformitaten bei Soldaten. Dtsch Zahn Mund Kieferheilkd Zentralbl. 1942; 9: 73 – 89.

［11］Drommer RB. The history of the 'Le Fort I osteotomy'. J Maxillofac Surg. 1986;14: 119 – 22.

［12］Obwegeser HL. Cirugia del 'mordex apertus'. Rev Asoc Odont Argent. 1962;50: 430 – 41.

［13］Obwegeser JA. Personal communication（1997）.

［14］Schuchardt K. Die chirurgie als helferin der kieferorthopädie. Fortschr Kieferorthop. 1954;15: 1 – 25.

［15］Dal Pont G. L'osteotomia retromolare per la correzione della progenia. Minerva Chir. 1959;14: 1138 – 41.

［16］Dal Pont G. Retromolar osteotomy for the correction of prognathism. J Oral Surg Anaesth Hosp D Serv. 1961;19: 42 – 47.

［17］Hunsuck EE. A modified intraoral sagittal splitting technique for correction of mandibular prognathism. J Oral Maxillofac Surg. 1968;26: 250 – 3.

［18］Epker BV. Modifications in the sagittal osteotomy of the mandible. J Oral Surg Anaesth. 1977;35: 157 – 9.

［19］Tessier P, Guiot G, Rougerie J, Delbet JP, Pastoriza J. Ostéotomies cranio-naso-orbito-faciales, hypertelorisme. Chir Plast. 1967;12: 103.

［20］Obwegeser HL. In: Trauner R, Obwegeser HL（Eds）. Zur Operationstechnik bei der Progenie und anderen Unterkieferanomalien. Dtsch Zahn Mund Kieferheilkunde. 1955;23: 11 – 26.

［21］Obwegeser HL. Die Kinnvergrösserung. Oesterr Zschr Stomatol 1958;55: 535 – 41.

［22］Obwegeser HL. Der offene Biss in chirurgischer Sicht. Schweiz Monatschr Zahnheilk. 1964;74: 668 – 87.

［23］Obwegeser HL. Operative Behandlung der zahnlosen Progenie ohne intermaxilläre Fixation. Schweiz Monatschr Zahnheilk. 1968;78: 416 – 25.

［24］Köle H. Kinnostektomie nach Köle. In: Reichenbach E, Köle H.（Eds）. Chirurgische Kieferorthopädie, 2. Leipzi: Aufl Joh Ambros Barth, 1970.

［25］Obwegeser JA. Eine neue Operationsmethode zur Osteotomie des gesamten Unterkiefer-Alveolarfortsatzed – vorläufiger Bericht. Dtsch Zahn Kiefer Gesichtschir. 1987;11: 276 – 7.

［26］Gillies HD, Rowe NL. L'ostéotomie du maxillaire supérieur enoisagée essentiellement dans le cas de bec-de-lièvre total. Rev Stomatol. 1954;55: 545 – 52.

［27］Obwegeser HL. Paper read at the First International Conference on Cleft Lip and Palate（1969）.

［28］Obwegeser HL. Surgical corrections of small or retrodisplaced maxillae. Plast Reconstr Surg. 1969;43: 352 – 65.

［29］Obwegeser HL, Weber G, Freihofer HP, Sailer HF. Facial duplication – the unique case of Antonio. J Maxillofac Surg. 1978;6: 179 – 98.

［30］Obwegeser HL, Makek MS. Hemimandibular hyperplasia – hemimandibular elongation. J Maxillofac Surg. 1986;14: 183 – 208.

［31］Obwegeser HL. Mandibular Growth Anomalies. Berlin Heidelberg: Springer, 2001.

［32］Obwegeser HL. Orthognathic surgery and a tale of how three procedures came to be: A letter to the next generation of surgeons. In: Patel PK（Ed.）. Orthognathic Surgery. Clin Plast Surg. 2007;34: 331 – 55.

第 1 部分

原则与策略

Part I
Principles and Planning

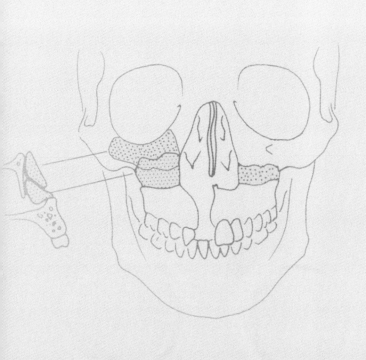

第2章
正颌外科的历史发展
Historical Evolution of Orthognathic Surgery

Farhad B. Naini

引言

　　"想要理解事物的本质，必须了解它的来源与发展。"

Aristotle（公元前 384—322）[1]

　　介绍正颌外科手术的历史发展时，难免会着重介绍某位外科医师发明了某项术式。尽管这些信息也很重要，但是正颌外科的内涵远远超过一系列移动上下颌骨及其骨段的手术流程。精准的诊断是治疗成功的基石，而这正建立在四维分析的基础上。除了三维外形，颅颌面复合体会随着时间发生生长与增龄变化、覆盖于其上的软组织亦会随着时间发生明显变化，这导致了治疗计划具有极大的复杂性。现代正畸技术的发展允许正畸医师根据患者颌骨情况，在三维方向上精准移动牙齿，这使得正颌手术变得更简单，对术后效果也能进行更好的预测（见第 12 章）。颅颌面影像学的发展，尤其是 X 线头影测量，使诊断、治疗设计与疗效预测更加精准。待所有的治疗流程结束后，患者自身的心理状态最终决定了治疗是否成功。因此，正颌外科作为颅颌面外科的一个独特分支，其发展得益于不同领域的研究者们做出的贡献，他们的工作加深了我们对于颅颌面复合体的理解，包括颅颌面生长发育与增龄变化的研究、诊断与治疗计划的完善、外科与正畸技术的发展以及错𬌗畸形及颌骨畸形的心理学研究。

　　任何一个专业都是从最基本开始，一步一步发展而来。正是由于每一位仁人志士的不断创新和改进，才使得医学与科学合为一体，蓬勃发展。本章的目的是介绍正颌外科发展历史上的里程碑与先驱者们。

　　我们不可能严格按照时间顺序来介绍正颌外科的历史发展。因为对于各种上下颌与颏部的术式而言，其发明者各异，且来自不同的国家，甚至某些术式是同一时期产生的。因此我们以上下颌以及手术类型进行分类,尽可能按照时间顺序对各种术式的发展进行详细的介绍。

下颌骨截骨术

"以往为鉴,方知来日。"

孔子(公元前551—479)[2]

下颌骨体部切除术与截骨术

第一个被称为"正颌手术"的手术是由美国外科医师Simon P. Hullihen(1810—1857)于1849年进行的(图2-1)[3]。Hullihen出生于宾夕法尼亚州,22岁于巴尔的摩华盛顿医学院获得医学学位。毕业后他定居弗吉尼亚州惠灵,并开始从事口腔内科、口腔外科及头颈外科工作。当时医学界很不看好他,甚至有两位医学生带着瘸腿的鸡当作"患者"到Hullihen那里就诊。Hullihen并没有把这件事当成玩笑,而是收治了这位"患者"。他将这只鸡的腿用夹板固定,并照顾喂养了10天,直至痊愈。这两个年轻人自然不愿意支付费用,Hullihen便将他们告上了法庭,并拿回了报酬[4]。

因为他在口腔外科领域的领导地位,1842年,他成为巴尔的摩牙学院(现为马里兰州立大学牙学院)的牙外科名誉博士。他在1850届毕业生毕业典礼上致辞——"只有将医学知识与临床技能相结合才能成为优秀的口腔外科医师"[4~6]。

Hullihen报道了一例手术矫治下颌前突伴开𬌗的病例。患者叫"Mary S",是一位20岁的女性,她5岁时颈部和胸部发生了严重的烧伤,并产生了继发瘢痕挛缩。7岁时,纽约两名优秀的外科医师尝试通过松解瘢痕,抬高头部,并通过二次治疗让暴露的组织愈合。当这位患者到Hullihen这里就诊时,可以观察到明显的下颌骨及切牙前突、前牙开𬌗、下唇下移并外翻(图2-2a)。Hullihen写道[3]:

"Mary S小姐,20岁,俄亥俄州Hon. Wm S.的女儿,为了治疗15年前重度烧伤的后遗症,她于1848年春天来到惠灵。烧伤主要局限在颈部和面下部,瘢痕使她颜面部产生了可怕的畸形。她的头部扭向前下方;颈部被限制在距胸骨1英寸(1英寸=2.54cm)的位置;下唇受到下方瘢痕拉扯,左侧下唇黏膜甚至被拉至颏部下方;下颌向下弯曲,并被拉长,在下颌上部尤为明显,这些变化导致下颌长度比上颌

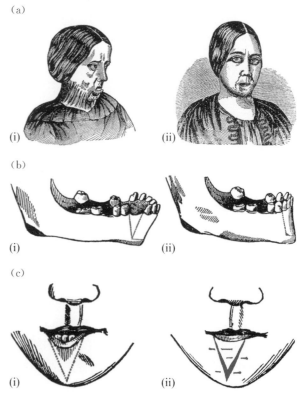

(a)

(i)　　　　(ii)

(b)

(i)　　　　(ii)

(c)

(i)　　　　(ii)

图2-2　(a)(i)术前患者外观,女性,20岁。颈部和胸部重度烧伤15年,继发瘢痕挛缩和下颌前部畸形。Hullihen进行了口内楔形截骨术,后退前部下颌骨段。随后进一步进行瘢痕松解术和下唇成形术。(a)(ii)完成所有手术后,术后3周效果。(b)(i)下颌前部根尖下截骨术与骨切除术。(b)(ii)转动后退下颌前部牙槽骨段。(c)唇部成形手术图示(引自:Hullihen[3])

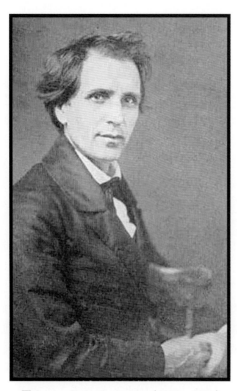

图2-1　Simon P. Hullihen(1810—1857)

多出 1.375 英寸……她无法转头……只能通过前伸头部短暂维持闭口状态;无法控制流涎;可想而知,她的发声也很不清晰。"

1848 年 6 月 12 日,Hullihen 通过根尖下截骨术在双侧下颌骨前部各截去了一个 V 形楔状骨段,然后将前部下颌骨段向后倾斜,并使用金属丝结扎固位(图 2-2b)。下颌骨右侧的截骨位置位于尖牙与第一前磨牙之间的空隙,左侧通过拔除第一前磨牙制造截骨空间。根据所取印模制作石膏牙模,根据牙模制作银质殆板,术后将其原位固定 6 周,以促进骨愈合。Hullihen 指出,咬合关系的矫正对于恢复功能非常重要。术后该患者未诉明显不适。7 月 31 日,Hullihen 在患者的左肩制取带蒂皮瓣,并移植至颈部与颏部,以松解挛缩的瘢痕组织。1 个月后,Hullihen 在患者下唇做一 V 形切口并进行 V-Y 缝合(图 2-2c)。更值得注意的是,当时没有全身麻醉和抗生素,手术是在口内进行操作的,而且 Hullihen 将口内殆板固定骨段的理念付诸实践。因此,这个手术具有开创性意义。

令人悲痛的是,由于感染伤寒型肺炎,Hullihen 的职业生涯在 47 岁时戛然而止。他的讣告中写道:"美国外科医师无出其右,美国牙医界执牛耳者。"

差不多 50 年后,James Whipple(1898)才报道了又一例下颌前突矫正手术。该患者名为"K 先生",James Whipple 对该病例进行了多年随访[7]。他写道:"患者下颌骨显著前突,第一前磨牙与第二前磨牙之间有明显空隙。"

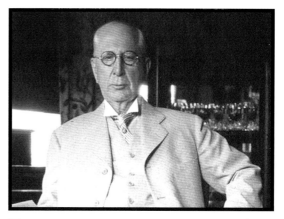

图 2-3　Edward Hartley Angle(1855—1930)(由 The University of Arizona 提供)

除双侧部分下颌骨,以纠正重度前突"[9]。但患者不同意进行手术。1897 年,Vilray Papin Blair(图 2-4)(1871—1955)在该患者身上进行了第一次"双侧下颌体部截骨术"。该手术经口外入路,在前磨牙区做平行切口,对双侧下颌骨体行骨切除术,去除骨段,并使用铜丝做骨间结扎固定骨段(图 2-5)。4 个月后,Whipple 为患者后牙制作了黄金牙冠,以改善咬合。因为 Blair 当时正在国外,所以 Whipple 独自将其手术过程进行发表。Angle 看后,认为应该设计 V 形截骨线,并在术后使用黄金铸造夹板进行固定(图 2-6)。Rodrigues Ottolengui(1861—1937)(图 2-7)[10]是当时美国牙医及正畸医师中的领导者,他不认同 Angle

"maxilla"词源解释:拉丁语"maxilla",指代颌骨,上下均可[8]。在早期的解剖书中,"maxilla"一词的字面意思是"颌骨",例如"upper maxilla"指的是上颌骨,而"lower maxilla"指的是下颌骨。由此衍生出双颌(bimaxillary)一词,对于下颌骨和上颌骨均适用,例如:双颌前突、双颌手术等。"bimaxillary"另一种说法是"maxillomandibular"。早期的文献和出版物中都将下颌骨称为"lower maxilla"或"inferior maxilla"。

1896 年,James Whipple 将这名患者转诊给 Edward H. Angle(1855—1930)(图 2-3)。Edward H. Angle 是现代正畸学的创始人。他建议患者"切

(a)

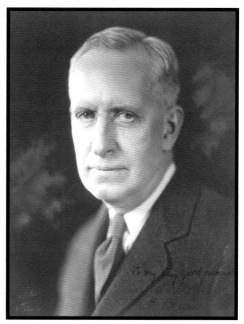

图 2-4　Vilray Papin Blair(1871—1955)各年代的肖像

(b)

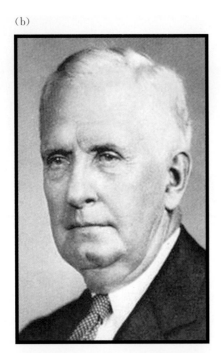

(a)

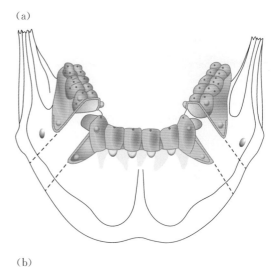

(b)

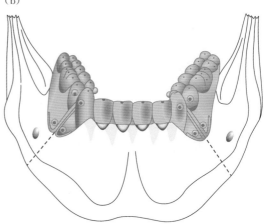

图2-6 术后固定的黄金铸造夹板,由Edward Angle推荐:
(a)下颌骨体截骨术前。(b)术后

(c)

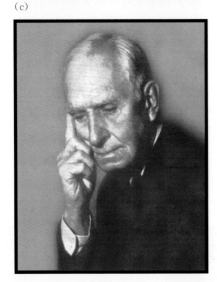

图2-4(续) Vilray Papin Blair(1871—1955)各年代的肖像

对于夹板的看法,并建议使用整体殆板。术前预先确定理想的术后咬合关系并据此制作殆板,术中切去骨段后将牙齿固定于殆板相应位置(图2-8)。在这方面,Ottolengui走在了时代的前面,现代正颌外科所使用的咬合板正是起源于此。虽然如此,Ottolengui

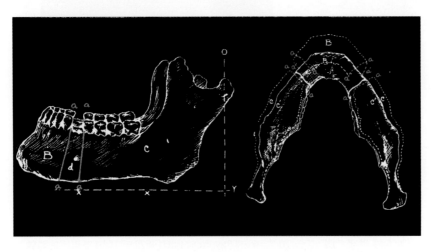

图2-5 Blair下颌骨体截骨术,于1897年进行

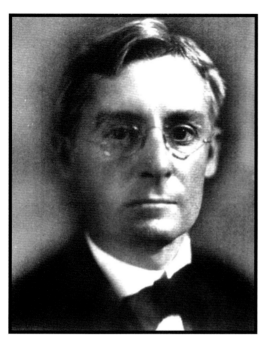

图 2 - 7　Rodrigues Ottolengui(1861—1937)

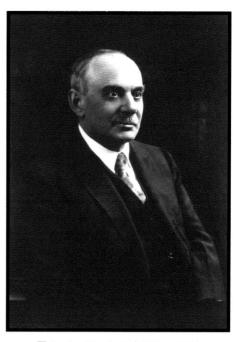

图 2 - 9　Max Ballin(1869—1934)

仍写道:"我毫不怀疑,在改进手术时,Angle 医师想要帮助未来的主刀医师更好地进行手术,他们需要与口腔科医师合作,最好是正畸专科医师。"Blair 在 1897年做了这个手术,但直到 1906 年才对此手术做了详细说明[11,12]。Hullihen 的手术是在没有全身麻醉的情况下进行的,但是 Blair 使用了氯仿麻醉,尽管那时候依然没有抗生素。1908 年,一位来自底特律(密歇根)

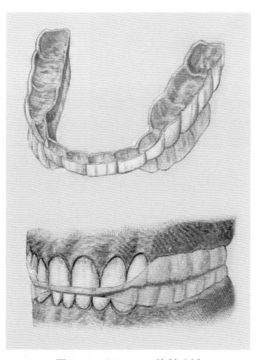

图 2 - 8　Ottolengui 外科𬌗板

的外科医师 Max Ballin(1869—1934)(图 2 - 9)[13]建议,在下颌骨体部截骨术前几个月,将位于该部位的牙齿拔除。他写道:

"我建议……首先,手术切除前必须拔除该位置的牙齿,然后等待数月,直至拔牙创伤口完全愈合,牙槽嵴充分萎缩。在我们接手的这些病例中,是在这之后再开始给患者实行外科手术的。也就是说,进入口腔进行手术前,先设法减少颌骨"。

由于下颌骨体部截骨术是经口外入路进行的,这样可以避免口内病原体引起的手术部位感染。Ballin在底特律举行的美国正畸医师协会会议前,将文章发表于 Ottolengui 主编的杂志上(图 2 - 10a～c)。Ballin 做完报道后,听众们进行了激烈而深入的讨论。Pullen 主席说到[13]:

"我向你保证,能听到如此杰出的外科医师做的临床病例报道,对我来说是一种莫大的享受,而且Ballin 医师已经宣布自己的治疗方案疗效明显。历史上从未有此类临床病例在美国正畸医师协会进行展示。令人欣喜的是,今天早上的病例报道打破了这项纪录,而且该病例的治疗非常成功……现在,我们作为正畸医师,不必再对外科医师故弄玄虚。毫无疑问,口腔科医师现在可以为其他专科医师提供有益的建议。通过这种合作,我们将进一步提高临床水平,并因此造福人类。"(强调)

主席继续说道:"我们希望能对这种手术(颌骨手术)了解更多,这样我们能够就这些手术和领域内的

（a）

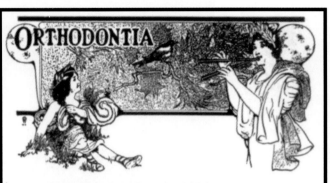

（b）

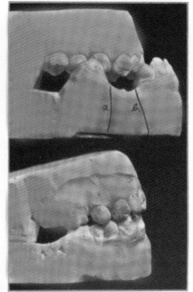

G. 1.术前牙模，a，b截骨线（上图）；
G. 2.术后牙模（下图）

（c）

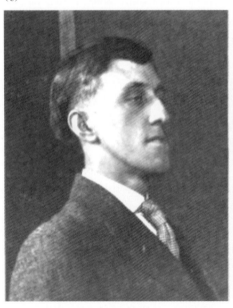
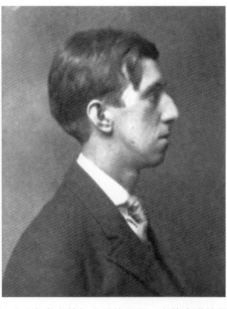

图 2 - 10 （a）1908 年 Ballin 的文章[13]。（b）患者的牙模。（c）患者术前与术后的面型。在他演讲的最后,Ballin 说到："如你所见,治疗效果非常喜人。患者的面型有了很大改善。这位年轻的小伙子原来羞于见人,现在已经是年轻女性的梦中情人了。"

绝对权威进行洽谈。我们需要看到更多这种手术。"

如果在今天,Ballin病例中的这例患者将会接受双颌手术,通过前移上颌,后退下颌矫正畸形。纵观历史,我们掌握移动固定下颌骨的手术技术在时间上远早于上颌骨。导致许多患者仅能通过下颌手术来矫正上颌畸形。尽管上颌骨手术在那时还不能进行,但是在 Ballin演讲的讨论中,Ottolengui 还是表达了

自己在这方面超前的观点（图 2 - 11）。他警告大家,如果病因是上颌后缩,应尽量不采用下颌骨后移的手术,尤其是Ⅲ类错殆畸形的患者[13]：

"……这种在正常大小的下颌骨上进行骨切除,以使其适应发育不充分的上颌牙弓的做法,与拔除两颗上牙,使上牙弓与过小的下牙弓相协调在本质上是类似的……如果下颌骨是正常的,应该把精力放在如

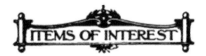

ITEMS OF INTEREST

Dr. Ottolengui.

It seems to me there are two important features about this paper which I would like to emphasize.

The first is that we have been taught that a mandible may be too large—so much so that the only treatment would be by surgical interference. So far as I know, we here have the first success of surgery in the operation such as has been recommended, and the surgeon starts out by telling us the mandible was *not* too large. He admits that. The over-development of the mandible is so rare that it is scarcely necessary to take it into account in our ordinary work. I will not deny that this result has excused this operation, but the resection of a portion of a mandible which is of normal size in order to make it fit an upper arch which is under-developed, is analogous to the extraction of two upper teeth to make the upper arch harmonize with a lower arch which is too small. As a general principle, this operation could hardly be countenanced. It is to be accounted as useful only in cases of extreme need, and not in ordinary circumstances. The very success of the operation is its danger. There is already the mental impression in the mind of the operator looking to further operations of the same kind. Before we had so many operations on cleft palate cases the surgeons wished the self-gratification of doing the operation, but if the condition could be remedied by other means it would not be fair to operate.

If the mandible is normal an effort should be made to put the abnormal part (in this case the maxilla) right, thus making the abnormal fit the normal. I protest against this operation as a reasonble one for future work, except it be in the rare cases of over-developed mandibles.

图 2-11　Ottolengui 对 Ballin 文章的评论 (引自：Ballin[13])

何矫正异常部分 (该病例的上颌),从而使异常回归正常" (强调)。

Matthew Henry Cryer (1840—1921) (图 2-12)[14],出生于英国,美国宾夕法尼亚大学口腔外科教授 (Robert H. Ivy 的叔叔)。他在费城总医院创立了美国的第一个综合医院内的口腔科中心,并且发明了一种外科电动马达用以在手术中切割颌骨。他以自己的名字命名这种用于口腔科手术的器械 (Cryer's elevators)。Cryer 建议在下颌角附近行半圆形截骨术,使下颌体能够垂直旋转 (图 2-13)。然而,这种术式会导致后牙开殆,并没有获得人们的青睐。有趣的是,Cryer 指出[14]：

"如果将下颌支的截骨线设计得足够高,就可以避免损伤下牙槽神经和血管。或者说,如果截骨线的曲线中心高于下颌孔,就可以避免损伤神经。通过金属丝结扎将骨段固定,并使用术前制备的双颌夹板辅助固定,配合良好的手术护理,术后就没有发生感染的风险。但如果要进行颌骨骨段切除,感染将无法避免。"

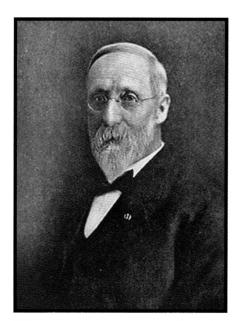

图 2-12　Matthew Henry Cryer (1840—1921) (由 Historical Collections & Archives, Oregon Health & Science University 提供)

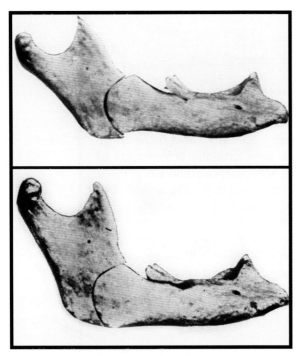

图 2-13　Cryer 的半圆形截骨术(1913)(引自：Cryer[14])

　　许多外科医师经口外入路进行下颌骨体部截骨术，但是口外伤口感染会引起术后并发症。1917年，Thomas G. Aller[15] 提出了经口入路的楔形骨段切除术(图 2-14)。在文章的结尾，Aller 指出："对双颌多颗牙齿进行结扎可以获得最佳的咬合固定效果……这个治疗过程需要有资质的牙医，最好是正畸医师的参与。因为患者可能需要在下颌手术前对上颌进行扩弓。同样地，手术结束后有时也需要正畸医师的进一步治疗。"然而，这些手术操作均会损伤神经血管束。尽管如此，William M. Harsha[16,17] 于1912年经口外入路进行下颌骨体部切除术，成功保证了神经血管束的完整(图 2-15)。1931年，第二届国际正畸大会于伦敦举办。会议中 Kazanjian(见后)汇报了5例经口外入路下颌骨体部分切除术治疗下颌前突的病

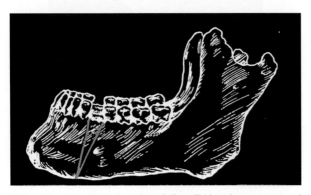

图 2-14　Aller 经口内入路切除楔形骨块示意图(1917)(引自：Aller[15])

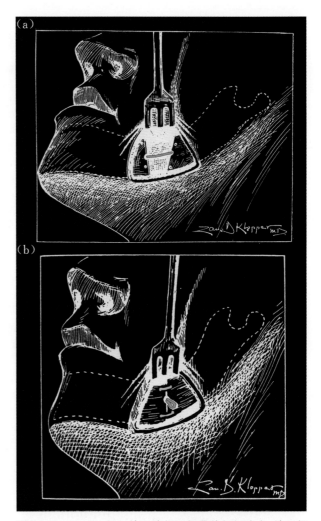

图 2-15　Harsha 经口外入路行下颌骨体部切除术，并且保证神经血管束完整(1912)(引自：Harsha[16])

例。术中均使用了 Gigli 锯和外科钻，术后使用口内正畸矫治器固定咬合。一年后，他发表了这些病例(图 2-16a～f)[18]。

　　我们已经知道，术后固定十分重要，可以防止骨段愈合不良。1906年，Anton Freiherr von Eiselsberg(1860—1939)(图 2-17a)，Theodor Billroth 的学生[19]，维也纳医科大学外科教授，建议采用阶梯状截骨术以增加骨表面接触面积(图 2-17b)。该建议于1948年获得了 Hans Pichler 和 Richard Trauner 的认可[20]。德高望重的英国口腔外科医师 Ben Fickling 和 Gordon Fordyce(1955)(图 2-18)[21]，以及来自伦敦皇家牙医学院和圣·托马斯医院的口腔外科与正畸医师 John Herbert Hovell(1910—1988)(1956)(图 2-19)[22] 三人建议使用髂骨松质骨碎片促进骨愈合。Edward C. Armbrecht(1957)[23] 等也建议利用已切除下颌骨的骨松质促进骨愈合。Hovell[22] 还认

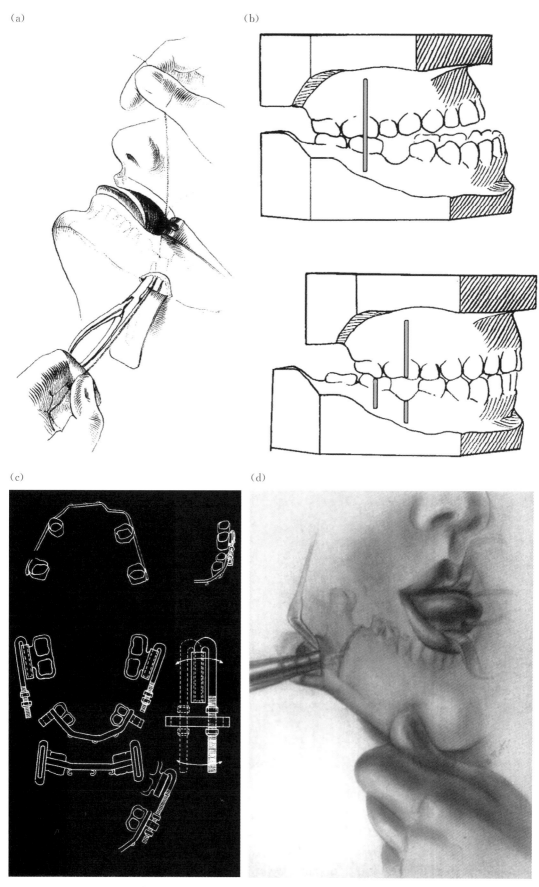

图 2-16 （a）Kazanjian 使用 Gigli 锯完成下颌骨体部截骨并后退（1932）。（b）研究模型，测量需要去除骨段的量。（c）正畸夹板，术前粘接。（d）使用外科钻行骨切除术（另一个患者），后退下颌并矫正前牙开𬌗

(e)

(f)

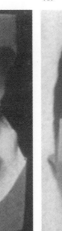

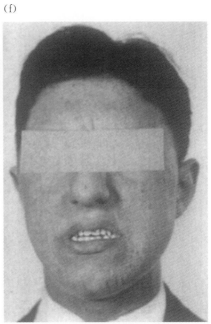

图 2 - 16(续)　(e)术前前牙开𬌗。(f)术后效果。Kazanjian 通过 (a)图方法进行矫正:"在双侧下颌磨牙区截骨并提升远心骨段,使上下颌牙齿建立咬合。"这是早期单独利用下颌骨手术矫正前牙开𬌗的方法(引自:Kazanjian[18])

(a)

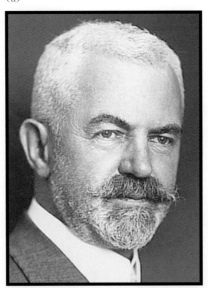

(b)

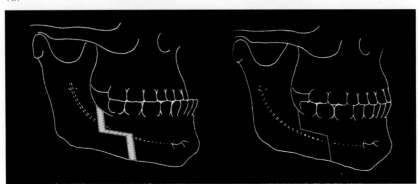

图 2 - 17　(a)Anton Freiherr von Eiselsberg(1860—1939)。(b)阶梯状截骨术(引自:von Eiselsberg[19])

31 *Section of Odontology* 989

anæsthesia. 12.3.55: Cavity has completely healed. Almost completely recovered from mental anæsthesia. Radiograph shows bone cavity filling with great rapidity. 2.4.55: No mental anæsthesia.

Pathological report (Professor R. B. Lucas).—(1) Fragments of normal bone and blood clot. There is no epithelium or connective tissue present and no evidence of odontogenic cyst formation or of neoplasia. The appearances are in keeping with the diagnosis of hæmorrhagic bone cyst. (2) The |5 shows an occlusal cavity but is not otherwise grossly abnormal.

Mandibular Osteotomy for Facial Asymmetry.—B. W. FICKLING, F.R.C.S., F.D.S., and G. L. FORDYCE, F.D.S.

S. F., female, aged 19.

History.—Congenital facial asymmetry. No familial history. No evidence of condylar hyperplasia. Marked deviation of the mandible to the right side with slight prognathism.

Preparation.—13.12.54: 8|8 removed. Models of teeth mounted on plaster mandible. New articulation devised and cosmetic result assessed. Site and amount of sections determined. Splints fitted to the teeth and pre-arranged locking bars prepared.

Operation.—9.2.55: Bilateral mandibular osteotomy with chip bone graft from right iliac crest. The inferior dental bundles were exposed prior to section and were not divided. On the left side 7 mm. of bone were removed in |8 region and on the right side the mandible was merely sectioned. The posterior fragments were immobilized by interosseus wiring to the main body fragment, which was held by cap splints to the upper jaw.

Follow-up.—Ninth day: Patient discharged home. No mental anæsthesia. Fifth week: *All fixation discarded;* firm clinical union. Seventh week: Case demonstrated.

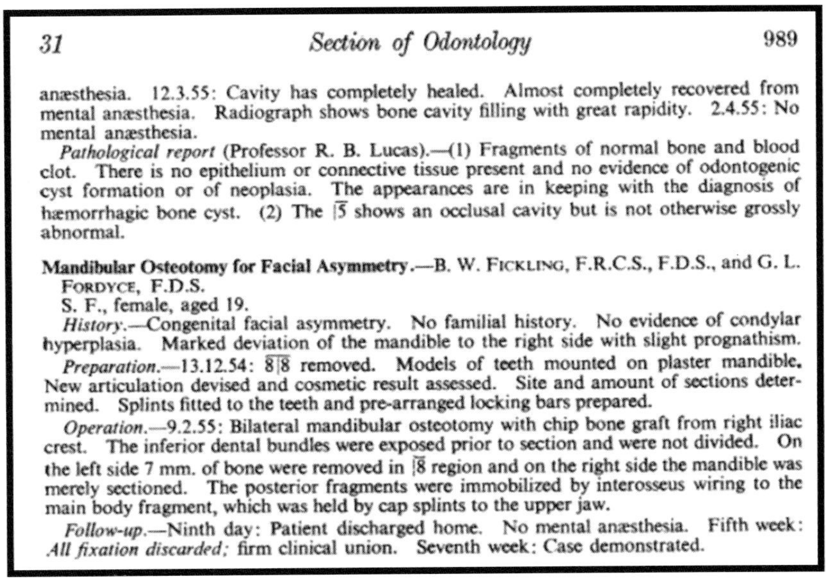

图 2－18 Fickling 和 Fordyce 的髂骨移植技术要点(1955[21])

为附着于下颌支的肌肉牵拉可能导致下颌骨术后出现复发。

“前牙开𬌗复发可由多种原因导致，可能是骨愈合缓慢，也可能是颌间固定拆除过早。我认为这是由于肌力不平衡以及翼内肌向后牵拉下颌支造成的，且肌力不平衡是最重要的原因。我曾与一位著名整形外科医师讨论过这个问题，他说：‘如果你要与肌肉作对，那你就是自找麻烦。’我认为永久地牵拉肌肉是不可能的。如果升颌肌群，如翼内肌，处于紧张状态，就会造成复发，而这种情况在下颌支延长的手术中是一定会遇到的。直到肌肉附着点发生转变，这种术后状态才能得以保持。我们知道这种转变是发生在生长过程中的，并且我认为这个过程发生在下颌支延长术后。但这需要时间，这也是必须延长保持时间的另一个原因。我发现经口外剥离翼内肌附着并不困难，这种做法可以促使其重新附着到新的位置。”

Hovell[22]也提出了另一种下颌后退术后可能面临的问题，那就是颏下区过度丰满：

“还需要指出一点，下颌骨下方遗留的软组织过多。在进行下颌骨体部切除术时，我最近新加了两个切口，一并切除一块楔形皮肤组织和皮下组织。治疗效果十分显著。颏下区的软组织袋消失了，而且瘢痕位于颌下不可见的位置(图 2－20)。”

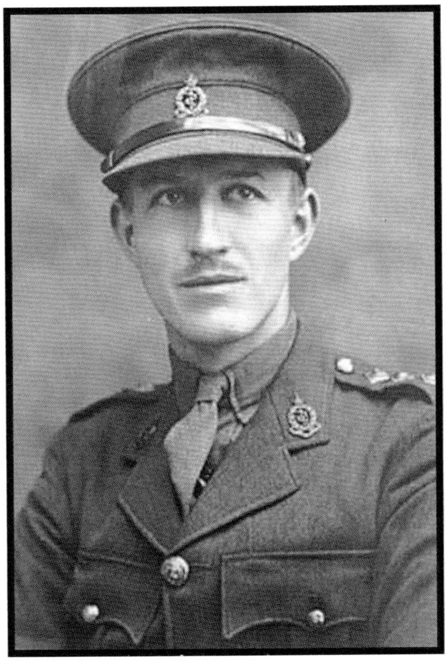

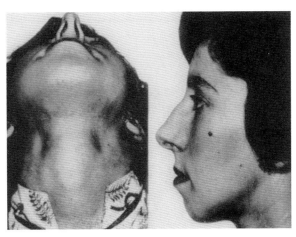

图 2－19 John Herbert Hovell(1910—1988)(由 Journal of Medical Biography, Sage Publications 提供)

图 2－20 Hovell 提出下颌骨后退术对颏下-颈部区域会产生负面作用，并通过外科手术楔状切除颏下皮肤解决(引自：Hovell[22])

在 Hovell 的传记中，Gelbier 写道[24]，在 1960 年，尽管在正畸医师 Clifford Ballard 的支持下，Hovell 提议成立正畸顾问组织（Consultant Orthodontist Group，COG），并召开了第一次会议。但是后来，当各种英国正畸组织合并时，COG 还是成为英国正畸协会的一部分。在去海外参加第二次世界大战之前，Hovell 去了贝辛斯托克的 Rooksdown House（伦敦），有 6 个陆军颌面外科队伍在那里进行训练，他们的教官是 Harold Gillies 爵士（1882—1960）和 Martin Amsler Rushton（1903—1970）。Martin Amsler Rushton 当时是口腔外科医师，后来成为盖伊口腔科学校的口腔病理学教授。Hovell 推动了外科医师和正畸医师合作治疗颌骨畸形。在 1958 年 12 月，他成为英国第一位通过 Obwegeser 双侧下颌支矢状劈开截骨术前移下颌骨的外科医师（图 2-21）。

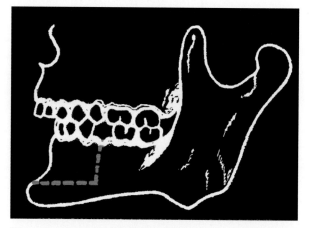

图 2-22　Hofer 的下颌前部根尖下截骨术，用来前移下颌骨唇侧牙槽突骨段（1936）（引自：Köle[26~28]）。

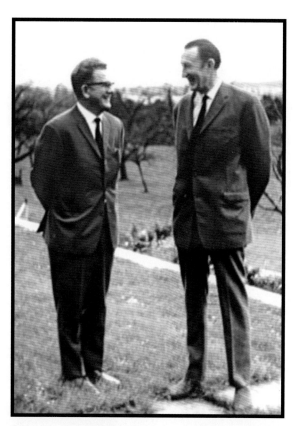

图 2-21　Hovell 和他的朋友 Hugo Obwegeser，在苏黎世（由 Journal of Medical Biography，Sage Publications 提供）

下颌根尖下截骨术最初是由 Hullihen 在 1849 年首次提出的。但是直到 1936 年，Hofer 才提出通过下颌前部根尖下截骨术，前移下颌骨唇侧的牙槽骨段[25]（图 2-22），但是他的手术切断了颏神经。Heinrich Köle（1959）（图 2-23）建议改良这个术式，使用前庭沟切口，保留颏神经，并在下颌中切牙根尖下 10 mm 水平进行截骨。这种术式可以避免损伤切牙牙根，同时获得高达 20 mm 的骨段前移量，并提供更多接触面供骨段愈合[26~28]。截取骨段由口内夹板固定，事先在骨段上预备好孔洞，将环形金属丝穿

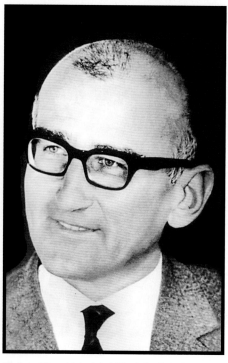

图 2-23　Heinrich Köle（由 the Journal of Cranio-Maxillofacial Surgery 提供）

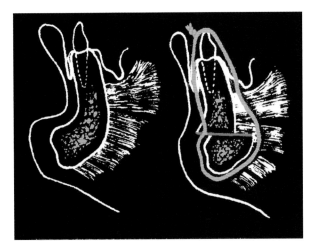

图2-24 Köle 的下颌前部根尖下截骨前移术（引自：Köle[26-28]）

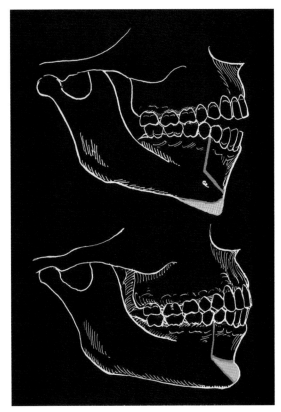

图2-25 Köle下颌前部根尖下截骨前移术，关闭前牙开𬌗，同时移植颏部下缘骨块，并且降低颏部高度（引自：Köle[26-28]）

过，与夹板共同结扎固定（图2-24）。如果需要上抬截下的下颌前部骨段以帮助关闭前牙开𬌗，则需要从颏部截骨并移植到牙槽骨段上抬所产生的空隙中（图2-25）。

下颌前部根尖下截骨术还有许多有用的改良式式。John Sowray 和 Richard Haskell（1968）[29,30] 提出，通过双侧第一前磨牙及牙槽窝处进行截骨以减少下颌体长度，同时通过下颌骨正中联合处纵向截骨减少颏部宽度，使外观更具有女性特征。这三条截骨线通过一条前牙根尖下的水平截骨线相连（图2-26）。Obwegeser 在1969年也提出了一个类似的术式[31]，但是他是通

过上抬前牙区牙槽骨段关闭前牙开𬌗，并从颏部下缘截骨，将其植入牙槽骨段上抬后下方产生的间隙中。

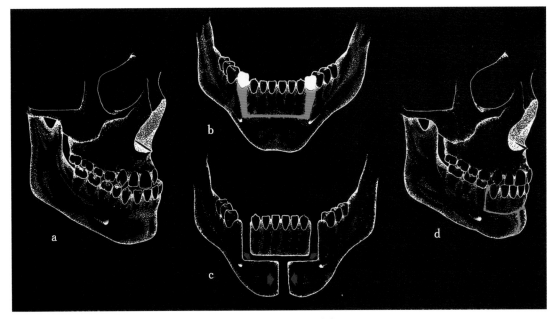

图2-26 Sowray 和 Haskell 的 Y 形截骨术（1968）（Henry 之后[30]）：（a）术前骨性 Ⅲ 类错𬌗畸形伴下颌骨前突。（b）拔除下颌骨第一前磨牙，并确定前部牙槽突截骨线位置，确保骨块后退空间。（c）下颌骨正中联合骨切除术，提供前部缩窄空间。（d)术后效果

第2章

一名美国口腔外科医师 Robert Bruce MacIntosh 在 1974 年提出[32]:未来下颌骨前部根尖下截骨术的发展方向应该是可以进行全下颌根尖下(牙槽突)截骨术,并可以将整个下颌牙槽骨进行重新移动和固定(图 2 - 27)。MacIntosh 提出了该截骨术的三个适应证[32~34]:

- 婴儿开殆:即早期童年发生的自磨牙向前的开殆。这些病例中,患者下颌支高度和咀嚼肌关系使医师不能开展传统的下颌支截骨术。并且前部根尖下截骨术无法改善磨牙的咬合。
- 已行下颌支截骨术但术后复发的病例。
- 第 3 种情况相当少见。髁突发育过度或发育不足,但需要尽可能维持髁突与咀嚼肌的功能关系。

第 39 章会进一步介绍这一手术方法的历史演变和适应证。

(a)

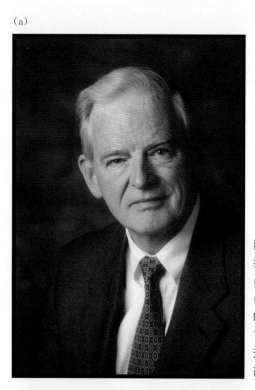

图 2 - 27　(a)Robert Bruce MacIntosh(由 R. Bruce MacIntosh 医师提供)。(b)全下颌根尖下(牙槽骨)截骨术,最初由 MacIntosh 发明(1974[32]);(i)截骨位置在牙槽骨的底部,另一水平截骨线在颏部;(ii)通过移植颏部及髂骨骨块,以完成下颌骨骨段再定位(引自 MacIntosh, 1974[32])。(c)后来 MacIntosh 的描述(1985[34])(i)整个下颌骨牙槽突骨段沿着预定的方向进行再定位;(ii)手术图示,阐述了该手术可以用于减少面下部高度,增大颏部,由 Köle 方法改进而来(引自:MacIntosh, 1985[34])

(b)

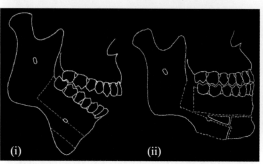

(c)

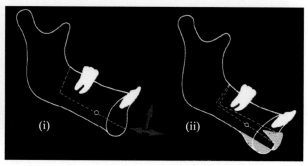

髁突与髁突颈手术

第一例髁突切除术是 1856 年由英国外科医师 George Murray Humphry 爵士（图 2 - 28）（1820—1896）在剑桥的 Addenbrooke 医院完成的。当时是为了治疗一例 21 岁女性患者的颞下颌关节"慢性风湿性关节炎"[35]。有趣的是，Humphry 提到，这位患者由于右侧髁突发育过度导致了下颌前突伴不对称畸形。据报道，经口外入路切除右侧髁突，可以有效矫正下颌不对称，改善咬合和患者的咀嚼能力。术后 9 个月复查，患者情况稳定。然而，第一例切除双侧髁突以治疗下颌前突的手术是 1897 年由 Paul Berger（图 2 - 29）（1845—1908）在巴黎进行的[36]。Berger 是巴黎一所医学院的外科与病理学教授。1897 年，他是第一个开始在手术时佩戴外科口罩，以防止术后感染的医师。1898 年，来自法国里昂的两名著名的外科医师 Mathieu Jaboulay（图 2 - 30）（1860—1913）和 Léon Bérard（图 2 - 31）（1870—1956）汇报了他们的病例，他们经耳前切口用牙钳将髁突一块一块取出[37]。髁突切除术主要是为了矫正因髁突病变导致的下颌骨不对称或前突。Robert Henry Ivy[38]（1881—1974）（图 2 - 32）出生于英国，在美国行医，对美国整形外科的发展做出了巨大的贡献。他指出，通过双侧髁突切除术治疗下颌前突经常会造成咬合关系不理想。

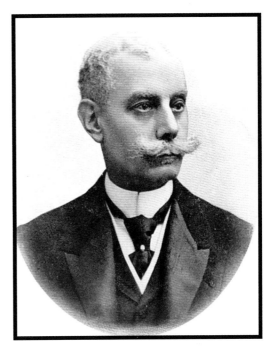

图 2 - 29　Paul Berger(1845—1908)

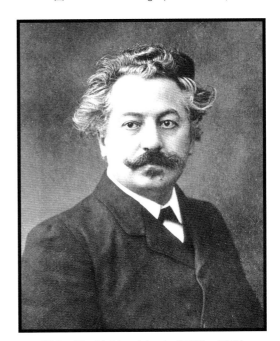

图 2 - 30　Mathieu Jaboulay(1860—1913)

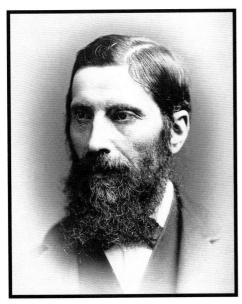

图 2 - 28　George Murray Humphry
爵士（1820—1896）

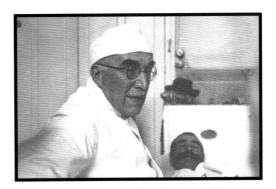

图 2 - 31　Léon Bérard(1870—1956)

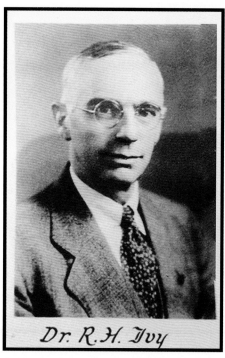

图 2‑32　Robert Henry Ivy(1881—1974)(由 Professor Aron Wahrman and the Robert H. Ivy Society of Plastic Surgeons 提供)

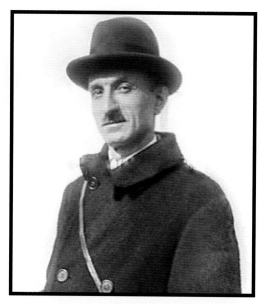

图 2‑33　Léon Dufourmentel(1884—1957)

另一种手术方法是切除髁突颈。1921 年 Léon Dufourmentel(图 2‑33)(1884—1957)在巴黎首次提出了这种手术方法[39]。然而,来自布拉格的 František Kostečka(1893—1951)(图 2‑34a)在 1928 年才正式推广了这项术式[40,41]。他是经口外入路(做最小的切口),使用 Gigli 锯进行手术,这种锯由佛罗伦萨的外科医师 Leonardo Gigli(1863—1908)(图 2‑34b)(图 2‑35)设计[42]。Kostečka 写道:[41]

"这种手术的优点是技术简单。它可以在局麻下几分钟内完成。没有皮肤切口,而且针孔不会留下任何痕迹。不太可能损伤大血管、神经或肌肉组织。患者的整体外观在术后获得了很大的改善。但我认为不能只推荐这一种方式治疗所有开𬌗,因为这种畸形

(a)　　　　　　　　　　　　　(b)

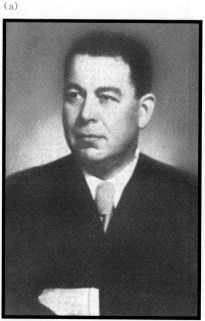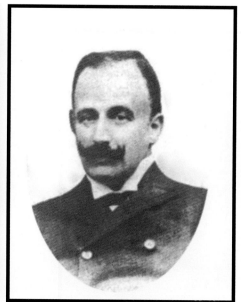

图 2‑34　(a) František Kostečka(1893—1951)(引自：Courtesy of Professor Daniel Hrušák)。(b)Leonardo Gigli(1863—1908)

（a）

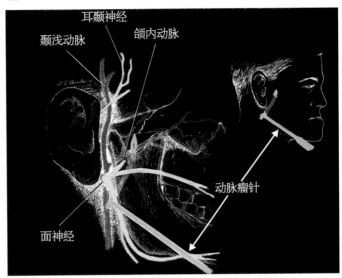

耳颞神经

颞浅动脉　颌内动脉

动脉瘤针

面神经

（b）

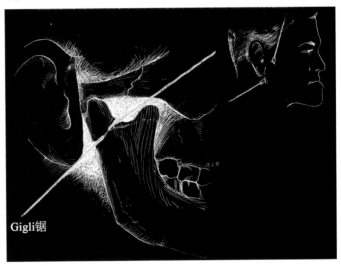

Gigli锯

（c）

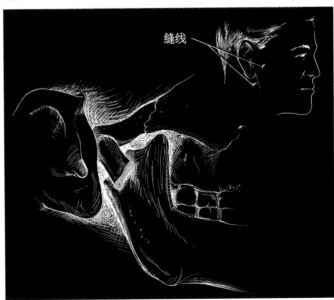

缝线

图 2-35　（a）Kostečka 经口外入路，使用 Gigli 锯进行的髁突颈截骨术（1928）（引自：Spilka[42]），展示了动脉瘤针的进针点和应该避免接触的结构。（b）Gigli锯使用的位置。（c）髁突颈截骨并后退下颌后，髁突和下颌支的位置

第 2 章

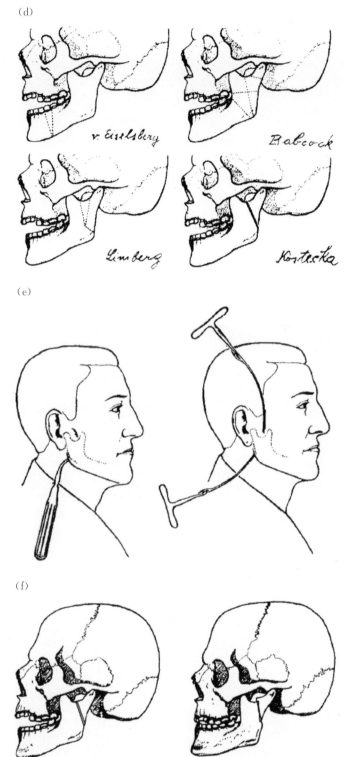

(d)

(e)

(f)

图 2-35(续)　(d)不同下颌手术方法关闭前牙开𬌗（引自：Kostečka，1934[41]）。(e)Kostečka 的术式，弯针插入和 Gigli 锯使用的图示（引自：Koste čka，1934[41]）。(f)Kostečka 的下颌支截骨术图示，截骨线位于下颌支后缘和下颌切迹中点之间，截骨后推动下颌骨到达预定咬合位置（引自：Kostečka，1934[41]）

种类繁多。我们有必要了解现阶段所有手术的治疗效果，以便为不同患者选择不同手术方法。有时候，我们可能需要在手术中改变手术方法或者将几种不同的术式进行结合。"

　　捷克斯洛伐克武装部队的口腔外科主任 C. Konig 少校将 Kostečka 的术式引入英国。他们为上下颌骨分别制作了铸造金属牙间帽状夹板，并在两边加装了杆状及管状装置，以便将上述两夹板锁定。因此，只有当上下颌精确后退至术前设计的位置时，夹板才能锁定。手术前一天，将上下夹板分开并黏结在牙齿上。对双侧下颌骨行阻滞麻醉，皮下行浸润麻醉。Kostečka 式的穿针位点位于左侧下颌支后缘

(a)

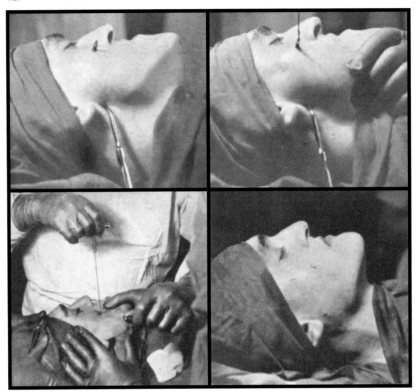

(b)

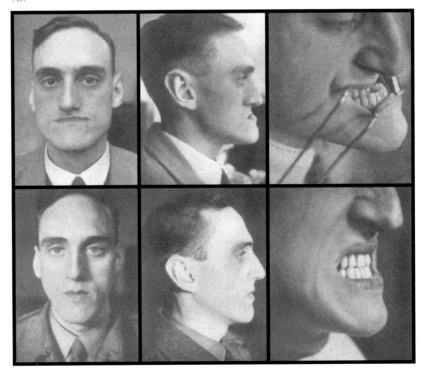

图 2-36 (a)Kostečka 经口外入路，使用 Gigli 锯进行髁突颈截骨术的一例病例。(b)用 Kostečka 术式治疗的患者(上面：术前照片；下面：术后照片)(引自：Bowdler Henry[43])

后方，穿过下颌角附近的颊部组织，到达下颌支前缘和颧弓下缘。通过创口拉动 Gigli 锯，很快就能切断髁突颈。右侧的手术步骤同上(图 2-36)[43]。通过将固定杆插入指状管，可以将夹板固定到预先设计的位置，在这种情况下很容易将下颌骨向后推动。Kostečka 建议将夹板固定 12 周。

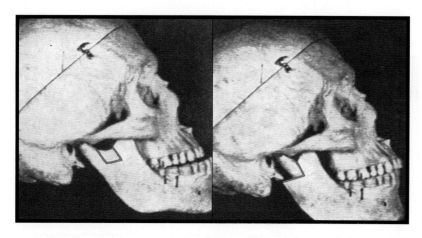

图 2-37　Smith 和 Johnson 的术式，通过乙状切迹截骨切除术和髁突颈截骨术后退下颌骨（1940）（引自：Smith and Johnson[44]）

1940 年，来自洛杉矶的 Arthur E. Smith（和 Johnson）[44]建议在髁突颈部做一水平截骨线后，从乙状切迹切除一个小型长方形骨块，以便后退下颌骨（图 2-37）。似乎在外科医师试图寻找后退下颌的手术方式时，下颌骨几乎没有区域可以逃过他们的关注。

下颌支截骨术

1905 年，英国 William Arbuthnot Lane 爵士（1856—1943）（图 2-38）发表了第一篇关于下颌支截骨术的论文，他是一位具有开创性的外科医师与内科医师，并在伦敦盖伊医院受过训练。Lane 在下颌孔与下颌小舌上方将下颌支水平切开，使下颌骨体后退，然后将下颌支骨段用接骨板固位[15]。1907 年，Blair 使用 Gigli 锯，经口外入路在患者乙状切迹和下

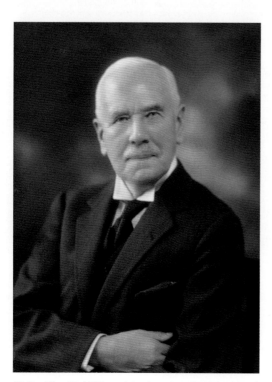

图 2-38　Sir William Arbuthnot Lane（1856—1943）

颌小舌之间进行了水平截骨术。他成功地将下颌骨前推了 9 mm（图 2-39）[45,46]。在这篇经典论文中，Blair 写道：[45]

"几个世纪以来，外科医师从美观及实用角度出发，致力于治疗各种各样的畸形，从畸形足到牙齿畸形都有涉及。但是，很少有人对牙弓极度不对称的病例进行研究或实验，以减轻患者的痛苦。这些畸形十分严重，以至于无法用正畸矫治器来矫正。据我所知，除了少数病例外，患者们都被迫忍受着病痛继续生活。"

他也意识到颌骨手术存在三个明显的问题：

"①截骨。②颌骨重新定位。③保持术后位置。"

一年后，Temple 大学的外科教授、费城牙医学院的口腔外科医师 William Wayne Babcock（1872—1963）（图 2-40）用同样的手术治疗了下颌前突伴前牙开𬌗的患者。Babcock 还描述了其他用于治疗下颌前突以及前牙开𬌗的手术方法。

在第一次世界大战期间及战后，德国牙医 Christian Bruhn（图 2-41）（1868—1942）在杜塞尔多夫建立了口腔颌面外科中心。在 1920 年和 1927 年，Bruhn 描述了经口外入路，从侧方进入进行下颌支手术的方法[48]。1927 年，Bruhn 在英文杂志上发表了如下言论："医学和口腔科学的新领域即将浮出水面，新的体系也将形成。因为，我们找到了解决下颌畸形的新方法，尤其是所谓的巨颌和小下颌畸形。"这是 1960 年以前美国和欧洲外科医师之间为数不多的思想理念的重要交流之一。有趣的是，正是在 Bruhn 教授的指导下，Herbert Hofrath（1889—1952）在 1931 年开发了一种头颅固定装置和 X 线头影测量技术（同年美国正畸医师 B. Holly Broadbent 独立开发了一种更精细的版本）[49]。在 1934 年 Bruhn 退休后，August Lindemann（图 2-42）（1880—1970）担任了杜塞尔多夫的口腔颌面外科教授。Lindemann 也提出

（a）

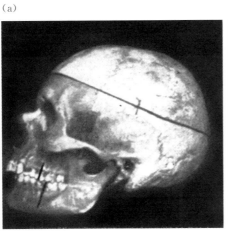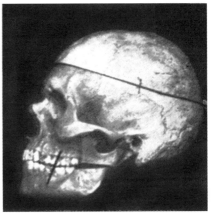

（b）

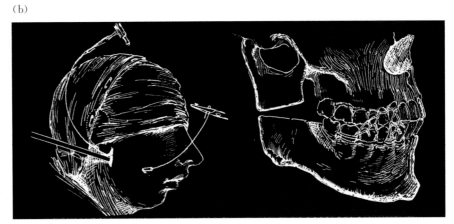

图 2-39 （a）Blair 的水平下颌支截骨术，以前移下颌骨（引自：Blair，1907[45]）。（b）Blair 使用 Gigli 锯进行下颌支水平截骨术（引自：Blair[12]）

了一种经口外入路的下颌支手术方法，与 Bruhn 的方法类似[50,51]。第一次世界大战后，Lindemann 率先使用髂骨移植物，并进行下颌骨重建手术。1950 年 Lindemann 退休，Karl Häupl（1893—1960）接任了他的职位。

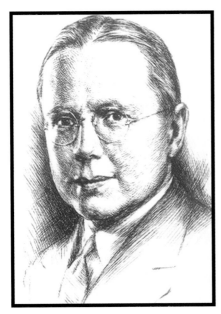

图 2-40 William Wayne Babcock（1872—1963）

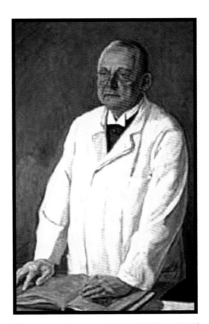

图 2-41 Christian Bruhn（1868—1942）

亚美尼亚出生的美国外科医师 Varaztad Hovhannes Kazanjian(图 2-43)(1879—1974)建议，经口外入路进行下颌支水平截骨术时，可以使断端自内向外斜向变窄，以获得更大的骨接触面积(图 2-44)[52-54]。

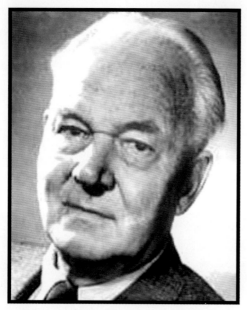

图 2-42　August Lindemann(1880—1970)

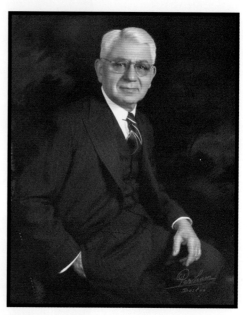

图 2-43　Varaztad Hovhannes Kazanjian(1879—1974)

(a)

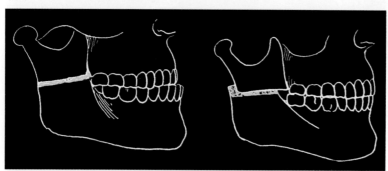

图 2-44　(a、b)Kazanjian 的下颌支水平截骨术，断端自内向外斜向变窄，以便获得更大的骨表面接触面积(1951)(引自：Kazanjian[53])

(b)

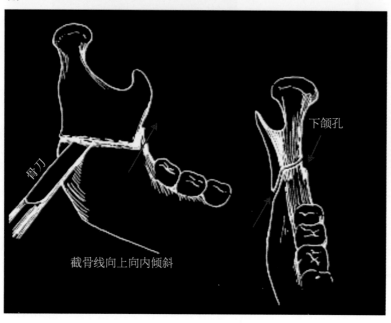

骨刀

下颌孔

截骨线向上向内倾斜

延伸阅读

Varaztad Kazanjian 被公认为是面部整形外科、颌面外科和重建外科的创始人之一。1879 年 3 月 18 日，他出生在亚美尼亚西部的埃尔津坎市（Erzincan）。为了躲避奥斯曼帝国在他的国家进行的种族灭绝行径，他偷渡出境。在马萨诸塞州的伍斯特，他一边在线材轧机厂工作，一边上夜校。最终，他进入哈佛牙学院，并于 1905 年毕业。1921 年，他获得了哈佛大学的医学博士学位，之后成为临床口腔外科教授。1941 年，他成为哈佛大学第一位整形外科教授[55]。

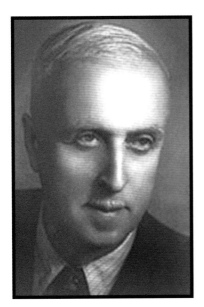

图 2-45　Alexander Limberg(1894—1974)

俄罗斯口腔外科医师 Alexander Limberg(1894—1974)（图 2-45）是一位口腔科教授，同时也是当时列宁格勒的口腔与临床口腔科医学研究所的所长。1922 年，他在一例 20 岁女性患者身上，开展了经口外入路的下颌支斜向垂直截骨术，以关闭前牙开𬌗。1923 年，他在莫斯科的俄罗斯口腔科学大会召开之前公开了他的研究结果，随后在 1925 年将该病例发表（图 2-46）[56]。Limberg 强调经典的面部比例分析，并强调正畸治疗对于颌面外科手术的重要性。他说："正畸治疗必须先于外科手术，其目的在于协调上、下牙弓关系……在进行下颌手术矫正咬合之前，通常有必要对患者先进行正畸治疗。"

Skaloud(1951)[57] 提出了经口内和口外联合入路对下颌支进行水平截骨术的治疗方法，通过将 Gigli 锯从下颌后部皮肤穿至口内实现。他将下颌支下部骨段钻孔，使用金属丝穿过，并绕至乙状切迹上方结扎固定上下骨段（图 2-47）。与以前的截骨技术一样，骨段的固定仍然是一个难点。

1927 年，德国外科医师先驱 Martin Wassmund(1892—1956)（图 2-48）提出了一种经口外入路，转

(a)　　　　　　　　　　　　(b)

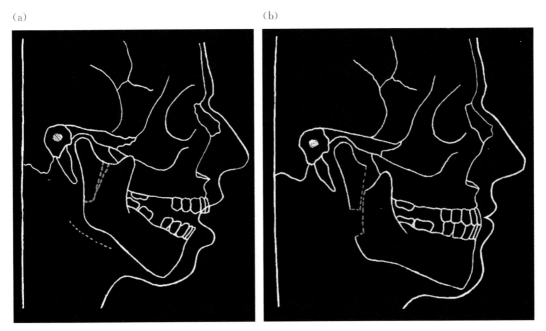

图 2-46　(a)Limberg 的下颌支截骨术，以关闭前牙开𬌗(引自：Limberg[56])。(b)上图后续(引自 Limberg[56])

(c)

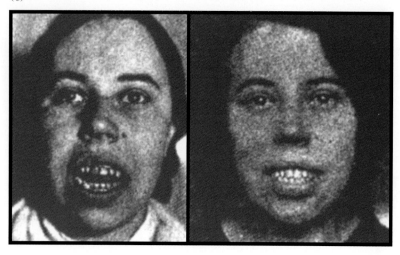

图 2 - 46（续）　（c）患者术前术后照片
（1925）（引自：Limberg[56]）

(a)　　　　　　　　　　　　　　　(b)

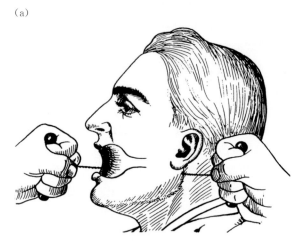
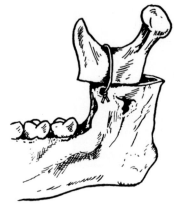

图 2 - 47　（a）Skaloud
（1951）建议通过口内口
外联合入路，使用 Gigli 锯
行下颌支水平截骨术。
（b）金属丝穿骨结扎骨段
（引自：Skaloud[57]）

(a)　　　　　　　　　　　　　　　(b)

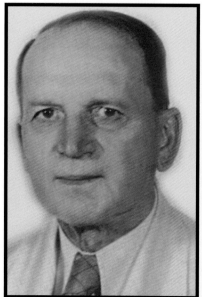

FRAKTUREN
UND LUXATIONEN DES
GESICHTSSCHÄDELS
UNTER BERÜCKSICHTIGUNG DER KOMPLIKATIONEN
DES HIRNSCHÄDELS.
IHRE KLINIK UND THERAPIE
*
PRAKTISCHES LEHRBUCH
VON
DR. MARTIN WASSMUND
I. ASSISTENTEN DER ZAHNÄRZTLICHEN ABTEILUNG
UND KIEFERSTATION DES RUD.-VIRCHOW-KRANKENHAUSES
BERLIN
*
MIT 259 TEILS FARBIGEN ABBILDUNGEN IM TEXT
UND 94 RÖNTGENBILDERN IM ANHANG

BERLIN
VERLAG VON HERMANN MEUSSER
1927

图 2 - 48　（a）Martin Wassmund（1892—
1956）。（b）Wassmund 的教科书（1927）

角光滑的倒 L 形下颌支截骨术。这种方法可以用于
前移下颌骨并关闭前牙开𬌗（图 2 - 49）。[58]

1922 年，影像学诊断先驱之一，德国外科医师
Georg Clemens Perthes（1869—1927）（图 2 - 50）第一

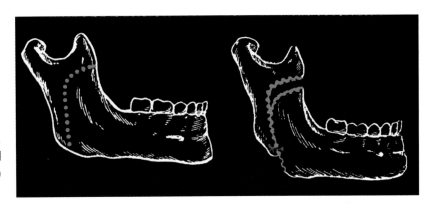

图 2-49 Wassmund 的经口外入路，转角光滑的倒 L 形下颌支截骨术，用以前移下颌骨并关闭前牙开𬌗（1927）（引自：Wassmund[58]）

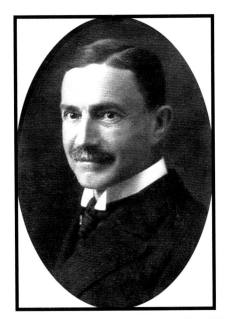

图 2-50 Georg Clemens Perthes（1869—1927）

次提出了下颌支矢状劈开截骨术，尽管是经口外入路进行手术[59]。然而，Perthes 所描述的似乎是另一位外科医师 A. Schlössmann 使用的手术方法。而且，Schlössmann-Perthes 术式是一种斜向水平截骨术，而不是真正的下颌支矢状劈开截骨术（图 2-51）。1951 年，Kazanjian 发表文章，提出了一种经口外入路进行的手术方式，与矢状劈开截骨术非常类似（图 2-44）[53]。

在 20 世纪 40 至 50 年代，下颌支手术的口内入路才完全代替了口外入路。有趣的是直到 1938 年，柏林的外科医师 Franz Ernst（1887—1947）才第一次进行了经口内入路的下颌支水平截骨术[60]。这种方法并没有广为流行，反而是经口外入路的手术得到了继续开展。Karl Schuchardt（1901—1985）（图 2-52）曾跟随 Wassmund 学习，1942 年，他开发了一种经口内入路的阶梯状下颌支水平截骨术（图 2-53）[61]。但是直到 1953 年，时年 33 岁，出类拔萃的外科医师 Hugo Lorenz Obwegeser 与奥地利 Graz 牙医学院的著名外科医师 Richard Trauner（图 2-54）（1900—1980）合作，二人才决定一劳永逸地解决下颌手术的问题[62]。

延伸阅读

Obwegeser 下颌支矢状骨劈开术
"丰富的想象力推动事物发展"
哲学公理

2012 年 3 月 23 日，在一个风和日丽的下午，我和妻子 Hengameh 去瑞士施韦岑巴赫（Schwerzenbach）拜访了 Obwegeser 教授（图 2-55）。Obwegeser 教授清晰地描述了他是如何设计下颌支矢状骨劈开术的。他说，他当时拿着一个人体下颌骨标本，不断翻转，仔细从各个角度观察它。他当时决定直到脑中自动出现下颌骨手术的方案后，再把标本放下。他认为如果下颌支可以沿着它的矢状面分开，那么就会提供很大的骨接触面积，以供愈合。他以前曾看到两例下颌骨沿矢状面骨折的案例。然后，他在这个下颌骨标本上做了多个横切面，并确定在何处进行手术可以保护下颌管及其内容物。"矢状劈开截骨术"一词是由 Obwegeser 教授发明的。这项技术的一个明显优点是，下颌骨前移手术不需要植骨。Obwegeser 教授的第二个愿望是经口内入路完成这个手术，在口外及面部不留瘢痕。他这个愿望最终也实现了。1953 年第一次手术的详细资料和图片见第 1 章。

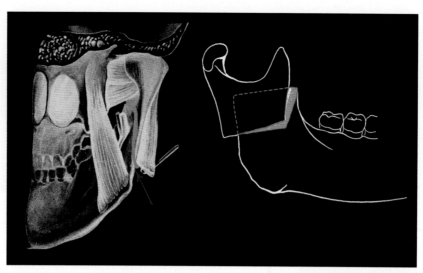

图 2 - 51　Schlössmann-Perthes 的下颌支斜向水平截骨术（1922）（引自：Perthes[59]）

　　1953 年 2 月 17 日，Obwegeser 进行了第一例下颌支矢状劈开术（见第 1 章）（图 2 - 56a）。一侧手术经口内进行，另一侧则是 Trauner 操刀，经口内口外联合入路，使用了他的倒 L 形截骨术（图 2 - 57）。

　　1957 年，一位名叫 Giorgio Dal Pont 的意大利外科实习生前往苏黎世并担任 Obwegeser 的手术室助手。通过观察和讨论，Dal Pont 认为颊侧截骨线可以向前移动，并与下颌骨体垂直。Obwegeser 在 Dal

Pont 的协助下进行了该手术，手术很成功（图 2 - 56b和图 1 - 10）。不幸的是，在 Dal Pont 回到意大利后，他做了一个有悖传统的决定。他就该病例发表文章时没有加上共同作者，甚至没有提及该病例由 Hugo Obwegeser 操刀[63,64]。Dal Pont 回到意大利后再也没有进行过此类手术。Obwegeser 继续对他的下颌支矢状劈开截骨术做了一些微小的改良[65]。随后，美国军队口腔外科医师、陆军少校 Ervin Eugene

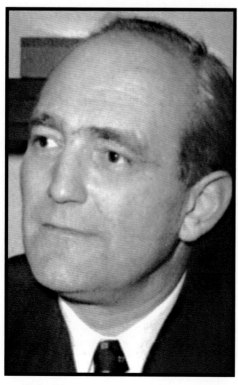

图 2 - 52　Karl Schuchardt（1901—1985）

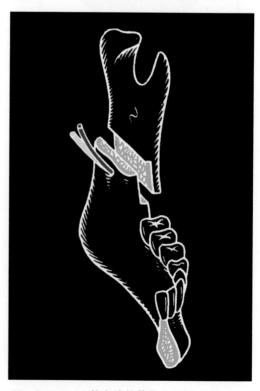

图 2 - 53　Schuchardt 的台阶状截骨术（引自：Schuchardt[61]）

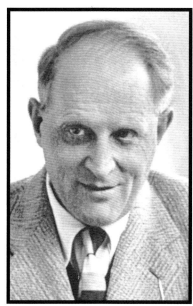

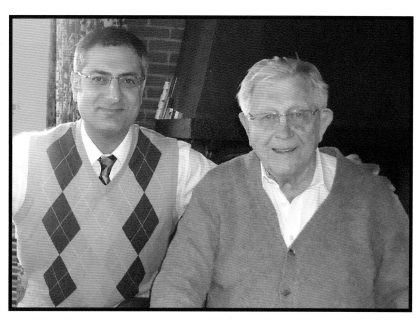

图 2-54　Richard Trauner(1900—1980)　　　图 2-55　作者与 Hugo Obwegeser 教授,2012 年 3 月 23 日于瑞士苏黎世

Hunsuck(1927—1997)(1968)[66] 也对该手术进行了改良。他提出在下颌支内侧做不完全的水平截骨,将截骨线止于下颌小舌而不是下颌支后缘,并依靠下颌骨的纵向劈裂线完成矢状劈开(图 2-56c)。这样可以减少意外切断下颌支后部血管的可能性,因此可以

减少出血的风险。之后 Bruce Epker(1977)[67] 对 Hunsuck 的方法进行了进一步改良,他建议尽量少做软组织切口(减少术后水肿),不将骨膜和咀嚼肌从下颌支颊侧剥离。由于下颌支近心端不需要重新定位,因此不必剥离下颌支下缘的翼下颌韧带。

(a)

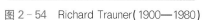

图 2-56　(a)Obwegeser 最初的下颌支矢状劈开截骨术(1957);(i)颊侧截骨线;(ii)舌侧截骨线;(iii)骨劈开术后的近远端骨段;(iv)和(v)前移和后退下颌骨,并用金属丝原位固定(引自 Obwegeser,1957[62])

(b)

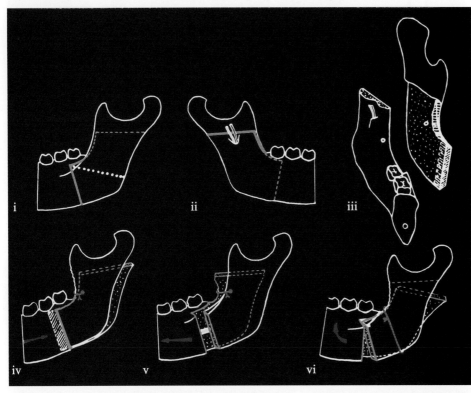

图 2 - 56（续） （b）Obwegeser 方法的改进版（与 Dal Pont）（引自：Obwegeser，1964[65]）；（i）和（ii）：颊舌侧截骨线；（iii）矢状面分开的骨段；（iv）后退以矫正下颌前突；（v）前移以矫正下颌后退；（vi）旋转远心骨段矫正前牙开殆。（c）Hunsuck 方法的改进版；（i）颊侧观；（ii）舌侧观

(c)i

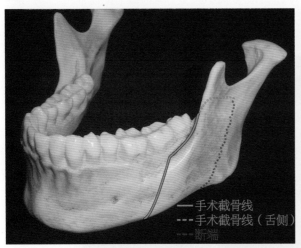

—— 手术截骨线
----- 手术截骨线（舌侧）
----- 断端

(c)ii

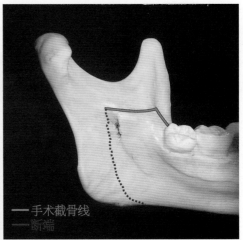

—— 手术截骨线
—— 断端

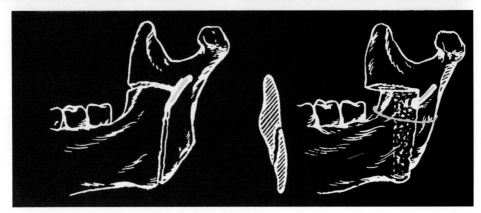

图 2-57　Trauner 和 Obwegeser 的倒 L 形截骨术（引自：Trauner and Obwegeser[62]）

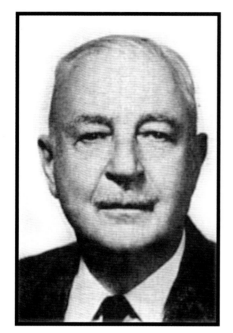

图 2-58 Kurt H. Thoma(1883—1972)——瑞士出生的美籍外科医师

下颌支垂直截骨术有时也用于后退下颌骨。Kostečka 提出髁突颈骨切开术(1928)[40] 以后，Robinson(1958)[68]、Thoma(1961)[69](图 2-58)和Hinds(1962)[70] 等也发表了类似的经口外入路的术式。然而，在 1954 年，美国军事口腔外科医师 Jack B. Caldwell 上校(图 2-59)(1914—1986)和 Gordon S. Letterman(1954)[71] 发表了真正意义上的经口外入路下颌支垂直截骨术，这个所谓的乙状切迹垂直截骨术(vertical subsigmoid osteotomy，VSSO)，在严重下颌前突的病例中用于后退下颌骨。该手术与之前的下颌支斜向垂直截骨术不同，手术切口向下延伸至下颌角前方(图 2-60)。后来，Caldwell 等(1968)[72] 又提出了一种下颌骨截骨术以前移下颌，这种手术本质上是倒 L 形截骨术的改良版，将其前部截骨线延长，并通过一条短截骨线垂直向下到达下颌骨下缘。他们称该手术方法为"垂直 L 形"截骨术，但现在普遍称作"C 形"截骨术(图 2-61)。1970 年，Hebert、

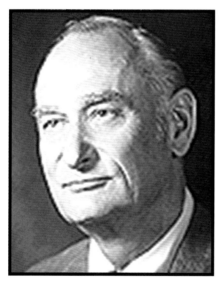

图 2-59 Jack B. Caldwell(1914—1986)

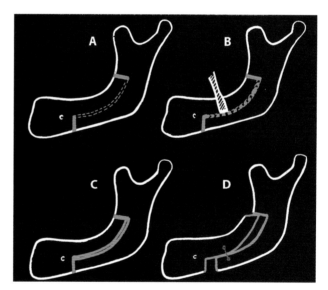

图 2-61 Caldwell 的截骨术(引自：Caldwell et al[72])

图 2-60 Caldwell 和 Letterman 的乙状切迹垂直截骨术(经口外入路)，使下颌骨后退(1954)(引自：Caldwell and Letterman[71])，后来 Hebert、Kent 和 Hinds 描述了经口内入路的方法(1970)[73]

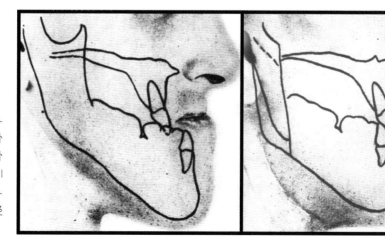

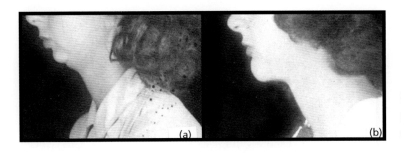

图 2-62　经额下切口移植髂骨骨质，并切除额下脂肪组织（患者术前进行正畸治疗，以改善咬合）（引自：Kazanjian，1952[74]）

Kent 和 Hinds[73] 提出了使用短直角刀片的 Stryker 锯，经口内入路进行乙状切迹垂直截骨术的方法。然而，他们认为该手术经口内入路术野较差，不是所有情况都能直视下进行截骨。他们建议，对于易形成瘢痕和不愿意接受口外切口的患者可以使用这种方法。

颏成形术

为了矫正颏部后缩，医师们采用组织移植或植入物增加颏部突度。直到 20 世纪 50 年代，医师们才能够经颏下皮肤切口放入自体移植物，如自体骨[74] 或异体植入物（图 2-62）。这些方法必然会出现各种问题，如移植骨的吸收、感染、移位和异体材料的骨侵蚀。颏成形术很好地解决了这些问题，它实际上是在下颌骨前份下缘进行截骨术。

第一例记载在册的颏成形术是 1942 年由 Otto Hofer 进行的[75]。Hofer 在维也纳接受过 Hans Pichler（1887—1949）（图 2-63）的外科培训[76]。Hans Pichler 是一位著名的口腔外科医师，曾为 Sigmund Freud（图 2-64）（1856—1939）进行过至少 30 次手术，

延伸阅读

Pichler 被视为美国牙医界的先驱。他在医学院毕业后跟随 GV Black（1836—1915）（图 2-65）进行了为期一年的口腔科培训[76]。因此，他能够对 Freud 的上颌骨癌进行手术——右侧大部分上颌骨、部分下颌骨和颊部组织切除，并用颌面赝复体进行重建（图 2-66）。Freud 称赝复体为"怪物"，它佩戴难度大，而且佩戴时疼痛明显，但为了应对软组织萎缩的风险必须佩戴。他还发现佩戴后说话困难。为避免尴尬，他拒绝在公共场合吃饭。1931 年，Freud 的朋友 Brunswick 医师邀请 Varaztad Kazanjian 途经伦敦和巴黎，前往维也纳治疗 Freud。Kazanjian 起初拒绝了，但被希腊的玛丽亚公主说服，同意前往。Kazanjian 与 Pichler 一同为 Freud 制作了一个更容易接受的新赝复体。最终 Freud 将这个赝复体佩戴了 3 年（图 2-67）。Kazanjian 与 Pichler 也成为终身好友[77]。

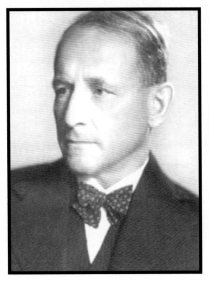

图 2-63　Hans Pichler（1887—1949）

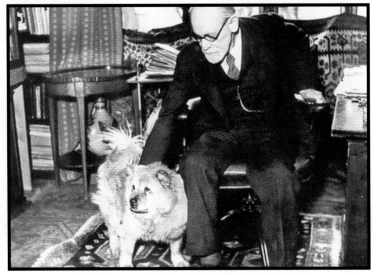

图 2-64　Sigmund Freud（1856—1939），"精神医学之父"，与他心爱的松狮 JO-FI 在书房中。JO-FI 是他永恒的伴侣。Freud 欣赏狗从不矫揉造作的特性，而这正是他觉得人类所缺少的

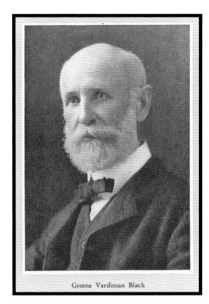

图 2-65　Greene Vardiman (GV) Black (1836—1915)

直到 1939 年 Freud 去世，并因此闻名。

Hofer 改进了经口外入路的颏成形术（图 2-68），尽管这个手术过程是在人体标本上进行的，而且 Hofer 在他的文章中没有提及。1957 年，Harold Gillies 爵士提出了一些经口外入路颏成形术的改良术式[78]。然而，经口内入路的颏成形术，甚至颏成形术（genioplasty）一词事实上是由 Obwegeser 在 1957 年提出的（见第 1 章和图 1-6）。[62] 1964 年，John Marquis Converse 和 Donald Wood-Smith 发表文章展示了他们对颏成形术的各种改良，用以前移颏部，同时降低或增加颏部高度，以及矫正颏部的骨性不对称（图 2-69a～d）[79]。此后出现丰富的改进术式，包括 Otto Neuner(1965)（图 2-70)[80] 提出的两步推进法，以及 1970 年 Obwegeser 提出的三步推进法[81]。

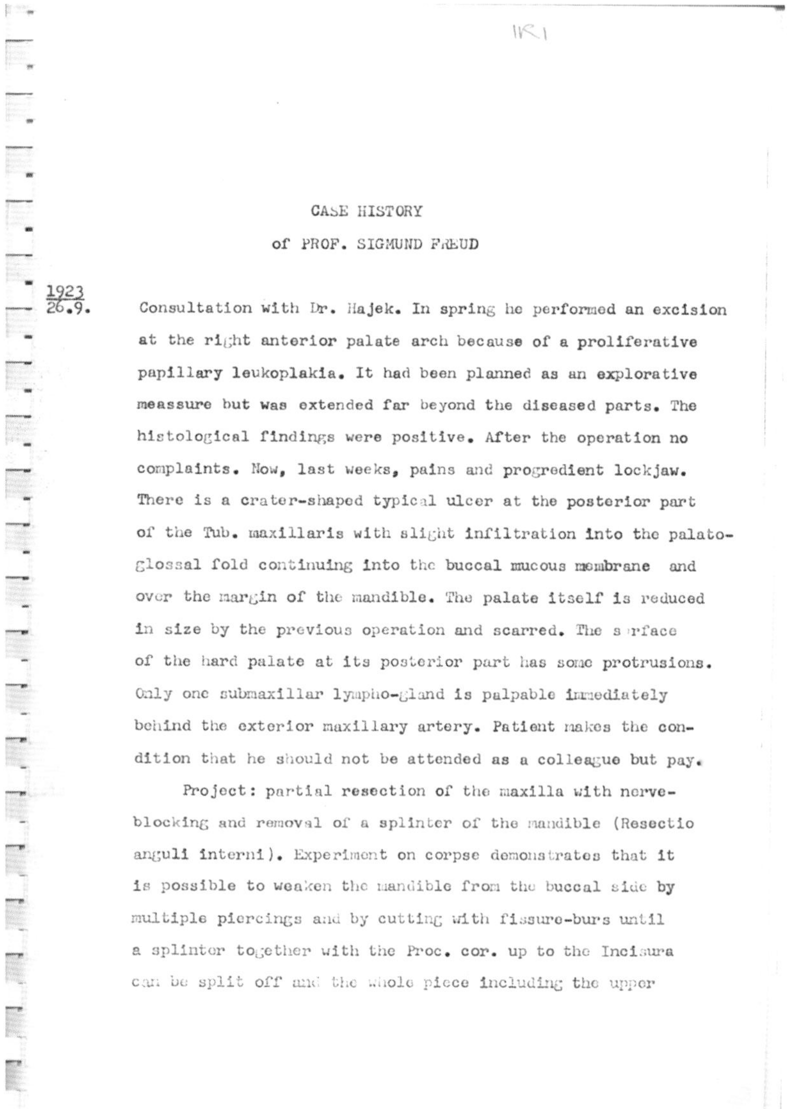

第 2 章

```
                          IIR I

                    CASE HISTORY
              of PROF. SIGMUND FREUD

1923
26.9.     Consultation with Dr. Hajek. In spring he performed an excision
          at the right anterior palate arch because of a proliferative
          papillary leukoplakia. It had been planned as an explorative
          meassure but was extended far beyond the diseased parts. The
          histolcgical findings were positive. After the operation no
          complaints. Now, last weeks, pains and progredient lockjaw.
          There is a crater-shaped typical ulcer at the posterior part
          of the Tub. maxillaris with slight infiltration into the palato-
          glossal fold continuing into the buccal mucous membrane  and
          over the margin of the mandible. The palate itself is reduced
          in size by the previous operation and scarred. The surface
          of the hard palate at its posterior part has some protrusions.
          Only one submaxillar lympho-gland is palpable immediately
          behind the exterior maxillary artery. Patient makes the con-
          dition that he should not be attended as a colleague but pay.

              Project: partial resection of the maxilla with nerve-
          blocking and removal of a splinter of the mandible (Resectio
          anguli interni). Experiment on corpse demonstrates that it
          is possible to weaken the mandible from the buccal side by
          multiple piercings and by cutting with fissure-burs until
          a splinter together with the Proc. cor. up to the Incisura
          can be split off and the whole piece including the upper
```

图 2-66　Hans Pichler 教授书写的 Sigmund Freud 教授病例记录的第一页（由 Freud Museum London 提供）

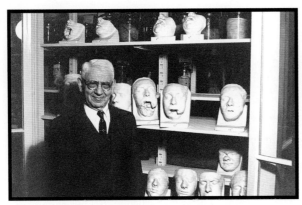

图 2-67　Varaztad Kazanjian 在他的实验室中

上颌骨截骨术

　　"不了解一门科学的历史,就不可能完全了解它。"

Auguste Comte(1798—1857)[82]

法国哲学家和数学家

上颌骨 Le Fort Ⅰ型截骨术

　　现代上颌骨正颌外科手术发展所借鉴的丰富理论知识有着不同的历史渊源和贡献。19 世纪中叶,欧洲盛行切除半侧上颌骨来去除鼻及鼻腔息肉,其中最有名的是德国柏林外科医师 Bernhard Rudolf Konrad von Langenbeck(1810—1887)(图 2-71)(von Langenbeck 接任了 Johann Friedrich Dieffenbach 的柏林慈善医院的外科临床主任一职)[83]。第一例完全符合现在定义的 Le Fort Ⅰ型截骨术的上颌骨手术由美国外科医师 David Williams Cheever(图 2-72)(1831—1915)操刀,于 1868 年在波士顿城市医院完成。当时进行该手术是为了切除鼻腔息肉创造外科入路[84]。此前一年,也就是 1867 年,Cheever 为另一例患者进行了右半侧上颌骨折断下降以获得类似手术入路,该患者最后得以痊愈[85]。第一例全上颌骨折断下降在 1868 年进行,它被称为 Cheever 的"双侧手术"。手术很成功,但是术后 5 天患者就去世了,

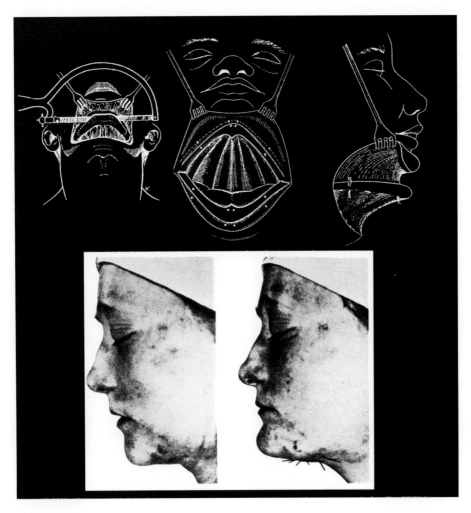

图 2-68　Hofer 在人体标本上进行的经口外入路的颏成形术,前移颏部(引自 Hofer,1942 年[75])(由 Professor Hugo Obwegeser 提供)

(a)

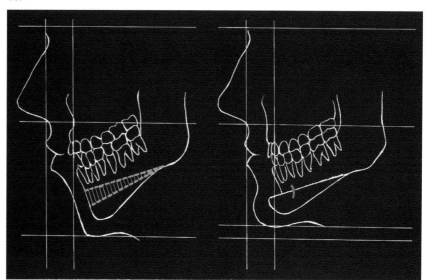

骨移植物

(b)

第 2 章

(c)   (d)

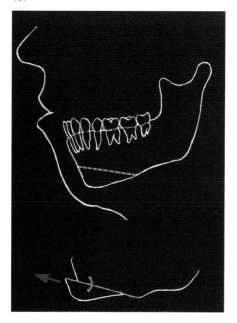

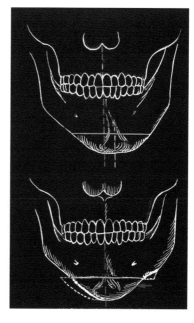

图 2-69 （a）"三明治"术式，用以前移颏部，并增加颏部高度。（b）通过切除骨段行颏成形术，用以前移颏部并减少颏部高度。（c）斜向截骨术前移颏部，并减小颏部高度。（d）骨性颏部不对称的矫正——虚线为需要切除的骨，以获得平滑的轮廓（引自：After Converse and Wood-Smith, 1964[79]）

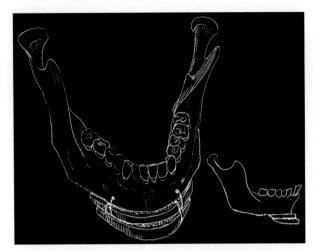

图 2-70 Neuner 的两步颏成形术（引自：Neuner[80]）

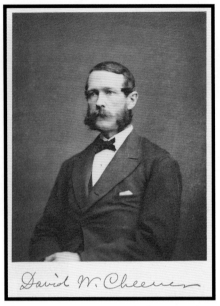

图 2-72 David W. Cheever（1831—1915）
（1875，由 Harvard Medical School 提供）

虽然这可能不是由上颌骨手术直接造成的[86,87]。Cheever 来自哈佛大学的朋友 John Collins Warren 给远在德国的 von Langenbeck 写信问道，这种上颌骨"双侧手术"是否在欧洲得到开展，von Langenbeck 很快回复他，据他所知，这项手术并没有在其他地方得到开展。[87]

1901 年，一位来自法国里尔的外科医师 René Le Fort（1869—1951）（图 2-73）在人体标本的面部进行了一项实验。他用钝器从各个方向使用不同力量击打原本完整的面部，造成钝挫伤，并由此描述了上颌骨和面部骨折所在的自然平面[88,89]，也就是我们现在所知的面部骨折的 Le Fort 分型。正是因为类似于

Le Fort 骨折分型，Le Fort Ⅰ型、Ⅱ型和Ⅲ型截骨术才得以命名。由于 Le Fort Ⅰ型骨折最初由法国外科医师 Alphonse François Marie Guérin（1816—1895）在 1866 年首先发现，因此有时也被称为 Guérin 骨折。

1927 年，Wassmund 进行了一例 Le Fort Ⅰ型水平的上颌骨截骨术，术中没有分离或移动翼板[90]。

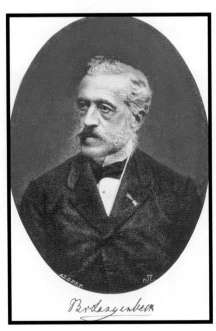

图 2-71 Bernhard von Langenbeck（1810—1887）

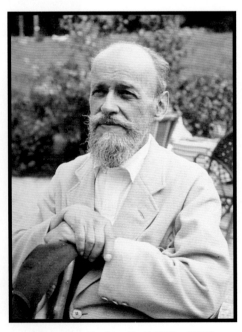

图 2-73 René Le Fort（1869—1951）

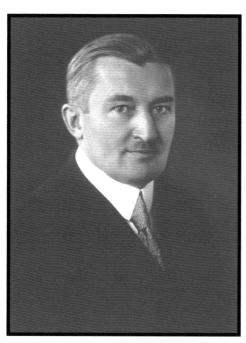

图 2-74 Georg Axhausen(1877—1960)(由 the National Library of Medicine 提供)

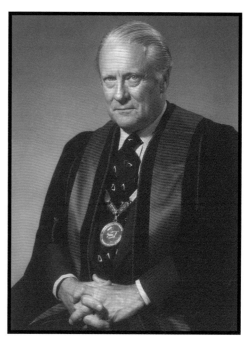

图 2-75 Norman Lester Rowe(1915—1980). Rowe 教授 1949—1959 年在贝辛斯托克 Rooksdown House 口腔外科担任特聘顾问,他在那里与 Harold Gillies 爵士共同工作。1959 年,结束在 Rooksdown House 的工作后,Norman Rowe 转任至罗汉普顿(Roehampton)的玛丽女王大学医院,此后他的临床和政治地位有所提高。得益于他作为外科医师的名望,以及大量著作,尤其是 *Fractures of the Facial Skeleton* 一书,罗汉普顿成为世界口腔颌面外科中心。无论走到哪里,他都能交到朋友。无论年长还是年轻的同事们都亲切地称他为"叔叔",这正体现了他察言观色的智慧和乐于助人的精神。他成为 Hugo Obwegeser 教授一生的朋友(引自:Mr Peter Blenkinsopp, Consultant Oral and Maxillofacial Surgeon, and head of the former Norman Rowe Maxillofacial Unit at Queen Mary's University Hospital, Roehampton, UK)

他使用橡皮圈来关闭前牙开𬌗,也没有进行骨移植,患者术后出现复发。1934 年,柏林的 Axhausen(图 2-74)展示了一例在 Le Fort Ⅰ 型水平截骨,前移上颌骨的手术,手术未完全移动骨段,术后也使用橡皮圈进行牵引[91]。1942 年,为了不影响上颌骨血供,Schuchardt 发明了两步法 Le Fort Ⅰ 型截骨术,第二步包括翼颌分离,并在术后使用头顶滑轮系统悬挂重物,通过外部牵引前拉上颌骨[92]。1949 年,Moore 和 Ward 建议横向截断翼板以前移上颌骨[93]。1954 年,Gillies 和 Rowe(图 2-75)对腭裂患者进行上颌骨截骨术前移上颌骨,并进行了自体骨移植术。但患者的下颌骨也需要后退,且侧貌依然"平坦",这意味着手术并没有获得所需的上颌骨前移的效果[94]。Gillies 和 Rowe 进一步展示了其他腭裂患者的病例。

大多数手术通过局部移动上颌骨段,术后使用口外矫形力使骨段再定位。这种做法必然会导致相当高的术后复发率。

现代 Le Fort Ⅰ 型骨切开术是由 Obwegeser 开创的[95,96],他在上颌结节与翼板处分离翼上颌连接并整体移动上颌骨骨段。这是一个公认的重要改进(关于这项手术的发展详见第 1 章)。Obwegeser 也建议在双侧上颌结节与翼板之间行骨移植术。

1971 年,来自布拉格的 Josef Kufner (1924—1995)(图 2-77a)对 Le Fort Ⅰ 型截骨术进行了有效的改良[97]。他将 Le Fort Ⅰ 型截骨术截骨线提高,涉及部分眶下缘和颧骨(也被称为 Le Fort Ⅲ 型截骨术的 Kufner 改良版),即颧上颌骨前移。其目的是改善面中上部的平坦轮廓,而不是仅局限于上颌骨下部的轮廓(图 2-77 b)。

1985 年,Bennett 和 Wolford[98] 发表了 Le Fort Ⅰ 型阶梯状截骨术,它可以防止上颌骨前移过程中潜在的斜坡效应(图 2-78)。

延伸阅读

Hugo Obwegeser——现代正颌外科学之父

1966 年 6 月中旬，Hugo Obwegeser 教授应邀到华盛顿沃尔特里德陆军医疗中心（Walter Reed Army Medical Center）进行了一系列演讲。尤其是在美国，人们普遍认为，这次演讲是他的灵感来源，自此开始，他为正颌外科做出了大量贡献。因此，人们普遍认为这次演讲是现代正颌外科的开端。《时代》杂志（1966 年 7 月 1 日）评论说：

"……上周，在华盛顿沃尔特里德陆军医疗中心，500 名美国最杰出的口腔外科医师正襟危坐，聆听了一位德高望重的瑞士医师的讲座，描述他的根治性颌骨劈开术……给美国口腔外科医师留下了前所未有的深刻印象……"

随后，他的书于 1969 年 9 月 5 日着手写作，其中介绍了第一次同期双颌手术（Le Fort Ⅰ 型截骨术前移并下降上颌骨，以及双侧下颌支矢状劈开截骨术后退下颌骨）（图 2-76）。这本书为现代正颌外科作为一个单独领域铺平了道路。

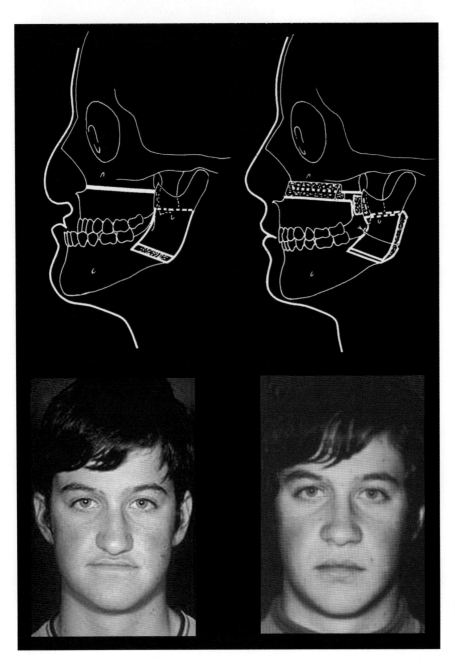

图 2-76 Obwegeser 的第一例同期双颌截骨术（1969 年进行，1970 年发表[81]）

(a)

(b)

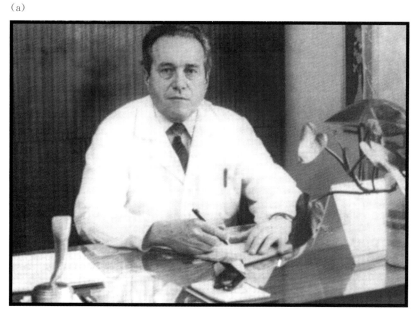

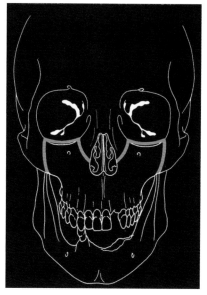

图 2-77 (a)Josef Kufner(1924—1995)(由 Professor Daniel Hrušák 提供)。(b)Kufner 的上颌骨扩大截骨术,即:Kufner 改良的 Le FortⅢ型截骨术(引自:Obwegeser)

上颌骨分块截骨术

第一例用于治疗错𬌗畸形的上颌骨前部截骨术是 1920 年由德国外科医师 Günther Cohn-Stock(1889—1983)(图 2-79)完成的,并于 1921 年公开发表。该手术也被称为第一例上颌骨正颌手术。他的手术包括拔除双侧上颌前磨牙各一颗,从腭侧入路至上颌骨前部牙槽骨,切除楔形骨段,并后倾牙槽骨[99,100]。因此,该手术对于后倾牙槽骨十分有用,适用于矫正上颌前部牙槽骨前倾。但该手术不适用于将突出的牙槽骨整体后退,因为这种手术会导致上颌中切牙不可避免地后倾(图 2-80)。Cohn-Stock 是犹太人,1939 年在荷兰王子 Bernhard 的帮助下离开德国,移民到伦敦。1965 年他回到了北加利福尼亚州[100]。

1935 年,Wassmund 发表了如今著名的上颌前部牙槽骨分块后退手术方法(图 2-81)[101]。手术分为两个阶段:第一步,通过腭侧入路,切除上颌骨的腭侧

(a)

(b)

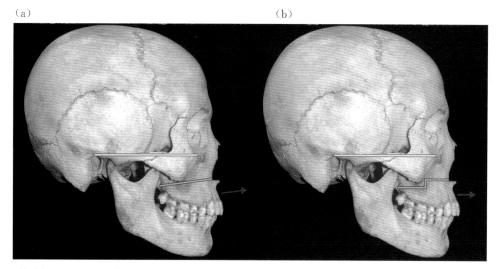

图 2-78 (a)传统的 Le FortⅠ型截骨术,截骨线从梨状孔边缘区域,根尖上约 5mm 至翼板区。截骨术在设计时应该避免损伤尖牙牙根和上颌支柱,因此截骨线向前上倾斜;前移上颌骨会产生斜坡效应,以及无意中造成垂直移位。(b)Bennett 和 Wolford 的 Le FortⅠ型阶梯状截骨术(1985),通过与水平面(或 Frankfort 平面,如果该平面是水平的)平行的截骨线防止产生斜坡效应。截骨线前部为梨状孔边缘,上颌尖牙根尖上方 4~5mm 处,延伸至颧牙槽嵴。在颧牙槽嵴区域做一垂直截骨线(5~8mm),然后继续在较低水平做水平截骨线直到翼板。该截骨术的设计可以防止产生斜坡效应。上颌骨前移量较大的情况下,需要在台阶区行骨移植术

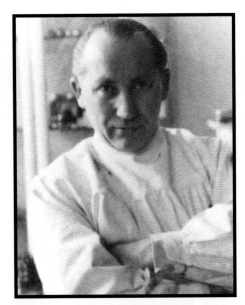

图 2-79　Günther Cohn-Stock（1889—1983）
（由 Journal of Cranio-Maxillofacial Surgery-
Elsevier 提供）

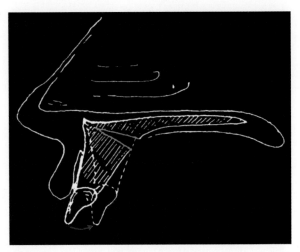

图 2-80　第一例记载的上颌前部截骨术（Cohn-Stock，
1921）。上颌前部青枝截骨术在术后 1 个月内复发（引
自：Cohn-Stock[99]）

（a）

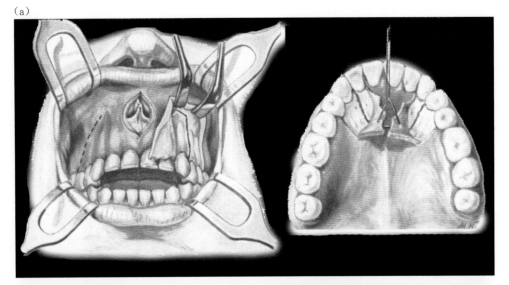

（b）

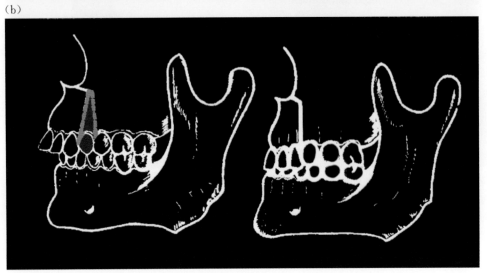

图 2-81　（a）Wass-
mund 两步法后退上颌
骨前部牙槽骨（1935）
（引自：Wassmund[101]）。
（b）Wassmund 增加切
牙覆𬌗的手术（引自：
Köle，1959[26~28]）

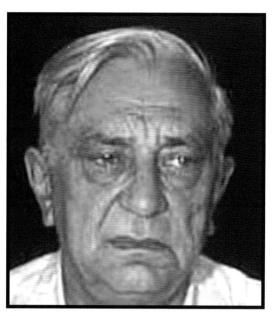

图 2 - 82　Ivo Čupar(1901—1981)(由 Professor Darko Macan 提供)

骨板；第二步，1 个月后经颊侧入路切除上颌骨的颊侧骨板，并后退前部上颌骨[102]。1954 年，来自萨格勒布的 Ivo Čupar(1901—1981)(图 2 - 82)发表了一种基于腭部血供的上颌骨唇侧分块截骨术(从尖牙到尖牙之间的区域)。自一侧第一前磨牙到对侧第一前磨牙做上颌前庭切口，通过该切口剥离黏骨膜，暴露梨状孔和尖牙窝上方的上颌骨前壁。拔除双侧上颌第一前磨牙，经拔牙窝做腭侧通道汇聚至中线。术中保留牙龈骨膜瓣的完整性及良好的伸缩性。从前磨牙拔牙窝到双侧梨状孔行上颌骨截骨术切开，然后行腭侧截骨术。截骨完成后，将上颌前部骨段折断下降，并向后上复位。

1959 年，Köle[26~28] 讲述了多种上颌骨分块截骨的方法(图 2 - 83)。1962 年，Siegfried Wunderer 在维也纳讲述了一种 Wassmund 手术的改良术式。该术式改良后可经腭侧入路一步完成，且保留了唇侧大量黏骨膜瓣。该术式也以他的名字命名(图 2 - 84)[103]。

（a）

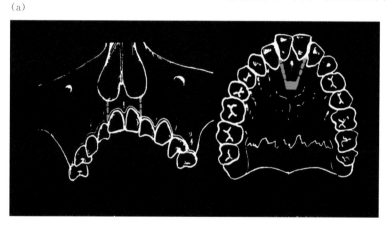

（b）

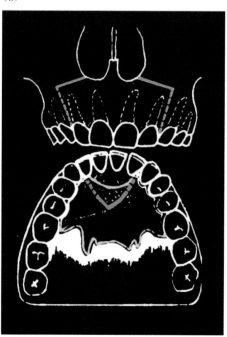

图 2 - 83　(a、b)Köle 讲述不同的上颌骨分块截骨术

(c)

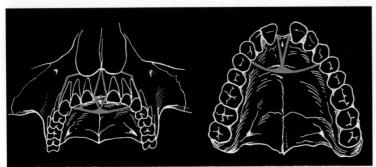

图 2 - 83(续)　(c)Köle 讲述不同的上颌骨分块截骨术(引自：Köle, 1959 年[26-28])

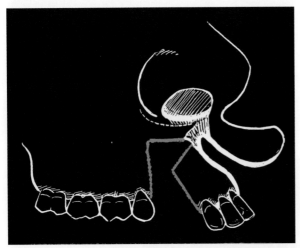

图 2 - 84　Wunderer 截骨术操作通过一步法完成，经腭侧入路，保留广泛的唇侧黏骨膜瓣(引自：Converse)

Schuchardt 提出两步法进行后牙段压低(图 2 - 85a)[104,105]。手术压低双侧上颌骨后部牙槽骨，从而使下颌骨自动前旋解除前牙开𬌗。手术的第一步包括剥离硬腭黏骨膜，保留腭大动脉。然后从上颌尖牙后方腭部开始，沿后牙腭侧根排列方向行双侧硬腭矢状劈开截骨术，一直延伸至上颌结节。原位缝合黏骨膜。3～6 周后，开始手术的第二步流程，在颊侧前庭沟做水平切口，翻瓣暴露上颌骨侧壁，于侧壁上颌骨前磨牙和磨牙牙根上方水平截除带状骨质。在最后一颗磨牙后部做垂直截骨线，并在该处终止截骨。使用手指或器械敲击使牙槽突脱位，并向上重新定位，使用牙弓夹板和颌间结扎固定。该手术的主要缺点是第二阶段时，最初腭骨的截骨部位已经开始愈合。因此，还需要在上颌结节处制造新的创伤来移动骨段。Kufner[106,107](图 2 - 85b)后来提出了 Schuchardt

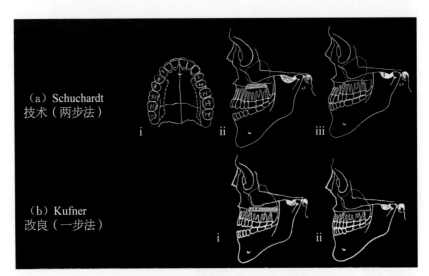

(a) Schuchardt
技术（两步法）

i　　ii　　iii

(b) Kufner
改良（一步法）

i　　ii

图 2 - 85　(a)Schuchardt 的上颌后部截骨术是他在 20 世纪 50 年代中期开发的。最初为两阶段的手术；(i)双侧腭部牙槽骨截骨术，再用腭瓣覆盖；(ii 和 iii)3～6 周后从颊部进行第二次手术，以上抬上颌后部牙槽骨段。单侧手术时，后部骨段也可以向下移位，并在下移产生的间隙行骨移植术。(b)Kufner 在 Schuchardt 的后部截骨术基础上改良的一步法术式(引自：Kufner[97])

截骨术的一步法改进。从第一前磨牙的根尖到上颌磨牙的根尖做前庭沟切口，并从上颌后牙（从第一前磨牙区到翼腭缝）根尖上方的颊侧骨壁水平去除带状骨质。Kufner 指出[107]：

“在切除这部分骨质后，在上颌窦黏膜做一水平切口，以便进入上颌结节后壁和腭侧。因为牙槽骨向上移动不会受到阻挡，因此在这些区域一条截骨线就够了，并且不需要行骨切除术。上颌窦腭侧壁的黏膜不要从创口处完全切断。保留黏膜交联有利于改善窦底的营养供应，牙齿间的牙龈也能从中获得营养。牙槽突经过整体移动后，尖牙与第一前磨牙之间的牙槽突仅通过小骨桥接触，可以用窄平的骨凿轻易地将其离断。两侧的牙槽突可以同时移入上颌窦内。实现该过程的最佳方法是患者自己进行缓慢的咬合。”

延伸阅读

正畸技术的发展和正畸优先的正颌外科技术减少了分块手术的需求。

截骨后上颌骨血供

从 20 世纪 60 年代末开始，美国口腔颌面外科医师 William H. Bell 进行的血管再生研究有助于增加人们对上颌（下颌）手术的生物学基础及其技术的理解[108～119]。实验证明，上颌骨可在 Le Fort Ⅰ型水平行截骨术，并进一步分割和移位。手术仅会出现短暂性缺血，但对血流重建和骨愈合的影响微乎其微。通过微血管造影和组织学方法可以证明，当软组织蒂完整时，上颌前部骨段便可以维持血液循环。在生物学上，人们证实了保留唇/颊侧或腭侧软组织蒂的重要性。这么做可以维持所截骨段的血供，而血供的重要性在临床上已经得到公认（图 2-86）。没有软组织蒂的骨段会在 1 周内坏死。只要截骨术后的血供不受影响，且保证截骨位置距根尖有一定距离，骨块断端会在 6 周内愈合并且不会损伤牙髓的血供。

坚固内固定

正颌外科另一个重大进步在于使用接骨板和螺钉进行的坚固内固定和半坚固内固定代替了金属丝结扎固定。该方法的优点是改善了术后骨段的稳定性，并且有效减少了颌间固定的需求。该方法起源于骨折创伤手术。1917 年，德国普外科医师 Johannes Soerensen 在颌面部第一次使用金属板固定骨折断端[120]。他将一枚金制婚戒制成小型金板，用于固定下颌骨骨折断端[121]。正颌手术中坚固内固定的应用最初是从德国尼特瑙的 Bernd Spiessl（1921—2002）（图 2-87）开始的。1965 年他被任命为瑞士巴塞尔大学颌面外科主任。1974 年，Spiessl 描述了使用拉力螺钉

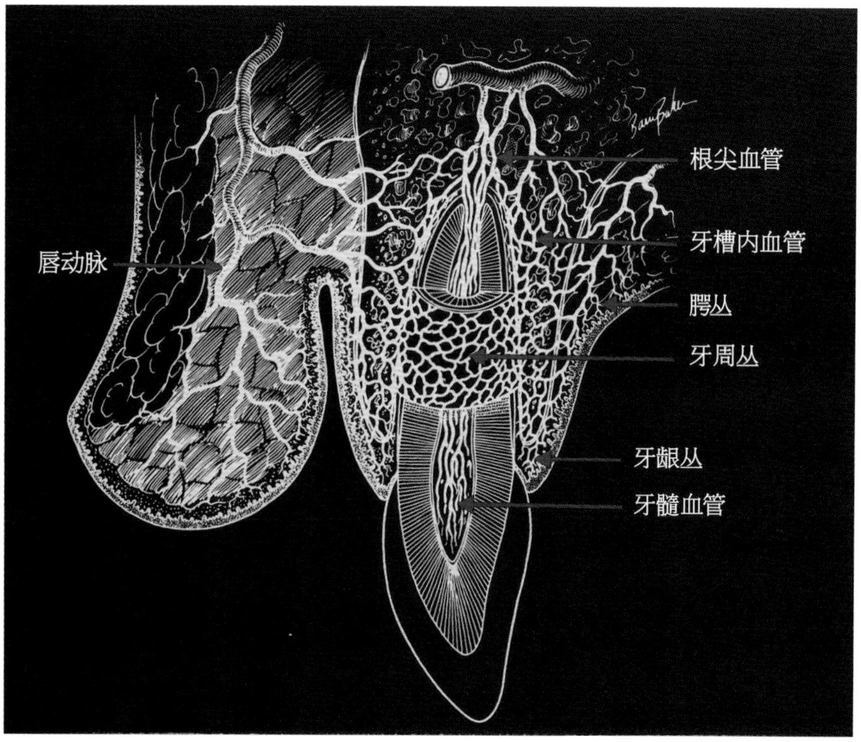
根尖血管
牙槽内血管
唇动脉
腭丛
牙周丛
牙龈丛
牙髓血管

图 2-86　上颌骨前部牙槽骨各种血管吻合的血供示意图，允许我们在不影响血供的情况下进行上颌骨截骨术（引自：Bell，1972[112]）

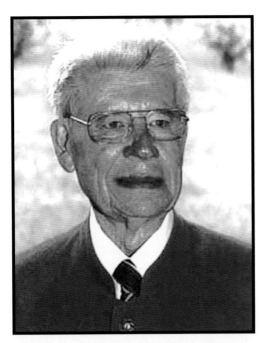

图 2-87 Bernd Spiessl(1921—2002)

性[122]。另一位德国颌面外科医师,HansLuhr(1932至今),帮助人们增进了对坚固内固定技术的理解,了解其对于颌面部创伤以及正颌外科领域的作用,他现在是奥地利国立大学颌面外科名誉教授。20世纪60年代,Luhr曾在汉堡 Schuchardt 的单位工作培训。在培训期间,他对颌面部骨折的固定十分感兴趣,希望可以找到更好的固定方法。在20世纪60年代末,他终于开发出自己的颌面固定系统,包括金属板和螺钉[123]。在接下来的几十年里,Luhr继续发展他的系统,其他临床医师也开始在正颌手术中使用坚固内固定技术。20世纪70年代初,法国波尔多的外科医师Francois Michelet 发表了下颌支矢状劈开术中利用小型接骨板进行固定的病例[124,125]。另一位来自法国斯特拉斯堡的外科医师 Maxime Champy 也描述了在 Le Fort Ⅰ型截骨术中使用小型接骨板的方法[126]。但是拉力螺钉和坚固内固定可能导致髁突移位以及咬合异常,这些问题促使外科医师们进一步寻求更好的方法,例如,Helmut Lindorf 提倡使用非拉力定位螺钉[127]。除此以外,人们在该领域还取得了其他进展,包括可吸收内固定材料。

在下颌骨矢状劈开截骨术后进行坚固内固定的方法,并阐述了这种做法对于有效减少术后复发的重要

表2-1 正颌外科发展历程中一些里程碑的时间。颜色:上颌骨手术(紫色);下颌骨手术(绿色);颏部手术(黄色);其他(蓝色)

日期	临床医师	描 述
1849 年	Hullihen[3]	下颌骨前部根尖下截骨术后退下颌骨,口内入路
1859 年	von Langenbeck[83]	半侧上颌骨截骨术为鼻咽息肉提供手术入路
1868 年	Cheever[84]	在 Le Fort Ⅰ型截骨线水平进行上颌骨截骨术与折断下降术,为鼻咽息肉提供手术入路
1905 年	Lane	下颌支水平截骨术后退下颌骨,口外入路
1906 年	Blair[11]	下颌体部截骨术后退下颌骨体部,口外入路(手术在 1897 年进行,但在 1906 年发表)
1907 年	Blair[11]	下颌支水平截骨术前移下颌骨,口外入路
1909 年	Babcock[17]	下颌支水平截骨术后退下颌骨,口外入路(手术在 1908 年进行,但在 1909 年发表)
1912 年	Harsha[17]	下颌体部截骨术,口外入路;未伤及神经血管束
1913 年	Cryer[14]	提出下颌角附近半圆形截骨术,口外入路
1917 年	Aller[15]	提出下颌骨体楔形骨块切除术,口内入路
1921 年	Cohn-Stock[99]	上颌前部牙槽骨段后倾(1920 年进行)
1925 年	Limberg[56]	下颌支后部斜向垂直截骨术,口外入路
1927 年	Wassmund[58]	倒 L 形下颌支截骨术,口外入路
1927 年	Wassmund[58]	Le Fort Ⅰ型截骨术,未离断翼上颌连接;用弹性牵引前移上颌骨
1928 年	Kostečka[40]	Gigli 锯行髁突颈部截骨术后退下颌骨,口外入路(切口最小)
1934 年	Axhausen[91]	Le Fort Ⅰ型截骨术,术后使用弹力牵引前移下颌骨
1935 年	Wassmund[101]	上颌骨前部骨段后移(两步法手术:第一次经腭侧入路;4 周后经颊侧入路)
1936 年	Hofer[25]	提出下颌前部根尖下截骨术前移下颌骨唇侧牙槽骨段,口外入路,切断神经

（续表）

日期	临床医师	描 述
1936 年	Kazanjian[52]	下颌支斜向水平骨切开术，口外入路
1938 年	Ernst[60]	第一例经口内入路下颌支水平截骨术
1942 年	Hofer[75]	颏成形术——水平前移矫正颏部后缩，口外入路（在人体标本上进行）
1942 年	Schuchardt[92]	阶梯状下颌支水平截骨术，口内入路
1942 年	Schuchardt[92]	分步法 Le Fort I 型截骨术，随后分离翼上颌连接；术后使用重物经滑轮外部牵引前移上颌骨
1949 年	Moore 和 Ward[93]	建议水平截断翼板以前移上颌骨
1953 年	Obwegeser[62]	下颌支矢状劈开截骨术，口内入路（1957 年发表）
1954 年	Gillies 和 Rowe[94]	提出对腭裂患者行上颌骨截骨术前移上颌骨，采用自体骨移植
1954 年	Čupar[102]	提出一步法上颌前部截骨术，口内入路
1954 年	Caldwell 和 Letterman[71]	下颌支乙状切迹垂直截骨术，口外入路
1957 年	Trauner 和 Obwegeser[62]	颏成形术，口内入路
1959 年	Obwegeser（和 Dal Pont）[64]	原 Obwegeser 下颌骨矢状劈开术改良版，前移颊侧截骨线，垂直于下颌骨体（由 Dal Pont 发表，见文）
1959 年	Köle[26~28]	提出下颌前部根尖下截骨术前移下颌唇侧牙槽骨段；口内入路；保留神经
1959 年	Schuchardt[105]	提出两步法压低上颌后部牙槽骨（在 20 世纪 50 年代中期出现）
1960 年	Kufner[106]	将 Schuchardt 上颌后部牙槽骨压低由两步法改良为一步法
1965 年	Neuner[80]	提出两步法颏成形术前移颏部
1965 年	Obwegeser[95]	整体移动上颌骨，一步达到预期位置
1966 年	Obwegeser	沃尔特·里德陆军医疗中心系列讲座被称为现代正颌外科的开端
1966 年	Wunderer[103]	上颌骨前部骨段后退（一步法手术，经腭部入路）
1968 年	Caldwell 等[72]	"C"形下颌支截骨术
1968 年	Hunsuck[66]	主张改良 Obwegeser 下颌支矢状劈开截骨术，建议对下颌支内侧行不完全水平截骨，止于下颌小舌，依靠下颌骨的纵向劈裂线完成骨劈开
1969 年至 20 世纪 90 年代中期	Bell[108~119]	研究正颌手术后血供与血流重建，特别是上颌骨
1970 年	Hebert，Kent 和 Hinds[73]	下颌支乙状切迹垂直截骨术，经口内入路
1970 年	Obwegeser	报道第一例双颌正颌手术，1969 年进行，1970 年发表（见第 1 章）
1974 年	Spiessl[122]	提出使用拉力螺钉在矢状劈开截骨术后固定下颌骨；Luhr 的颌面固定系统从 20 世纪 60 年代开始发展，包括接骨板和螺钉
1974 年	MacIntosh[32]	提出全下颌根尖下截骨术
1977 年	Epker[67]	主张在 Hunsuck 的基础上进一步改良 Obwegeser 矢状劈开截骨术，建议进行最小程度的软组织剥离
1985 年	Bennett 和 Wolford[98]	提出阶梯状 Le Fort I 型截骨术，防止上颌骨前移时的斜坡效应

颅颌面手术的影响

"真正的创造者是需求，它是我们发明的源泉。"

Plato（公元前 429—347）[128]

牙和颌骨是颅颌面复合体不可分割的组成部分。因此，正颌外科的一些重大进展与人们为改进全面部骨骼重建手术所进行的探索密不可分。随着一战中士兵，以及尤其是二战中空军飞行员遭受到可怕的面部创伤，面部重建手术发展显得十分"必要"。有些损伤主要发生在软组织，尤其是烧伤。这需要全新的手术方式进行重建。其他损伤涉及面部骨骼和覆盖的软组织，在这种情况下，必须重建面部的支持骨骼结构，以便重建覆盖于其上的软组织。英国外科医师，现代整形外科学之父 Harold Gillies 爵士（图 2-88）（框 2.1）[129~134] 对此进行了开创性的探索，走在进步的最前沿。

第 1 部 分

(a) (b)

(c)

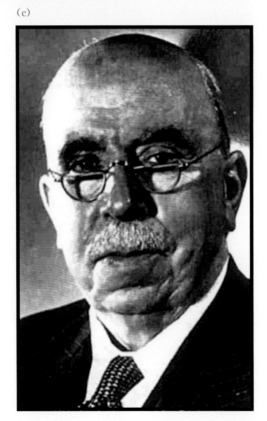

图 2 - 88　Harold Gillies 爵士 (1882—1960)，根据年龄排序

框 2-1 Harold Gillies 爵士——现代整形外科学之父

"我们(Paul Tessier 和我)在面部骨骼重建这个迷人的领域有着完全不同的思路。然而,我们两人都曾在伦敦贝辛斯托克师从 Harold Gillies 爵士——现代整形外科最重要的先驱。他是第一个试图前移面中 1/3 骨骼的人。"

Hugo Obwegeser 教授
在授予 Paul Tessier 博士荣誉
骑士勋章上的演讲(2005)[135]

1882 年 6 月 17 日,Harold Delf Gillies 出生于新西兰达尼丁(Dunedin),他是家中八个孩子中最小的一个。他父亲在他 4 岁的时候去世了。他 8 岁时被送到英国的寄宿学校,12 岁时回到新西兰上学。1901 年,他回到英格兰,就读于剑桥大学的冈维尔和凯厄斯学院(Gonville and Caius College),第一年便获得了奖学金。1906 年,他从圣巴塞洛缪医院(St Bartholomew's Hospital)取得行医资格,四年后成为英国皇家外科学院的成员。童年时他从家中栏杆滑下导致肘部僵硬,但是他克服了这个困难,并在 1904 年代表剑桥大学参加了赛艇比赛。他在 1913 年代表英格兰队与苏格兰队进行高尔夫比赛,并在

桑威奇(Sandwich)获得了皇家圣乔治挑战杯的冠军(图 2-89)。在 John Milsom Rees(1866—1952)的指导下,他主攻耳鼻喉外科,并成为圣巴塞洛缪医院当时最出名的外科医师。

第一次世界大战爆发后,他加入了皇家陆军医疗队和英国红十字会。他最初被派往靠近布伦(Boulogne)的维姆勒(Wimereux),并作为法裔美国牙医 Auguste Charles Valadier(1873—1931)的医学助理。他不能独自开展手术,但他依然努力开展颌面修复工作(Valadier 后来成为治疗下颌创伤的先驱,成为英国公民并获得爵位)[136]。Gillies 求知若渴,在跟随 Valadier 学习之后,认为面部重建外科非常适合自己。于是他启程前往巴黎拜访著名的外科医师 Hippolyte Morestin(1869—1918)(图 2-90)。Morestin 来自法国殖民地马提尼克岛(Martinique)上的 Val-de-Grâce 军事医院。在那里,Gillies 看到 Morestin 从患者脸上切除肿瘤,然后用从患者身上取下的皮肤修复这个区域。在观摩了 Morestin 的手术后,Gillies 写道:"这正是我愿意从事的工作。"Gillies 对这项工作具有极大的热情,回到英国后,他说服陆军首席外科医师 William Arbuthnot Lane 爵

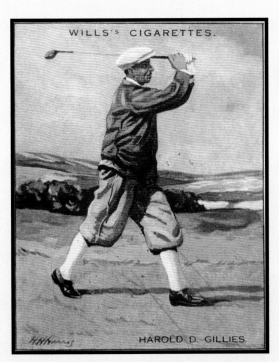

图 2-89 Gillies 在打高尔夫球(由 Dr Aron D. Wahrman, Professor of Plastic Surgery, Temple University School of Medicine, Philadelphia, USA 提供)

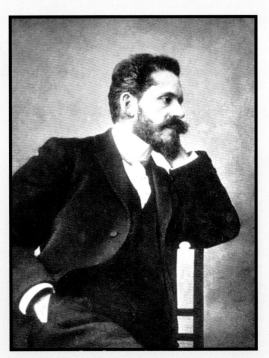

图 2-90 Hippolyte Morestin(1869—1918)

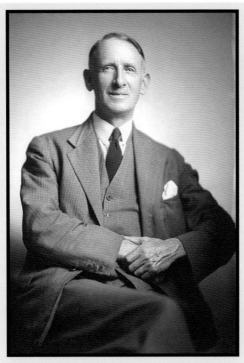

图 2-91   Henry Percy Pickerill(1879—1956)

中心共设有 1000 多张床位。Gillies 和他的同事们在那里开发了许多整形外科手术技术,并先后为 5000 多位患者进行了 11000 余次手术(患者大多为面部枪弹伤)。这所医院就是后来的玛丽女王医院,坐落于佛格纳尔宫(Frognal House)(Thomas Townsend, Lord Sydney 的出生地和属地,澳大利亚的悉尼就是以他的名字命名的)。1917 年,英国牙外科医师 Henry Percy Pickerill(1879—1956)(图 2-91)成为新西兰达尼丁奥塔哥大学牙学院(University of Otago's Dental School in Dunedin)第一任院长。他后来离开奥塔哥大学,回到英国履行他在新西兰医疗队的兵役。在 1918 年,Pickerill 的部队被转移到锡德卡普的皇后医院。其间,他也在面部重建和整形外科领域收获了良好的声誉。Gillies 负责女王医院英国分院,而 Pickerill 负责新西兰分院,这也是两人之间的"良性"竞争。第一次世界大战之后,Pickerill 回到了新西兰,为面部整形、重建和颌骨手术的发展做出了重大贡献。

Gillies 的声誉水涨船高。在法国的美国外科医师,例如 Ivy 和 Kazanjian,虽然也在该领域做了开创性工作(图 2-92),但是他们会把困难的病例送到锡德卡普,事实上 Valadier 有时也会这样做。在锡德卡普,Gillies 和包括牙医、内科医师、放射科医师、口腔科技师、艺术家、雕塑家和摄影师的团队一起工作。他对艺术有着浓厚的兴趣,因其是面部美学和整形手术的基础(图 2-93)。

士,在奥尔德肖特(Aldershot)的剑桥军事医院设立颌面创伤病房。从索姆河战役第一天(1916 年 7 月 1 日)起,通过分析受伤士兵的数量,医疗设施的需要迫在眉睫。在 Arbuthnot Lane 的帮助下,他们在肯特郡锡德卡普(Sidcup)建立了一家致力于面部修复的新医院。1917 年 6 月,医院对外营业,它的康复

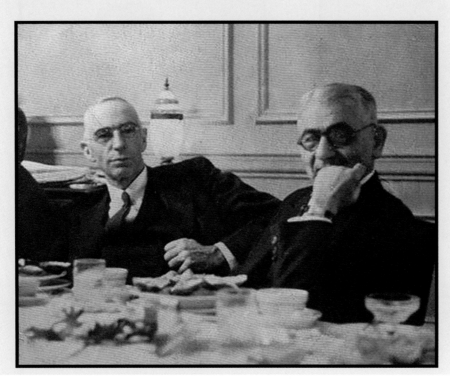

图 2-92   Robert Ivy 和 Varaztad Kazanjian(1950) (由 Countway Library of Medicine, Boston, USA 提供)

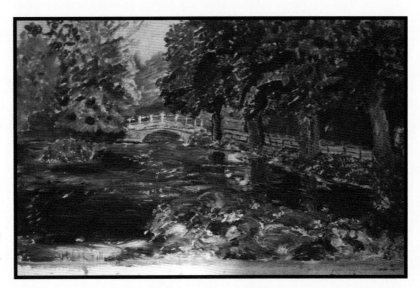

图 2-93 "测试中的博辛顿"——由 Harold Gillies 绘（由 Dr Aron D. Wahrman, Professor of Plastic Surgery, Temple University School of Medicine, Philadelphia, USA 提供）。

Gillies 和他的同事，来自锡德卡普的整形外科顾问 Thomas Pomfret（Tommy or TP）Kilner（1890—1964），是 20 世纪 30 年代英国仅有的两名专业整形外科专家，后者也是英国整形外科唯一的主席（在 Kilner 的讣告上，Robert Ivy 写道："Kilner 是一位非常受人尊敬的医师，所有认识他的美国整形外科医师都非常爱戴他，并视他们为首席大使，促进了他们与英国同事的友谊"）[137]。后来 Arthur Rainsford Mowlem（1902—1986）[138] 和 Archibald McIndoe（1900—1960）加入了他们。第二次世界大战爆发时，他们四人是当时英国仅有的整形外科医师（图 2-94）。Gillies 成为武装部队的顾问，并与其在锡

德卡普共事的口腔外科医师 William Kelsey Fry 爵士（1889—1963）再次成为同事，Gilies 在组织整形外科医疗服务中发挥了重要作用。当时，由于锡德卡普在敌机的射程之内（实际上它已经被轰炸了两次），他们打算放弃唯一的医院并将医疗服务分散。Gillies 在 Rooksdown House 和贝辛斯托克附近的帕克普雷维特医院（Park Prewett Hospital）建立了基地，Mowlem 去了圣奥尔本斯（St Albans），Kilner 前往罗汉普顿，McIndoe 则被指派到东格拉斯特（East Grinstead）英国皇家空军的指定医院。在面部重建外科的发展过程中，Gillies 做出了无数贡献。他也因此出现在 1930 年 6 月国王生日授勋名单上，被封为爵士。

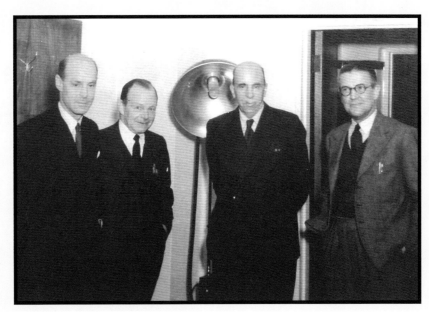

图 2-94 "四巨头"——Mowlem、Kilner、Gillies 和 McIndoe（从左到右）

延伸阅读

Archibald McIndoe 爵士与"无注视小镇"

1900 年 5 月 4 日，Archibald Hector McIndoe 出生于新西兰达尼丁。他是 Harold Gillies 爵士的表弟。在奥塔哥大学(University of Otago)学习医学期间，他遇到了来访的 William Mayo，Mayo 是梅奥诊所的创始人之一。Mayo 向 McIndoe 提供了一份奖学金，他欣然接受，并最终在梅奥诊所度过了 5 年时光。他的妻子 Adonia 最终也加入了他的行列，在诊所对面的酒店里找到了一份弹钢琴的工作，薪水比 McIndoe 还高。在梅奥诊所的时候，McIndoe(事先并不知情)为 Al Capone 的弟弟做了手术，并从他的随行人员那里得到了 1 000 美元。他的随从告诉 McIndoe，Al Capone 非常感谢他为自己弟弟做手术。[139]

1931 年，McIndoe 一家来到英国。他开始在皇家外科学院进修，他的表兄弟 Harold Gillies 爵士已经在圣巴塞洛缪医院找到了工作，并有了自己的私人诊所。从 1932 年到 1939 年，McIndoe 作为助手协助 Gillies，并提升自己的外科技术。Gillies 的治疗方法针对的是患者整体，不仅仅治疗他们的创伤，还包括重建他们的信心和自尊，McIndoe 意识到了这种治疗策略的重要性。第二次世界大战爆发后，McIndoe 在英格兰东部的维多利亚女王医院建立了整形与颌面外科(称为整形与颌骨手术中心)，在那里他率先为一系列在战争中遭受面部创伤的军人进行治疗(图 2-95)。"飞行员烧伤"是一种不幸的特征性创伤，指的是在飞行员跳伞之前，飞机油箱起火，导致其面部和手部严重的烧伤。飞行员为更好地控制飞机常脱下手套和护目镜，因此创伤也更严重。

McIndoe 是一位熟练与创新的外科医师，有时候他自己也没有意识到发明了新方法。但是，除了对外科发展做出的巨大贡献，我们更应该认可 McIndoe 对烧伤患者感同身受，并且帮助他们重新融入社会的努力。1941 年，他在维多利亚女王医院成立了"豚鼠俱乐部"(因为采用许多首创的手术对创伤患者进行实验性治疗而得名)。Archibald 爵士(被亲切地称为"老板"或"大师")担任第一位主席。McIndoe 超群的幽默感在俱乐部患者的康复治疗中也起到了很大作用。这一点在俱乐部的人员组成中体现得很明显。让手指严重受伤的人担任一级秘书，"以防止其占用过多的时

(a)

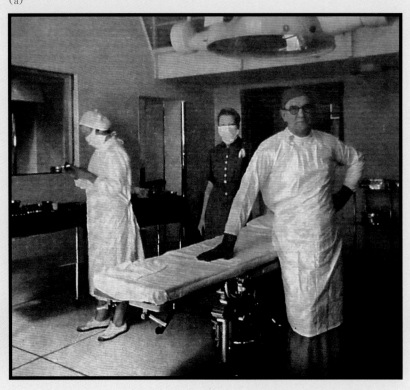

图 2-95 (a)McIndoe 在主手术室与手术室护士，Miss Mullens

(b)

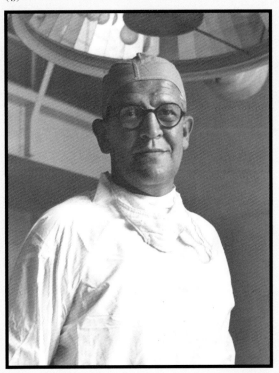

图 2-95（续） （b）McIndoe 在手术室（由 Mrs Jacquie Pinney, CEO, Blond McIndoe Research Foundation, Queen Victoria Hospital, East Grinstead, UK 提供）

间"，让腿部严重受伤的人担任财务主管，可以减少其带着俱乐部的资金"跑路"的风险。入籍成员是那些接受过 McIndoe 两次以上手术的军人。McIndoe 的一个独特之处就是标新立异。他穿着

医院为患者提供的"康复服"，并且允许他的"孩子们"在康复期间穿着自己的军装。医院经常在康复病房为患者准备一小桶啤酒，因为 McIndoe 说："这些孩子经历了如此大的痛苦，对他们而言没什么能比啤酒更好了"。很多军人的面部创伤非常严重，以至于他们的妻子与女友都不能接受，并提出离婚或分手，这段时间对他们来说可能是最痛苦的时期。不过，许多患者最后和医院的护士结婚了。她们透过患者的创伤，看到他们的内心。她们意识到，一旦真正了解这个人之后，面部的缺陷就没有那么重要了。

但离开了医院这个安全的环境，外面的市民却因为他们受伤的面部而盯着甚至辱骂他们，全然忘却这些勇敢的军人正是为了保护他们的生命才变成现在的样子。其中一名军人记得有一次乘火车去伦敦，一名市民看着他，刻薄地说："不应该让他们出来。"想到这些人都是皇家空军的军人，现在却受到这样的待遇，让人心如刀割。Sir Winston Churchill（1874—1965）曾如此评论皇家空军：

"感谢我们岛上每一个家庭……去参加英国空军，他们从不惧怕困难，面对不断的挑战和致命的危险从不退缩，他们的英勇和奉献正在扭转世界大战的局面。从未有如此少的人，在如此短的时间内，为如此多的人，做出如此大的牺牲（图 2-96）[140]。"

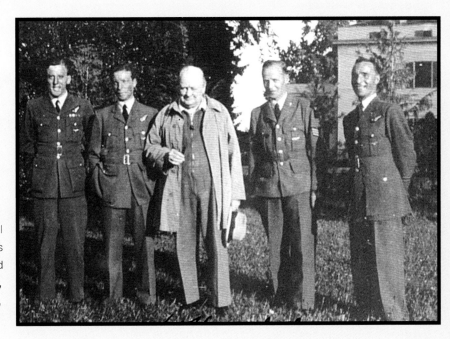

图 2-96 Winston Churchill 爵士与"少数人"（由 Mrs Jacquie Pinney, CEO, Blond McIndoe Research Foundation, Queen Victoria Hospital, East Grinstead, UK 提供）

他们就是人们亏欠自由的"少数人"。McIndoe意识到市民的无知,觉得必须要对市民进行教育。McIndoe接下来的行动来源于他简单的灵感,但是证明了面部畸形患者心理社会功能的重要性。McIndoe要求医院工作人员在格林斯特东部进行宣传:这里受伤的军人应该是社区的一部分,我们应该把他们当成"暂时遇到困难的正常年轻人。"他继续说:"把这些孩子当作人类来看待——想想如果他们是你自己的儿子,你会怎样对待他们——要记住,看望他们并不是你们在伸出援手,他们同你们讲话才是在帮助你们(图2-97)。"格林斯特东部的人民非常热情,他们也理解Archibald

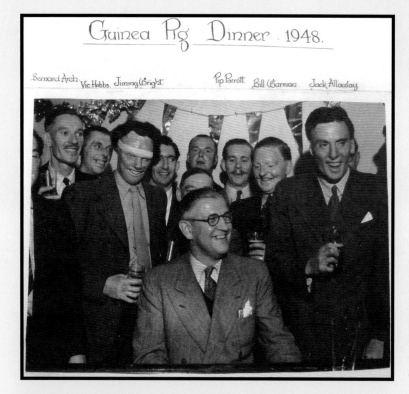

(a)

图2-97 Archibald McIndoe 爵士在豚鼠俱乐部晚餐上弹钢琴(由 Mrs Jacquie Pinney, CEO, Blond McIndoe Research Foundation, Queen Victoria Hospital, East Grinstead, UK 提供)

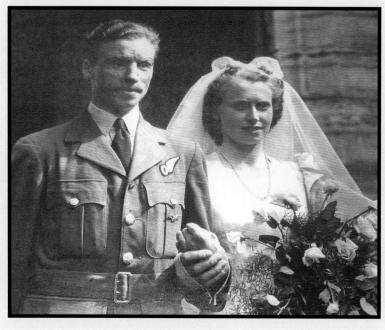

图2-98 (a)飞行员 Bill Foxley 在他的婚礼上

(b)

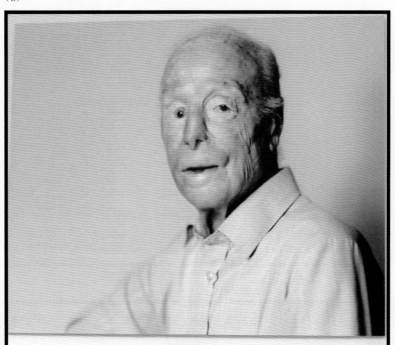

有人问我的经历对我的影响如何，我说不管经历什么，你的品格是不会改变的。我从来不让这些经历过多影响我，使我焦虑，我只是带着这些经历的痕迹继续生活下去。
Bill Foxley

图 2 - 98（续） （b）Bill Foxley（引自：photograph by Lucinda Marland，由 Mrs Jacquie Pinney，CEO，Blond McIndoe Research Foundation，Queen Victoria Hospital，East Grinstead，UK 提供）

爵士请求的重要性，后来这个小镇成为"无注视小镇"。许多"豚鼠俱乐部"的会员最后重新融入了社会中（图 2 - 98）。

20 世纪 40 年代末，Archibald 爵士访问了东非，并开始在乞力马扎罗山的山麓耕作。作为一名杰出的慈善家，1957 年，他与两名以前的实习生，Thomas Rees（后来成为国际知名的整形外科医师）和 Michael Wood 创立了非洲医学与研究基金会（African Medical and Research Foundation，

AMREF），一起帮助治疗当地的农村贫困人民。

Archibald 爵士的传奇与不屈不挠的精神一直在延续。现在的"豚鼠俱乐部"由爱丁堡公爵Phillip 亲王殿下担任主席，仍然致力于照顾英国与世界各地的成员与他们的遗孀。1944 年，Archibald McIndoe 说道[139]："我们是彼此的受托人……为祖国而死固然光荣，但为祖国而活更重要"（图 2 - 99）。

(a)

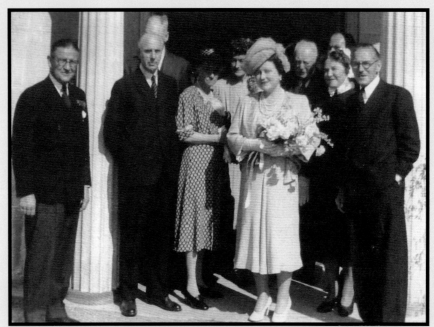

(b)

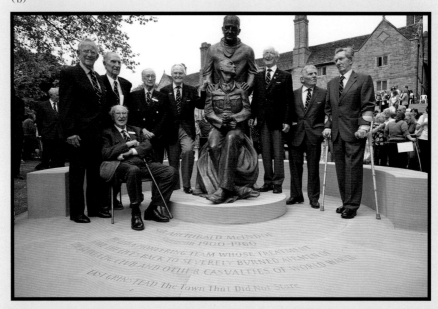

图 2 - 99　(a)女王(后来是女王母亲)与 Archibald McIndoe 爵士(左)和 William Kelsey Fry 爵士(右)拜访维多利亚女王医院。(b)2014 年 6 月 9 日,非同凡响的 McIndoe 纪念铜像由长公主殿下揭幕。它位于东格林斯特的萨克维尔学院(Sackville College)前的重要位置,位于 Archibald 爵士每天去维多利亚女王医院的路线上。它是英国著名雕刻家 Martin Jennings 的作品。他曾创作传世之作"John Betjeman"(John Betjeman, 1906—1984,以前的著名诗人),该作品现在位于伦敦圣潘克拉斯火车站(St Pancras railway station),接受人们的瞻仰;以及位于朴次茅斯的"Charles Dickens"。Martin 希望创造出的雕像不仅能展示 McIndoe 的外貌,还能反映出他的内在性格。为此 Martin 进行了广泛的研究。雕像上,McIndoe 穿着他的手术袍,他的手放在英国皇家空军士兵的肩膀上——他不仅是他们的外科医师,更是他们的守护者。那个士兵抬头望着 Archibald 爵士,也望着那片他为了保卫自由而飞翔的天空。这座雕像对 Martin 来说是饱含个人情感的,因为 Archibald 爵士曾给 Martin 的父亲 Michael Jennings 做过手术。二战末期,Jennings 的坦克被炮弹击中起火,受了重伤。这名英国皇家空军士兵的双手是根据 Martin 对他父亲双手的记忆设计的。雕像被放置在一个刻有铭文的石基上,石基上有一个半圆形的石椅,使参观者能够与雕像交流甚至"融入"其中(由 Mrs Jacquie Pinney, CEO, Blond McIndoe Research Foundation, Queen Victoria Hospital, East Grinstead, UK 提供)

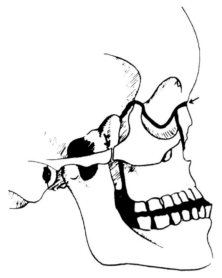
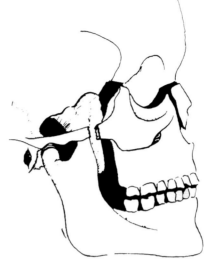

图 2 - 100　Gillies 为严重面中部后缩患者进行了第一例选择性 Le Fort Ⅲ型截骨术前移面部骨段(引自：Gillies 和 Harrison，1950 年)

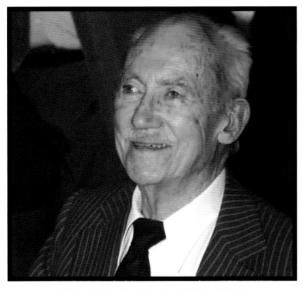

图 2 - 101　Paul Tessier(1917—2008)

1940 年，一名皇家空军飞行员遭受了 Le Fort Ⅲ型骨折。一年后，Gillies 重新打开了骨折断端，并使用配重滑轮牵引整个面部骨段[78]。1942 年，Gillies 尝试对一位先天性面中部后缩的患者进行类似的手术。该病例于 1950 年发表(图 2 - 100)[141]。由于手术复发率高，Gillies 并不喜欢这个手术。不过，他已经意识到骨移植可以使手术效果稳定性提高。但是，一位名叫 Paul Tessier 的年轻法国外科医师(图 2 - 101)对该手术十分感兴趣，他曾在英国受到 Gillies 和 McIndoe 的长期教导，后来成为颅颌面外科领域的领军人物。

Paul Tessier 与高水平面部截骨术

"Monsieur……我亲爱的朋友们，

很抱歉我要在你们面前颤颤巍巍地坐下，

我首先要感谢 M. Pouliquen，他是法国学术界的 40 位不朽人物之一……就像居鲁士大帝的波斯万人不死军。"

Paul Tessier(1917—2008)
荣誉骑士奖章授予仪式的
第一句获奖感言(2005)[142]

Le FortⅢ型截骨术是真正的颅面分离，将整个上颌骨、颧骨和鼻部作为一个整体前移。重要的是，眼眶体积增大，缓解眼球突出症状。面部的改变非常明显，症状改善效果也很明显。20 世纪 50 年代末开始，Tessier 继续系统性地改良他的术式。20 世纪 60 年代末到 70 年代初，他的成果终于被世界认可[143~145]。

Tessier 在他的职业生涯中不断改良他的技术，他所从事的颅颌面外科专科队伍也越发壮大。1971 年，Kufner 讲述了在鼻子正常的患者身上，采用 Le Fort Ⅲ型截骨术前移颧-上颌骨的方法(图 2 - 77 b)。但是高位 Le Fort Ⅰ型上颌骨截骨术前移上颌骨，外加颧骨植骨也能达到这种效果，而且其并发症的发病率相对较低，所以对于这种骨骼畸形的患者，现在做这种手术的可能更大。1978 年，墨西哥整形外科医师 Fernando Ortizo-Monasterio(1923—2012)(图 2 - 103)提出了额面部整体截骨术，该手术能整体前移青少年整个眶壁和面中部骨骼[148]。

延伸阅读

Paul Tessier——颅颌面外科学之父

"这个世界不过是一所探究的学校。"

Michel de Montaigne(1533—1592)[146]

Paul Louis Ernest Tessier 是一位卓越的外科创新者。他设计并详述了颅颌面重建的方法,这对面部整形与颌面手术有着深远的影响。他彻底改变了颅面先天缺损和发育畸形的治疗方法。他最终创立了颅颌面外科中一个全新的门类,为那些过去被判定无法治疗的严重面部畸形患者带来了希望。他的实习生回忆道,他从不满足于让患者看起来比治疗前好,他常说:"只要患者没有成为正常面容,我们做的就还不够。"[147]

Tessier 于 1917 年出生于南特附近的埃里克(Héric)。1936 年他进入南特医学院学习。1940年,他成为一名战俘,直到感染伤寒才被释放。1943 年,在他担任外科住院医师期间,他位于南特的诊室在一次袭击中被炸弹炸毁,因为当时正在参加学生的庆祝野餐,他又一次死里逃生。

Tessier 在南特做外科住院医师期间,通过观察唇腭裂的修复,对面部畸形的治疗产生了兴趣。南特被毁后,他最终去了巴黎福氏医院的儿科[142]。

战争结束后,他每年都去英格兰两次,每次待上几个月,跟随整形外科的"四大巨头"——Gillies、McIndoe、Mowlem 和 Kilner 学习,特别是 McIndoe 和 Gillies。他从中学到了很多,他把与他们一起相处的这段时间称为"启示录"。他后来一直很喜欢英国。

1957 年,Tessier 医师接诊了一位患有 Crouzon 综合征的年轻男性患者。该患者面部畸形并伴有严重的上颌骨发育不全、眼球突出和呼吸障碍。

Tessier 想通过研究颅骨和人体标本来设计各种治疗方案,并厘清手术难点。但由于他没有上过巴黎的医学院,医疗机构拒绝让他进入解剖室。他没有放弃,反而在自己一天工作结束后定期去南特做解剖,凌晨 2:30 再坐火车返回巴黎工作。这段艰苦的准备工作体现了他的毅力和奉献精神。最终,当 Tessier 准备好手术方案后,他为患者做了手术。他将面部骨骼从颅骨上完全分离,向前移动 25mm,并进行新型骨移植术固定骨段。由于福氏(Foch)医院的整形和颌面外科之间存在十分幼稚的历史争议,Tessier 无法进入口腔科实验室制作手术咬合板,但手术非常成功。至今,该咬合板也一直用于稳定面部骨折断端。

美国颅颌面外科医师 S. Anthony Wolfe 写了一本两卷的 Tessier 传记,名为 *A Man from Héric*[142]。Wolfe 写道,Tessier 为很多眶距增宽的患者做了 Le Fort Ⅲ型截骨术。他与巴黎福氏医院的神经外科的同事 Gerard Guiot 讨论了经颅入路手术方法的可能性。Guiot 回答道:"为什么不尝试呢(Pourquoi pas)?"有趣的是,"Pourquoi Pas"也是极地探险家 Jean-Baptiste Charcot 所用的船的名字,他也是伟大的 Victor Hugo 的孙子。这句话也成为 1983 年创建的国际颅颌面外科学会的宗旨,Tessier 曾担任学会的名誉主席。[142]

在接下来的几年里,Tessier 医师不仅追求并发展了他的思想,而且培养了全世界第一代颅颌面外科医师。1972 年,他在英国大奥蒙德儿童医院(Great Ormond Street Hospital)进行了他在英国的第一次颅颌面手术。在那里,他继续进行访学,并在手术室和诊所任教了 25 年[147]。

延伸阅读

1969 年,Obwegeser 教授同时进行了 Le Fort Ⅲ型与Ⅰ型截骨术(见第 1 章)。Obwegeser 与 Tessier 成为终身的朋友(图 2 - 102)。

最不常进行的面中部手术之一是 Le Fort Ⅱ型骨截骨术。它通常是用于重度鼻上颌骨后缩的患者。尽管 Tessier 和 Obwegeser 都参与了该手术的开发,但是目前尚不清楚第一例 Le Fort Ⅱ型前移截骨术的第一位手术者究竟是哪位。1973 年,Henderson 与 Jackson 描述了该手术过程[149]。Derek Henderson 是英国口腔颌面外科的引领者,对正颌外科尤其感兴趣。

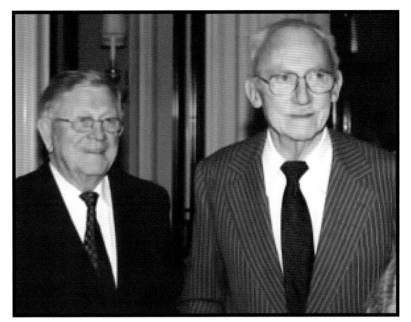

图 2-102　Hugo Obwegeser 教授与 Paul Tessier 医师(2005)

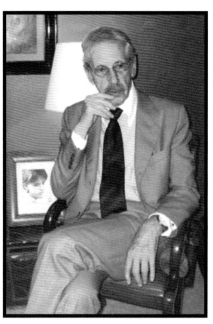

图 2-103　Fernando Ortiz-Monasterio (1923—2012)

第 2 章

牵引成骨

颌面骨骼牵引成骨术是颅颌面外科的又一项进步。这项技术是由 Gavril Abramovich Ilizarov (1921—1992)(图 2-104)在 20 世纪 60 年代提出的，目的是通过拉伸截骨部位的两端以生成新骨，延长原有骨结构。Ilizarov 出生在高加索地区，但在西伯利亚库尔干地区工作[150,151]。然而，这个概念 20 年之后才传到西方，又过了 10 年，才应用于颅颌面手术(见第 45、46、57 和 58 章)。

颌面畸形的社会心理影响

"我们需要更多的心理学知识。我们需要对人心有更多的理解，因为唯一真正存在的危险正是人类自身。"

Carl Gustav Jung(1875—1961)

瑞士心理学家

(BBC 采访，1959)

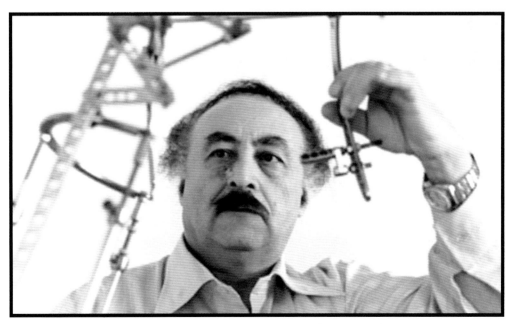

图 2-104　Gavril Abramovich Ilizarov(1921—1992)

古往今来,社会条件和普遍的社会态度造成了人类社会不必要的痛苦。对于一个有着明显的面部畸形的人来说,他们所遭受的侮辱、歧视和绝望常常是由公众缺乏同情心、理解和同理心造成的。而这些正是缺乏公共教育的结果。上述 Archibald McIndoe 爵士与"无注视小镇"的例子说明了社会心理学对于治疗面部畸形患者的重要性,以及公共教育的重要性。McIndoe 明白,社会心理康复是面部畸形患者治疗的重要组成部分,因此他成为社会心理治疗的先驱。如今,社会心理治疗已经常规应用于接受任何面部手术治疗的患者。

许多学者帮助我们提高了对社会心理功能在面部畸形治疗中重要性的认识,但有两个人的贡献值得专门提及。

Frances Cooke Macgregor

Frances Cooke Macgregor 教授(1906—2001)是一位著名的社会科学家。她是第一位研究面部可视性异常的社会心理意义并将其发表的学者,这些工作直接导致了第一例承认面部缺陷为残疾的案例(图2-105)。她的出版物记录了她 40 年的研究[152]。

二战期间,她在密苏里州哥伦比亚市的埃利斯菲舍尔州立癌症医院(Ellis Fischel Cancer State Hospital)拍摄患者时,开始了面部缺陷的研究工作。战争结束后不久,她遇到了整形外科医师 John Marquis Converse,他帮助修复了英国和法国飞行员破碎和烧伤的脸。他的专业与她对面部缺陷社会心理学研究的兴趣不谋而合。Converse 支持她的建议,对自己的患者做了一次探究性研究。因为当时关于

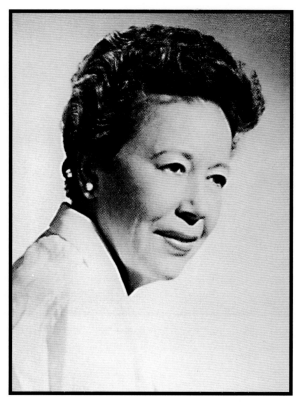

图 2-105　Frances Cooke Macgregor(1906—2001)(引自:Naini FB. Facial Aesthetics: Concepts and Clinical Diagnosis. Oxford: Wiley-Blackwell, 2011;允许出版)

身体残疾的文献几乎全部局限于功能障碍。她的工作最终导致世界卫生组织将面部缺陷列入残疾名单。1951 年,面部缺陷修复协会成立,现在被称为国家面部重建基金会(National Foundation for Facial Reconstruction,NFFR)。

延伸阅读

John Marquis Converse

John Marquis Converse 医师(1909—1981)(图2-106)于 1909 年 9 月 29 日出生于美国旧金山[153]。他的父亲是巴黎美国医院的内科主任。Converse 很小的时候就搬到了巴黎,并在那里长大。1935 年,他从巴黎大学美国医院医学专业毕业。1938 年,他又从波士顿的麻省总医院医学专业毕业。他早年在波士顿的麻省总医院,师从Kazanjian,接受整形和颌面外科手术培训,随后在二战期间随美国军队在欧洲服役时,跟随 Harold Gillies 爵士继续学习。1952 年,他在纽约建立了自己的基地,并于 1957 年成为整形重建外科研究

所所长。他和他的导师 Kazanjian 一起出版了一部关于颌面创伤外科的重要著作,并在 1962 年创办了一年一度的 Kazanjian 讲座。Converse 构想并建立了面部毁容协会(现 NFFR)。他在筹款方面的天赋对他的临床、学术和慈善工作也大有裨益。他是巨著 *Reconstructive Plastic Surgery* 的编辑。他对组织移植研究做出了贡献,并帮助建立了移植学会。源于早期接受 Kazanjian 和 Gillies 的培训,他对颌面外科特别感兴趣。眶底爆裂性骨折,以及眶距过宽矫正手术中的嗅觉保留均与他有关。1964 年,他与传奇影星 Gary Cooper 的遗孀 Veronica B. Cooper 结婚,直到他去世。

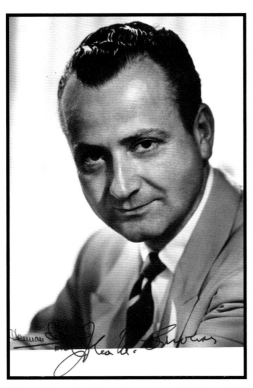

图 2-106 John Marquis Converse (1909—1981)
(由 the National Library of Medicine 提供)

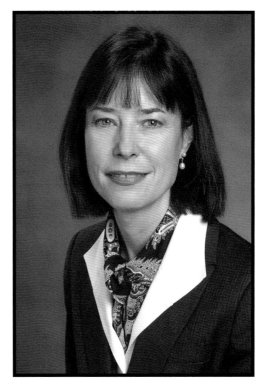

图 2-107 Katharine Phillips(由 Professor Katharine Phillips 提供)

当她被面部缺陷修复协会(即现在的 NFFR)授予突出贡献奖时,Frances Cooke Macgregor 说道:[152]

"现在不是自满或沾沾自喜的时候。我们还有许多事情要做。在这个世界上,有成千上万的男人、女人和孩子就像你今天看到的这些人一样,只是因为他们的长相,就难以被我们的社会接受,并且遭到忽视。"

Katharine Phillips

意大利精神病学教授 Enrico Morselli (1852—1929)在 1891 年描述了一种被称为"畸形恐惧症"的症状。现在被称为躯体变形障碍症(body dysmorphic disorder,BDD),这种严重的精神衰弱状态会严重影响患者的生活健康。如果未得到诊断,可能会给外科医师带来灾难性的后果。Katharine A. Phillips 博士是国际公认的 BDD 权威和研究者,她是精神病学和人类行为学教授、布朗大学阿尔珀特医学院(Alpert Medical School of Brown University)精神病学住院医师培训项目研究培训主任(图 2-107)。Phillips 博士也是资深的研究型科学家、成人精神病学研究主任、罗德岛医院躯体变形障碍症项目主任。

自 1995 年以来,Phillips 博士关于 BDD 的研究一直由国家心理健康研究所资助。她的研究、临床工作和其他学术贡献使她获得了无数的荣誉和奖项,包括美国精神病学协会的特殊表彰。20 多年来,她的研究主要集中于 BDD。这种疾病会导致患者的社会、职业和学术功能明显受损,并且与高自杀率密切相关。

当她开始研究 BDD 时,没有人对这种疾病进行过系统的科学研究,因此人们对它知之甚少。她的工作重点之一是开发和测试有效的 BDD 治疗方法,包括心理治疗和药物治疗。她的另一个工作重点是精神病理学研究,目的是阐明 BDD 的临床特征,包括症状、自杀倾向、洞察力、伴随疾病、社会心理功能障碍,以及 BDD 与其他疾病的关系,如强迫症和社交恐惧症。她还研究了 BDD 的患病率和病程,开发了广泛使用的 BDD 和洞察力测试,并将自己的发现与神经影像学、分子遗传学和神经心理学对于 BBD 的研究成果相结合。她的 275 篇出版物中有 180 多篇主要着眼于 BDD。她是许多书籍的作者和共同作者,包括广受赞誉的 *The Broken Mirror:Understanding and Treating Body Dysmorphic Disorder*[154]。

Phillips 博士曾说过："我过去和现在工作的总体目标是更好地理解和开发治疗 BDD 的有效方法。BDD 是一种未被充分认识、常导致人体衰弱的疾病。我希望我的工作可以改善这种情况,减轻患者的痛苦和损伤。"(见第 9 章)。

结束语

"进步,远不在于改变,而在于那些不变的东西。只有当再无任何改进之处,且再无可能的改进方向之时,才是必须改变之际。如果不将过去的经验留存下来,便如同身陷蛮荒,永远处于蒙昧阶段。忘记历史的人,必定会重蹈覆辙。"

George Santayana(1863—1952)[155]

西班牙裔美国哲学家

正颌外科的先驱们善于将自己积累的知识、成就和经验用文字记录下来,这样才得以传承至今。这些资料将正颌专科连成一个整体,并指引着未来的发展方向。若一个专业没有留下记录,其历史发展受到曲解,那么其发展必然没有方向。若不能以史为鉴,以人为鉴,那注定要重蹈覆辙。而且,只有站在巨人肩膀上的人才能引领这个行业的未来。

(罗淞元　吴　昊　江凌勇　译)

参考文献

[1] Aristotle. The Works of Aristotle. Ross WD (Ed.). 12 vols. Oxford: Clarendon, 1908.

[2] Confucius. The Analects or The Conversations of Confucius With his Disciples and Certain Others. Trans. Soothill WE. Oxford: Oxford University Press, 1945.

[3] Hullihen SP. Case of elongation of the under-jaw and distortion of the face and neck, caused by a burn, successfully treated. Am J Dent Sci. 1849;9: 157 - 65.

[4] Armbrecht EC. Hullihen, the oral surgeon. Int J Orthod Oral Surg. 1937;23: 377,511,598,711.

[5] Goldwyn R. Simon P. Hullihen: pioneer oral and plastic surgeon. Plast Reconstr Surg. 1973;52: 250 - 7.

[6] Aziz SR. Simon P. Hullihen and the origin of orthognathic surgery. J Oral Maxillofac Surg. 2004;62: 1303 - 7.

[7] Whipple JW. Double resection of inferior maxilla for protruding lower jaw. Dental Cosmos. 1898;40: 552 - 7.

[8] Naini FB. Regional aesthetic analysis: The maxilla and mid-face. In: Naini FB. Facial Aesthetics: Concepts and Clinical Diagnosis. Oxford: Wiley-Blackwell, 2011.

[9] Angle EH. Double resection of lower maxilla. Dental Cosmos 1898;40: 635 - 8.

[10] Ottolengui RD. A friendly criticism of Dr Angle's proposed technique in surgical correction of mandibular protrusion. Dental Cosmos 1903;45: 454 - 7.

[11] Blair VP. Report of case of double resection for correction of protrusion of mandible. Dental Cosmos. 1906;48: 817 - 20.

[12] Blair VP. Surgery and Diseases of the Mouth and Jaws (Ed. 3). St. Louis: The C. V. Mosby Company, 1918.

[13] Ballin M. Double resection for treatment of mandibular protrusion. Dent Items. 1908;30: 422 - 7. Discussion 427 - 31.

[14] Cryer MH. Studies of the anterior and posterior occlusion of the teeth, with suggestions as to treatment. Dental Cosmos. 1913;55: 673 - 91.

[15] Aller TG. Operative treatment of prognathism. Dental Cosmos. 1917;59: 394 - 9.

[16] Harsha WM. Prognathism with operative treatment. J Am Med Ass. 1912;59: 2035.

[17] Harsha WM. Bilateral resection of the jaw for prognathism. Surg Gynecol. Obstet. 1912;15: 51 - 3.

[18] Kazanjian VH. Surgical treatment of mandibular prognathism. Internat J Orthodont Oral Surg Radiogr. 1932;18: 1224 - 39.

[19] Von Eiselsberg A. Uber plastic bei ektropium des unterskiefers (progenie). Wiener Klinische Wechenschrift. 1906;19: 1505.

[20] Pichler H, Trauner R. Mund. Und Kieferchirurgie, Part I, Vol. 1 and 2. Vienna: Urban Schwarzenberg, 1948.

[21] Fickling BW, Fordyce GI. Mandibular osteotomy for facial asymmetry. Proc R Soc Med. 1955;48: 989.

[22] Hovell JH. The surgical construction of variations in the facial skeletal pattern. Proc R Soc Med. 1956;49: 546 - 56.

[23] Armbrecht EC, Clarke G, Kline KK. Bilateral ostectomy for correction of prognathism - report of a case. J Oral Surg. 1957;15: 63 - 6.

[24] Gelbier S. John Herbert Hovell (1910 - 1988), TD, MRCS, LRCP, FRCS, FDSRCS (Eng), FFD (Ire), DOrth. J Med Biogr. 2014 May 15.

[25] Hofer O. Die vertikale osteotomie zur verlangerung des einseitig verkurzten aufsteigenden unterkieferastes. Atschr Stomatol. 1936;34: 826.

[26] Köle H. Surgical operations on the alveolar ridge to correct occlusal abnormalities. Oral Surg Oral Med Oral Pathol. 1959;12(3): 277 - 88.

[27] Köle H. Surgical operations on the alveolar ridge to correct occlusal abnormalities. Oral Surg Oral Med Oral Pathol. 1959;12(4): 413 - 20.

[28] Köle H. Surgical operations on the alveolar ridge to correct occlusal abnormalities. Oral Surg Oral Med Oral Pathol. 1959;12(5): 515 - 29.

[29] Sowray JH, Haskell R. Ostectomy at the mandibular symphysis. Br J Oral Surg. 1968;5: 97 - 102.

[30] Henry TC. Localized osteotomy in cases of mild inferior protrusion. Pp. 80 - 92. In: Walker RV (Ed.): Oral Surgery: Transactions of the Third International Conference on Oral Surgery, 1968. Edinburgh and London: E&S Livingstone, 1970.

[31] Obwegeser H. Die bewegung des unteren alveolarfortsatzes zur korrektur von kieferstellungsanomalien. Dtsch Z Zeitschrift. 1969;24: 5 - 15.

[32] MacIntosh RB. Total mandibular alveolar osteotomy: encouraging

experiences with an infrequently indicated procedure. J Maxillofac Surg. 1974;2: 210 – 8.

[33] Macintosh RB，Carlotti AE. Total mandibular alveolar osteotomy in the management of skeletal (infantile) apertognathia. J Oral Surg. 1975;33: 921 – 8.

[34] Pangrazio-Kulbersh V，MacIntosh RB. Total mandibular alveolar osteotomy: an alternate choice to other surgical procedures. Am J Orthod. 1985;87: 319 – 37.

[35] Humphry GM. Excision of the condyle of the lower jaw. Br Assoc Med J. 1856;4: 61 – 2.

[36] Berger P. Du traitement chirurgical du prognathisme. Theèse (Thesis): Meédecine. Lyon: A. Rey，1897.

[37] Jaboulay M，Bérard L. Traitement chirurgical du prognathisme inférieur. Presse Med Paris. 1898;6: 173 – 6.

[38] Ivy RH. Surgery in relation to orthodontia and facial harmony. Internat J Orthodont Dent Child. 1933;19: 888 – 98.

[39] Dufourmentel L. Le traitement chirurgical du prognathisme. Presse Medicale 1921;29: 235.

[40] Kostečka F. Surgical correction of protrusion of the lower and upper jaws. J Am Dent Ass. 1928;15: 362.

[41] Kostečka F. A contribution to the surgical treatment of openbite. Am J Orthodont Oral Surg. 1934;20: 1082 – 92.

[42] Spilka CJ. Surgical correction of mandibular prognathism. Oral Surg Oral Med Oral Pathol. 1956;9: 1255 – 66.

[43] Bowdler Henry C. A case of Kostecka's operation for the correction of the prognathous mandible. Proc R Soc Med. 1946;39: 646 – 8.

[44] Smith AE，Johnson JB. Surgical treatment of mandibular deformations. JADA. 1940;27: 689 – 700.

[45] Blair VP. Operations on the jaw bone and face. Surg Gynecol Obstet. 1907;4: 67 – 8.

[46] Ivy RH. Vilray Papin Blair，A. M.，M. D.，F. A. C. S.: Honorary Member，British Association of Plastic Surgeons. Br J Plast Surg. 1953;5: 224 – 7.

[47] Babcock WW. The surgical treatment of certain deformities of the jaw associated with malocclusion of the teeth. JAMA. 1909;53: 833 – 9.

[48] Bruhn C. The surgical-orthopedical removal of the deformations of the jaws. Internat J Orthodont Oral Surg Radiogr. 1927; 13: 65 – 79.

[49] Naini FB. Cephalometry and cephalometric analysis. In: Naini FB. Facial Aesthetics: Concepts and Clinical Diagnosis. Oxford: Wiley-Blackwell，2011.

[50] Lindemann A. Die Wehrchirurgie des Gesichtsschädels – Nachbehandlung und Nachoperation. Dtsch Z Zahn Mund Kieferheilk. 1936;3: 105.

[51] Lindemann A，Hofrath H. Die Kieferosteotomie. Chirurg. 1938;10: 745 – 70.

[52] Kazanjian VH. Surgical correction of deformities of the jaws and its relation to orthodontia. Internat J Orthodont Oral Surg. 1936;22: 259 – 82.

[53] Kazanjian VH. The treatment of mandibular prognathism with special reference to edentulous patients. Oral Surg Oral Med Oral Pathol. 1951;4: 680 – 88.

[54] Kazanjian VH. The surgical treatment of prognathism: an analysis of sixty-five cases. Am J Surg. 1954;87: 691 – 700.

[55] Deranian HM. Miracle Man of the Western Front: Dr Varaztad H. Kazanjian，Pioneer Plastic Surgeon. Worcester，Massachusetts: Chandler House Press，2007.

[56] Limberg A. Treatment of open-bite by means of plastic oblique osteotomy of the ascending rami of the mandible.

Dental Cosmos. 1925;67: 1191 – 1200.

[57] Skaloud F. A new surgical method for correction of prognathism of the mandible. Oral Surg Oral Med Oral Pathol. 1951;4: 689 – 94.

[58] Wassmund M. Frakturen und Luxationen des Geishtschädels. Unter Berücksichtigung der Komplikationen des Hirnschädels. Ihre Klinik und Therapie. Praktisches Lehrbuch. Berlin: H. Meusser，1927.

[59] Perthes G. Operative Korrektur der Progenie. Zbl Chir. 1922;49: 1540 – 1.

[60] Ernst F. Uber die chirurgische beseitigung der prognathie des unterkiefers (Progenie). Zentralbl Chir. 1938;65: 179.

[61] Schuchardt K. Ein Betrag zur chirurgischen Kieferorthopädie unter Beruckssichtigung ihrer Bedeutung fur die Behandlung angeborener und erworbener Kieferdeformitaten bei Soldaten. Dtsch Zahn Mund Kieferheilkd Zentralbl. 1942; 9: 73 – 89.

[62] Obwegeser HL. Surgical procedures to correct mandibular prognathism and reshaping of the chin. In: Trauner，R and Obwegeser，HL (Editors). The surgical correction of mandibular prognathism and retrognathia with consideration of genioplasty. Part I. Surgical procedures to correct mandibular prognathism and reshaping of chin. Oral Surg Oral Med Oral Pathol. 1957;10: 677 – 89.

[63] Dal Pont G. L'osteotomia retromolare per la correzione della progenia. Minerva Chir. 1959;14: 1138 – 41.

[64] Dal Pont G. Retromolar osteotomy for correction of prognathism. J Oral Surg Anesth Hosp D Serv. 1961;19: 42 – 7.

[65] Obwegeser H. The indications for surgical correction of mandibular deformity by the sagittal splitting technique. Br J Oral Surg. 1964;1: 157 – 71.

[66] Hunsuck EE. A modified intraoral sagittal splitting technique for correction of mandibular prognathism. J Oral Maxillofac Surg. 1968;26: 250 – 3.

[67] Epker BN. Modifications in the sagittal osteotomy of the mandible. J Oral Surg. 1977;35: 157 – 9.

[68] Robinson M. Prognathism corrected by open vertical subcondylotomy. J Oral Surg (Chic). 1958;16: 215 – 9.

[69] Thoma KH. Oblique osteotomy of mandibular ramus: special technique for correction of various types of facial defects and malocclusion. Oral Surg. 1961;14 Suppl 1: 23 – 46.

[70] Hinds EC，Galbreath JC，SillsAH. Selection of procedure in the management of jaw deformities. Plast Reconstr Surg Transplant Bull. 1962;29: 176 – 85.

[71] Caldwell JB，Letterman GS. Vertical osteotomy in the mandibular rami for correction of prognathism. J Oral Surg (Chic). 1954;12: 185 – 202.

[72] Caldwell JB，Hayward JR，Lister RL. Correction of mandibular retrognathia by vertical L osteotomy: a new technic. J Oral Surg. 1968;26: 259 – 64.

[73] Hebert JM，Kent JN，Hinds EC. Correction of prognathism by an intraoral vertical subcondylar osteotomy. J Oral Surg. 1970;28: 651 – 3.

[74] Kazanjian VH. Bone transplanting of the mandible. Am J Surg. 1952;83: 633 – 9.

[75] Hofer O. Operation der prognathie und mikrogenie. Dtsch Zahn Mund Kieferheilkd. 1942;9: 121 – 32.

[76] Trauner R. In memory of Professor Otto Hofer，D. D. S. Osterr Z Stomatol. 1972;69: 112 – 3.

[77] Personal communication，Freud Museum London.

[78] Gillies HD，Millard Jr. DR. The Principles and Art of Plastic Surgery. London: Butterworth and Co. Ltd.，1957.

[79] Converse JM, Wood-Smith D. Horizontal osteotomy of the mandible. Plast Reconstr Surg. 1964;34: 464 – 71.

[80] Neuner O. Chirurgische Orthodontie. Schweiz Monatschr Zahnhlkd. 1965;75: 940 – 4.

[81] Obwegeser HL. Die einzeitige Vorbewegung des Oberkiefers und Rückbewegung des Unterkiefers zur Korrektur der extremen "Progenie". Schweiz Monatschr Zahnheilk. 1970;80: 547 – 55.

[82] Comte A. The positive philosophy of Auguste Comte. Freely translated and condensed by Harriet Martineau (1855). London: George Bell & Sons, 1896.

[83] Von Langenbeck B. Beitrange zur osteoplastik. In: Goschen A (Ed.). Die osteoplastiche resektion des oberkierers. Deutsche Klinik. Berlin: Reimer, 1859.

[84] Cheever D. Displacement of the upper jaw. Med Surg Rep Boston City Hosp. 1870;1: 156.

[85] Cheever D. Naso-pharyngeal polpus, attached to the basilar process of occipital and body of the sphenoid bone successfully removed by a section, displacement, and subsequent replacement and reunion of the superior maxillary bone. Boston Med Surg. 1867;8: 162.

[86] Moloney F, Worthington P. The origin of the Le Fort I maxillary osteotomy: Cheever's operation. J Oral Surg. 1981;39: 731 – 4.

[87] Halvorson EG, Mulliken JB. Cheever's double operation: the first Le Fort I osteotomy. Plast Reconstr Surg. 2008; 121: 1375 – 81.

[88] Le Fort R. Étude expérimentale sur les fractures de la mâchoire supérieure. Rev Chir. 1901;1: 208,260,479.

[89] Le Fort R. Experimental study of fractures of the upper jaw (paper of 1901 translated by Paul Tessier). Plast Reconstr Surg. 1972;50: 497 – 506.

[90] Wassmund M. Frakturen und luxationen des gesichtsschädels. Leipzig: Meusser, 1927.

[91] Axhausen G. Zur behandlung veralteter disloziert geheilter oberkieferbruche. Dtsch Zahn Mund Kieferheilk. 1934;1: 334 – 9.

[92] Schuchardt K. Ein Betrag zur chirurgischen Kieferorthopädie unter Beruckssichtigung ihrer Bedeutung fur die Behandlung angeborener und erworbener Kieferdeformitaten bei Soldaten. Dtsch Zahn Mund Kieferheilkd Zentralbl. 1942; 9: 73 – 89.

[93] Moore FT, Ward TG. Complications and sequelae of untreated fractures of the facial bones and their treatment. Br J Plast Surg. 1949;1: 257 – 67.

[94] Gillies H, Rowe N. L'ostéotomie du maxillaire supérieur enoisagée essentiellement dans le cas de bec-de-lièvre total. Rev Stomatol. 1954;55: 545 – 52.

[95] Obwegeser H. Surgery of the maxilla for the correction of prognathism. SSO Schweiz Monatsschr Zahnheilkd. 1965; 75: 365 – 74.

[96] Obwegeser HL. Surgical correction of small or retrodisplaced maxillae. The 'dish-face' deformity. Plast Reconstr Surg. 1969;43: 351 – 65.

[97] Kufner J. Four-year experience with major maxillary osteotomy for retrusion. J Oral Surg. 1971;29: 549 – 53.

[98] Bennett MA, Wolford LM. The maxillary step osteotomy and Steinmann pin stabilization. J Oral Maxillofac Surg. 1985;43: 307 – 11.

[99] Cohn-Stock G. Die chirurgische immediatregulierung der kiefer, speciell die chirurgische behandlung der prognathie. Vierteljahrsschr Zahnheilk. 1921;3: 320.

[100] Wolfe SA. Günther Cohn-Stock, M. S., D. D. S., father of maxillary orthognathic surgery. J Cranio-Maxillofacial Surg. 1989;17: 331 – 4.

[101] Wassmund M. Lehrbuch der praktischen chirurgie des mundes und der kiefer. Leipzig: Meusser, 1935.

[102] Cupar I. Die chirurgische behandlung der form und stellungsveränderungen des oberkiefers. Ost Z Stomatol. 1954;51: 565 – 77.

[103] Wunderer S. Die prognathie-operation mittels frontal gestielten maxillafragment. Osterr Z Stomatol. 1962;59: 98 – 102.

[104] Schuchardt K. Formen des offenen bisses und ihre operativen behandlungmöglichkeiten. Stuttgart: Fortschr Kiefer Gesichts-Chir., 1955.

[105] Schuchardt K. Experiences with the surgical treatment of some deformities of the jaws: prognathia, micrognathia, and open bite. In: Wallace AB (Ed.). Transactions of Second Congress, International Society of Plastic Surgeons. London, 1959. Edinburgh: E & S Livingstone Ltd., 1961.

[106] Kufner J. Nove notedy chirurgickeho leceni otereneho skusu. Čslka Stomat. 1960;60: 5.

[107] Kufner J. Experience with a modified procedure for correction of open bite. pp 18 – 23. In: Walker RV (Ed.). Oral Surgery: Transactions of the Third International Conference on Oral Surgery, 1968. Edinburgh and London: E & S Livingstone, 1970.

[108] Bell WH. Revascularization and bone healing after anterior maxillary osteotomy: a study using adult rhesus monkeys. J Oral Surg. 1969;27: 249 – 55.

[109] Bell WH, Levy BM. Revascularization and bone healing after anterior mandibular osteotomy. J Oral Surg. 1970; 28: 196 – 203.

[110] Bell WH, Levy BM. Healing after anterior maxillary osteotomy. J Oral Surg. 1970;28: 728 – 34.

[111] Bell WH, Levy BM. Revascularization and bone healing after posterior maxillary osteotomy. J Oral Surg. 1971;29: 313 – 20.

[112] Bell WH, Levy BM. Revascularization and bone healing after maxillary corticotomies. J Oral Surg. 1972;30: 640 – 8.

[113] Bell WH. Biologic basis for maxillary osteotomies. Am J Phys Anthropol. 1973;38: 279 – 89.

[114] Bell WH, Fonseca RJ, Kenneky JW, Levy BM. Bone healing and revascularization after total maxillary osteotomy. J Oral Surg. 1975;33: 253 – 60.

[115] Bell WH, Schendel SA, Finn RA. Revascularization after surgical repositioning of one-tooth dento-osseous segments. J Oral Surg. 1978;36: 757 – 65.

[116] Scheideman GB, Kawamura H, Finn RA, Bell WH. Wound healing after anterior and posterior subapical osteotomy. J Oral Maxillofac Surg. 1985;43: 408 – 16.

[117] Quejada JG, Kawamura H, Finn RA, Bell WH. Wound healing associated with segmental total maxillary osteotomy. J Oral Maxillofac Surg. 1986;44: 366 – 77.

[118] Storum KA, Bell WH, Nagura H. Microangiographic and histologic evaluation of revascularization and healing after genioplasty by osteotomy of the inferior border of the mandible. J Oral Maxillofac Surg. 1988;46: 210 – 6.

[119] Bell WH, You ZH, Finn RA, Fields RT. Wound healing after multisegmental Le Fort I osteotomy and transection of the descending palatine vessels. J Oral Maxillofac Surg. 1995;53: 1425 – 33; discussion 1433 – 4.

第
1
部
分

[120] Soerensen J，Warnekros L. Chirug und Zahnarzt. Berlin：Springer Verlag，1917.

[121] Steinhäuser EW. Historical development of orthognathic surgery. J Craniomaxillofac Surg. 1996；24：195 - 204.

[122] Spiessl B. Osteosynthese bei sagittaler osteotomie nach Obwegeser-Dal Pont. Fortschr Kiefer Gesichtschir. 1974；18：145 - 8.

[123] Luhr HG. Indications for use of a microsystem for internal fixation in craniofacial surgery. J Craniofac Surg. 1990；1：35 - 52.

[124] Michelet FX，Benoit JP，Festal F，Despujols P，Bruchet P，Arvor A. Fixation without blocking of sagittal osteotomies of the rami by means of endo-buccal screwed plates in the treatment of antero-posterior abnormalities. Rev Stomatol Chir Maxillofac. 1971；72：531 - 7.

[125] Michelet FX，Deymes J，Dessus B. Osteosynthesis with miniaturized screwed plates in maxillo-facial surgery. J Maxillofac Surg. 1973；1：79 - 84.

[126] Champy M. Surgical treatment of midface deformities. Head Neck Surg. 1980；2：451 - 65.

[127] Lindorf HH. Sagittal ramus osteotomy with tandem screw fixation. Technique and results. J Maxillofac Surg. 1986；14：311 - 6.

[128] Plato. The Republic（Book II）. In：Hamilton E，Cairns H（Eds）. The Collected Dialogues of Plato. Princeton，NJ：Princeton University Press，1961.

[129] Bamji AN. The Macalister archive：records from the Queen's Hospital，Sidcup，1917 - 1921. J Audiov Media Med. 1993；16：76 - 84.

[130] Bamji A. Sir Harold Gillies：surgical pioneer. Trauma 2006；8：143 - 156.

[131] Holdsworth WG. Sir Harold Gillies. Ann Plast Surg. 1979；3：464 - 68.

[132] Matthews DN. Gillies：mastermind of modern plastic surgery. Br J Plast Surg. 1979；32：68 - 77.

[133] Millard DR. Sir Harold Gillies. Ann Plast Surg. 1979；3：454 - 63.

[134] Negus V. Sir Harold Gillies. Arch Otolaryngol. 1966；83：372 - 8.

[135] Personal communication，Professor Hugo Obwegeser.

[136] McAuley JE. Charles Valadier：a forgotten pioneer in the treatment of jaw injuries. Proc R Soc Med. Aug 1974；67：785 - 9.

[137] Ivy RH. T. Pomfret Kilner，C. B. E.，F. R. C. S. Emeritus Professor of Plastic Surgery，University of Oxford. Plast Reconstr Surg. 1964；34：313 - 4.

[138] Griffiths RW. Arthur Rainsford Mowlem（1902 - 1986），plastic surgeon. J Med Biogr. 2013；21：180 - 92.

[139] Pinney J，Metcalfe AD. Sir Archibald McIndoe and the Guinea Pig Club. PMFA News 2014；1：21 - 4.

[140] Sir Winston Churchill. 20th August 1940，Speech delivered in The House of Commons. 'The Few'. The Churchill Centre and Museum. Retrieved 7th October，2014.

[141] Gillies HD，Harrison SH. Operative correction by osteotomy of recessed malar maxillary compound in a case of oxycephaly. Br J Plast Surg. 1950；3：123 - 7.

[142] Wolfe SA. A Man from Héric：The Life and Work of Paul Tessier，MD，father of Craniofacial Surgery：Volumes I and II. Raleigh，NC：Lulu.com，2012.

[143] Tessier P. Surgical treatment of rare orbito-facial malformations. J Genet Hum. 1966；15：Suppl：322 - 55.

[144] Tessier P. Total facial osteotomy. Crouzon's syndrome，Apert's syndrome：oxycephaly，scaphocephaly，turricephaly. Ann Chir Plast. 1967；12：273 - 86.

[145] Tessier P. The definitive plastic surgical treatment of the severe facial deformities of craniofacial dysostosis. Crouzon's and Apert's diseases. Plast Reconstr Surg. 1971；48：419 - 42.

[146] Montaigne. The Complete Essays of Montaigne. Trans. Frame DL. Stanford，CA ：Stanford University Press，1958.

[147] Jones B. Paul Louis Tessier. BMJ. 12，2008；337（7661）：118.

[148] Ortiz-Monasterio F，del Campo AF，Carrillo A. Advancement of the orbits and the midface in one piece，combined with frontal repositioning，for the correction of Crouzon's deformities. Plast Reconstr Surg. 1978；61：507 - 16.

[149] Henderson D，Jackson IT. Nasomaxillary hypoplasia - the Le Fort II osteotomy. Br J Oral Surg. 1973；11：77 - 93.

[150] Ilizarov GA. The principles of the Ilizarov method. Bull Hosp Jt Dis Orthop Inst. 1988；48：1 - 11.

[151] Golyakhovsky V. Gavriel A. Ilizarov：'The magician from Kurgan'. Bull Hosp Jt Dis Orthop Inst. 1988；48：12 - 16.

[152] Naini FB. Psychological ramifications of facial deformities. In：Naini FB. Facial Aesthetics：Concepts and Clinical Diagnosis. Oxford：Wiley-Blackwell，2011.

[153] Thompson N. John Marquis Converse 1909 - 1981. Chirurgia Plast. 1981；6：149 - 51.

[154] Phillips KA. The Broken Mirror：Understanding and Treating Body Dysmorphic Disorder. Oxford：Oxford University Press，2005.

[155] Santayana G. Reason in Common Sense（1905）. In：Santayana G. The Life of Reason or the Phases of Human Progress（1905 - 1906）. New York：Charles Scribner's Sons，1920.

第 2 章

第 3 章
正颌外科：初步探究
Orthognathic Surgery: Preliminary Considerations

Farhad B. Naini and Daljit S. Gill

英国正畸协会的宗旨："科学与艺术和谐共存。"

（注册于英国军事学院）

正颌外科的定义

正颌外科可以被定义为：为改善口腔颌面功能和美观（以稳定的方式）以及生活健康质量，而对上颌和（或）下颌，和（或）其部分颌骨进行手术使其重新定位。在该过程中可以进行或不进行牙齿的正畸治疗。"正颌"一词源于希腊语"orthos"：意为正确或直，以及"gnathos"：译为颌骨[1]。

正颌外科有时也被定义为骨性口腔颌面畸形的正畸-外科联合治疗。虽然大部分时候是这种情况，但该定义并不准确。因为有时只进行手术治疗。例如，颏成形术，或者极少数的患者在不进行正畸治疗的情况下术后咬合关系也是令人满意的。这些手术不包括正畸治疗，但也定义为正颌手术。此外，为呼吸睡眠暂停患者打开气道而进行的双颌前移手术通常不需要进行正畸治疗，也属于正颌手术。然而，对于大多数患者来说，正畸治疗仍然是现代正颌外科的重要组成部分。

延伸阅读

　　临床实践中，在需要提到"畸形"这个词的场合，我们更偏向于用"正颌手术"和"正颌门诊"这两个词代替。在患者或他们家人需要直接这个疾病的情况下，使用"口腔颌面畸形"或"颌面畸形门诊"这两个词既显得不得体，也未考虑患者的感受。

牙颌面畸形的病因学说

　　"……现在我们找到了这种结果的原因，或者说是这种缺陷的原因。正是缺陷造成这结果。"

　　　　　William Shakespeare(1564—1616)

　　　　　《哈姆雷特》(1600)[2]

　　"aetiology"一词（来源于古拉丁语 aetiologia；希腊语 aitia；译为原因；以及 logia：-logy 表示对某事的研究）指的是针对任何疾病原因的调查和工作。

先天 vs. 后天

　　牙颌面畸形或颅面畸形的病因可能是基因、环境或多因素造成的，即两者均有影响。基因的影响 vs. 环境的作用的比较经常被贴上"先天 vs. 后天？"的标签。这一词来源于莎士比亚最后一部个人创作的戏剧《暴风雨》(1611)：[3]

　　"一个魔鬼，天生的恶魔，教养也无法改变他的天性……"

　　许多颅面综合征是由已知的遗传基因决定（见第 55 章）。现存的颅面表现型，即许多综合征患者的颅颌面外观特征，足以为任何年龄与种族背景的人提供诊断依据。然而，某些颅面综合征的患者，其颅颌面表现型随着年龄的增长而改变。

　　人们已经证实，基因因素在许多错𬌗畸形的发病中起到了主要作用[4]。而且，每个面部骨骼的大小和生长潜力都可能被基因预设好了[5]。然而，也有人提出，面部骨骼发育受到功能肌肉的附着和口咽功能的影响，两者合称为功能基质[6,7]。口腔颌面不协调与错𬌗畸形的发生是遗传和环境因素相互作用的结果。我们需要研究哪些基因参与其中，它们的影响有多大，以及影响不同面部特征基因的强弱[8,9]。

　　对于任何错𬌗畸形或口腔颌面畸形，如下颌前突，问题在于如何辨别其决定因素是遗传还是环境。正畸通常是通过改变牙齿所处环境来起作用的，而牙颌面矫形则是通过改变牙列和颌骨发育的环境而起作用的。这个问题至关重要，因为错𬌗畸形由基因决定的程度越大，通过正畸或牙面矫形干预的预后就越差[9]。因此，需要正颌手术矫正的可能性就越大。

　　我们从父母那里继承的只是基因，称为基因型。这些基因如何表达，称为表现型（如我们的面部特征）。表现型取决于基因在生长和发育过程中与环境相互作用的方式。遗传和环境对面部特征的决定作用因人而异。例如，虹膜色素沉着不是环境因素决定的。相反，由吸吮习惯引起的前牙开𬌗是由环境造成的。然而，其他面部特征，如下颌骨的长度，可能受环境影响的程度更大。问题是只有先天与后天相互作用的最终结果才能直接被观察到。在个体水平，没有准确的方法来衡量遗传或环境对口腔颌面特征的单独作用。但是，为了解决这个问题，有两种方法可供使用：家族研究和双胞胎研究法，这两种方法有可能揭示两种因素的相对贡献。

　　哈布斯堡家族（Hapsburgs）是一个欧洲皇室家族，肖像画家绘画了超过 23 代哈布斯堡家族的肖像，他们都表现出同样的下颌前突以及下唇前突。"哈布斯堡下颌"就是一个很好的例子，说明了家族中基因遗传的作用。但是，长时间的家族研究非常少。用于研究基因影响的另一种方法是双胞胎研究法，Francis Galton 爵士在 *Fraser's Magazine*(1875) 第一次提出了该方法。单卵（同卵）双胞胎来自同一个受精卵，他们的基因是相同的。他们所表现出的任何不同都有可能归结为环境因素，我们对于这点比较有信心。同性别双卵（异卵）双胞胎只有 50% 基因相同，可以用来与单卵双胞胎进行对比，以比较两者之间的差异。

　　有学者研究了各种口腔颌面表现型（例如错𬌗畸形及相关口腔颌面特征）的遗传可能性[9]。Harris[10] 对Ⅱ类 1 分类错𬌗畸形进行了广泛的家族头颅侧位片研究，发现其下颌骨比Ⅰ类错𬌗畸形患者后缩更明显，下颌骨体更小并且下颌体总长度也更小。Kloeppel[11] 发现Ⅱ类 2 分类错𬌗畸形具有较强的家族聚集性。经过对 48 对双胞胎的临床与头颅侧位片分析[4]，他发现对于Ⅱ类 2 分类错𬌗畸形，同卵双胞胎的表现型 100% 一致，而异卵双胞胎 90% 不一致。这意味着基因是引起Ⅱ类 2 分类错𬌗畸形的主要病因。对于Ⅲ类错𬌗畸形，Schulze 和 Weise[12] 对双胞胎的下颌前突进行研究，发现同卵双胞胎的一致性比异卵双胞胎高 6 倍。Litton 等[13] 进行了一项广泛的文献回顾与家族研究，结果显示，Ⅲ类错𬌗畸形具有很强的家族聚集性，且与性别无关，在不同的家族或人口中其遗传模式也不相同。在一项著名的双胞胎研究中,Lundstrom 发现Ⅲ类错殆畸形具有最强的基因关联性,但是不同类型的错殆畸形也可以发生在同卵双胞胎中(表3-1)。不幸的是,这项研究存在一个问题,该实验没有将Ⅱ类1分类和Ⅱ类2分类错殆畸形的病例分开研究。

表3-1 双胞胎错殆畸形的一致性(基于 1984 年 Lundstrom 的数据)[14]

错殆畸形	同卵双胞胎(%)	异卵双胞胎(%)
Ⅰ类	87.3	84.6
Ⅱ类	67.7	23.8
Ⅲ类	83.3	10.0

注:Ⅱ类1分类与Ⅱ类2分类错殆畸形没有分开统计

根据 Marcovic 的研究结果[4],相比于Ⅱ类1分类错殆畸形,Ⅱ类2分类错殆畸形由基因决定的程度更大。Lundstrom[14]得出结论:"错殆畸形的类型和颌骨关系受遗传影响很大,但也同样受到环境影响。"

有学者也研究了基因对于面部垂直方向的影响。Hunter[15]发现,相比于前后向,骨骼垂直向形态与基因存在更强的关联。一项由 Naini 和 Moss[16]进行的双胞胎三维研究也证实了这个发现,相比于前后向,面部垂直向外形与基因关联更大。

该研究的临床意义在于,与基因关联较少的面部外形更容易通过矫形治疗进行干预,而与基因关联较大的面部外形难以在后天得以矫正。上述证据来自双胞胎研究及家族研究。这些研究聚焦于各种错殆畸形与口腔颌面畸形的基因关联,且结果表明,Ⅲ类、Ⅱ类2分类错殆畸形以及垂直向骨骼异常与基因关联最大。因此,这些错殆畸形很难通过正畸和牙面矫形治疗,也更可能需要正颌手术进行矫正。

延伸阅读

虽然不能准确预测颅面未来生长程度,但生长型不会改变。因此,若患者具有轻度到中度的骨性Ⅲ类错殆畸形,在成长过程中畸形程度可能保持在轻度到中度,也可能变得更严重。若患者年轻时就是重度骨性Ⅲ类错殆畸形,那日后也很可能会继续维持这种状态。

口腔颌面畸形的分类

分类可以定义为这样一种过程:根据预先确定的临床症状,将一系列相关或不相关的复杂参数通过人为组织,形成离散的、定义明确的类别列表。对于口腔颌面畸形的患者,这些参数可以是牙颌骨骼、软组织单位以及颅面复合体的亚单位。

因为许多口腔颌面参数之间的相互关系,制定出精确且全面的口腔颌面畸形分类是非常困难的。比如牙与牙槽骨的各种关系、不同的软组织参数(如舌的大小、外形与活动度、口周肌肉)以及不同空间平面的骨骼变化(基骨)。以上这些因素可能同时存在,且各种因素间会发生相互交叉。如前牙开殆可能是由骨性原因、软组织或牙槽骨其中一种因素引起,也可能是其中某些因素共同引起的。尽管存在局限性,但通过这些形态学关系可以尝试着对口腔颌面畸形进行一些归纳与分类,这种做法还是很有价值的。

人们提出了许多分类系统,有些过于简单,忽略了很多相关的参数;而有些过于复杂,没有实际价值。一个实用的口腔颌面畸形分类方法应该立足于识别描述畸形的主要形态学参数,也称之为主要描述符。同时,也需要高度相关的附加形态学关系(次要描述符),以及对于其病因学因素的识别。

形态学——口腔颌面畸形的病因学分类

口腔颌面畸形的描述通常涉及许多牙颌骨骼形态及其结构间的相互关系。例如:矢状向、垂直向与横向牙槽骨及面部骨骼关系以及任何相关的软组织参数。为了解释形态学和结构关系为何如此,我们在分类中对畸形的病因也尽可能进行描述。这与诊断、治疗计划和手术预后的稳定性紧密相关。

口腔颌面畸形的主要描述符可能是一个参数,如下颌矢状向发育过度,或公认的多参数组合,如上颌后部垂直向发育过度合并下颌后向旋转。尽管可能存在其他骨性差异,但主要描述符是最明显、最严重的。主要描述符可以分别描述上颌骨、下颌骨和颏部。以下是它们的常见组合(表3-2)。

延伸阅读

下面介绍一种实用的描述试验,想象一下,仅通过语言(例如:打电话)向同事描述患者的口腔颌面关系。通过几个简短的描述,该同事应该能在脑中较为准确地重现患者的口腔颌面关系。例如:"患者由于下颌后缩,其切牙关系为Ⅱ类1分类,重度骨性Ⅱ类错殆畸形,伴有面前下部高度减小以及下颌平面角减小。"

表 3-2　基于主要描述符与次要描述符的口腔颌面畸形分类(主要描述符是主要的骨性病因;次要描述符包含其他多种病因)

上颌骨畸形	主要描述符	潜在的次要描述符
	上颌骨矢状向发育过度(sagittal maxillary excess) 由于颌骨过大导致上颌骨突出(巨颌畸形)、向前移位(上颌前突),或两者均有	牙槽参数: ● 牙槽骨矢状向关系: 　○ 切牙关系(是Ⅰ类、Ⅱ类1分类、Ⅱ类2分类或Ⅲ类错𬌗畸形) 　○ 尖牙关系 　○ 磨牙与前磨牙关系 ● 牙槽骨垂直向关系: 　○ 切牙覆𬌗 　　□ 正常 　　□ 深覆𬌗 　　□ 浅覆𬌗 　　□ 前牙开𬌗(anterior open bite, AOB) 　○ 颊侧覆𬌗 　　□ 正常 　　□ 锁𬌗 　　□ 侧方开𬌗 　　□ 后牙开𬌗 ● 牙槽骨横向关系 　○ 牙源性锁/反𬌗 美学参数: ● 休息与运动时上切牙暴露程度 ● 休息与运动时牙龈暴露程度 ● 切牙倾斜度 软组织参数: ● 唇闭合能力: 　○ 完全(唇能够完全关闭) 　○ 不完全(唇不能够完全关闭) 　○ 潜在完全——由于上颌切牙前突而无法完全闭合 ● 唇高度-唇高度的增加或减少需要考虑功能影响(见唇闭合功能)以及切牙暴露的美学影响 ● 下唇后缩——Ⅱ类错𬌗畸形患者的下唇位于上颌切牙后侧,造成切牙唇倾 ● 软组织厚度 　○ 上唇 　○ 下唇 　○ 颏部软组织 ● 舌 　○ 位置——例如:休息时位于上下切牙之间,妨碍切牙萌出 　○ 活动——例如:伸舌习惯导致软组织性前牙开𬌗以及切牙过度唇倾
	上颌骨矢状向发育不足(sagittal maxillary deficiency) 上颌骨矢状向尺寸过小(小颌畸形)、上颌骨相对于颅颌面复合体位置靠后(上颌后缩),或两者均有	
	上颌骨垂直发育过度(vertical maxillary excess, VME) 上颌骨与牙槽骨向下垂直生长过度 ● 全部 ● 后部 ● 前部——通常源自上颌切牙过度萌出	
	上颌骨垂直发育不足(vertical maxillary deficiency, VMD) 上颌骨与牙槽骨向下垂直生长不足 ● 全部 ● 前部——源自上颌切牙萌出受阻(不良舌习惯以及长期吮指习惯)	
	上颌骨横向发育过度(transverse maxillary excess) 上颌骨横向宽度过大,可能造成双侧锁𬌗	
	上颌骨横向发育不足(transverse maxillary deficiency) 上颌骨横向宽度重度狭窄,会导致反𬌗、咬舌以及腭部食物堆积(如果腭盖高拱)	
	上颌骨不对称(maxillary asymmetry) ● 上颌骨体偏向左侧或右侧(不常见) ● 上颌𬌗平面横向倾斜(常是下颌骨不对称的继发表现)	
下颌骨畸形	主要描述符	
	下颌骨矢状向发育过度 下颌骨尺寸过大(巨颌畸形),位置前突(下颌前突),或两者均有	
	下颌骨矢状向发育不足 下颌骨矢状向尺寸过小(小颌畸形)、下颌骨相对于颅颌面复合体位置靠后(下颌后缩),或两者均有	
	下颌骨前生长旋转(向前或顺时针旋转)	
	下颌骨后生长旋转(向后或逆时针旋转)	
	下颌骨不对称 ● 半侧下颌骨延长 ● 半侧下颌骨过度生长 ● 单侧髁突过度生长 ● 单侧生长不足	
颏部畸形	主要描述符	
	颏部生长过度(骨性) ● 矢状向 ● 垂直向 ● 两者均有	
	颏部生长不足(骨性) ● 矢状向 ● 垂直向 ● 两者均有	

（续表）

双颌畸形	主要描述符	
	骨性Ⅲ类错𬌗畸形 上颌骨矢状向发育不足以及下颌骨矢状向发育过度	
	长面畸形 面部高度增加，尤其是面部前下部高度。由于上颌骨垂直发育过度（整体或后部）、下颌骨向后旋转、下颌平面角增加、颏部垂直向生长过度	**功能性参数** ● 下颌骨移位 　○ 前部——Ⅲ类错𬌗畸形患者 　○ 后部——导致假性面部不对称 ● 下颌息止𬌗位、息止𬌗间隙以及过度闭合
	短面畸形 面前下部高度降低。由于上颌骨垂直发育不足、下颌过度闭合、下颌骨向前旋转、下颌平面角降低，常因下颌过度闭合伴有颏部相对前突	
	高角畸形 "高角"畸形指的是患者下颌平面角增加，下颌角角度增大，常伴有面前下部高度增加以及前牙开𬌗或上颌骨垂直发育过度。在矢状向可以是Ⅰ类、Ⅱ类或Ⅲ类骨性错𬌗畸形	
	低角畸形 "低角"畸形是指患者的下颌平面角和下颌角的角度较正常值小，通常还伴有前面下部高度的短小以及较深的切牙覆𬌗；但患者矢状向的骨性关系可以是Ⅰ类、Ⅱ类或Ⅲ类。	

延伸阅读

　　检验分类是否有效的方法：仅仅通过语言向同事描述患者的牙颌面关系，例如：打电话的方式。通过简短的描述，该同事应该能够想象到患者的口腔颌面关系。例如："患者由于下颌后缩，切牙关系为Ⅱ类1分类，重度骨性Ⅱ类错𬌗畸形，伴有面前下部高度减小以及下颌平面角减小。"

正颌外科手术术语

　　正颌外科最常见的手术包括：参照颅面复合体，朝不同方向将上、下颌骨的含牙骨段重新定位。

以下是常用的术语。

上颌骨手术（Le FortⅠ型截骨术）

● 矢状面重新定位。
　○ 前部移位或前移。
　○ 后部移位或后移（后退）。
● 垂直面重新定位。
　○ 向上移位或嵌入上抬。
　○ 向下移位或下降（植骨下降）。
● 水平面重新定位。
　○ 上颌骨体向左或向右横向移位/平移。
　○ 横向扩展。
● 矢状轴向重新定位。
　○ 根据左侧情况，酌情压低/抬高右侧上颌𬌗平面（矫治横向𬌗平面倾斜）。

● 垂直轴向重新定位。
　○ 上颌骨左右旋转。
● 横向轴向重新定位。
　○ 根据前部情况，酌情压低/抬高后部上颌𬌗平面。

下颌骨手术

● 矢状面重新定位。
　○ 前移。
　○ 后移（或后退）。

　　此外，上下颌骨的牙槽骨段可能需要根据空间的三个平面以及旋转的三个轴进行手术重新定位（见第5章）。

下颌骨自旋

　　下颌骨自旋是指下颌骨绕水平轴旋转（在这指铰链轴），通常发生在上颌骨垂直再定位后。

　　下颌自旋有两种类型：

● 向前（逆时针旋转或反时针旋转）——即闭口方向，通常发生在上颌后部向上移位后。
● 向后（顺时针方向）——即开口方向，通常发生在上颌后部向下移位后。

延伸阅读

　　下颌骨"顺时针"或"逆时针"旋转是根据对患者右侧面观的分析制订的。有些专家常使用患者的左面观进行分析（通常是解剖学家和整形外科医师），这时就不能使用顺时针或逆时针来表达旋转方向了。为避免混淆，要养成在顺时针或逆时针旋转后面分别加上"开口方向"或"闭口方向"的习惯。

颏部手术(骨性颏成形术)

颏成形术是非常常用的手术方式,可用于以下颏部骨段的移动:

* 前移。
* 后退。
* 垂直增量(降低)。
* 垂直减量(上抬)。
* 水平(侧方)增量(增宽)。
* 水平(侧方)减量(缩窄)。
* 颏部不对称。

口腔颌面畸形的患病率

对于可能需要接受正颌手术治疗的口腔颌面畸形患者,很难在不同的人群中获得其患病率的精确数据。20世纪80年代中期在英国进行的一项研究的结果显示[17],在接受正畸治疗的儿童中有5%～19%患有重度错𬌗畸形,仅仅通过正畸治疗无法矫治。

英国口腔颌面外科医师协会(British Association of Oral and Maxillofacial Surgeons,BAOMS)试行指南(2013)由英国皇家外科学院(Royal College of Surgeons of England)出版,受到英国正畸协会(British Orthodontic society,BOS)认可。指南指出:2012年英国进行了超过2718例的正颌手术,但是在英国接受治疗的人数数据差异很大[18]。

在美国,1989年到1994年进行了第三次全国健康和营养调查(the third National Health and Nutrition Estimation Survey,NHANES-Ⅲ),包括通过14000名8～50岁患者的个体情况对错𬌗畸形的整体情况进行估算。经过Proffit等[19]的估算,约有2%的美国人患有重度错𬌗畸形,此类人群口腔颌面畸形十分严重,正畸治疗效果有限,可能需要接受正颌手术治疗。

正颌手术目的

以下是正颌手术的目的,将在后续章节详细讨论。

美观

改善口腔颌面外观,从畸形回归正常,这通常是患者寻求正颌外科治疗的主要动机。有趣的是,临床医师意识到许多正颌患者常常更在意美观而不是功能问题[20]。

功能

希望改善功能是大多数患者就诊的重要动机。对于某些患者,改善咬合功能是其就诊的首要动机[21,22]。以下是患者可能存在的一些功能问题。

切割食物

对于前牙开𬌗的患者,难以切割食物是其主要问题。他们无法用前牙切咬食物,在一些严重的前牙开𬌗病例中,开𬌗一直延伸到磨牙区,导致患者无法使用任何牙齿。

咀嚼

咀嚼困难可能会导致消化问题,但患者最在意的问题之一是在公共场合进食出现尴尬情况,特别是严重的前牙或侧方开𬌗,以及重度Ⅲ类错𬌗畸形。

延伸阅读

另外一个值得注意的问题,虽然潜水和跳水运动日渐流行,但是前牙开𬌗的患者难以进行这些运动。

吞咽

患者唇部无法闭合可能导致吞咽困难,并且在公共场合十分尴尬。

创伤

在不同情况下,创伤可能也是一个因素:

* 咬舌——若上颌宽度非常狭窄,常常会发生这种情况
* 𬌗创伤——由于前牙𬌗创伤,导致上腭前部黏膜或下颌切牙区唇侧牙龈损伤,导致严重不适以及黏膜剥脱。

磨耗

牙齿磨耗是由于牙齿间的反复咬合接触造成的,在切对切的切牙关系中尤为明显。

呼吸和睡眠呼吸暂停

阻塞性睡眠呼吸暂停/低通气综合征现在被认为是一种疾病(见第44章)。通过前移上颌和(或)下颌和(或)颏部手术,能够打开气道,能使患者受益终身。

颞下颌关节功能紊乱病

颞下颌关节功能紊乱病(temporomandibular joint dysfunction,TMD)与咬合问题相关,对一些患者产生了很大的影响。但应该记住,TMD与咬合之间的关系还没有得到证实。TMD通常由多因素引起,正颌手术不应作为治疗该疾病的选择。应该警告患有TMD的患者,没有证据表明正颌手术可以缓解这些症状。

言语

言语问题可能是由于牙和口腔软组织无法相互协调导致。

流口水

流口水，也称为流涎，是指无意识的将唾液流出口外，其原因可能是唾液分泌过度或吞咽问题，也可能是口周肌肉力量薄弱或不发达，或者面前下部高度过低，以及唇封闭不全（唇无能）。这些原因导致唾液无法留在口内（唾液失禁）。

稳定

稳定的骨性和牙性终末咬合关系是至关重要的。

在这三个目标之间取得平衡十分重要。美观的改善是最重要的，因为绝大多数患者都希望改善他们的口腔颌面外观。但因为涉及口腔颌面功能，在临床面部评估中必须始终对面部外形和美观持批判态度。在建筑中，形态和功能是密切相关的。正颌治疗应尽量避免为改变其中之一而牺牲另一个指标。

正颌手术效果

临床效果（来自拉丁语 efficere：完成）指的是一种治疗方式是否成功地产生了预期的效果。正颌手术的目的是使用稳定的方法改善口腔颌面功能和美学，从而改善患者健康相关的生活质量。现在已经证实可以通过正颌手术来提升生活质量[23~27]。而且，大多数患者在畸形形成早期、青少年晚期或 20 岁出头时接受了正颌治疗。因此，正颌治疗可使患者终身受益。

多项研究进行了口腔健康相关生活质量评估，结果表明，接受正颌手术治疗之后，患者口腔功能得到了显著改善[24,25,27-29]。文献系统评价结果表明，患者接受正颌治疗后，其自信心、身体形象、心理健康、社会适应能力[30]和幸福感都得到了提升[22]。

Cunningham 等[31]在一项重要研究中阐述了正颌治疗的货币成本效益，该研究基于质量调整生命年（quality-adjusted life-year，QALY）的单位成本，考虑医疗干预措施后的生命数量与生命质量。简单来说，就是正颌手术的价格。他们表示，与英国其他外科手术或医疗程序相比，正颌治疗用相对较低的价格获得了较好的效果。

每一个外科手术都有一定的风险。第 5 章更详细地讨论了正颌治疗的风险-收益考量。然而，正颌治疗的危险性和潜在并发症的发病率相对较低，而且通常是短期的。Sousa 和 Turrini[32]的文献回顾证实了正颌术后较低的并发症发生率。其中大约有 12% 的患者出现感觉异常，3.4% 发生感染，2.5% 存在固定问题，1.8% 的患者在截骨过程中发生意外骨折。Iannetti 等[33]对 3 236 名患者进行了评估，发现仅有

2% 的患者存在不可逆的感觉障碍。

正颌外科手术在改善阻塞性睡眠呼吸暂停/低通气综合征（obstructive sleep apnoea/hypopnea syndrome，OSAHS）患者气道方面具有至关重要的作用，该疾病会对患者的生理健康和生活质量产生严重的长期不良影响（见第 44 章）。尽管正颌手术不是颞下颌关节紊乱病（TMD）的治疗方式，但是一项荟萃分析发现："患有 TMD 的口腔颌面畸形患者经过正颌治疗后，其 TMD 症状改善的可能性大于恶化的可能性。"[34] Hassan 等[35]回顾了正颌手术对言语的影响，但是没有明确的证据表明错𬌗畸形与言语不协调直接相关。而且，很难得出任何确切的关于正颌手术对言语影响的结论。从逻辑上说，良好的牙/切牙关系可以更容易地产生某些特定的发声。然而，这方面需要进一步研究。

治疗需求——谁可以从正颌手术中受益

与错𬌗畸形相关的骨性不协调通常分为轻度、中度或重度，但这些类别之间的界限并不十分清楚。一个实际的区别是，轻度骨性错𬌗畸形可单独通过正畸进行治疗，中度骨性错𬌗畸形则需要对发育中的患者进行生长干预/口腔颌面矫形治疗，也可单独采用或联用掩饰性正畸治疗。但是，如果生长干预和掩饰性正畸治疗都不能显著改善患者面部的美观及咬合关系，则属于重度骨性错𬌗畸形。

因此，要回答"谁会从正颌手术中受益？"——潜在的患者必须符合两个重要的标准。

（1）重度骨性错𬌗畸形无法通过掩饰性正畸治疗、生长干预，甚至正畸治疗与掩饰性外科手术治疗相结合（如颏成形术）的方法改善，患者无法通过这些方法获得理想的面部美学效果与咬合关系。

（2）进行正颌手术的意愿——这可能是显而易见的。有些患者肯定可以通过正颌手术改善症状，但是，在告知相关信息后，他们就直接不希望继续进行治疗了。

测量标准

提供一定的测量标准有利于治疗方案的确立，评估患者的病情是否超出正畸治疗的范畴，需要进行正颌手术。但是这些只能当作粗略的指导方针，每一种治疗方案都必须立足于患者的实际需求。Proffit 等[36]建议采用以下标准作为 Ⅱ 类错𬌗畸形的青少年患者正颌手术的适应证。

- 切牙覆盖：>10 mm。
- 颏前点-鼻根点垂直距离：>18 mm。

■ 下颌骨体长度（gonion-menton, Go-Me）：<70mm。
■ 面部骨性高度（nasion-menton, N-Me）：>125mm。

Kerr 等[37]发现，对于Ⅲ类错𬌗畸形的患者，就是否进行正颌手术而言，ANB 角和下颌切牙倾斜度的阈值应该分别为 -4°和83°。

正畸治疗需求指数

正颌治疗的需求可以通过推断获得，即假设存在骨性错𬌗畸形，基于咬合关系，推断出需要进行正颌手术矫正的可能性。20 世纪 80 年代中期，英国提出了正畸治疗需求指数（index of orthodontic treatment need, IOTN），现在被用来评估正畸治疗在国民健康服务（National Health Service, NHS）中的需求。IOTN 是通过综合分析牙齿健康/功能和美学因素，决定患者个体治疗需求水平的一种相当普遍的方法。IOTN 中牙齿健康分为 5 个等级，每个等级又分为几个不同的类别。IOTN 根据错𬌗畸形表征的严重程度进行分级。1级表示不需要治疗，5 级表示非常需要治疗。根据英国NHS[38]，4 级和 5 级的患者需要接受正畸治疗。表 3-3描述了 4 级和 5 级中可能与正颌患者相关的具体类别。

表 3-3 正畸治疗需求指数（IOTN）牙齿健康等级 4 级和 5级中，可能与正颌患者相关的子类别（改编自 Brook、Shaw[17] 和 fox[38]）

5级	覆盖>9mm
	■ 反覆盖>3.5mm,伴有咀嚼和发声困难
	■ 唇腭裂和(或)其他颅颌面畸形
4级	■ 覆盖>6mm 但<9mm
	■ 反覆盖>3.5mm,不伴有咀嚼和发声困难
	■ 反覆盖>1mm 但<3.5mm,伴有咀嚼和发声困难
	■ 前牙或后牙反𬌗,后退接触位与牙尖交错位有>2mm 的距离
	■ 最大侧方或前牙开合>4mm
	■ 深覆𬌗或完全深覆𬌗伴有牙龈或腭部创伤

关于正颌外科治疗的需求，IOTN 的问题在于，某些口腔颌面畸形对咬合关系几乎没有影响，即颌骨畸形造成了面部畸形，但是咬合正常。例如，重度长面综合征患者，静态和动态皆表现为切牙前突、牙龈暴露，而口内是安氏Ⅰ类的咬合关系，该患者的 IOTN得分很低，但他却非常需要进行正颌手术治疗。

正颌功能治疗需求指数

对于正颌治疗，IOTN 在衡量功能与健康需求时存在局限性。正如上文所述，使用 IOTN 评估时，某些严重的错𬌗畸形及其相关的口腔颌面畸形不符合英国国民健康服务（NHS）对正颌手术的资助标准。

例如，上颌切牙与牙龈暴露，已对牙龈和（或）牙周产生影响，完全性锁𬌗，或对咬合平面有明显影响的面部不对称。此外，IOTN 未提及对于治疗睡眠呼吸暂停的正颌手术治疗。

考虑到这些局限性，英国提出了一种新的指数，以优先处理单独正畸治疗难以矫正的严重错𬌗畸形[39]。伦敦市伊士曼口腔科医院（Eastman Dental Hospital）的正畸科和布里斯托尔大学口腔和牙学院（the School of Oral and Dental Sciences at the University of Bristol）在英国正畸协会正畸顾问小组的帮助下，提出了新的正颌功能治疗需要指数（index of orthognathic functional treatment need, IOFTN）。该指数以 IOTN 牙齿健康部分为基础，保留了两者相同的部分，并在此基础上进行了修改和补充，以更好地反映正颌患者治疗需求的功能性适应证。该指数对于使用过 IOTN 的人来说很熟悉，而且有效、可靠、快捷、易用[39]。

与 IOTN 一样，IOFTN 通过患者最严重的特征进行评分（表 3-4）。当仅使用研究模型进行评分时，

表 3-4 正颌功能治疗需求指数（IOFTN）

该指数适用于骨性畸形、不能单独通过正畸治疗矫正的错𬌗畸形，通常适用于那些术前面部已经发育完成的患者（通常为 18 岁及以上的患者）。该指标只与治疗的功能性需求有关，并且应与合适的心理指征及其他临床指征结合使用。

5. 极度需要治疗
5.1 唇腭裂缺损以及其他颅颌面畸形
5.2 深覆盖超过 9mm
5.3 反覆盖≥3mm
5.4 开𬌗≥4mm
5.5 完全性锁𬌗，影响整个颊部，伴有功能性障碍和(或)𬌗创伤
5.6 睡眠呼吸暂停，其他治疗无法改善，如 MAD 或 CPAP（由睡眠研究决定）
5.7 创伤或疾病造成的骨性畸形伴𬌗干扰

4. 非常需要治疗
4.2 深覆盖≥6mm 并≤9mm
4.3 反覆盖≥0 并<3mm,伴功能性障碍
4.4 开𬌗<4mm 伴功能性障碍
4.8 深覆𬌗伴牙或软组织创伤
4.9 静态时牙龈暴露≥3mm
4.10 面部不对称伴𬌗干扰

3. 中度需要治疗
3.3 反覆𬌗≥0 并<3mm,不伴功能性障碍
3.4 开𬌗<4mm 不伴功能性障碍
3.9 静态时牙龈暴露<3mm,但有牙龈/牙周的影响
3.10 面部不对称,不伴𬌗干扰

2. 轻度需要治疗
2.8 深覆𬌗但无牙或软组织创伤
2.9 静态时牙龈暴露<3mm,不伴有牙龈/牙周的影响
2.11 𬌗平面倾斜,不影响咬合

1. 不需要治疗
1.12 发声困难
1.13 单纯为治疗颞下颌关节功能紊乱病
1.14 未在以上分类中的咬合特征

第 3 章

(a)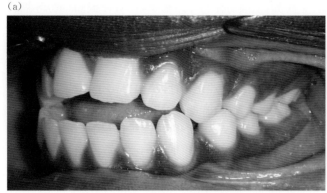   (b)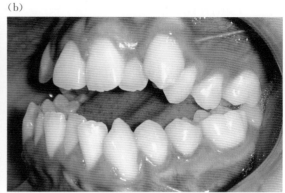

图3-1　(a)主要在切牙或尖牙-尖牙区的前牙开𬌗会引起食物切割障碍。(b)延伸到后牙的前牙开𬌗会引起咀嚼障碍

提供额外的临床和面部美学信息显得格外重要。如上切牙暴露的程度，以及潜在的心理问题。IOFTN关注的是正颌治疗的功能性适应证，这点我们需要牢记在心。因此，在评估潜在的正颌患者的治疗需求时，我们也需要考虑其他临床、美学和心理学指征。这种方法无疑是正确的。

延伸阅读

　　值得注意的是，前牙开𬌗(anterior open bite, AOB)的功能性治疗适应证存在潜在差异。前牙开𬌗的上下颌切牙垂直距离不同(即开𬌗大小的毫米数)，侧方范围也不同，如尖牙-尖牙或磨牙-磨牙(图3-1)。尖牙-尖牙开𬌗导致了切割食物的问题，而磨牙-磨牙开𬌗会导致咀嚼问题。两者都会产生美学和社会影响，比如在公共场合进食时的尴尬。

面部吸引力调查研究

　　最终，面部吸引力调查研究的数据可以让我们了解任何面部参数的偏差度。这些数据来自观察者们发现的无吸引力的偏差值，以及要求手术矫治的相应阈值，并将这些偏差值平均处理。设置不同年龄、性别和不同种族背景的观察者十分重要，因为观察者之间会存在偏倚。而且，让术前正畸患者，以及非专业人士和临床医师作为观察员进行观察，这种做法特别有用[40~49]。这些数据将在本书的相关章节中介绍。

正畸治疗范围与生长引导

　　这本书主要讨论正颌手术。但是，与正畸医师一样，每位参与正颌治疗的临床医师都有义务了解正畸治疗的范围与局限性，特别是对于出现骨性错𬌗畸形

的年轻患者。考虑到牙齿及口腔颌面发育，在适当的时间将患者转诊给正畸医师十分重要。

口腔颌面矫形/生长引导

　　"医学不仅仅是科学，它还是一门艺术……它涉及生命的各个过程，必须先理解，才能对其加以引导。"

Paracelsus(1493—1541)[50]

瑞士/德国内科医师

　　尽管不同的作者常常有自己的术语，但是"生长引导""生长干预"和"口腔颌面矫形"这三个术语本质上指的是同一种治疗现象。口腔颌面矫形，而不是口

延伸阅读

　　"矫形"一词来源于巴黎大学教授，法国医师 Nicolas Andry de Bois-Regard(1658—1742)的一本书名。他书写了西方第一部矫形著作，并发明了"矫形"一词。这本书的名字是 *L'Orthopédie, ou, L'art de prevenir et corriger dans les enfants les difformitez du corps*，该书于1741年在巴黎出版。1743年的英文译文标题为 *Orthopaedia; or the art of correcting and preventing deformities in children*[51]。Andry解释说，他发明的"orthopaedic"一词来源于希腊单词，"'orthos'意思是直的、无畸形，'pais'意思是孩子。我将这两个词结合在一起成为'orthopaedia'，用一个术语表达我的设想，用来教导预防和矫正儿童畸形的不同方法。"[51]然而，这件作品最出名的是在卷首的一个版画，画中一棵弯曲的树苗被绑在直木桩上(图3-2)。这幅图将畸形的儿童比作树苗，并由此提出骨骼结构可以对我们施加的刺激产生反应。这是口腔颌面矫形用于牙齿骨骼生长引导的完美视觉隐喻。

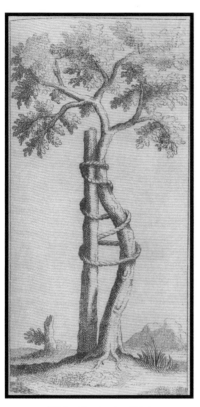

图3-2 Andry 的树

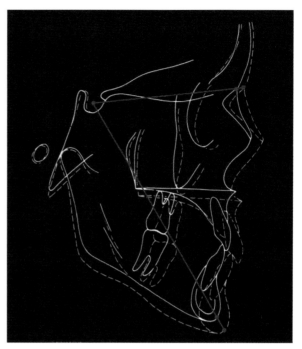

图3-3 在正常的生长个体中,上颌骨和下颌骨的平均生长方向是远离颅骨向前下方生长

腔颌面正畸,它的定义是使用矫治器,利用矫形力对生长快速期的患者的牙列和(或)颌骨进行矫治,以便限制、增强或改变其生长方向,而不是通过轻微的正畸力移动牙齿。

一百多年来,正畸医师一直对口腔颌面矫形,以及非手术改变口腔颌面状态很感兴趣。在一个正常生长的个体中,上颌骨和下颌骨的平均生长方向是远离颅骨向前下方生长(图3-3)。如果这些生长发生异常,可以使用多种生长调节装置予以矫正。

功能矫治器

使用功能性或肌功能矫治器的治疗也被称为功能性颌骨矫形,主要是使用矫治器将后缩的下颌骨向前牵拉。这一系列矫治器的治疗效果取决于口腔肌肉组织和软组织的活动,因为前移的下颌骨会改变口面部肌肉组织以及软组织活动,并导致牙齿与骨骼关系的改变。我们至今仍未完全理解这些矫治器的作用模式,但是约有3/4的Ⅱ类错拾畸形可以通过改变牙槽骨矫正,1/4的患者可以通过刺激下颌骨生长基因潜在的表达,加强或加快下颌骨生长,从而得以矫正。功能矫治器还可以消除异常或受限的肌肉活动,这些因素可能会妨碍正常生长发育。这些矫治器最

好应该在青春期间全程佩戴(图3-4)。

另一类功能矫治器被称为Ⅲ类功能矫治器,可用于矫正轻度Ⅲ类错拾畸形,如:Ⅲ类双颌垫矫治器(Twin Block)或Ⅲ类功能调节器(FRⅢ)。这些矫治器能使下颌后退并使下颌后下旋。它们的作用模式主要是通过牙齿进行调节,使上切牙唇倾,下切牙舌倾,同时通过向后下旋转下颌改善下颌前突。这种矫治器不适合面下部高度过大的患者。

对于正在发育的颌骨生长不对称的患者,可以考虑使用多种功能矫治器[52]。这些矫治器的目的是促进生长不足侧髁突的生长,并促进生长不足侧后牙的萌出,同时阻止对侧后牙萌出。让患者对称地前伸下颌,并在最佳的矢状、垂直和水平位置取咬合蜡堤。单侧后拾垫可以阻止后牙生长,颊舌盾可以使舌与颊肌远离后牙牙列,保证对侧后牙垂直向的生长。这些矫治器只有在患者处于成长发育高峰期时才会起作用。请记住,没有证据表明这些矫治器能促进髁突生长和(或)改善下颌不对称。

矫形头帽

头帽(headgear)是一种口外矫治器,它可以利用颅骨产生对上颌骨和(或)牙齿的力,分别实现生长引导和牙齿移动(图3-5)。通过附着于牙列或矫治器

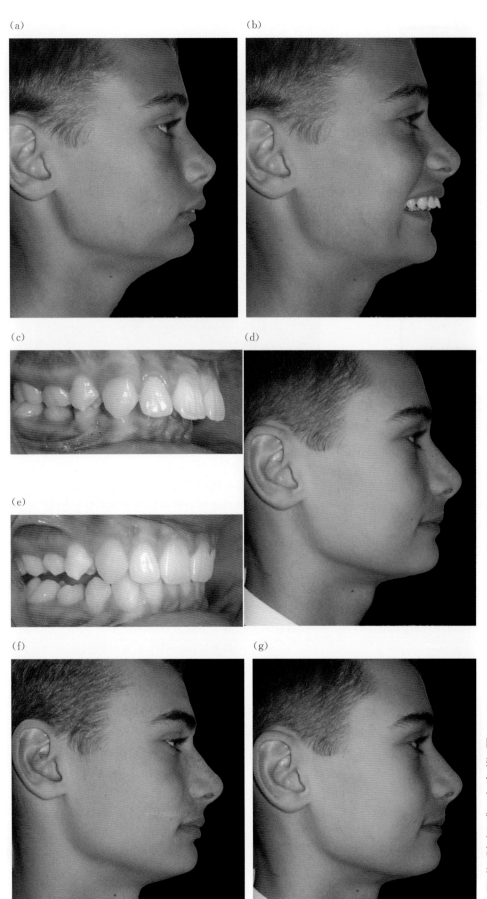

(a)

(b)

(c)

(d)

(e)

(f)

(g)

图 3-4　(a)～(c)中度Ⅱ类骨性错𬌗畸形伴Ⅱ类 1 分类切牙关系患者的治疗前照片。(d)(e)功能矫治器治疗 12 个月后,切牙覆盖矫正。双侧后牙开𬌗是戴用 Twin Block 的必然结果,这种开𬌗经过一段时间的非全时段佩戴即可改善。(f)(g)摘除固定矫治器后

(a)

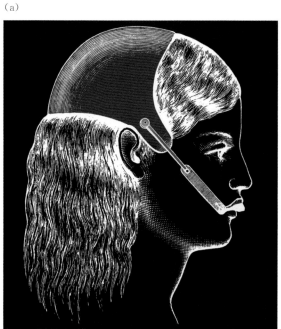

(b)

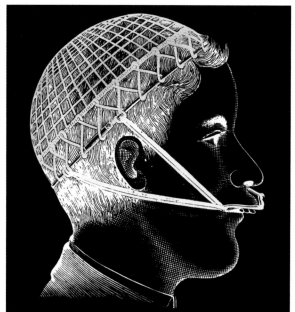

(c)

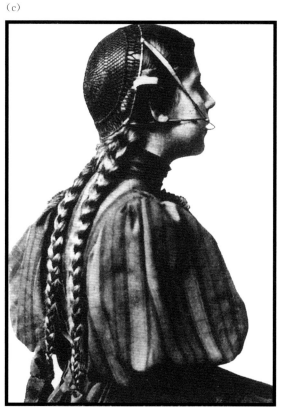

图 3-5　(a)Norman Kingsley 的头帽(1861)(引自：Goddard，1897)。(b)Edward Angle 的头帽(引自：Goddard，1897)。(c)Edward Angle 的头帽(1907)

的面弓，头帽的弹力带可以对牙列产生作用。力的大小和方向取决于预期的治疗目标。头帽可以作为口外支抗(每侧约 250 g 力)，以防止正畸治疗期间上颌后牙向前移动；或作为口外牵引(每侧约 500 g力)，推上颌后牙向远中。此外，矫形头帽通过上颌第一磨牙、上颌夹板或功能性矫治器可以对上颌骨施加更大的矫形力(每侧约 800 g 力，每天至少作用

12 小时)，以阻止上颌生长。头帽的拉力方向随面部生长型变化而变化；生长型越垂直，拉力方向越高(图 3-6)。

牵引式头帽(面罩或反向牵引式头帽)

口外力量可用于牵引整个上颌牙槽骨，至少在短期内可以影响上颌基骨的生长方向。牵引式面罩可用于治疗Ⅲ类错𬌗畸形，如轻度到中度上颌后缩的发

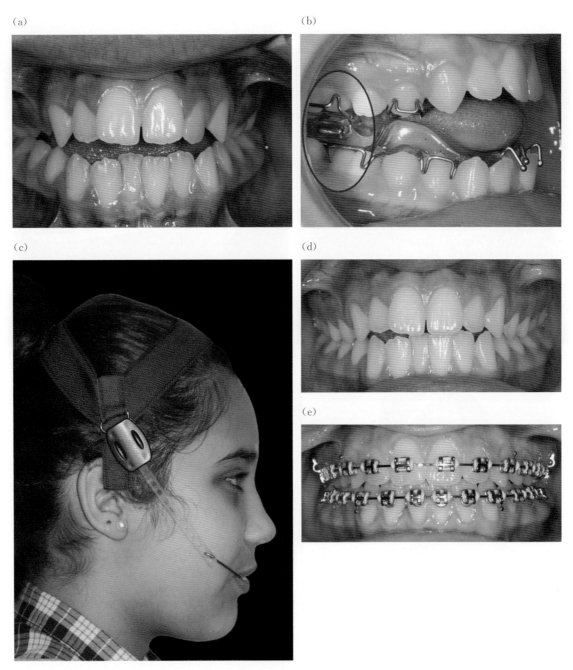

(a)

(b)

(c)

(d)

(e)

图3-6　(a)发育中的Ⅱ类错𬌗畸形伴前牙开𬌗患者的治疗前照片。(b)使用 Twin Block 功能矫治器矫正矢状向咬合,通过口外牵引(extraoral traction, EOT)管将头帽口外弓和矫治器的上部相连。(c)原位头帽高位牵引。(d)功能性矫治器阶段治疗结束。(e)患者进行固定矫治器治疗,继续使用头帽牵引上颌第一前磨牙,矫正前牙开𬌗

育期患者,以下颌平面角较小,面下部高度较低者效果为佳。主诊医师可以根据前牙反𬌗以及切牙反覆盖的病情,分析下颌骨前移的情况。这类患者治疗后通常可以获得上下切牙切对切的关系,并且可以前移下颌骨实现后牙的最大牙尖交错关系。因此,对于上颌前移和上切牙移动而言,其所需移动量并不大,并且打开咬合以及向后下旋转下颌骨有助于矫治。20世纪70年代初,法国 Jean Delaire 发明了最初的面罩,后来又对其进行改良[53]。该矫治器包含与额部

和颏部中线接触的两块垫片,位于中线的可调节垂直框架将两块垫片相连接,同时自身与一个可调节水平杆连接。为延长上颌骨,从上颌牙列的口内矫治器至水平杆,使用弹性牵引连接加力,进行矫治,每侧加力约500g,每天持续12小时[54]。牵引部位相对靠前,通常在尖牙和第一前磨牙区域;力的方向向前下,以减少不必要的上颌𬌗平面倾斜(绕水平轴旋转)和开𬌗(图3-7)。面罩常与上颌牙列的活动或固定矫治器联用,但是上颌横向扩弓几乎总是与之同时进行,

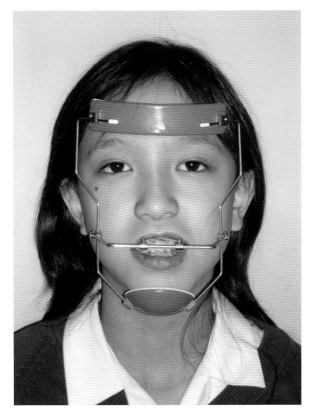

图 3-7　面罩

其目的是"打开"颅-上颌骨缝。该方法尚未应用于年轻的发育期儿童(同期横向扩弓的效果仍需要进一步的研究)。因此,该治疗方法的最佳实施年龄是 7～8 岁,可以将上颌骨延长 5 mm[54]。该治疗方法对于年纪稍大的发育期患者也有效,但对骨骼的效果将减小,主要通过牙槽骨的改建获得疗效。治疗中常需要对患者的切牙覆盖进行几毫米的过度矫正,并使用Ⅲ类功能性矫治器保持疗效。如果患者在后续发育中反𬌗复发,则可能需要进行正颌手术来纠正。

颏兜

颏兜,或称颏帽,是一种口外矫治器,由固定在患者颏部的兜组成。颏兜通过一个弹性牵引圈与头帽相连,这个牵引圈能提供一个向后上方的矫形力。其作用原理是使力直接作用于下颌骨髁突,以便阻止和(或)改变下颌骨生长。该方法常用于轻到中度下颌前突的Ⅲ类错𬌗畸形的发育期患者。对于下颌垂直生长型的患者,施加的力方向就应该更垂直。治疗中每侧使用 800 g 矫形力,每天 12 小时。治疗应贯穿青春生长发育期,并适当延长一段时间。如果停止治疗则会导致Ⅲ类错𬌗畸形复发。尽管在远东地区仍使用该方法进行治疗,但在英国已经不再使用颏兜了。

上颌快速扩弓

上颌快速扩弓(rapid maxillary expansion,RME)将在第 13 章详细描述。该方法本质上是在腭中缝完全闭合前将其打开与扩大,从而增加发育期患者的上颌骨腭部宽度(图 3-8)。

掩饰性正畸

"掩饰"(camouflage)一词来源于意大利语 camuffare,意为掩饰。掩饰性正畸治疗指的是不矫正骨性错𬌗畸形,仅在牙槽骨中移动牙齿,以达到改善咬合的目的。该治疗方法通常需要拔除牙齿提供间隙,以便内收唇倾的切牙与尖牙(通常Ⅱ类错𬌗畸形拔除上颌第一前磨牙,Ⅲ类错𬌗畸形拔除下颌第一前磨牙)。掩饰性治疗可能有助于改善面部美观,如通过内收Ⅱ类错𬌗畸形患者前突的上颌切牙,可以改善其微笑美学并减少上唇过度前突。但掩饰性治疗如果治疗不当会加重面部畸形,如因下颌后缩导致的Ⅱ类错𬌗畸形患者,上颌切牙矢状位置正常。这种情况下,任何内收上颌切牙,减少切牙覆盖的方法均会对鼻部以及侧貌的美学造成严重的不利影响。对于这种患者,排齐牙列、保持切牙覆盖的做法可能更好一些。

在考虑进行掩饰性正畸治疗时,几个重要的参数应牢记于心。

完全(全部)或部分掩饰性治疗

对于中至重度的骨性错𬌗畸形,完全性掩饰治疗与咬合矫正难以解决问题,还可能对面部美观产生不利影响。这种情况下,就可以考虑进行部分咬合矫正。例如:对于骨性Ⅱ类错𬌗畸形的患者,可以考虑排齐牙列,仅矫正部分覆盖关系,如改善上颌切牙唇倾度及其与上唇的位置关系,除此以外只排齐牙列,接受一定程度的切牙深覆盖(图 3-9),而不仅仅是过度内收上颌切牙,以实现Ⅰ类切牙关系,那将对患者鼻唇与面部美观产生不利影响。

是否有空间或是否需要创造空间

成功的掩饰性正畸治疗需要考虑的最重要的因素是必须有空间来改变切牙唇倾度。如果牙弓中存在间隙,或可以采用非拔牙方法创造间隙,就可以在不拔牙的基础上改变切牙倾斜度,如牙齿向远中移位或邻面去釉。否则就需要通过单颌或双颌拔牙来提供内收切牙所需的空间(图 3-10)。

必须考虑治疗后的生长发育

请记住颌骨的生长型是很难改变的。这对于Ⅲ类错𬌗畸形的患者尤为关键。如果对发育早期的Ⅲ

第 3 章

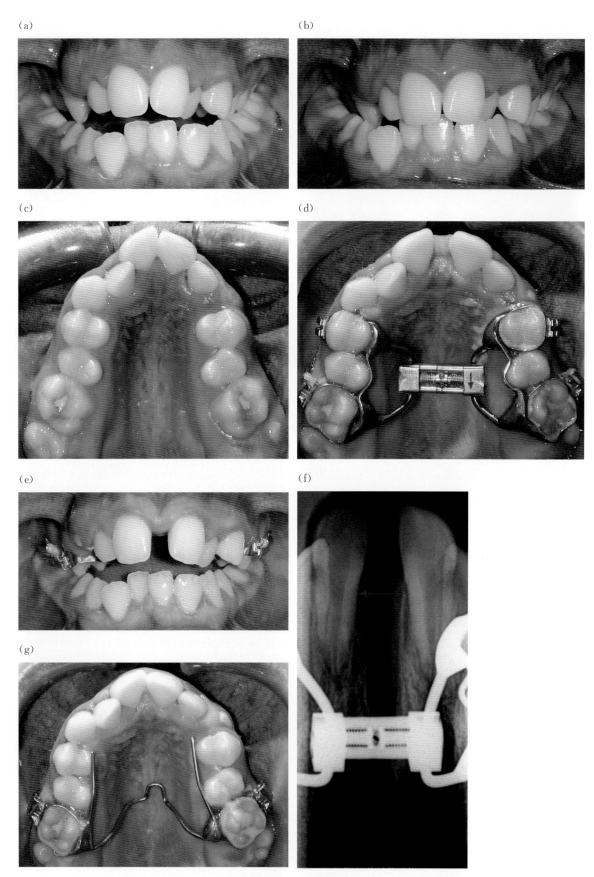

图 3-8 (a)上颌狭窄,患者为获得最大的牙尖交错位需向右移动她的下颌。(b)下颌未移位时的咬合,双侧后牙反验。(c)上颌𬌗面观。(d)(e)佩戴上颌快速扩弓(RME)矫治器 3 周,形成间隙。(f)3 周时上颌咬合片,腭中缝分开。(g)3 个月时,拆除 RME 矫治器,安装横腭杆。由于腭中缝间横向纤维的作用,间隙自行关闭

(a)

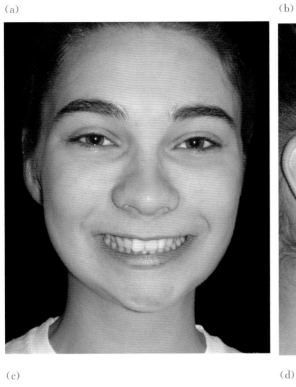

(b)

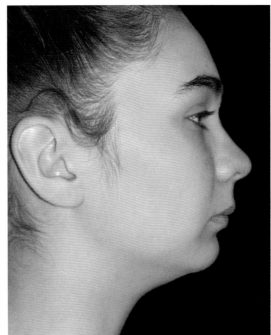

(c)

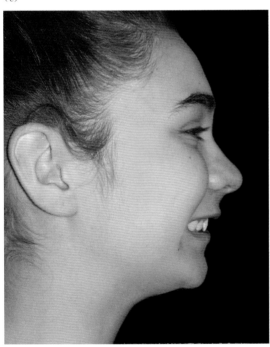

(d)

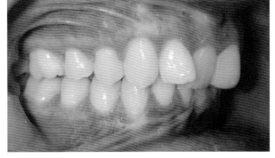

(e)

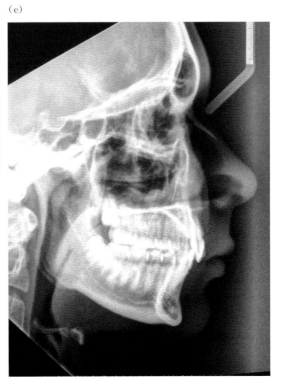

图3-9 掩饰性正畸治疗,矫正局部咬合关系。患者为Ⅱ类2分类切牙关系伴轻到中度下颌后缩。该患者不希望进行正颌手术。通过排齐上牙弓,矫正上颌切牙唇倾度,以获得可接受的唇-切牙关系。治疗后的切牙深覆盖以及磨牙的Ⅱ类咬合关系是可以接受的。(a)～(e)治疗前的照片

（f）

（g）

（h）

（i）

（j）

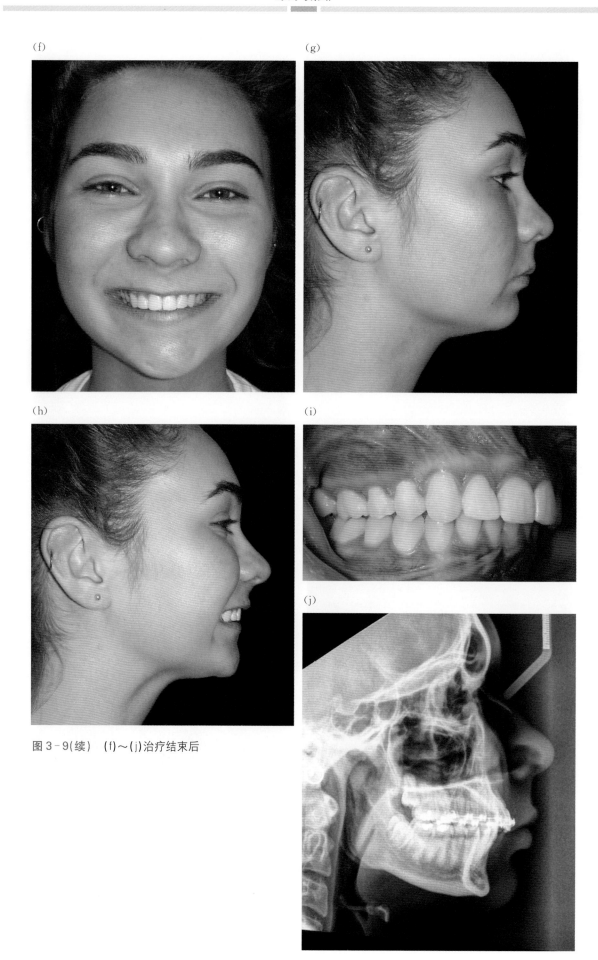

图 3-9(续)　(f)～(j)治疗结束后

(a)

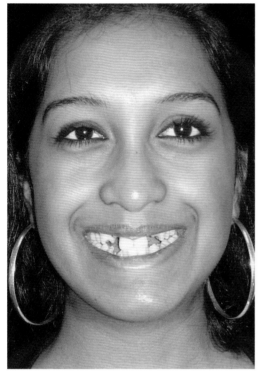

(b)

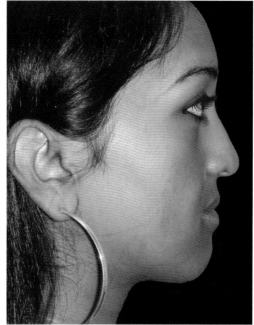

(c)

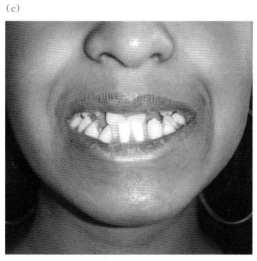

(d)

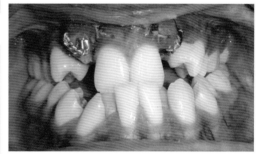

(e)

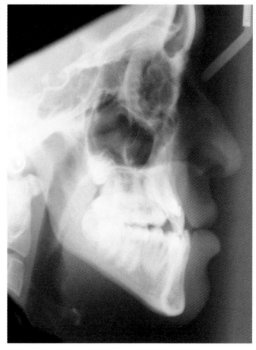

图3-10　掩饰性正畸治疗矫治Ⅲ类错𬌗畸形伴上颌侧切牙缺失的患者。(a)~(e)治疗前的照片,拔除下颌第一前磨牙以排齐下牙列,并使用固定矫治器内收下颌切牙;将上颌尖牙排至中切牙旁边,并重塑其外形

第3章

(f)

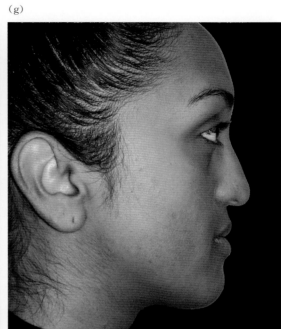

(g)

(h)

(i)

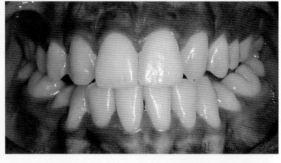

(j)

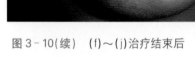

图 3-10(续) (f)~(j)治疗结束后

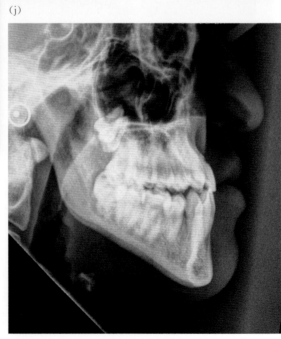

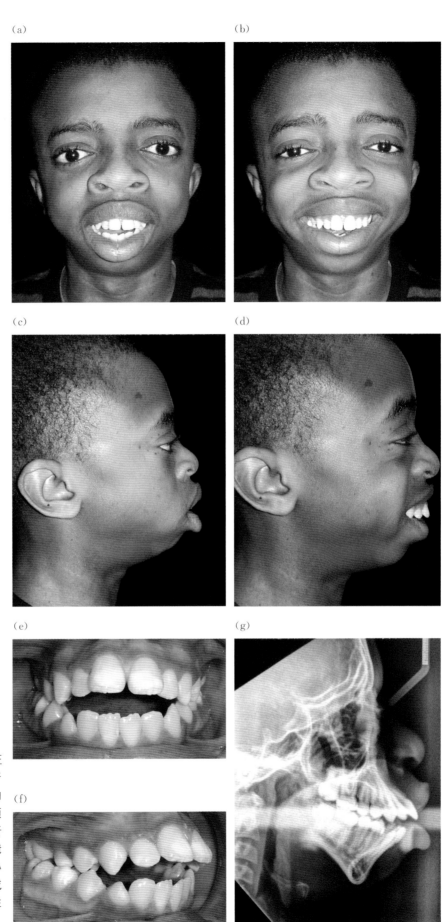

(a)   (b)

(c)   (d)

(e)   (g)

(f)

图3-11　患者患有努南综合征(Noonan syndrome),伴有严重的牙性双颌前突、前牙开𬌗、严重的下颌后缩和颏部后缩,以及下颌支高度降低。患者不希望进行双颌正颌手术,而是希望通过掩饰性正畸治疗使切牙内收,减小前牙开𬌗。患者可以接受颏成形术,这个病例就是一种掩饰性手术治疗。(a)～(g)治疗前

(h) (i)

(j) (k)

(l)

(m) (n)

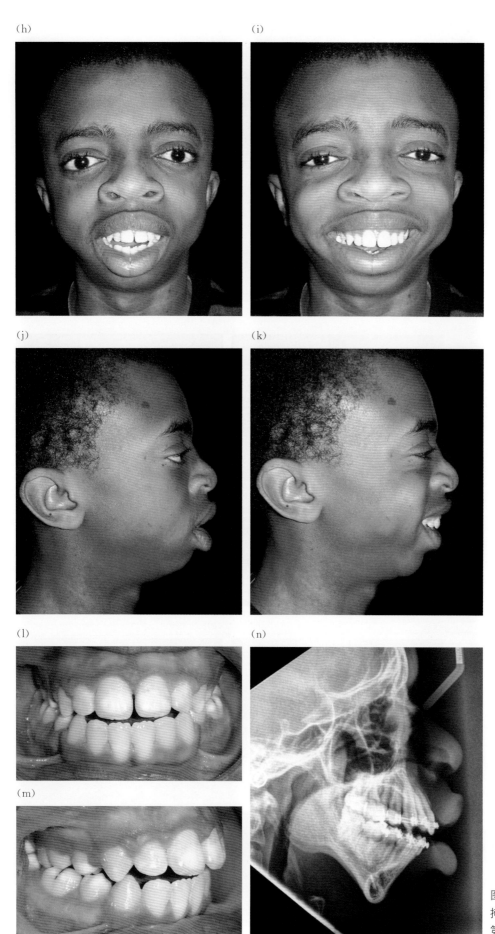

图 3-11(续) (h)～(n)
掩饰性正畸治疗后,拔除
第一前磨牙并内收切牙

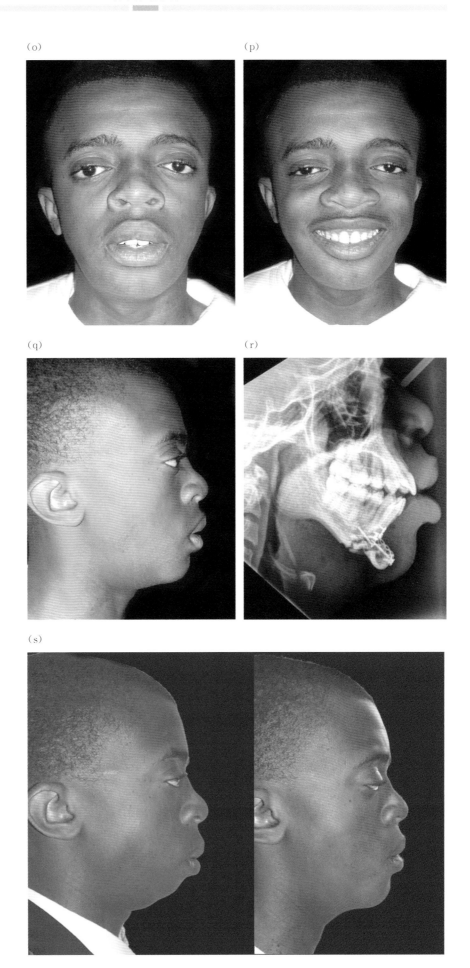

（o）　　　　　　　　（p）

（q）　　　　　　　　（r）

（s）

图 3-11(续)　(o)～(r)8 天后
进行两步法颏成形术前移颏
部。(s)颏成形术的前后对比

类错𬌗畸形患者采取拔除下颌前磨牙、内收下颌切牙的治疗方法进行掩饰性正畸治疗,治疗后患者的骨骼有可能会继续发育,由中度Ⅲ类错𬌗畸形转变成重度Ⅲ类错𬌗畸形。这种情况下,患者将需要进行手术治疗。治疗后的正畸去代偿以及下颌切牙唇倾会重新打开前磨牙的拔牙间隙。因此,如果患者远期的潜在生长发育程度难以确定,最好推迟治疗。

正畸医师千万不能低估正畸治疗能达到的效果,但这依赖于医师精确的诊断和合适的治疗计划,并在合适的年龄将患者转诊至可以进行生长引导的医师。与此同时,正畸医师也应该意识到,掩饰性正畸治疗的疗效多是通过对牙及牙槽骨的调整获得的,重度骨性畸形仍需要手术治疗。

特殊问题——重度Ⅲ类错𬌗畸形的年轻患者

重度骨性Ⅲ类错𬌗畸形患者后期均需要正颌手术治疗,但哪些人只是因为年龄太小而无法进行治疗呢?这是正颌团队面临的一个难题。

如果患者太小,还没有意识到畸形问题,医师则不应过度关注患者的咬合以及面部外形。应该以最谨慎和周到的方式告知父母,患者成年后可以通过正颌治疗改善咬合关系和颌骨畸形。例如,护士可以以一些理由将年轻患者带到附近的诊疗室,比如"你真是一个优秀的患者,我要奖励你一枚贴纸"。此时,医师则可以与患者家长讨论未来的治疗计划。也应该建议父母和其他家庭成员/哥哥姐姐们不要在家里对患者的症状过于关注。对于某些年纪稍大或青春期的患者,他们经常因为颌面外形受到戏弄和欺凌,从而开始对自己的症状有所了解。在这种情况下,应该经过深思熟虑确定未来的治疗计划,同时应该告诉患者,正颌治疗从任何方面看都不是一种罕见与独特的治疗方式,而且并不是一种必然选择,他可以在将来决定是否接受治疗,由此让患者安心。为患者展示之前其他治疗患者的照片也有助于使其安心(见第10

章)。如果患者有严重的上颌狭窄,或明显的上牙列拥挤,和(或)上颌个别牙扭转,患者需要对上牙弓单独进行初期正畸治疗。患者应被告知,即使这么做了,后期的治疗时间仍然会很长。如果患者接受,就可以进行正畸治疗。

如果患者处于Ⅲ类错𬌗畸形边缘,未来有正颌治疗的需求,但是年龄太小无法进行正颌手术,由于生长型难以预测,患者的治疗计划可能会相当复杂。生长型不可能发生改变,Ⅲ类错𬌗畸形患者的面型常常会继续恶化,但其程度很难准确预测。理想情况下,最好是等到患者青春期结束时再分析其畸形的进一步发展,或在患者长大前只治疗上颌牙弓。然而,一些患者固执地表示,他们不希望在未来接受正颌手术,并希望在发育期接受掩饰性正畸治疗。在这种情况下,医师必须确认,患者和家长能够充分意识到畸形进一步发展会使患者的容貌变得更糟。同时,知情同意至关重要。

掩饰性手术

掩饰性手术是指通过手术掩盖部分因下方骨骼畸形导致外观异常的面部软组织,在一定程度上改善面部美观,同时避免进行全方位正颌手术移动颌骨。例如:

* 颏成形术(图3-11)。
* 鼻成形术。
* 软组织充填或其他掩饰性软组织手术。

延伸阅读

在某些情况下,对于理应接受双颌手术的患者而言,单颌手术也可被称为掩饰性手术。

(罗淞元 吴 昊 江凌勇 译)

参考文献

[1] Naini FB. Facial Aesthetics: Concepts and Clinical Diagnosis. Oxford: Wiley-Blackwell, 2011.

[2] Shakespeare W. The Tragedy of Hamlet, Prince of Denmark (c. 1600). London: New Penguin Shakespeare, 1972.

[3] Shakespeare W. The Tempest (1611). London: New Penguin Shakespeare, 1971.

[4] Marcovic MD. At the cross-roads of orofacial genetics. Eur J Orthod. 1992;14: 469-81.

[5] van der Linden FP. Genetic and environmental factors in dentofacial morphology. Am J Orthod. 1966;52: 576-83.

[6] Moss ML, Salentijn L. The capsular matrix. Am J Orthod. 1969;56: 474-90.

[7] Moss ML, Salentijn L. The primary role of functional matrices in facial growth. Am J Orthod. 1969;55: 566-77.

[8] Mossey PA. The heritability of malocclusion: Part 1 Genetics, principles and terminology. Br J Orthod. 1999;26: 103-13.

[9] Mossey PA. The heritability of malocclusion: Part 2. The

influence of genetics in malocclusion. Br J Orthod. 1999；26：195 - 203.

[10] Harris JE. Genetic factors in the growth of the head：Inheritance of the craniofacial complex and malocclusion. Dent Clin North Am. 1975；19：151 - 60.

[11] Kloeppel W. Deckbiss bei Zwillingen. Fortschr Kieferorthop 1953；14：130 - 5.

[12] Schulze C，Weise W. Zur vererburg der progenie. Fortschr fte Kieferorthop. 1965；26：213 - 29.

[13] Litton SF，Ackermann LV，Isaacson RJ，Shapiro BL. A genetic study of Class 3 malocclusion. Am J Orthod. 1970；58：565 - 77.

[14] Lundström A. Nature versus nurture in dento-facial variation. Eur J Orthod. 1984；6：77 - 91.

[15] Hunter WS. A study of the inheritance of craniofacial characteristics as seen in lateral cephalograms of 72 like-sexed twins. Rep Congr Eur Orthod Soc. 1965；41：59 - 70.

[16] Naini FB，Moss JP. Three-dimensional assessment of the relative contribution of genetics and environment to various facial parameters with the twin method. Am J Orthod Dentofacial Orthop. 2004；126：655 - 65.

[17] Brook PH，Shaw WC. The development of an index of orthodontic treatment priority. Eur J Orthod. 1989；11：309 - 20.

[18] British Association of Oral and Maxillofacial Surgeons (BAOMS) Commissioning Guide（2013）：Royal College of Surgeons of England，UK.

[19] Proffit WR，Fields HW Jr，Moray LJ. Prevalence of malocclusion and orthodontic treatment need in the United States：estimates from the NHANES III survey. Int J Adult Orthodon Orthognath Surg. 1998；13：97 - 106.

[20] Obwegeser HL. Surgical correction of small or retrodisplaced maxillae. The 'dish-face' deformity. Plast Reconstr Surg. 1969；43：351 - 65.

[21] Proothi M，Drew SJ，Sachs SA. Motivating factors for patients undergoing orthognathic surgery evaluation. J Oral Maxillofac Surg. 2010；68：1555 - 9.

[22] Alanko OM，Svedström-Oristo AL，Tuomisto MT. Patients' perceptions of orthognathic treatment，well-being，and psychological or psychiatric status：a systematic review. Acta Odontol Scand. 2010；68：249 - 60.

[23] Cunningham SJ，Garratt AM，Hunt NP. Development of a condition-specific quality of life measure for patients with dentofacial deformity：I. Reliability of the instrument. Community Dent Oral Epidemiol. 2000；28：195 - 201.

[24] Cunningham SJ，Garratt AM，Hunt NP. Development of a condition-specific quality of life measure for patients with dentofacial deformity：II. Validity and responsiveness testing. Community Dent Oral Epidemiol. 2002；30：81 - 90.

[25] Lee S，McGrath C，Samman N. Impact of orthognathic surgery on quality of life. J Oral Maxillofac Surg. 2008；66：1194 - 9.

[26] Motegi E，Hatch JP，Rugh JD，Yamaguchi H. Health-related quality of life and psychosocial function 5 years after orthognathic surgery. Am J Orthod Dentofacial Orthop. 2003；124：138 - 43.

[27] Esperão PT，de Oliveira BH，de Oliveira Almeida MA，Kiyak HA，Miguel JA. Oral health-related quality of life in orthognathic surgery patients. Am J Orthod Dentofacial Orthop. 2010；137：790 - 5.

[28] Øland J，Jensen J，Melsen B. Factors of importance for the functional outcome in orthognathic surgery patients：a

prospective study of 118 patients. J Oral Maxillofac Surg. 2010；68：2221 - 31.

[29] Murphy C，Kearns G，Sleeman D，Cronin M，Allen PF. The clinical relevance of orthognathic surgery on quality of life. Int J Oral Maxillofac Surg. 2011；40：926 - 30.

[30] Hunt OT，Johnston CD，Hepper PG，Burden DJ. The psychosocial impact of orthognathic surgery：a systematic review. Am J Orthod Dentofacial Orthop. 2001；120：490 - 7.

[31] Cunningham SJ，Sculpher M，Sassi F，Manca A. A cost-utility analysis of patients undergoing orthognathic treatment for the management of dentofacial disharmony. Br J Oral Maxillofac Surg. 2003；41：32 - 5.

[32] Sousa CS，Turrini RN. Complications in orthognathic surgery：A comprehensive review. J Oral Maxillofac Surg Med Pathol. 2012；24：67 - 74.

[33] Iannetti G，Fadda TM，Riccardi E，Mitro V，Filiaci F. Our experience in complications of orthognathic surgery：a retrospective study on 3236 patients. Eur Rev Med Pharmacol Sci. 2013；17：379 - 84.

[34] Al-Riyami S，Cunningham SJ，Moles DR. Orthognathic treatment and temporomandibular disorders：a systematic review. Part 2. Signs and symptoms and meta-analyses. Am J Orthod Dentofacial Orthop. 2009；136：626. e1 - 16.

[35] Hassan T，Naini FB，Gill DS. The effects of orthognathic surgery on speech：a review. J Oral Maxillofac Surg. 2007；65：2536 - 43.

[36] Proffit WR，Phillips C，Tulloch JF，Medland PH. Surgical versus orthodontic correction of skeletal Class II malocclusion in adolescents：effects and indications. Int J Adult Orthodon Orthognath Surg. 1992；7：209 - 20.

[37] Kerr WJ，Miller S，Dawber JE. Class III malocclusion：surgery or orthodontics? Br J Orthod. 1992；19：21 - 4.

[38] Fox N. The Index of Orthodontic Treatment Need. In：Gill DS，Naini FB（Eds）. Orthodontics：Principles and Practice. Oxford：Wiley-Blackwell，2011.

[39] Ireland AJ，Cunningham SJ，Petrie A，Cobourne MT，Acharya P，Sandy JR，Hunt NP. An Index of Orthognathic Functional Treatment Need（IOFTN）. J Orthod. 2014；41：77 - 83.

[40] Naini FB，Cobourne MT，McDonald F，Donaldson AN. The influence of craniofacial to standing height proportion on perceived attractiveness. Internat J Oral Maxillofac Surg. 2008；37：877 - 85.

[41] Naini FB，Donaldson ANA，McDonald F，Cobourne MT. Assessing the influence of asymmetry affecting the mandible and chin point on perceived attractiveness in the orthognathic patient，clinician and layperson. J Oral Maxillofac Surg. 2012；70：192 - 206.

[42] Naini FB，Donaldson ANA，McDonald F，Cobourne MT. Influence of chin height on perceived attractiveness in the orthognathic patient，clinician and layperson. Angle Orthod. 2012；82：88 - 95.

[43] Naini FB，Donaldson AN，Cobourne MT，McDonald F. Assessing the influence of mandibular prominence on perceived attractiveness in the orthognathic patient，clinician and layperson. Eur J Orthod. 2012；34：738 - 46.

[44] Naini FB，Donaldson ANA，McDonald F，Cobourne MT. Assessing the influence of lower facial profile convexity on perceived attractiveness in the orthognathic patient，clinician and layperson. Oral Surg Oral Med Oral Pathol Oral Radiol. 2012；114：303 - 11.

第 3 章

[45] Naini FB, Donaldson ANA, McDonald F, Cobourne MT. Assessing the influence of chin prominence on perceived attractiveness in the orthognathic patient, clinician and layperson. Internat J Oral Maxillofac Surg. 2012;41: 839 - 46.

[46] Naini FB, Donaldson ANA, McDonald F, Cobourne MT. The influence of combined orthodontic-orthognathic surgical treatment on perceptions of attractiveness: A longitudinal study. Eur J Orthod. 2013;35: 590 - 8.

[47] Naini FB, Donaldson ANA, McDonald F, Cobourne MT. How does variation in lower anterior face height influence perceived attractiveness? A quantitative investigation. J Orthod. 2013;40: 206 - 17.

[48] Naini FB, Cobourne MT, McDonald F, Wertheim D. The aesthetic impact of upper lip inclination on orthodontics and orthognathic surgery. Eur J Orthod. 2015;37: 81 - 6.

[49] Naini FB, Cobourne MT, McDonald F, Wertheim D. Aesthetic impact of the upper component of the nasolabial angle: a quantitative investigation. J Oral Maxillofac Surg Med Pathol. 2015;27: 470 - 6.

[50] Paracelsus. Die Grosse Wundarznei (1536). Berlin: Verlag, 1963.

[51] Andry N. Orthopaedia: or, the art of correcting and preventing deformities in children: by such means, as may easily be put in practice by parents themselves, and all such as are employed in educating children (1741). Translated from the French. London: A. Millar, 1743.

[52] Vig PS, Vig KW. Hybrid appliances: a component approach to dentofacial orthopedics. Am J Orthod Dentofacial Orthop. 1986;90: 273 - 85.

[53] Delaire J. Manufacture of the 'orthopedic mask'. Rev Stomatol Chir Maxillofac. 1971;72: 579 - 82.

[54] Ngan P. Biomechanics of maxillary expansion and protraction in Class III patients. Am J Orthod Dentofacial Orthop. 2002; 121: 582 - 3.

第 4 章
正颌外科：患者的临床路径
Orthognathic Surgery：The Patient Pathway

Farhad B. Naini and Daljit S. Gill

　　"医师需要有条理地思考，治疗需要有合理的步骤，这些都应基于对患者的密切观察和实证研究的证据。"

波斯医师 Pur Sina(980—1037)

(拉丁语：Avicenna，or Ibn Sina)

(The *Canon of Medicine*)①

引言

　　本章的目的是描述正颌团队的成员并定义他们的职责；探讨临床医师在整个正颌治疗过程中的角色，并详细说明整个正颌外科患者临床路径的治疗顺序和步骤。

正颌团队

　　"科学上的巨大进步几乎总是归因于个人……但是，为了卓越的效果，临床医学中需要内外科医师一起合作，并引领一支训练有素的医疗团队。"

ZakariyaRazi(拉丁语：Rhazes)(865—925)

Persian physician-polymath，Outcomes of the Science of Medicine②

---

① Avicenna 的 *Canon of Medicine* 被誉为历史上第一部循证医学著作[1]。这部由一百多万字组成的巨著，汇总了整个医学领域从古至今的医学技术。因其全面而系统的归纳，当它在 12 世纪被翻译成拉丁语时，便成为整个欧洲标准的医学教科书，整整维持了 7 个世纪[2]。William Osler 爵士(1849—1919)(图 4-1)将 Avicenna 描述为"有史以来最著名的医学教科书作者"，并指出 Avicenna 的 *Canon of Medicine* 比其他任何著作都要经典，是一本医学圣经[3]。Avicenna 的名字早已响彻国际上许多大学，他的肖像放置在巴黎大学最古老的医学院——Avicenna 医学院，他的陵墓在伊朗哈马丹市(Hamedan)。——译者注

② 英国历史学家 Edward G. Browne(1862—1926)认为 Razi"可能是所有医师中最伟大的、最具原创性的，也是作品最多的作家之一"[4]。他最广为人知的一项贡献是发现乙醇及其在医学上的应用，此外，他还撰写了第一本儿科医学著作 *The Diseases of Children*，被认为是"儿科医学之父"。——译者注

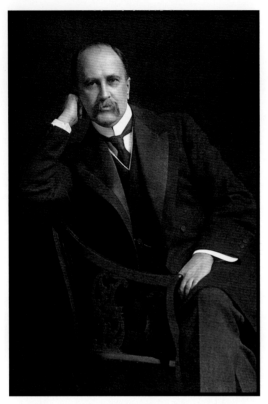

图 4-1　William Osler 爵士(1849—1919)

第 1 部分

在外科医学中,正颌外科处于相当独特的位置,因为它涉及两个不同的外科专业领域而贯穿于整个治疗过程,且对每个患者来说都要经过一段相对长的时间。

正颌团队的主要成员是正颌外科顾问和正畸顾问(在英国,"顾问"是指临床医师,对医院服务中的患者负有最终责任)。正颌外科医师和正畸医师之间的关系是相辅相成的。正颌治疗是艺术和科学的完美结合,对患者的治疗可能会改善患者的生活,这对正颌外科医师和正畸医师都是很欣慰的回报。

正颌外科顾问

口腔颌面外科,也称颅颌面外科(Hugo Obwegeser 教授提出的术语),是一个需要长期艰苦训练的外科专业。在英国,以及许多其他国家,正颌外科医师要求同时具备医科和口腔科双重资格证,以及全科外科培训。此外,还需要掌握扎实的涉及头部和颈部的专业领域的基础知识与技能。在被医院任命为顾问后,英国的颌面外科医师通常会选择一个亚专业:正颌外科、头颈肿瘤或创伤外科。有学者认为,颌面外科医师对正颌外科/颅面外科的专业兴趣应被视为有意愿的,通过进行大量手术从而得到技能提升,并由临床审计专家进行监督。

正畸顾问

"正畸顾问"一词是用意深远的——正颌外科是颌面外科学和正畸学的一个独特的亚专业,需要更高要求的培训。在英国,要成为一名正畸顾问,至少需要接受 2 年的正畸专业培训。正颌外科是复杂的学科,如果没有充分的理解和足够的培训,将不可避免地会给患者带来问题,给正畸医师带来相当大的困惑和痛苦。

临床心理学家/联系精神病医师

正颌外科团队中的心理学家或精神病医师可能对患者的身体意象障碍,尤其是躯体变形障碍(body dysmorphic disorder, BDD)特别感兴趣(见第 9 章)。这类临床医师在团队中发挥着重要的作用。

颌面技师

颌面技师的职责是承担模型外科和制作𬤇板(详见第 13 章)。

正畸技师

正畸技师的职责是在治疗期间制作各种矫治器,例如腭部扩弓器、保持器等。

正颌专科护士

"三分治疗七分护理"。在可能的情况下,每一个正颌团队都需要拥有一名经验丰富的正颌专科护士,他会参与到整个联合门诊过程中,并能非常全面地了解患者每个治疗阶段的情况。

颌面/头颈专科营养师

颌面/头颈专科营养师的职责是在正颌患者术前、术后提供营养建议(见第15章)。

语音治疗师

一般的正颌患者通常不需要语音治疗师,但其在唇腭裂正颌患者术后治疗中起着重要作用(见第56章)。

全科医师和口腔科医师

全科医师和口腔科医师应被视为正颌团队的一部分,在治疗患者时应做好与他们的协调工作。

麻醉顾问

理想情况下,麻醉科应设有专业的头颈部外科麻醉师(见第14章)。

正颌临床治疗路径——临床医师的角色

临床医师在正颌外科患者管理中的角色详见'DAATTARS'(表4-1)。

治疗步骤和护理协作

正颌患者的治疗路径如图4-2所示,各治疗阶段的详细信息见相应章节。本节的目的是对正颌治疗路径做简要概述。

表4-1 临床医师在正颌外科治疗中的角色

治疗阶段	负责事项
诊断(Diagnosis)	一个准确的诊断之后会形成一个问题列表,理想情况下,顺序从最严重到最轻进行排列
病因学 (Aetiology)	口腔颌面畸形的病因一直与诊断和治疗计划密切相关,以及愈后的稳定性,例如,显著的舌部推力会使预后长期的稳定性受到质疑
治疗目的 (Aims of treatment)	治疗目的应在治疗开始前确定,包括理想的面部软组织的外观和轮廓、达到理想的软组织效果所需的骨骼运动,以及正畸治疗需要达到最理想的静态和动态功能的牙颌咬合效果
治疗计划 (Treatment plan)	临床医师与患者一起选择最终的治疗方案,形成金标准计划,用于矫正每一例有不同程度口腔颌面畸形的患者 必须向患者解释治疗的风险和益处,并获得知情同意
治疗技术 (Treatment mechanics)	连续治疗阶段需要一份清晰的流程图: ● 术前正畸准备 ● 手术程序 ● 所需的术后正畸 ● 保持器 ● 任何潜在需要的辅助程序
替代治疗方案 [Alternative treatment plan(s)]	除了黄金标准治疗方法,还有其他的治疗方法: ● 更简单的外科治疗方法,例如单颌而非双颌手术 ● 或单纯正颌外科治疗(如果不需要正畸治疗) ● 或单纯正畸治疗(如果不需要手术治疗)
保持器佩戴 (Retention regime)	保持器的作用是保持牙齿被矫正后的位置,直到周围的骨质和软组织稳定并防止长期增长带来不必要的变化。对于骨性Ⅱ类或骨性Ⅲ类患者正颌术后橡皮筋牵引可能会用到活动性的保持器(见第12章) 保持器的佩戴在很大程度上取决于原始骨骼差异和咬合错位,以及任何软组织参数,由于其他各种因素,每例患者都有自己的特点,如最终牙齿咬合的情况 若忽略保持器的稳定性,每天24小时佩戴保持器可使用3~4个月,若只是晚上和夜间睡眠时佩戴则可使用9个月,仅于夜间睡眠时佩戴可用一年,建议逐渐减少佩戴时间并坚持长期佩戴。所以,临床医师在开始治疗之前,应告知患者,他们将长期"嫁给他们的保持器"
稳定性(Stability)	外科手术、颌骨复位、牙齿、正畸的稳定都是预示治疗成功的重要标志(见第18章)

转诊

患者可能通过不同方式的推荐至正颌外科门诊进行初次就诊,包括全科医师推荐,但更多一般是来自口腔科医师或专业的正畸医师,虽然最初患者接触的可能是正颌外科医师,但通常在初始阶段接触最多的是联合诊疗中的正畸医师。

初诊与咨询

初次面诊与咨询的目的主要是对患者进行初步

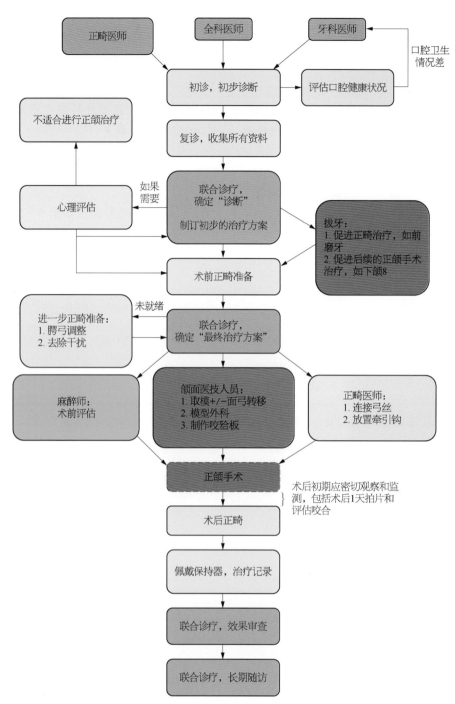

图4-2　正颌患者临床路径

评估,以确定患者是否适合正颌外科治疗。对患者进行全面的口腔状况检查,并评估口腔影像学资料,必要时将其转诊给相关口腔科医师进行相应治疗,如认为有必要时建议患者先进行牙周治疗或改善口腔卫生情况。正颌外科医师应向患者提供关于正颌治疗的初步信息,包括潜在的副作用和并发症(见第10章),提供正颌外科健康手册供其了解,并提供正颌外科相关治疗的 DVD 供患者在家中观看。复诊可以安排在几个月后,从而为患者提供足够的考虑时间。也

可尝试让患者写下治疗过程中存有的问题。如果患者的父母或配偶在初诊时没有陪同,应请他们在复诊时一同出席。

复诊与咨询

在复诊的面诊与咨询时,正颌外科医师需要询问患者上一次提供的正颌健康宣教资料是否有帮助,包括健康手册,这对服务的持续改进有很大帮助。这样的询问也可以帮助正颌外科医师评估患者对正颌外科治疗的态度,医师的态度和语气应该是委婉而合适

的，不能像审问一样。正颌外科医师可以通过这种方式询问患者："你有时间阅读健康手册吗？"接下来可能会问他们："是否记得治疗需要多长时间呢？潜在的并发症可能是什么呢？"如果患者无法回答这些问题，正颌外科医师应引起重视。如果患者回答正确，患者各方面都比较适合治疗，则可预约联合诊疗进一步制订治疗方案。此时，患者及其家人必须知情，而最终决定是否进行治疗将由联合诊疗的正颌外科医师和正畸医师共同决定。

延伸阅读

"联合门诊"指在正颌治疗路径中特殊的诊疗模式，是由正颌外科医师和正畸医师共同制订治疗方案，以将患者治疗效果最大化。虽然在治疗过程中正颌外科医师和正畸医师的作用处于不同阶段，但是序列联合治疗贯穿于整个治疗过程。

* 初步"确诊"。
* 术前"制订方案"。
* 术后观察期，患者通过再次联合门诊，正颌外科医师和正畸医师通过有效沟通，安排制订每周密切观察患者的方案。
* "疗效核查"。
* "长期随访"。

延伸阅读

对正颌患者来说，在正颌患者进入联合门诊进行咨询时，与正颌专科护士沟通对后续的治疗非常有帮助。患者在没有足够的心理准备情况下，特别是在教学单位，与正颌外科医师、正畸医师或一些高职称医务工作人员交谈会令他们感到害怕。如果在咨询室将有其他医务人员出现，应提前告知患者，团队中的每个成员都应礼貌地介绍自己，并协助患者及其家属放松。只要向患者解释教学的重要性，并且让他们感觉到自己处于教学过程中重要的一部分，而不是一个旁观者，患者很少会介意。

联合门诊"诊断"

这是第一次患者同时见到正颌外科医师及正畸医师，就患者的临床表现、初始的记录及影像学资料

等进行共同诊疗讨论。主要目的是就患者是否适合正颌治疗达成一致，并最终确定诊断（见第5章）。联合门诊通常由正颌外科医师对治疗的风险/成本和益处进行开放式讨论，但在这个阶段，患者应该从先前与正畸医师的沟通中充分了解了这些问题（见第5章和第11章）。此外，联合门诊提供一个初步的正颌外科治疗计划，例如单颌手术或双颌手术，以及可能需要的颏成形术，并告知患者，可能会根据方案调整正畸治疗计划。如果认为患者可能需要更多时间考虑治疗方案，可以安排下一次预约。必要时，可以帮助患者联系心理医师或精神病医师。

在联合诊疗过程中，也制订出一个逻辑有序、可操作的治疗计划，类似于路线图，它可以明确标明最终目的，而制订的方案通常是实现这些目标的最佳方法。

如果患者适合正颌外科手术，可以开始安排任何必要的手术，如拔牙等。

* 为正畸做准备，如拔除前磨牙。
* 为便于后期的下颌骨手术，即拔除下颌阻生第三磨牙。这通常是由正颌外科医师或团队中一名有经验的成员负责，尽可能多地保留骨质。理想情况下，应尽快进行，最好在下颌骨手术前至少1年。正畸医师应在下颌第三个磨牙被拔除后才在下颌第二个磨牙上放置托槽。这样可以辅助正颌手术，防止术中托槽移位。

术前正畸

正畸治疗的时间是可变的，可能需要长达12～24个月的时间，这取决于所需移动的牙齿程度和患者的相关因素（见第12章）。当正畸准备已就绪，且采集齐完整的资料（如术前射线片、照片、模型和任何必要的测量），患者即可被登记到联合诊疗的"确定最终治疗方案"中。

联合门诊"确定最终方案"

在完成正畸治疗准备后再次进行联合会诊，此时患者已经准备就绪等待下一步手术治疗。正颌外科医师和正畸医师结合患者及所有必要的术前治疗记录进行讨论。所负责的正畸医师将进行全面的检查，包括一个替代方案。正颌外科医师将对患者及其所有的治疗记录进行全面评估（见第6章）。这个步骤非常有帮助，能让正颌外科医师于术前了解正畸医师的预备方案，同时也是一种检查方案的方法，不会遗漏任何细节。在这个阶段，一名经验丰富的正颌外科

医师和正畸专家团队几乎总能制订出一个相得益彰的治疗计划，且最终决定必须由正颌外科医师和正畸医师共同制订，而经验丰富的团队很少在此阶段产生分歧。

关于术后患者口腔卫生和营养方面的建议也应该在此次会诊中提出，并在术后的复诊中重新评估。

如果于术前出现任何原因，患者没有做好手术准备，例如，如果牙弓准备不充分或牙齿咬合干扰需要进行进一步矫正，应先处理这些意外情况，推迟手术总比出现错误好。

一旦明确了治疗计划并确定了手术日期，就需要确定三个几乎同时进行的准备阶段。

- 正畸医师——加固托槽及钢丝，放置牵引钩（见第 12 章）。
- 颌面技师——由颌面技师填写一份手术计划表，用于模型外科和制作殆板（见第 13 章）。模型外科由正颌外科医师和正畸医师共同核查，正颌外科医师通常在手术前一周为患者试戴殆板。
- 麻醉师——做术前麻醉评估（见第 14 章）。

手术

在手术当天，患者按照之前提供的指导禁饮禁食。手术的时长是多样的，取决于患者的手术类型，一般会告知患者家属，若是单颌手术一般 2 小时左右，若是双颌手术一般不超过 4 小时。术后经过短暂的苏醒，患者回到病房。

术后初期

在术后的最初几天和几周内，患者需要被密切观察和监测。一开始，正颌外科医师能在病房内观察患者，特别是评估牙齿的咬合是否达到理想的位置。需要时进行橡皮筋牵引，正畸医师通常会在术后第二天早上去观察患者，理想状态是和正颌外科医师一同观察。在评估了牙齿咬合情况后，这阶段还需进行术后放射片评估（见第 12 章）。术后住院时间非常短，一般 1～2 天，但在家康复的时间相当长，在出院前由营养师对患者及家属进行术后营养指导，并强调术后保持口腔卫生的重要性（见第 15 章）。术后 1 个月内患者需要每周复诊。

术后正畸

一般术后一周患者开始接受术后正畸，此过程大约需要（6±3）个月，当最后的咬合达到理想状态，且患者对效果满意时，可以去除牙托槽，佩戴保持器，正畸医师进行最后的治疗记录。

联合门诊"疗效核查"

最后的治疗效果由正颌外科医师与正畸医师共同评价，并与术前的治疗和计划进行比较。患者术后任何的不适都会被记录在病史上，以便于之后在随访中评价康复情况，这也非常有助于临床教学。正畸医师定期为患者预约复诊，检查保持器是否被磨损，以始终保持它的有效状态。

联合门诊"随访"

正颌患者应该长期随访以便于监测术后效果的稳定性以及评估任何部位的不适程度，尤其是下唇、颏部及牙龈。比较推荐的随访时间是术后 1 年、2 年、5 年、10 年，便于评价治疗效果以及临床审查。

（高晓彦　薛晓晨　袁卫军　译）

参考文献

[1] Sharma V，Minhas R. Explanatory models are needed to integrate RCT and observational data with the patient's unique biology. J R Soc Med. 2012;105:11-24.

[2] Naini FB. Avicenna and the Canon Medicinae. J R Soc Med. 2012;105:142.

[3] Osler W. The Evolution of Modern Medicine. New Haven：Yale University Press, 1913.

[4] Browne EG. Literary History of Persia. Vol. 2. London：T. Fisher Unwin, 1901.

第 5 章
患者评估和临床诊断
Patient Evaluation and Clinical Diagnosis

Farhad B. Naini and Daljit S. Gill

"多数人只是去看，但是只有少数人才真正看见。"

Leonardo da Vinci(1452—1519)[1]

引言

在患者的临床治疗中，诊断始终是最重要的一步。古语云"千里之行，始于足下"，因此在临床治疗中，如果这一步走错了，那么无论治疗的速度和技术如何，都是在朝着错误的方向迈进。对颅颌面复合体的全面临床诊断和对病史的分析在其他文章中已有描述（详见 *Aesthetics：Concepts and Clinical Diagnosis*)[2]。本章的目的是为正颌外科患者的临床诊断提供详尽的指导。

病史采集

临床诊断的第一步是从对患者问诊中获得信息[3]。在这一阶段中，任何沟通的干扰可能都是无法弥补的。因此，临床医师在沟通时需做到礼貌和专业，同时避免显得过分的亲近。

"人们会忘记你说过的话、做过的事，但永远也不会忘记你带给他们的感受。"

Maya Angelou(1928—2014)(attributed)
非洲籍美裔作家及诗人

对患者的观察从他们进入诊疗室的那一刻就应

该开始,这是临床诊断的原则之一。临床医师应通过患者的姿态、行为或习惯,尤其是年轻患者与其父母之间的关系去寻找可能的生理疾病迹象或潜在的心理社会障碍。

对患者的问诊应该是有计划、条理清晰的谈话。在对话中医师作为主导,患者也可以根据需要提出问题。患者应舒适地坐着交流,其视线与临床医师视线平齐,且谈话不应受到干扰。为了保证首次就诊能从容进行,应预留足够的时间,以获得患者的信任,同时避免因医师疏忽而出现错误。不应仓促地进行问诊,这会令患者感受不佳,可能导致诊疗失败。另外,也应避免机械式的提问,医师总是低头记录信息而与患者没有目光交流,这种明显缺乏同理心的行为是其实践经验不足的表现。

对可能需要正颌外科手术治疗的患者问诊的主要目的是解决以下两个问题:

* 患者关注的是什么? 美观? 功能? 还是两者兼有?
* 患者对他们关注的问题持什么态度?

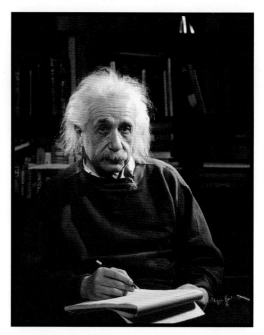

图 5 - 1　Albert Einstein(1879—1955)

医师应该鼓励患者如实讲述,并真实记录患者的原话。应该避免有导向性的问题(如你是否注意到颏部突出?),建议使用无明确答案的开放性问题(例如:你有什么特别关注的地方?),在谈话过程中一些封闭性问题,仅有"是"或"否"两个答案,也可用来获取患者的具体信息。

医师应该在整个诊疗过程中避免使用医学术语,同时表现出同理心。临床医师决不能也不应表现出对患者冷漠、缺乏同情心或是以貌取人[3]。

友好的话语和富有同情心的表情会让患者放松下来。就如一句医学格言说到:"在对你的专业性进行评价之前,患者更早知道的是你是否在乎他们。"

现病史

对于可能需要正颌治疗的患者,主要的问题是

主诉

患者的主诉对所有医疗和外科手术都十分重要。但医师应意识到,第一次就诊时患者常常情绪复杂,很难清楚表达他们求诊的主要原因。

延伸阅读

展现同理心

"你永远不会真正了解一个人,直到你站在他的角度考虑问题,直到你融入他的皮肤,跟着他了解其周遭的一切。"

"……你永远不会真正认识一个人,除非你穿着他的鞋四处走动。"

Harper Lee

《杀死一只知更鸟》(1960)[6]

对临床医师来说,重要的是要对患者存有并表达出真正的同理心,而不是傲慢自大。William Osler 爵士写道:[7]

"你们每个人在临床检查和处理病患时的座右铭应该是'把自己放在他的位置上'。要尽我们所能,感受患者的感觉,了解他的精神状态。"

"为什么患者决定现在来解决这个问题?",患者对自身情况的关注从何时开始的,什么是他们寻求治疗的主要原因。如果患者是由于最近生活状态改变,如失业或离婚等,而决定寻求治疗,希望能通过手术解决生活中这些问题。从长远来看,他们可能会对疗效感到失望。

延伸阅读

患者很少会按照逻辑顺序来陈述他的病史。有些人的陈述可能是冗长的,另外有些人可能是拘谨的或者表述不清的。"记录病史"的艺术在于从一次彻底的谈话中获得所有潜在的相关信息,排除不重要或不相关的信息,并按照逻辑顺序记录事实。通常情况下,最好能在患者提供初步的信息后再记录,临床医师再次确认事实后,按照逻辑顺序进行简明而准确的书面记录。患者更喜欢同与他们有眼神交流的医师谈话,而不是只会低头记录的医师。

心理社会史

很少有患者对正颌外科手术结果不满,如果发生这种情况,常常是由于医师在问诊阶段未发现患者潜在的心理或情感障碍。临床医师可能需要进行多次谈话问诊,才能全面评估患者的以下情况。

- 自我认知。
- 动机。
- 期望值。
- 配合度。
- 人际关系网。

自我认知

患者对他们口腔颌面部外观的自我认知是最重要的。临床医师的首要任务是确定患者是否存在口腔颌面畸形,如果存在,患者对自身颌面部畸形的认知是否与临床医师的评估一致[3]。对轻微或不可察觉的畸形过度关注,有"四处求医"经历,特别是有曾被临床医师拒绝治疗的经历,或主诉不清等通常是危险信号,提示患者可能存在自我认知问题。这种情况可能需要转诊给临床心理学家或是联系精神科医师,因为这些可能是患有潜在精神障碍的证据,如躯体变形障碍(body dysmorphic disorder,BDD)(见第9章)。Phillips 等[8]发现,在需要正颌手术的患者中,有多达 1/4 的人患有某种形式的潜在精神障碍。

延伸阅读

引导效应的考虑

"引导效应"是指从患者病史中获取的一些线索,例如特定的入院许可或信息,可能诱导临床医师误解来自患者的其他信息,如患者所说的话,并影响临床医师在后期问诊中的判断。心理学家将此称为"联想激活",例如,如果你最近看到"吃"或"食物"这些词,你更有可能把这个单词片段 SO_P 填成 SOUP(汤);如果你最近接触的是"洗"这个词,更有可能填写成 SOAP(肥皂)[9]。将其联系到患者的诊疗就是:临床医师不应该把一些事情错误地与患者说的话、曾在其他患者身上得到的经验等联系起来,而影响之后诊疗过程中的判断。例如,一位寻求正颌手术的患者告诉临床医师,他最近离婚了。这是重要的信息,但临床医师不应立即认为离婚是患者本次寻求治疗的唯一原因。在收集和考虑所有相关信息之前,临床医师应小心避免对一些因素深信不疑。

动机

"你自己对自身的看法远比他人的更重要。"

波斯谚语

相比因内在动机而寻求正颌治疗的患者,如渴望

第5章

自己的面部外观或功能得到较大的改善，那些因外在动机而就诊的患者，如希望获得工作上的晋升或寻找伴侣，这些人很难对治疗效果感到满意。在谈话过程中，临床医师应该仔细倾听患者的话以获得线索和提示。口腔内科和口腔外科的先行者 William Kelsey Fry 爵士（1889—1963）（见图 2 - 99a）与英国颌面外科和整形外科奠基人之一 Harold Gillies 爵士，一直强调在诊疗期间认真倾听患者想法的重要性[10]：

> "上帝赐予你耳朵、眼睛和手；请按这个顺序使用来诊治患者。"

期望值

社会适应能力良好且具有相对稳定的生活和切合实际期望值的患者更能从治疗中受益。对治疗结果抱有不切实际期望的患者，无论是在美学效果还是

对他们生活的潜在影响（例如，有更好的工作前景等）方面，都将不可避免地对治疗结果感到不满。对于临床医师来说，不应忽视诸如治疗时间久和潜在并发症等问题，回避或暂缓这些问题从长远来看对患者没有好处。同样至关重要的是，不要过度承诺，而要告诉患者实际可行的疗效，例如，面部不对称的患者必须理解，他们的术后面型永远不会是完全对称的。

配合度

临床医师必须在面诊过程中衡量患者的配合度[11]。正颌外科手术时间较长，需要患者和家属充分知情同意。与掩饰性正畸、掩饰性外科治疗或不进行治疗相比，正颌外科手术的风险、成本和效益等必须加以考虑和讨论，直到临床医师确保患者充分了解每种治疗方法的利弊。

延伸阅读

风险/成本 vs. 效益考量

必须对正颌外科治疗的风险、成本和效益进行一次真实公开的讨论（见第 11 章）。

临床医师应该记住的是，患者认为你在治疗前所说的风险是专业建议，若术后再谈则为借口。即使治疗的细节和潜在风险可能会导致患者拒绝治疗，正畸医师和外科医师也应该对患者绝对坦诚并确认这些信息。尽管患者对治疗结果的满意度常常很高，但对于任何患者来说，正颌外科治疗过程都是难以忍受的（见第 20 章）。患者应充分意识到与正畸治疗相关的潜在风险，如牙面脱矿、牙根吸收等，以及手术风险（见第 10 章）。短期内发

生率高的手术风险有术后不适、水肿、牙关紧闭、进食困难等；可能发生的长期风险有下唇和颏部的感觉异常或麻木。治疗费用不仅包括英国国民健康服务中支出的费用，还包括手术对患者日常生活造成的不便和损失，这两方面都是社会费用，例如耽误学业或工作、长期使用固定正畸矫治器的潜在影响、严格维护良好口腔卫生需要付出的额外努力、因矫正器需避免食用某些食物和接受的情感成本、治疗初期去代偿治疗会造成更丑的颌面部外貌等。只有当与患者明确讨论了风险/成本和收益之间的平衡，且提出的治疗方案疗效可预见，治疗才会继续进行，且成功率高。

人际关系网

不能低估患者的社会支持网络的重要性，尤其是家庭支持，临床医师应该衡量直系亲属的支持度并顾及家属的感受。理想情况下，父母和配偶应该成为治疗的合作者，为患者提供许多急需的情感支持，这在治疗过程中的高度紧张阶段，例如手术前一周和手术后几周，尤为重要。然而，由于各种原因，父母或配偶可能不希望患者接受治疗。如果没有得到充分的家庭支持，应探讨其中的原因，直到达成共识后再开始治疗。

既往史

一份详尽的既往史是必要的（见第 14 章）。标准化的问卷有助于鼓励患者对敏感问题做出更真实的回答。患者可以在会诊前填写这样一份问卷，但必须由临床医师复核，最好是在面诊结束，建立了融洽关系后进行[3]。

对于正颌患者，要特别注意病史中有相关的既往及现在的心理或精神疾病、焦虑、抑郁或任何躯体变形障碍，如厌食或贪食症等[3]。此外，任何可能影响后续外科治疗的病史都应注意，并在需要时向相关医师寻求证实。

正颌治疗适应证

问诊完成后，应该给患者提问时间。积极询问是否还有任何问题对患者是有帮助的，因为患者可能会对临床环境感到焦虑，甚至有些害怕，特别是当实习生出现在教学现场时。

第一次面谈结束后，临床医师应向患者提供病历，记录有关治疗方案选择以及可能有用的其他任何原始信息（见第 10 章）。只要没有"红旗"标志，就可以安排第二次面诊。患者也应写下他们能想到的更深入

的问题,在第二次面诊时提出。在初次和第二次面诊之间要留有一段合理的时间,给患者及其家人考虑。

在第二次面诊中,要求患者简要总结医师在第一次面诊中提供的信息,这对于诊疗是有益处的。虽然不应指望患者记得初诊时讨论的每一件事,但如果他们对先前提供的信息有不理解的地方,或对正颌手术缺点存在(如疗程时间长或可能出现的并发症)困惑,或给出的答案较为模糊或奇怪,对于这些情况应当警惕。如果通过正颌外科治疗确定能使患者在功能和美学上受益,那么医师接诊的底线就是评估患者在心理和情感上是否适合治疗。如果临床医师在完成面诊后对患者是否适合治疗持怀疑态度,那么最好谨慎处理不要冒进。

如果怀疑患者有潜在的心理问题,应直截了当又不失礼貌地告知患者,医师当前的处理是保障了患者的最大利益,并可安排转诊给心理医师或联系精神科医师(见第9章)。

如患者适合接受治疗,可在此次面诊时获取进一步的病史,并为患者预约"多学科联合门诊"就诊。

临床诊断记录

"寻找问题的解决方法并不困难,困难的是如何鉴别真正的问题。"

Hugo Obwegeser[12]

准确的诊断性资料的记录,有助于对正颌外科患者的临床评价[13]。

临床记录的目的
临床记录的目的在于:

* 诊断——为临床评价提供更多数据支持。

* 治疗计划——正畸治疗前,有必要收集前期资料用于制订治疗方案;正颌术前完备的资料记录对设计手术方案也起着重要作用。

* 治疗效果评估——无论是否达到治疗目标,通过比较治疗前、手术前及手术后相关资料记录的数据变化,可以对治疗效果进行分析,并且进一步完善治疗方案。

* 医患沟通。

* 教学、审计及科研。

* 法医学证明文件。

正颌手术的必要记录
正颌患者需要接受一系列必需检查。

口腔曲面断层片
旋转式曲面断层摄影又被称为口腔全景摄影(orthopantomograph,OPT)。全景片不仅用于评价口内牙列整体情况,还可以帮助分析下颌骨的对称性(见第34章)。

头颅定位侧位片
这种特殊头颅侧位放射片是一种极其重要的诊断分析工具,它通过一个固定头颅位置的定位装置,提供标准的可重复的影像(图5-2)。一系列的头颅定位侧位片可以监测颅面部的生长变化,尤其是颌骨的生长方向,并且帮助调整治疗方案。

临床照片
口外及口内的彩色照片在治疗开始时、术前和治疗后是必需的。术中照片也非常有用。可用于诊断和设计、监测治疗的发展和变化,并且可以作为一种具有法律效应的文件资料。

研究模型
对于任何一名需要接受手术的患者,不论是涉及

(a)

(b)

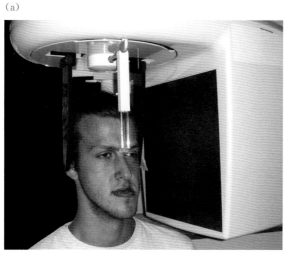
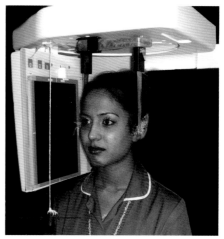

图5-2 (a)头部固定装置。(b)改良技术拍摄头颅侧位片,患者处于自然头位(NHP),利用铅锤(图中红色箭头所指)及铅垂线,作为真实垂直参考线显示在侧位片中(如图5-14所示)

咸合变化的正颌手术还是涉及颌骨移动的颅面部手术，研究模型都是必需的。取模时印模必须充分延伸到唇颊侧前庭沟，并且包括所有萌出的牙齿。要根据 Angle 切割法修整模型，使其基底对称，以便模型放置在平面时可以在各个角度观察咸合情况，分析牙弓的形状及对称性（图 5-3）。手术前研究模型需要手动模拟术后目标咸合位，目的在于评估上下牙弓的协调性及潜在的咸合干扰（图 5-4）。

对于涉及上颌骨手术的正颌患者，术前的模型需要放置在可调式颌架上（一种代表颞下颌关节的机械装置，上下颌模型都附着于颌架上，目的是再现下颌运动），通过面弓转移（面弓是一种用来记录上颌牙弓与颞下颌关节髁突铰链轴关系的装置），这样就可以进行模型外科以及咸合板制作。

人体面部测量

"如果你没有办法测量他，你就不能改善他。"

William Thomson,

Lord Kelvin(1824—1907)[14]

许多颌面部的测量数据是通过头影测量和研究

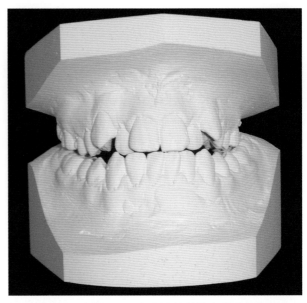

图 5-3 根据 Angle 切割法修整的术前研究模型

模型得到的。治疗前、术前及术后的人体面部测量数据，对于治疗效果的分析是非常有用的。人体测量需要用到非常精密的测量工具，比如弯脚规和游标卡尺，或尺子和两脚规（图 5-5）。下列人体测量指标在

(a)

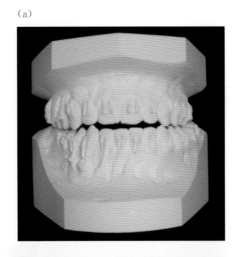

(b)

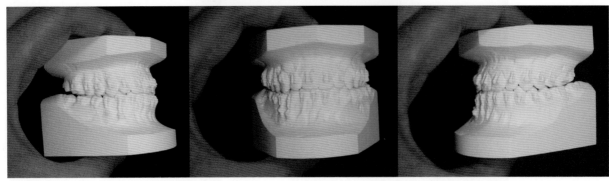

图 5-4 (a)一例Ⅲ类错𬌗伴前牙开𬌗患者的术前咸合研究模型。(b)手动模拟术后目标咸合位，检查上下牙弓的协调性及潜在的咸合干扰

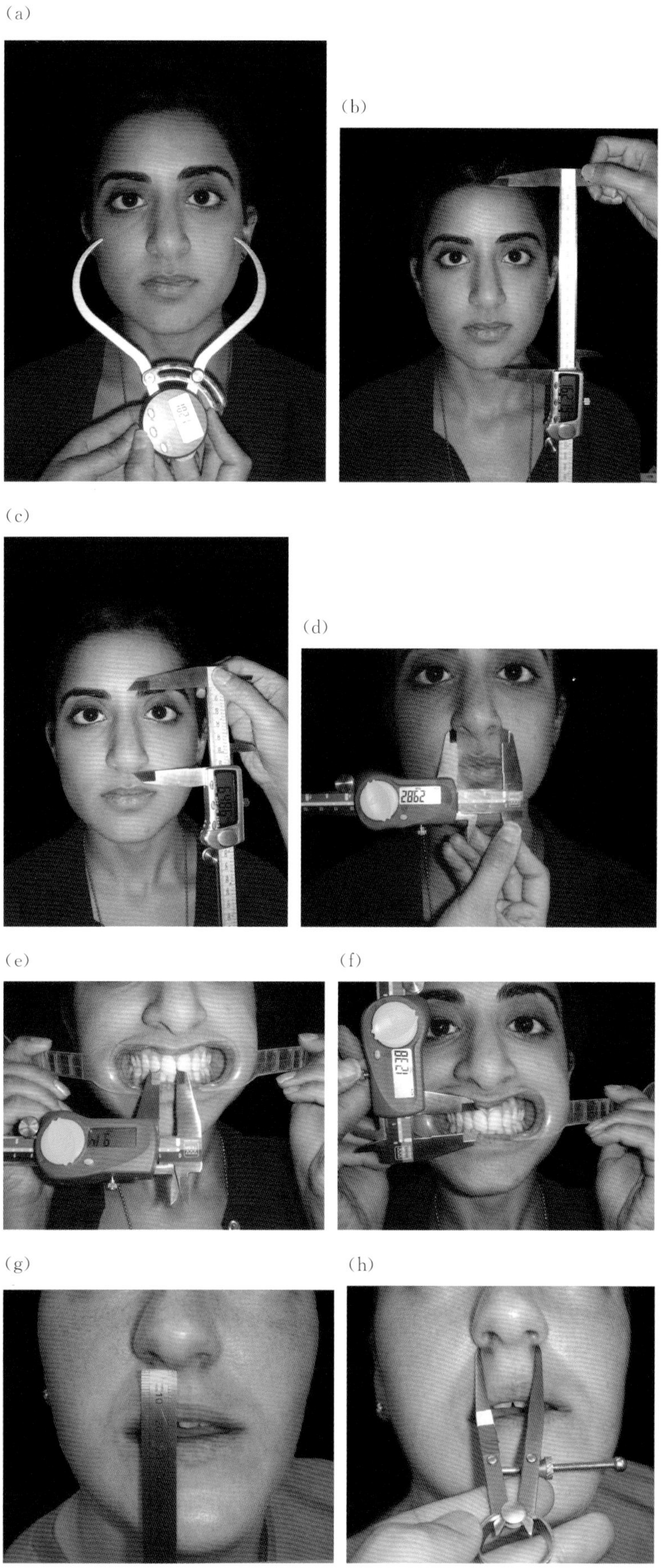

图5-5 人体测量相关仪器：(a)弯脚规的两臂是弯曲的，以便测量脸部较大的曲线区域。(b)游标卡尺测量全面高。(c)游标卡尺测量面中部高度。(d)游标卡尺测量鼻基底宽度。(e)测量上颌切牙牙冠宽度；卡尺尖端被打磨薄以提高测量的精准度。(f)游标卡尺测量上颌切牙牙冠高度。(g)直尺测量上唇长度和上颌切牙露齿量。(h)两脚规测量鼻基底宽度

上颌手术中是非常有用的。

* 上唇长度。
* 静态及动态上颌切牙露齿量。
* 静态位及动态露龈情况。
* 鼻基底宽度。
* 鼻翼内侧宽度。

不同的手术类型可能需要不同的测量指标[13]。

正颌手术的附加记录

某些特定正颌病例需要的资料。

头颅定位正位片

面部不对称畸形的患者,头颅定位正位片可以作为重要的临床评价方法之一。

计算机断层扫描

CT可以显示牙颌面硬组织及面部软组织的三维影像,骨骼影像可以制作成三维立体模型,这种模型对于复杂的颅颌面手术设计是非常有用的。锥形束CT同样是一种非常有用的辅助检查方法(见第8章)。

面部软组织三维扫描

三维软组织扫描联合CT硬组织扫描辅助手术设计是非常有前景的。这个系统目前还在研发中(见第6章)。

连续身高记录

对于将来有可能考虑正颌手术的青少年患者,因为身高的增长与颌骨的生长有密切关系,连续的身高记录可辅助预测生长发育停止期。

体重与身高测量

体重指数(body mass index, BMI)是一个基于身高和体重的相对测量值。定义是个体体重除以身高的平方。BMI作为一种简单的测量方法广泛应用于各种研究,反映在患者正常或理想(从临床角度看)身高下,其体重的偏差程度。

BMI数值代表含义如下所示。

* $18.5\sim25\,kg/m^2$ 表示正常体重。
* 低于 $18.5\,kg/m^2$ 表示体重过轻。
* 高于 $25\,kg/m^2$ 表示体重过重。
* 高于 $30\,kg/m^2$ 表示过度肥胖。

这些只是作为指南中的数据,而BMI中最有用的部分可能是便于医师和患者更客观地讨论体重过重或体重过轻的问题(见第10章)。治疗前及术前都应该进行身高和体重测量,并且手术前应该不断监测体重变化(除非有特殊考虑,一般由患者完成)。

语音评估

正颌手术很少需要语音语言专家对患者进行语音评估,除非对于腭裂患者,特别是术中设计了大量上颌前移时(见第56章)。

核素检查(闪烁扫描法)

对于因单侧髁突过度生长而导致下颌骨不对称的患者,有γ放射性并聚集在骨组织中的同位素 ^{99m}Tc(锝-99m)可以用来区分哪一侧髁突生长过快。这种半衰期短的同位素集中在骨代谢活跃的区域,例如正在萌出的牙齿周围的牙槽骨。正常的髁突不会呈现高表达的影像,而快速生长的髁突会出现高表达"热区"。由于该技术无法排除双侧髁突生长过快,因此出现阴性结果时,需要进一步检查和随访髁突生长,以防假阴性的出现。但是假阳性结果很少出现,因此单侧髁突出现高表达"热区",通常意味着该侧髁突生长过快。

核医学影像技术最新的进展有单光子发射计算机断层扫描(single photon emission computed tomography, SPECT)的运用,它可以增强图像对比度,加强对病损区的探查和定位[15]。与传统的二维 ^{99m}Tc 扫描相比,这种技术已被证实可以提高髁突病理性增生和半侧下颌骨肥大的诊断准确性[16]。

患者评估——基本要素

"我们的眼睛只会看到大脑想让我们看到的东西。"

Robertson Davies(1913—1995)[17]

加拿大作家和文学家

在对患者进行临床评估前,确定面部美学评价的两大准则是非常重要的。第一点就是理解亚单位构建原理,第二点是确定颅面部各个单位及亚单位在三个平面及三个轴向上的位置。

亚单位构建原则

面部美学曾被定义为"令观察者赏心悦目的优雅五官的组合"[18]。"组合"即描述为各部分如何像马赛克一样相互结合,最终构成每一张脸。所以,颅面复合体可以被认为由许多单位组成,而每个单位又由许多亚单位组成。我们可以把颅-牙齿-骨骼看作组成框架的单位和亚单位,上面覆盖着软组织单位和亚单位。每个亚单位都是颅颌面复合体的重要组成部分,并且治疗中每个亚单位都可以单独移动(图5-6)。例如,上颌复合体中最小的亚单位,上颌中切牙部分,可以单独于颅面复合体其余任何部分在三个平面及轴向上移动。

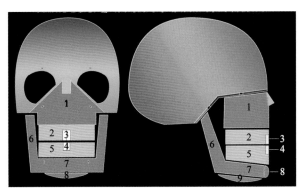

图5-6　上下颌复合体中牙齿及骨骼的亚单位。1. 鼻上颌复合体；2. 上颌牙槽骨；3. 上颌切牙；4. 下颌切牙；5. 下颌牙槽骨；6. 下颌支；7. 下颌体；8. 下颌联合区（骨性颏部）；9. 下颌骨最下缘（引自：Naini FB. Facial Aesthetics：Concepts and Clinical Diagnosis. Oxford：Wiley-Blackwell，2011；允许出版）

参考平面和旋转轴

整个颅面复合体和每个面部单位及其组成亚单位的相对位置将在三个平面进行描述（图5-7）。

* 矢状平面（前后向）。
* 冠状平面（正面）。
* 水平平面（横向）。

除此之外，颅面复合体各组成部分的结构关系以及通过外科或正畸的移动都可以从三个轴向旋转关系进行描述（图5-8a～c）。

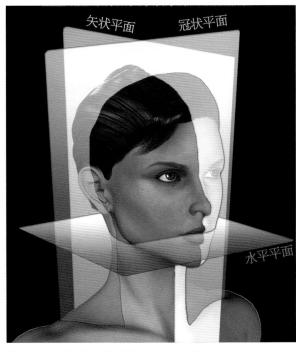

图5-7　面部参考平面（引自：Naini FB. Facial Aesthetics：Concepts and Clinical Diagnosis. Oxford：Wiley-Blackwell，2011；允许出版）

（a）
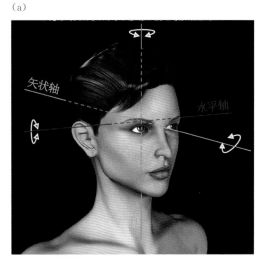

（b）
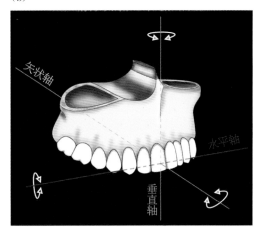

（c）
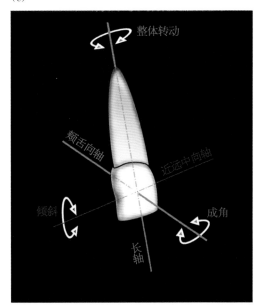

图5-8　（a）旋转轴。（b）上颌骨绕三个旋转轴旋转。（c）上颌切牙绕三个旋转轴旋转（引自：Naini FB. Facial Aesthetics：Concepts and Clinical Diagnosis. Oxford：Wiley-Blackwell，2011；允许出版）

第5章

- 矢状轴向(前后向)。
- 垂直轴向(纵向)。
- 水平轴向。

以上颌骨为例进行说明。如果上颌牙弓平面是水平的,上颌殆平面可以被看作是上颌牙列放置于一个假想桌面上。因此从三种空间平面关系来讲,上颌骨及上颌殆平面可以被描述为过前(前突)或过后(后缩),过于上抬(垂直向发育不足)或下降(垂直向发育过度),过于左偏或右偏(相对于面中线向左或向右不对称畸形)。对于三个轴向来说,上颌骨及上颌殆平面可以绕矢状轴旋转(导致上颌殆平面左右高低出现变化),围绕垂直轴移动(颌骨移动导致中线偏移),或围绕水平轴移动(相对牙弓前部,牙弓后段在垂直向有角度变化)(图5-9)。

颌面部的每个单位及亚单位都应以这种方式描述。

静态和动态评估

"微笑之于人类如同阳光之于鲜花,它们微不足道却贯穿整个生命,其作用是难以想象的。"

Joseph Addison(1672—1719)

在评价患者的面部软组织时,在静态评估之外,还应在说话或微笑时进行动态评价。说话时,下颌切牙的暴露量会增多,并将随着年龄增长而更加明显;应该注意到正常讲话时的牙齿暴露量。微笑时的一些相关数据也应被评价,尤其上唇的上移量及因此增加的露齿及露龈量,以及微笑的宽度(见下文及第7章)。

头影测量标志点及定义

面部美学分析及二维和三维头影测量分析需要测量者对人体测量及头影测量标志点的位置和定义非常熟悉。关于人体测量及头影测量相关标志的点、线、面及空间容积已详细列出[19]。有关人体测量的标志点在本章相关内容中已有描述,与正颌手术关系最密切的相关软硬组织标志点在图5-10(定义见表5-1)和图5-11(定义见表5-2)中列出。

(a)

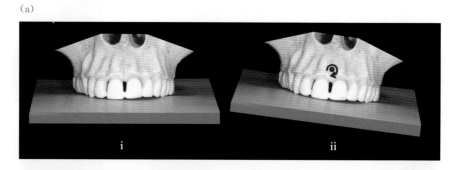

(b)

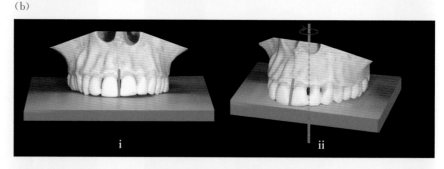

(c)

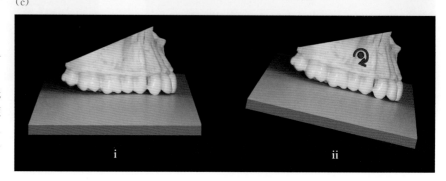

图5-9 上颌骨及上颌殆平面沿轴向旋转:(a)围绕矢状轴旋转,导致上颌殆平面水平向左右高低不同的旋转。(b)围绕垂直轴旋转,导致上颌牙弓中线偏移。(c)围绕水平轴旋转,导致上颌牙弓前后段垂直距离改变

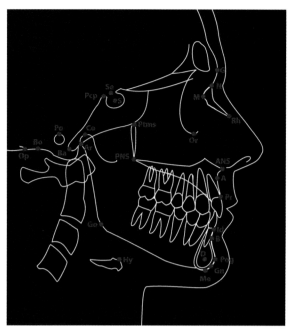

图 5-10　硬组织头影测量标志点(定义见表 5-1)

表 5-1　硬组织头影测量标志点(图 5-10)

标志点(缩写)	定　义
面部前界标志点(从上到下)	
眉间点(G)	额骨前部轮廓在正中矢状面的最凸点,位于眶上区和额窦区
鼻根点(N 或 Na)	鼻额缝和鼻间缝在矢状面上的交界点
鼻额上颌点(FNM 或 M 点)	鼻额缝及鼻上颌缝的交界点,被颅颌面外科医师 Jean Delaire 定义为 M 点;在 Delaire 颅面分析中,通过连接 M 点与后鞍突(Pcp)的顶点构建"上颌基线"
眶点(Or)	眶下缘的最低点(双侧)
前鼻棘点(ANS)	前鼻棘的尖端;这一点对应于人体测量学"鼻前棘点"
A 点(上齿槽座点)	前鼻棘与上牙槽缘点间的骨部最凹点
上齿槽缘点(Pr 或上齿槽点,Sd)	正中矢状面上上颌牙槽骨前端最下点,位于上颌中切牙之间
下齿槽缘点(Ld)	正中矢状面上下颌牙槽骨前端最上点,位于下颌中切牙之间
B 点(下齿槽座点)	下齿槽缘点与颏前点间的骨部最凹点
D 点(Point D)	正中矢状面上下颌骨体部正中联合的中心点。此点通常由目测确定。SND 角是由正畸医师 Cecil Steiner 定义,以便判断矢状向下颌骨基底相对于前颅底的位置关系
颏前点(Pog)	下颌骨颏部轮廓在正中矢状面上的最前点
颏顶点(Gn)	正中矢状面上下颌联合部下端最凸点。此点由目测确定或做通过颏前点和颏下点的切线,两切线交角的角分线与颏部前下轮廓的交点便为颏顶点
颏下点(Me)	正中矢状面上下颌骨联合部最下点
面部后界标志点(基本从最上到最下)	
蝶鞍口点(Se)	蝶鞍影像开口的中心点
蝶鞍点(S)	正中矢状面上蝶鞍影像的几何中心点
耳点(Po)	解剖耳点指外耳道轮廓的最上点(双侧),由于头部固定器中耳塞的使用,使得解剖耳点常常难以确定,在这种情况下,颞下颌关节的关节窝的最上缘与耳点在同一平面,可以帮助确定 Frankfort 平面。少数学者选择用机械耳点,即定位仪耳塞影像的最上点来代替

(续表)

标志点(缩写)	定 义
髁突顶点(Co)	髁突头的最后上点(双侧)
髁突中点(Con)	从侧面观,此点为髁突头的任意中心点,由目测确定位置。一条通过双侧髁突中心点的假象直线形成了髁突铰链轴,在张口运动初期下颌绕此轴转动
关节点(Ar)	下颌升支最后缘与枕骨基底部最下缘的交点(双侧)。如果髁顶点无法确定则由关节点替代。正畸医师 Arne Björk 将关节点定义在上颌升支最上点,比较容易确定。下颌骨的任何开闭口动作都会改变它的位置
颅底点(Ba)	正中矢状面上枕骨大孔前缘最下点
颅后点(Op)	正中矢状面上枕骨大孔后缘最下点
Bolton 点(Bo)	枕骨髁突后切迹的最高点,接近枕骨大孔中央;由正畸医师 Birdsall Holly Broadbent 为纪念慈善家 Charles B. Bolton 而命名
翼上颌裂上点(Ptms)	翼状上颌裂是双侧泪滴状放射透明区,其轮廓最前缘表示上颌结节的后表面,其标志点为翼上颌裂的最高点
翼上颌裂点(Ptm)	翼状上颌裂(双侧)前后边界交界处最下点,这一点与 PNS 接近
后鼻棘点(PNS)	正中矢状面上硬腭后部骨棘的尖端,可以通过向前延长翼上颌裂最下点前壁与硬腭相交来定位此点
下颌角点(Go)	下颌角轮廓上的最后下点,可以通过目测确定,或通过下颌升支平面和下颌角平面交角的角分线与下颌角的交点来确定
舌骨点(Hy)	舌骨体的最前上点,也称为舌骨上点

注:引自 Facial Aesthetics:Concepts and Clinical Diagnosis[2]。

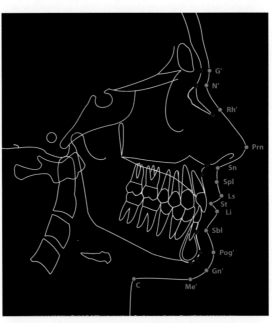

图5-11 软组织头影测量标志点(定义见表5-2)

表5-2 软组织头影测量标志点(图5-11)

标志点(缩写)	定 义
额点(G′)	正中矢状面上额部软组织轮廓最凸点,位于眶上眉缘区
鼻根点(N′或 Na′)	软组织鼻根最凹点,软组织鼻根点与硬组织鼻根点应位于同一水平。某些人鼻骨上部有前部弯曲,这种情况下硬组织鼻根最凹点通常在软组织鼻根点后下方

（续表）

标志点（缩写）	定　义
鼻缝点（Rh′）	侧面观位于鼻骨尾端表面，代表鼻骨与鼻软骨的交界点
鼻尖点（Prn）	正中矢状面上鼻尖最凸点
鼻下点（Sn）	正中矢状面上位于鼻小柱与上唇的交界点
软组织 A 点（Sp）	鼻下点与上唇缘点之间上唇曲线最凹点
上唇缘点（Ls）	正中矢状面上上唇唇红与皮肤交界点
口上点（Sts）	正中矢状面上上唇的最上点
口点（St）	上下唇之间的最凸点。如果在休息位上下唇是分开的，注意区分口上点和口下点
口下点（Sti）	正中矢状面上下唇最下点
下唇缘点（Li）	下唇唇红黏膜与皮肤的交界点
软组织 B 点（Sbl）	下唇缘点与软组织颏顶点之间下唇曲线的最凹点
颏前点（Pog′）	正中矢状面上软组织颏的最前点
颏顶点（Gn′）	软组织颏部轮廓的最前下点。此点可以目测标出，或通过软组织颏前点和软组织颏下点切线交角的角分线与颏部的交点来确定
颏下点（Me′）	正中矢状面上软组织颏部最下点
颈点（C）	颏下区与颈部前缘连线的最凹点，其位于颏下区水平面和颈前区垂直平面的交点

注：引自 *Facial Aesthetics：Concepts and Clinical Diagnosis*[2]。

系统性临床评价

前文中已详述前期文章中对临床面部美学及一系列头影测量的分析（发表于 *Facial Aesthetics：Concepts and Clinical Diagnosis*）。这些内容对于理解和研究颌面部各组间的关系十分有帮助。但是本章的目的并不是照本宣科地罗列这些知识，而是想为初诊时评价患者提供一种更具实用性的方法。一套有逻辑性的、可以分步骤指导进行的临床评估方法应该是更实用、有效且便于医师运用的。

　　"先说出你所看到的，再进一步培养你的观察能力。"

　　　　　　Sir William Osler（1849—1919）[20]

做出诊断需要按照步骤收集客观资料，然而这些真实的资料并不会自动让我们得出结论，就如同一些特定的词组合在一起并不能自动生成一句有意义的话。这些客观信息间相互的联系是做出准确诊断的基础，只有在有逻辑地整理这些资料后，医师脑中才能出现清晰的诊断思路。在正颌手术中，诊断是在观察基础上做出的。因此，临床医师有责任培养敏锐的临床观察习惯，并且这种观察总是需要综合考虑医学知识、审美以及相关背景。

诊断过程

　　"坚持到底的精神是最难获得的习惯。"

　　　　　　Sir William Osler（1849—1919）[21]

只有对颅颌面复合体进行系统、准确和彻底的评估，才能收集到真实的信息，将这些信息有逻辑性地整理后得到最终诊断。有条理的诊断方法有助于避免临床医师遗漏问题。

对于需要正颌手术的患者，临床评价由三个连续阶段组成。

（1）初期定性评价（观察）——观察患者获得初期资料，但难以避免主观因素影响。

延伸阅读

初期定性评价建立在见到患者时形成的最初视觉印象。在此阶段，整体的感观印象比对线段和角度的测量更重要，而且医师做出的判断应该是定性的。例如，一些参数角度应在视觉上被分为上下两部分，并且需要得出患者是凹面型、直面型还是凸面型的定性结论（图 5-12）。初期定性视觉评价会通过之后一些临床检查、照片及头影测量得到验证。

（2）定量评价（测量和分析）——这个阶段需要

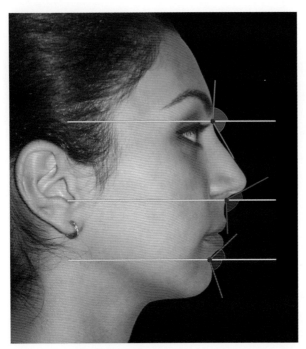

图 5-12　侧貌的角度参数在视觉上分为上下两部分,对患者是凹面型、直面型还是凸面型得出定性结论。患者需处于自然头位。鼻额角、鼻唇角和颏唇沟被水平线分为上下两部分

人体测量和头影测量,以及相关数据的分析。

(3)再定性评价(再次观察)——在上述测量分析的基础上再次仔细观察分析患者。

临床医师需要根据定性评价和定量评价的结果分析数据。问题在于"再定性评价与初期定性评价和定量评价的结果是否相符合?"如果符合,就可以得出描述性临床诊断;如果不符合,整个过程就要重新开始来寻找出现偏差的原因。

延伸阅读

测量分析后的再观察是非常有必要的。

尽管在临床诊断中观察是非常重要的,但一种被称为 Müller-Lyer 错觉的视觉错觉现象可以说明不能过于相信初期定性评价的结果,这种错觉现象是德国社会学家 Franz Carl Müller-Lyer 1889 年发现的(图 5-13)。当观察两条尾部箭头方向相反的水平线时,我们认为上下两条线的长度是不同的,很明显第二段线段会更长一些——这是仅经过观察后的结果。然而仔细测量发现这两段线条的长度是一样的。这种错觉现象证明了仅通过视觉观察可能会出现认知偏差。在临床诊断中,潜在的视觉印象偏差可以通过后期测量分析及再观察得到纠正。

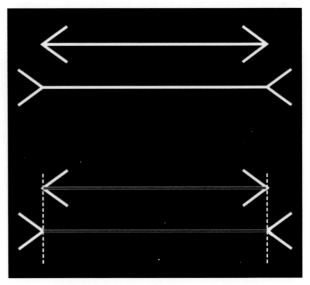

图 5-13　两组箭头图展示了 Müller-Lyer 视觉错觉。底部图标注的箭头间线段长度是相同的

自然头位

准确的临床评价需要患者处于自然头位(natural head position,NHP)[22]。自然头位的定义为:患者目视前方,注视远处某点时头部处于的标准可重复的位置。在自然头位下,视线轴被认为是水平的,这就得到一条颅外垂线[真性垂线(true vertical line,TrV)]及垂直于这条垂线的水平线[真性水平线(true horizontal line,TrH)],这两条线可作为面部美学测量的参考线(图 5-14)[13]。这两条线很重要,因为 Frankfort 平面等解剖线或平面受到颌骨形态差异的影响[13,23]。这对于正颌患者来说尤为重要,因为当颅面畸形越严重,解剖参考平面是水平的可能性就越小(图 5-15)[24]。合理运用解剖平面的方法是使患者处于自然头位时拍摄照片及侧位片(在距患者一段距离且与视平面同一高度的地方放置一面小镜子,患者直立,目视前方,注视镜子中的自己),由此得到真性水平线及垂线,作为颅面部相关结构测量时的参考[13]。

进行临床评价时,患者应自然站立,注视前方,头部处于最自然的位置。

观察位置及距离

在初期定性评价中需要确定临床观察位置。患者处于自然头位,头部位置应与检查者处于同一高度。理想状态下患者与检查者应面对面站立,有明显的身高差异时患者或检查者可坐在可调节座位上,同时保持患者处于自然头位。观察距离在 1 m 左右比较合适。

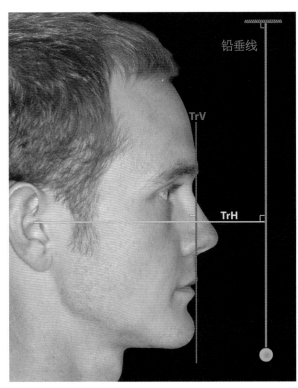

图 5-14 患者处于自然头位(NHP),用真性面部垂线(TrV)及真性水平线(TrH)来评价面部美学。真性垂线应与悬挂在天花板上的铅垂线平行;真性水平线应与铅垂线垂直。有些患者的 Frankfort 平面与真性水平面平行,有些不平行,因个体差异性而不同(引自:Naini FB. Facial Aesthetics: Concepts and Clinical Diagnosis. Oxford: Wiley-Blackwell, 2011;允许出版)

延伸阅读

形变——一个需要小心的词

通过对视觉错觉的描述,证明了检查者观察患者时处于正确观察角度的重要性。在艺术界,形变指作品的扭曲或者需要观察者处于特定的角度来审视作品。最早被熟知并定义为视觉形变的作品之一就是由 Leonardo da Vinci 创作的"Leonardo 之眼"(1485),只有在特定的角度下观察这幅画时才能看到眼睛的形象(图 5-16)。这点很好理解,如果你从一个错误的角度观察对象,那么图像将发生形变。在进行临床评价时也会出现相似的问题,如果检查者从一个不正确的角度观察,如患者平躺,检查者从上方倾斜或从后方观察,颌面部的其中一面可能会发生形变。

举例来说,检查牙列中线偏斜应从正前方观察,若从上方或后方检查会出现偏差。

临床面部评估

古典主义时期、文艺复兴时期和新古典主义时期人们的面部比例各有不同,在现代,人体测量和头影测量正常值的标准和美学研究的结果也有不同。除此之外,临床医师应注意面部美学评价受社会舆论、性别差异、文化背景和患者个体想法的影响。因此

第 5 章

(a)
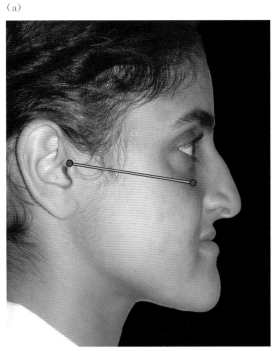

(b)
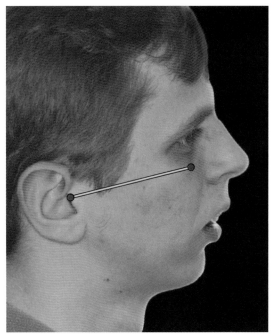

图 5-15 (a)一例骨性Ⅲ类错拾患者处于自然头位时的侧貌,其 Frankfort 平面较真性水平面向下倾斜。(b)一例骨性Ⅱ类错拾患者处于自然头位时的侧貌,其 Frankfort 平面较真性水平面向上倾斜

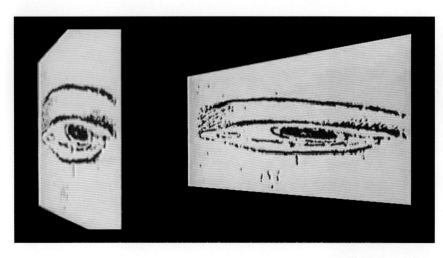

图 5 - 16 "Leonardo 之眼"（1485）是最早利用视觉形变创作的作品，只有在特定的位置和角度观察才会出现眼睛的形象

下述"理想化"美学标准，以及在 *Facial Aesthetics:Concepts and Clinical Diagnosis*[2]一书中所描述的其他标准，是临床评估口腔颌面关系的第一步，但仅仅是作为指导，必须时刻铭记每例患者都是单独的个体，治疗方案设计应根据每例患者不同情况进行调整[2]。

延伸阅读

为了更清楚地描述，下一章节将分为两部分，正面观评价和侧面观评价。这两者之间没有明确区分，在临床实践中检查者应从正面、倾斜面和侧面共同评价相关面部指标，或是从其他方位评价一些特殊指标。

头部高度和宽度与身高和体宽的关系

检查者应从患者进门那一刻开始观察。患者的面部高度与身高的比例关系是一项重要观察点，同样头部宽度与整个身体宽度的比值也应注意。

根据古典时期、文艺复兴时期和新古典主义时期不同的"理想"比例[25]，人体测量的正常数据[26,27]及美学研究结果显示[28]，理想的头部高度与身高比值在 1/8～1/7.5，范围在 1/8.5～1/7，即面高占身高的 1/10 左右。

头高和垂直面高与身高的比值有很重要的临床意义。当正颌手术需要改变患者的垂直面高比时，治疗设计应考虑到患者全面高与其身高的比值。单纯用数值标准评价面高而不用比例评价是不准确的，因为 1 例 1.8 m 高的患者与 1 例 1.5 m 高的患者相比，面高是不同的[29]。

在身材与面宽方面，更大的头部和面宽可能与健壮的身材成比例；而一个更小、更窄的面部与纤细的

身材相适应。这一点由文艺复兴时期的艺术家 Albrecht Durer 提出，看似有逻辑性，但未被科学证明。

面型

面部轮廓形状多种多样，可以通过一个简单的评价方法将正面观的面型进行大致分类，它可以是下述情况的任意组合。

- 面部轮廓：圆形、方形或三角形。
- 垂直面高：过短、正常或过长。
- 水平面宽：过宽、正常或过窄。

不同的面高和面宽使三种基本面型有了更多的变化（圆形、方形或三角形）。

面高与面宽的比值可以帮助更好地描述面部类型，比如"长""瘦""短""方"面型（图 5 - 17）。颧骨宽度指两侧颧弓表面软组织最外侧点间的宽度，是面高的 70%～75%。另外，颞骨宽度指两侧颞骨表面软组织最外侧点间的宽度，是颧骨宽度的 80%～85%。下颌宽度指两侧下颌骨表面软组织最外侧点间的宽度（软组织下颌角点），是颧骨宽度的 70%～75%。

下述两种面型指标应从侧面观察：

- 面部离散度。
- 面部轮廓。

面部离散度描述了侧面观面部的倾斜程度[30]，指患者处于自然头位时通过眉间点（G′）做垂线，在矢状面上测量软组织颏前点（Pog′）和鼻下点与这条垂线的关系。矢状面上通过软组织鼻下点与 G′-Pog′连线的关系判断侧貌的离散度是过凸还是过凹。如果面部没有前后向的分离，鼻下点（Sn）应位于或几乎位于 G′-Pog′连线上。例如上面平面（upper facial plane，UFP，G-Sn）和下面平面（lower facial plane，LFP，Sn-Pog′）是一条直线，但在前后向分离（图 5 - 18）。

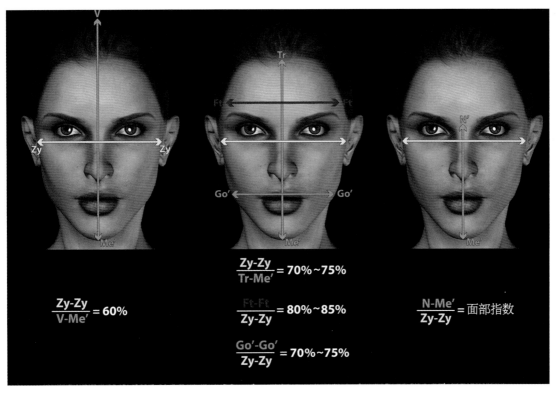

图 5-17　面高与面宽比(引自：Naini FB. Facial Aesthetics：Concepts and Clinical Diagnosis. Oxford：Wiley-Blackwell，2011；允许出版)

面部轮廓侧面观上可描述为凸面型、直面型和凹面型[30]。患者处于自然头位时，其侧貌轮廓与两条直线有关：上面平面(UFP)，连接眉间点(G′)与鼻下点(Sn)，以及下面平面(LFP)，连接鼻下点与软组织颏前点(Pog′)。对于直面型来说，这两条线几乎在同一直线上，这样的侧貌被称为 orthognathic(希腊语orthos，直或正；gnathos，颌骨)。两条线之间形成角度表明是凸面型(矢状面上颏前点在鼻下点后方)，或凹面型(矢状面上颏前点在鼻下点前方)。凸面型提示Ⅱ类颌骨关系[和(或)颏矢状发育不足]，凹面型提

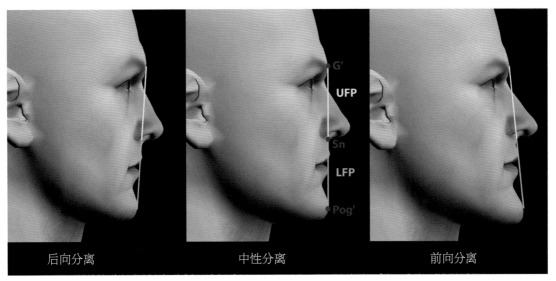

图 5-18　侧貌离散度(引自：Naini FB. Facial Aesthetics：Concepts and Clinical Diagnosis. Oxford：Wiley-Blackwell，2011；允许出版)

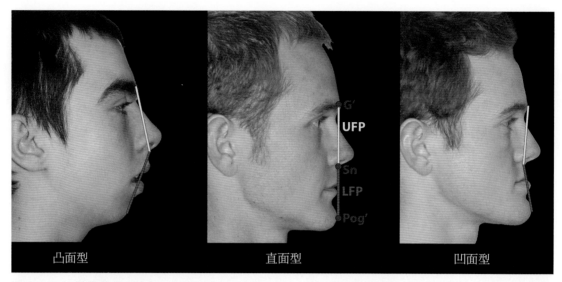

| 凸面型 | 直面型 | 凹面型 |

图 5 - 19　侧貌轮廓（引自：Naini FB. Facial Aesthetics：Concepts and Clinical Diagnosis. Oxford：Wiley-Blackwell，2011；允许出版）

示Ⅲ类颌骨关系［和（或）颏部失状向发育过度］。然而，轮廓的凹凸度本身并不能表明问题在上颌骨还是下颌骨/颏部（图 5 - 19 至图 5 - 21）。

垂直向面部评价

对面部进行垂直向评价通常先将面部三等分，这种垂直向面部三分法是由罗马建筑学家 Vitruvius 提出并经 Leonardo da Vinci 普及[25,27]。

面部在垂直向被分为三个部分。

- 面上 1/3：发际点至眉间点。
- 面中 1/3：眉间点至鼻下点。
- 面下 1/3：鼻下点至软组织颏前点。

男性的面下 1/3 稍长于面中 1/3。

(a)　　　　　　　　　　　　　　(b)

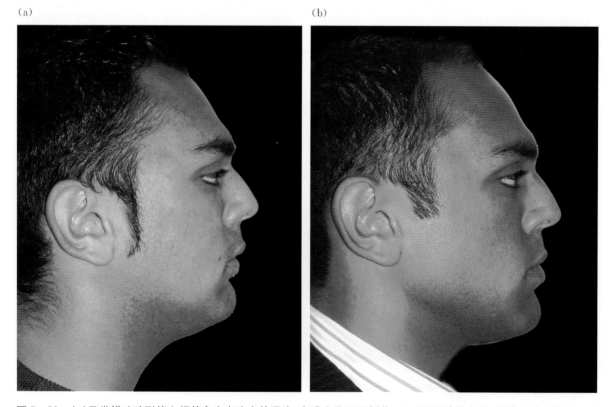

图 5 - 20　(a)Ⅱ类错𬌗畸形伴上颌前突患者治疗前照片，表现为凸面型侧貌。(b)下颌前移术后，侧貌改善为较直面型

(a)　　　　　　　　　　　　　　　(b)

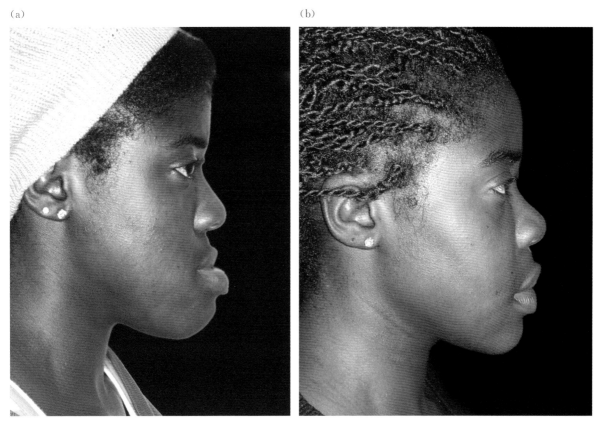

图 5-21　(a)Ⅲ类错𬌗畸形伴上颌后缩患者术前照片,表现为凹面型侧貌。(b)上颌 Le fort Ⅰ型截骨加下颌后退术后,侧貌改善为较直面型

面下 1/3 可进一步细分。Leonardo da Vinci 将上唇作为上 1/3,将下唇和颏定义为下 2/3。Albrecht Dürer 将面下 1/3 细分为四部分,上唇高度占下面高的 1/4[27]。后续的一些美学研究表明 Leonardo 的划分方法更为理想,尽管上唇高度在人群间有一定的差异,占整个面下高度的 1/4 至 1/2 不等[31,32]。

前下面高(lower anterior face height,LAFH)及其相关比例分配对于正颌患者有重要的临床意义,面下高度的增加或减少将依据以下两个指标设计。

* 上颌垂直向位置——上颌整体垂直向发育过度(total vertical maxillary excess,整体 VME)是由于上颌向下过度发育(图 5-22),通常伴随着静息位上颌切牙露齿过多及静息位和微笑位露龈过多的问题,专业术语称为"露龈笑",治疗方法主要是将上颌上抬以重新定位;一些上颌前部垂直向发育过度的病例是由于上颌切牙及尖牙萌出过多(例如,Ⅱ类 1 分类或 2 分类错𬌗)(图 5-23),对于这种病例的治疗可以选择上颌骨前部截骨上抬,或者正畸压入上颌切牙联合牙龈手术。此外,面高过

短可能是因为上颌垂直向发育不足(vertical maxillary deficiency,VMD),由于上颌向下发育不足,常伴随上颌切牙露齿过少的问题,治疗方法主要将上颌向下重新定位(图 5-24);上颌垂直向发育不足也可能因为上切牙萌出障碍导致,患者在静息位经常处于舌前伸位(图 5-25)。上颌垂直向发育过度和发育不足将分别在第 26 和 27 章中详细描述。

* 颏部垂直向高度——颏部垂直向发育过度使面下 1/3 比例不协调(图 5-26),需要行颏成形术降低垂直向高度;颏部垂直向发育不足则需要垂直向增加高度(图 5-27)。下颌骨矢状向位置的移动会同时改变颏唇沟的深度、面下 1/3 的比例,并且有可能改变颏部高度与面高的比例。因此在这种情况下,颏成形术会考虑在二期手术进行。

最后,需要考虑下颌平面的角度,即侧位片中下颌平面(做下颌骨下缘的切线)与真性水平面(若 Frankfort 平面水平,可作为真性水平面)形成的夹角。这种测量的优势在于可以在临床上用手指或口镜柄比出下颌骨最下缘(图 5-28)。

第 5 章

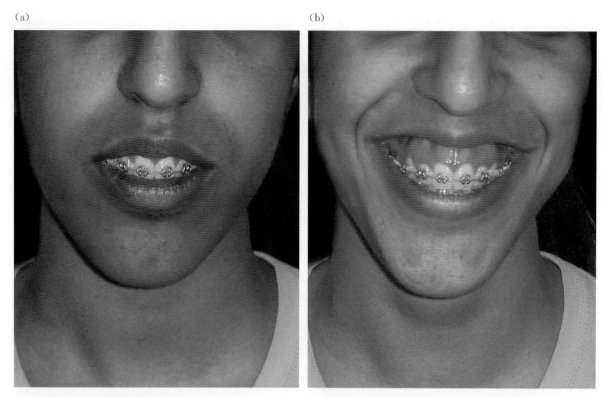

图 5 - 22　上颌骨整体向下发育过度(整体 VME)：(a)休息位时上颌切牙露齿过多。(b)微笑时露龈过多

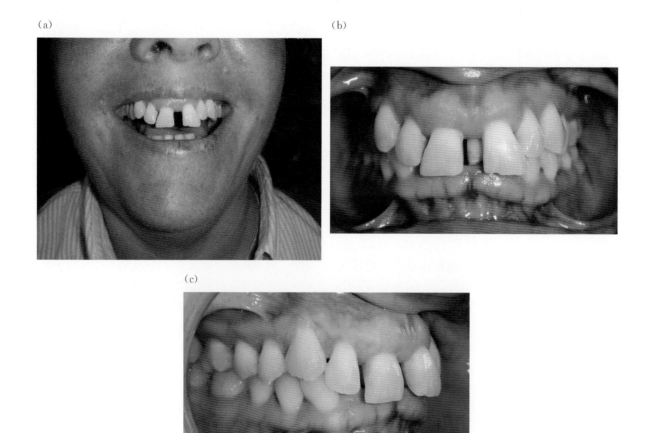

图 5 - 23　(a～c)上颌前部垂直向发育过度(前部 VME)——因为上颌切牙萌出过多及牙龈增生，"露龈笑"仅在前牙区明显

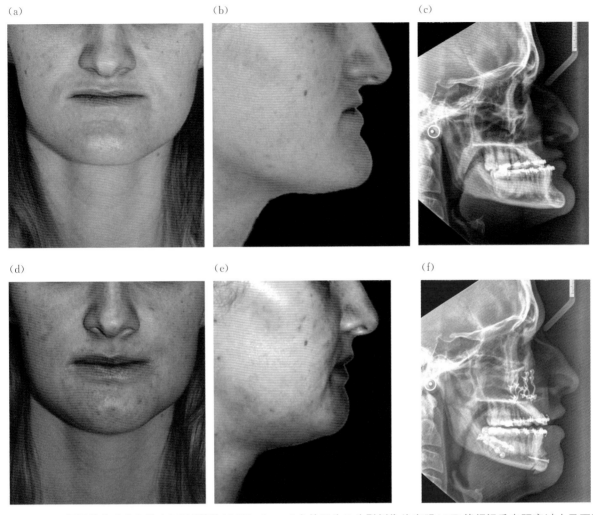

图 5-24　下颌骨整体垂直向发育不足(整体 VMD)：(a~c)术前照片及头影侧位片表明 VMD 伴颌间垂直距离过小及下面高减小(LAFH)。(d~f)经过手术前移及下降上颌,后退下颌和颏部后,面高增加到正常比例

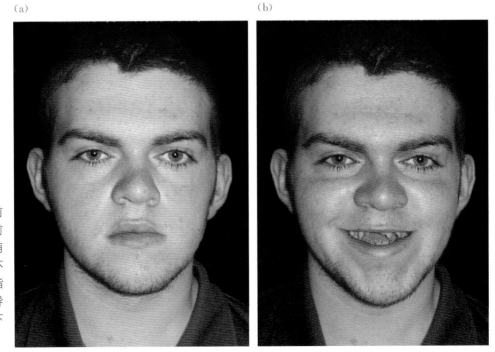

图 5-25　(a、b)上颌前部垂直向发育不足(前部 VMD),由上颌切牙萌出障碍和牙槽骨发育不足造成,因为长期吮指习惯,造成低位舌及异常吞咽习惯。患者前下面高正常

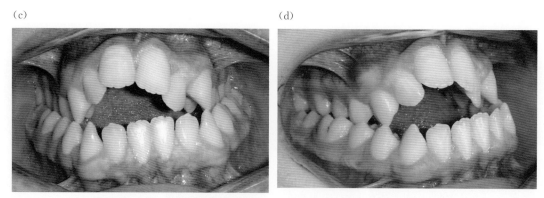

图5-25(续) (c、d)上颌前部垂直向发育不足(前部VMD),由上颌切牙萌出障碍和牙槽骨发育不足造成,因为长期吮指习惯,造成低位舌及异常吞咽习惯。患者前下面高正常

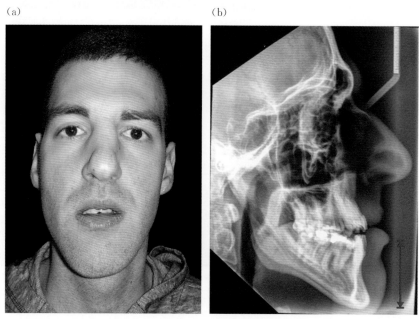

图5-26 (a、b)长面型,颏部高度增加

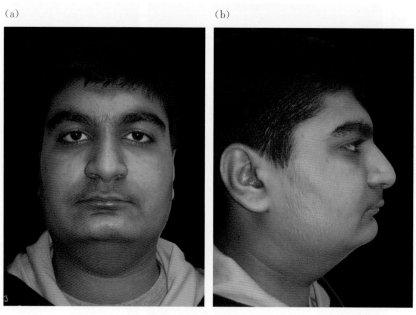

图5-27 (a、b)颏部高度减小

(c)

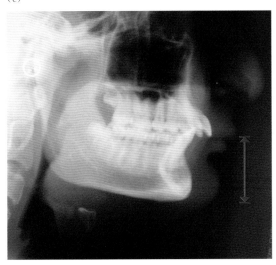

图 5-27(续) (c)颏部高度减小

水平向面部评价

理想面部宽度应按照五分法分为相等的五部分,每部分大致与一只眼睛的宽度相等。在临床实践中这是一个既实用又方便的划分方法。鼻翼基底宽度应大致等于眼距宽度,这在临床中非常重要,因为上颌向前和(或)向上重定位可能会增加鼻基底宽度。当术中需要保留鼻翼基底宽度时,运用"鼻翼基底缝合术"可减少鼻翼基底宽度的变化,尽管这样鼻尖可能有一定的上抬(见第 22 章)。此外,一些医师喜欢二期进行鼻整形术修整鼻翼基底宽度

(见第 48 章)。

诊断和制订治疗计划应考虑到不同人种鼻翼基底宽度不同。下列人群鼻翼基底宽度测量数据可作为评价的参考值。

- 白种人男性:(33±2)mm。
- 白种人女性:(31±2)mm。
- 美国非洲裔男性:(40±5)mm。
- 美国非洲裔女性:(38±4)mm。

面中部 3/5 宽度是两眼外眦间距离,休息位口裂长度等于两侧虹膜边缘间距离(图 5-29)。下颌角宽度略宽于双侧眼宽(两侧外眦距离),经过外眦的垂线(面中部 3/5 的外界)应恰好落在下颌角前切迹。下颌角宽度是颧骨宽度的 70%~75%。对于有骨性双侧下颌骨过宽,或者咬肌肥大的患者,他们的下颌宽度增加,下颌角会在面中部 3/5 外界(图 5-30)。相反,下颌宽度不足的患者可能需要下颌角人工骨增量来解决比例不协调的问题。

面部对称性

颌面部检查必须包括正面对称性的检查,要记住大部分人都会有一些不对称,这种不对称是在正常范围内的。两个主要标志点可以确定面中线。上唇人中中央(丘比特弓)通常位于面中线,除某些特殊情况,如唇腭裂术后或严重的不对称畸形导致的上唇偏斜。面中线可以定义为一条通过此点及眉间点的线(图 5-31)。对于对称的面部,这条线应延伸至颏顶

(a)

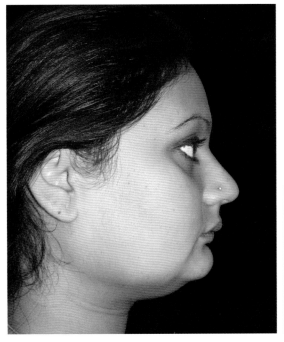

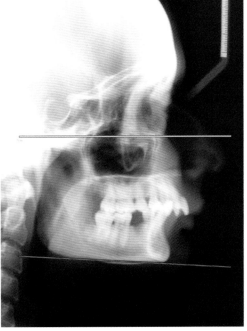

图 5-28 (a)下颌平面角减小

第 5 章

(b)

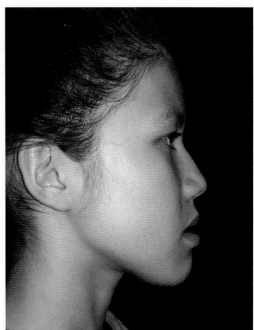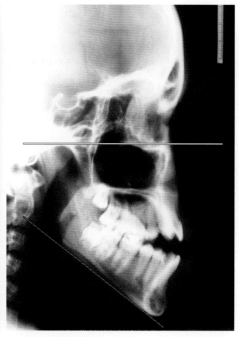

图 5-28(续)　(b)下颌平面角增加

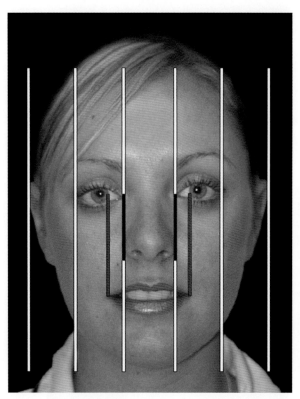

图 5-29　水平向面部比例。"五分法"描述了面部水平向应被分为五等份,每部分宽度等于一只眼睛的宽度。鼻翼基底宽度等于两眼间间距,口裂宽度等于两眼虹膜边缘间距(引自:Naini FB. Facial Aesthetics:Concepts and Clinical Diagnosis. Oxford:Wiley-Blackwell, 2011;允许出版)

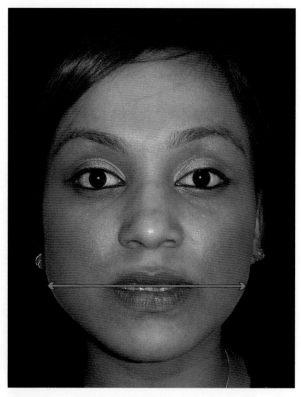

图 5-30　下颌角间距离过宽(引自:Naini FB. Facial Aesthetics:Concepts and Clinical Diagnosis. Oxford:Wiley-Blackwell, 2011;允许出版)

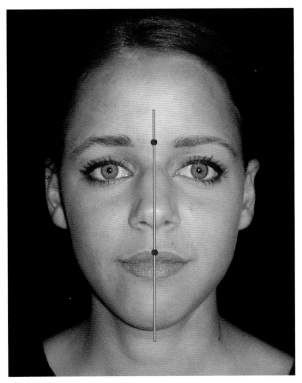 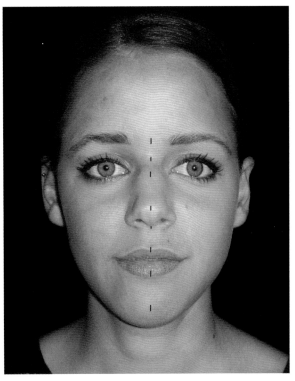

图 5-31　面中线，眉间点和上唇人中中点(丘比特弓中点)的连线

图 5-32　可以用一支铅笔标出不同结构的中点以判断相对面中线的任何偏斜

点。一些中间点应大致落在面中线上，双侧面部结构距离面中线的距离应大致相等，不同面部结构的中点可用铅笔标出，以便做进一步的临床测量(图 5-32)[33]。

触诊对于骨骼及软组织评价是非常有用的，应同时检查双侧面部结构。

检查上颌殆平面的倾斜(围绕矢状轴旋转)应与两侧瞳孔连线(或真性水平面)做比较。患者可以咬住一根木棍，或检查者将口镜柄抵在上牙弓殆平面上，切牙/尖牙区和前磨牙/磨牙区都要测量(图 5-33)。若无上颌平面偏斜或眶部垂直向发育不足，上颌水平殆平面应与瞳孔连线相平行。详见第 34 章。

牙列中线

应评价牙中线与颌骨及面中线的位置关系。上牙列中线应与上唇中点(丘比特弓)比较。此外，应测量上切牙和面中线间的成角，因为成角角度的增加会影响正面美观(图 5-34)。上牙列中线应与下牙列中线及颏顶点比较，相关成角偏移也应注意。

微笑宽度和颊廊

颊廊或"黑色间隙"指患者微笑时后牙颊面与口角间形成的三维空间。黑色颊廊(两侧黑色间隙过大)出现的原因可能是[34]：

- 上颌水平向过度拥挤，尤其在前磨牙区：当牙弓过度拥挤时，为了改善上颌牙弓的形状和咬合关系，上颌需要扩弓，由此带来的好处就是可以帮助减小颊廊。
- 上颌后牙区腭向倾斜：微笑时露出的最后一颗牙通常是第一或第二前磨牙。因此，保证上颌前磨牙不向腭向倾斜是非常重要的。当出现这种情况时，需要增加牙冠的颊倾度和(或)增加上后牙牙弓宽度，尤其对于前磨牙区。在牙齿美学中，用全瓷冠修复增加前磨牙颊侧厚度可以帮助减小颊廊。
- 上颌位置过后：手术前移上颌是解决方法之一，因为前移上颌可将牙弓更宽的部分前移以减小颊廊(图 5-35)。
- 动态口角间距离：静息位口角间距离(口裂宽度)的正常值如下[26]：
  - 男性：(55±3)mm。
  - 女性：(50±3)mm。

动态微笑时口裂宽度没有确切测量值。Rigsbee 等[35]发现对于一个有魅力的笑容来说，口裂宽度需增加到原始宽度的 130%。个体间微笑时口角间距离的增加量存在差异，增加量越大，两侧黑色颊廊出现的可能性越大。

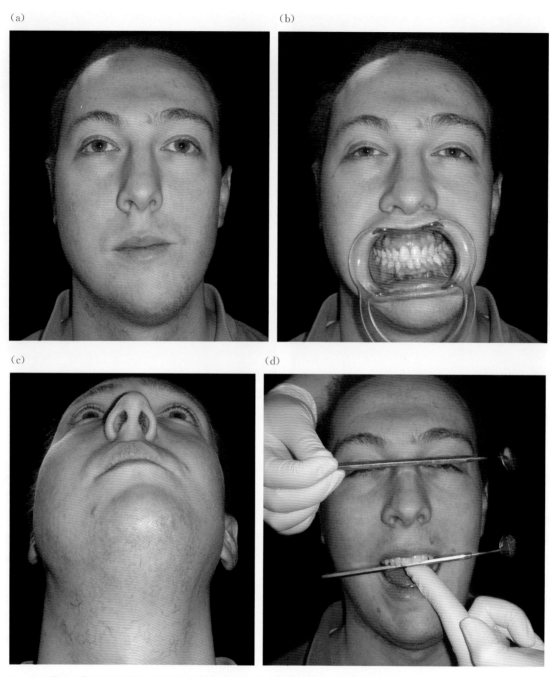

图5-33　(a)明显面部不对称畸形,下颌骨和颏部偏向患者左侧,两侧口角水平面不对称(左右口角垂直高度不同)。(b)上颌𬌗平面明显左高右低。(c)仰面观颏部及下唇相对于上唇偏斜更明显。(d)口镜柄抵于上颌牙弓平面,与眶平面相比有偏斜

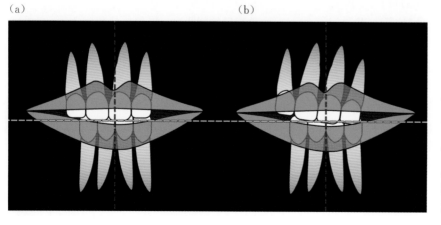

图5-34　上牙列中线较面中线右偏2mm:(a)上切牙角度正常,牙冠近远中接触区与面中线平行。(b)上切牙向右倾斜,切牙切缘平面偏斜(引自:Naini FB. Facial Aesthetics:Concepts and Clinical Diagnosis. Oxford:Wiley-Blackwell,2011;允许出版)

(a)

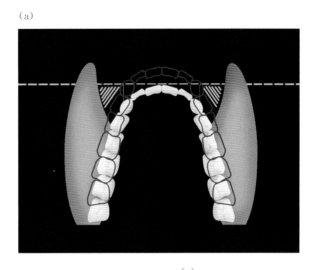

(b)   (c)

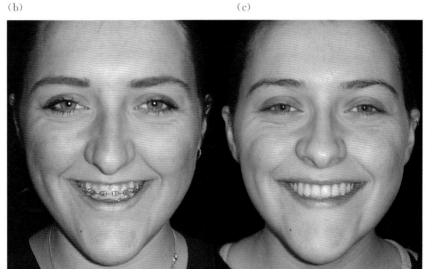

图5-35　(a)上颌前移使牙弓更宽的部分前移以减小颊廊面积。(b、c)上颌前移减小颊廊,"充填"微笑时的黑色角落

- 垂直向高度:已有文章证明,前面下高的增加量(鼻下点到软组织颏前点距离),尤其是下唇-颏点高度的增加量(口点到软组织颏前点距离)与颊廊面积大小(正面观的二维面积)呈负相关。这可能是由于下面高增加的患者,其面下部软组织的紧张力大,因此微笑时颊廊面积减小[36]。

延伸阅读

不显露前磨牙的微笑

　　大量的颜貌美学研究调查颊廊对于微笑美学的重要性。正畸医师们不喜欢颊廊,但研究结果显示非专业人员不理解其中原因。口腔义齿设计会保留一部分颊廊,使外观更加自然。所以,影响微笑美学的因素与颊廊无关,而是微笑时上颌尖牙之后的牙列是否可见。对于正面观可以完全看到前磨牙的患者来说,颊廊不影响美观;相反,对于微笑时只能露出两侧尖牙,前磨牙隐藏在尖牙之后(不显露前磨牙的微笑)的患者,微笑的吸引力就会大大下降(图5-36)[34]。

　　关于正面观面部评价的相关参数汇总于表5-3。

唇部美学评价

　　唇,作为一个值得注意的美学参数,是正侧面相的重要组成部分。同样,唇部的美学评价是一项对正颌患者的重要临床评价。其系统的临床评价需要分析一系列参数,简称为LAMPP,即唇线(lip lines)、功能(activity)、形态(morphology)、姿势(posture)和突度(prominence)(表5-4)[37]。

第5章

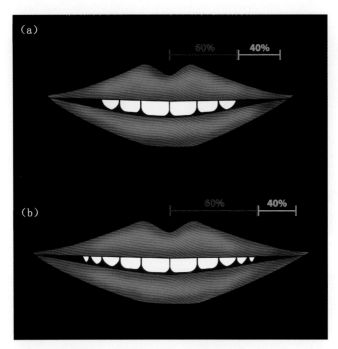

图5-36　不显露前磨牙的微笑：影响微笑吸引力的因素可能不是有没有颊廊，而是微笑时上颌尖牙向后的牙列是否可见。(a)狭窄的"尖牙间"的微笑使前磨牙隐藏于尖牙之后。(b)正面观时可以完全看到前磨牙。在两种情况下，可见牙列与颊廊的比例一样，但图(b)尖牙远中能看到前磨牙，所以微笑更有吸引力(引自：Naini FB. Facial Aesthetics：Concepts and Clinical Diagnosis. Oxford：Wiley-Blackwell，2011；允许出版)

表5-3　正面观评价

垂直比	● 大三庭：发际中点至眉间点，眉间点至鼻下点，鼻下点至软组织颏下点距离应大致相等 ● 面部前面下 1/3 通常略大于中 1/3，尤其是男性 ● 面部前下三分进一步细分为： 　○ 上唇(鼻下到口裂)：1/3 　○ 下唇到颏(口裂到软组织颏下点)：2/3 ● 垂直面高为身高的 1/10
横向比	● "五眼"：每 1/5 大约是一只眼睛的宽度 ● 口宽大约与两眼虹膜近中间距一致 ● 鼻翼的宽度大约与内眼角间距一致 ● 两侧颞骨间距是两侧颧骨间距的 80%～85% ● 两侧下颌角间距是两侧颧骨间距的 70%～75%
面部高宽比	● 用于描述整体面型，如"长""瘦""短""方" ● 两侧颧骨之间宽度是垂直面高的 70%～75%
面部对称性	● 上唇中点到眉间点连线为面中线 ● 轻微的不对称是正常的 ● 当无上颌𬌗平面倾斜和眶平面倾斜时横𬌗平面与瞳孔连线平行
正面观矢状向参数	● 下眼睑上方和虹膜下方的巩膜暴露增加是面中部不足的表现 ● 鼻旁凹陷/扁平是上颌后缩的标志，可以在面部的正面和侧面检查中发现
上牙列中线	● 评估与上唇人中和面中线的关系 ● 切牙的轴倾角需与上颌𬌗平面匹配(横𬌗平面偏斜)
下牙列中线	● 评估下中线与颏中点、上牙列中线和面中线的关系 ● 评估切牙的轴倾角和侧切牙中线偏移
微笑"颊廊"	可能取决于(主要考虑) ● 上颌横向发育不足 ● 上颌后牙的腭倾 ● 上颌矢状向发育不足

注：引自 Facial Aesthetics：Concepts and Clinical Diagnosis[2]。

表 5-4 唇部美学评价

唇线	上唇和下唇相对于前牙的垂直位置: • 上颌切牙静态露齿:2~5mm(女性通常大于男性) • 取决于上唇高度和上切牙的垂直位置(见表 5-5) • 下唇应覆盖上切牙的 1/3 • 上下唇线可能比上切牙高或低
唇部活动(功能)	唇紧张度是指唇肌紧张度,与正常肌肉收缩和行使功能有关。嘴唇可以是高张力(过度活跃)或低张力及松弛的: • 紧缩的下唇通常使切牙舌倾(常见于Ⅱ类 2 分类错𬌗) • 松弛的嘴唇不太可能随着牙列甚至骨骼的前后向运动而显著改变位置 切牙覆盖增加或前牙明显开𬌗的患者可能会发展成代偿性口腔前部封闭以完成吞咽,休息位和行使功能的软组织常常会加重错𬌗,例如,位于上颌切牙后的下唇会使上切牙唇倾
唇形态	唇高度可以通过与人群标准的线性测量以及比例关系来评估 唇厚度是一个重要的美学参数,与唇凸度有关 • 丰满、肥厚的嘴唇较难随着牙列甚至骨骼的前后向运动而显著改变位置 • 薄唇更容易随切牙的内收或颌骨的后退手术而变扁平 • 种族差异较大 唇的曲度(正面观)——上唇静息时的轮廓主要取决于人中和双侧口角的高度差 • 如果人中高度相对口角过短,则可能需要手术延长人中(见第 53 章) 唇的卷度(侧面观)——轻微的矢状向向前卷曲或上唇"卷曲"是一个重要的美学参数 • 卷度减小——可能是由于牙槽骨支持减少和设计不当的正畸治疗或正颌手术 • 卷度过大——可能是由于减小的面高或者下颌反𬌗过度,使上下唇挤压在一起 唇倾斜度——侧面观上下唇的倾斜度非常重要 • 上唇倾斜(与通过鼻底的真性水平线有关)形成了鼻唇角的下部(理想值为 80°~85°)[38] • 下唇倾斜——形成了唇颏角的上部 • 唇外翻可能是由于唇倾的上切牙造成 • 扁平或内倾的唇使面容显得苍老 唇红暴露 • 唇红过薄和唇红暴露过少显得缺少魅力 • 上唇唇红长度应是上唇总长度的 1/3 • 下唇唇红暴露量通常比上唇稍长(长 2~3mm) • 种族差异较大
唇姿	唇姿可以定义为一个人在自然头位时保持其正常静态唇姿的一种特征性方式,即保持正常的肌张力而不发生过度的肌肉收缩 • 完全闭唇——唇在休息位时不需要过大肌肉张力即可上下闭合,也称为唇能力(图 5-37) • 闭唇不全——唇在休息位时习惯性分开大于 3~4mm,也称唇无力 潜在唇能力——唇因前凸的上切牙无法闭合(图 5-38)
唇突度	唇突度通常是评估侧面观时用以分析其与鼻和颏突度的相关关系,常通过一系列分析法来描述[37]。有两种结合了三种分析法的方法,可供参考使用 • 鼻下垂线(Subnasale vertical,SnV)——通过鼻下点的真性垂线。上唇中点应在这条线前方,下唇中点应在这条线上或稍靠后(图 5-39) • Burstone-Ricketts 联合"三角"——Burstone 线(Sn-Pog′)[39]和 Ricketts E 线(Pr-Pog′)[40,41]绘制后,唇应在这两条线构成的三角之内,上唇比下唇稍靠前(图 5-40) 其他可能用到的分析法(参考值基于北美白种人): • 美线(Ricketts E 线)[40,41]——鼻尖与软组织颏前点连线,成人上唇应在美线后 4mm,下唇应在美线后 2mm。很大程度取决于与鼻和颏突度 • Steiner 线(S 线)[42,43]——将鼻下点和鼻尖连线的中点,与软组织颏前点连成一线,唇应在这条线上 • Harmony 线(H 线)[44,45]——过软组织颏前点做上唇切线,该线应平分鼻 • 侧面线(Merrifield Z 线)[46]——通过颏和唇最突点的切线,理想上应平分鼻 • Riedel 平面[47]——颏(软组织颏前点)应在上下唇切线上

(a)

(b)

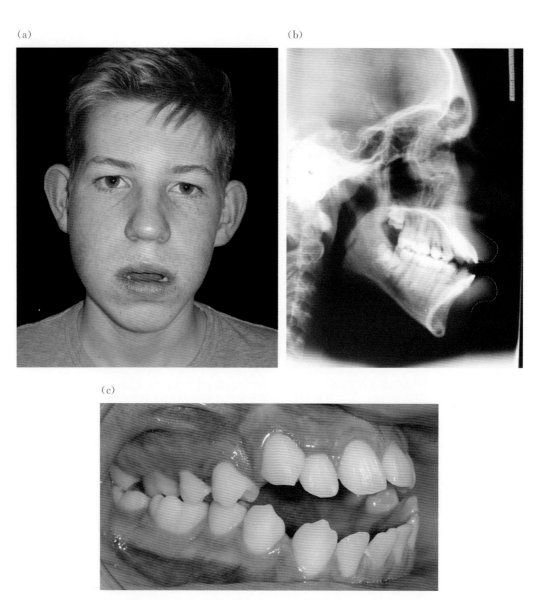

(c)

图 5-37　(a~c)唇闭合不全(唇肌无力)——后牙早接触,下面高增大,前牙开𬌗,上下切牙唇倾,引起图示唇闭合不全

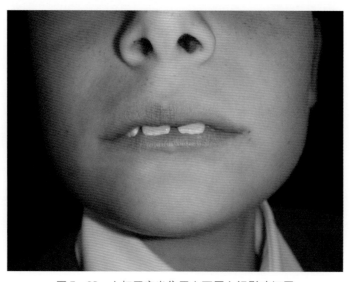

图 5-38　上切牙突出位于上下唇之间影响闭唇

(a)

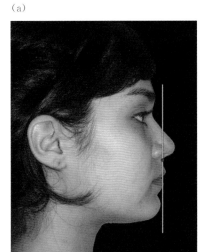

图 5-39　(a)鼻下垂线(SnV)通过鼻下点的真性垂线。上唇中点应在这条线前方,下唇中点应在这条线上或稍靠后。(b)一个Ⅲ类伴有下颌前突的患者。鼻下点后缩,SnV 线后移,但仍可用于判断上下唇矢状向突度。(c)通过上颌前移和下颌后退手术,上下唇矢状向相对关系改善(Ⅱ期颏成形手术可使患者获益更大,但并不是必须的)

(b)

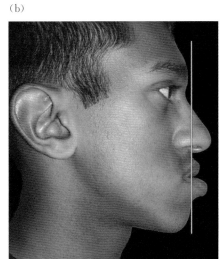

(c)

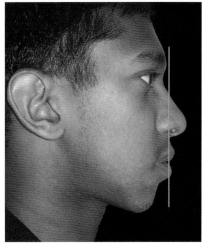

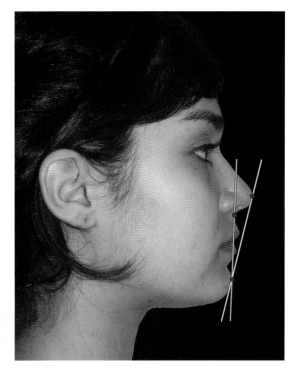

图 5-40　Burstone-Ricketts"三角"由 Burstone 线(Sn-Pog')和 Ricketts E 线(Pr-Pog')构成,唇应在这两条线构成的三角之内,上唇比下唇稍靠前

第 5 章

上唇-上切牙关系

上唇和切牙的关系构成了正畸治疗计划的基石（见第6章）。对上唇-切牙关系的美学评价应考虑7个方面（表5-5）（图5-41）[34]。

表5-5　上唇和上切牙关系

上唇长	上唇长增加会减少上切牙的暴露,反之亦然
	● 正常上唇长:
	○ 成年男性(22±2)mm
	○ 成年女性(20±2)mm
	● 上唇长约为下面高的1/3
	● 男性和女性的上唇长度在10~20岁增加约3mm
	● 人中长大约较口角高度一致或短1~2mm(成人)
	● 人中长度减小导致倒弧形上唇(弓形上唇),影响美观,需要外科手术来增加上唇高度
微笑弧	定义为肌肉提上唇的能力
	● 上唇从静止到完全微笑的高度个体间差异大,平均达7~8mm(范围2~12mm)[48]
	● 在微笑时,肌肉力量的增强会使上唇比平时翘得更高,会导致过度露龈("露龈笑")
	● 如果嘴唇和切牙的关系正确,露龈笑尚可接受,或者可用A型肉毒杆菌毒素注射于提上唇肌(见第26章);或者通过手术降低上唇高度(见图53-31)
	● Le Fort Ⅰ型切口可以轻微减小微笑弧,至少是暂时有效
上颌骨和切牙的垂直位置	上颌前部位置越低,上颌切牙暴露量越大,反之亦然
	● 上颌垂直向发育过度(VME)导致的露龈笑可能是由于上颌过度向下生长导致,常伴有静态和微笑时露龈过多。治疗的重心应是上抬上颌骨
	● 在一些病例中前部牙槽骨发育过度可能是由于上切牙过度伸长(例如Ⅱ²类错殆),可选择上颌前部分块截骨压低或正畸压低上切牙结合牙龈修整术
	● 上颌骨垂直向发育不足(VMD)可导致牙暴露减少
	● 前牙牙槽骨发育不足可能是由于吮指习惯或前伸低位舌阻碍了切牙的萌出
上颌骨和切牙的矢状位置	上颌切牙位置越靠前,暴露量越大,反之亦然
	● 应考虑到切牙暴露量随手术上颌前移而增加,随上颌后退而减少,以及为了获得合适的上唇-切牙关系,可能需要行双颌手术
上切牙唇倾度	应根据面部轮廓和真性垂线来评估(图5-42)
	● 上切牙唇倾度增加则露齿减少
	● 当上切牙绕其阻抗中心运动时,唇倾的切牙内收至正常倾斜度可增加露齿(图5-43)
上切牙牙冠高度	● 上中切牙冠高约为10mm(范围:9~12mm)
	● 切牙磨耗使露齿减少
上切牙唇侧龈缘	● 龈缘垂直向附着更向切端或牙龈增生,都可减少切牙暴露,可能需要牙龈切除(无牙龈炎症时)
	● 切牙龈缘可向龈方移动,直到青春后期达到正常的牙冠高度(牙龈根方迁移延迟)

注:引自 Facial Aesthetics:Concepts and Clinical Diagnosis[2]（图5-41）。

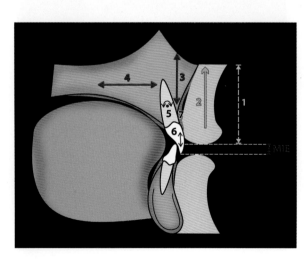

图5-41　唇-切牙位置关系和上切牙露齿(MIE)取决于以下几点:1.上唇长。2.微笑弧-提上唇肌的能力。3.上颌骨前部和切牙的垂直向位置关系。4.上颌骨前部和切牙的矢状向位置关系。5.上切牙唇倾度。6.上切牙牙冠高度。7.上切牙唇侧龈缘垂直高度[引自:Naini FB. Facial Aesthetics:Concepts and Clinical Diagnosis. Oxford:Wiley-Blackwell, 2011;允许出版]

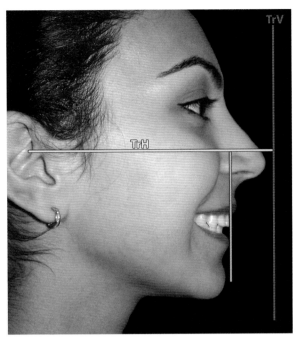

图5-42　上颌中切牙唇倾度最准确的测量方法是当患者自然头位时，上颌中切牙唇侧面切线与真性水平面(TrH)的夹角。TrV：真性垂线(引自：Naini FB. Facial Aesthetics：Concepts and Clinical Diagnosis. Oxford：Wiley-Blackwell，2011；允许出版)

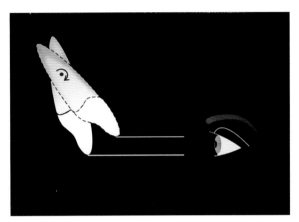

图5-43　当切牙绕其阻抗中心运动时，唇倾切牙内收至正常倾斜度可增加露齿(引自 Naini FB. Facial Aesthetics：Concepts and Clinical Diagnosis. Oxford：Wiley-Blackwell，2011；允许出版)

特殊侧面参数

前面已经描述了一些需要全面评价的侧面美学参数，还有一些特殊的参数需要加以评价(表5-6)。

表5-6　特殊侧面参数评价

上颌矢状向位置	● 患者自然头位(NHP)时，从软组织鼻根点或软组织额前点或两者之间的中点做真性垂线(TrV或面垂线)，鼻下点和软组织A点应在这条线上(见图5-14) ● 鼻旁凹陷或扁平提示上颌后缩(图5-44)
上唇和鼻小柱的关系(鼻唇区)	鼻唇角(NLA)由鼻小柱和上唇斜坡构成 ● 种族和性别差异显著： 　白种人男性：100°±12° 　白种人女性：105°±10° 　美籍非洲裔男性：72°±15° 　美籍非洲裔女性：74°±15° ● 根据上颌切牙和上颌骨的矢状向位置、上唇的形态以及鼻尖的垂直位置而变化 ● 自然头位下过鼻下点做的真性水平线将鼻唇角分为上下两部分(图5-12)，两个独立部分组成鼻唇角： 　鼻唇角上部(鼻小柱到真性水平线)：理想值为12°~24°(范围为8°~30°)[49] 　鼻唇角下部(真性水平线到上唇斜坡)：理想值为80°~85°[38]
侧面微笑观上切牙倾斜度	● 上颌切牙唇倾度应在患者自然头位微笑侧面相中进行评估 ● 上颌中切牙唇面切线应与真性面部垂线(TrV)近似平行(图5-45)[34]
矢状面上切牙位置	● 临床上，根据上颌骨-鼻腔区域的形态，上切牙应与软组织鼻根点、眉间点或两者之间的某一点做出的真性垂线大致水平(图5-46) ● 头影测量示上切牙应该在过鼻根点垂线前方约4mm处(这与之前提出的过软组织鼻根点的真性垂线的位置相近)
矢状向唇突度	见表5-4"唇突度"部分

（续表）

下唇与颏的关系（颏唇沟区）	• 颏唇角由下唇与软组织颏组成，平均值 130° • 个体差异显著： 　○ 白种人男性：115°～145° 　○ 白种人女性：120°～130° • 根据下颌切牙的唇倾度、骨骼和软组织颏的形态、下唇形态和下面高而变化 • 自然头位下通过软组织 B 点做一条真性垂线，将颏唇角分为两部分（图 5 - 12），两部分各自独立变化 • 过度唇倾的下切牙，突出的颏和较小的下面高使颏唇角变锐角
颏部矢状向位置	• 自然头位下软组织颏点应距真性垂线（TrV 或面垂线）0～2mm。 • 如果患者面中部矢状向位置正常，可过鼻下点（而非软组织鼻根点）做真性垂线，垂直于自然头位下患者的真性水平线（TrH）。这一参考线有助于在上颌位置是正常时，设计下颌后缩或颏后缩畸形的治疗计划。 • 理想情况下，软组织颏的矢状向突度不应该比下唇更靠前（图 5 - 47） • 评估颏的软组织厚度非常重要（可在侧位片上观察并触诊），因颏部的过度突出可能完全是软组织厚度所致
颏-颈关系	• 下唇-颏-颏下平面角：平均 110°±8°。如果下颌后缩、颏后缩、下唇过度突出或颏下脂肪肥厚，该角为钝角 • 颏-颈角描述了从颏下平面过渡到颈前部的轮廓：平均 110°（范围 100°～135°） • 颏下长度（软组织颏下点到 C 点，即颏下平面与颈部前缘的垂直平面交界） 　○ 长度：50mm 　○ 比值：面高的 80%（图 5 - 48） • 颏下长度过短是下颌大幅度后退手术的相对禁忌，因这可能导致颏下区丰满或"双下巴"的形成（图 5 - 49）[50]

注：引自 Facial Aesthetics：Concepts and Clinical Diagnosis[2]。

(a)

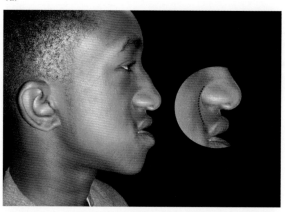

(b)

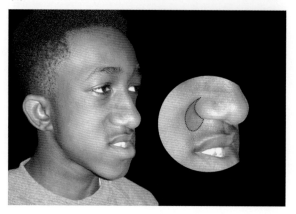

图 5 - 44　(a、b)鼻旁凹陷提示上颌后缩

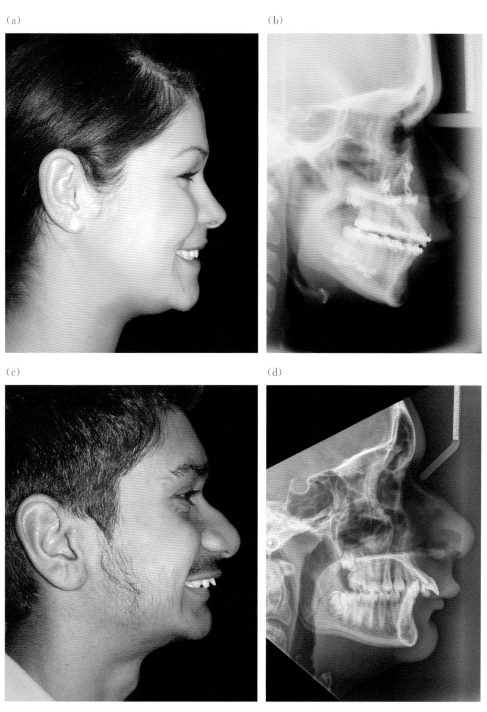

图 5‑45　(a、b)术后侧面微笑相,上颌中切牙唇面切线与真性面部垂线近似平行,这是上颌中切牙冠的理想倾角。
(c、d)治疗前侧面微笑相,上颌中切牙唇面切线突出于真性面部垂线

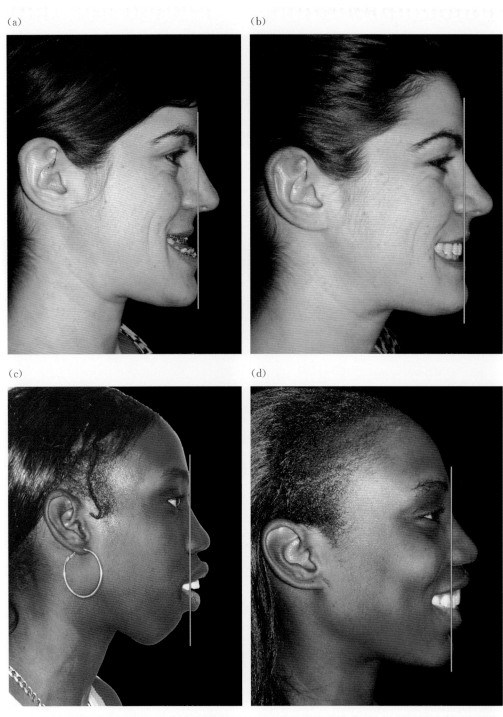

图5-46　(a)Ⅲ类患者术前侧面微笑相。上切牙牙冠位于过眉间点的真性垂线之后。(b)上颌 Le fort Ⅰ型截骨前移以及下颌后退术后，上颌切牙牙冠的矢状向位置接近真性垂线。(c)Ⅱ类伴上颌牙槽骨前突、上颌垂直向发育过度、下颌后缩、颏后缩患者的治疗前侧面相。上切牙牙冠显著位于过眉间点的真性垂线之前。(d)上颌切牙正畸上抬内收，下颌前移及颏成形术后。上颌切牙牙冠的矢状向位置接近真性垂线

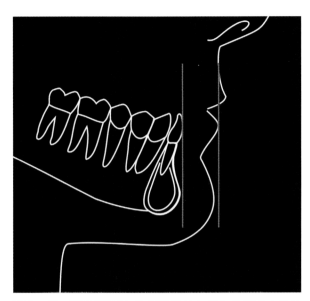

图 5 - 47 理想情况下,软组织颏的矢状向位置不应该比下唇更靠前。颏唇沟的最内侧点(软组织 B 点,也称唇下点)应位于下唇和颏后方,在下唇和颏之间形成一个平缓的 S 形。骨性结构中也类似,下切牙唇面在过骨性颏前点的垂线上,骨性 B 点在这条线之后

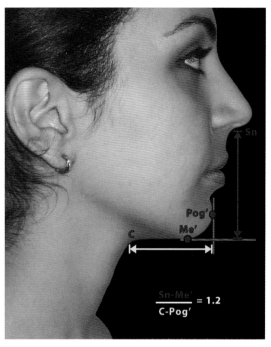

图 5 - 48 下面高-深比(引自: Naini FB. Facial Aesthetics: Concepts and Clinical Diagnosis. Oxford: Wiley-Blackwell, 2011; 允许出版)

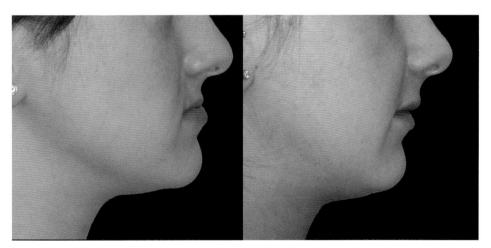

图 5 - 49 下颌后退术后。颏下丰满度增加,颏-颈角变钝

颞颌关节检查

应触诊髁突,从正面以及站在患者身后从上方观察下颌骨开口和闭合路径的偏差。应检查关节的紧张度和杂音,包括弹响(来自关节盘的移动)和捻发音(可能存在关节炎症)。张口度和张口偏斜也应评估,并轻触咀嚼肌,看是否有触痛。

延伸阅读

张口度

女性张口度正常值的下限约 35 mm,男性 40 mm,小于此数值表示张口不足。正常侧方运动的下限约为 8 mm,最好通过测量牙列中线的偏移来评价[51]。应记录治疗前和术前基线值,以便术后比较。

头影测量分析

"学习任一自然学科的第一步是找到计量的原理和衡量与其相关特性的有效方法。我常说,如果你能测量你所说的东西并用数字表示,你就真的懂了。如果你不能衡量它,不能用数字表达出来,那么你的知识就是贫乏和不足的。这可称之为知识的入门,但你的思想还没达到'科学'的高度,无论对什么事务而言都是这样。"

William Thomson,

Lord Kelvin(1824—1907)[14]

头影测量分析法有很多种,它们的正常参考值基于来自不同人群的不同样本。每种分析方法都有其优势和不足,没有一种适应所有情况的完美方法[19]。系统性的头影分析方法已在别处描述过[19]。本章的目的是描述与正颌患者相关的特殊头影测量项目。

延伸阅读

解读头影测量

"如果你可以检查或测量一样事物,就不该理所当然只去做估计或猜测。"

Rurdyard Kipling(1865—1936)[52]

对颅面复合体的结构功能关系深层的理解,是理解如何应用各种头影测量方法获取牙-骨测量值以及软组织测量值。头影测量学是一种特殊的几何学[19]。有时候不同头影测量方法对同一参数的结果是不同的。因此,每种头影测量方法得出的结果应与其他方法相互参考、相互验证,并且一定要与临床测量一致。

此外,将患者头影测量结果与人群的平均值比较应谨慎。即便是同一种族的同源人群,个体之间也存在巨大差异,年龄和性别也会影响结果。这体现在正常值的范围大和标准差大。

头影测量的一大重要目的是,训练正畸医师的临床判断能力,正如建筑师和外行看到的建筑是不一样的。观察和评价一个个体颌面部参数的内在联系比那些线性和角度的数值更为重要。

颌骨矢状向关系

有两种有效分析颌骨矢状向关系的方法,其一是鼻根点正交法,可提供线性测量数据,其二是一组角度的测量,包括上颌(SNA 角)、下颌(SNB 角)和颏(SND 角,SN-Pog 角)与前颅底(蝶鞍中心-鼻根点平面或称 SN 平面)的位置关系。

鼻根正交法(McNamara 法)(图 5 - 50):患者保持自然头位,决定上下颌骨矢状向位置关系的最直接方法是测量其到鼻根点垂线(N 线,即过鼻根点垂直于真性水平面的垂线)的水平距离。McNamara 的数据基于眶耳平面而非真性水平面。位于 N 线前的点为正值,N 线后的点为负值。在白种人[53]中:

- 上颌骨 A 点在 N 线上或稍靠前(0~1mm)。
- 下颌骨 B 点位于 N 线后 2~3mm。
- A-B 距离(A 点和 B 点在真性水平线上投影的水平距离)约为 4mm。
- 硬组织颏前点(骨性颏的最前点):
  - N 线后 0~4mm(成年女性)。
  - N 线前 5 mm 至 N 线后 2 mm 之间(成年男性)。

SNA 角(82°±3°):把上颌基骨的矢状向位置与前颅底(SN)相关联。SNA 角表示上颌骨相对于前颅底的矢状向位置(图 5 - 51)。

SNB 角(79°±3°):把下颌基骨的矢状向位置与前颅底(SN)相关联。SNB 角表示下颌骨相对于前颅底的矢状向位置(图 5 - 52)。

值得注意的是,A 点和 B 点是牙槽点,虽然可表示上下颌骨的相对矢状向位置关系,但不一定能代表

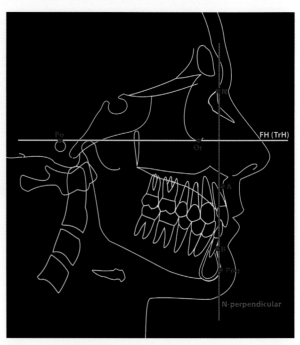

图 5 - 50　N 垂线是一条过骨性鼻根点,垂直于 FH 平面或真性水平面的垂线(引自:Naini FB. Facial Aesthetics: Concepts and Clinical Diagnosis. Oxford: Wiley-Blackwell, 2011; 允许出版)

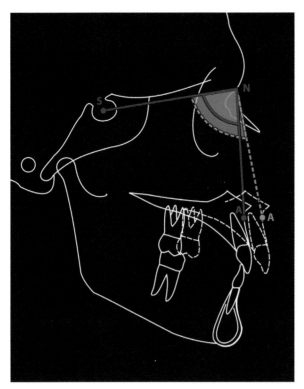

图 5-51 若 SN 平面倾斜度正常,蝶鞍中心和鼻根点矢状向和垂直向位置正常,则 SNA 角增大表明上牙槽骨前突(引自：Naini FB. Facial Aesthetics: Concepts and Clinical Diagnosis. Oxford: Wiley-Blackwell, 2011; 允许出版)

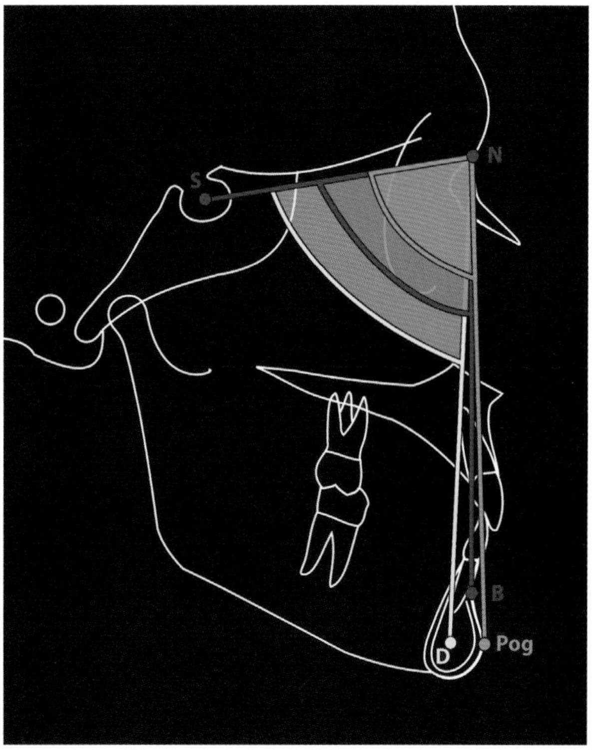

图 5-52 SNB、SND 和 SN-Pog 角分别表示下颌根尖部基骨、下颌骨和颏在矢状向上与前颅底的关系以及彼此之间的关系 (引自：Naini FB. Facial Aesthetics: Concepts and Clinical Diagnosis. Oxford: Wiley-Blackwell, 2011; 允许出版)

基骨的真实位置。此外,SN 平面的倾斜度是多变的,只有当 SN 平面与真性水平面的夹角为 6°～7°,蝶鞍中心点和鼻根点处于正常矢状向和垂直位置时,才可以进行此分析。

SND 角(76°～77°)：D 点是观察到的骨性颏正中联合的中点。SND 角可评估下颌基骨与前颅底的矢状向位置关系(图 5-52)。

SN-Pog 角(80°±3°)：由 SN 平面和颏前点(Pog 点)构成。比较 SNB 和 SN-Pog 的值是很重要的。对于下颌前突但牙槽骨(根尖基底部)后缩的患者,即使牙-牙槽骨关系不佳,面部轮廓仍可以接受,这种关系常见于Ⅱ类 2 分类患者。如果 SN-Pog 小于 SNB,患者骨性颏部矢状向发育不足。

ANB 角(3°±1°)：ANB 角是 SNA 角和 SNB 角的差值,表示上下颌基骨的矢状向位置关系(图 5-53)。当 A 点位于 NB 线前方时,ANB 角为正值;如果 NA 和 NB 线一致,ANB 角为 0;如果 A 点在 NB 线后方,ANB 角为负数。骨型可根据 ANB 角分为：

* Ⅰ类：ANB 角在 2°～4°。
* Ⅱ类：ANB 角大于 4°。
* Ⅲ类：ANB 角小于 2°。

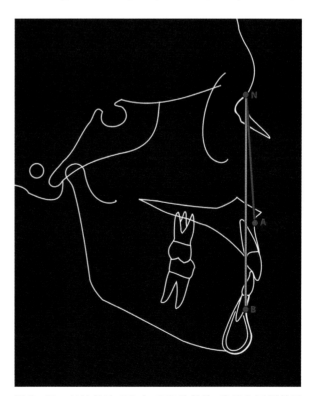

图 5-53 ANB 角是 SNA 与 SNB 的差值,表示上下颌基骨的矢状向位置关系 (引自：Naini FB. Facial Aesthetics: Concepts and Clinical Diagnosis. Oxford: Wiley-Blackwell, 2011; 允许出版)

第 5 章

用 ANB 角评价矢状向骨型时,需注意鼻根点的位置变化会影响 ANB 角。此外,由于牙槽骨代偿,矢状向骨型和牙-𬌗关系并不总是一致的,例如,如果切牙过度唇倾,一个严重骨性Ⅱ类畸形患者的前牙覆盖可相对较小。

颌骨垂直向关系

没有一个单一的头部测量项目可以准确区分正常个体和垂直向异常个体[19]。因此,有必要分析线性前后垂直向关系,包括定量测量值和比例关系,以及比较前后垂直向的角度测量。

水平面的相对倾斜度:正畸医师 Viken Sassouni 描述了分析牙-骨复合体的水平面相对倾斜度的重要程度。可使用一种改良分析方法,包括以下五个水平向平面(图 5-54)[19]。

* 前颅底平面(SN 平面)。
* 真性水平面(或眶耳平面,如果其为水平)。
* 上颌(腭)平面。
* 𬌗平面。
* 下颌平面。

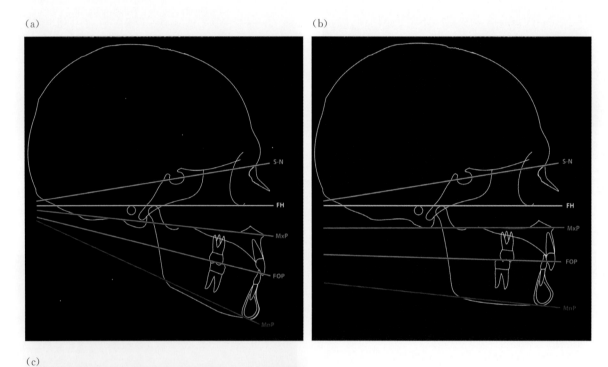

(a)

(b)

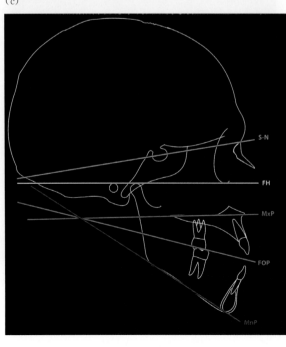

(c)

图 5-54 (a)根据 Sassouni 分析法,在比例正常的面容中,各水平面应对称地向枕骨附近相交聚拢。如果面部任何部分垂直向比例不调,它的相关平面将不会与其他平面聚拢。(b)如果水平面的聚拢位置位于枕后区之后,则几个平面基本上平行。这种颌骨模式出现在前、后面高相近的情况下,并与深覆𬌗倾向相关,称为"骨性深覆𬌗"。(c)如果水平面的聚拢区域位于枕骨前方,朝向面部,则平面将向前发散;这种骨型表明前后面高差异明显,与前部开𬌗相关,称为"骨性开𬌗"。MxP,上颌平面;MnP,下颌平面;FOP,功能性𬌗平面;FH,眶耳平面;SN,蝶鞍中心点-鼻根点平面(引自:Naini FB. Facial Aesthetics: Concepts and Clinical Diagnosis. Oxford: Wiley-Blackwell, 2011; 允许出版)

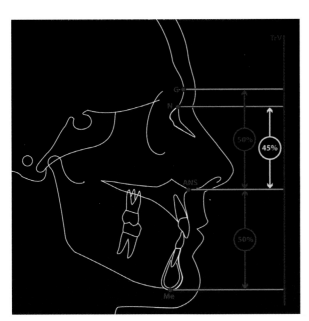

图 5 - 55　前面高比(前面高下部与中部的比例关系)(TrV：真性垂直面)(引自：Naini FB. Facial Aesthetics：Concepts and Clinical Diagnosis. Oxford：Wiley-Blackwell，2011；允许出版)

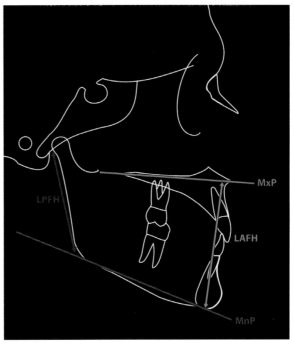

图 5 - 56　面高比(FHI：下面高前部与后部的比值)下前面高(LAFH)与下后面高(LPFH)的比值，为 0.65～0.75。如果 LPFH 小于 PAFH 的 65% 或大于 75%，就可能存在颌骨垂直向畸形。MxP，上颌平面；MnP，下颌平面(引自：Naini FB. Facial Aesthetics：Concepts and Clinical Diagnosis. Oxford：Wiley-Blackwell，2011；允许出版)

在比例协调的面容中，水平面应对称地向枕骨附近的交点区域(颅骨后部)聚拢。如果面部任何部分垂直向比例不调，相关平面将不会与其他平面聚拢。

前面高比(图 5 - 55)：由 G 点、N 点、ANS 点和 Me 点向真性垂线投影所得的水平线段。前中面高(middle anterior face height，MAFH)可定义为 G 点或 N 点的投影与 ANS 点投影连线的长度。下前面高(lower anterior face height，LAFH)可定义为 ANS 点和 Me 点投影连线的长度。MAFH 和 LAFH 之比约为 50：50 或 45：50，取决于使用的是 G 点还是 N 点。这种比例关系比测量值重要。

前后面高比[面高比(facial height index，FHI)](图 5 - 56)：下前面高(LAFH)与下后面高(lower posterior face height，LPFH)的比值，为 0.65～0.75[55]。如果 LPFH 比 PAFH 小于 65% 或大于 75%，可能存在垂直向骨骼畸形。前后面高比必须与前面高比一起分析，以评估是否存在前面高或后面高的不协调，或两者同时异常。

上下颌平面角(maxillary-mandibular planes angle，MMPA)(图 5 - 57)：这在很大程度上取决于前、后颌间高度的比值。应结合前面高比进行评估，平均值是

27°±5°。

下颌角(图 5 - 58)：Ar-Go-Me 角(均值 120°～130°)由下颌支后缘和下颌𬌗平面形成，可用于描述下颌骨的形态，特别是升支和体部之间的关系，与下颌平面角相关。通过绘制面深线(鼻根点-下颌角点)，可将该角分为上下两部分。该角的上部分(50°±2°)表明升支的倾斜度，下部分表明下颌骨体部的倾斜度。

牙-牙槽骨关系

上切牙唇倾度：前文已经提到，上切牙的唇倾度在诊断和治疗中十分重要。临床根据患者的微笑侧面照对其进行评估，显示上切牙唇倾度对面部和微笑美学的影响，也可通过头影测量评估(图 5 - 59)。

上切牙唇倾度也可以根据上颌平面评估，对于正常范围内的上颌平面角，且上颌中切牙冠根角度正常，上切牙唇倾度的平均值是(109°～112°)±6°。

下切牙唇倾度：该值与下颌平面有关(图 5 - 57)，平均值为 92°±5°，该值与 MMPA 之间存在反比关系，这对于正颌手术中设计的下颌自动旋转有重要意义。如果 MMPA 增大，下切牙有代偿性舌倾。反之，在低角患者中，下切牙可能过度唇倾。下切牙唇倾

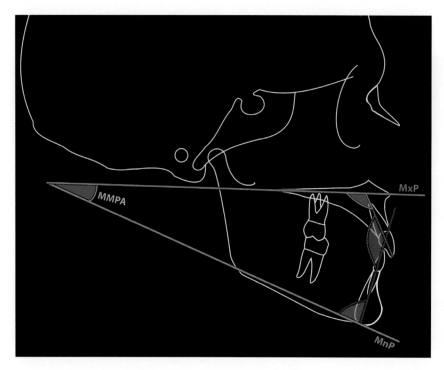

图5-57 上下颌平面角(MMPA)是上颌平面和下颌平面相交构成的前角。上下切牙间角是上颌中切牙长轴与下颌中切牙长轴相交形成的后角;上下颌平面角、上颌切牙与上颌平面的交角、下颌切牙与下颌平面的交角以及切牙间角之和应为360°(引自:Naini FB. Facial Aesthetics: Concepts and Clinical Diagnosis. Oxford: Wiley-Blackwell, 2011; 允许出版)

度与MMPA之和大约120°。因此,MMPA每超过其平均值1°,下颌切牙唇倾度减小1°,反之亦然。

下切牙矢状向位置(A-Pog线)(图5-60):下颌中切牙切缘到A-Pog线的垂直距离[56],表示下切牙

突度与下面部的关系。对牙-面美学良好、咬合关系正常的人,下切牙切缘应在A-Pog线上或邻近。需注意A-Pog的长轴受上颌A点矢状向位置和下颌突度的影响。

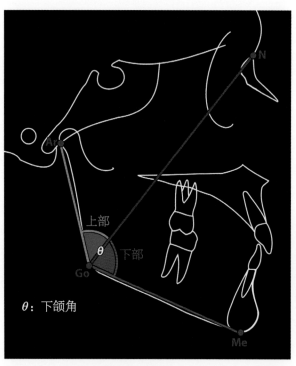

图5-58 通过绘制面深线(鼻根点-下颌角点),可将下颌角分为上下两部分。该角的上部分(50°±2°)表明升支的倾斜度,下部分表明下颌体部倾斜度(引自:Naini FB. Facial Aesthetics: Concepts and Clinical Diagnosis. Oxford: Wiley-Blackwell, 2011; 允许出版)

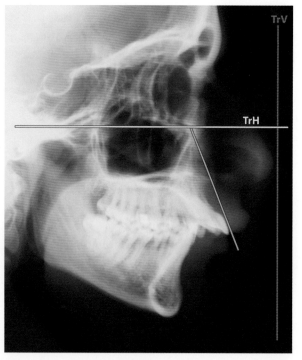

图5-59 上颌切牙过度唇倾可通过侧位微笑照片和患者自然头位下的头颅侧位片进行评估。TrH,真性水平面;TrV,真性垂直面(引自:Naini FB. Facial Aesthetics: Concepts and Clinical Diagnosis. Oxford: Wiley-Blackwell, 2011; 允许出版)

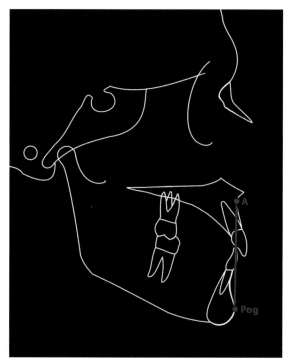

图 5 - 60　牙-面美学良好、咬合关系正常的个体,下切牙的切缘应在 A-Pog 线上或其附近(引自: Naini FB. Facial Aesthetics: Concepts and Clinical Diagnosis. Oxford: Wiley-Blackwell, 2011; 允许出版)

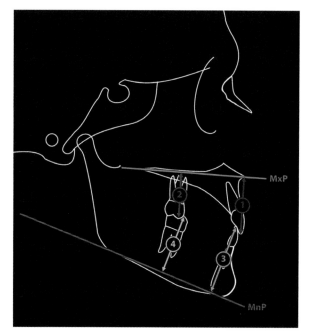

图 5 - 61　1. 上牙列前部高度;2. 上牙列后部高度;3. 下牙列前部高度;4. 下牙列后部高度(引自: Naini FB. Facial Aesthetics: Concepts and Clinical Diagnosis. Oxford: Wiley-Blackwell, 2011; 允许出版)

　　牙槽骨垂直向高度(图 5 - 61):上下颌骨前后部牙槽高度也应纳入评价。上牙列前部高度[均值(28±3 mm)]评估时应考虑上唇长和上切牙唇倾度,其增加可能表明上切牙过度伸长或上颌骨前部垂直向发育过度;其减少可能发生于切牙垂直向萌出受阻,例如由软组织异常造成的开殆患者或有长期吮指习惯的患者。上牙列后部高度平均比前部低几毫米,其增加可能是由于上颌骨后部垂直向发育过度。上磨牙的牙根应与腭穹隆高度一致,或低 3 mm 内。

　　下牙列前部高度:平均(40～45)±3 mm,其增加可能表明下切牙过度萌出和(或)颏垂直高度增加;其减小可能是由于下切牙萌出受阻或颏垂直高度减小。下牙列后部高度:一般比下颌骨前部牙槽高度减小 5～6 mm。

　　软组织厚度

　　面部软组织厚度,尤其在面下部,是诊断和治疗的重要因素。厚的软组织可以有效地掩盖牙-颌骨畸形(图 5 - 62 和图 5 - 63)。除了临床触诊外,还可以

(a)　　　　　　　(b)　　　　　　　(c)

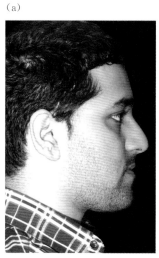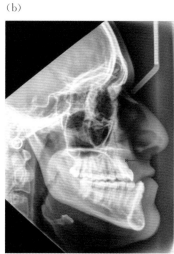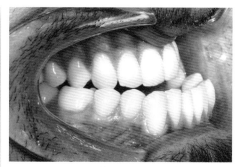

图 5 - 62　肥厚的软组织可以有效地掩盖牙-颌骨畸形。(a～c)严重骨性Ⅲ类患者术前照片,上唇厚度的增加很大程度掩盖了颌骨畸形

第5章

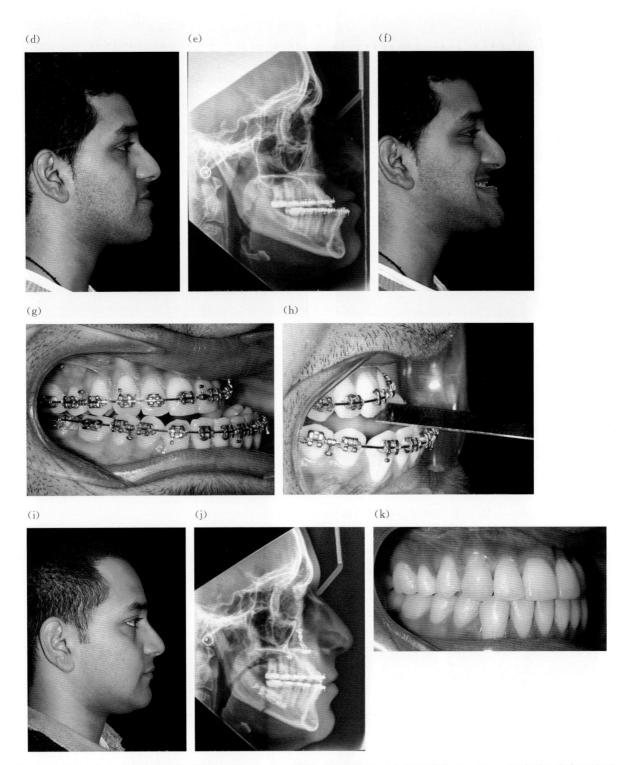

(d) (e) (f)

(g) (h)

(i) (j) (k)

图 5 - 62(续)　(d~h)正畸去代偿后照片,创造 10 mm 反覆盖,需要双颌矢状向相对移动 12~13 mm 以达到 I 类尖牙关系。侧面微笑相更好地表现了其矢状向不调程度。尽管存在去代偿,上唇的厚度仍然极大程度掩盖了骨性畸形。(i~k)治疗结束时照片,上颌 Le Fort I 型前移合并下颌后退术后

(a)

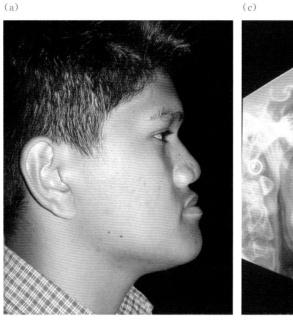

(c)

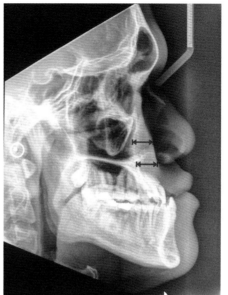

(b)

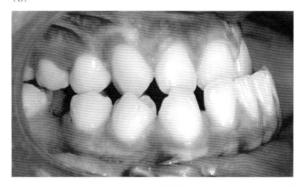

图 5 - 63　(a～c)严重骨性Ⅲ类患者,其上颌后缩被肥厚的颊部软组织掩盖

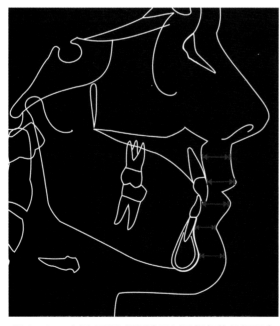

图 5 - 64　上唇、下唇、颏唇沟区以及颏部软组织厚度

从头颅侧位片上获得软组织的厚度。为了使其有参考意义,在拍 X 线片时必须嘴唇放松。正颌患者需评估的重要面部区域为(图 5 - 64):

- 上唇厚度:15 mm。
- 下唇厚度:15 mm(女性略少于男性)。
- 颏唇沟区厚度:10 mm。
- 软组织颏厚度:(10±2)mm。

咬合关系评估

口腔健康

初次口内评估应定期检查修复体是否有缺陷,以及是否有任何牙体、牙周或软组织疾病,这些必须在开始正颌治疗前加以控制和治疗。应注意预后不良的牙齿,因为它们可能影响治疗计划,如果计划拔牙,可能首先考虑拔除预后不良的牙以代替常规拔牙。薄龈生物型或牙龈退缩区也应注意并拍照记录。在牙槽骨和牙龈组织较薄的地方,初期排期阶段的牙齿

第
5
章

移动可能加剧退缩。骨性Ⅲ类患者下前牙正畸唇倾去代偿可发生牙龈退缩,在这种情况下,下前牙可能需考虑部分去代偿。使用轻力移动牙齿也非常重要,以减少牙龈萎缩(图5-65)。良好的术前记录和知情同意在这些情况下是重中之重。

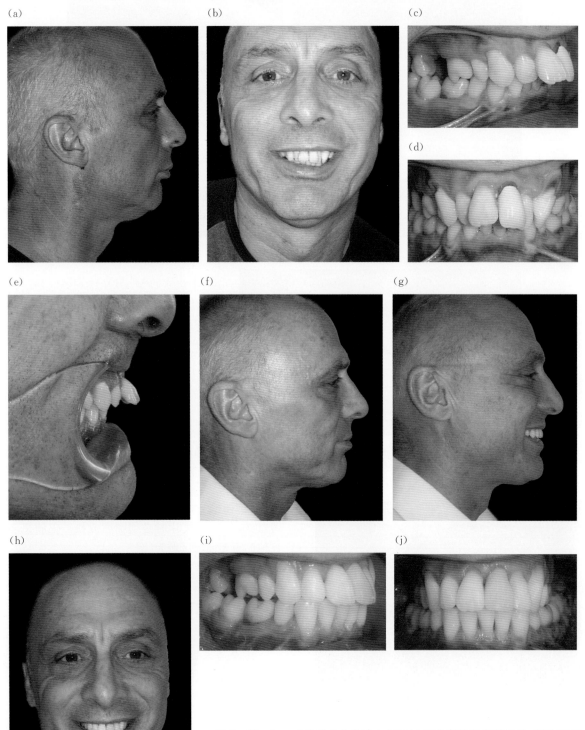

(a) (b) (c) (d) (e) (f) (g) (h) (i) (j)

图5-65 (a~e)Ⅱ类1分类伴上切牙唇倾患者的治疗前照片,因下颌后缩表现为Ⅱ类骨面型。该患者牙龈退缩明显,同时具有广泛和局部严重的牙槽骨丧失。在下颌骨前移术前,用镍钛圆丝和不锈钢圆丝施加极轻矫治力进行术前正畸。(f~j)治疗结束照片,通过正畸治疗联合下颌前移手术,以及修复治疗,修复颊侧楔缺和旧修复体

(a)（ⅰ）　　　　　　　（ⅱ）　　　　　　　（ⅲ）

(b)（ⅰ）　　　　　　　（ⅱ）　　　　　　　（ⅲ）

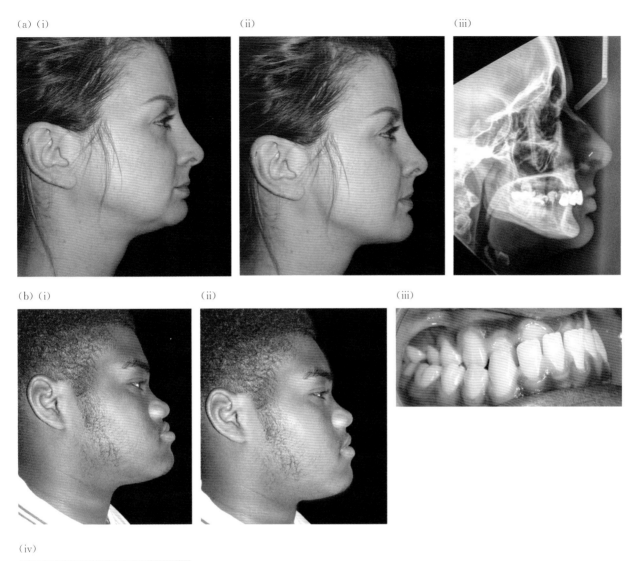

（ⅳ）

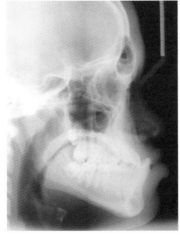

图5-66　下颌过度咬合和息止颌间隙过大。(a)（ⅰ)Ⅱ类患者,过度咬合位。(a)（ⅱ)患者下颌前下移动,前下面部美学变化。(a)（ⅲ)Ⅲ类患者过度咬合位。(b)（ⅱ)患者下颌息止颌位(颌间距离增加),因下颌向后下旋转,表现出侧面型美学变化。(b)（ⅲ)口内相表现出过度咬合。(b)（ⅳ)侧位片显示上颌垂直向(和矢状向)发育异常

息止颌间隙和下颌咬合过度

息止颌间隙,即下颌姿势位时上下颌𬌗平面间的距离,通常为2～3mm。前牙深覆𬌗可能是由于下颌咬合过度。在这些病例中,可能伴有Ⅱ类1分类、Ⅱ类2分类或Ⅲ类错𬌗,后牙垂直距离过低,或有上颌骨后部相对发育不足(相对性VMD)。同样的,息止颌间隙增加,导致下颌闭合时过度前旋,也即咬合过度(图5-66)。

下颌位置异常

临床医师应及时发现机体为获得最大牙尖交错

位代偿性下颌前伸或侧方移位。如果发现前牙反𬌗，临床医师应评估患者是否可以达到或接近切牙的切对切关系，患者可能从这个位置前伸下颌，以实现后牙的最大牙尖交错(图5-67)。如果存在单侧后牙反𬌗，寻找下颌偏斜的原因也是至关重要的(图5-68)[33]，

这种移位通常是由于上颌牙列和下颌牙列有早接触，因此，在正畸牙齿去代偿后常常会得到解决。

舌体评估

应评估体的大小、活动度和休息位，特别是在前牙开𬌗或双颌牙列过度颊倾的情况下(图5-69)。

(a)　　　　　　　　　　　　　　　(b)

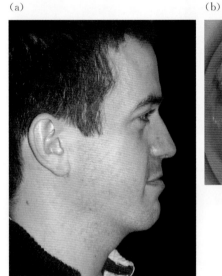
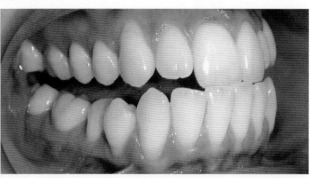

(c)　　　　　　　　　　　　　　　(d)

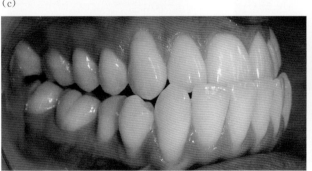
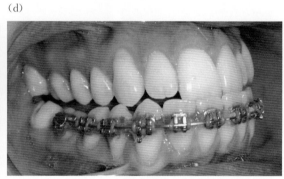

(e)

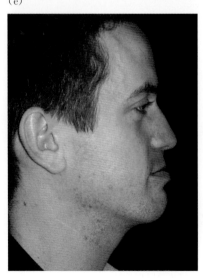

图5-67　(a、b)患者下颌姿势位时侧面和口内相。(c)患者前伸下颌，以达到后牙最大牙尖交错。对于该患者，这种颌位是不舒服的，患者需要费力维持此𬌗位。(d)经2次正畸复诊排齐并代偿(下切牙唇倾)后，可以不费力达到此𬌗位。(e)即使在下切牙去代偿的早期阶段，侧面型的变化也是十分明显的

(a)

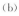

(b)

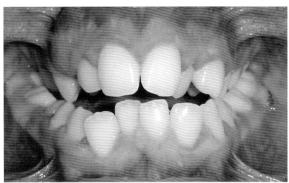

(c)

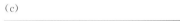

(d)

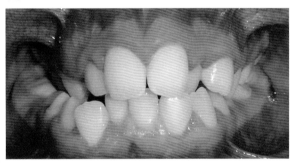

图 5-68　(a、b)息止颌位,上下颌牙中线基本对齐。(c、d)下颌骨向患者右侧偏斜,以达到最大的牙尖交错,患者下中线明显偏右

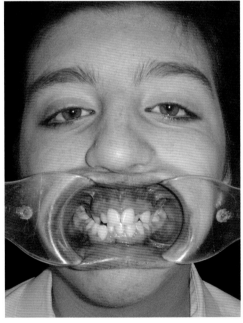

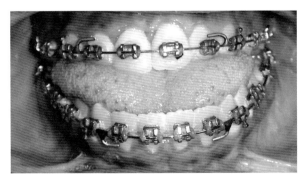

图 5-69　Ⅲ类开𬌗患者,舌体肥大

研究模型

牙齿研究模型(研究模)是正畸患者初始诊断和术前诊断以及治疗结果分析不可缺少的三维记录。模型应在正中咬合时进行安氏修正,这样当其下表面放置在平的桌面上时,仍可保持正中咬合。应单独分析上下颌模型及咬合关系。单个上下颌模型应分析以下几点。

* 牙弓对称性——这可以通过目测和在牙弓上放置透明的网格板来评估。

- 拥挤、间隙、扭转——应评估这三项的严重程度。
- 下颌 Spee 曲线和上颌纵𬌗曲线可通过将单个牙弓固定在对颌模型的平整面来评估（图5-70）。

咬合的模型应评估以下几点。

- 切牙、尖牙、磨牙关系——应在矢状向、垂直向和横断向评估（图5-71）。
- 牙弓宽度——应评估对牙弓协调性，特别是尖

牙间的宽度协调。

- 潜在咬合干扰——评估任何潜在的𬌗干扰，如上颌第二磨牙的腭尖下垂或其他过度萌出的牙齿。
- 模型手动拼对——将模型摆到模拟的术后位置，可以让临床医师看到，当颌骨被外科手术重新定位时，牙齿需要怎样移动才能实现良好的尖窝交错关系和功能性咬合。

(a)

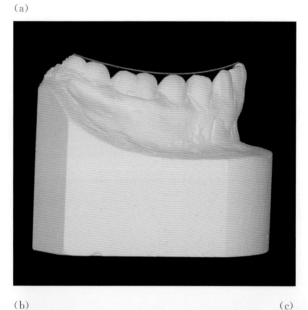

(b)

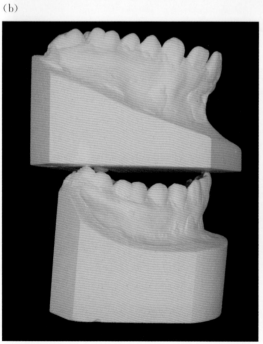

(c)

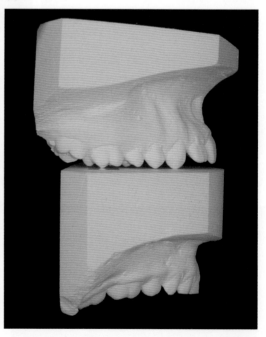

图5-70　(a)下牙弓 Spee 曲线过深。下颌 Spee 曲线(b)和上颌纵𬌗曲线(c)可通过将单个牙弓固定在对颌模型的下表面来评估

(a)

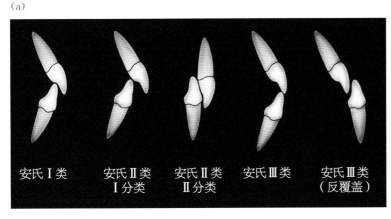

(b)

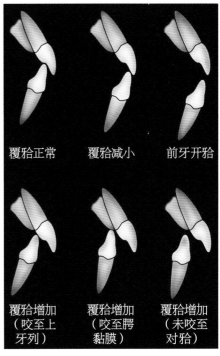

(c)

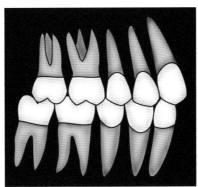

(d) (e)

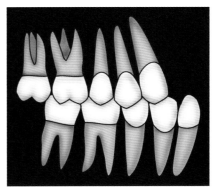

图 5-71　(a)切牙矢状向关系。Ⅰ类：下切牙切缘咬至上中切牙舌隆突或位于其下方。Ⅱ类：下切牙切缘位于上中切牙舌隆突之后。有两个分类：1分类，覆盖增大，上颌中切牙唇倾或倾斜度正常。2分类，上中切牙舌倾，通常覆盖小但也有可能增大。Ⅲ类：下切牙切缘位于上中切牙舌隆突之前。覆盖减小或为反覆盖。(b)切牙覆𬌗分类。(c)Ⅰ类牙弓颊侧关系：Ⅰ类磨牙关系中，上颌第一恒磨牙的远中颊尖位于下颌第一恒磨牙的远中颊尖和下颌第二恒磨牙的近中颊尖之间（AndrewsⅠ类）。上颌第一恒磨牙近中颊尖位于下颌第一恒磨牙近中尖与远中颊尖之间的颊沟内（AngleⅠ类）。矢状向差异可分为 1/4、1/2、3/4 或一个牙位偏差，一个牙位为一个前磨牙的近中远中宽度。尖牙和前磨牙在颊侧表现为尖-隙关系，在舌侧表现为尖-窝关系。(d)Ⅱ类(完全远中)牙弓颊侧关系。(e)Ⅲ类(完全近中)牙弓颊侧关系。(引自：Naini FB. Facial Aesthetics：Concepts and Clinical Diagnosis. Oxford：Wiley-Blackwell, 2011; 允许出版)

结束语

　　"假如你拥有的唯一工具是一把锤子，你应把每件事都当作钉子来对待。我想，这是极好的。"

Abraham Maslow(1908—1970)[57]

美国心理学家

　　不应低估准确诊断的重要性。没有准确的诊断，治疗计划和治疗过程的每一步都将不可避免是错误的。重要的是要明确，是诊断决定手术方案，不应颠倒。

（朱妍菲　吴艳棋　王雪纯　徐淑华　朱　敏　译）

第 5 章

参考文献

［ 1 ］ Richter JP. Literary Works of Leonardo da Vinci（2nd Ed）. Oxford：Oxford University Press，1939.

［ 2 ］ Naini FB. Facial Aesthetics：Concepts and Clinical Diagnosis. Oxford：Wiley-Blackwell，2011.

［ 3 ］ Naini FB. Patient Interview and Consultation. In：Naini FB. Facial Aesthetics：Concepts and Clinical Diagnosis. Oxford：Wiley-Blackwell，2011.

［ 4 ］ Ryan FS，Barnard M，Cunningham SJ. Impact of dentofacial deformity and motivation for treatment：a qualitative study. Am J Orthod Dentofacial Orthop. 2012；141；734－42.

［ 5 ］ Fabing H，Marr R（Eds）. Fischerisms. Springfield，IL：Charles C. Thomas，1944.

［ 6 ］ Lee H. To Kill a Mockingbird. Philadelphia，PA：J. B. Lippincott & Co.，1960.

［ 7 ］ Penfield W. Neurology in Canada and the Osler centennial. Can Med Assoc J. 1949；61；69－73.

［ 8 ］ Phillips C，Bennett ME，Broder HL. Dentofacial disharmony：psychological status of patients seeking treatment consultation. Angle Orthod. 1998；68；547－56.

［ 9 ］ Morewedge CK，Kahneman D. Associative processes in intuitive judgment. Trends Cog Sci. 2010；14；435－40.

［10］ Ward TG. SirWilliam Kelsey Fry. Br J Surg. 1966；53；317.

［11］ Macgregor FC. Uncooperative patients：some cultural interpretations. Am J Nurs. 1967；67；88－91.

［12］ Obwegeser HL. Mandibular Growth Anomalies. Berlin Heidelberg：Springer，2001.

［13］ Naini FB. Clinical Diagnostic Records，Natural Head Position and Craniofacial Anthropometry. In：Naini FB. Facial Aesthetics：Concepts and Clinical Diagnosis. Oxford：Wiley-Blackwell，2011.

［14］ ThomsonW(Baron Kelvin). Popular Lectures and Addresses（Vol. 1）(1891—1894). Cambridge：Cambridge University Press，1894.

［15］ Sarikaya I，Sarikaya A，Holder LE. The role of single photon emission computed tomography in bone imaging. Semin Nucl Med. 2001；31(1)；3－16.

［16］ Pripatnanont P，Vittayakittipong P，Markmanee U，Thongmak S，Yipintsoi T. The use of SPECT to evaluate growth cessation of the mandible in unilateral condylar hyperplasia. Int J Oral Maxillofac Surg. 2005；34(4)；364－8.

［17］ Davies R. Tempest-Tost. Toronto，ON：Clarke Irwin & Co.，1951.

［18］ Naini FB. Facial Beauty. In：Naini FB. Facial Aesthetics：Concepts and Clinical Diagnosis. Oxford：Wiley-Blackwell，2011.

［19］ Naini FB. Cephalometry and Cephalometric Analysis. In：Naini FB. Facial Aesthetics：Concepts and Clinical Diagnosis. Oxford：Wiley-Blackwell，2011.

［20］ Bean RB，BeanWB（Eds.）. SirWilliam Osler：Aphorisms from his bedside teachings and writings. New York：Henry Schuman，1950.

［21］ Osler W. The Student Life (1892). In：Osler W. Aequanimitas，with other addresses to Medical Students，Nurses，and Practitioners of Medicine. (3rd Ed.). Philadelphia：Blakiston，1932.

［22］ Moorrees CFA，Kean MR. Natural head position：a basic consideration in the interpretation of cephalometric radiographs. Am J Phys Anthropol. 1958；16；213－34.

［23］ Naini FB. The Frankfort plane and head positioning in facial aesthetic analysis：The perpetuation of a myth. JAMA Facial Plast Surg. 2013；15；333－4.

［24］ Zebeib A，Naini FB. Variability of the inclination of anatomical horizontal reference planes of the craniofacial complex in relation to the true horizontal line in orthognathic patients. Am J Orthod Dentofacial Orthop. 2014；146；740－7.

［25］ Naini FB. Facial Proportions：Classical Canons to Modern Craniofacial Anthropometry. In：Naini FB. Facial Aesthetics：Concepts and Clinical Diagnosis. Oxford：Wiley-Blackwell，2011.

［26］ Farkas LG. Anthropometry of the Head and Face（Ed. 2）. New York：Raven Press，1994.

［27］ Naini FB. Facial Proportions. In：Naini FB. Facial Aesthetics：Concepts and Clinical Diagnosis. Oxford：Wiley-Blackwell，2011.

［28］ Naini FB，Cobourne MT，McDonald F，Donaldson AN. The influence of craniofacial to standing height proportion on perceived attractiveness. Int J Oral Maxillofac Surg. 2008；37；877－85.

［29］ Naini FB，Moss JP，Gill DS. The enigma of facial beauty：esthetics，proportions，deformity，and controversy. Am J Orthod Dentofacial Orthop. 2006；130；277－82.

［30］ Naini FB. Facial Type. In：Naini FB. Facial Aesthetics：Concepts and Clinical Diagnosis. Oxford：Wiley-Blackwell，2011.

［31］ Naini FB，Donaldson ANA，McDonald F，Cobourne MT. Influence of chin height on perceived attractiveness in the orthognathic patient，clinician and layperson. Angle Orthod. 2012；82；88－95.

［32］ Naini FB，Donaldson ANA，McDonald F，Cobourne MT. How does variation in lower anterior face height influence perceived attractiveness? A quantitative investigation. J Orthodont. 2013；40；206－17.

［33］ Naini FB. Facial Symmetry and Asymmetry. In：Naini FB. Facial Aesthetics：Concepts and Clinical Diagnosis. Oxford：Wiley-Blackwell，2011.

［34］ Naini FB，Gill DS. Smile Aesthetics. In：Naini FB. Facial Aesthetics：Concepts and Clinical Diagnosis. Oxford：Wiley-Blackwell，2011.

［35］ Rigsbee OH 3rd，Sperry TP，BeGole EA. The influence of facial animation on smile characteristics. Int J Adult Orthodon Orthognath Surg. 1988；3；233－9.

［36］ Yang IH，Nahm DS，Baek SH. Which hard and soft tissue factors relate with the amount of buccal corridor space during smiling? Angle Orthod. 2008；78；5－11.

［37］ Naini FB. Regional Aesthetic Analysis：The Lips. In：Naini FB. Facial Aesthetics：Concepts and Clinical Diagnosis. Oxford：Wiley-Blackwell，2011.

［38］ Naini FB，Cobourne MT，McDonald F，Wertheim D. The aesthetic impact of upper lip inclination in orthodontics and orthognathic surgery. Eur J Orthod. 2015；37；81－6.

［39］ Burstone CJ，James RB，Legan H，Murphy GA，Norton LA. Cephalometrics for orthognathic surgery. J Oral Surg. 1978；36；269－77.

［40］ Ricketts RM. A foundation for cephalometric communication. Am J Orthod. 1960；46；330－57.

［41］ Ricketts RM. The value of cephalometrics and computerized technology. Am J Orthod. 1972；42；179－99.

[42] Steiner CC. Cephalometrics for you and me. Am J Orthod. 1953;39:729 - 55.

[43] Steiner CC. Cephalometrics in clinical practice. Angle Orthod. 1959;29:8 - 29.

[44] Holdaway RA. A soft tissue cephalometric analysis and its use in orthodontic treatment planning. Part I. Am J Orthod. 1983;84:1 - 28.

[45] Holdaway RA. A soft tissue cephalometric analysis and its use in orthodontic treatment planning. Part II. Am J Orthod. 1984;85:279 - 93.

[46] Merrifield LL. The profile line as an aid in critically evaluating facial esthetics. Am J Orthod. 1966;52:804 - 22.

[47] Riedel RR. An analysis of dentofacial relationships. Am J Orthod. 1957;43:103 - 19.

[48] Rubin LR. The anatomy of a smile: its importance in the treatment of facial paralysis. Plast Reconstr Surg. 1974;53: 384 - 87.

[49] Naini FB, Cobourne MT, McDonald F, Wertheim D. Aesthetic impact of the upper component of the nasolabial angle: a quantitative investigation. J Oral Maxillofac Surg Med Pathol. 2015;27:470 - 6.

[50] Naini FB. Regional Aesthetic Analysis: Submental-cervical Region. In: Naini FB. Facial Aesthetics: Concepts and Clinical Diagnosis. Oxford:Wiley-Blackwell, 2011.

[51] Naini FB. Dental-Occlusal Relationships: Terminology, Description and Classification. In: Naini FB. Facial Aesthetics: Concepts and Clinical Diagnosis. Oxford: Wiley-Blackwell, 2011.

[52] Kipling R. Something of myself: For my friends known and unknown. London: Macmillan & Co. Ltd., 1937.

[53] McNamara JA Jr. A method of cephalometric evaluation. Am J Orthod. 1984;86:449 - 69.

[54] Sassouni V. A roentgenographic cephalometric analysis of cephalo-facio-dental relationships. Am J Orthod. 1955;41: 735 - 64.

[55] Horn A. (1992) Facial height index. Am J Orthod Dentofacial Orthop. 1992;102:180 - 6.

[56] Downs WB. Analysis of the dentofacial profile. Angle Orthod. 1956;26:191 - 212.

[57] Maslow AH. The Psychology of Science: A Reconnaissance. New York: Harper and Row, 1966.

第 5 章

第 6 章
正颌外科的治疗设计原则
Principles of Orthognathic Treatment Planning

Farhad B. Naini and Daljit S. Gill

引言

> "凡事都应力求简约，而非简单。"
>
> Albert Einstein(1879—1955)

    要知道，使一项治疗过程变得太过复杂是很容易的。尽管对软组织和牙颌骨关系的数字化分析极为重要，但通过分析法所得出的量化指标，并不意味着就不需要医师的临床检查了，相反它们的作用应该是辅助医师更好地检查。因此，经过培训的临床检查技巧和数字化分析同样重要。然而，过分依赖面部软硬组织线距和角度的测量，却对比例关系和邻近面部解剖单位与亚单位的内在联系，以及对整张脸起到的外观效果没有清晰认识的话，很有可能会变得"盲人摸象"，难以掌握患者的全局信息(全部信息)，就像"见叶不知树"。二维及三维头影测量分析的知识不仅对理解颅颌面复杂结构的生长发育至关重要，而且对于诊断、治疗设计和治疗结果的分析也同样重要。可

是，正颌外科治疗设计的本质，还是取决于临床医师接受的理论知识教育和经过踏实训练的双眼。

    在正颌外科治疗流程中有两个关键阶段需要进行治疗方案设计。在最初的临床诊断性过程中，给患者提供一个初步的治疗计划，这包括讨论要进行哪种类型的手术，例如是单颌还是双颌手术，是否需要同期做颏成形，以及是否需要术前正畸治疗。可是，明确的手术治疗计划，只有等到术前正畸完成后，才会在术前的临床决策中制订出来。本章会着重于确定最终手术治疗方案的过程。

    术前治疗方案的计划[序号(1)～(4)]主要按照以下四步骤。

    (1) 术前诊断(定性与定量)——这是最重要的一步，主要建立在对患者临床视诊和触诊上，以及颅面的测量分析、比例关系、对称性等方面，用以评估颅面复杂结构中哪一个部分(颌骨、牙列、软组织)出现了畸形。

    (2) 矢量分析(定性)——主要建立在对患者的

临床视诊和术前资料上,这一步的主要目的是确定每块颌骨或是各分块颌骨段的移动方案,以达到最佳的面部协调美观和牙-咬合关系的稳定,包括移动方向和大致移动距离(近似幅度)。

(3) 模拟手术设计(定量)——头影测量和照片(2D 和 3D)设计以获得精确的牙及颌骨的线性移动距离(mm)和角度改变(°),从而达到既定的治疗目标,以及明确是否显示可行。

(4) 模型外科(定量)——使用牙齿模型(常常在一个颌架上)和(或)三维模型以确定手术的可行性。

延伸阅读

　　第 3 步及第 4 步通常在思考后得出,并且参考第 1 步及第 2 步的结果。

术前诊断

　　"我很乐意看到有一天,完成手术的外科医师已经可以不需要双手,因为手术已经变成了最微不足道的部分。"

Harvey Cushing(1869—1939)[1](图 6 - 1)

现代神经外科学的先驱者和文学家

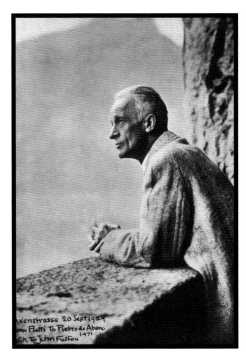

图 6 - 1　Harvey Cushing(1869—1939)

基本诊断指标的评价

　　临床诊断已在第 5 章被详细地介绍过。本章目的是,描述当术前正畸治疗已经完成时,需要在手术前重新评估的基本美学诊断指标,这也是最终确定手术计划的必要临床过程(表 6 - 1)。相比传统的评估方法中的正面观、侧面观,抑或是头颅定位侧位 X 线片的头影测量,应该在已经完成头影测量分析、获取相关 X 线片和术前牙齿模型等资料的前提下,与患者面对面,遵循自上而下的检查顺序来分析评价患者的颅颌面结构(畸形)特征。

延伸阅读

　　在诊断和治疗计划中,均需要考虑每个颅面解剖单位或亚解剖单位相对位置所能影响到的更大的解剖区域——例如上颌中切牙会影响上唇形态,上唇切牙-上唇复合体会影响鼻子和下唇形态,鼻唇复合体会影响前额的美观形态。

　　每一个颅面结构单位(复合体)都可以被分解成细小的结构单元,而且每个指标或特征(单元和亚单元)都可以按照其形态来分析,并同时参考其邻近的解剖结构和颅面整体。只有在一个全新和改良的机制下,通过全面准确的分析,才可以将临床治疗计划思考推向下一个阶段——即综合所有独立的指标,就好像把这些细小的部分重新组合成一整体。在综合分析的过程中,临床医师应始终牢记三个至关重要的治疗目的:提高口腔颌面部美观,改善口颌功能,获得稳定的最终疗效。

辅助临床诊断的椅旁技术

　　没有什么比实际的正颌手术效果更能说明原始治疗计划的合理性,因而对临床结果的分析和审核十分重要。然而,任何能够预测最终手术结果的诊断方法在正颌手术的治疗计划阶段都是非常有用的。有许多简单的技巧可以用在椅旁,以帮助在治疗计划中实现预后可视化。

遮盖技术

　　在观察患者的侧貌时,遮盖部分面部区域,就可以减少该区域对相邻结构产生的视觉影响。前额、鼻子、面中部、上唇、下唇、颏部和颏下颈部区域相互间的关系可以通过遮盖其中任意一个区域以评估其他部分(图 6 - 20)。可以通过手持一张白纸遮盖住患者的目标区域,例如面下部。也可以将这个方法用在患者的侧面临床照片上。这种技术最重要的用途之一

表 6-1 术前诊断参数及其与治疗计划的相关性

诊断参数		与治疗计划的相关性
巩膜暴露于下眼睑及虹膜下		巩膜外露增加通常是高位上颌后缩的表现,可以建议行高位的 Le Fort Ⅰ 型截骨术。如果严重,可以按需要设计 Le Fort Ⅲ 型
鼻旁凹陷		上颌后缩与发育不足的表现,因此可以提示上颌骨前移(图 6-2)
鼻唇角(NLA)	鼻小柱倾斜角(鼻唇角的上部组成结构)[2,3]	这可能随着上颌骨前移而增加(图 6-3) 若鼻尖下垂,鼻小柱倾斜度降低,则上颌前突可抬高鼻尖,改善鼻唇美学
	上唇倾斜角度(鼻唇角的下部组成结构)[2,4]	如果上唇向后倾斜,这在侧面图上很明显,这可能是上颌牙槽骨后缩的表现,提示上颌骨需要前移或是上颌牙槽骨前移 如果上唇过度向前倾斜,这可能意味着需要上颌后退,或者可能由于上颌切牙突出,可以通过正畸内收前牙(图 6-4)或在随上颌后部上抬后随上颌向内旋转
鼻翼基底宽度(与内眦间距的关系)		它是窄的、一般的还是宽的 如果考虑到上颌骨的前移和后退,鼻翼宽度将增大——美学上可否接受(图 6-5) 是否需要术中鼻翼基底缝合,或在正颌术后行楔形切除鼻整形手术
垂直向面部高度比例:	面上高度:面中高度:面下高度	上(UFH)、中(MFH)和下前面高度(LAFH)应大致相等,但应考虑到某些变量[5]
	上唇高度:下唇高度:颏部高度	ULH 约 1/3:LLH 约 1/3:CH 约 1/3 是一个有用的切入点,虽然有一个正常的变化范围,从 ULH 约 1/2:LLH 与 CH 约 1/2 的关系,特别是在 LAFH 稍微减少的女性,在男性 ULH 约 1/4 LAFH
	后下面高(LPFH)至 LAFH	LPFH(测量头位)为 LAFH 的 65%～75%,否则可能存在垂直骨骼差异[5]
下颌平面倾斜角度与下颌角角度		下颌骨平面的倾斜度可以相对于真实的水平线来判断,也可以通过在下颌骨的下外侧边缘放置一个手指或口镜柄来进行临床测量(图 6-6a)[6] 下颌角角度是测量下颌支后缘的斜坡和下颌平面之间形成的角度。它有助于描述下颌骨的形态,并与下颌平面角高度相关(图 6-6b)[6]
上唇高度(短、平均还是增加)		与上颌切牙露齿相关——过短的上唇可以通过手术延长。尽管可以通过外科手术来降低上唇高度,但过度的上唇高度可能必须被接受(尤其是对男性)(见第 53 章)
上颌切牙相对于上唇的暴露量	休息时	男性的静态露齿一般为 2～5mm,女性稍大一点,都被认为是有吸引力的。这种关系构成了治疗计划的基础(见下文) 如果不足,可以通过上颌前移增加,但也可能需要下降上颌骨的前部 如果过度,若主要是骨骼原因可能需要上颌骨上抬,若主要是上唇在微笑时过度上抬(过度微笑)的问题,则应试图降低上唇在微笑时的抬升(图 6-7)
	微笑时	在笑容全展时,理想情况下牙龈暴露不超过 1～3mm。需要评估微笑弧,特别是在计划上颌骨后部上抬时(图 6-8)
上颌𬌗平面横向斜度(切牙、尖牙、前磨牙、磨牙)		这应该在正畸颊部开口器(图 6-9a)和(或)摄影口角牵开器(图 6-9b)的辅助下,在𬌗平面上放置牙科镜柄或压舌板(图 6-9c)进行正面视觉评估 上颌𬌗平面应平行于真实水平面(或当两侧眶高度不一致时采用瞳孔间平面)。当需要矫正倾斜的𬌗平面时,根据𬌗平面需要矫正的程度,设计一侧的上抬和(或)一侧的下降,以获得理想的上切牙暴露量、下面高和稳定性(通常上抬比下降更稳定)
上颌切牙倾斜度——相对于面部,前倾还是后倾		患者处于自然头位(NHP)的侧面微笑相是评估的理想状态 上颌中切牙牙冠唇面的切线应接近平行于真实垂线(图 6-10)。除非上颌后部需要上抬,术前正畸时切牙长轴略唇倾,以允许手术中上颌骨顺旋自动纠正上切牙的轴倾度

（续表）

诊断参数	与治疗计划的相关性
上颌切牙矢状向位置——是前突、平均还是后缩	患者在自然头位(NHP)，根据额点-鼻根点区域的形态，上颌中切牙矢状位置应该接近从上述两点向下的真实垂线的中间(图6-10)
切牙覆盖(或反覆盖)	这与可能的颌骨相对运动程度有关，例如6mm反覆盖，意味着颌骨相对矢状移动8~9mm，以获得Ⅰ类切牙关系
上唇、下唇、颏唇沟和颏部的矢状关系	这些邻近软组织参数的美学关系通常与面下部的牙骨差异密切相关(图6-11)
上牙中线与上唇人中和面中线的关系	可以用皮肤笔在患者脸上画出中线标志，以评估牙中线的偏差(图6-12) 如果牙齿中线整体有偏差(即不是角度问题)，可以通过上颌骨绕垂直轴旋转移动来纠正，但不能超过3~4mm，否则会导致后牙咬合紊乱 如果整体偏差1~2mm，若上颌手术非必须，则考虑可以接受 如果偏差大于3~4mm，可能需要通过进一步的正畸治疗(拔牙)部分或完全矫正 如果有角度问题，若上颌平面倾斜，将通过手术摆正上颌平面而自动纠正。如果角度问题纯粹是牙齿的(通常是由于前牙的托槽放置位置不正确)，那么就需要进一步矫正 上颌牙列中线偏曲可能是以上因素共同作用的结果(图6-13)
下颌牙中线与上颌牙中线和面中线的关系	它们是一致的吗？下颌牙中线是否会因手术而矫正，或是否需要进一步的正畸治疗？是否存在下颌侧向移位
下颌切牙倾斜	是否设计了下颌的自动旋转 如果是，手术后下颌切牙的倾斜度将相对于下颌平面发生改变；因此，切牙倾斜度应在术前准备好，以便在自动转位后获得正确的倾斜度(图6-14)。如果没有设计自旋，下颌切牙倾斜应在术前纠正
下颌咬合平面的横向倾斜	这应该在正畸颊部开口器和(或)摄影口角牵开器的辅助下，在𬌗平面上放置牙科镜柄或舌铲进行正面视觉评估(图6-15) 如果与下颌骨绕矢状轴旋转有关(如半侧下颌骨发育过度)，那么这将通过手术来改善，以纠正双颌𬌗平面的倾斜(图6-16)。否则应在术前正畸整平
下颌牙中线与颏中点的关系	应该一致，如果下颌/颏有不对称，应计划在手术中矫正
颏部在横向的位置	如果观察到颏部有明显的横向移位，评估这是否是下颌不对称引起的，在这种情况下，可以通过下颌手术来纠正。若是单独的颏部不对称，可能需要进行颏成形术矫正
颏下平面的横向倾斜	如果由于下颌骨不对称(通常是半侧下颌发育过度)，那么下颌骨手术将得到改善；否则，可能需要颏成形术纠正对称性(图6-17)
矢状的颏突度	这应该分别在休息和活动时进行评估——在一些患者中，特别是骨性Ⅲ类牙槽骨代偿患者(图6-18a~c)和Ⅱ类骨性颏后缩患者(图6-18d~f)，颏常常不明显，仅在微笑时突出
颏唇沟形态、角度和深度	这与是否需要行颏成形术非常相关——从下唇到颏唇沟再到颏部的S形曲线比颏部的矢状位置更重要[8,9]
双侧下颌下缘的垂直位置	评估下边界的垂直高度是否对称——如果明显不对称，则考虑增加或减少下边界以改善对称性，或接受
颏颈角(锐性、平均或钝性)	随着下颌骨体部的移动而改变(下颌骨前移，颏下软组织被拉伸而改善，下颌骨后退则形成更为钝性的角度以及不佳的外形)，亦随着下颌骨的自动旋转而改变(向前旋转会提高颏部美观，反之亦然)

（续表）

诊断参数	与治疗计划的相关性
颏颈部长度(缩短、平均或增加)	下颌或颏的前移延长了这一区域,延伸了颏下软组织,通常可以改善美观(图6-19) 下颌或颏的后退会缩短颏下长度,通常会增加颏下丰满,可能会影响颏-颈美学

注:在这一阶段的患者评估中,测量值不如比例关系重要。从视觉上评估特定的线性或角度测量值是否大于或小于平均值是很重要的(例如,更重要的是评估特定的角度关系,如鼻唇角,是否是锐角、平均值或钝角,而不是它的确切数值)。

(a)　　　　　　　　　　　　　　　　　(b)

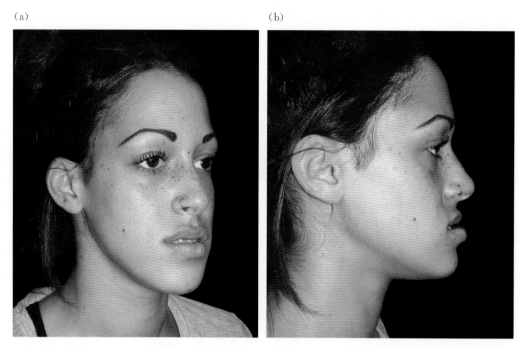

图6-2　鼻旁凹陷。(a)斜侧面观。(b)侧貌观

(a)　　　　　　　　　　　　　　　　　(b)

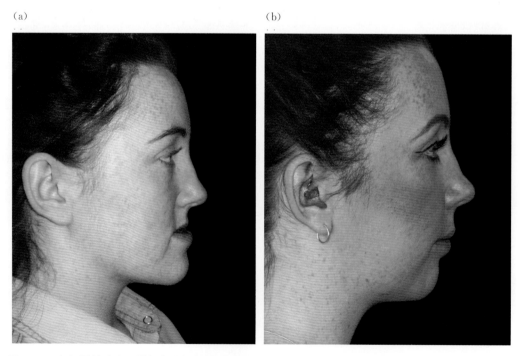

图6-3　上颌骨前移容易增加鼻小柱倾斜(鼻唇角的上部成分)。(a)术前侧貌。(b)上颌骨前移后侧貌

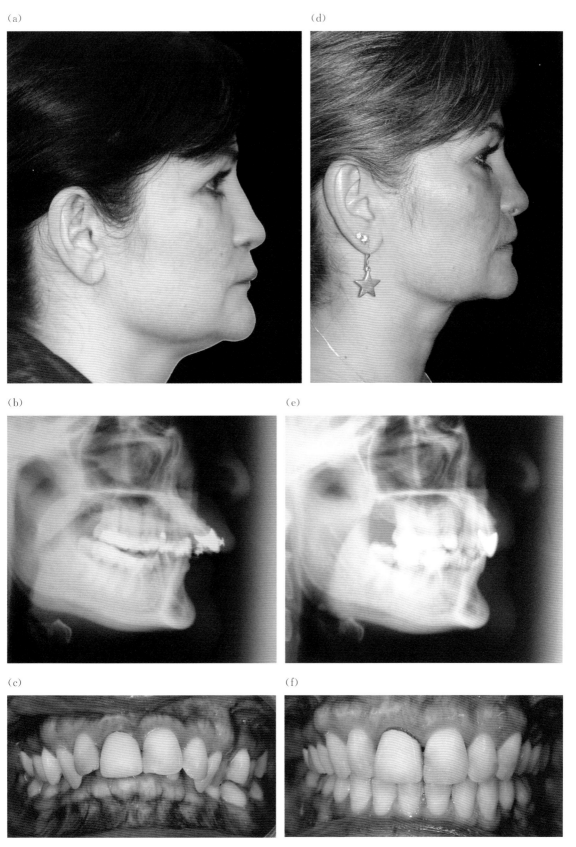

(a)

(d)

(b)

(e)

(c)

(f)

图 6-4　上唇倾斜(鼻唇角的下部分)将取决于正畸或是正颌手术对上唇的影响。(a~c)术前,患者存在上颌切牙唇倾,上唇前突,以及深覆𬌗。(d~f)上颌切牙经正畸内收 30°,鼻唇角度增加了 20°,所有的增加体现在上唇倾斜度上(从 60° 增加到 80°)(图 6-4b、e 引自:Naini et al[4];允许出版)

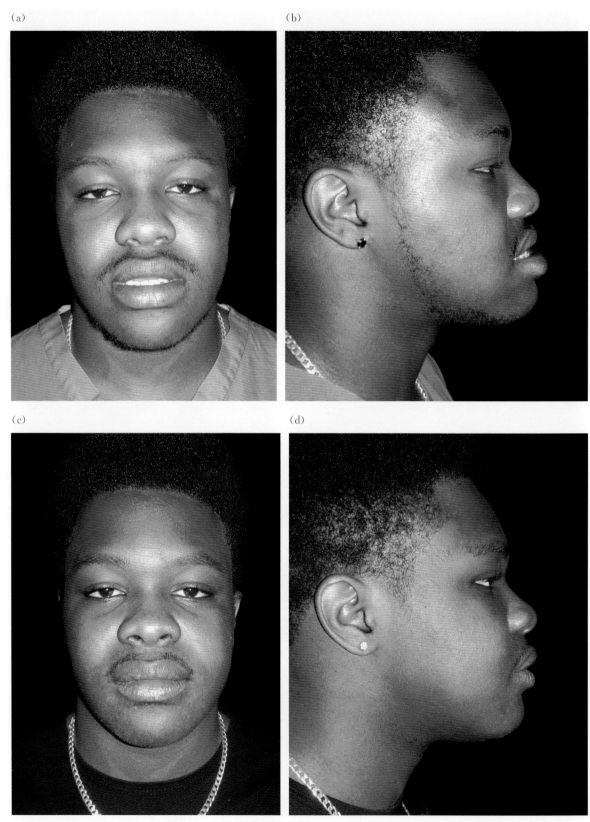

图6-5　骨性Ⅲ类患者(a、b)术前观。(c、d)上颌前移及下颌后退后,鼻翼基部宽度(术中采用鼻翼缩窄缝合)和鼻小柱倾斜度增加,当然面部美学有了全面的改善

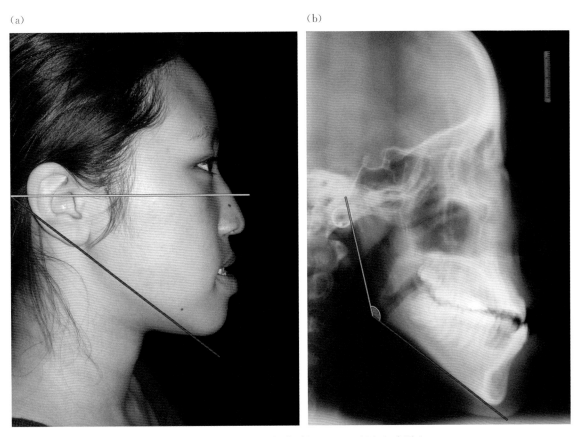

(a)

(b)

图 6-6　(a)下颌平面角度增加。(b)下颌角角度增大

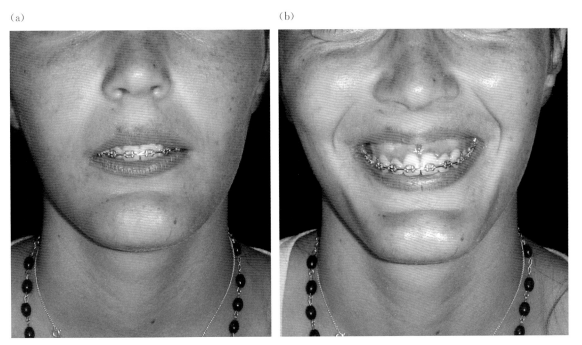

(a)

(b)

图 6-7　上颌切牙休息时露齿(a)非常轻微的增加,和微笑时露齿(b)因上唇过度抬高而导致过度的牙龈暴露。上唇的上抬量应该只在几毫米之间,毕竟要清楚,上颌静态露齿量会随着年龄的增长而减少

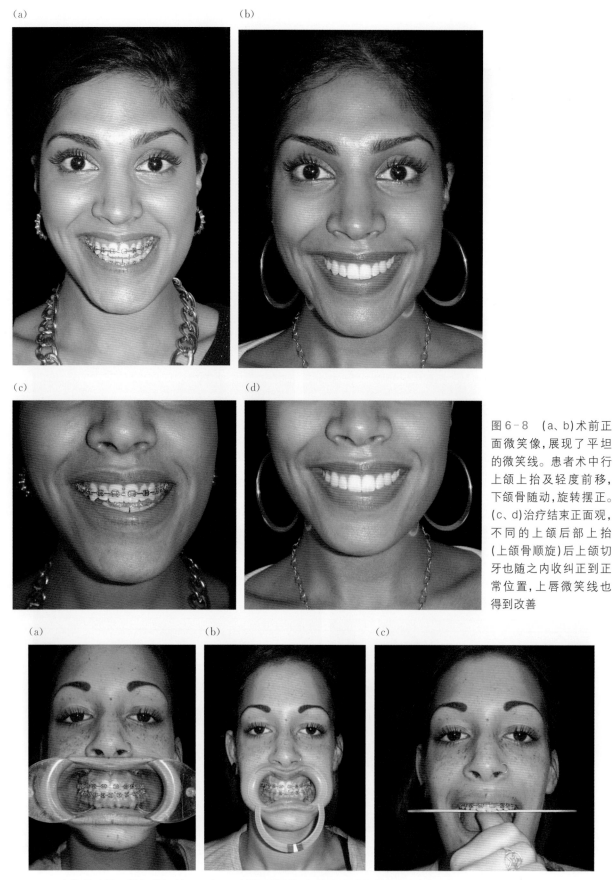

(a)　　　　　　(b)

(c)　　　　　　(d)

图6-8　(a、b)术前正面微笑像,展现了平坦的微笑线。患者术中行上颌上抬及轻度前移,下颌骨随动,旋转摆正。(c、d)治疗结束正面观,不同的上颌后部上抬(上颌骨顺旋)后上颌切牙也随之内收纠正到正常位置,上唇微笑线也得到改善

(a)　　　　　　(b)　　　　　　(c)

图6-9　上颌骨殆平面横向的倾斜可以在正面观中被评估,但需要口腔摄影拉钩(a)和(或)正畸颊拉钩(b)。(c)在殆平面上放置一个木制压舌板帮助评估

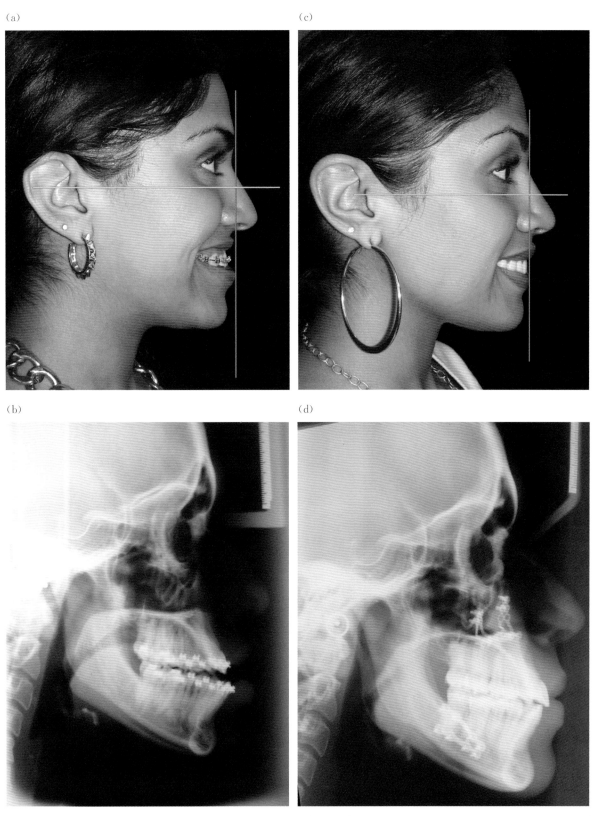

图6‑10　上颌切牙倾斜角度与矢状位置。(a、b)患者术前微笑相,侧位头影测量见图6‑8。上颌切牙略唇倾,上颌后缩,上切牙位于软组织眉间点的垂直线后方。(c、d)双侧上颌后牙不同程度的上抬和前移后,上颌切牙的倾斜角度和矢状向不足得到改善

(a)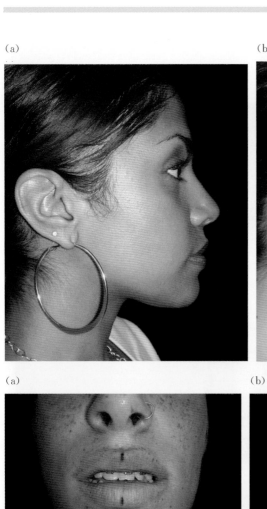

(b)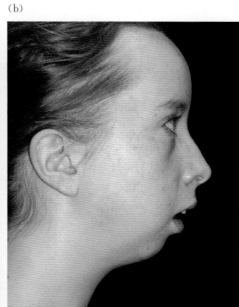

图6-11 上唇、下唇、颏唇沟与颏部的关系在面部美学中至关重要。(a)上唇通常只在下唇稍前方,并且处于软组织颏前点上或略超过些。然而,可能比矢状向关系更重要的是这些相邻结构之间的过渡表现,它应该呈现平滑的S形。(b)该患者存在下颌后缩、颏后缩及下颌后旋,但颏后缩更像是一个美学问题,因为颏唇沟变浅,在颏唇沟至颏部的过渡区域没有呈现S形

(a)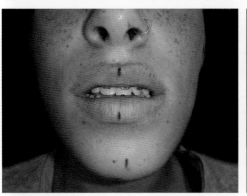

(b)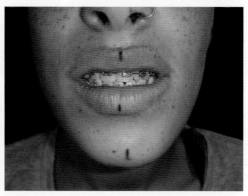

图6-12 椅旁的中线标记,用于评估上唇中线的偏斜以及上唇、下唇和颏部中线的偏差。(a)在休息时。(b)在咬合时

(a)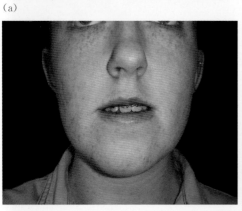

(b)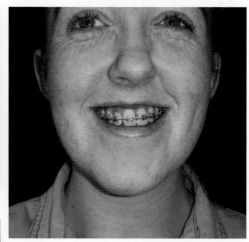

(c)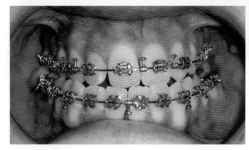

图6-13 (a～c)一例Ⅲ类患者的术前面像,上颌牙列中线向左偏斜,由于上颌咬合平面向右倾斜,切牙向左成角

(d)

(e)

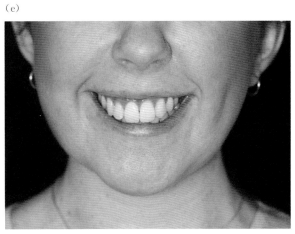

图 6-13(续)　(d、e)术后微笑面像,右侧上颌骨上抬以整平颌平面,上颌骨向右侧旋转纠正中线偏斜。上颌骨前移,下颌骨后退。左上侧切牙缺失,尖牙处在侧切牙位置

(a)

(b)

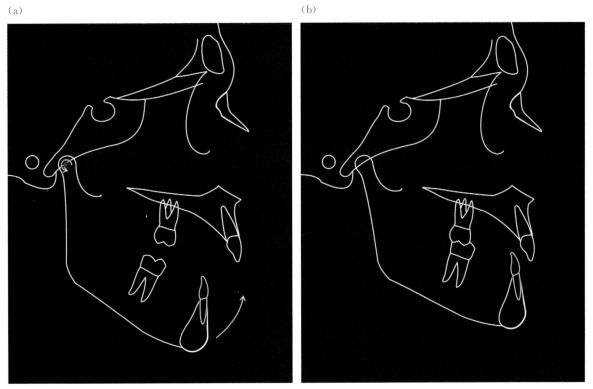

图 6-14　下颌骨切牙倾斜角度与下颌自旋。(a)如果下颌前牙自旋前没有准备好正畸治疗,那么(b)自旋后的切牙倾斜度将是不正确的

(c)

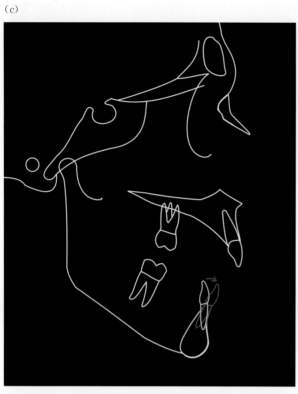

(d)

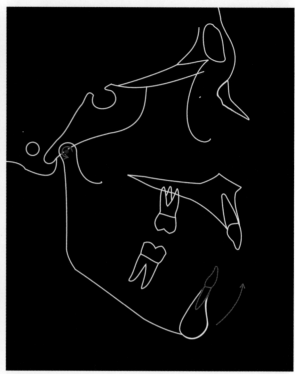

(e)

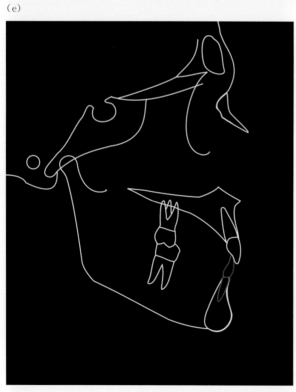

图6-14(续) (c)下颌切牙倾斜度已经通过正畸(本例中通过脱环)准备好。在这种情况下,下颌切牙可能会显得过度突出,但临床医师应该意识到这是他们的计划位置。(d)下颌骨向前自旋。(e)下颌切牙倾斜度正确

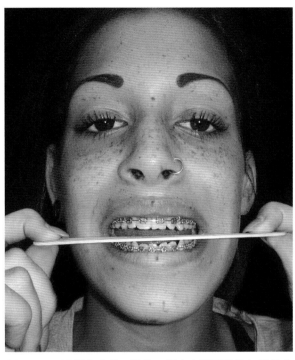

图 6-15　可用木舌刮刀评估下颌咬合平面的横向倾斜度

是减少或消除相临的结构对此产生的幻象效应,因为从视觉上感觉到的东西常常与客观真实存在不同(图6-21)。

棉卷模拟技术

如果一项治疗计划不太明确,为达到理想且美观的面部软组织轮廓,上颌骨、下颌骨和颏部的相对移动幅度相当难以确定。例如,在某些骨性Ⅲ类患者中,上颌前移的距离相比下颌骨后退的距离会更难确定。

有一个简单而快速的技巧可以在临床(椅旁)中评估上颌前移后面部侧貌轮廓的潜在变化。牙科棉卷的宽度通常为10 mm。浸泡在生理盐水中并轻轻冲洗,它的宽度在5~6 mm。如此一来,浸泡和冲洗棉卷可以被轻轻地放置并在上颌切牙的前部成形,就在正畸托槽的上方,上唇的后部。当患者的头部处于自然头位时,牙齿轻咬,嘴唇处于休息位,就可以提供一个上颌骨前移5~6 mm的模拟效果,从而允许临床医师评估外观的变化(图6-22和图6-23)[10,11]。给患者拍摄有或没有棉卷模拟的照片,也可以用来比

（a）

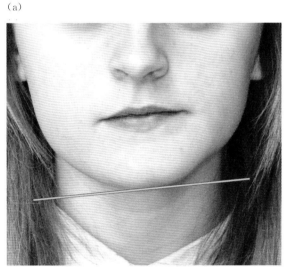

（b）

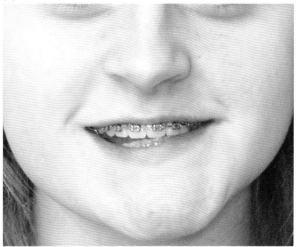

（c）

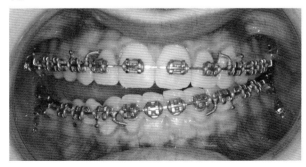

图 6-16　(a~c)患者右侧半侧下颌骨肥大,舌阻止右侧上颌后牙萌出。下颌咬合平面和下颌下平面存在一个横向倾斜,均会随着下颌体绕矢状轴的旋转而纠正

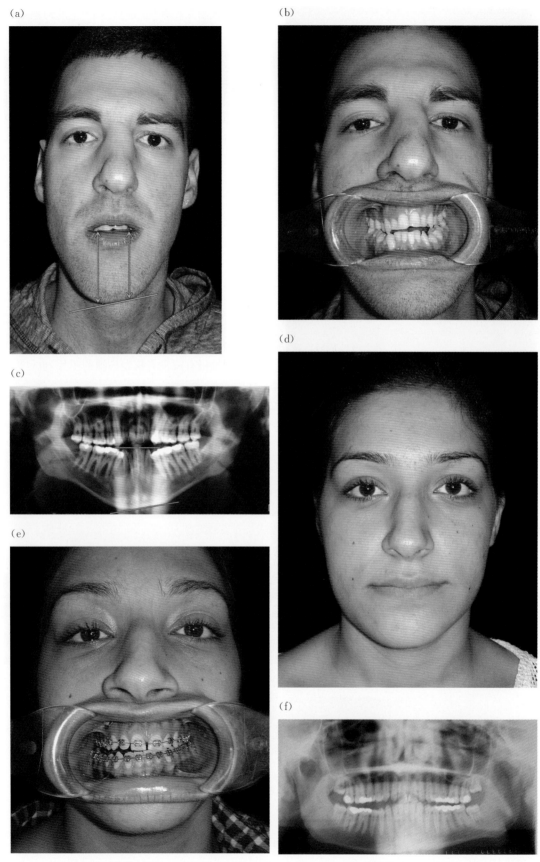

图 6-17 (a~c)颏下平面的横向倾斜,源于骨性颏部的不对称,即患者右侧的颏高度大于左侧。下颌咬合平面横向倾斜很小,颏部的不对称需要颏成形术。(d~f)颏下平面的横向倾斜,由于右半侧下颌骨肥大,同时伴有下颌咬合平面的横向倾斜。颏下缘的倾斜将随着下颌骨的手术纠正而矫正

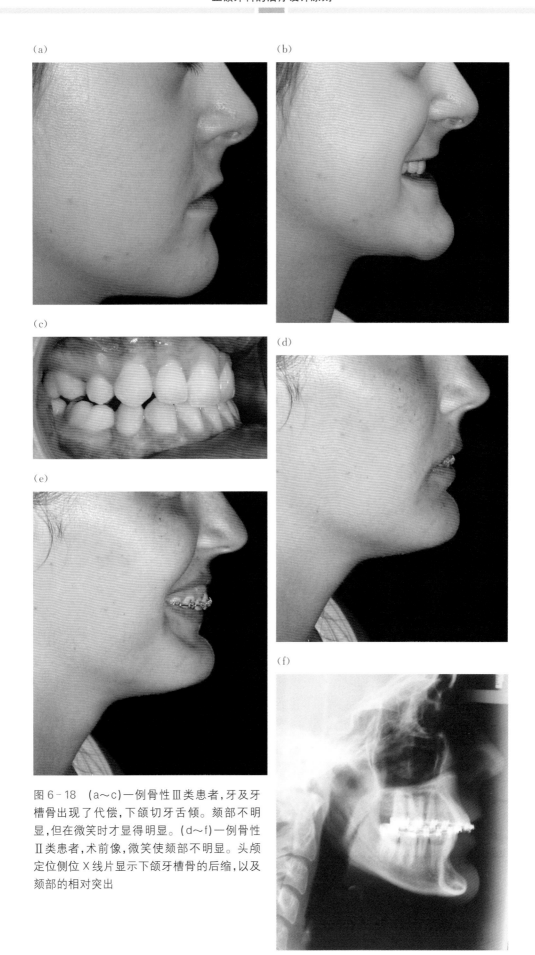

(a)

(b)

(c)

(d)

(e)

(f)

图 6-18　(a~c)一例骨性Ⅲ类患者,牙及牙槽骨出现了代偿,下颌切牙舌倾。颏部不明显,但在微笑时才显得明显。(d~f)一例骨性Ⅱ类患者,术前像,微笑使颏部不明显。头颅定位侧位 X 线片显示下颌牙槽骨的后缩,以及颏部的相对突出

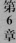

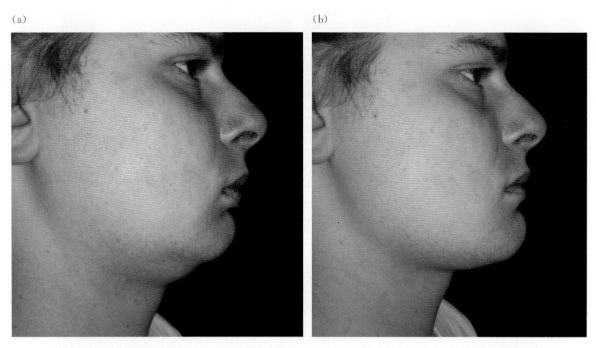

图 6-19 (a)下颌后缩患者。(b)下颌骨前伸后提示了下颌骨需要截骨前移以获得更好的面下高度

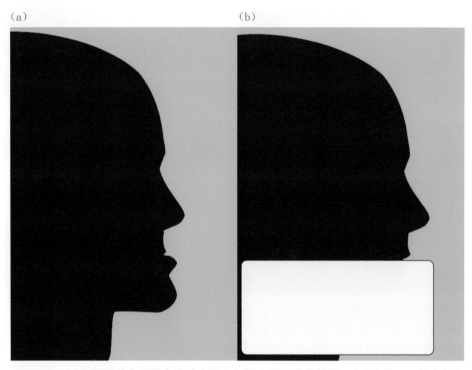

图 6-20 (a)下颌骨前突可能会造成上唇和(或)上颌凹陷的错觉。(b)遮盖了下唇和颏部后,得到了一个正常上颌骨突度(引自:Naini FB. Facial Aesthetics:Concepts and Clinical Diagnosis. Oxford:Wiley-Blackwell, 2011;允许出版)

(a)(i)　　　　　　　　　(ii)　　　　　　　　　(iii)

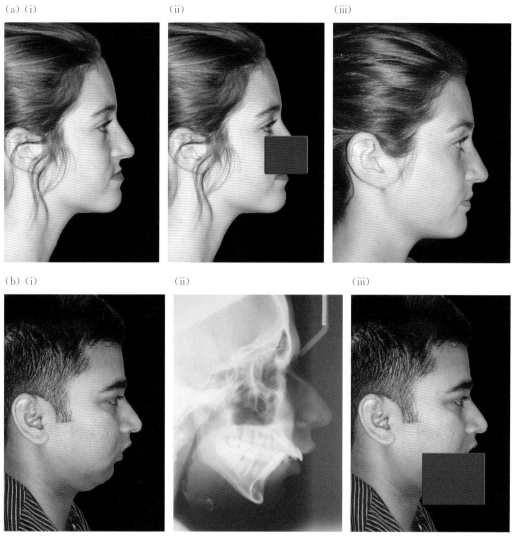

图 6-21　(ai)骨性Ⅲ类患者主要存在上颌后缩。(aii)屏蔽面中部后有助于显示下颌骨的矢状位置只是略显突出。(aiii)上颌前移及下颌后退后的术后侧貌。(bi、bii)骨性Ⅱ类下颌后缩的患者。头颅定位侧位片确定下颌后缩及上颌切牙唇倾。但遮蔽下颌后显示面中部尚可接受,尽管上唇有轻微的突起

(a)　　　　　　　　　(b)　　　　　　　　　(c)

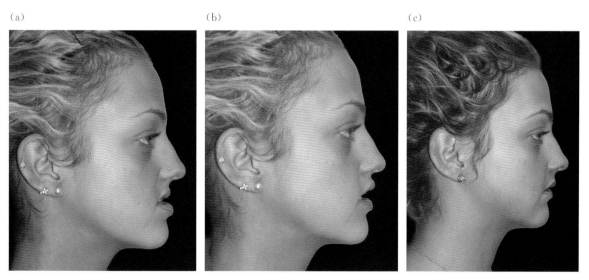

图 6-22　(a)骨性Ⅲ类患者术前像,处于自然头位,牙列轻咬合,软组织休息态。(b)浸过水的棉絮卷置于上唇下,模拟5～6mm上颌推进的潜在效果。结果表明,下颌位置基本正常。(c)上颌前移和下颌轻度后退以矫正咬合的术后结果

(a)　　　　　　　　　　(b)　　　　　　　　　　(c)

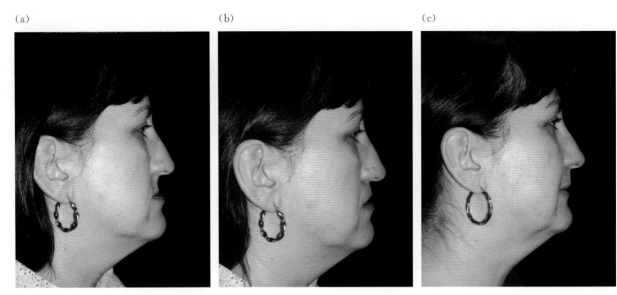

图6-23　(a)骨性Ⅲ类患者术前像,处于自然头位,牙列轻咬合,软组织外休息位。(b)浸过水的棉絮卷置于上唇下,模拟5～6mm上颌推进的潜在效果。结果显示,下颌骨的位置仍然略显突出。(c)上颌前移和下颌后退的术后结果

较上颌前移和下颌后退的联合手术是否优于单下颌后退手术,特别是在患者认为自己只存在下颌骨前突的问题时。

模拟移动下颌

对于下颌后缩的患者,要求患者一点一点前移下颌骨以达到需要的术后切牙位置关系,从而观察下颌前移手术可能的下颌骨及软组织的术后位置。虽然不是绝对准确,但这种技术为临床医师提供了了解患者面部轮廓改变的方法,通过这样的步骤实现正面和侧貌的(模拟)改变(见图6-19)。有两个特定的指标可以检查。

* 前下面部高度变化(lower anterior face height, LAFH)和展开的颏唇沟,将有助于决定是否需要进行下颌牙弓排齐整平,因很有可能在形成三点接触后出现面下部的高度增加。如果此时LAFH维持不变,那么下颌牙弓就应该在术前正畸阶段完全整平。而如果下颌前移后,前下面部高需要增加,那就必须在术前正畸阶段保留或创造出较大的Spee曲线(图6-24)。
* 软组织颏相对于下唇的前移程度,将有助于决定在计划的下颌前徙术后,是需要颏部前移还是后退,是需要颏部垂直向增长还是缩短。

偶尔,如果患者难以保持模拟的姿势位置,则可以制作树脂导板以使患者下颌保持在模拟位上。患者在下颌骨原始位置和达到模拟位的数字化照片应该展示给患者,有助于提供所需的预测信息(图6-25)。

颏成形术预测

如果在治疗计划中设计了颏成形前移术,那么临床医师可以用示指和拇指把颏顶部的脂肪垫轻轻挤压,以模拟颏成形术后的软组织变化。这种方法虽然相对粗糙,但却是椅旁经常会使用的实用技巧(图6-26)。

骨骼的扩张(体积增大)与收缩(体积缩小)及对其上覆盖软组织的影响

Rosen强调了正颌手术中的一个重要原则,相比牙骨骼结构的收缩,骨性结构在所有空间平面内的扩张为其上覆盖的软组织提供了更可靠且更可预测的改变。例如,下颌骨前移术、颏部前移和(或)下降成形术,在合理的范围内可提供一个相对可预测的软组织结果。而下颌骨后退术、颏后退和(或)垂直向缩短成形术会降低骨性结构对软组织的支持作用,导致对软组织结果的不可预测和潜在的不满意风险。由于骨骼缩小可能导致的软组织不利反应的手术有颏缩小术[13]、下颌后退术[12]及上颌后退术[14]。前部上颌骨位置后移可能会令外观显老[14,15]。

这一原则对治疗计划有重要的应用指征,如果要在扩张或者缩小骨骼体积中做一个选择,骨骼扩张(增大骨骼体积)可能会更好。例如,一例上颌后缩合并下颌前突的骨性Ⅲ类错𬌗畸形患者,在所有条件相同的情况下,上颌骨前移相比下颌后退的比例应该增加,即最好上颌前移要多于下颌后退。又如,单侧下颌骨下缘不规则时可能需要进行骨修整,但是通过在对侧下颌缘上植入假体而扩大骨骼体积可以获得更

(a)

(b)

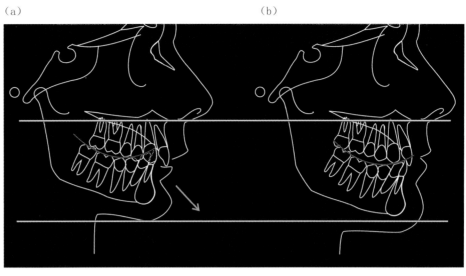

(c)

(d)

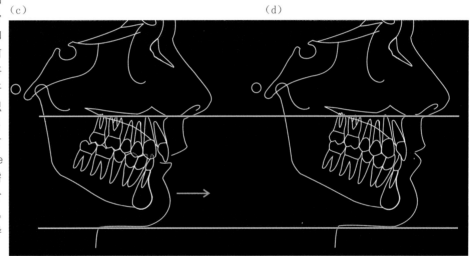

图6-24　(a) 在下颌骨前移前维持式创造一个增加的 Spee 曲线。(b) 下颌骨前移达到三点接触(切牙和末端磨牙)通过向下、向前移动下颌切牙来实现,这将增加前下面部高度和展开颏唇沟,改善下面部软组织轮廓。通过下颌中段牙弓的挤压正畸矫正关闭侧方开𬌗。如术后整平 spee 曲线。(c) 如果 LAFH 不需要增加,则在术前正畸阶段即整平下颌 spee 曲线。(d)这样,下颌前移不会导致 LAFH 的显著变化

可预测的结果。

矢量分析

　　"在面部骨骼异常的矫正中,外科医师的眼睛、经验和直觉比 X 线描绘和计算机规划更为重要。"(框6-1)

Hugo L. Obwegeser[16]

　　矢量可以被定义为具有方向和大小的量。它通常用从起点到终点的一条线来表示。

　　在治疗计划中,一旦问题区域被确定后(通过临床观察或触诊),下一步即可开始矢量分析,即先确定每个颌骨(亚单位)的移动方向,然后确定所需的移动幅度。

　　这个过程主要基于对患者的观察,因此更偏向于定性。然而,这并不完全是主观的;原因是大多数训练有素的临床医师可能会获得类似的结果。在准确的术前诊断后,矢量分析是治疗计划制订过程中最重要的阶段。

　　病例

　　1 例下颌骨不对称的骨性Ⅲ类患者的术前评估(图6-27)。

　　第 1 阶段——术前临床评估和诊断显示如下:

　　在正面观中,通过自上而下的顺序使用遮盖技巧发现面上部是相对对称的。标记面中线后显示鼻子是不对称的,但面部不对称主要影响到面下部。上颌𬌗平面存在水平向倾斜,呈现左高右低。上颌切牙静态露齿略有减少(1~2mm),但上牙中线基本上与上唇人中凹陷一致。上唇高度基本正常。下唇和颏部较面中线偏左,颏下缘水平向存在倾斜。下颌牙中线与颏中线一致。

第
6
章

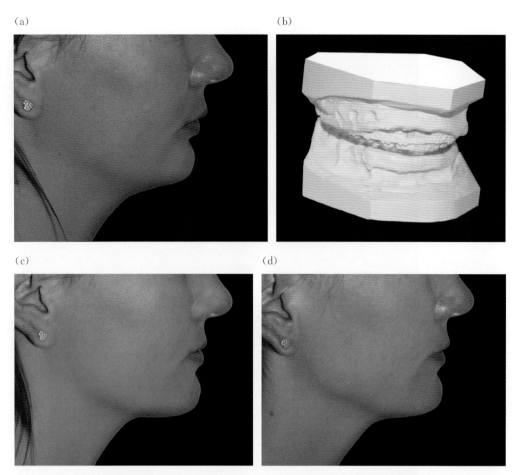

图 6 - 25 (a)一例骨性Ⅱ类下颌后缩患者的术前侧貌图。(b)下颌骨截骨前移术中,借用薄的丙烯酸合板将下颌骨移动到设计所需的位置上。(c)咬着合板让患者下颌前伸后模拟术后可能到达的位置。(d)下颌截骨前移术后的最终结果

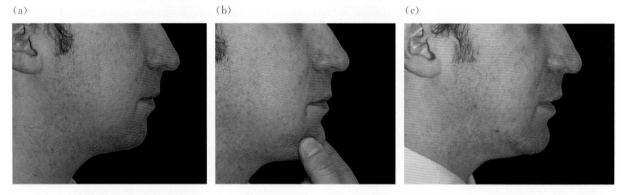

图 6 - 26 (a)颏部发育不足的术前侧位照。(b)用拇指和示指轻轻挤压颏部软组织以模拟颏成形前移术后的可能变化。(c)颏成形截骨前移术后的侧面照

在侧貌观中,上颌后缩,而下颌矢状位置基本上是正确的。"棉卷"技巧有助于明确这一点。颏颈角增大,这也否定了下颌骨的后缩设计以避免对颏颈部美学产生不良影响。

第 2 阶段——矢量分析(颌骨移动方向和大致幅度)提供如下的临时计划:上颌骨需要前移,这将增加上唇的突度,并且增加上切牙的静态露齿量。下颌

矢状位基本上正确。在正面观中,上颌咬合平面的倾斜可以通过上颌骨的右侧上抬或左侧降低来矫正,同时调整上颌𬌗平面以不减少上颌切牙的静态露齿量。通过下颌骨截骨术以纠正下唇和颏部的对称性,获得一个合适的咬合关系,并且使得牙中线与颏部都处于面部中线的位置上。如此,手术的移动方向与程度大致确定。

"经验的价值不在于看得多，而在于看得明智。"

Sir William Osler(1849—1919)[17]

"直觉"在治疗计划中的作用需要细化。直觉的影响已经被美国著名心理学家 Daniel Kahneman 进行了广泛的研究和生动的描述。直觉一词指的是本能地、立即地理解某件事情的能力，不需要有意识的推理。它暗示了一种知晓或感知某事物的感觉，而不需要证据或逻辑显示我们是如何知道的。

1985 年，盖蒂博物馆(Getty Museum)以惊人的价格购买了一尊青年雕像 Kouros，这尊雕像被认为来自古希腊雕塑时代。许多看过雕像的专家都有一种直觉认为雕像是假的。这些专家似乎一致认为，这座雕像是假的，但他们"不知道他们是怎么知道的"，这便是直觉概念的缩影。这座雕像现在被贴上了"大约公元前 530 年的希腊雕像"的标签，或者说是"现代赝品"。这个故事经常被描述为直觉的胜利，其含义是，一个旨在发现这些专家的线索的系统调查将会失败。然而，Kahneman 否定了这个结论，他说，不仅需要进行这样的调查，而且如果进行得当，很可能会成功[19]。

在任何领域，无论是否科学，一些"专家"是分析型的，即他们进行计算并找出问题来决定下一步该走哪条路，而另一些"专家"是直觉型的，即似乎"跟着直觉走"。在正颌外科治疗计划中，这两种方法在直觉和专业知识上的差异经常被视为相互冲突的。

直觉作为模式识别

曾有一次针对消防队员的直觉能力进行的调查。这些人在高风险的情况下工作，在这种情况下，瞬间的决定可能意味着生与死的区别。当遇到困难的情况时，经验丰富的消防员会说：

"根据他们 10 多年来积累的真实和虚拟经验，找出一个他们首先考虑的可行方案。"他们通过心理模拟来评估这个选项，看看它在他们面临的情况下是否会起作用……如果他们正在考虑的行动方针是适当的，他们将予以执行。如果它有缺点，他们会修改它。如果他们不能轻易地修改它，他们就会转向下一个最合理的选择，进行同样的程序，直到找到一个可以接受的行动方案。

这一决策理论被称为识别启动决策(recognition-primed decision，RPD)模型[19]，适用于临床医师进行正颌治疗计划，就像它适用于消防员一样。这个过程包括两个阶段[18]。

* 第一阶段——通过联想记忆的自动功能，你的脑海中会浮现出一个初步的计划(比如，你以前见过一些有用的东西，所以答案就在那里)；这个阶段是直觉的，但需要一个坚实的基础，以前的经验。

* 第二阶段——一个在心理上模拟计划以检查它是否有效的过程——这个阶段是分析性的，需要从阶段一开始积极地检查计划。

作为模式识别的直觉决策模型是由决策研究之父、美国学者 Herbert Simon(1916—2001)最初提出的观点发展而来的。Simon 对直觉的定义如下[18]。

"情况提供了线索；这个线索给了专家访问存储在内存中的信息的权限，而这些信息提供了答案。直觉只不过是一种认知。"

Kahneman 证实了这一说法的重要性，即"它将直觉的魔力简化为日常记忆的体验"[18]。它有助于揭开直觉知识的神秘面纱，因为很明显，这种联想记忆只能从多年的训练、实践和健全的经验中获得。

获得治疗计划的技能

Kahneman[18,20] 也讨论了支持直觉的信息是如何"储存在记忆里"的。尽管某些类型的直觉可能很快就能获得，但与某项任务或课题中的"专长"相关的直觉需要很长时间才能形成。Kahneman 指出，在复杂的任务中获取专业知识是复杂而缓慢的，因为专业知识并不依赖于单一的技能，而是依赖于大量的技能。举一个国际象棋大师的例子[18,20]。

"一名专业的棋手一眼就能看懂一个复杂的位置，但这种能力的培养需要多年的时间。"对国际象棋大师的研究表明，要达到最高水平的表现，至少需要 10 000 小时的专注练习(大约 6 年，每天下棋 5 小时)。在那些高度集中的时间里，一个认真的棋手会熟悉成千上万的配置，每一个都由相关棋子的排列组成……

同样，经过数千小时的良好实践和复杂的分析，经验丰富的正畸临床医师似乎能够"一眼"诊断和规划一个病例。

获得技能的环境要求

为了使"专家"的直觉技能有效，专业知识必须是真实的，并且基于可预测的条件。例如，一名临床医师在诊断、制订治疗计划、治疗和分析许多骨性 Ⅱ 类和垂直上颌骨过度的患者的最终结果时，将在管理这些患者方面发展出真正的专业知识。这些临床医师也将知道他们知识的局限性,以及何时寻求进一步的建议或其他同事对更复杂病例的确证和批评。这与伪专家有很大的不同,伪专家对这个问题的理解有限,却常常误以为自己是专家。真正的专家和那些自以为有专业知识却没有的人之间是有界限的,他们所做的大部分事情都是偶然的。

Kahneman[18]提出了这样一个问题:"在什么时候的判断反映了真正的专业技能?"答案取决于获得一项技能的两个基本条件。

- 一个足够有规律可预测的环境——任务的可预测性,如正颌外科治疗计划,对于你的专业知识是否相关是非常重要的。例如,患者可能出现的特定类型的口腔颌面畸形并且常常遵循特定的生长和发育模式,其临床治疗可能遵循相对规律的路径。
- 长期的实践——即通过具体的训练、案例分析和硬嫁接——来学习这些规律的机会。只有在这种情况下,随着时间的推移,临床医师才会形成"专家直觉"。

Kahneman还描述了专业人士发展直觉专业技能的机会在很大程度上取决于接收到的反馈的质量(在正畸手术中,这种"反馈"与获得的结果及其分析的质量相关),以及足够的实践机会。在正颌手术中获得这样的反馈是很重要的,但不会很快发生,因为每例正颌患者可能要接受18个月到3年不等的治疗。为了让临床医师意识到他们结果的稳定性,长期的随访也是必要的。

结论

直觉思维的问题之一是,人们通常不会停下来检查自己的答案,因为他们确信自己是正确的,因此他们会让自己容易犯错。了解我们决策的潜在错误是很重要的。如果我们可能会犯错,那么答案是放慢速度,回到最初的原则,进行逻辑思维和系统分析,或者有时只是问问专业同事的意见。

我们应该对我们所知道的更加谦虚。我们应该寻找一致性——我们的治疗计划决策真的一致吗?坚持思考和学习是必要的。一个人不希望发展"过度分析的麻痹",但是一个人必须意识到直觉只有在基于真正的专业知识时才有用,即"专家的直觉"。

关键是,在专业领域,比如正颌外科,直觉不是一个人在接受训练时通过渗透过程形成的。因此,"直觉判断",在"专家"培训师被要求解释一个正颌治疗计划决策时,他会用一个无所不知的眼神,朝窗口模糊的方向挥一挥,"嗯,这是一门艺术,不是科学!",因此回避这个问题,这是不可接受的。不去分析和寻找答案,而仅仅依靠"直觉"来制订治疗计划是智力上的懒惰。

然而,毫无疑问,通过长时间的训练、阅读、思考和有条不紊地分析患者之前、其间和之后的治疗效果等,临床医师将提升、拓宽其专业知识(就像一个专业的建筑师),这将使临床医师对"看"口腔颌面参数以及它们之间的关系比有一双未经训练的眼睛的人更敏锐。这可能被称为"专家的直觉判断"——而这样的专业知识需要多年的努力才能获得。

延伸阅读

在为"联合计划会诊"做准备时,可以进行预测计划,例如由负责患者治疗的资深培训生进行。然而,建议负责最终手术计划的高级临床医师在完成矢量分析之前不要查看预测计划。只有这样,才能对预测计划进行观察,以评估其是否有效反映临床医师的整体治疗计划。如果确定,信息传递到下一阶段的可行性模型外科。如果没有,则过程需要检查,找出出现差异的地方。对临床医师来说,重要的是不要被预测计划模拟软件的预测跟踪或结果左右,即不要被计算机程序的结果左右。主要目标应根据对患者的临床观察来确定,预测计划用作核查。

紧随临时计划,后两个阶段(即第3阶段——预测规划和第4阶段——可行性模型外科)是定量的,涉及基于诊断记录的系统分析,例如头影测量分析、准确的测量和模型外科设计,以确定所需的颌骨移动确切量(以毫米和度数为单位),并且确定前期矢量分析所得出的治疗计划是否可行(见下文)。

上唇-切牙关系:治疗计划的基石

"不是伟大雕塑家或画家是不可能成为建筑师的。如果他不是一个雕塑家或画家,他只能是一个建造者。"

John Ruskin(1819—1900)[22]
英国艺术和社会评论家和文学家

"上唇-切牙关系",即在放松状态下上颌切牙与上唇的相对关系,是临床诊断和治疗中一个至关重要

(a)（i）　　　　　　　　　　　　　　　　（ii）

（iii）　　　　　　　　　　　　　　　　（iv）

（v）

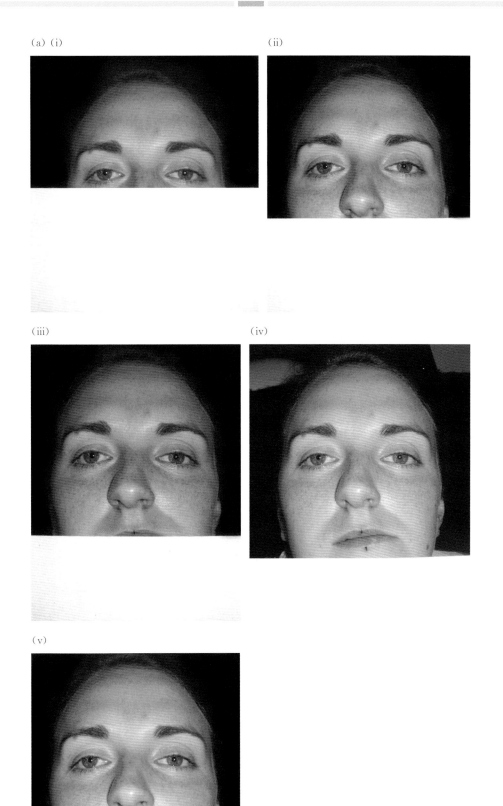

图 6 - 27　(ai～v) 在正面视图中连续以不同程度遮挡面部，并标记中线结构。

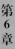

(b)（i）　（ii）　（iii）

(c)　(d)

(e)（i）　（ii）

（iii）　（iv）

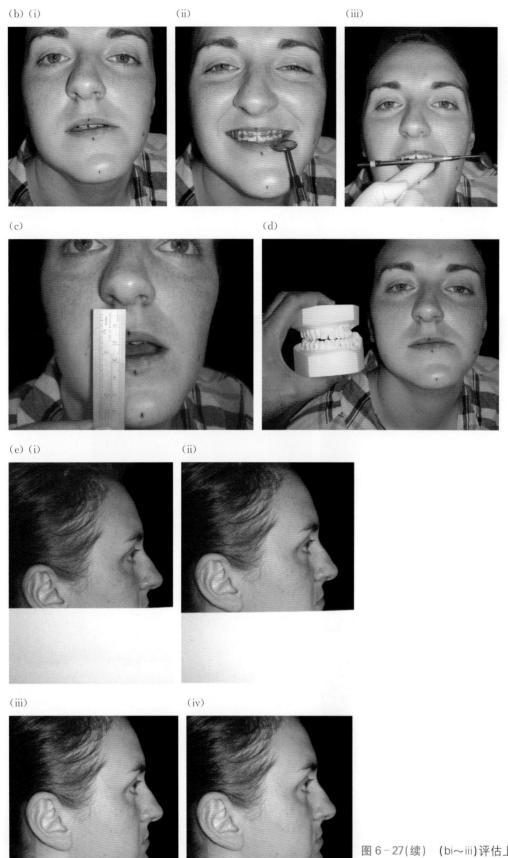

图6-27(续)　(bi~iii)评估上颌切牙静态露齿,上唇中点与上唇人中的关系,上颌𬌗平面的横向倾斜。(c)休息位时上唇高度和上颌切牙量露齿。(d)评估咬合关系与面部形态之间的关系。(ei~iv)在侧貌视图中对人脸进行不同程度的遮蔽。

(f) (i)　　　　　　　　　　　(ii)　　　　　　　　　　　(iii)

(g) (i)　　　　　　　　　　　(ii)　　　　　　　　　　　(iii)

(h) (i)　　　　　　　　　　　(ii)　　　　　　　　　　　(iii)

图 6-27(续)　(f)(i)将浸透和冲洗过的棉绒卷放在上唇下,以便(ii)模拟 5～6mm 上颌前移,与(iii)术前轮廓相比。(gi～iii)术前模型上的咬合关系。上颌牙齿中线用红色标记。在术前位置上,上颌骨和下颌骨牙模型之间绘制了各种垂直线。(hi～iii)术前的牙齿模型被摆放在需要的术后咬合关系。先前绘制的垂直线之间的水平距离显示了下颌骨体需要旋转到患者的右侧以达到整体对称性和一个可以接受的咬合关系

的指标。

当建筑师设计和规划任何结构时,他们常常由"基石"入手。这是任何砌筑项目结构中的第一块石头,这决定了每一块其他石头的位置和设计结构的整体外观。因此,基石重要之处在于所有其他的石头的放置都将以它为参考。

在临床实践中,我们非常像一位建筑师,不同之处是我们工作的结构是颅颌面复合体。因此,我们可以引用"基石"这一概念。在正颌手术中,治疗计划的基石则是"上唇-切牙关系",它描述了两种关系。

　上颌切牙相对于上唇的位置关系。

　上颌切牙-上唇复合体相对于颅面复合体其余部分的关系。

延伸阅读

关键是要确定上颌切牙在三个参考平面及三条旋转轴所形成的空间内的位置关系,以达到最佳的术后效果,然后反求所需要的牙-颌骨移动(通过正畸或是手术)以实现这一上颌切牙的空间位置,最后以此"基石"来确定其余所有的解剖结构的位置及方向。

第 6 章

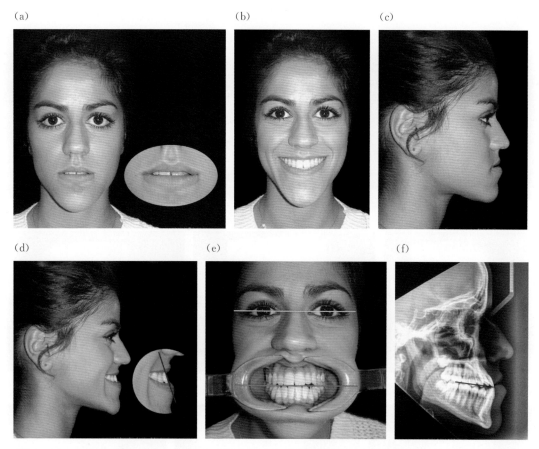

图6-28 实例说明了上颌切牙与上唇,以及"上唇-切牙"复合体与面部关系的评估(参见结合表6-2)

病例

一例存在上颌发育不足及下颌发育过度的骨性Ⅲ类颌骨畸形患者,初诊及预治疗阶段(图6-28)。

"上唇-切牙关系"可以在由三个参考平面及三条旋转轴组成的空间内被系统地测量与分析评估(表6-2和图6-28)。

表6-2 上颌切牙与上唇、"上唇-切牙"复合体与面部关系的评估(见图6-28)

空间平面	上颌切牙关系
垂直向	上颌切牙静态露齿 • 至2mm,因此年轻女性的尺寸稍微缩小(图6-28a) 上颌切牙动态露齿 • 上唇几乎与牙龈边缘齐平,微笑时露出良好的切牙。多几毫米牙龈暴露是可以接受的(图6-28b)
矢状向	上颌后缩畸形,伴有鼻旁凹陷(图6-28c)。上颌切牙的牙冠相对于面部是靠后的,这是由于上颌骨存在后缩,但是切牙本身是唇倾的(图6-28d)
水平向	上颌牙列中线与上唇人中和面部中线一致。上颌骨体的位置不发生左偏或右偏,而是存在于对称结构的中线上
旋转轴	
矢状轴	上颌𬌗平面在切牙(切牙平面)、尖牙、前磨牙或磨牙处无横向倾斜(图6-28e)
垂直轴(纵轴)	没有牙齿中线偏移,上颌骨没有绕纵轴旋转
水平轴(横轴)	上颌𬌗平面无矢状向倾斜,切牙和后部牙列在侧面观是水平的(在患者自然头部位置进行侧位的头颅X线片上评估最佳)(图6-28f)
诊断注意事项	上颌切牙需要内收(去代偿)到理想的倾角,唇面与真实垂线相切 上颌骨向前移动,上颌切牙暴露将增加几毫米,在美学上是可接受的。上颌骨不需要向左或向右旋转(绕垂直轴旋转),前部也不需要相对于后部(绕横轴旋转)上抬或下降 下颌切牙需要唇倾(去代偿)到相对下颌骨正确轴倾度,下颌骨手术后退 最后的手术移动将在术前正畸治疗结束后确定

治疗计划制订流程

治疗计划的本质是建立一个连续的流程图,以明确现在你在哪里(基于诊断),你想去哪里(理想的治疗效果,基于治疗目标),以及你如何到达那里(治疗计划和治疗机制)。治疗机制是根据逐步导航方法,即每一个治疗步骤和实现所需的机制都是按循序渐进的顺序进行的。

计划序列的步骤基本如下,患者处于自然头位,牙齿轻咬及软组织处于放松状态(这些讨论与初始暂定的治疗计划有关,但主要是为了最终明确的术前方案)。下面将这一设计步骤描述为一系列的问题,临床医师在系统地分析患者和他们的术前记录时都需要询问自己:

(1)从上颌骨和上切牙在矢状面和垂直面位置开始,及其围绕横向轴的旋转。

上颌骨前部及上颌切牙是否太靠前(牙槽前突)或是太靠后(牙槽后缩)? 上颌骨前部是否太靠上(前部垂直向发育不足)或太向下(前部垂直向发育过度)? 上颌骨后部是否过高(不常见)或过低(后部垂直向发育过度)? 上颌切牙是否存在唇倾、正常倾斜角度或是舌倾? 上颌殆平面在矢状面是否过度向上或向下倾斜? 这些问题的答案将有助于确定上颌复合体在整个颅面复合体中的三维位置。

上颌切牙相对于上唇的静息位露齿(即正常、过度还是过少)? 上唇高度是正常、过短还是过长? 目前的上唇长度可以被接受,或是需要外科矫治? 这些问题的答案将有助于确定上颌前部是需要上抬还是下降。

上颌切牙轴倾度是唇向、正常还是舌向? 上颌切牙目前的倾斜是仅仅有牙齿引起,还是也包括了上颌骨在矢状面内的整体倾斜(例如上颌骨沿着水平旋转轴旋转,如高角畸形的患者)? 这些决定了上颌的倾斜角度在术前被完全纠正,抑或需要减小或加大上颌切牙相对于牙槽骨的倾斜角度以备手术时上颌骨整体纠正。

上颌前部牙槽骨在矢状向及垂直向上是凹陷不足还是丰满过度的? 上颌骨是否存在矢状及垂直向的发育不足或过度? 牙齿的前后向静态动态的露齿量,以及下面部高度及相对于全面高的比例,将有助于确定是否需要上颌整体上抬,或是仅仅上颌骨前部上抬,抑或是上颌骨后部需要上抬。

上唇倾斜角度是否正常、过于向前或向后倾斜,以及其位置与上颌切牙的关系,例如前突的上唇是源于前突的上切牙? 上唇的倾斜角度是与上颌切牙倾斜度及其矢状向位置相关,同时也与上颌骨自身的矢状向位置相关。

(2)下一步,需要评估上颌骨及上颌切牙的水平面内的位置,以及围绕矢状和垂直轴的旋转。

上颌是否存在左右向殆平面的倾斜? 如果存在,是否是因为上颌一侧存在垂直向不足或是另一侧的垂直向过度,或这两个问题同时存在? 这些决定了是否需要抬高或是降低一侧上颌骨以矫正殆平面倾斜,同时保持或改善上唇-切牙位置关系。

如果上颌存在左右倾斜,上颌切牙是否与上颌倾斜方向一致? 上切牙的倾斜是否会随上颌的殆平面的摆正而一起纠正,或是还需要更多的正畸治疗?

上颌牙中线是否存在左右向的偏移? 可以通过正畸调整吗(是否需要拔牙以创造空间)? 是否需要通过上颌绕垂直轴旋转以纠正?

上颌牙弓是否狭窄,是在尖牙区、前磨牙区还是磨牙区? 后牙是否存在后牙反合,是否可以接受(图6-29)? 是否存在单侧后牙反合,其原因是否与一侧下颌骨的错位有关联? 上颌是否需要扩弓,需要扩弓多少,如何达到(单纯正畸、手术扩弓或是两者都需要)?

(3)当上颌骨及上切牙的术后位置被计划好后,下一步是确定下颌骨在矢状及垂直向的移动以达到最佳的面部美学效果、切牙位置及咬合关系。

当上颌骨的垂直向移动被计划好后,评估下颌会自动旋转多少幅度? 在此旋转中,下唇及颏部会否因逆时针旋转而前突或是顺时针旋转而后缩? 切牙关系是否会变成正常,或出现Ⅱ类或Ⅲ类?

下颌体是否需要在矢状面内重新定位(前移或后退)?

下颌咬合平面是否需要术前平整(当前下面高不需要增加时),或是保持原有的 Spee 曲线以使下颌前移后达到三点接触时增加前下面高?

基于下颌骨在矢状向重新就位或有自动旋转的情况,下颌切牙是否需要内收或唇向倾斜? 是否需要下颌拔牙以创造内收空间?

(4)下一步,评估下颌骨再就位以达到下颌对称的可能性。

下颌骨自身是否对称? 如果存在不对称,是单侧还是双侧,是垂直向(半侧下颌骨肥大)还是水平向(半侧下颌骨延长)的不对称?

颏的中点相对于下颌骨的位置? 颏的不对称是否源自下颌骨的不对称,或仅仅是颏部不对称?

下牙中线是否与颏中线一致? 是否需要通过手

(a)

(c)

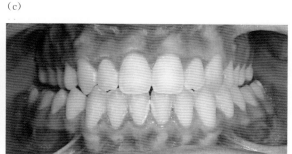

(b)

(d)

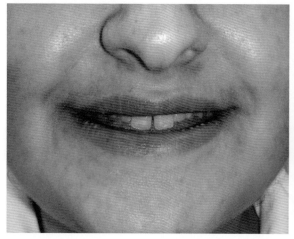
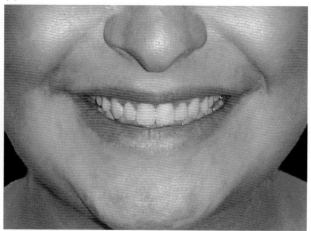

图6-29　(a、b)治疗前骨性Ⅲ类患者存在较宽的下颌牙弓。(c、d)上颌前移后,只要上颌牙弓排列良好且宽度平均,并且无论是在功能上还是在美学上,患者能接受的话,可以设计双侧后牙反𬌗

术将下牙中线调整至与颏中线一致?

(5)下一步,评估颏部相对于三个空间平面和三个旋转轴的位置:

当双颌在垂直向及矢状向移动后,颏部是否需要前移或后退以配合协调侧貌?

前下面高的潜在调整会否影响颏唇沟深度及其美观?当颏部产生矢状向的前移或后退后是否还需要一个垂直向的改变?

颏部的水平向偏斜,是依靠下颌整体旋转之后就能得到纠正,还是需要再通过颏成形术来进一步纠正?

颏成形术摆正颏部,是一期治疗方案中所包含的,还是一个二期治疗备选方案?

(6)最后,是否需要其他补充的步骤或计划?

当上颌骨被前移或上抬后,鼻翼基底宽度会增加,所以术中是否需要拉拢缝合之?鼻尖在上颌骨前移后是否会出现抬高?二期是否需要鼻整形?

颏颈部区域是否会因为下颌后退变得臃肿?有没有二期的治疗备选方案来限制或改善此问题(例如颈部提升、颏下抽脂,或是颈阔肌除皱)?

预测治疗计划

"在每一块大理石上,我都能看到一尊雕像,明白得就像它就站在我面前一样,姿态和动作都是完美无缺的。我只要凿开把那可爱的幽灵囚禁的粗糙的墙,就可以让像我的眼睛一样的其他眼睛看到它。"

Michelangelo Buonarroti

(1475—1564)(图6-30)

延伸阅读

Michelangelo对雕塑的看法与正颌外科的治疗计划有一定的相似之处,也就是说,有经验的临床医师会在他们的脑海中看到患者接受正颌治疗后可能出现的口腔颌面的变化。临床医师应该看着患者的脸,"看"出需要达到什么程度,以及最终会达到什么程度。当然,预测工具也是必不可少的。

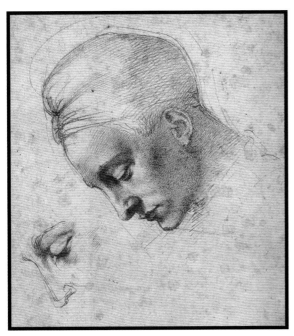

图 6-30　开始之前主要的绘画或雕塑，Michelangelo 进行了认真的分析研究，可以看到在不同的剖面线描绘，和微弱的嘴唇与颏部的线条展示其突度（引自：Study for the Face of Leda, Michelangelo, c. 1530, Casa Buonarroti, Florence）

　　手术预测计划的目的是获得牙-骨复合体各组成部分的线性移动（毫米数）和达到预期最终结果所需的角度变化（度数），并评估这些变化是否切实可行。有一些方法仍是有用的，有些已经成为历史，有些是更现代的（本质上主要是基于上述历史方法的技术改进）。尽管高阶的培训有助于熟悉所有这些技术，但所有这些其实都有助于"教育眼睛"。

头影测量的预测规划

　　　　"当想象把未知的事物具体化时，诗人
　　的笔则赋予了它们形状……"

　　　　　　William Shakespeare（1565—1616）
　　　　　　　　《仲夏夜之梦》（1595—1596）[23]

手动描记方法

　　头影测量预测计划在正颌手术中已经使用了许多年（图 6-31），尽管有其局限性，但它仍然是一种经过实践检验的有效设计方法。该方法的原理是通过将需移动的牙骨段单独描记，并将其粘贴在所需的位置，来模拟手术中牙-骨的移动。该技术可显示相对准确的术后牙骨段结果，并可对术后软组织轮廓进行评估。

　　这项技术，先是用锋利的铅笔在透明的乙酸描记纸上手工描绘颅面复合体的显著特征。之后，将牙骨段绘制成单独的描记图像，这些描记将可以单独在描记纸上移动，并将这些描记纸覆盖在原始的纸上，使之处于理想的术后位置。覆盖的软组织轮廓是根据牙骨段移动预测所得的软组织轮廓而综合绘制的。

　　手动描记技术的起点是准确的术前侧位头颅定位 X 线片，在此基础上可以进行预测追踪。应在患者处于自然头位，且软组织处于静态休息时进行头颅 X 线片检查。尤其重要的是嘴唇姿势要放松，因为许多患者会通过抬高下唇和收缩周围肌肉组织形成习惯性的闭唇姿势。在进行 X 线检查之前，应给患者一面镜子，临床医师应清楚地解释所需要的休息位时的嘴唇姿势。手指在颏唇沟处施加轻微的压力，将有助于放松颏肌和下唇[8]。

　　头颅侧位定位 X 线片在透明乙酸描记纸上描记，包括相关硬组织（颅底、上颌骨及上颌牙列、下颌骨及下颌牙列，包括髁突及颏部区域）及其上覆盖的软组织。尽可能准确地描记牙列咬合面是很重要的（图 6-32）。

　　下一步是在不同的描记纸上用不同的颜色描绘不同结构，这使最终查看与解释模拟效果更为容易。例如，在计划进行双颌手术的患者中，上颌骨及上颌牙列、下颌骨与下颌牙列是被分开描记的。

　　将上颌新的描记纸置于原描记纸上，按所需量移动至计划的术后位置，并用透明胶带固定。下颌新描记纸跟随上颌一起移动。如果上颌骨已经上抬，下颌新描记纸将自动旋转（通常绕着髁突的中心旋转，称为髁突中点），直到下颌牙齿咬合面与上颌牙齿在合适的术后位置相遇。下颌骨和相关牙列的矢状移动，都通过移动新描记纸，直至达到所需的切牙位置及咬合关系，然后用透明胶带固定。

　　最后一步是绘制预计的术后软组织轮廓。一张新的描记纸被放置在合成的牙骨段预测图上。原始描图中未移动的部分被绘制到新的描记纸上，同样的还有计划中的上颌骨和下颌骨的术后位置也被绘制到新的描记纸上。画出前额和鼻子上半部分的软组织轮廓，这种轮廓在正颌手术中不太可能改变。如果没有进行上颌手术，也可以画出鼻子的其余部分和上唇。若已计划上颌手术，则根据硬组织移动估计软组织的潜在变化，绘制出鼻下半部、上唇、下唇、颏唇沟、颏部、颏颈区等区域的软组织轮廓。

　　此技术有许多限制。

　　• 不同的软组织反应——术后软组织的预计相当粗糙，基本上只是估计。用组合的描记纸上的软组织的大致变化来较为精确地确定嘴唇、唇、颏区、颏下

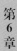

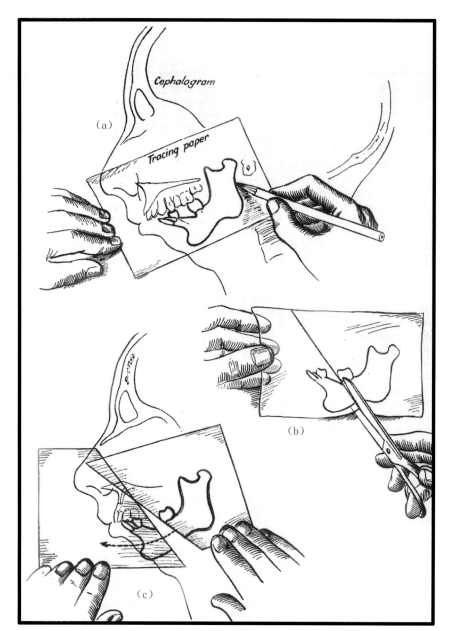

图6-31　Kazanjian和Converse展示了头影测量描记在正颌外科规划中的应用。(a)在侧位头颅X线片上的描图纸上描出下颌骨轮廓。(b)剪切下颌描记,使前段复位。(c)重新定位被剪切开的部分,以体现预期的手术效果(引自：Kazanjian VH, Converse JM. The Surgical Treatment of Facial Injuries. Second edition. Baltimore：The Williams and Wilkins Company, 1959)

颈部的轮廓,严格来说是不可能的,即便是换成其他方案也做不到。世界上那些最好的愿望,通常都需要一定程度的"艺术许可(创作)"。在一些患者中,部分牙骨段与其上软组织的移动改变比例大约为1：1,而在另一些患者中,软组织到硬组织的移动范围是不同的(见表16-1至表16-3)。软组织反应的可变性取决于三个参数。

(1)软组织形态和张力——软组织的初始形态,特别是厚度和张力是可变的。厚度越大,张力越松

弛,软组织的可压缩性越大,嘴唇相对于其下方牙骨段的相对潜在运动越小(图6-33)。

(2)"无效腔"——牙骨段区域的唇侧表面和嘴唇内表面之间的潜在"间隙"是可变的(图6-34)。无效腔面积越大,软组织相对于牙骨段的运动越小。

(3)软组织形态的改变——软组织的形态可能会根据潜在的牙骨段移动而发生相当大的改变。例如,下颌骨和(或)颏部的前下重定位将导致颏唇沟的展开(图6-35)。

(a)

(b)

(c)

(d)

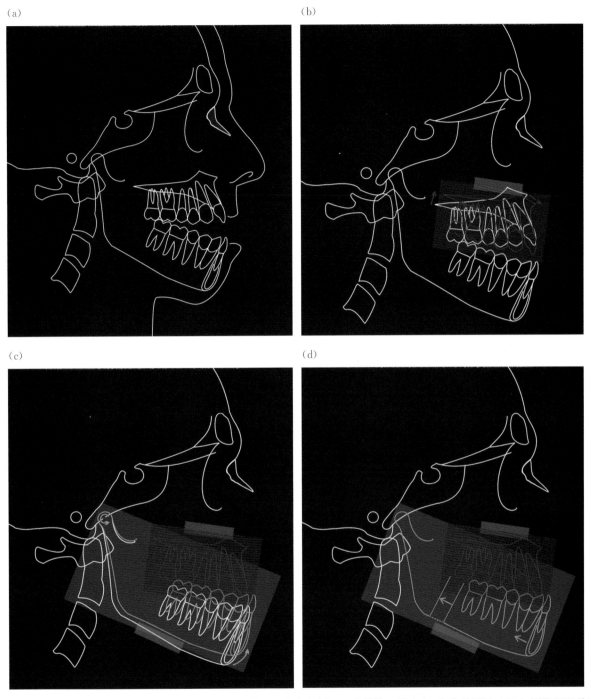

图6-32 头颅定位侧位片上手动描记以进行预测描记。这个案例是一个骨性Ⅲ类患者,存在前牙开𬌗且上颌骨后牙前牙区发育过度,下颌骨前突,前下面高增加,颏部形态平坦。(a)术前侧位头颅定位片被描记在透明的乙酸盐描记纸上,包括相关的骨、牙以及软组织。(b)上颌骨及上牙列在单独的描记纸上(以红色显示)。上颌骨部分描记纸先叠置侧位X线片的上颌骨原位,然后按照需要的移动量使之移动到计划的术后位置(此案例中是上抬和前移),然后用透明胶带固定。(c)下颌描记纸以蓝色显示,叠放在原始下颌位置。由于上颌骨已被重新定位,下颌骨首先需要自动旋转(绕着髁突的中心,即髁突中心),直到上下颌牙列的咬合面相交。由于下颌骨矢状向发育过度,所以此时下颌切牙处于反覆盖状态。(d)下颌描记纸然后进行矢状向后退,同时下颌牙列也跟着后退直至达到了合理的切牙位置与咬合关系,然后下颌部分描记纸用透明胶带(e)进行固定。

(e)

(f)

(g)

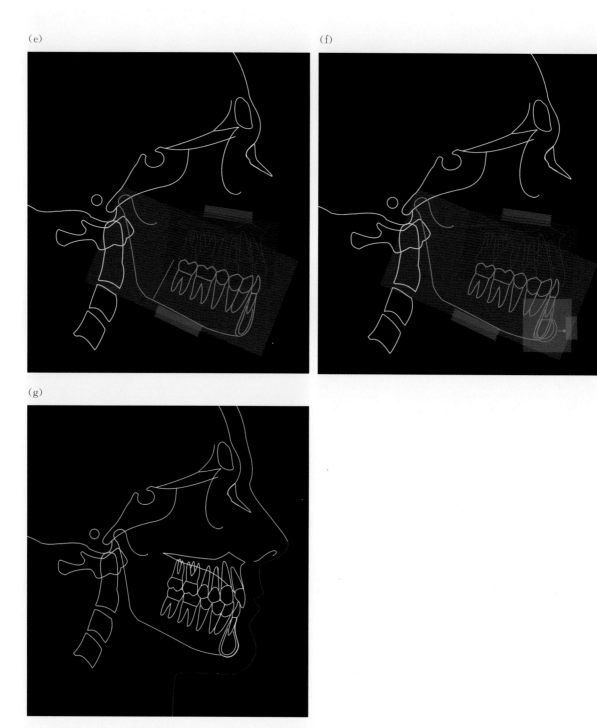

图6-32(续) (f)一个单独的描记示踪纸是为骨性颏部而准备的(以橙色显示),并放置在组合的描记纸上。移动以体现出合适的移动量之后,用透明胶带固定。(g)最后一步,绘制预计的术后软组织轮廓。将一张新的描图纸放在合成的牙骨段描记纸预测图上。原始描图中未移动的部分被绘制到新描图纸上,同样的,新计划的上颌骨和下颌骨的术后位置也被绘制到新描图纸上。画出前额和鼻上半部分的软组织轮廓,这种轮廓在正颌手术中不太可能改变。根据上颌手术计划,根据所进行的硬组织运动,根据可能发生的改变,画出鼻下部、上唇、下唇、颏部、颏颈区域的软组织轮廓

延伸阅读

预测软组织与硬组织变化量比

尽管由于上述因素,很难准确进行预测,但软组织预测仍然是治疗规划过程中至关重要的一部分。预测的软组织与硬组织的移动比率通常是根据以往研究的数据得出的,这些研究调查了不同类型的正颌手术导致的平均软组织与硬组织的改变之比(见表16-1至表16-3)。这些被称为基线预测,也就是说,它们是基于平均比率得出的算法,这些算法对"平均"患者来说可能相对准确。计算机化的计划软件,本质上就是使用这些基线预测来创建潜在的术后软组织轮廓,这将在本章后面描述。如果方案设计者对患者一无所知,只知道计划的手术种类,那么这样的比例是预测基线的合理基础。然而,这种预测技术可以通过利用个别患者的具体病例信息,例如他们的软组织张力、软组织厚度、潜在软组织压缩性等,使预测更加准确,从而使评估朝着偏离平均基线预测的适当方向调整。例如,对于上颌骨前移,上唇的软组织前移量是牙骨段的60%,但具体情况可能是上唇厚而松弛,这意味着软组织前移量减少的可能性很大。这些信息就可以纳入软组织预测过程。

· 准确的数字——每张头颅定位侧位X线片都有毫米尺叠加在图像的中线结构上。因此,尽管图像有放大,但只要有毫米尺就可以作为参考用来测量距离或移动。然而,如果测量非中线结构时,就有可能产生误差,例如测量上颌第一磨牙近中颊尖的上抬程度,这就不是中线结构。这就是为什么所有手术计划的可行性也需要通过模型外科和临床诊断来评估。

· 自动旋转和下颌旋转中心——当上颌骨上抬或下降后,下颌骨是按照哪一点进行自动旋转的,一直以来都没有定论,且存在争议。一些专家认为,旋转的中心位于乳突小房,即髁突的下后方[25-27]。另一些建议使用髁突顶点,这是下颌髁突最后上点。一项比较使用不同中心进行自转的调查发现,它们之间几乎没有差别[28]。Nadjmi等[29]提出,在上颌骨上抬手术后,下颌骨旋转的位置与初始下颌张开时的位置相同,并建议应根据具体情况确定下颌自旋中心。由于先前研究中方法学错误,关于下颌骨旋转的真正中心还没有明确的证据。因此,通过视觉来确定髁突中点,是可以接受的。

手术可视治疗目标(visual treatment objective, VTO)

一种类似的,但更为详细的头影测量预测方法被称为"手术VTO"。目的是根据侧位头影描记及临床评估所得的资料,提出现实的治疗目标。Reyneke将

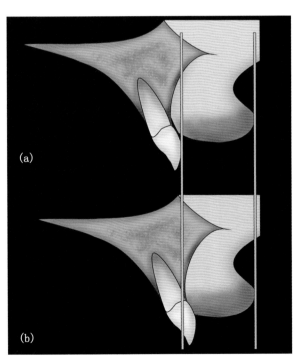

图6-33 (a、b)唇侧软组织的压缩性越大,它们相对于下方牙骨段复合体运动的改变量越少。压缩性与软组织的厚度和张力有关——厚而松弛的嘴唇活动差

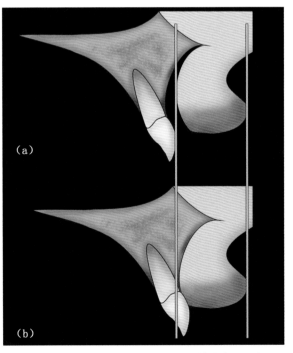

图6-34 (a、b)牙骨区域唇侧与上唇的内表面之间"无效腔"越大,上唇相对于牙骨骼运动的改变就越少

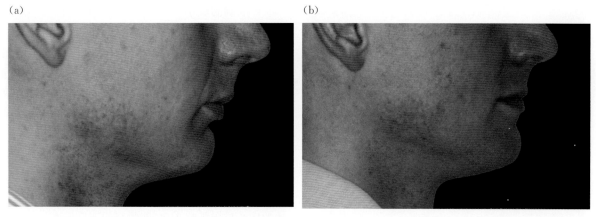

(a)　　　　　　　　　　　　　　　　　　　　(b)

图 6-35　随着下颌前移达到咬合有三点接触,下颌骨的前-下移动将倾向于展开颏唇沟。(a)术前侧貌中可见前面下高(LAFH)和较深的颏唇沟。(b)下颌前移至形成三点咬合接触后,颏部突度改善,LAFH 增加,颏唇沟处过渡美学增加

在第 31 章中详细描述这种技术。

摄影"蒙太奇"预测规划

这项历史悠久,但仍有潜在应用价值的技术,包括利用术前照片创建预测的术后轮廓"蒙太奇"。这项技术的目的是观察软组织的变化,以达到最佳的软组织轮廓效果。术前的侧面像可以用靠近中线结构的毫米标尺拍摄,也可以在患者侧面像上放一张 1cm² 的纸,这样可以通过缩放以达到与头影测量 X 线片描记结构 1:1 的图像。面部照片与轮廓描记纸结合组装后,再移动到需要的术后位置,以观察软组织照片结果。虽然结果比较生硬,线条不够流畅,但可能仍然有用,而且该技术是头影测量预测技术(见下图)的先驱(图 6-36)。

照片——头影测量预测技术

侧位 X 线片与侧位照片的重叠是一种有用的技术,可以分割各种牙骨段单位和亚单位以及其上覆盖的软组织,并将其一起粘贴到所需的术后位置。这允许临床医师通过侧面效果检查各种可能的面部美学效果,并且检验设计的牙骨段移动是否可以切实地纠正原本的错𬌗畸形。

配置线"传输"技术(基于 Obwegeser)

"在治疗面部畸形时,先是侧貌,再是咬合。"

Hugo L. Obwegeser[16]

Obwegeser 描述了一种设计预测技术,该技术基于在患者术前的侧位照片上画一条"理想的"术后侧

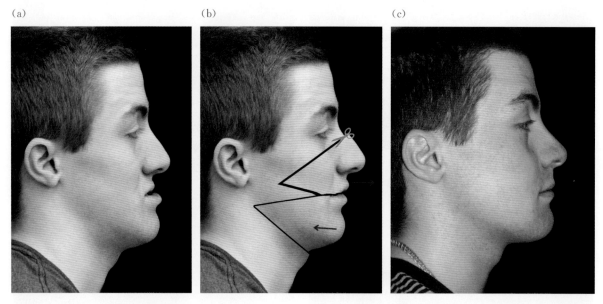

(a)　　　　　　　　　　　(b)　　　　　　　　　　　(c)

图 6-36　照片上"蒙太奇"的预测规划。(a)一例患有 Saerthre-Chotzen 综合征的骨性Ⅲ类患者的术前情况。(b)预测的软组织结果与上颌前移和下颌骨后退。(c)术后侧貌相

(a)　　　　　　　　　　　(b)　　　　　　　　　　　(c)

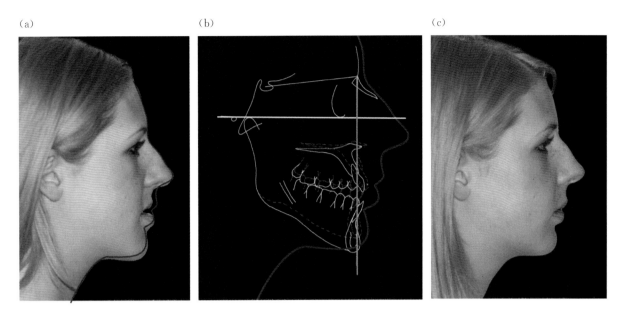

图 6-37　侧貌轮廓线"转移"技术(继 Obwegeser 之后)。(a)术前侧貌照片,在术前侧貌图上画出理想化的、规划好的术后软组织侧貌线(红色实线)。(b)将理想的、计划好的术后侧貌轮廓线(实红色线)转移到术前头颅侧位 X 线片上(或这是描记线上)。牙骨段区域被重新定位,这样牙骨段上方的软组织轮廓将与计划的软组织轮廓相匹配。在这种情况下,患者有不同的后牙上抬及前移,下颌前旋和后退(红色虚线)。(c)最后术后侧貌照片

貌线,将该线转移到术前头颅定位侧位 X 线片上。然后在 X 线片上预测达到软组织轮廓改变所需的颌骨移动。

该技术的基本步骤如下:

所期望的轮廓和面部轮廓是根据对患者进行临床评估仔细决定的。将侧位照片放大,直到其大小与侧位 X 线片描记纸的大小成 1:1。然后外科医师在侧位照片上画出理想的侧貌线。虽然这主要是一种艺术或是美学尝试,但外科医师根据临床评估的结果,以及与患者的年龄、身高、性别、种族背景甚至性格等相关因素,来确定建议的侧貌轮廓线。外科医师还必须考虑软组织运动与牙骨段运动之间的关系。最后,将新的计划侧貌转移并叠加到头颅定位侧位 X 线片的描记上,可以将上颌骨、下颌骨和颏移动到理想的位置,从而提供理想的预计轮廓(图 6-37)。这种方法的本质是,牙齿和颌骨应该符合理想化的面部软组织轮廓,而不是相反。

延伸阅读

这是一个有用的训练练习,术前拍摄一例已经接受治疗的患者的侧面像,在不查看术后侧面像的情况下,尝试在其上画一个理想的侧面像,这是你希望通过正颌手术来实现的。然后你可以将你的预测与手术的实际结果进行比较。

头影测量"剪切和粘贴"预测(2D,历史)

英国颌面外科医师 Derek Henderson 描述了一种用于侧貌预测规划,叠加侧面照片-侧位 X 线片的复合技术。Henderson 将轮廓规划定义为"对面部选择性截骨术(或其他硬组织矫正术)对面部轮廓可能产生的影响进行合理预测,并利用预测结果制订治疗计划"。

这项技术的基本步骤如下。

首先,对患者进行头颅定位侧位 X 线片的拍摄,拍摄要求是使其处于自然头位,牙齿处于轻度咬合状态,软组织处于静止状态。一张侧面照片是在相同的环境和位置关系下拍摄的,尽可能同时拍摄。如果有明显的下颌骨过度闭合或紧咬牙,可以在下颌休息位置拍摄照片和 X 线片,方法是在上颌和下颌牙列之间放置适当厚度的蜡片。侧貌照片被打印在一个透明材质底座上,该透明底座经过放大以允许将其精确地叠加到头颅定位侧位 X 线片的软组织轮廓上。将一个设计的术后 X 线侧貌描记加至侧位照片上。然后按照计划的截骨线照片——X 线片组合切开,并将各部分移动到适当的术后位置。最后,将鼻下半部分、上唇、下唇和颏部的软组织重新定位(剪切和粘贴)到大约术后的位置,这便是基于牙骨段移动而得到的软组织轮廓(图 6-38 和图 6-39)。

除了耗时外,这种技术的主要缺点是除非进行大量的剪切和粘贴,否则无法对软组织轮廓进行更改。

(a)   (b)

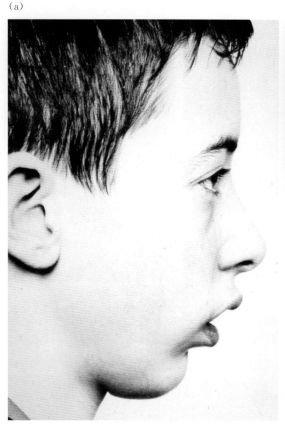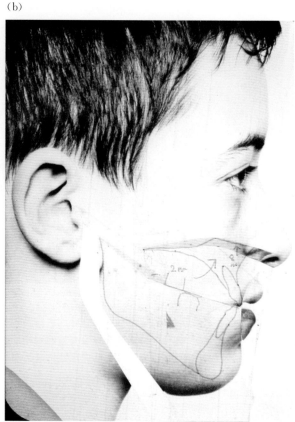

图 6-38　照片-头颅定位测量"剪切与粘贴"预测规划。(a)术前侧貌照片。(b)术前照片——头颅定位侧貌组合照片,通过"剪切和粘贴"将不同牙骨段部分放至需要的术后位置(由 Mr Raymond Edler 提供)

虽然这项技术对临床医师仍然有用,但患者可能会发现各种可能的预测结果难以解释,图像的剪切和粘贴特性也不是很受欢迎。此外,如果要比较其他的手术模拟,这个过程必须在新的模板上重复,这使得这个过程更加耗时。为了克服这些缺点,已经开发了计算机模拟软件包(见下文)。

计算机模拟软件预测(2D,现代)

"计算机可以实现你的计划,但不能代为行之。"

Hugo L. Obwegeser[16]

用于手术模拟预测的现代软件包本质上是上面描述的头影测量"剪切和粘贴"技术的计算机版本。该技术主要采用数字化输入或扫描侧位照片和头颅定位侧位 X 线片,对牙骨段和软组织解剖标志点进行数字化,然后使用软组织轮廓叠加图像,创建一个侧貌及 X 线片照片合成图。至关重要的是,照片和 X 线片上的软组织图像要一致,标志点的识别要尽可能准确,否则重叠就会不准。然后由临床医师输入所需的牙骨段移动量,数学算法自动进行软组织相对于硬组织运动的变化模拟。软组织轮廓也可以被操作,以提供一个更好的美观协调侧貌,尽管这可能增加了方

法的主观性。垂直向上软组织的改变,如改善嘴唇紧闭后,面下部高度随之减少,这为计算机模拟程序提供了最大的挑战。然而,与其试图过多地使用图像细化"润色"工具来操纵这些图像,不如将它们直接呈现给患者,从而更明显且有力地说明"这只是一个模拟"(图 6-40)。

计算机化预测方案有以下几个优点。

* 软组织侧貌预测可以自动进行,但预测仍然会遇到在手动描记中存在的问题,即软组织与硬组织变化比还是很难精确预测,这是因为肌肉紧张性、软组织厚度、"无效腔"和可变性,以及牙骨段移动后的软组织的各种形变。因此,某一个特定的结果若随意展示可能只是一种误导。如果将预测结果显示给患者,大多数项目制造商在打印出的治疗模拟副本上有免责声明,例如:

"这些图像是对手术可能结果的大致模拟。这是在计算机预测程序的帮助下完成的,因此这只是对可能预期的面部变化类型的一种印象。实际操作的结果通常与这些图像有不同程度的差异。"

然而,患者通常会发现这些图像更容易理解,因

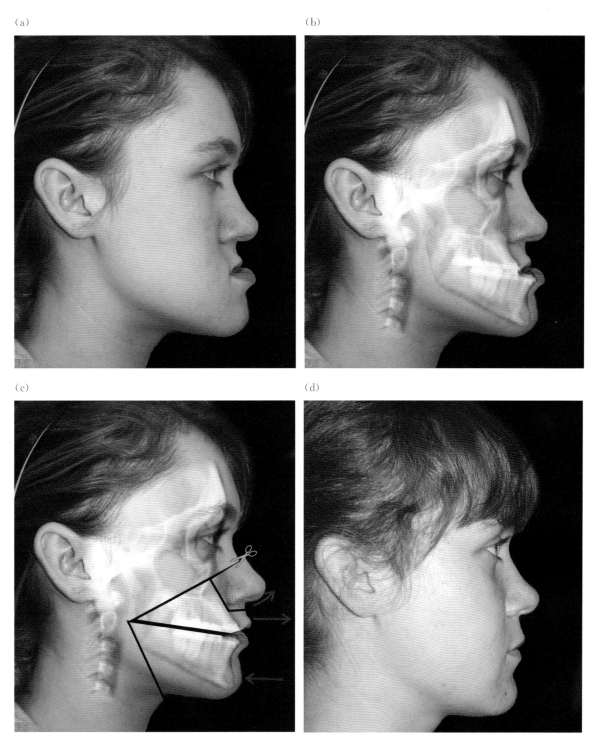

图6-39 照片头测量"剪切和粘贴"预测规划。(a)术前侧貌照片。(b)术前照片——头颅定位侧貌组合照片。(c)利用"剪切和粘贴"技术进行的预测规划。(d)最终术后结果

此,借此医患之间的沟通可能会得到改善。

- 虽然数据输入仍然会很耗时,但一旦创建了照片-头影测量图像,就可以更容易、更快地进行多个牙骨段移动数据完全不同的模拟预测。
- 随后的预测结果的存储和检索也会简单。

延伸阅读

值得记住的是,计算机和相关的软件程序是有用的辅助工具,但它们不能取代人的眼睛、耳朵或大脑,决策过程应始终根据临床医师在治疗中的明智判断进行。

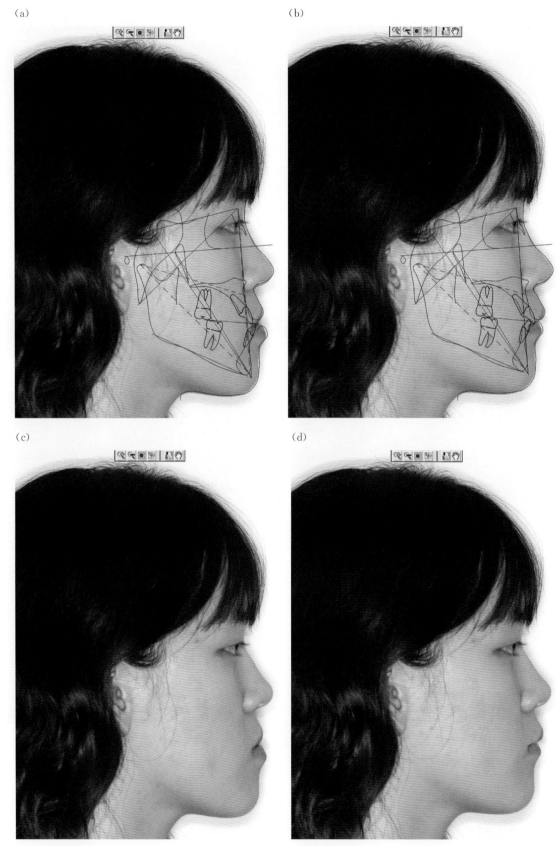

图 6-40　计算机模拟预测规划(2D)。(a)电脑显示器所显示的头影测量侧面。(b)手术模拟,计划上颌骨后侧上抬 2 mm 前移 3 mm,下颌向前自动旋转并后退 3 mm 至 I 类切牙关系。(c)术前侧貌与图像(a),但去除了头影测量分析线。(d)手术 预测与图像(b),但去除了头影测量分析线(由 Dolphin Imaging software 提供)

计算机仿真软件预测(3D,现代)

科学和医学的历史发展是由许多个人的成就而不断定义丰富的,他们通过他们的发明和专门的研究做出了实质性的贡献。X射线照相技术的发展无疑是整个医学和外科的决定性成就之一。德国物理学家 Wilhelm Conrad Roentgen(1845—1923)的开创性工作产生并探测到了今天被称为X射线的波长范围内的电磁辐射,这为他在1901年赢得了第一个诺贝尔物理学奖。不久之后,出生于波兰的法国物理学家兼化学家 Marie Sklodowska-Curie(1867—1934)开始了她在放射性方面的开创性工作,并于1903年获得了诺贝尔物理学奖。Thomas Wingate Todd(1885—1938)、B. Holly Broadbent(1894—1977)和 Herbert Hofrath(1889—1952)的著作对头影测量学的发展起了重要作用[32]。然而,从2D到3D照射这一工作,是由英国电气工程师 Godfrey Hounsfield 爵士(1919—2004)与韩裔美国物理学家 Allan Cormack(1924—1998)共同完成,即X射线计算机断层扫描(CT)的发展,因此他们赢得了1979年诺贝尔生理学或医学奖。CT现在是一种国际上广泛使用的诊断方式(图6-41),它的新一代技术在减少辐射的同时也取得了进步,如锥形束CT(cone beam CT,CBCT)。

正颌-正畸治疗依赖二维头颅定位X线拍摄技术作为诊断和治疗计划的辅助手段,向三维系统的发展是不可避免的。理想的三维正颌外科手术规划系统应具备以下要求。

- 低辐射。
- 同时且精确地捕获颅-牙骨骼复合体和其上的软组织,具有逼真的外观。
- 能够进行虚拟手术计划和手术殆板的构建,为手术做好准备。

重要的是要在一开始就消除任何误解——目前没有这种理想的三维系统用于正颌治疗计划。

目前,许多制造商都在广告中宣传能够生成漂亮的"3D"图像的商业系统,但这些系统很少或根本没用,例如,将2D面部照片"包装"在颅骨复合体的3D CBCT扫描之上的概念简直是荒谬的。

CBCT能够同时提供颅面骨骼和覆盖软组织的图像(图6-42)。虽然与传统CT相比,辐射暴露减少了,但仍明显高于1~2张普通X线片。此外,患者不应该在脸上放置任何头部定位垫,因为这会导致软组织变形,患者不应该仰卧,且最好是在自然头位,尽管这在目前的系统中可能很难实现。软组织图像是淡色的,不像患者的肤色。

目前的技术涉及使用某种形式的三维立体摄影测量或激光扫描来捕获面部软组织图像(图6-43),然后将其叠加到颅骨复合体的三维CBCT上。这种叠加要求两幅图像完全相同,并且叠加过程本身要简单可靠,这样才能使过程有效。扫描牙列[33],或牙齿-咬合复合体的印模[34,35],并将这些与图像的其余部分结合起来的技术也被提出,还有创建虚拟殆板的技术[33](见第42章)。

即使系统改进到可以进行精确的虚拟手术计划的程度,也很难解决软组织变化与硬组织移动之间的个体可变性问题。

CBCT可以是非常有用的诊断工具,特别是在准备颅面外科手术和发展颅面种植体来改善软组织轮廓缺陷。然而,这种系统在正颌手术中的应用还需要进一步的发展。

> **延伸阅读**
>
> 最后一点要记住的是,诊断和治疗计划总是基于一个三维模型——患者。虽然今天许多临床医师正试图使用越来越复杂的3D成像和计算机化的计划系统来使治疗计划更准确和可预测,但他们最好记住使用最简单又最复杂的工具——他们的眼睛。

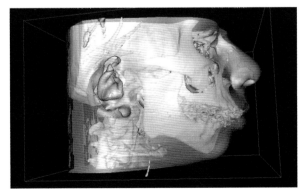

图6-41 在计算机显示器上查看的患者的三维术前计算机断层扫描(CT)。图像显示了牙骨骼和覆盖的软组织,它可以旋转和在显示器上查看任意方向角度

模型外科

模型外科描述的是对安装在颌架上的患者术前牙科模型进行手术操作的模拟,即对研究模型进行手术操作的试验。模型外科的目标有两个方面。

(a)

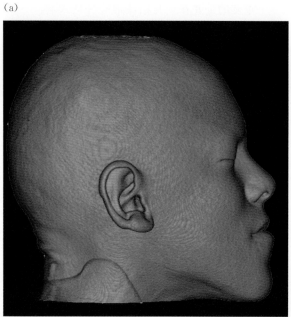

(b)

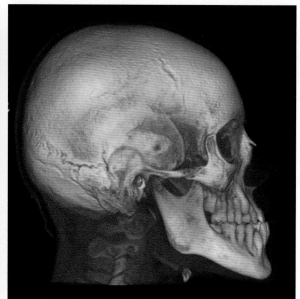

(c)

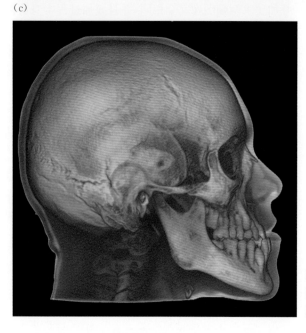

图6-42　从一例骨性Ⅲ类患者的三维CT扫描中获得的视图,同时提供颅颌面复合体的牙骨段和其上覆盖软组织的图像(由Dr Jacques Treil提供)

- 根据患者的临床评估数据和预测计划,验证所计划的外科手术是现实的。
- 制作手术𬌗板。如果计划进行双颌外科手术,上颌骨石膏相对于固定的下颌石膏重新定位以构建中间𬌗板;然后,下颌石膏模型重新定位来制作终末合板。

模型手术技术的详细描述见第13章。

结束语

"我一直认为,一个能力尚可的人也可以做出杰出的贡献,并且在人类事业进程中产生伟大的影响……而此前提是首先制订一个好的计划,把执行这一个计划作为他一生唯一的研究与事业,持之以恒。"

Benjamin Franklin(1706—1790)[36]

一份准确的诊断总是会指导临床医师去采取合适的治疗方案。然而,金标准的治疗方案可能并不适合每例患者。例如,患者可能根本不希望接受正颌手术。因此,此时可以讨论替代治疗方案。临床医师的职责是为每例患者提供足够的信息,以便患者自己做出正确的决定。

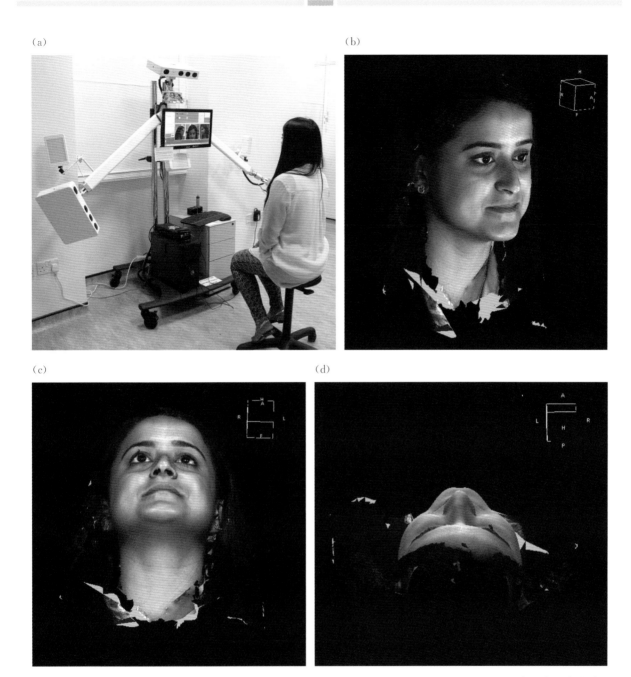

图 6-43 三维立体摄影测量。(a)多个摄像头同时捕捉面部图像。(b)在电脑显示屏上观看的图像,该图像可旋转并从不同角度观看,例如(c)虫眼图或(d)鸟眼图

治疗计划的本质是建立一个连贯的画面,你在哪里,你想要去哪里,你将如何到达那里,以及将意外情况的发生考虑进去。只要遵循基本原则,治疗计划就没有必要过于复杂。

(应王君子　王旭东　译)

参考文献

[1] Cushing H. Letter to Dr Henry Christian, 20th Nov., 1911. In: Harvey Cushing's Seventieth Birthday Party: April 8, 1939-Speeches, letters and tributes. Park Ridge, IL: The Harvey Cushing Society, 1939.

[2] Naini FB. Facial Aesthetics: Concepts and Clinical Diagnosis. Oxford: Wiley-Blackwell, 2011.

[3] Naini FB, Cobourne MT, McDonald F, Wertheim D. Aesthetic impact of the upper component of the nasolabial angle: a quantitative investigation. J Oral Maxillofac Surg Med. Pathol. 2015;27:470-6.

[4] Naini FB, Cobourne MT, McDonald F, Wertheim D. The aesthetic impact of upper lip inclination in orthodontics and

orthognathic surgery. Eur J Orthod. 2015;37;81 - 6.

[5] Naini FB. Facial Proportions. In: Naini FB. Facial Aesthetics: Concepts and Clinical Diagnosis. Oxford: Wiley-Blackwell, 2011.

[6] Naini FB. Facial Type. In: Naini FB. Facial Aesthetics: Concepts and Clinical Diagnosis. Oxford: Wiley-Blackwell, 2011.

[7] Naini FB, Donaldson ANA, McDonald F, Cobourne MT. Assessing the influence of asymmetry affecting the mandible and chin point on perceived attractiveness in the orthognathic patient, clinician and layperson. J Oral Maxillofac Surg. 2012;70;192 - 206.

[8] Naini FB. Regional Aesthetic Analysis: Mentolabial (Labiomental) Fold. In: Naini FB. Facial Aesthetics: Concepts and Clinical Diagnosis. Oxford:Wiley-Blackwell, 2011.

[9] Naini FB, Donaldson ANA, McDonald F, Cobourne MT. Assessing the influence of chin prominence on perceived attractiveness in the orthognathic patient, clinician and layperson. Internat J Oral Maxillofac Surg. 2012;41;839 - 46.

[10] Naini FB. Regional Aesthetic Analysis: The Maxilla and Midface. In: Naini FB. Facial Aesthetics: Concepts and Clinical Diagnosis. Oxford:Wiley-Blackwell, 2011.

[11] Naini FB. "Cotton wool roll" technique in orthognathic planning. J Oral Maxillofac Surg. 2012;70;e369 - e370.

[12] Rosen HM. Maxillary advancement for mandibular prognathism: indications and rationale. Plast Reconstr Surg. 1991;87;823 - 32.

[13] Kawamoto HK. Reduction mentoplasty (Discussion). Plast Reconstr Surg. 1982;70;151.

[14] van der Dussen FN, Egyedi P. Premature aging of the face after orthognathic surgery. J Craniomaxillofac Surg. 1990; 18;335 - 8.

[15] Freihofer HP. Reversing segmental osteotomies of the upper jaw. Plast Reconstr Surg. 1995;96;86 - 92.

[16] Obwegeser HL. Mandibular Growth Anomalies. Berlin Heidelberg: Springer, 2001.

[17] Osler W. The Army Surgeon (1894). In: Osler W. Aequanimitas, with other addresses to Medical Students, Nurses, and Practitioners of Medicine. (3rd Ed.). Philadelphia: Blakiston, 1932.

[18] Kahneman D. Expert intuition: when can we trust it? In: Kahneman D. Thinking, fast and slow. London: Penguin Books, 2011;234 - 44.

[19] Kahneman D1, Klein G. Conditions for intuitive expertise: a failure to disagree. Am Psychol. 2009;64;515 - 26.

[20] Tversky A, Kahneman D. Judgment under uncertainty: heuristics and biases. Science. 1974;185;1124 - 31.

[21] Gladwell M. Blink. New York: Little, Brown and Company, 2005.

[22] Ruskin J. Lectures on Architecture and Painting, delivered at Edinburgh in November, 1853, with illustrations drawn by the author. London: Smith, Elder, and Co. , 1855.

[23] Shakespeare W. A Midsummer Night's Dream (c. 1595 - 6). Oxford: Oxford World's Classics, 1992.

[24] Kazanjian VH, Converse JM. The Surgical Treatment of Facial Injuries. Second edition. Baltimore: The Williams and Wilkins Company, 1959.

[25] Brewka RE. Pantographic evaluation of cephalometric hinge axis. Am J Orthod. 1981;79;1 - 19.

[26] Sperry TP, Steinberg MJ, Gans BJ. Mandibular movement during autorotation as a result of maxillary impaction surgery. Am J Orthod. 1982;81;116 - 23.

[27] Nattestad A, Vedtofte P. Mandibular autorotation in orthognathic surgery: a new method of locating the centre of mandibular rotation and determining its consequence in orthognathic surgery. J Craniomaxillofac Surg. 1992;20;163 - 70.

[28] Bryan DC. An investigation into the accuracy and validity of three points used in the assessment of autorotation in orthognathic surgery. Br J Oral Maxillofac Surg. 1994;32; 363 - 72.

[29] Nadjmi N, Mommaerts MY, Abeloos JV, De Clercq CA. Prediction of mandibular autorotation. J Oral Maxillofac Surg. 1998;56;1241 - 7; discussion 1247 - 8.

[30] Obwegeser H. Grundsätzliches zur Korrekturplanung von Kiefer- und Gesichtsanomalien aus chirurgischer Sicht. In: Schuchardt K, Schwenzer N (Eds). Fortschr Kiefer Gesichtchir. Stuttgart: Thieme, 1981;26;9 - 12.

[31] Henderson D. The assessment and management of bony deformities of the middle and lower face. Br J Plast Surg. 1974;27;287 - 96.

[32] Naini FB. Cephalometry and Cephalometric Analysis. In: Naini FB. Facial Aesthetics: Concepts and Clinical Diagnosis. Oxford:Wiley-Blackwell, 2011.

[33] Hernández-Alfaro F, Guijarro-Martnez R. New protocol for three-dimensional surgical planning and CAD/CAM splint generation in orthognathic surgery: an in vitro and in vivo study. Int J Oral Maxillofac Surg. 2013;42;1547 - 56.

[34] Swennen GR, Mollemans W, Schutyser F. Three-dimensional treatment planning of orthognathic surgery in the era of virtual imaging. J Oral Maxillofac Surg. 2009; 67; 2080 - 92.

[35] Swennen GR, Mollemans W, De Clercq C, Abeloos J, Lamoral P, Lippens F, Neyt N, Casselman J, Schutyser F. A conebeam computed tomography triple scan procedure to obtain a three-dimensional augmented virtual skull model appropriate for orthognathic surgery planning. J Craniofac Surg. 2009;20;297 - 307.

[36] Franklin B. Autobiography (1868). Oxford: Oxford University Press, 1998.

第7章
微笑美学：针对正颌手术患者的特殊考虑

Smile Aesthetics: Specific Considerations in the Orthognathic Patient

Daljit S. Gill and Farhad B. Naini

引言

面部可被细分为多个美学单位和亚单位(详见第5章)，而微笑是其组成中重要的一部分(图7-1)。正颌团队认识微笑美学的影响因素和正颌正畸联合治疗对微笑亚单位的影响很关键。由于正颌手术可对微笑产生正面或负面的影响，作为知情同意的一部分，医师术前有必要与患者进行充分的沟通。微笑的重要组成部分有以下几点。

- 牙齿排列——最初由正畸医师决定。
- 上前牙的矢状向位置和倾斜度。
- 垂直向和横向露龈露齿。
- 对称性。

本章将着重于受正颌手术影响的微笑因素，需与第5、6章合并阅读。关于牙齿大小和形状对微笑的影响请参考其他文献[1]。

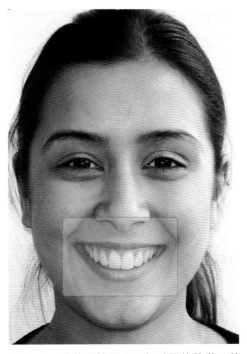

图7-1　微笑应被视为面部重要的美学亚单位，可通过正颌正畸联合治疗改变

牙齿排列

牙齿排列是拥有美丽微笑的主要因素,利用现代固定矫治器的正畸治疗可以实现精确的三维排牙。Andrews(1972)[2]经过研究未经正畸治疗的正常𬌗所具有的共同特征,提出了正常𬌗六要素:

- 正确的冠轴倾(相对于𬌗平面)。
- 正确的冠转矩(相对于𬌗平面)。
- 牙列无间隙。
- 牙齿无扭转。
- 磨牙、尖牙安氏I类关系(安氏分类)。
- 平 Spee 曲线。

直丝弓矫治器使理想的排牙标准化。对于正颌手术,需经过颌骨重定位重建理想咬合及前牙倾斜度。虽然 Andrews 基于𬌗平面判断上前牙的倾斜度,但是想要获得理想的面部及微笑,基于临床面部的上前牙矢状向位置及倾斜度更重要。上前牙的矢状向位置及倾斜度最能通过侧面观体现。

上前牙的矢状向位置以及倾斜度

在微笑侧面像中(患者自然头位),上前牙的矢状向位置可基于真实垂线确定,即通过软组织额点和软组织鼻根点(或两者间的点,取决于眉间-鼻区的美学轮廓)的直线[3]。使用面上部作为参考结构的原理在于面部微笑与前牙-额部关系相关[3,4]。

上前牙倾斜度也影响微笑时的侧面相。理想状态下,上前牙倾斜度应基本平行于真实垂线[3]。仅依赖侧位片判断上前牙倾斜度将误导医师,因为测量值受上颌𬌗平面的影响而不能准确反映上前牙倾斜度。侧位片分析可能反映上前牙倾斜度异常,但临床检查常常发现上前牙与周围组织结构的关系正常。因此,临床评估上前牙倾斜度很重要,并有研究证明,自然头位下,当上前牙唇面与真实垂线的夹角小于3°时呈现最美的微笑(图7-2)[5]。正颌手术设计观点中,应通过上颌重定位获得正确的上前牙倾斜度。当设计通过上抬上颌后部来关闭开𬌗时,术前正畸需维持或创造上前牙过度前倾,使术后获得正确的上前牙倾斜度(图7-3)。上颌骨移动方式对上前牙倾斜度的影响与移动量以及上颌骨长度成一定比例(图7-4)[6]。作为通则,对于平均的上颌骨长度而言,每上抬上颌后部1mm 会使上前牙内倾1.5°(详见第29章)。

垂直向露齿

微笑线

微笑线指微笑时上唇与上牙列的垂直关系。微笑线过高时微笑露龈过多(>2mm),微笑线过低使微笑时上中切牙牙冠垂直向暴露不足(<75%)。可以认为每个人都有两个微笑线:前微笑线,决定前牙垂直向露齿;后微笑线,决定前磨牙/磨牙垂直向露齿。研究表明,男女患者均更喜欢微笑时 0~2mm 露龈,女性微笑线较男性高,且微笑线随年龄增长而降低[7]。露龈过度在男性较女性中更能被接受,较长脸型人群较短脸型人群中更能被接受[8,9]。对于美的看法因人而异,没有适合于所有人的一个确切的切牙倾斜度或露龈量,并且医师对微笑的要求高于普通人,因此,了解并讨论患者个人的诉求对制订治疗计划非常重要。

有关患者对后微笑线要求的文章有限。有研究表明,第二前磨牙区 0~2mm 露龈最美观[10]。这对为解决上颌横向偏斜设计的上颌移动方式及移动量有一定意义。

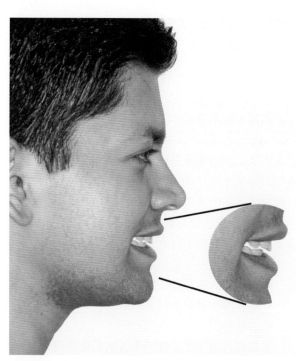

图7-2 对于理想的微笑美学,上切牙的唇侧表面应垂直或稍向唇侧倾斜。头影测量的正常值并非提供最适合的美学结果,有必要进行上切牙倾斜的临床检查

(a)   (b)   (c)

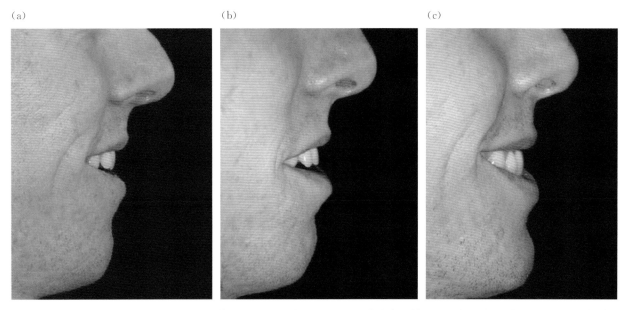

图 7-3 (a)治疗前、(b)术前、(c)术后微笑侧面像。术前唇倾上切牙，使术中上抬上颌后部后获得满意的上切牙倾斜度。患者使用舌侧矫治器

图 7-4 上颌后部上抬使上切牙内倾。内倾量与上抬量(i)和上颌骨有效长度(x)成比例。已经描述了公式来计算在正畸治疗前应合并的上切牙唇倾量[6]

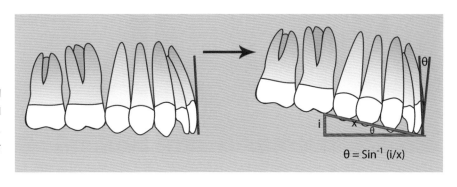

$$\theta = Sin^{-1}\ (i/x)$$

表 7-1 和表 7-2 列出了鉴别诊断高微笑线和低微笑线应考虑的因素、诊断特征以及治疗方案。上颌骨下降和前移使上前牙露齿增加(图 7-5)，而上颌骨上抬会使露齿减少。上颌骨前部的位置应基于理想的上前牙静态露齿量设计(通常为 2~5mm)。

表 7-1 上颌露龈过度的原因、诊断和治疗

露龈过度的原因	诊 断	治 疗
上颌垂直向发育过度	上前牙静态及微笑时露龈露齿过度(上唇长度正常情况下)	上颌骨上抬(中-重度病例) 通过支抗钉辅助正畸治疗压低上前牙(轻度病例)
上唇过度收缩	上前牙静态露齿正常 2~5mm	肉毒素注射提上唇肌
上唇过短	上唇长度短：男性正常上唇长 = (22 ± 2)mm;女性正常上唇长 = (20±2)mm	手术延长上唇
牙齿磨损导致牙龈代偿性生长及龈缘下降	牙齿磨损,中切牙龈缘在侧切牙龈缘的根部,龈缘对称	正畸治疗压低切牙并修复治疗重建
龈缘迁移迟缓	龈沟深且无牙周病	牙龈切除术,根向复位瓣

第 7 章

表 7-2　上颌露龈不足的原因、诊断和治疗

露龈不足的原因	诊　断	治　疗
上颌垂直向发育不足	上前牙静态及微笑时露齿露龈不足(上唇长度正常情况下)	上颌骨下降±植骨,上颌骨前移
过小牙或牙齿磨耗	牙齿过小(正常上前牙冠高度男性 = 10.5 mm；女性 = 10 mm)	口腔修复治疗±正畸治疗重定位
上前牙前倾	临床及影像学检查	正畸治疗
上唇过长	上唇长度过长：男性正常上唇长 = (22±2) mm；女性正常上唇长 = (20±2) mm	手术上提上唇
上唇收缩不足	上前牙静态露齿正常,微笑时露齿不足	改善神经麻痹的面部手术

(a) 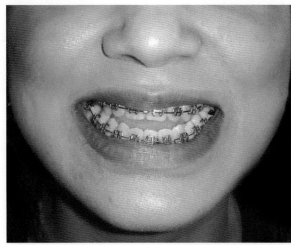 (b)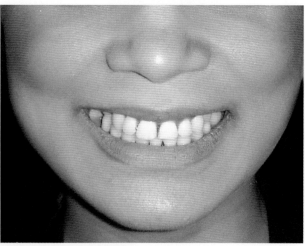

图 7-5　上颌前移以及下降使微笑时上前牙露齿增加。(a)术前。(b)上颌重定位后

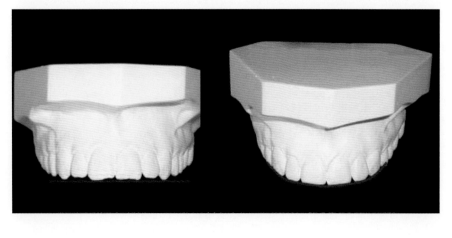

图 7-6　通过增加𬌗平面角度改变上切牙和尖牙牙尖嵴之间的弧度改善微笑弧度

微笑弧

Frush 和 Fisher(1958)[11]首次介绍了令人满意的微笑应具有上颌切牙切嵴和尖牙形成的曲线与下唇曲线和谐的理念(图 7-1)。决定正常微笑弧度关系的因素包括上颌𬌗平面角度和切牙垂直向位置。

图 7-6 说明上颌𬌗平面对切牙切缘曲线的影响。可以认为最佳的𬌗平面角度有助于建立理想的微笑弧度。正颌手术患者的𬌗平面角度随上颌骨垂直向重定位而改变。𬌗平面较平的患者可通过调整𬌗平面改善微笑弧度(图 7-7)。这在双颌顺时针旋转中也能体现(详见第 31 章)。

上颌前牙的垂直高度也会影响切缘与下唇的关

(a)

(b)

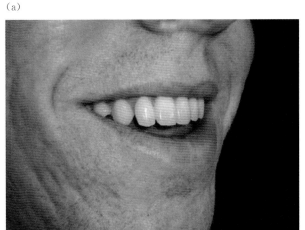

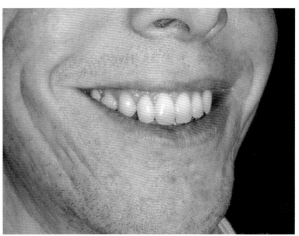

图7-7　(a)术前和(b)术后斜侧位微笑像说明为了解决前牙开𬌗，通过上颌后部上抬使上颌𬌗平面倾斜度增加，从而改善微笑弧度。患者使用舌侧矫治器

系。切牙垂直向高度受上颌骨前部高度、上前牙倾斜度以及上前牙临床牙冠高度的影响。上颌骨前部高度主要取决于基骨的位置，这也能通过手术进行重定位。上前牙内倾会使上切牙切缘向下唇靠拢，而上前牙前倾将有相反的作用。降低上前牙临床牙冠高度将使其远离下唇并使微笑弧度变平。

横向露齿

颊廊

颊廊被定义为微笑时最可见的后牙至唇内侧黏膜的距离[11]。研究表明，一组样本内平均颊廊宽度为11%[12]。基于临床经验，部分患者更喜欢狭窄的颊廊。文献中更为模糊，有研究支持狭窄的颊廊更美观[13,14]，也有研究认为颊廊对微笑的影响微乎其微[15,16]。从临床角度而言，患者个人诉求才是最关键的，因此，临床医师应了解影响颊廊大小的因素。

影响颊廊宽度的主要因素有[3]：

（1）上颌宽度。研究证明上颌扩弓会使颊廊宽度减小[12]，上颌快速扩弓和手术辅助上颌快速扩弓均能出现此表现。

（2）前磨牙及磨牙腭向倾斜。Andrews发现正常的上颌前磨牙和磨牙相对于𬌗平面的倾斜度为-7°和-9°[17]。磨牙的倾斜度可通过正畸治疗改变。

（3）上颌矢状向位置。上颌骨前移时，更宽大的上颌后部将位于连合线之间，并使颊廊变窄。因此，Le Fort Ⅰ型上颌骨前移将使颊廊变窄。

（4）口裂宽度。研究表明，微笑时口裂宽度是静态时的130%[18]。增加量越大，颊廊宽度增加的可能

性越大。口裂宽度可能随年龄增大而增加，导致与年龄相关的颊廊宽度增加[12]。

（5）面部高度。有研究证明前面下部高度增加与颊廊宽度减小之间有一定相关性[19]。有人解释为，随着面部高度增大，颊侧软组织因牵拉而向牙列靠近。因此，上颌及下颌前移均使面高增加，从而导致颊廊宽度减小。

对称性

对称的牙列对微笑非常重要。对于面部美观，微笑时允许一定程度的不对称存在，没有完全对称的微笑。

牙中线

理想的上牙列中线应与面中线平行对齐。大部分患者中，面中线可通过连接额点及上唇人中建立。研究证明，正确的上前牙轴倾以及牙列中线与面中线平行比牙列中线对齐面中线更为重要。比如，小于2mm的牙列中线不齐并不明显[20]。然而，牙列中线的轴倾度大于6°或与垂线夹角大于10°被医师和普通人认为不可接受。倾斜的牙列中线可能与上颌𬌗平面横向偏斜共存，上颌横向偏斜的纠正在这类病例中有助于牙列中线的改善。

上颌偏斜

上颌𬌗平面横向偏斜大多存在于下颌垂直高度不对称的患者（半侧下颌骨发育不足、半侧面部短小）。在多数患者中，下颌骨存在发育过度或发育不足时，上颌颊侧段会生长至接触并反映下颌磨牙的位

置。上颌偏斜可导致尖牙、前磨牙、磨牙露齿及露龈不对称以及上牙列中线偏斜。当明显的软组织不对称存在时，口裂也可能存在偏斜并使治疗复杂化。研究表明，普通人认为大于 $2°\sim4°$ 的上颌𬌗平面偏斜不可接受[22~25]。

结束语

上文总结了影响微笑并可能被正颌手术影响的因素。在制订常规诊断及治疗方案时，应在三个空间方向评估微笑。正颌手术设计应以最大化微笑美学为目的。最美观的微笑可在正常值范围内，由于专业人士和普通人的审美可能有所不同，因此理解治疗目标是以患者为导向很重要。制订治疗计划时，为了解决对微笑有重要影响的牙齿大小、形态或颜色等问题，与其他口腔专业(如修复科)临床医师的联合治疗也很重要。

（河奈玲　朱　敏　译）

参考文献

[1] Naini FB，Gill DS. Dentogingival Aesthetics. In：Naini FB. Facial Aesthetics：Concepts and Clinical Diagnosis. Oxford：Wiley-Blackwell，2011.

[2] Andrews LF. The six keys to normal occlusion. Am J Orthod. 1972;62:296 - 309.

[3] Naini FB，Gill DS. Smile Aesthetics. In：Naini FB. Facial Aesthetics：Concepts and Clinical Diagnosis. Oxford：Wiley-Blackwell，2011.

[4] Schlosser JB，Preston CB，Lampasso J. The effects of computer-aided anteroposteriormaxillary incisormovement on rating of facial attractiveness. Am J Orthod Dentofacial Orthop. 2005;127:17 - 24.

[5] Ghaleb N，Bouserhal J，Bassil-Nassif N. Aesthetic evaluation of profile incisor inclination. Eur J Orthod. 2011;33:228 - 35.

[6] Naini FB，Hunt NP，Moles DR. The relationship between maxillary length， differential maxillary impaction， and change in maxillary incisor inclination. Am J Orthod Dentofacial Orthop. 2003;124:526 - 9.

[7] Hunt O，Johnston C，Hepper P，Burden D，Stevenson M. The influence of maxillary gingival exposure on dental attractiveness ratings. Eur J Orthod. 2002;24:199 - 204.

[8] Vig RG，Brundel GC. Kinetics of anterior tooth display. J Prosthet Dent. 1978;39:502 - 4.

[9] Desai S，Upadhyay M and Nanda R. Dynamic smile analysis：Changes with age. Am J Orthod Dentofacial Orthop. 2009;136:310. e1 - 10.

[10] Crawford RWI，Tredwin C，Moles D，Gill D. Smile esthetics：The influence of posterior maxillary gingival margin position. J Prosthodont. 2012;21:270 - 8.

[11] Frush JO，Fisher RD. The dysesthetic interpretation of the dentogenic concept. J Prosthet Dent. 1958;8:55 - 58.

[12] Maulik C，Nanda R. Dynamic smile analysis in young adults. Am J Orthod Dentofacial Orthop. 2007;132:307 - 15.

[13] Moore T，Southard KA，Casko JS，Qian F，Southard TE. Buccal corridors and smile esthetics. Am J Orthod Dentofacial Orthop. 2005;127:208 - 13.

[14] Martin AJ，Buschang PH，Boley JC，Taylor RW，Mckinney TW. The impact of buccal corridors on smile attractiveness. Eur J Orthod. 2007;29:530 - 7.

[15] Kim E，Gianelly AA. Extraction vs nonextraction：arch widths and smile esthetics. Angle Orthod. 2003;73:354 - 8.

[16] Roden-Johnson D，Gallerano R，English J. The effects of buccal corridor spaces and arch form on smile esthetics. Am J Orthod Dentofacial Orthop. 2005;127:343 - 50.

[17] Andrews LF. Straight Wire-The Concept and Appliance. LA Wells Co San Diego，CA 92107. 1989. Chapter 4，p. 32.

[18] Rigsbee OH 3rd，Sperry TP，BeGole EA. The influence of facial animation on smile characteristics. Int J Adult Orthodon Orthognath Surg. 1988;3:233 - 9.

[19] Yang IH，Nahm DS，Baek SH. Which hard and soft tissue factors relate with the amount of buccal corridor space during smiling? Angle Orthod. 2008;78:5 - 11.

[20] Johnston CD，Burden DJ，Stevenson MR. The influence of dental to facial midline discrepancies on dental attractiveness ratings. Eur J Orthod. 1999;21:517 - 22.

[21] Thomas JL，Hayes C，Zawaideh S. The effect of axial midline angulation on dental aesthetics. Angle Orthod. 2003;73:359 - 64.

[22] Ker AJ，Chan R，Fields HW，Beck M，Rosenstiel S. Esthetics and smile characteristics from the layperson's perspective：a computer-based survey study. J Am Dent Assoc. 2008;139:1318 - 27.

[23] Geron S，Atalia W. Influence of sex on the perception of oral and smile esthetics with different gingival display and incisal plane inclination. Angle Orthod. 2005;75:778 - 84.

[24] Peck S，Peck L. Selected aspects of the art and science of facial esthetics. Semin Orthod. 1995;1:105 - 26.

[25] McLeod C，Fields HW，Hechter F，Wiltshire W，Rody W，Christensen J. Esthetics and smile characteristics evaluated by laypersons. Angle Orthod. 2011;81:198 - 205.

第8章
基于 CBCT 的正畸及正颌手术计划
Orthodontic and Orthognathic Surgery Planning Using CBCT

Lucia H. S. Cevidanes, Vinicius Boen, Beatriz Paniagua, Martin Styner and Tung Nguyen

引言

初始的以及进程中的面部形态学三维(3D)诊断评估可以为正畸和正颌患者提供更高效合理的临床决策。随着时间的推移,术前术后不同时间点以及不对称畸形病例的左右差异对比,都需要精确的 3D 重叠技术。随着锥形束 CT 的应用,手术规划从基于二维平片变成了基于三维重建的模型。在过去 10 年中,一些研究中心和商业公司努力提供软件环境,以便利用基于 CBCT 重建的颌骨模型制订手术计划。

对三维重建和手术移位的研究有助于阐明术后稳定性相关的临床问题[1~3]。讨论这些三维工具的精确性和可靠性,增加的成本和辐射是一方面,更重要的是验证这些方法的临床应用,评估将虚拟手术设计方案转移至实际手术操作中的难度,以及术后长期治疗效果。三维图像的颜色分析工具,比如色差比较和 3D 最近点量化,我们已将其应用于颅颌面复合体的锥形束 CT 中,因其扩大了诊断范围,缩小了治疗目标,因

而为诊断和治疗做出贡献。然而,最近点法测量正颌手术中发生的位移,作为相同骨块的边界之间的最小距离,其可能是或可能不是手术前后图像上的等效边界或标志点之间的适当方向距离。最近点法不能用于量化纵向变化,也不能量化旋转和大的平移运动。其他正在开发的 3D 形态测量方法也将在本章中讨论。

三维 CBCT 诊断及治疗计划

虽然许多临床医师已经常规应用 CBCT 成像,但正畸和正颌外科中的三维 CBCT 成像为以下复杂情况提供了诊断信息。

牙齿形态及其在牙槽骨内的位置

采用包括上下牙弓的小、中视野高分辨率 CT 图像来评估牙槽骨的颊舌侧骨板、骨吸收或形成、骨厚度及高度、是否存在未萌齿、牙齿发育情况、牙齿形态和位置、牙槽骨骨量、邻牙的距离和再吸收情况。CBCT 的观察结果可能导致治疗计划的改变(例如避免拔牙、更改拔牙位点,以及放置接骨板或迷你螺钉

等），缩短治疗时间并控制牙根吸收[4~15]。

TMJ 的健康与疾病

颞下颌关节骨关节病（TMJ OA）的临床和病理表现包括器质性功能性改变，如关节盘移位和变形、软骨下骨改变（吸收）、骨质增生（骨赘形成）、关节纤维软骨的丧失和滑膜炎。对于 TMJ 骨改变的检测，全景片和 MRI 仅有较差的边缘敏感性[16]。因此 CBCT 最近取代了其他成像方式，作为研究 TMJ 骨变化的首选方法[17~19]。最近修订了颞下颌关节紊乱的诊断标准（Research Diagnostic Criteria for Tem-poromandibular Disorders，RDC/TMD）[20]，以包括各种成像方式的图像分析标准[16]。RDC/TMD[21-23] 得出结论：仅临床标准而无影像学辅助不足以有效诊断 TMD，并且之前低估了 TMJ 骨性变化的患病率。TMJ 导致了颞下颌关节区相关结构的大小、形态、质地和位置关系的改变，进一步导致了颌骨与牙齿的空间位置改变。在受累髁突中，不正常的生长和（或）骨改建、吸收、移位会导致渐进性的咬合变化，并伴有上颌、健侧下颌骨、牙齿位置、咬合及关节窝的代偿，以及不可预测的正畸结果（图 8 - 1）[24,25]。

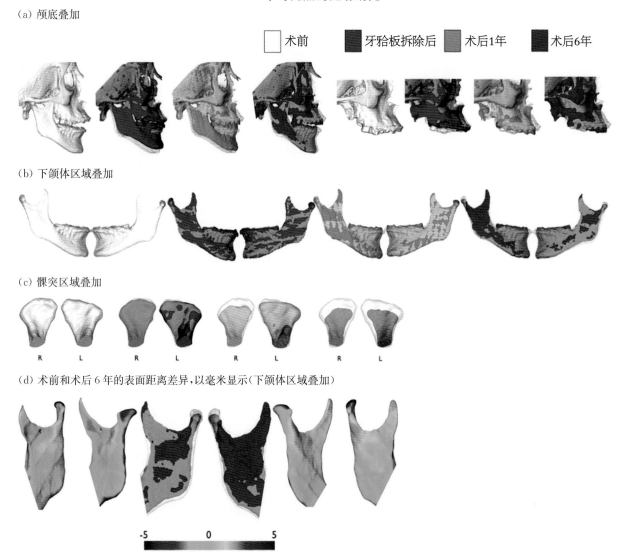

4 个时间点的随访研究

（a）颅底叠加

☐ 术前　■ 牙殆板拆除后　■ 术后1年　■ 术后6年

（b）下颌体区域叠加

（c）髁突区域叠加

R　L　　R　L　　R　L　　R　L　　R　L

（d）术前和术后 6 年的表面距离差异，以毫米显示（下颌体区域叠加）

-5　　0　　5

图 8 - 1　上颌骨上抬手术以矫正开合的纵向研究。术前为白色，术后颌板拆除后为蓝色，术后 1 年为灰色，术后 6 年为红色。基于体素自动配准各时间点的颌骨，以详细评估骨改建和移位随时间的变化情况。(a)颅底叠加显示，在下颌骨旋转移位后，颌板拆除后的 6 年，上颌骨有复发。(b)下颌体区域叠加，以显示下颌整体的变化。注意髁突变化和升支的适应性变化。这些变化从术前到术后，再到 6 年后一直发生。(c)髁突区域的叠加详细地显示了髁突吸收变化的进展。(d)下颌区域的叠加中，左右升支的放大图显示了术前术后 6 年之间的变化。颜色分布图显示了约 5mm 的髁突变化和升支表面的一些变化

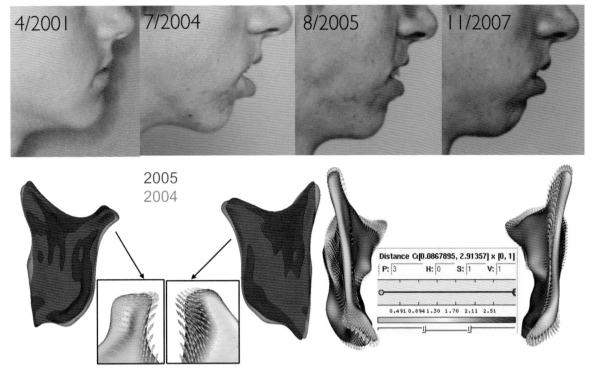

图 8-2 特发性无症状进行性髁突吸收导致面部变化明显。基于表面重建的模型中显示骨骼术前术后,垂直向、横向的差异

TMJ 容易出现众多病理学改变,可以从理论上分为"退行性病变"和"增生性病变"。这些病理学改变可以是显著影响颅面结构并易于识别的,也可以是对专家来说也难以诊断的,如那些病理进展微小有限但有临床相关性的(图 8-2)。在任何情况下,髁突变化的纵向量化通过确定最合适最有益的治疗方法,有可能改善临床决策。

相比身体其他关节,TMJ 比较独特。人体关节骨表面由透明软骨组成,然而 TMJ 的骨表面由纤维软骨组成,因而具有随功能需要而适应改建形态的能力。功能性生理刺激及其对颞下颌关节的积极生化效应,以及导致退行性改变的关节过度负荷之间的阈值界定还有待研究[26-31]。此阈值受多因素影响,包括但不限于关节荷载力的方向和大小[32]、患者的遗传及后天获得(遗传主要是表观遗传)因素如激素和自身免疫。目前病变状态的横断面诊断(核素扫描和正电子发射断层扫描)是高敏感性的。然而它们没有足够的特异性,因为没有用于精确界定的标准正常值。基于 CBCT 的纵向三维量化提供了相对低成本/低辐射技术(与核素扫描和 PET-CT 相比),并且作为额外的生物标志物或风险因子工具,可以在治疗计划上产生显著差异。生物标志物在颞下颌关节疾病诊断中的应用前景广阔,但并不新颖。先前已在具有 TMJ

髁突吸收患者的血液和滑膜液活检中鉴定了几种生物标志物,包括 C 反应蛋白,并且其与病理进展相关[33-35]。这些技术目前仍局限于学术研究,当然它们非常有前景并且将补充已进入临床使用的 CBCT 的信息。

气道评估

最近有相关研究使用 CBCT 评估了气道形态变化与手术时机、生长及其与阻塞性睡眠呼吸暂停的关系[36-42]。然而,鼻咽、上颌窦和鼻旁窦的界限,口咽、口腔和喉的界限在受试者中并不一致。此外,图像采集和气道形状、体积将随动态呼吸过程和头位变化而显著变化。如果在纵向研究中没有再现之前的头位,那么头位差异将导致气道尺寸的变化。纵向研究显示下颌后退并不会导致持续的气道容积变小,前伸下颌装置亦不能导致气道容积的增加,从而有助于睡眠呼吸障碍的纠正(图 8-3)。拔除四个第一前磨牙并内收前牙或下颌骨前移后退量大时,舌骨气道变化较大,但仍在详细研究中。

牙颌畸形与颅面畸形

CBCT 成像可以使我们分析面部不对称以及前后、垂直向、横向差异(图 8-4)。虚拟治疗模拟可用于整形、正颌手术设计及 3D 打印的导板。因计算机辅助颌骨手术(computer-aided jaw surgery,CAS)能

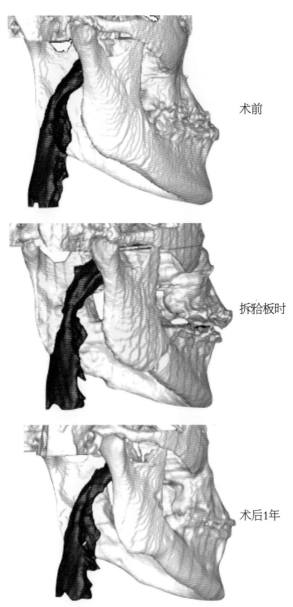

术前

拆殆板时

术后1年

图8-3　下颌后退的术后随访发现，术后拆除导板时，气道在咽腔处狭窄，但在术后1年随访时未发现狭窄

将高精度的虚拟手术设计转移至手术操作中，其在临床上得到越来越多的使用。在复杂病例中，随访CBCT的采集以用于生长观察、治疗进展和术后效果观察，可能有助于评估术后的稳定性[43-58]。

颌骨手术中的CAS系统遵循从图像采集到手术操作中一系列程序，并且包括很多商业化的系统：Medical Modeling（Texas）和 Maxilim（Medicim，Mechelen，Belgium）。这些系统的优势在于，它们不需要外科医师的时间和计算机专业知识。商业公司为了获得服务费，将基于CBCT数据表面建模并配准数字化牙模，进行虚拟手术并打印手术导板。CAS的步骤包括：①数据采集，诊断数据的收集。②图像分割，包括识别图像中的感兴趣区及解剖结构的3D可视化。③诊断，从三维表示的解剖结构中提取信息，如使用镜像平面。④计划和模拟，使用虚拟手术准备数个操作计划并模拟结果。⑤3D打印的手术导板或个性化定制的移植物或假体。⑥术中指导，协助术中实现虚拟计划。

诊断信息的收集

颌骨畸形的诊断基于不同来源的视觉数据：临床检查、3D面相照片、锥形束CT、CT、MRI以及数字化牙模。CAS必须整合不同的数据记录，以形成正畸诊断和制订治疗计划。多模态融合可用于许多商业软件程序：如 3DMD（3DMD，Atlanta，GA）、Maxilim（Mechelen，Belgium）、Dolphin Imaing（Dolphin Imaging & Management Solutions，Chatsworth，CA）、InVivo-Dental（Anatomage，San Jose，CA）和 SimPlant OMS（Materialise，Leuven，Belgium）。CMFA软件（由 Co-Me network 赞助开发[59]）和 3DSlicer[60]（National Alliance for Medical Image Computing，NIH Roadmap）提供了统一的医疗灰阶图处理（CBCT、CT、MRI）、颌骨模型、获取牙列咬合、手术计划、诊断数据（三维头影测量、镜像对称）、计划数据（截骨线、骨块移动位置）、指导数据（配准点和转换）、术后图像等。

解剖结构的分割重建与3D可视化

取得的 DICOM 数据可以导入 3D 图形分析软件并无损导出成其他格式。接下来，在称为"图像分割"的过程中，我们识别出感兴趣的解剖结构。在口腔正畸和正颌外科手术中，分割的目标是获得可用于虚拟计划的硬组织和软组织的三维图形。尽管图像分割已经成为几十年热门的研究领域，但它仍然是图像处理系统中较难、较耗时且迫切需要的步骤之一。没有也不可能存在能有效完成所有分割任务的标准方法。髁突的形态和位置、升支和上颌骨的内表面对于细致的虚拟手术规划至关重要。为了更好地捕捉这些解剖区域的细节，我们的分割程序选择方法使用 ITK-SNAP[61]软件，该软件已获得 NIH 对进一步开放源代码软件开发的持续支持。ITK-SNAP 是基于 NIH 可视化工具包（Visualization Tool Kit，VTK）和图像工具包（Image Tool Kit，ITK）开发的，作为国家生物医学计算中心 NIH 路线图计划的一部分。ITK-SNAP 中的自动分割程序利用两种活动轮廓法，根据 CBCT 图像灰度和边界计算特征图像（图8-5）。第一种方法使活动轮廓减慢强度的近边缘或不连续性。第二个使活动轮廓吸引到均匀强度区域的边界。在

第1部分

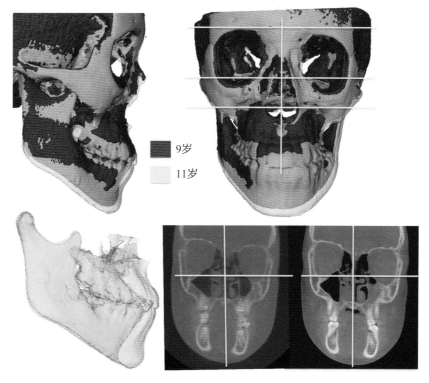

图 8-4　面部不对称患者的诊断,虽然下颌骨相对于颅底显得不对称,但半透明化颌骨仔细检查发现,左右下颌升支非常对称,从断层来看,左眼眶和左上颌窦较右侧生长过度,面部不对称的原因主要位于面中分而不是下颌

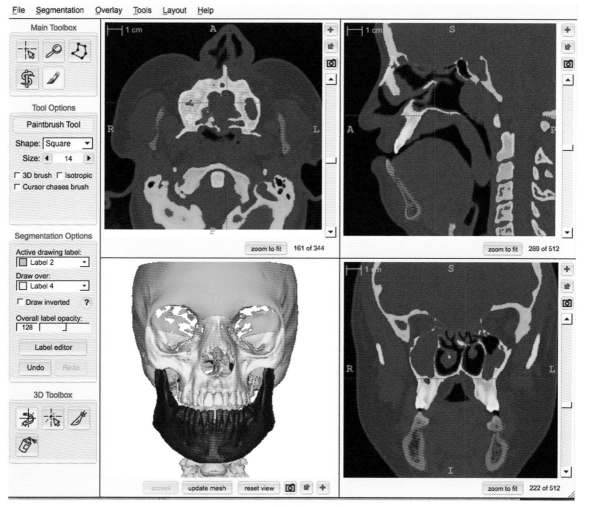

图 8-5　ITK-SNAP 基于表面重建构建三维模型

获得分割结果之后,通常需要手动后处理。去除金属产生的伪影。由于纵向图像分辨率的不足,上下颌通常连在了一起,分割时必须将上下颌、颞下颌关节与颅底分开。因此有人建议在拍摄 CBCT 时,上下颌采取正中合位并咬一块稳定且薄的材料[62]。在配备 1GB 内存的笔记本电脑上,初始网格生成步骤大约需要 15 分钟。后期手动处理通常需要更长的时间,最长可达几小时(下颌的分割可能特别烦琐)。

有两种技术可用于三维可视化解剖结构。第一种是表面渲染,其将物体表面以三角形网格的形式显示,缩放时表面的形状细节不会丢失。此外,其他任何可用三角网格表示的三维结构都可以很容易地导入其中(例如从 CAD 种植体数据库中导入种植体)。第二种是体渲染,基于体素信息直接建立 3D 视图[63]。面渲染的优点是任意缩放下表面结构形状都很精细。大多数 CMF 手术规划软件都使用了面渲染技术。面渲染的一个明显不足是需要中间曲面表示。体渲染的优点是不仅可以在三维空间中直接可视化体积操作,还可以在横截面图像视图中进行可视化。虚拟手术应用在原始图像信息上,但是很难确定组织间的界限,并使部分骨块以适当的颜色/透明度表示来获得所需的颌骨显示。此外,在不同患者和机器中组织显像不同(例如,骨密度随年龄和代谢状态而变化;扫描仪校准存在差异)。虚拟手术在体素渲染中很难模拟。将体渲染和面渲染结合在一起的软件和图形硬件拥有巨大潜力,因为它们能补充颌骨信息并加快渲染过程。

三维头影测量和镜像技术

形态学是研究几何物体形状和形状变化的数学分支。头影测量学是形态测量学的一个子集。临床头影测量分析基于一组点,这些点或解剖学意义或有抽象定义(比如两个点的中点),通过角度和线距来描述面部形态(图8-6)。三维图像中的表面和形状数据提供了基于高阶数学实体(例如曲线和曲面)的新特征。比如,Cutting 和 Subsol 等介绍了用于自动化头影测量的脊曲线概念。脊曲线(也称波峰线)是相关主曲率方向上的最大曲率的轨迹。骨表面的脊线包含了丰富的信息,这些信息常常对应于解剖结构的特征。高曲率线是颅面骨骼的典型参考特征。未来的研究将为颅颌面骨骼的三维测量建立新的标准。这一领域的发展可能导致全面的三维头影测量系统,包括基于面渲染和体渲染的形状测量(图8-7)。未来研究还可能采用四维颌骨信息,这些信息在分析中整合了随时间变化的颌骨信息。一旦应用该技术,将

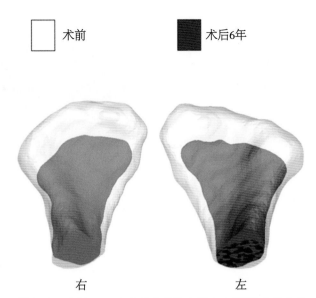

□ 术前　■ 术后6年

右　　　　左

图8-6　在图8-1患者升支的放大图中,下颌髁突的术前(白)和术后6年(红)表面模型的透视图中。当术前和术后1年髁突发生明显的骨骼改建时,髁突的标志点将不可用于术前术后的重叠

可以对术后干预后的意外位置变化进行早期诊断,并在出现进一步并发症之前做出临床决策。

外科规划与模拟

在诊断完成过后,下一步是利用三维重建的解剖模型进行手术规划及虚拟手术。在正颌外科中,矫正性干预指无须外在植入物的手术,重建性干预指需要植入物的手术。在矫正性干预中,为了规划骨块之间的彼此位置并在手术中重新摆正,骨切开位置的决定尤为重要。在重建性干预中,关键在于确定所需植入物的形状,选择合适的植入物并塑形,或使用生物相容材料个性化定制。对于移植物来说,难点在于选择取材位置、塑造移植物的形状并植入合适的位置[66]。

考虑到颅骨解剖结构的复杂性,虚拟骨切开术可以规划切口、钛板钛钉的尺寸及固定位置。骨壁薄(或缺失)的区域,如上颌窦前壁,会在三维网格中产生突兀的不连续,而一些内部结构(如下颌神经管)通常被包含在表面模型中。在进行虚拟截骨术后,可以根据量化的手术计划移动骨块[67-71]。对每一个六自由度(degrees of freedom,DOF)骨块,记录其重新摆正后的位置,以矫正患者的骨骼畸形,同时还要跟踪骨块在 X、Y、Z 轴上的平移和旋转量。骨块的重新定位可以给外科医师提供初步建议,也用于讨论每例患者的三维正畸和外科治疗目标,或用于打印外科导板,前提是 CT 或 CBCT 配准了激光扫描的牙列,并且软件有咬合碰撞检测功能。

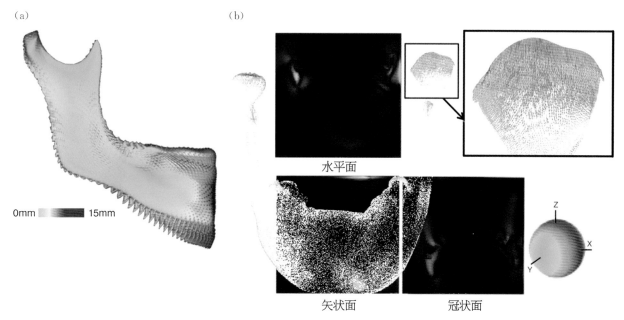

（a）

（b）

水平面

矢状面　　　　　冠状面

图 8-7　用于形状分析的相应表面点的方法。（a）下颌后退手术前后相应表面点之间的矢量。矢量长度的绝对值（mm）以彩色编码图显示。（b）使用基于张量的形态测量法的彩色编码图

软组织变化模拟

骨块重新定位后，面部软组织的预测方法只能是近似模型，因为在如此复杂的几何结构中，连续介质力学方程的设立及求解是不可能的。以下为不同模型：软组织体素的位移是通过相邻硬组织体素的位移来估计的[72]，将骨块位移矢量简单地应用在软组织网格[73]、多层质量弹簧模型[74-76]、有限元模型[77-79]，以及被用来假设软组织形变的质量张量模型[80]。无论如何，现仍然缺乏针对所有方法的全面验证。尚无预测的软组织与术后真实软组织的比较。软件中的手术规划功能通常不能满足上述列举的软组织模拟要求。已经结合到不同软件系统中的其他功能包括：肌肉功能的模拟[81]、牵张成骨[82]，以及四维手术模拟[83]。

术中引导

手术导航

手术中依靠自由手完成骨块的重新定位比较困难。此外，移动骨块时常常视野有限，比如在肿胀的皮肤下。术中很大程度依赖于临床医师的经验和直觉。例如在上颌骨的重新定位中，结合使用牙支持式导板、圆规、尺子以及直觉来确定最终位置。有研究表明在垂直方向上（导板无法起引导作用），骨块移动的可控性较差[84]。虽然手术导板引导了下颌骨相对于上颌骨的位置，但在双颌手术中上下颌骨在面部中的空间位置受导板精度以及垂直向评估的影响。当牙支持式导板引导骨块移位时，细小的导板误差将引起明显的骨块错位。如何在形态各异的患者中精确截骨并预防术中骨折（如翼板、矢状劈开或牙齿间）仍然是个问题。而骨重建过程中，植入物的塑形及植入位置也是问题。术中导航的开发为将手术计划准确地转移到术中实际提供了可能。

实时定位技术

在截骨过程中，不同的定位技术可以记录骨块的位移[85,86]，也各有优缺点：①超声波定位，将三个超声波发射器阵列安装在被定位骨块上，虽然声速会随温度变化而变化，但校准程序非常精细。②磁场定位，由发电机线圈产生均匀磁场，但植入物、仪器或手术台等磁性物体会强烈干扰该系统进而扭曲测量结果。新系统声称能减少这些影响，并且接收器只有针头大小，这可能会引起导航外科电磁定位研究领域的新热潮（比如 3D guidance trakstar，Ascension，Burlington，VT，StealthStation® AXIEM，Medtronic，Louisville，CO，and Aurora，Northern Digital Inc.，Ontario，Canada）。③红外（infrared，IR）光学跟踪装置依靠成对或三对带电耦合装置来检测红外标记的位置，在这些装置中，摄像机和标记之间不能有阻挡。

基于 CBCT 的纵向研究

过去我们利用 CBCT 图像进行了疗效的纵向研究。现在即使有了 3D 模型，在对颅颌面结构进行纵向研究前，还有一些必须克服的关键障碍。

第 8 章

CBCT 的辐射

确定治疗计划和随访时使用 3D 图像的现状引起了人们对辐射剂量的关注,这需要遵循特定的指南而不是不加选择的使用。尽管口腔科 CBCT 的辐射剂量低于常规 CT,但是口腔科检查次数增加的辐射剂量是值得关注的,因为它们仍比 2D 的 X 线检查辐射更多。此外,年轻患者的辐射剂量问题更大,因为该群体对辐射更敏感。

三维表面模型的构建

纵向研究中评估生长、手术矫正程度和术后稳定性需要构建三维表面模型。分割是通过体素数据集的横截面来构成 3D 模型的过程,这仍然是个挑战[87-90]。当面对面部畸形患者的复杂解剖结构时,许多标准自动分割方法都失效。Gerig 等[91]描述的方法解决了这些技术难题,并由 Cevidanes 等改进且于我们的实验室中构建 3D 颅面模型。3D 表面模型可选用不同的颜色标记来选择感兴趣的解剖结构,以用作配准/重叠过程的参考。

图像配准

这是很多成像任务的核心技术。随着 3D 模型的变形,临床广泛使用非刚性(弹性和可变形)配准的两大障碍是计算成本和量化困难[93~95]。非刚性配准可用于比较同一患者不同时期的图像信息,如生长期的儿童,或求得不同患者颌面形态的平均值[96]。非刚性配准指两个配准图像之间不仅仅是六自由度(三个旋转方向和三个平移方向)变化,还包括面部比例和形状的变化。但在纵向评估时[97],即使比较两个图像时应用非刚性配准(包括尺寸和形状变化),为了使配准过程中图像不会扭曲变形,也应只采用旋转和平移。

配准可以基于标志点、模型表面或体素灰度。商业软件目前都有这些配准功能(https://sites. google. com/a/umich. edu/dentistryimage-computing/)。我们已经开发了一种新的全自动体素刚性配准程序[98-100],应用在颅底(用于全面部评估)和区域(用于评估上下颌骨摆正后的位置)以及重叠(图 8-8)。基于体素的配准方法的主要优点是配准不依赖于三维模型的精度。实际上,表面模型常常超出多序列 CT 断层中骨骼边界之外,这有助于基于体素配准过程中自动检测骨骼边界。然而,使用有明确定义的解剖结构标志点进行配准需要为所有灰度值建立三维模型。表面模型仅用于掩盖随生长和治疗而变化的解剖结构参考点。配准程序实际上逐一比较灰度值 CBCT

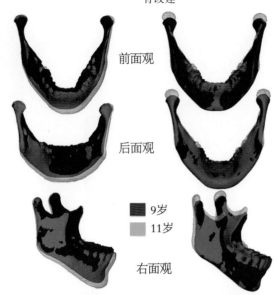

(a) 相对于颅底的下颌移位　　(b) 下颌骨相较于自身的颌骨改建

前面观

后面观

■ 9岁
■ 11岁

右面观

图 8-8　面部不对称患者的纵向随访研究如图 8-4 所示,基底(红色)和 2 年生长观察随访(绿色)的半透明模型于颅底和下颌骨上叠加。(a)相对于颅底,下颌骨向左的生长位移。(b)当于下颌骨体上重叠时,可以看到下颌对称性生长

图像的体素,例如仅包含颅底,以计算两个图像之间的旋转和平移。

颅底的配准/叠加并不能完全确定下颌相对于上颌的运动。未来需要进一步研究不同三维区域叠加的应用情况。现在常规临床中使用此种三维表面模型配准方法仍然相当依赖计算性能并且耗时。我们目前着眼于开发一种简化算法以使表面模型的配准能很快应用于临床中(https://sites. google. com/a/umich. edu/dentistry-image-computing/)。

定量分析

评估骨块摆正后的理想位置、骨重建、骨切开以及钛板钛钉的安置位置等都需要进行精确的定量测量。目前测量的方法如下。

- 体积变化[96]:体积变化反映了大小的增减,但无法体现位置和结构的变化,也无法反映骨吸收和重建的具体位置和方向,而这些都是评估临床结果所需的项目。

- 基于标志点[101]:此种测量方法存在标志点定点相关的误差。在复杂的曲线结构上准确定位三维标志点并以此描述颌面结构并不简单[102]。正如 Bookstein[103] 所指出,对于三个空间平面(冠状面、矢状面和水平面)中的标志点,目前缺乏操作定义的文献。Gunz 等[104] 和 Andresen 等[105]建议使用半标志点法,即标志点加上定义其位置的矢量和相切平面,

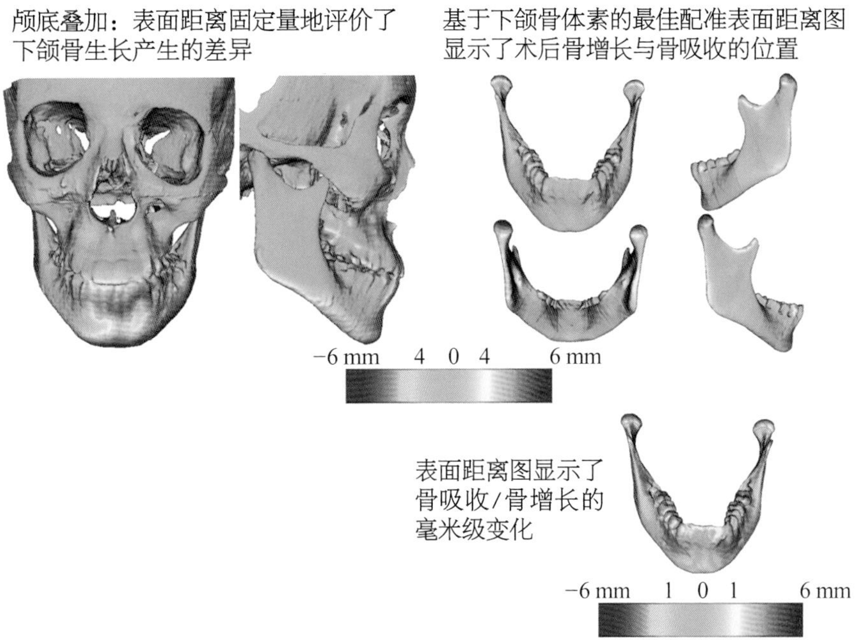

颅底叠加：表面距离固定量地评价了下颌骨生长产生的差异

基于下颌骨体素的最佳配准表面距离图显示了术后骨增长与骨吸收的位置

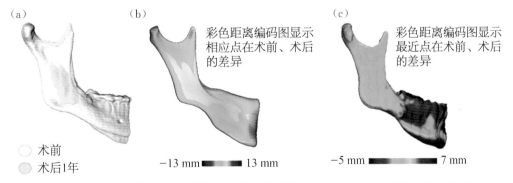

−6 mm　4　0　4　6 mm

表面距离图显示了骨吸收/骨增长的毫米级变化

−6 mm　1　0　1　6 mm

图 8-9　表面模型定量差异分析，基底(红色)和 2 年生长观察随访(绿色)之间的线性距离。在图 8-4 和图 8-8 所示，于患者的颅底和下颌骨上重叠。(a)相对于颅底，下颌骨出现向左约 4 mm 的生长位移。(b)注意到下颌骨的对称性骨改建，髁突约 6 mm。大于 1 mm 变化以黄红色显示，彩色编码图显示了整个下颌骨的骨重建区域

但还必须包括整个曲线和表面的信息。Subsol 等[65]和 Andresen 等[105]为三维曲线面的研究做出重要贡献，他们参考了数万个三维点来定义几何图形。

● 最近点测量：Gerig 等[106]提出的表面之间的最近点测量结果可以用颜色图的变化来显示。然而最近点法测量的是最近距离，而不是两个或多个纵向研究图像上解剖点之间的对应距离(图 8-9)。因此最近点测量法无法量化旋转和较大距离的平移运动，这种方法不能用于纵向研究中的生长及治疗变化，也不能反映适应性改建如术后骨骼的重塑。

● 形状对应关系：SPHARM-PDM 框架[107,108]是作为国家医学图像计算联盟的一部分(NA-MIC，NIH 医学研究路线图)，并应用于颅颌面的 CBCT[109,110]。SPHARM-PDM 是一种基于点云模型的使用参数化边界描述来计算形状的工具。将三维虚拟表面模型转换为相应的球谐函数描述(spherical harmonic description，SPHARM)，然后将其采样到三角面片(SPHARM-PDM)中，与基于最接近点对应(correspondence，CP)的分析相比，此项工作改进了测量结果。该标准分析目前被大多数商业和学术软件使用，但是没有基于解剖学几何图形映射相应的表面，并且通常低估旋转和大的平移运动。CP 彩图测量颌骨移动后相同边界形状之间的最小距离，其可能不是术前术后解剖学上的真实对应边界(图 8-10)。

彩色编码图究竟在测量什么？

(a)　(b)　彩色距离编码图显示相应点在术前、术后的差异　(c)　彩色距离编码图显示最近点在术前、术后的差异

○ 术前
● 术后1年

−13 mm ■■■ 13 mm

−5 mm ■■■ 7 mm

图 8-10　你知道怎么解释彩色编码图吗？于颅底进行叠加。(a)术前(白色)和术后 1 年(蓝色)表面模型的重叠拟合。(b、c)在 1 年的术后模型中显示两种不同类型的彩色编码图。(b)基于对应点的彩色图，反映了(a)中所示的骨骼变化。(c)最近点表面距离彩色图。需要注意的是，由于升支的改建已被标记，最近点颜色图的图案不反映实际的骨改建/位移变化，并且最小化测量了表面变化

第 8 章

结束语

欧洲和美国的协会已经相继提出了 CBCT 在口腔正畸和正颌外科的临床应用指南[111,112]。近年来，用于图像采集的硬件以及用于图像分析的软件不断发展和改进。细致的图像分析需要口腔颌面外科医师、正畸医师、放射科医师和图像分析专家共同开展多学科工作，以正确解读现有临床医师获得的大量信息。

（何东明　王旭东　译）

参考文献

[1] Cevidanes LHS, Bailey LTJ, Tucker Jr. GR, Styner MA, Mol A, Phillips CL, Proffit WR. et al. Superimposition of 3D Cone-beam CT models of orthognathic surgery patients. Dentomaxillofacial Radiol. 2005;34;1 – 9.

[2] Carvalho FdeA, Cevidanes LH, da Motta AT, Almeida MA, Phillips C. Three-dimensional assessment of mandibular advancement 1 year after surgery. Am J Orthod Dentofac Orthop. 2010;137(4Suppl): S53. e1 – S53. e12.

[3] Tucker S, Cevidanes LHS, Styner M, Kim H, Reyes M, Proffit W, Turvey T. Comparison of actual surgical outcomes and 3-dimensional surgical simulations. J Oral Maxillofac Surg. 2010;68(10);2412 – 21.

[4] Molen AD. Considerations in the use of cone-beam computed tomography for buccal bone measurements. Am J Orthod Dentofac Orthop. 2010;137(4 Suppl);S130 – 5.

[5] Leung CC, Palomo L, Griffith R. Hans MG. Accuracy and reliability of cone-beam computed tomography for measuring alveolar bone height and detecting bony dehiscences and fenestrations. Am J Orthod Dentofac Orthop. 2010; 137 (4Suppl);S109 – 119.

[6] Tai K, Hotokezak H, Park JH, Tai H, Miyajima K, Choi M, Kai LM, Mishimah K. Preliminary cone-beam computed tomography study evaluating dental and skeletal changes after treatment with a mandibular Schwarz appliance. Am J Orthod Dentofac Orthop. 2010;138(3);262. e1 – 262. e11.

[7] Becker A, Chaushu C, Casap-Caspi N. Cone-beam computed tomography and the orthosurgical management of impacted teeth. J Am Dent Assoc. 2010;141;14S – 18S.

[8] Botticelli S, Verna C, Cattaneo PM, Heidmann J, Melsen B. Two-versus three-dimensional imaging in subjects with unerupted maxillary canines. Eur J Orthod. 2011;33; 344 – 9.

[9] Katheria BC, Kau CH, Tate R, Chen J-W, English J, Bouquot J. Effectiveness of impacted and supernumerary tooth diagnosis from traditional radiography versus cone beam computed tomography. Ped Dent. 2010;32(4);304 – 309.

[10] Leuzinger M, Dudic A, Giannopoulou C, Killaridis S. Rootcontact evaluation by panoramic radiography and conebeam computed tomography of super-high resolution. Am J Orthod Dentofac Orthop. 2010;137(3);389 – 92.

[11] Tamimi D, ElSaid K. Cone beam computed tomography in the assessment of dental impactions. Semin Orthod. 2009; 15;57 – 62.

[12] Van Elslande D, Heo G, Flores-Mir C, Carey J, Major PW. Accuracy of mesiodistal root angulation projected by conebeam computed tomographic panoramic-like images. Am J Orthod Dentofac Orthop. 2010;137(4 Suppl);S94 – S99.

[13] Shemesh H, Cristescu RC, Wesslink PR, Wu M-K. The use of cone-beam computed tomography and digital periapical radiographs to diagnose root perforations. JOE. 2011;37 (4);513 – 6.

[14] Sherrard JF, Rossouw PE, Benson BW, Carrillo R, Buschang PH. Accuracy and reliability of tooth and root lengths measured on cone-beam computed tomographs. Am J Orthod Dentofac Orthop. 2010;137(4 Suppl);S100 – S108.

[15] Treil J, Braga J, Loubes J-M, Maza E, Inglese J-M, Casteigt J, Waysenson B. 3D tooth modeling for orthodontic assessment. Semin Orthod. 2009;15;42 – 47.

[16] Ahmad M, Hollender L, Anderson Q, Kartha K, Ohrbach RK, Truelove EL, John MT, Schiffman EL. Research diagnostic criteria for temporomandibular disorders (RDC/TMD): development of image analysis criteria and examiner reliability for image analysis. Oral Surg Oral Med Oral Pathol Oral Radiol Endod. 2009;107(6);844 – 60.

[17] Alexiou K, Stamatakis H, Tsiklakis K. Evaluation of the severity of temporomandibular joint osteoarthritic changes related to age using cone beam computed tomography. Dentomaxillofac Radiol. 2009;38(3);141 – 7.

[18] Helenius LM, Hallikainen D, Helenius I, Meurman JH, Könönen M, Leirisalo-Repo M, Lindqvist C. Clinical and radiographic findings of the temporomandibular joint in patients with various rheumatic diseases: A case control study. Oral Surg Oral Med Oral Pathol Oral Radiol Endod. 2005;99;455 – 63.

[19] Koyama J, Nishiyama H, Hayashi T. Follow-up study of condylar bony changes using helical computed tomography in patients with temporomandibular disorder. Dentomaxillofac Radiol. 2007;36;472 – 7.

[20] S. F. Dworkin and L. LeResche, Research diagnostic criteria for temporomandibular disorders: review, criteria, examinations, and specifications, critique. J Craniomandib Disord. 1992;6;301 – 55.

[21] Schiffman EL, Ohrbach R, Truelove EL, Tai F, Anderson GC, Pan W, Gonzalez YM, John MT, Sommers E, List T, Velly AM, Kang W, Look JO. The Research Diagnostic Criteria for Temporomandibular Disorders. V: methods used to establish and validate revised Axis I diagnostic algorithms. J Orofac Pain. 2010;24(1);63 – 78.

[22] Truelove E, Pan W, Look JO, Mancl LA, Ohrbach RK, Velly AM, Huggins KH, Lenton P, Shiffman EL. The Research Diagnostic Criteria for Temporomandibular Disorders. III: validity of Axis I diagnoses. J Orofac Pain. 2010;24 (1);35 – 47.

[23] Schiffman EL, Truelove EL, Ohrbach R, Anderson GC, John MT, List T, Look JO. The Research Diagnostic Criteria for Temporomandibular Disorders. I: overview and methodology for assessment of validity. J Orofac Pain. 2010;24(1);7 – 24.

[24] Kapila S, Conley RS, Harrell Jr WE. The current status of cone beam computed tomography imaging in orthodontics. Dentomaxillofac Radiol. 2011;40;24 – 34.

[25] Bryndahl F, Eriksson L, Legrell PE, Isberg A. Bilateral

TMJ disk displacement induces mandibular retrognathia. J Dent Res. 2006;85:1118 - 23.

[26] Ishida T, Yabushita T Soma K. Effects of a liquid diet on temporomandibular joint mechano-receptors. J Dent Res. 2009;88(2):187 - 91.

[27] Blumberg TJ, Natoli RM, Athanasiou KA. Effects of doxycycline on articular cartilage GAG release and mechanical properties following impact. Biotechnol Bioeng. 2008; 100 (3):506 - 15.

[28] Burgin LV, Aspden RM. Impact testing to determine the mechanical properties of articular cartilage in isolation and on bone. J Mater Sci Mater Med. 2008;19(2):703 - 11.

[29] Roemhildt ML, Coughlin KM, Peura GD, Badger GJ, Churchill D, Fleming BC Beynnon BD. Effects of increased chronic loading on articular cartilage material properties in the lapine tibio-femoral joint. J Biomech. 2010; 43 (12): 2301 - 8.

[30] Scott CC, Athanasiou KA. Mechanical impact and articular cartilage. Crit Rev Biomed Eng. 2006;34(5), 347 - 78.

[31] Verteramo A, Seedhom BB. Effect of a single impact loading on the structure and mechanical properties of articular cartilage. J Biomech. 2007;40(16):3580 - 9.

[32] Gallo LM, Gössi DB, Colombo V, Palla S. Relationship between kinematic center and TMJ anatomy and function. J Dent Res. 2008;87(8):726 - 30.

[33] Fredriksson L, Alstergren P. Kopp S. Tumor necrosis factoralpha in temporomandibular joint synovial fluid predicts treatment effects on pain by intra-articular glucocorticoid treatment. Mediators Inflamm. 2006(6):594.

[34] Nordahl S, Alstergren P, Eliasson S, Kopp S. Radiographic signs of bone destruction in the arthritic temporomandibular joint with special reference to markers of disease activity. A longitudinal study. Rheumatol (Oxford). 2001; 40 (6): 691 - 4.

[35] Alstergren P and Kopp S. Prostaglandin E2 in temporomandibular joint synovial fluid and its relation to pain and inflammatory disorders. J Oral Maxillofac Surg. 2000;58(2): 180 - 88.

[36] Abramson Z, Susarla SM, Lawler M, Bouchard C, Troulis M, Kaban LB. Three-dimensional computed tomographic airway analysis of patients with obstructive sleep apnea treated by maxillomandibular advancement. J Oral Maxillofac Surg. 2011;69(3):677 - 86.

[37] Schendel S, Powell N, Jacobson R. Maxillary, mandibular, and chin advancement: treatment planning based on airway anatomy in obstructive sleep apnea. J Oral Maxillofac Surg. 2011;69(3):663 - 76.

[38] Iwasaki T, Saitoh I, Takemoto Y, Inada E, Kanomi R, Hayasaki H, Yamasaki Y. Evaluation of upper airway obstruction in Class II children with fluid-mechanical simulation. Am J Orthod Dentofacial Orthop. 2011; 139 (2): e135 - 45.

[39] Schendel SA, Hatcher D. Automated 3-dimensional airway analysis from cone-beam computed tomography data. J Oral Maxillofac Surg. 2010;68(3):696 - 701.

[40] Conley RS. Evidence for dental and dental specialty treatment of obstructive sleep apnoea. Part 1: the adult OSA patient and Part 2: the paediatric and adolescent patient. J Oral Rehabil. 2011;38(2):136 - 56.

[41] Lenza MG, Lenza MM, Dalstra M, Melsen B, Cattaneo PM. An analysis of different approaches to the assessment of upper airway morphology: a CBCT study. Orthod Craniofac Res. 2010;13(2):96 - 105.

[42] El H, Palomo JM. Measuring the airway in 3 dimensions: a reliability and accuracy study. Am J Orthod Dentofacial Orthop. 2010;137(4 Suppl):S50. e1 - 9; discussion S50 - 2.

[43] Agarwal R. Anthropometric evaluation of complete unilateral cleft lip nose with cone beam CT in early childhood. J Plast Reconstr Aesthet Surg. 2011 March 24.

[44] Behnia H, Khojasteh A, SoleimaniM, Tehranchi A, Atashi A. Repair of alveolar cleft defect with mesenchymal stem cells and platelet derived growth factors: a preliminary report. J Craniomaxillofac Surg. 2011 March 17.

[45] Dalessandri D, Laffranchi L, Tonni I, Zoti F, Piancino MG, Paganelli C, Bracco P. Advantages of cone beam computed tomography (CBCT) in the orthodontic treatment planning of cleidocranial dysplasia patients: a case report. Head Face Med. 2011;27:7 - 6.

[46] Ebner FH, Kürschner V, Dietz K, Bültmann E, Nägele T, Honegger J. Craniometric changes in patients with acromegaly from a surgical perspective. Neurosurg Focus. 2010;29(4): E3.

[47] Edwards SP. Computer-assisted craniomaxillofacial surgery. Oral Maxillofac Surg Clin North Am. 2010;22(1): 117 - 34.

[48] Jayaratne YSN, Zwahllen RA, Lo J, Cheung LK. Threedimensional color maps: A novel tool for assessing craniofacial changes. Surg Innov. 2010;17:198 originally published online 11 June 2010.

[49] Kim Y-I, Park S-B, Son W-S, Hwang D-S. Midfacial softtissue changes after advancement of maxilla with Le Fort I osteotomy and mandibular setback surgery: comparison of conventional and high Le Fort osteotomies by superimposition of cone-beam computed tomography volumes. J Oral Maxillofac Surg. 2011 April 14.

[50] Abou-Elfetouh A, Barakat A, Abdel-Ghany K. Computedguided rapid-prototyped templates for segmental mandibular osteotomies: a preliminary report. Int J Med Robot. 2011 March 16.

[51] Lloyd TE, Drage NA, Cronin AJ. The role of cone beam computed tomography in the management of unfavourable fractures following sagittal split mandibular osteotomy. J Orthod. 2011;38(1):48 - 54.

[52] Gateno J, Xia JJ, Teichgraeber JF. New 3-dimensional cephalometric analysis for orthognathic surgery. J Oral Maxillofac Surg. 2011;69(3):606 - 22.

[53] Almeida RC, Cevidanes LH, Carvalho FA, Motta AT, Almeida MA, Styner M, Turvey T, Proffit WR, Phillips C. Soft tissue response to mandibular advancement using 3D CBCT scanning. Int. J Oral Maxillofac Surg. 2011;40(4): 353 - 9.

[54] Cevidanes LHC, Tucker S, Styner M, Kim H, Chapuis J, Reyes M. Proffit W, Turvey T, Jaskolka M. Threedimensional surgical simulation. Am J Orthod Dentofac Orthop. 2010;138(3):361 - 71.

[55] Orentlicher G, Goldsmith D, Horowitz A. Applications of 3-dimensional virtual computerized tomography technology in oral and maxillofacial surgery: current therapy. J Oral Maxillofac Surg. 2010;68(8):1993 - 59.

[56] Jayaratne YS, Zwahlen RA, Lo J, Tam SC, Cheung LK. Computer-aided maxillofacial surgery: an update. Surg Innov. 2010;17(3):217 - 25.

[57] Popat H, Richmond S. New developments in: threedimensional planning for orthognathic surgery. J Orthod. 2010;37 (1):62 - 71.

第 8 章

[58] Schendel SA, Lane C. 3D orthognathic surgery simulation using image fusion. Semin Orthod. 2009;15:48 – 56.

[59] CMFApp software (http://co-me. ch/) accessed as of March 16, 2016.

[60] 3DSlicer software (http://www. slicer. org/) accessed March 16, 2016.

[61] Yushkevich PA, Piven J, Hazlett HC, Smith RG, Ho S, Gee JC, et al. User-guided 3D active contour segmentation of anatomical structures: significantly improved efficiency and reliability. Neuroimage. 2006;31(3):1116 – 28.

[62] Swennen GR, Mollemans W, De Clercq C, Abeloos J, Lamoral P, Lippens F, et al. A Cone-Beam Computed Tomography Triple Scan Procedure to Obtain a Three-Dimensional Augmented Virtual Skull Model Appropriate for Orthognathic Surgery Planning. J Craniofac Surg. 2009; 20(2):297 – 307.

[63] Pommert A, Riemer M, Schiemann T, Schubert R, Tiede U, Hohne KH. Three-Dimensional Imaging in Medicine: Methods and Applications. R Taylor, S Lavallee, G Burdea, and R Mosges, Eds. Computer Integrated Surgery MIT Press Cambridge, MA. 1996;155 – 74.

[64] Cutting CB, Bookstein FL, Taylor RH. Applications of Simulation, Morphometrics, and Robotics in Craniofacial Surgery. R Taylor, S Lavallee, G Burdea, and R Mosges, editors, Computer Integrated Surgery MIT press Cambridge, MA, 1996;641 – 62.

[65] Subsol G, Thirion JP, Ayache N. A scheme for automatically building three-dimensional morphometric anatomical atlases: application to a skull atlas. Med Image Anal. 1998;2(1):37 – 60.

[66] Chapuis J. Computer-Aided Cranio-Maxillofacial Surgery. PhD thesis, University of Bern. 2006.

[67] Chapuis J, Schramm A, Pappas I, Hallermann W, Schwenzer-Zimmerer K, Langlotz F, et al. A new system for computer-aided preoperative planning and intraoperative navigation during corrective jaw surgery. IEEE Trans Inf Technol Biomed. 2007;11(3):274 – 87.

[68] De Momi E, Chapuis J, Pappas I, Ferrigno G, Hallermann W, Schramm A, et al. Automatic extraction of the mid-facial plane for cranio-maxillofacial surgery planning. Int J Oral Maxillofac Surg. 2006;35(7):636 – 42.

[69] Krol Z, Chapuis J, Schwenzer-Zimmerer K, Langlotz F, Zeilhofer HF. Preoperative planning and intraoperative navigation in the reconstructive craniofacial surgery. J Med Inform Tech. 2005;9:83 – 9.

[70] Chapuis J, Langlotz F, Blaeuer M, Hallermann W, Schramm A, Caversaccio M. A Novel Approach for Computer-Aided Corrective Jaw Surgery. 3rd International Conference on Computer-Aided Surgery around the Head, Berlin, Germany, 2005 August.

[71] Chapuis J, Ryan P, Blaeuer M, Langlotz F, Hallermann W, Schramm A, et al. A new approach for 3D computer-assisted orthognathic surgery-first clinical case. Computer Assisted Radiology and Surgery, Berlin, Germany. 2005 June.

[72] Schutyser F, Van Cleynenbreugel J, Ferrant M, Schoenaers J, Suetens P. Image-based 3D planning of maxillofacial distraction procedures including soft tissue implications. Med Image Comput Comput-Assist Intervent. 2000;1935: 999 – 1007.

[73] Xia J, Samman N, Yeung RW, Shen SG, Wang D, Ip HH, et al. Three-dimensional virtual reality surgical planning and simulation workbench for orthognathic surgery. Int J Adult Orthod Orthognath Surg. 2000;15(4):265 – 82.

[74] Teschner M, Girod S, Girod B. 3-D simulation of craniofacial surgical procedures. Stud Health Technol Inform. 2001;81: 502 – 8.

[75] Keeve E, Girod B, Girod S. Computer-Aided Craniofacial Surgery. HU Lemke (Ed.) Computer Assisted Radiology. Paris, France, 1996.

[76] Mollemans W, Schutyser F, Nadjmi N, Maes F, Suetens P. Predicting soft tissue deformations for a maxillofacial surgery planning system: from computational strategies to a complete clinical validation. Med Image Anal. 2007;11(3): 282 – 301.

[77] Westermark A, Zachow S, Eppley BL. Three-dimensional osteotomy planning in maxillofacial surgery including soft tissue prediction. J Craniofac Surg. 2005;16(1):100 – 4.

[78] Chabanas M, Luboz V, Payan Y. Patient specific finite element model of the face soft tissues for computer-assisted maxillofacial surgery. Med Image Anal. 2003;7(2):131 – 51.

[79] Schendel SA, Montgomery K. A web-based, integrated simulation system for craniofacial surgical planning. Plast Reconstr Surg. 2009;123(3):1009 – 1106.

[80] Keeve E, Girod S, Kikinis R, Girod B. Deformable modeling of facial tissue for craniofacial surgery simulation. Comput Aided Surg. 1998;3(5):228 – 38.

[81] Zachow S, Gladilin E, Zeilhofer HF, Sader R. Improved 3D Osteotomy Planning in Craniomaxillofacial Surgery. Medical Image Computing and Computer-Assisted Intervention: 4th International Conference Ultrecht, The Netherlands, 2001 October.

[82] Gladilin E, Zachow S, Deuflhard P, Hege HC. Anatomy- and physics-based facial animation for craniofacial surgery simulations. Med Biol Eng Comput. 2004;42(2):167 – 70.

[83] Gateno J, Teichgraeber JF, Xia JJ. Three-dimensional surgical planning for maxillary and midface distraction osteogenesis. J Craniofac Surg. 2003;14(6):833 – 9.

[84] Vandewalle P, Schutyser F, Van Cleynenbreugel J, Suetens P. Modeling of Facial Soft Tissue Growth for Maxillofacial Surgery Planning Environments. IS4TH. 2003;27 – 37.

[85] Langlotz F. Localizers and trackers for computer assisted freehand navigation. In: F. Picard, L-P Nolte, A. M. Digiola, B. Jamaraz, editors, Hip and Knee Surgery-Navigation, Robotics, and Computer Assisted Surgical Tools, pp. 51 – 53. Oxford University Press, 2004.

[86] Kim H, Jurgen P, Krol Z, Caversaccio M, Nolte LP, Zeilhofer HF, Gonzales MA. Clinical applications of computer-aided planning and navigation system for cranio-maxillofacial surgery. CAS-H 2009. Leipzig, Germany, Book of Abstracts.

[87] Adams R, Bischof L. 'Seeded Region Growing,' IEEE Trans Pattern Anal Machine Intellig. 1994;16:641 – 7.

[88] Ma WY, Manjunath BS. 'Edge Flow: A Technique for Boundary Detection and Image Segmentation,' IEEE Trans. Image Process. 2000;9:1375 – 88.

[89] Lie WN. 'Automatic Target Segmentation by Locally Adaptive Image Thresholding, IEEE Trans. Image Process. 1995;4: 1036 – 41.

[90] Moon N, Bullitt E, Leemput K, Gerig G. Model-Based Brain and Tumor Segmentation, Proc. 16th Int Conf on Pattern Recognition ICPR 2002, editors: R. Kasturi, D. Laurendeau, C. Suen, IEEE Computer Society, Aug. 2002, pp. 528 – 31.

第
1
部
分

[91] Gerig G, Prastawa M, Lin W, Gilmore J. 'Assessing Early Brain Development in Neonates by Segmentation of High-Resolution 3T MRI', SHORT PAPER, Lecture Notes in Computer Science LNCS ♯2879, pp. 979 - 80, Nov. 2003.

[92] Crum WR, Hartkens T, Hill DL. Non-rigid image registration: theory and practice. Br J Radiol. 2004;77 Spec No 2:S140 - 53.

[93] Christensen GE, Rabbitt RD, Miller MI. Deformable templates using large deformation kinematics. IEEE Trans Image Process. 1996;5:1435 - 47.

[94] Rueckert D, Sonoda LI, Hayes C, Hill DLG, Leach MO, Hawkes DJ. Nonrigid registration using free-form deformations: application to breast MR images. IEEE Trans Med Imag. 1999;18:712 - 21.

[95] Hajnal JV, Hill DLG, Hawkes DJ, editors. In: Medical image registration. CRC Press Boca Raton, 2001.

[96] Thompson PM, MacDonald D, Mega MS, Holmes CJ, Evans AC, Toga AW. Detection and mapping of abnormal brain structure with a probabilistic atlas of cortical surfaces. J Comput Assist Tomogr. 1997; 21:567 - 81.

[97] Maes F, Collignon A, Vandermeulen D, Marchal G, Suetens P. Multimodality image registration by maximization of mutual information. IEEE Trans Med Imag. 1997;16:187 - 98.

[98] Cevidanes LHS, Bailey LTJ, Tucker Jr. GR, Styner MA, Mol A, Phillips CL, Proffit WR, et al. Superimposition of 3D Cone-beam CT models of orthognathic surgery patients. Dentomaxillofacial Radiol. 2005;34:1 - 9.

[99] Cevidanes LHS, Phillips CL, Tulloch, JFC, Proffit WR. Superimposition of 3D Cone-beam CT Models of Orthognathic Surgery Patients. In: McNamara JA (Ed.) 3D Imaging. Moyers Symposium Series, 2005.

[100] Cevidanes LHS, Styner MA, Proffit WR. Image analysis and superimposition of 3D cone-beam CT models. Am J Orthod Dentofacial Orthop. 2006;129(5):611 - 8.

[101] Rohr K. Landmark-based image analysis: using geometric and intensity models. Volume 21 of Computational Imaging and Vision Series. Dordrecht, Boston, London: Kluwer Academic Publishers, 2001.

[102] Dean D, Hans MG, Bookstein FL and Subramanyan K. Three-dimensional Bolton-Brush Growth Study landmark data: ontogeny and sexual dimorphism of the Bolton Standards cohort. Cleft Palate Craniofac J. 2000;37:145 - 55.

[103] Bookstein FL. Morphometric tools for landmark data (1st edn.) Cambridge University Press, Cambridge (1991), p.

435.

[104] Gunz P, Mitteroecker P, Bookstein FL. Semi-landmarks in three dimensions. In: Slice DL, editor. Modern morphometrics in physical anthropology. New York: Kluwer Academic Publishers, 2004.

[105] Andresen R, Bookstein FL, Conradsen K, Ersboll BK, Marsh JL, Kreiborg S. Surface-bounded growth modeling applied to human mandibles. IEEE Trans Med Imag. 2000;19:1053 - 63.

[106] Gerig G, Jomier M, Chakos M. Valmet: a new validation tool for assessing and improving 3D object segmentation. In: Niessen W, Viergever M (Eds). MICCAI 2001: Proceedings of the International Society and Conference Series on Medical Image Computing and Computer-Assisted Intervention: 2001 Oct 14 - 17: Utrecht, Netherlands. Berlin: Springer; 2001. pp.516 - 528.

[107] Styner M, Oguz I, Xu S, Brechbuhler C, Pantazis D, Levitt J, Shenton ME, Gerig G. Framework for the statistical shape analysis of brain structures using Spharm-PDM. Special edition open science workshop at MICCAI. Insight J 2006;1 - 7. Available at: http://hdl.handle.net/1926/215.

[108] Gerig G, Styner M, Jones D, Weinberger D, Lieberman J. Shape analysis of brain ventricles using Spharm. MMBIA Proceedings. IEEE 2001: 171 - 8.

[109] Paniagua B, Cevidanes L, Walker D, Zhu H, Guo R, Styner M. Clinical application of SPHARM-PDM to quantify temporomandibular joint arthritis. Comput Med Imaging Graph. 2011;35(5):345 - 52.

[110] Paniagua B, Cevidanes L, Zhu H, Styner M. Outcome quantification using SPHARM-PDM toolbox in orthognathic surgery. Int J Comput Assist Radiol Surg. 2011;6(5):617 - 26.

[111] European Commission. Item 4.2 the Developing Dentition in Protection Radiation No. 172. Cone Beam CT for Dental and Maxillofacial Radiology (Evidence-based Guidelines). (2011), pp. 45 - 56 Available at: http://ec.europa.eu/energy/ nuclear/radiation _ protection/doc/publication/172. pdf Accessed Jan 4, 2014.

[112] American Academy of Oral and Maxillofacial Radiology: Evans CA, Scarfe WC, Ahmad M, Cevidanes LHS, Ludlow JB, Palomo JM, Simmons KE, White, SC. Clinical recommendations regarding use of cone beam computed tomography in orthodontic treatment. Position statement by the American Academy of Oral and Maxillofacial Radiology. Oral Surg Oral Med Oral Pathol Oral Radiol. 2013;116:238 - 57.

第 8 章

第 9 章
心理评估及躯体变形障碍
Psychological Evaluation and
Body Dysmorphic Disorder

Katharin A. Phillips and Canice E. Crerand

引言

　　正颌外科医师需要熟悉一种临床多见且严重的体象障碍病症——躯体变形障碍（body dysmorphic disorder，BDD）。此类患者认为自己身体的某部分外形异常甚至畸形，而实际情况却常常并非如此。大多数 BDD 患者通过寻求整形手术，包括正颌外科手术，来改善他们认为的外形缺陷。然而有数据表明，整形治疗通常无法改善 BDD 相关症状，而且此类患者常常对治疗效果不满意。事实上，即使术后改善明显，一部分 BDD 患者仍然对治疗结果相当不满意，以至于将医师诉诸法庭甚至暴力威胁。

　　本章将介绍 BDD 的患病率、临床特征、典型病例、无效及有效的治疗手段。另外还将对外科医师如何应对该类患者，以求达到患者及医师双方满意的结果进行讨论。

BDD 的患病率

　　三项全国性流行病学调查结果表明，BDD 在总人群中患病率为 1.7%～2.4%[1-3]。在针对大学生群体的抽样调查中，BDD 患病率为 1.3%～13%[4-9]。据报道，在美容外科及皮肤科患者人群中，BDD 患病率较高，这部分归因于 BDD 患者常常通过寻求美容治疗改善他们认为的"外形缺陷"[10-13]。在皮肤科患者抽样中，BDD 患病率为 6.7%～14%[14-17]。在美国美容外科患者抽样调查中，BDD 患病率为 7%～8%[18,19]；而在国际美容患者人群中，有报道称 BDD 患病率为 2.9%～5.3%[20-33]。这些调查结果的差异，部分归因于调查方法上的差异，如临床面谈、自评量表及其他验证方法对 BDD 症状的评价差异，部分归因于样本量较小及选择性偏倚等。尽管如此,但这些研究提示了BDD在求美者中更为常见。

一些病例报道描述了在口腔科治疗[33,34]及颌面外科手术[35,36]中存在的BDD患者。其中一项研究表明在40例成年正畸患者中,7.5%的患者存在BDD[37]。在口腔科美容患者的一项研究中,91例患者中BDD患病率为9.5%[38]。一项针对30例正颌患者的前瞻性研究未发现有患者达到BDD诊断标准[39],但另一项更大样本量的研究报道在160例颌面部手术患者中,BDD患病率达到10%[27]。由于此类患者常常对治疗效果不甚满意,这些研究结果更加强调了临床医师充分理解BDD及其临床表现的重要性。

BDD的定义及临床特征

BDD的定义

躯体变形障碍(也称畸形恐惧症)指个体在客观上身体外表不存在缺陷或仅存在轻微缺陷,但其自身想象出畸形存在或将轻微缺陷夸大[40]。患者常常使用"丑陋的""无吸引力""可憎的""恐怖的"等词语来描述自己"缺陷"的身体部位。BDD的诊断标准需包括患者对自身外表缺陷的先占观念并导致临床上显著的苦恼、精神社会交往障碍(如社交、学业、职业)等。另外,患者需有一种或多种过度重复的"担忧"自身外表的行为,如过度频繁照镜子、过度梳洗、重复寻求别人对自己外表的评价、频繁比较自己与他人的外貌等。

易受关注的身体部位

BDD患者的先占观念大多数涉及脸部及头部。但是,全身任何部位均可成为患者抱怨的焦点,而且抱怨多个身体部位的患者也不少见[41]。皮肤(瘢痕、粉刺、色泽、皱纹、斑点等)、发质(稀疏、质地及色泽)、鼻子(大小及外形)是最常见的抱怨原因[41]。在两项研究(病例数分别为200、180)中,17%的患者先占观念涉及颏部及上下颌外形,20%的患者抱怨牙齿外形,还有6%的患者抱怨嘴巴外形[41,42]。另外,还有14%的患者担忧脸部总体外形,12%的患者抱怨脸部大小及形态比例问题,包括颏部及上下颌区域。25%以上的BDD患者会有至少一处面部不对称(如双眼不对称、颌中线偏移)的担忧[43]。

BDD的主要症状

先占观念及苦恼

BDD患者对于身体某些部位的"厌恶"情绪常常

是侵入性、难以摆脱并令人苦恼的。这种情绪常常伴随患者一天中平均3～8小时,甚至有时会占据患者大部分清醒时间。因此,这种情绪有时也被称为"强迫症"。这种先占观念常常难以阻挡或控制[44,45],还会激发患者焦虑、压抑、羞耻、抑郁及其他负面情绪。

自知力

与外科医师特别相关的是,大多数BDD患者在接受有效的治疗前,缺乏甚至缺失自知力。也就是说,大多数BDD患者坚信他们对自己身体外形的"缺陷"理解是准确无误的(也称为妄想思维)[41,42]。就算其他人告诉BDD患者"缺陷"并不存在,他们也不相信别人的观点。最终结果是,许多BDD患者不认为他们心理有问题,拒绝心理治疗并转而寻求整形美容。

过度重复行为

对外表的先占观念和痛苦的情绪驱使患者进行过度的、重复的(有时称为"强迫性"的)行为[44,45]。几乎所有BDD患者在疾病进展过程中的某段时间内,平均每天消耗3～8小时不断重复这些难以控制且耗费时间的行为[44,45]。尽管患者主观上是为了减轻情绪困扰而进行这些行为,但这事实上常常会加剧他们的痛苦。

这些重复行为通常是可观察到的动作,但也可能是心理活动[41,42]。最常见的心理活动是将自己不喜欢的身体部位与他人(包括外科医师和他/她的助手)的同一部位进行比较。常见的过度行为包括通过照镜子、其他光面物体表面或直接近距离查看自己不喜欢的身体部位;过度梳洗(例如剪发、造型或剃须);向他人寻求安慰或对自己某处身体部位的评价;并禁不住寻求和(或)接受整容手术[41,42]。其他行为包括强迫性皮肤搔抓(去除粉刺)和拔头发,反复接触并查看不喜欢的身体部位,过度频繁换衣服(为了更有效地伪装不喜欢的部位),强迫性购物(例如化妆品、护肤或护发产品、衣服以尽量减少"身体缺陷"),节食,过度锻炼增肌等[41,42]。大约1/4的患者强迫性晒肤(使皮肤变黑),这可能导致皮肤晒伤并增加患皮肤癌的风险[45]。超过90%的BDD患者常常通过戴帽子、化妆、戴太阳镜、改变发型、换衣服、改变姿势等方法掩饰自身的"缺陷",甚至可以每天补妆20次以上。

社会心理功能与生活质量

BDD患者通常具有非常差的社会心理功能和生活质量[46]。在这方面的标准化测量中,BDD患者通常得分较低,且低于正常值几倍标准差[46]。BDD症状越重,其社会心理功能和生活质量越差[46]。社会心理功能损伤可以表现为从中等(躲避约会和一些社会活动,但可以参加一部分社交活动,可以上学)到重度损伤或无法独立生活(无法参加工作,无法上学,无法和他人交往等)[45]。几乎有 1/3 的 BDD 患者曾经完全待在家里至少一周;甚至有些患者因为自己觉得丑陋而待在家里数年之久[45]。接近 40% 的 BDD 患者曾经因精神问题住院治疗,且超过 1/4 的患者住院的主要原因就是 BDD。

BDD 的其他相关特征

牵连观念

大多数 BDD 患者存在牵连妄想症(也称为牵连观念)[41,42]。这包括当别人在谈话、模仿或看着 BDD 患者时,他们总会错误地认为其他人在取笑自己的容貌或体型[41]。

其他相关症状

BDD 患者通常还具有自卑、社交恐惧及逃避症、焦虑和抑郁等相关症状[45,47]。许多患者担心其他人对自己评头论足,对自己的容貌感到羞耻[45]。

自杀行为

在临床上和流行病学抽样调查中,BDD 患者自杀意念与自杀企图都很高[3,41,48]。患者经常将自己的自杀归因于 BDD 造成的痛苦。尽管有数据表明 BDD 患者中最终实现自杀的概率较低,但其自杀率仍然显著高于抑郁症患者、双相情感障碍及其他严重精神障碍患者。

伴随的其他病症

最常见的其他伴随病症主要有抑郁症、药物依赖症(通常是在 BDD 导致痛苦后患者自行服用药物)、社交焦虑障碍和强迫症[41,50]。

初次发病年龄及疾病进程

BDD 患者通常在青春期早期发病;2/3 的患者在18 岁之前发病[51]。这类疾病通常进展缓慢,但有较高的复发率[52]。然而,大多数 BDD 患者在接受有循证依据支持的精神治疗(见下文)后,其症状会得到明显改善。

典型 BDD 病例

J 是一名 35 岁的单身白种人男性。自青春期早期以来,他一直固执地认为他的"颌部和颏部看起来很滑稽"。他坚信自己的颌部和颏部太突出,而导致整个面部比例失常。即使其他人告诉 J 他看起来很正常,J 仍然坚信自己看上去很像一个怪人。他每天花费 6～7 小时去思考所谓的"缺陷",并且每天用 4～5 小时比较自己和他人的颌部和颏部形态,不断询问朋友他看起来是否正常,重复照镜子检查自己的颌部和颏部,摆弄不同的姿势使颌部和颏部看起来更好。由于这些先占观念的困扰,J 变得焦虑和沮丧,并且认为人生了无生趣。他发现自己很难集中精力完成自己的工作。由于整天照镜子,他经常上班迟到,工作表现也急剧下降。由于 J 不想让别人看到自己,认为别人总在嘲笑自己的颌部和颏部,因此他逃避了很多社交活动。J 咨询了 5 名外科医师,没有一位同意实施他要求的治疗方法。

BDD 的治疗

美容治疗

由于 BDD 患者通常为自己所认为的"外形缺陷"所困扰,并且缺乏自知力,所以许多患者常常会寻求美容整形治疗。美容外科手术和皮肤科治疗[10～13]是 BDD 患者最愿意寻求并接受的治疗手段。一项针对250 例 BDD 患者的研究表明,76% 的患者试图寻求美容外科手术去治疗他们认为的"缺陷",而 66% 的患者实际已经接受了美容外科治疗[12]。其中皮肤科治疗如局部痤疮剂,美容外科手术如鼻整形术、颌骨手术等,是最为常见并被接受的治疗手段。另外还有口腔科治疗如牙齿美白、口腔外科及牙齿矫治等。与临床报道的"多次手术上瘾者"[53]"整形手术狂"[54]相同,BDD 患者常常接受多次美容手术,有时甚至是相同的手术[56]。一部分患者由于极其渴望矫正"缺陷",甚至痴迷于"自己动手做手术",或者伤害自己(比如用榔头敲碎自己的鼻骨)以求进行手术[12,45,56]。

几乎没有证据能表明美容整形手术可以改善BDD,而且 BDD 患者经常对手术治疗效果表示不满意[10,12,13,45,55,56]。虽然 BDD 患者可能认为手术对身体"缺陷"有临时改善作用[55],但是随着时间的推移,美容手术通常不会对 BDD 患者产生任何改变,甚至更糟糕的是,可能会导致 BDD 症状进一步恶化[10,53,55,56]。例如,在一项针对 BDD 患者美容治疗的研究中,528 例手术中只有 3.6% 的患者术后 BDD 总体症状得到改善[10]。另一项相似的研究发现,虽然43% 的 BDD 患者术后外形及先占观念得到临时改善,但这些效果持续时间不长,87 例手术中只有2.3% 的患者 BDD 总体症状得到了长期改善[55]。这种术后短期效果与长期效果评价的差异,以及对手术部位局部外形改善与对 BDD 总体症状的改善差异，可能归因于部分患者通常对多个身体部位感到不满[41]。当某个身体部位接受手术后，患者对其他未经手术治疗的身体部位"缺陷"的关注仍然存在。另外，有些 BDD 患者抱怨美容整形手术后他们的外形关注点经常从一个身体部位转移到另一个部位，这也是 BDD 患者总体症状改善有限的原因之一[56,57]。

在一项针对 24 例整容手术患者的小型前瞻性研究中，得到了类似的结果。24 例患者中有 10 例在手术前被诊断出患有 BDD，在 5 年的随访期内，其中 7 例患者再次接受了美容手术[57]。在这 7 例患者中，只有 1 例患者在美容手术之后 BDD 症状得到明显改善，其余 6 例患者仍然达到 BDD 诊断标准，且 5 例患者有了新的外形关注。最近一项针对 166 例寻求鼻整形术的患者进行的前瞻性研究发现，术前 BDD 样症状越重，术后满意度及生活质量越低[58]。尽管该研究中只有 3 例患者符合 BDD 的诊断标准，但这也说明了即使是亚临床 BDD 症状也可能对患者术后满意度造成负面影响。此外，另一项针对 161 例 BDD 患者的前瞻性研究发现在接受美容手术 1 年后，患者的 BDD 症状并不能得到有效改善[59]。

总而言之，这些研究提示外科医师或其他美容服务者应意识到 BDD 患者美容治疗后可能会有短期改善，但效果不会长久[60]。的确，在一项针对 265 例整形外科医师的调查中，有 178 例医师曾对 BDD 患者进行过手术，但只有 1% 的 BDD 患者术后症状得到改善[60]。

有趣的是，BDD 患者未行手术治疗的最常见原因是医师拒绝手术[10,12]。这表明医师可能知道或怀疑 BDD 患者或许不是进行美容手术的最佳人选。但是，就外科手术或微创操作而言，治疗费用是制约 BDD 患者进行手术的最常见原因[55]。与其他治疗者（如皮肤科医师）相比，外科医师似乎不太可能由于患者患有 BDD 而拒绝进行手术[55]。这些结果提示有些外科医师对患者术前的 BDD 症状有所忽视，同时也反映了有些外科医师不相信 BDD 患者不适合接受手术。根据一项针对 265 名外科医师的调查，只有 30% 的医师认为 BDD 是手术禁忌证[60,61]。

对 BDD 患者进行美容手术可能会给治疗方带来风险。BDD 患者常常要求较高，难以管理。更为令人担忧的是，有报道称 BDD 患者曾威胁或者起诉治疗方[60,62,63]。一项针对 265 名整形外科医师的调查发现，40% 的医师曾被 BDD 患者威胁：29% 的医师受到合法手段的威胁，2% 的医师曾遭受身体攻击，10% 的医师受到过言语和身体的双重攻击[60]。一些 BDD 患者意图伤害医师，还有一些患者甚至意图谋杀医师[64-66]。考虑到这些安全问题，再加上证据表明美容整形治疗很少改善 BDD 症状，BDD 应该被列为美容手术的禁忌证[61,67-69]。

心理治疗

有两种治疗方法对 BDD 有效：5-羟色胺再摄取抑制剂（serotonin-reuptake inhibitors，SRIs，SSRIs）和专门针对 BDD 定制的认知行为疗法。一部分患者单用一种治疗就可显效，而有些患者（特别是重症患者）则需同时使用两种治疗方法[45]。尚无证据表明一般性心理咨询或支持性治疗对 BDD 有效。

药物治疗

两项盲法对照试验（使用氟西汀和氯米帕明）和四项开放性试验（含氟伏沙胺、依他普仑和西酞普兰）表明，5-羟色胺再摄取抑制剂通常可改善 BDD 主要症状和相关特征，如抑郁、焦虑、愤怒、敌意、心理社会功能和生活质量等[45,70]。5-羟色胺再摄取抑制剂还可以降低 BDD 患者的自杀倾向[70]。尽管数据有限，5-羟色胺再摄取抑制剂似乎比非 SRI 抗抑郁药或其他药物更有效[45,70]。单用 5-羟色胺再摄取抑制剂即可改善 BDD 患者的妄想症，因此 BDD 患者应该首选 5-羟色胺再摄取抑制剂药物，而不是单用抗精神病药物[70-72]。

值得注意的是，尽管数据有限，但通常对治疗 BDD 有效的平均 SRI 剂量似乎高于其治疗抑郁症时的经典用量[45,70]。当达到或超过制药公司推荐的最大 SRI 剂量时，患者通常会得到持续改善（不与氯米帕明和西酞普兰同时服用）[45,71]。为了确定 SRI 是否有效，患者应该接受治疗 12～16 周，且药物剂量达到最高值后持续用药 2～4 周[45,70]。

一些小型开放性试验表明，血清肾上腺素再摄取抑制剂文拉法辛和抗癫痫药物左乙拉西坦可能对治疗 BDD 有帮助；但是，因为只是初步的研究数据，目前尚不推荐此类药物作为 BDD 一线治疗用药[70]。

认知行为疗法

认知行为疗法是针对 BDD 研究最多的心理社会治疗方法。已有研究将等待治疗的 BDD 患者作为对照组，实验组应用认知行为疗法进行干预，发现其有明确效果。进一步的研究还需要更合理的对照组设置[73-75]。有效的认知行为疗法可以减轻 BDD 患者的主要症状，如抑郁等。认知行为疗法只能治疗 BDD 特有的症状，而对强迫症、抑郁症等其他疾病则效果不佳。由于 BDD 的治疗难度较高，许多医师没有接

第 9 章

受过这方面的培训,我们建议对于接受过认知行为疗法培训的医师使用统一的 BDD 治疗手册[76]。

认知行为疗法的核心要素包括通过认知重建来帮助患者形成更准确和有用的信念和思想;通过公开曝光和行为试验相结合来减少患者社交逃避行为;通过改变习惯来减少过多的重复行为[76]。其他推荐的要素包括利用镜子重复进行感知训练,核心信念(例如"我没有价值")的认知入侵,对 BDD 相关习惯(皮肤搔抓、拔头发等)的纠正,并在需要时治疗更严重的抑郁症状[76]。对于某些特定的患者,认知治疗还需包括其对美容整形冲动的应对[76]。在治疗开始及治疗过程中,还需采用激励性访谈技术来增强患者的治疗动机[76]。

在已公开发表的研究中,治疗周期及频率各不相同[45]。根据作者的临床经验,大多数患者需要每周 1 小时、持续 6 个月的治疗,并结合每日结构化训练。在治疗结束后,患者仍应继续践行认知行为治疗内容,甚至应该考虑追加疗程。

BDD 患者的评估

正颌手术患者中大约有 10% 患有 BDD。考虑到这个统计数据,再加上整容手术越来越受欢迎,这意味着口腔颌面外科医师很可能会遇到 BDD 患者。因此,对口腔颌面外科医师来说,详细评估患者 BDD 症状非常重要,特别是考虑到治疗这些患者时的安全性问题。

术前筛查访谈

在患者初诊时进行筛查式访谈,是识别 BDD 患者的有效方法。这种访谈可以帮助医疗服务方识别将来可能提起诉讼或诉诸暴力的患者;同时也提供了指导 BDD 患者进行适当、有效的精神治疗的机会。患者应被告知这种访谈是标准诊疗程序,而且是针对所有患者。这种告知可以安抚患者,让他们确信自己没有被"挑选出来",这样会鼓励他们诚实地吐露信息。

这类访谈内容应该包括:①患者外形关注点及 BDD 症状。②患者对治疗的动机和期望。③精神状态及精神病史。④观察患者在诊室中的行为[61,67,69]。外科医师也可以将上述前三项内容纳入其标准的诊疗前评估表,可由患者在初诊之前完成,并在面诊时一起审查。

患者外形关注点及 BDD 症状

外科医师应询问患者的外形关注点并根据 BDD 的诊断标准进行询问。这些问题应该集中在以下方面。

* 患者是否专注于某项身体缺陷? 是否每天至少花费 1 小时以上去考虑身体缺陷?

* 这种关注是否会导致临床上显著的痛苦,如焦虑、抑郁、悲伤、绝望,甚至生不如死的感觉? 外科医师可以询问患者当他们想到他们的外表时,心情有多难过,经历了什么情感,以及这种负面情绪有多严重和持久。

* 对外观的关注是否导致临床上显著的功能损伤,如注意力不集中、社交困难或逃避社交,逃避家庭、学校或工作等?

* 患者是否具有至少一项与外形关注相关的重复行为? 如前所述,这些行为包括心理活动(如将自己不喜欢的身体部位与他人比较),以及实际动作,如通过照镜子、其他光面物体表面或直接近距离查看自己不喜欢的身体部位;过度梳洗;搔抓皮肤;频繁化妆;频繁换衣服、帽子或改变发型、改变姿势以掩饰"缺陷"等[41,42]。

对于不存在或仅有非常微小外形"缺陷"的患者,如其每天花费至少 1 小时专注于自身"缺陷";或者已有明显的苦恼情绪和功能损害;或者出现一种以上的重复行为的,可以诊断为 BDD。

某些患者在外形上仅有非常微小的"缺陷",甚至只有经验丰富的医师才能注意到"缺陷"存在,对这类患者需更加谨慎对待[67,68]。尽管这类要求矫正微小"缺陷"的患者并不少见,但仍应对其询问上述问题。对于这类微小"缺陷"的患者,其苦恼程度和功能损伤程度可以作为是否患有 BDD 的鉴别依据[67]。例如,有的患者非常担心自己的微小"缺陷",以至于拒绝上学甚至离家出走,这类患者很可能已经达到 BDD 诊断标准。而有的患者只是偶尔感觉到自身"缺陷",并不影响学习生活,这类患者并没有达到 BDD 诊断标准。

BDD 患者通常会对自己的担忧和苦恼感到羞耻,并对旁人保密。根据我们的经验,一些患者故意轻描淡写他们的症状,希望外科医师不会因为发现他们患有 BDD 而拒绝实施手术。因此,外科医师在术前未发现患者患有 BDD 的情况并不少见[60]。我们建议外科医师在术前对患者以下几点进行评估,以筛选出 BDD 患者。

* 一般而言,患者应讨论明确易于观察到的外形问题[69]。而含糊其辞、不能表述明确问题的患者(只是抱怨丑陋、不好看)很可能患

有 BDD[67,68]。

- 常常认为别人总是因为外形"缺陷"而嘲笑自己、私议自己的患者，很可能患有 BDD。

- 一再要求确认自己有外形"缺陷"，并坚持让外科医师确认自己有"畸形"的患者，可能患有 BDD。

- 一些 BDD 患者在初诊咨询时，带着图片或明星照片，详细说明了他们想要变成什么样子，这种行为可能表明他们花费了大量时间去关注他们的外表。

- 请求进行非常规手术的患者，特别是医师认为不必要的手术，这类患者有可能患有 BDD。

- 对同一身体部位进行过多次手术，但仍对治疗结果不满的患者可能患有 BDD。对那些已经接受多次美容手术的患者，应该仔细询问他们对先前手术的满意度、对外观问题的本质诉求、BDD 症状以及对治疗结果的期望[77]。

- 当家属认为患者不应该接受手术时，外科医师应该询问他们的顾虑（如果患者可以接受的话）。家属可能知道一些患者不愿意透露给医师的上述症状。

患者动机与期望

询问患者的手术动机和对手术的期望可以提供关于 BDD 的重要线索。询问的内容应包括"是什么让你决定在此时寻求治疗？""你希望通过手术实现什么目标？"等。一般而言，患者应该能够清楚地阐明他们的手术目标，并对手术将如何影响他们的生活表达合理的期望。抱有不切实际期望的患者（例如相信手术会挽救一段婚姻，或者大大增加自己的受欢迎程度），或者对手术如何改变他们的生活做出戏剧性陈述的患者，很可能患有 BDD[61,67,68]。

患者精神病史

BDD 术前筛查的另一项关键内容是有关患者精神病史的信息[61,67,69]。BDD 经常与其他精神疾病如抑郁症和焦虑症共同存在，对这类曾经有过精神疾病治疗史的患者应当仔细评估。外科医师应当直接询问患者的精神病史和心理治疗史，包括精神疾病住院治疗情况。

对于目前有 BDD 症状或有精神疾病或精神病住院史的患者，建议在术前进行全面的心理健康评估[61,67,69]。如果患者透露他们目前正在接受精神病治疗或心理治疗，则外科医师或助手应当要求联系患者的心理医师，共同讨论手术的可行性（但是，外科医师也应该知道，许多 BDD 患者不会将他们的 BDD 症状泄露给他们的心理医师，许多心理医师也对 BDD 不熟悉）。如果患者拒绝联系心理医师，外科医师应该谨慎进行手术[61,67,69]。

诊室行为观察

外科医师及其助手应当密切观察患者在诊室内的行为。不合常规的一些行为可能会揭示有关 BDD 或其他精神疾病的线索[61,67,69]。对就诊预约时间提出过分要求（例如在傍晚或清晨）、反复取消和重新安排预约、过度频繁打电话、向医师表达愤怒或威胁、反复向工作人员询问其外表是否异常，这些表现都提示患者可能患有 BDD[67,68,76]。外科医师可能不会注意到这些行为，特别是如果患者在就诊期间为了说服医师做手术，而调整自己"处于最佳状态"时。如果在诊室中助手提出疑虑，外科医师可以考虑让患者先回家，择期进行第二次就诊。如果对患者的行为仍然存在疑虑，建议对其进行心理健康评估。

筛查问卷

除了进行临床访谈外，还可以使用简要的 BDD 筛查工具。其中一项工具是躯体变形障碍问卷-皮肤病学版本（Body Dysmorphic Disorder Questionnaire-Dermatology Version，BDDQ-DV）[77]，这是一种可靠且有效的自评工具，可以与 DSM-Ⅳ 诊断标准相对应。美容手术筛选问卷（Cosmetic Procedure Screening Questionnaire，COPS）是一个包含 9 个条目的问卷工具，也可用于 BDD 的筛选[78]。这两项量表都可在互联网上免费检索得到。初诊时表现出 BDD 可疑症状的患者，应当对其进行进一步问卷筛查，或者推荐到心理医师处进一步评估治疗。

外科医师如何应对 BDD 患者

如果外科医师怀疑患者患有 BDD，则应该直接告知患者，并提供关于 BDD 的简短宣教（例如，"看来你患有一种叫作躯体变形障碍的心理疾病，这种疾病是已知并且可以治疗的"）[68,77]。外科医师可以鼓励患者通过访问网络教育资源来了解 BDD（www.BDDprogram.com）[45]。

我们建议外科医师告知疑似 BDD 的患者，他们术后很可能会对手术结果不满意，并且整容手术对 BDD 症状帮助很少，甚至可能会使情况更糟。另外，患者应当了解针对 BDD 的有效治疗方法，包括精神心理治疗，外科医师可以帮助患者转诊至心理医师。为患者提供一份当地具有 BDD 治疗经验的心理医师

第 9 章

名单,并告诉患者心理治疗是对 BDD 有效的,这可能有助于患者的治疗。

对患者进行转诊最大的问题在于 BDD 患者缺乏自知力。患者可能会抵触这项诊断,因为他们认为自己的丑陋是真实存在的。外科医师应当意识到,BDD 患者眼中的自己与他人看到的显著不同,虽然原因尚不清楚,但 BDD 患者会认为自己丑陋或畸形,而其他人则并不这样认为。然而与患者争论他们的外表,或试图说服患者是无济于事的。更有帮助的是同情和重视患者的痛苦以及他们的外表关注对日常生活的影响(例如,告诉他们"我可以看出你对你的下颌有多担忧,这已经让你感到不安并干扰了你的生活")。这种方法有助于鼓励患者接受心理健康评估和治疗[77]。

一般来说,最好向患者明确为什么要转诊给心理医师(为了获得有效的 BDD 治疗),并且不要承诺在心理评估后进行手术。不要试图减少患者的担忧(例如,"都是你自己想象出来的"),向患者保证他们看起来没问题(除非患者自己在某种程度上认识到这一点),或者说"好吧,我看到一点点问题,但并没有那么糟糕"之类的话;这些策略可能不太有用,甚至会加剧患者的痛苦。也不鼓励外科医师为了满足患者要求而进行小型或微创手术[77],因为根据我们的经验,即使是微创治疗,患者的预后也可能不佳。更不鼓励转诊给其他外科医师,因为这给患者提供了一个隐含的信息,即手术可能会有帮助,但事实情况并非如此。

结束语

相比于一般人群,在寻求改变容貌的治疗(如正颌手术)的人群中,BDD 更为常见。对于大多数 BDD 患者来说,整容手术和其他改变容貌的治疗并不会使他们明显改善。相反,此类治疗对于患者和治疗方来说可能弊大于利。BDD 患者很少对手术结果满意,并且可能诉讼医师甚至对治疗医师施以暴力。出于这些顾虑,BDD 应被视为正颌外科手术和其他改变容貌手术的禁忌证。

仔细的术前评估和(或)使用 BDD 筛查工具有助于鉴别 BDD 患者。确诊为 BDD 的患者应该转诊进行心理健康评估和治疗。精神/心理治疗(即 SRI 抗抑郁药物和认知行为疗法)是对这种慢性、进行性加重的疾病适当且有效的治疗方法。

(曹　健　江凌勇　译)

参考文献

[1] Koran LM, Abujaoude E, Large MD, Serpe RT. The prevalence of body dysmorphic disorder in the United States adult population. CNS Spectr. 2008;13(4):316-22.

[2] Rief W, Buhlmann U, Wilhelm S, Borkenhagen A, Brahler E. The prevalence of body dysmorphic disorder: A population-based survey. Psychol Med. 2006;36(6):877-85.

[3] Buhlmann U, Glaesmer H, Mewes R, Fama JM, Wilhelm S, Brahler E, et al. Updates on the prevalence of body dysmorphic disorder: A population-based survey. J Psychiatr Res. 2010;178(1):171-5.

[4] Liao Y, Knoesen N, Deng Y, Tang J, Castle D, Bookun R, et al. Body dysmorphic disorder, social anxiety and depressive symptoms in Chinese medical students. Soc Psychiatry Psychiatr Epidemiol. 2010;45(10):963-71.

[5] Biby EL. The relationship between body dysmorphic disorder and depression, self-esteem, somatization, and obsessive-compulsive disorder. J Clin Psychol. 1998;54(4):489-99.

[6] Cansever A, Uzun O, Donmez E, Ozsahin A. The prevalence and clinical features of body dysmorphic disorder in college students: A study in a Turkish sample. Compr Psychiatry. 2003;44(1):60-4.

[7] Mayville S, Katz RC, Gipson MT, Cabral K. Assessing the prevalence of body dysmorphic disorder in an ethnically diverse group of adolescents. J Child Fam Stud. 1999;8(3):357-62.

[8] Taqui A, Shaikh M, Gowani S, Shahid F, Khan A, Tayyeb S, et al. Body dysmorphic disorder: Gender differences and prevalence in a Pakistanimedical student population. BMC Psychiatry. 2008;8(1):1-10.

[9] Callaghan GM, Lopez A, Wong L, Northcross J, Anderson KR. Predicting consideration of cosmetic surgery in a college population: A continuum of body image disturbance and the importance of coping strategies. Body Image. 2011;8(3):267-74.

[10] Crerand C, Phillips KA, Menard W, Fay C. Nonpsychiatric medical treatment of body dysmorphic disorder. Psychosomatics. 2005;46:549-55.

[11] Hollander E, Cohen LJ, Simeon D. Body dysmorphic disorder. Psychiatr Ann. 1993;23(7):359-64.

[12] Phillips KA, Grant J, Siniscalchi J, Albertini RS. Surgical and non-psychiatric medical treatment of patients with body dysmorphic disorder. Psychosomatics. 2001;42:504-10.

[13] Veale D, Boocock A, Gournay K, Dryden W, Shah F, Willson R, et al. Body dysmorphic disorder. A survey of fifty cases. Br J Psychiatry. 1996;169(2):196-201.

[14] Calderón P, Zemelman V, Sanhueza P, Castrillón MA, Matamala JM, Szot J. Prevalence of body dysmorphic disorder in Chilean dermatological patients. J Eur Acad Dermatol Venereol. 2009;23(11):1328.

[15] Uzun O, Basoglu C, Akar A, Cansever A, Ozsahin A, Cetin M, et al. Body dysmorphic disorder in patients with acne. Compr Psychiatry. 2003;44(5):415-9.

[16] Phillips KA, Dufresne RGJr, Wilkel C, Vittorio C. Rate of body dysmorphic disorder in dermatology patients. J Am

Acad Dermatol. 2000;42;436 – 41.

[17] Conrado LA, Hounie AG, Diniz JB, Fossaluza V, Torres AR, Miguel EC, et al. Body dysmorphic disorder among dermatologic patients; Prevalence and clinical features. J Am Acad Dermatol. 2010;63(2);235 – 43.

[18] Crerand CE. Rate of body dysmorphic disorder among patients seeking facial cosmetic procedures [Phd Thesis]. Philadelphia, PA; Drexel University; 2004.

[19] Sarwer DB, Wadden TA, Pertschuk MJ, Whitaker LA. Body image dissatisfaction and body dysmorphic disorder in 100 cosmetic surgery patients. Plast Reconstr Surg. 1998; 101(6);1644 – 9.

[20] Aouizerate B, Pujol H, Grabot D, Faytout M, Suire K, Braud C, et al. Body dysmorphic disorder in a sample of cosmetic surgery applicants. Eur Psychiatry. 2003;18;365 – 8.

[21] Bellino S, Zizza M, Paradiso E, Rivarossa A, Fulcheri M, Bogetto F. Dysmorphic concern symptoms and personality disorders; A clinical investigation in patients seeking cosmetic surgery. Psychiatry Res. 2006;144(1);73 – 8.

[22] Castle DJ, Molton M, Hoffman K, Preston NJ, Phillips KA. Correlates of dysmorphic concern in people seeking cosmetic enhancement. Aust N Z J Psychiatry. 2004; 38 (6);439 – 44.

[23] Harth W, Linse R. Botulinophilia; Contraindication for therapy with botulinum toxin. Int J Clin Pharmacol Ther. 2001;39;460 – 3.

[24] Ishigooka J, Iwao M, Suzuki M, Fukuyama Y, Murasaki M, Miura S. Demographic features of patients seeking cosmetic surgery. Psychiatry Clin Neurosci. 1998;52(3); 283 – 7.

[25] Vargel S, Ulusahin A. Psychopathology and body image in cosmetic surgery patients. Aesthetic Plast Surg. 2001; 25 (6);474 – 8.

[26] Vindigni V, Pavan C, Semenzin M, Grana S, Gambaro F, Marini M, et al. The importance of recognizing body dysmorphic disorder in cosmetic surgery patients; Do our patients need a preoperative psychiatric evaluation? Eur J Plast Surg. 2002;25;305 – 8.

[27] Vulink NC, Rosenberg A, Plooij JM, Koole R, Berge SJ, Denys D. Body dysmorphic disorder screening in maxillofacial outpatients presenting for orthognathic surgery. Int J Oral Maxillofac Surg. 2008;37(11);985 – 91.

[28] Lai C-S, Lee S-S, Yeh Y-C, Chen C-S. Body dysmorphic disorder in patients with cosmetic surgery. Kaohsiung J Med Sci. 2010;26(9);478 – 82.

[29] Alavi M, Kalafi Y, Dehbozorgi GR, Javadpour A. Body dysmorphic disorder and other psychiatric morbidity in aesthetic rhinoplasty candidates. J Plast Reconstr Aesthet Sur. 2011;64(6);738 – 41.

[30] Picavet VA, Prokopakis EP, Gabriëls L, Jorissen M, Hellings P. High prevalence of body dysmorphic disorder symptoms in patients seeking rhinoplasty. Plast Reconstr Surg. 2011;128;509 – 17.

[31] Mulkens S, Bos AER, Uleman R, Muris P, Mayer B, Velthuis P. Psychopathology symptoms in a sample of female cosmetic surgery patients. J Plast Reconstr Aesthet Surg. 2012;65(3);321 – 7.

[32] Veale D, Eshkevari E, Ellison N, Costa A, Robinson D, Kavouni A, et al. Psychological characteristics and motivation of women seeking labiaplasty. Psychol Med. 2014;44(03); 555 – 66.

[33] De Jongh A, Adair P. Mental disorders in dental practice; A case report of body dysmorphic disorder. Spec Care Dentistry. 2004;24(2);61 – 4.

[34] Herren C, Armentrout T, Higgins M. Body dysmorphic disorder; Diagnosis and treatment. Gen Dent. 2003; 51; 164 – 6.

[35] Cunningham SJ, Bryant CJ, Manisali M, Hunt NP, Feinmann C. Dysmorphophobia; recent developments of interest to the maxillofacial surgeon. Br J Oral Maxillofac Surg. 1996; 34(5);368 – 74.

[36] Cunningham SJ, Harrison SD, Feinman C, Hopper C. Body dysmorphic disorder involving the facial region; a report of 6 cases. J Oral Maxillofac Surg. 2000;58;1180 – 3.

[37] Hepburn S, Cunningham S. Body dysmorphic disorder in adult orthodontic patients. Am J Orthod Dentofacial Orthop. 2006;130(5);569 – 74.

[38] De Jongh A, Aartman IHA, Parvaneh H, Ilik M. Symptoms of body dysmorphic disorder among people presenting for cosmetic dental treatment; a comparative study of cosmetic dental patients and a general population sample. Community Dent Oral Epidemiol. 2009;37(4);350 – 6.

[39] Rispoli A, Acocella A, Pavone I, A. Tedesco, Giacomelli E, Ortiz L, et al. Psychoemotional assessment changes in patients treated with orthognathic surgery; Pre and postsurgery report. World J Orthod. 2004;5;48 – 53.

[40] American Psychiatric Association. Diagnostic and Statistical Manual of Mental Disorders, Fifth Edition. 5th ed. Washington, DC; American Psychiatric Association; 2013.

[41] Phillips KA, Menard W, Fay C, Weisberg R. Demographic characteristics, phenomenology, comorbidity, and family history in 200 individuals with body dysmorphic disorder. Psychosomatics. 2005;46(4);317 – 25.

[42] Phillips KA, Diaz S. Gender differences in body dysmorphic disorder. J Nerv Ment Dis. 1997;185(9);570 – 7.

[43] Hart AS, Phillips KA. Symmetry concerns as a symptom of body dysmorphic disorder. J Obsessive Compuls Relat Disord. 2013;2(3);292 – 8.

[44] Phillips KA, Wilhelm S, Koran LM, Didie ER, Fallon BA, Feusner J, et al. Body dysmorphic disorder; Some key issues for DSM-V. Depress Anxiety. 2010;27(6);573 – 91.

[45] Phillips KA. Understanding Body Dysmorphic Disorder; An Essential Guide. New York, NY; Oxford University Press; 2009.

[46] Phillips KA, Menard W, Fay C, Pagano M. Psychosocial functioning and quality of life in body dysmorphic disorder. Comprehen Psychiatry. 2005;46;254 – 60.

[47] Phillips KA, Stein DJ, Rauch SL, Hollander E, Fallon BA, Barsky A, et al. Should an obsessive-compulsive spectrum grouping of disorders be included in DSM-V? Depress Anxiety. 2010;27(6);528 – 55.

[48] Phillips KA, Didie ER, Menard W, Pagano ME, Fay C, Weisberg RB. Clinical features of body dysmorphic disorder in adolescents and adults. Psychiatry Res. 2006;141(3);305 – 14.

[49] Phillips KA, Menard W. Suicidality in body dysmorphic disorder; A prospective study. Am J Psychiatry. 2006;163 (7); 1280 – 2.

[50] Gunstad J, Phillips KA. Axis I comorbidity in body dysmorphic disorder. Compr Psychiatry. 2003;44;270 – 6.

[51] Bjornsson AS, Didie ER, Grant JE, Menard W, Stalker E, Phillips KA. Age at onset and clinical correlates in body

第
9
章

dysmorphic disorder. Compr Psychiatry. 2013;54(7):893 – 903.

[52] Phillips KA, Menard W, Quinn E. A four-year prospective observational follow-up study of course adn predictors of course in body dysmorphic disorder. Psychol Med. 2013; 43:1109 – 17.

[53] Fukuda O. Statistical analysis of dysmorphophobia in outpatient clinic. Jap J Plast Reconstruct Surg. 1977; 20 (6):569 – 77.

[54] Gorney M. Recognition and management of the patient unsuitable for aesthetic surgery. Plastic and Reconstructive Surgery. Plast Reconstruct Surg. 2010;126:2268 – 71.

[55] Crerand CE, Menard W, Phillips KA. Surgical and minimally invasive cosmetic procedures among persons with body dysmorphic disorder. Ann Plast Surg. 2010;65(1):11 – 6.

[56] Veale D. Outcome of cosmetic surgery and 'DIY' surgery in patients with body dysmorphic disorder. Psych Bull. 2000;24(6):218 – 21.

[57] Tignol J, Biraben-Gotzamanis L, Martin-Guehl C, Grabot D, Aouizerate B. Body dysmorphic disorder and cosmetic surgery: Evolution of 24 subjects with a minimal defect in appearance 5 years after their request for cosmetic surgery. Eur Psychiatry. 2007;22(8):520 – 4.

[58] Picavet VA, Gabriels L, Grietens J, Jorissen M, Prokopakis EP, Hellings PW. Preoperative symptoms of body dysmorphic disorder determine postoperative satisfaction and quality of life in aesthetic rhinoplasty. Plast Reconstr Surg. 2013;131 (4):861 – 8.

[59] Phillips KA, Pagano ME, Menard W, Fay C, Stout RL. Predictors of remission from body dysmorphic disorder: A prospective study. J Nerv Ment Dis. 2005;193(8):564 – 7.

[60] Sarwer DB. Awareness and identification of body dysmorphic disorder by aesthetic surgeons: Results of a survey of american society for aesthetic plastic surgery members. Aesthet Surg J. 2002;22(6):531 – 5.

[61] Sarwer DB, Crerand CE, Magee L. Body dysmorphic disorder in patients who seek appearance-enhancing medical treatments. Oral Maxillofacial Surg Clin North Am. 2010; 22(4):445 – 53.

[62] Leonardo J. New York's highest court dismisses BDD case. Plast Surg News. 2001 July: 1 – 9.

[63] Kaplan R. What should plastic surgeons do when crazy patients demand work? The New York Observer, 2000 March: 1.

[64] Phillips KA, McElroy SL, Lion JR. Body dysmorphic disorder in cosmetic surgery patients (letter). Plast Reconstruct Surg. 1992;90:333 – 4.

[65] Yazel L. The serial-surgery murder. Glamour. 1999 May: 108 – 14.

[66] Cotterill JA. Body dysmorphic disorder. Dermatol Clin. 1996;14(3):457 – 63.

[67] Crerand CE, Franklin ME, Sarwer DB. Patient safety: Body dysmorphic disorder and cosmetic surgery. Plast Reconstr Surg. 2008;122(4S):1 – 15.

[68] Naini FB, Gill DS. Body dysmorphic disorder: A growing problem? Prim Dent Care. 2008;15(2):62 – 4.

[69] Sarwer DB. Psychological assessment of cosmetic surgery patients. In: Sarwer DB, Pruzinsky T, Cash TF, Goldwyn RM, Persing JA, Whitaker LA, editors. Psychological Aspects of Reconstructive and Cosmetic Plastic Surgery: Clinical, Empirical and Ethical Perspectives. Philadelphia: Lippincott Williams & Wilkins; 2006, pp. 267 – 83.

[70] Phillips KA, Hollander E. Treating body dysmorphic disorder with medication: Evidence, misconceptions, and a suggested approach. Body Image. 2008;5(1):13 – 27.

[71] Hollander E, Allen A, Kwon J, Aronowitz B, Schmeidler J, Wong C, et al. Clomipramine vs desipramine crossover trial in body dysmorphic disorder: Selective efficacy of a serotonin reuptake inhibitor in imagined ugliness. Arch Gen Psychiatry. 1999;56(11):1033 – 9.

[72] Phillips KA, Albertini RS, Rasmussen SA. A randomized placebo-controlled trial of fluoxetine in body dysmorphic disorder. Arch Gen Psychiatry. 2002;59(4):381 – 8.

[73] Veale D, Gournay K, Dryden W, Boocock A, Shah F, Willson R, et al. Body dysmorphic disorder: A cognitive behavioural model and pilot randomised controlled trial. Behav Res Ther. 1996;34(9):717 – 29.

[74] Rosen JC, Reiter J, Orosan P. Cognitive-behavioral body image therapy for body dysmorphic disorder. J Consult Clin Psychol. 1995;63(2):263 – 9.

[75] Wilhelm S, Phillips KA, Didie E, Buhlmann U, Greenberg JL, Fama JM, Keshaviah A, Steketee G. Modular cognitive behavioral therapy for body dysmorphic disorder: a randomized controlled trial. Behav Ther. 2014;45:314 – 27.

[76] Wilhelm S, Phillips K, Steketee G. Cognitive-behavioral therapy for body dysmorphic disorder: A modular treatment manual: Guilford Publications, Inc.; 2013.

[77] Phillips KA, Dufresne RG, Jr. Body dysmorphic disorder: a guide for dermatologists and cosmetic surgeons. Am J Clin Dermatol. 2000;1:235 – 43.

[78] Veale D, Ellison N, Werner TG, Dodhia R, Serfaty MA, Clarke A. Development of a Cosmetic Procedure Screening Questionnaire (COPS) for body dysmorphic disorder. J Plast Reconstr Aesthet Surg. 2011;65(4):530 – 2.

第
1
部
分

第 10 章
患者信息提供
Patient Information Provision

Farhad B. Naini, Daljit S. Gill and Umberto Garagiola

引言

"与患者沟通花费的时间从来都不算浪费。"

——Frances Cooke Macgregor(1906—2001)[1]

本章旨在描述：给患者提供什么信息，以及如何提供这些信息。常常很难给潜在的患者提供对于正颌手术的过程、潜在结果、风险/花费及获益的全面的解释。不同类型的信息和信息提供技术可能适合不同的患者和正颌治疗的不同阶段。

有效沟通

有效沟通能够增加患者满意度，让患者参与同意和决策过程，并且能够优化为潜在患者提供的预计长期和复杂的治疗过程的各方面信息。

对患者完成问诊和查体，并确定诊断之后，临床医师需要与患者沟通 3 件事情。

* 用通俗易懂的语言向患者解释其诊断及发病原因。

* 告知患者如果不积极治疗疾病将如何进展，例如：随着进一步的生长发育，患者的口腔颌面畸形和咬合紊乱将逐渐加重。

* 告知患者可行的治疗方案，以及各方案的优点和风险。

所有信息的传递都需要有效的沟通。

门诊和病房

有经验的临床医师应当精通把复杂问题简单化的艺术。患者渴望临床医师能用通俗易懂、无专业术语的语言进行交流。

"查房"这一概念由波斯医师 Avicenna 于 11 世纪引入临床，并由先驱医师 William Osler 先生(1849—1919)引入现代医学院校，他总是强调在病房中结合患者进行教学查房的重要性。然而，无论是在床旁、病房中，或是在教学门诊，患者都希望医师能够与他们沟通，而不只是探讨与他们有关的事情。如果他们的情况要在门诊会诊或是在病房中与实习生或同事讨论，事先通知患者是明智的选择，这样能让患者感觉到自己参与到了治疗的过程。永远不应该让患者觉得自己只是个旁观者。

临床医师经常讨论患者的口腔颌面外观以及适用于该患者的可能的治疗方案。虽然这对教学很重要，但是如果患者没有准备好并且没有感觉到这是治疗过程的一部分，这对患者来说就可能变成可怕的、尴尬的体验甚至可能造成潜在的心理创伤。尽管患者可能是安静地坐在牙椅上并且表现得很镇静，但是他们很有可能对临床医师的评论、语言和行为高度敏感。像"畸形"这样的术语，永远不要在患者面前使用，这可能具有侮辱性质；像"开唇露齿"这样的术语，可能被误解成指不健全的人[2,3]。临床医师之间使用的专业术语，就提出的手术方式进行的讨论，尤其是使用到"切""术中骨折""劈""重接""去骨"等词汇时，会加剧患者的焦虑情绪。在患者面前，临床医师之间涉及替代治疗方案或策略的任何优柔寡断或观点冲突的迹象，都有可能引起患者的误解，从而可能影响患者的信心。在这个过程中，如果患者不能充分理解围绕他们的所有专业对话，都有可能造成不可挽回的信心丧失。

为了避免类似的误解，对于临床医师和实习生来说，更好的处理方式是：在门诊见到患者之前应用已记录的数据讨论患者的情况，避免在患者面前使用不恰当的带有消极含义（例如，类似"畸形"的词语）的语言，表现得诚实且又让人安心，应用通俗易懂的语言让患者参与任何必要的讨论，进而能让患者觉得自己参与了治疗过程。

时间管理

在大多数的医疗系统中，临床医师的时间是有价值的服务。不幸的是，这常常意味着官僚体制缩短了就诊时间并造成了超量预约患者。尽管存在这样的问题，但临床医师必须时刻牢记的是，对患者来说，没有足够的时间是不可能充分表达他们的心愿和顾虑的，临床医师也很难向患者传达他们需要的所有信息。患者希望，临床医师也需要花时间在咨询上。患者希望能感受到临床医师在对他们进行面诊和检查时是专心致志/心无旁骛的。因此，临床医师永远不能表现出对患者的担忧/漠不关心或是匆匆忙忙。患者的不满通常是因为沟通不畅或信息缺乏，导致患者

对治疗过程中出现的某些情况感到意外。例如，手术的前一天外科医师最不想从患者那里听到的事情是"我没有被告知我的下唇在手术后可能会永久麻木"。

信息保留

有证据表明，正颌患者可能并不清楚他们治疗方案的计划、风险和好处[4]。尽管临床医师在患者治疗的各个阶段都为其提供了信息，并且在手术进行之前签署了知情同意，但患者短期能回忆起的信息仍然十分有限。在一项调查中，16例正颌患者（和部分患者家长）和他们的正畸医师的术前会议被录下来，这些患者事后立即被分别约谈。对于正畸医师告知的风险，患者和家属能回忆起来的均少于一半，能回忆起60%的患者和家属的责任，70%的治疗流程。超过25%的患者回忆不起来风险。即使当患者和家属能够回忆起部分风险、责任和治疗流程，这些通常与正畸医师给出的细节也不同[4]。另一项研究发现，在提供初始信息的第一次就诊之后，正颌治疗潜在风险的整体回忆比例只有40%[5]。这些发现强调了正颌患者术前准备过程中需要改善沟通。有趣的是，也有证据表明，患者遗忘的信息量与年龄和智力无关，但是与信息的呈现形式和信息的呈现顺序及患者的焦虑程度有关[6]。

选择性记忆

患者对提供给他们的信息也可能表现出选择性回忆，与手术相关风险的信息相比[7]，患者回忆起潜在的积极结果信息的倾向更为频繁，从而回忆支持他们决定接受正颌外科手术的信息，抑制可能引起他们焦虑的信息[8]。

对治疗的不满

尽管正颌外科手术的满意度已超过90%，但是这种对正颌外科有利的态度并不适用于"美容"外科手术[9,10]。

Macgregor[11]将患者对面部美观手术不满的原因主要分成3类，其中许多原因直接或间接地反映出沟通不畅。

* 患者自身因素：多重或严重的心理问题、不现实的期望、手术的外部动机。

* 外科医师因素：对术后问题缺乏同理心、评估仓促、术前准备不足。

* 外科医师与患者的互动：缺乏沟通或性格冲突。

患者的信息查询行为

健康的信息查询行为可以被定义为：为满足疑问而积极搜索与健康相关的信息[12]。这样的信息构成了患者教育的一个重要部分，允许患者理智地参与与他们的健康和潜在的治疗相关的决定。

在寻求健康信息的行为方面，患者大致可分为"参与者"和"回避者"[13]。"参与者"积极地寻找与他们的健康状况相关的信息，这些信息有助于减轻焦虑，并提供安慰。相反，"回避者"会主动回避信息，喜欢较少的信息，通过分散注意力来应对。对于医师来说，去发现潜在的患者属于上述哪一类是值得的。正颌手术患者的信息查询行为尚未被研究。然而，有一些证据涉及正颌患者。Stephens 等[14]发现，对于正颌患者来说，首选的获取信息的方法是语言上的，其次是视听的和书面的。视听信息对那些觉得阅读困难和那些努力记住语言信息的患者有利。少数患者通过互联网获取信息，这带来了信息可靠程度的担忧。

提供信息的方法

为患者提供信息可以有很多种方法。

语言信息

语言信息的提供仍是医疗实践过程中的主要部分。提供信息的环境很重要。理想的情况下，应该在一个安静轻松的环境下提供语言信息，周围不要有太多人以免受干扰。信息由外科医师或正畸医师进行说明，使用信息提供工具/辅助工具也是至关重要的。同时最重要的是避免使用医学术语。沟通的技巧是明确一例潜在的患者必须要明白且最重要的事实，然后将它们按逻辑顺序排列并提供一个压缩版，尽可能避免打击到患者。下面提供了最初患者咨询记录的一部分（框 10-1 和图 10-1）。

框 10-1　在椅旁为患者提供信息

以下是一份最初的患者咨询记录的一部分，该患者出现了严重的骨性Ⅲ类错𬌗畸形伴前牙开𬌗。正畸顾问在患者父母在场的情况下向患者描述正颌疗法。

你正在考虑的治疗方法叫做正颌外科。"正颌"的意思是矫正颌骨畸形。这种治疗方法结合了牙齿上黏接固定装置进行的正畸治疗和一个重新定位颌骨的手术治疗。

整个治疗时间会比较长。从带上牙套的那一天起，到牙套摘除的那一天，可能需要长达 3 年的时间。通过手术来重新定位颌骨，占整个治疗过程的2/3 左右。在整个治疗过程中，牙套会一直留在牙齿上，包括手术期间。

戴牙套的目的是将你的牙齿重新定位到颌骨的正确位置上，也就是说，将你的上颌牙齿重新定位到适合你上颌骨的正确位置，将你的下颌牙齿重新定位到适合你下颌骨的正确位置。这个过程通常会让你的咬合力变差。如果你把我的手想象成你的门牙，在一般人身上它们通常以这种关系互相咬合（图10-1a）。随着你的上下颌骨逐渐远离彼此，上下牙齿通过代偿再次接触。所以你的下唇肌力让你的下颌牙齿向后倾斜，你的舌将你的上颌牙齿向前推进（图 10-1b），以减少你的反颌。初始正畸治疗的作用是通过下牙前倾和上牙后倾，将牙齿重新定位到上下颌骨的正确位置，这就增加了它们之间水平向的间隙（图 10-1c），使你的咬合力变差。然后，外科医师可以将你的上颌骨向前移动、下颌骨向后移动所需的量，这就减少了你下颌的突度，改善了你面部上、中、下三个部分之间的关系，改善了你的咬合力。手术后，你将需要 3 个月至 1 年的时间来做进一步的牙齿矫正，使你的牙齿的咬合关系进入最佳状态。

我必须强调的是，你花多长时间来决定是否接受颌骨手术并不重要。你想花多长时间就花多长时间，我的职责是给你足够的信息，以便你能做出正确的决定。但是，在你的牙齿上安装正畸牙套之前需要明确是否接受正颌手术，这是非常重要的，因为你为手术做准备所需的牙齿运动与那些不需要手术就能进行矫正治疗的牙齿运动是完全相反的。不管怎样，在治疗过程中改变主意将会前功尽弃。

就手术本身而言，它通常是在正畸治疗开始后1～2 年进行的，但这也仅仅是估计，具体时间还要取决于患者牙齿所需移动的量和移动的速度。手术在全麻下进行，因此你全程沉睡。如果是单颌手术，需要 1.5 小时，如果是双颌手术，所需时间为 3.5～4 小时；因此这是一个中小手术。你需要与外科团队成员多次预约,制取牙齿模型和数据测量以做术前准备。随后你的牙齿模型会被放置在验架上,来模仿你上下颌牙齿的咬合关系,以及开闭口运动。手术过程均在模型上事先模拟。术前你还需要与麻醉医师见面进行麻醉评估。你通常需要在手术当天清晨空腹入院。你可以带一本书或听音乐来消磨术前等待时间,但即使护士为你提供食物,你也不能吃东西、不能饮水。现在做这个手术很少需要输血,但仍有可能需要。

该手术通常为口内入路,因此你的面部不会遗留任何瘢痕。在手术过程中,需要一个通气导管保证呼吸通畅,这个导管经由鼻腔进入气道。但是,有些医师倾向于将通气导管放置于颏下,尤其是当他们需要进行上颌手术的时候。在那种情况下,你的颏部会遗留小的瘢痕,一般术后一年瘢痕会明显减淡至几乎看不见。

当你术后醒来的时候,最初是会处于苏醒阶段(尽管大多数患者不记得这部分),然后你会被送回病房。你会感觉疲倦、昏睡、肿胀,并且会有一些不适。尽管在术中我们会积极保护上下唇、颏、舌、口底和牙龈周围的神经,但它们仍有可能受到牵拉损伤。因此,这些神经支配的大多数区域会出现麻木,这会让你感觉比实际上更加肿胀。大部分的感觉会随着时间的推移而恢复正常,尽管从手术结束到感觉恢复可能需要几天到一年半的时间。话虽如此,在一些患者身上,并不是所有部位的感觉都能恢复正常,你可能遗留部分区域麻木或是感觉异常。约10%的患者会出现这种情况,所以,如果你完全不想冒这种风险,那么你就不应该接受这种治疗。话虽如此,当麻木症状发生时,绝大多数患者都能够适应,对于绝大多数接受正颌治疗的患者来说,这似乎并不是一个长期困扰他们的问题。记住,我们讨论的是感觉神经,是支配这些区域感觉的。这些并不会影响你的嘴唇运动。

当你术后醒来的时候,你的上颌可能还会有一块验板,尽管现在大多数外科医师在手术结束时都会把验板取下来。你的上下牙套之间可能会有一些小的正畸橡皮筋,引导你的牙齿咬进正确的位置,因为你一开始可能不知道该咬在哪里。

上颌手术结束之后,1天甚至更长的时间内,有点血从鼻腔渗出是很正常的。这是因为,在做上颌手术时有些血淤积在上颌窦内。如果需要的话,可以放置一些纱布来吸收积血,这样会让你感觉更加舒适。

在术后第一周甚至之后,你的张口度可能无法超过1~2cm,并且上下颌之间可能会有小的橡皮筋牵引以引导咬合。绝大多数患者术后倾向于回家休养,但是有些患者术后需要在医院额外多呆一个晚上。总的来说,住院时间很短,但是你在家恢复的时间需要很久。虽然骨头是用金属板和螺钉固定在一起的,骨骼在新的位置上愈合仍需要6周的时间。金属板和钉子特别小,且位于皮肤和肌肉的深面,因此你感觉不到它们的存在。它们是用生物相容性好的金属材料钛制成的,钛也可用来制作牙种植体、人工膝关节和人工髋关节,因此它不会造成任何损伤。骨骼一旦在新的位置上愈合,钛板和钛钉就变得多余了,不再需要它们。但是它们也常常被留在原位,就是为了避免取出所需的二次手术。它们体积太小,即使机场安检也不会报警。有些时候,可能会出现钛板感染,或钛钉松动,在这些情况下需要做一个小手术将它们取出。你在术后第一周需要进食流质,术后体重减轻也很常见,通常3~4kg,但是正常饮食后体重会很快反弹。术后第二周你需要进软食、半流质,从术后第3周起,你需要逐渐过渡到正常咀嚼,但不能吃硬的或黏的东西。术后6周以后,骨骼完全愈合,你需要进食正常食物。术后第一周通常是最糟糕的。你需要记住,术前需要禁食,经历3~4小时全麻,少量失血,经历手术的压力,出现疼痛、肿胀、淤青,并且感觉疲劳和像是"挨打"。对于大多数患者来说,感到有点沮丧、情绪低落甚至有点抑郁都是很正常的。需要记住的是,这些只会持续到术后5~7天,大多数患者在这之后感觉会好很多。尽管如此,术后第一周你仍是基本在家休息,但你有可能需要在家四处走动,避免长时间卧床。你大概需要2周时间避免上学或上班,但有些患者需要更长的时间。手术后3个月内不得进行接触性运动,但如果你愿意,可以在3~4周后进行轻度训练。

术后第一个月,你可能每周都要复诊,术后1个月之后,每次复诊之间会有时间间隔。术后3个月至1年,当你的牙套被摘除时,你会被要求佩戴活动保持器,这是保持牙齿挺直所必需的。在前3个月,你被要求全天佩戴保持器(除了吃饭和刷牙时间),接下来是傍晚和晚上佩戴,再是仅夜间佩戴,并且需要一直坚持下去。部分患者逐渐减少保持器的佩戴时间,在矫治器拆卸2年以后,每周可仅有几个夜晚佩戴。我们建议你长期坚持佩戴保持器。

我们还需要探讨该治疗的稳定性,换句话说,就是我们通过正畸和正颌手术联合获得的效果能持续多长时间。需要佩戴保持器来保持牙齿直立。正畸牙套治疗结果的稳定性维持需要长期间歇性的佩戴保持器,因为牙齿在一生中都有移动的趋势。从长远来看,你可能每周只需要几个晚上佩戴可摘保持器。

骨骼在新的位置上通常是相对稳定的,但是随着时间的推移,可能会在错误的方向上出现一些移动。因此随时间推移,有时咬合可能会出现移位。我们倾向于对我们的患者进行长期随访,以关注治疗结果的稳定性。就手术重新定位颌骨而言,减少下颌突出应该是相对稳定的,但治疗后可能出现开𬌗的情况。它不太可能恢复到现在的水平,但有时

治疗结束时取得的结果可能并不完全稳定。

有时,在主手术后的某个阶段,可能需要额外的手术来重新定位颌骨。额部手术可能是被需要的二期治疗。同时,上颌骨的上抬和前移可能会轻微增加鼻孔宽度、上抬鼻尖高度。需要术中测量以限制这些改变,但是有时也需要额外的手术作为二期治疗。

在您的治疗过程中,我们会更详细地回顾所有这些信息,这里有一份宣传手册,上面有我们刚刚讨论的大部分信息,所以您可以利用业余时间在家阅读。在宣传手册的后面有一些空白的地方,如果你有任何问题,把它们写下来,下次见面时我们一起探讨。

你还有其他问题吗?

(a)　　　　　　　　　(b)　　　　　　　　　(c)

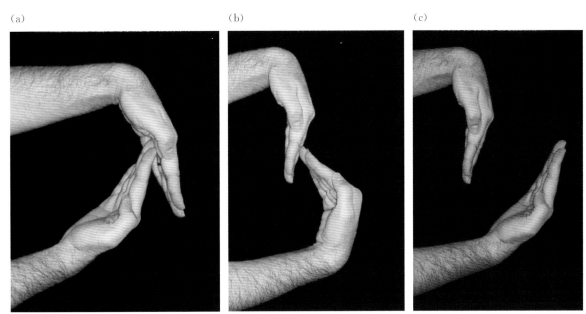

图 10-1　作为一个非常基本的描述工具,正畸医师通常用手来模仿上下颌切牙之间的相互位置和关系。(a)一般来说,Ⅰ类的切牙关系,切牙角度正常。(b)展示Ⅲ类骨面型时牙槽骨的代偿。(c)展示正畸的效果,切牙角度去代偿,在正颌手术之前,咬合关系将更加糟糕

延伸阅读

向患者描述感觉异常

正颌手术结束后患者的嘴唇、颏部、舌、上腭和牙龈即刻出现感觉异常很常见。试图描述感觉上的异常,在过去是相对简单的。例如,患者可能会说他们的嘴唇感觉"像拔牙齿注射麻药一样感觉逐渐消失"。然而,许多年轻患者到目前为止可

能从未有过口内局部注射局麻药的经历,因为他们可能没有任何需要修复的牙齿。一种选择性的对照描述可以这样对患者说:你有没有枕着自己的手臂睡过很长一段时间,或者是保持一个位置坐很长时间?感觉异常是上述情况后有针扎进你手臂或腿的感觉。

　　鉴于信息提供方法影响信息保存这一事实，有人指出语言信息需要辅以书面信息（见下文）和（或）视听信息[15]。例如，对于潜在的正颌外科手术患者来说，椅旁的可视化信息提供工具可以增进语言信息的提供。

射线照片

　　全景片（orthopantomograph，OPT）和侧位片可能需要在椅旁使用，来展示拟进行的截骨手术的大概位置以及哪块牙槽骨或骨块需要复位。当患者同意术中拔牙时，下颌第三磨牙以及它们与下牙槽神经的密切关系需要在 OPT 上标记出来并告知患者。对于以前做过手术的患者，X 线片上可见钛板、钛钉，这可能对确定它们的位置和大小有帮助。X 线头颅侧位片的一个显著优势是，它将有助于将骨骼关系与患者的软组织外观的审美关系联系起来，并且通常会阐明为什么这种矫正不能仅通过正畸来实现。

研究模型

　　患者自己的牙齿研究模型是展示牙齿参数的有用的三维工具，比如拥挤度和旋转，以及咬合关系。当需要拔牙时，可在模型上向患者指出需要拔除的牙齿。利用术前研究模型将颌骨手动移动至接近术后的位置，从而向患者证明为什么术前正畸是必需的。此外，手动移位术前研究模型能够展示预计的术后咬合关系。

照片

　　患者自己的照片可能被用来显示软组织缺损或过度的区域，可使用图像操作软件来演示正颌术后可能产生的治疗效果（见第 6 章）。

3D 成像

　　由于 3D 成像和操作软件包的升级，尽管尚无精确的系统可以展现栩栩如生的图像，但仍有可能向患者展示根据他们自己要求所能达到的预期手术效果。

塑料头骨

　　可以用带磁铁的部件拼成塑料的头颅，能在 Le Fort Ⅰ型水平进行重新就位，并且可以模拟下颌矢状劈开截骨术和骨性颏成形术。这可能作为语言描述的补充十分有用。

以前接受过类似治疗的患者的照片

　　只要获得了患者的知情同意，使用先前接受过治疗的患者的"术前和术后"照片的潜在优势在于避免因使用图像操作软件处理患者自己照片时为达到患者期望所遇到的困难。向术前患者展示的既往病例照片应该在口腔颌面异常和咬合紊乱方面与该患者尽可能相似，而且更为理想的情况是具有相同性别和相似的种族背景（图 10 - 2 至图 10 - 6）。要展示患者真实治疗结果的图片，而不是患者最为理想化的治疗

(a)

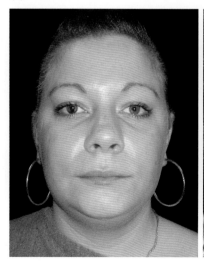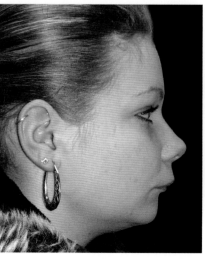

图 10 - 2　Ⅱ类患者下颌后缩。
(a)术前观

（b）

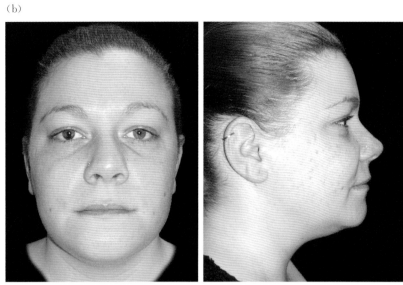

图 10-2（续） （b）下颌前移后，术后观

（a）　　　　　　　　（b）

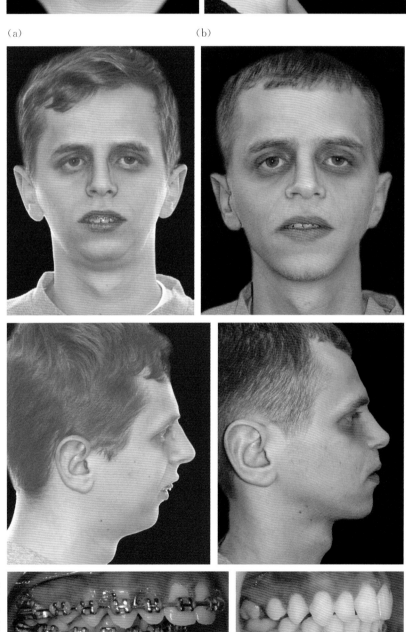

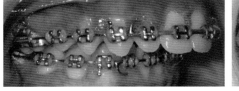
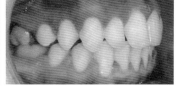

图 10-3 Ⅱ类患者上颌骨垂直向前发育过度。（a）术前观。（b）上颌骨上抬，下颌骨前移后，术后观。患者随后行双侧鼻翼楔形切除，以减少鼻翼间宽度

(a)

(b)

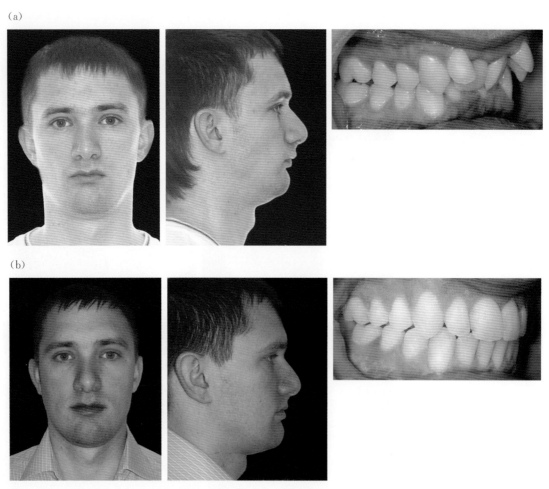

图 10 - 4　Ⅱ类患者表现为Ⅱ类 2 分类错𬌗及下颌后缩畸形。(a)术前观。(b)术后观。上颌切牙的倾斜度得到矫正,增大切牙覆盖,下颌前移

(a)

(b)

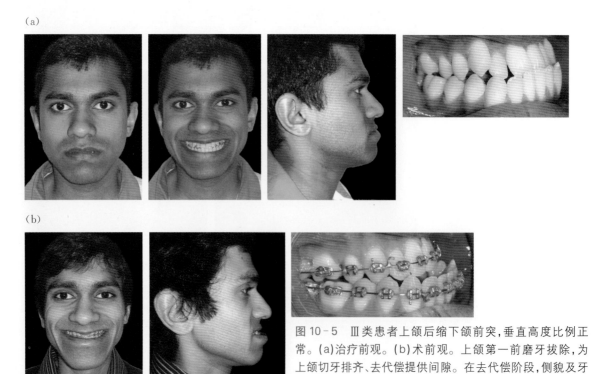

图 10 - 5　Ⅲ类患者上颌后缩下颌前突,垂直高度比例正常。(a)治疗前观。(b)术前观。上颌第一前磨牙拔除,为上颌切牙排齐、去代偿提供间隙。在去代偿阶段,侧貌及牙齿咬合异常明显加重。

（c）

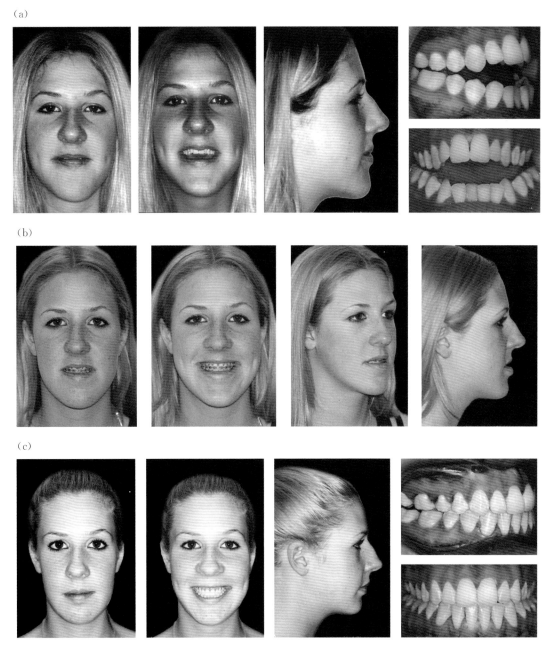

图 10‐5(续)　(c)上颌前移下颌后退,术后观

（a）

（b）

（c）

图 10‐6　Ⅲ类患者上颌后缩、下颌前突,前下面高增加,骨性前牙开殆。(a)治疗前观。(b)术前观,侧貌及下唇突度增加更为严重。(c)上颌后牙区上抬、前移,下颌前份旋转、后退,术后观

第 1 部分

结果,这样能够避免患者不切实际的期望所带来的风险。对于咬合关系尤其如此。

示意图

可以应用艺术化的示意图来代表不同类型的口腔颌面畸形以及正颌手术治疗的不同阶段,并且能够解释截骨线的位置,以及板子和钉子的相对大小和位置(图 10 - 7)。

(a)

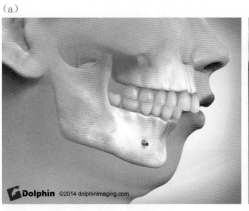

(b)

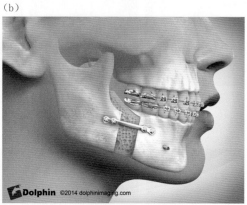

(c)

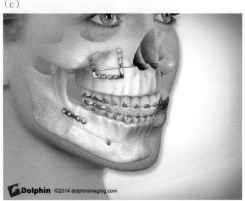

(d)

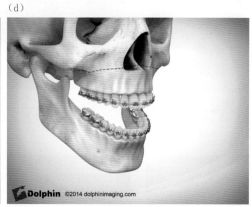

(e)

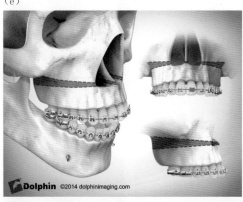

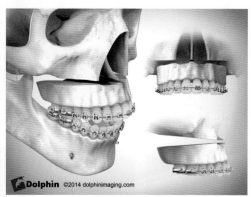

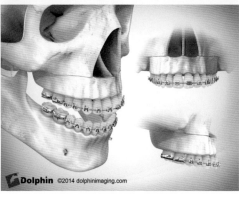

图 10 - 7　展示正颌外科手术及其效果的 3D 图像示例:(a)下颌后缩。(b)下颌前移。(c)下牙槽神经的位置。(d)Le Fort Ⅰ型截骨。(ei~ⅲ)上颌后段上抬的差别。

（f）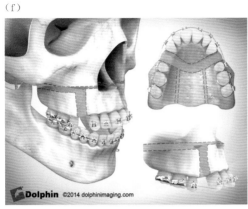

（g）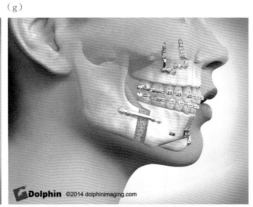

（h）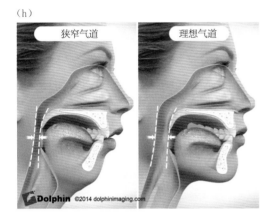

图 10-7(续) （f）上颌分块手术。（g）Le Fort Ⅰ型截骨前移、下颌截骨前移以及颏成形前移，显示板和螺钉的位置。（h）双颌前移手术开放气道（由 Dolphin Imaging 提供；© 2014 www. dolphinimaging. com）

示意录像/电脑演示

与示意图相似，当临床医师提供语言信息以外的附加信息时，也可在电脑屏幕上观看用于展示各类治疗过程的简短的多媒体视频。有证据表明，与书面媒介相比，以计算机为基础的视听信息能够提高成年正颌患者信息的留存量[16]。

与一例先前接受过治疗的患者进行交谈

有证据表明，正颌患者喜欢有与接受过类似手术的患者进行交谈的机会，希望能够咨询那些因临床医师缺乏自身受治经历而无法回答的问题[10,17]。有些保密规定是不能违反的，但是只要事先得到先前接受治疗的患者同意，潜在正颌患者常常认为这是获取信息十分有效的方法（见第 60 和 61 章）[18]。这些可以安排在临床医师不在场的情况下。

文字信息

清晰的语言信息是最重要的，但是患者可能会感觉信息超载，觉得一下子吸收所有提供的信息有困难。因此，宣传册在治疗的不同阶段都可能非常有用。宣传册主要的优势在于患者可以在自己方便的时间阅读，并且可以在需要的时候反复阅读。宣传册应当根据患者需要提供不同的格式，包括盲文。

治疗前宣传册（框 10.2）

一般情况下治疗前宣传册对潜在正颌患者有用，

应该在初诊结束后交给患者。宣传册上的信息应该与临床医师的语言信息相互印证。宣传册应包含对术前治疗阶段有用的信息，在患者术前几周再给患者提供一份宣传册对他很有帮助。

框 10-2　治疗前宣传册

患者宣传册

正颌手术

如果你对正颌(颌骨矫形)正畸(戴牙套)联合手术感兴趣,那么这个宣传册里面包含了有用的信息。

正颌手术的目的

对一些患者来说,颌骨畸形到了一定程度,单纯正畸无法纠正牙齿的位置和提供功能性咬合。正畸与颌骨手术联合的目的是将颌骨移动到一个更好的位置,以利于改善牙齿的咬合功能(这样的话牙齿能够形成正常咬合)和改善颌骨及面部外观的比例和对称性。

矫正器

在通过手术重新定位颌骨前,应用固定矫正器将牙齿移动到相应颌骨上的最佳位置。这会使牙齿在颌骨手术之后形成良好的咬合关系。有时候,也需要应用活动矫治器,但是固定矫治器能够更加精确地定位牙齿。在手术期间,牙套仍黏接在牙齿上,因为牙套能够帮助外科医师重新定位颌骨,并且在术后的数月内仍然保留,用于帮助正畸医师进一步改善牙齿位置和咬合关系。

治疗周期

此类治疗会持续很久。从牙套黏接到牙齿上再到拆除,有可能花费 2~3 年时间,但这仅仅是估计,并且有可能因患者而异,这取决于很多因素,例如你牙齿移动速度的快慢。手术在正畸过程的某个时间点进行,通常在整个过程进行到 2/3 的时候。手术的时间安排是可以选择的,可以在你方便的时候进行,但这可能会增加你的总治疗时间。

手术

手术前一天晚上半夜开始你就不能进食和饮水。你的颌骨手术绝大部分操作是在口内进行的。手术在全麻下进行,因此在整个手术过程中你是完全睡着的。小的金属板和钉在颌骨愈合过程中被用于将颌骨固定在新的位置上,这些板和钉固定在骨的表面、皮肤和肌肉的下方。6 周之后,当骨在新的位置上愈合,就不需要板和钉子了,但是它们通常会被一直保留在体内。有时候,后期需要进行一个小的手术将它们取出。极其罕见的情况下,你的牙齿需要在术后 6 周内进行颌间结扎。

手术需要患者在医院待多久

该手术一般需要患者在医院待 2~3 天,但这仅是估计,只有在手术顺利且你觉得无大碍的情况下才会让你出院。至少要有一个可以对你负责任的成年人去医院接你(最好是开车),并在回家后照顾你。

术后恢复的时间是多久

术后第一周你需要在家休息和恢复。第二周,你的感觉会好一些,但是仍需以休息为主。一些患者在术后的 3~4 周会逐渐恢复正常的日常活动,只要不进行任何体力活动即可。骨头的愈合需要 6 周的时间。

术前饮食

为了避免正畸牙套损害你的牙齿,你必须在整个治疗过程中保持健康的饮食。你应该避免高糖(巧克力或糖果)或酸性(例如,碳酸饮料或过量的果汁)的食物或饮品,因为这些可能会损害你的牙齿。你也应该避免太硬的食物(例如,法式面包)或黏糊糊的食物(例如,太妃糖或巧克力棒),因为这些东西可能会使你的牙套脱落。健康的硬食物,比如苹果,可以被你的后牙切碎并仔细咀嚼。

术后饮食

之前所有的信息依然很重要,但是术后第一周你将不能咀嚼固体食物。你的饮食几乎是流质为主。家里需要一个搅拌机,并且营养师会对你术后的食物摄入给予建议。你将逐渐增加食物的黏稠度,直到术后 6 周左右你恢复正常饮食。

口腔卫生以及牙齿和矫治器的清洁

在你的牙齿清洁达到一个很高的标准之前,不要佩戴正畸矫治器,否则可能会损伤你的牙齿。你每天至少要刷牙 3 次。在整个治疗过程中保持良好的口腔卫生是非常重要的。

术后用药

术后几天,你通常需要使用抗生素和止痛药,并且有可能需要鼻黏膜血管收缩药。

我们对作为患者的你的期望是什么

在整个治疗过程中,你需要经常与你的正畸医师预约复诊,便于调整你的正畸装置。这些将安排在读书/工作时间,但必须坚持。你必须努力做到准时赴约,以便在每次随访时都能进行所有治疗计划中的调整。与你的正畸医师预约失败或取消预约,或是你的牙套反复损坏,都将大大增加你的整体治疗时间。

在整个治疗过程中,你应该在正畸医师这里保持定期复查。

你应该在手术后不久就开始下床活动,但是应该在术后的几周内避免过度的体力消耗,并在术后3个月内避免身体接触性运动。

什么是保持器

一旦治疗的积极阶段已经完成,固定的牙套将被拆除,你将佩戴保持器,用来维持牙齿在新的位置上的稳定性。这些保持器需要长期佩戴,因为牙齿总是保持移动的趋势,尽管这些保持器的磨损量会随着时间的推移而减少。

正畸治疗可能的风险

所有形式的医疗和口腔科治疗,包括正畸,都有一定的风险和局限性。幸运的是,在正畸治疗中,并发症并不常见,即使发生了,通常也是次要的。然而,患者也应该在决定接受牙齿正畸治疗时对这些风险加以考虑。牙齿正畸治疗的主要风险包括但不仅限于以下几点。

* 脱钙:(永久性牙釉质斑点)如果正畸患者吃了含糖过多的食物和(或)没有经常正确刷牙,就会发生龋齿、牙龈疾病和牙齿上的永久性斑点(脱钙)。同样的问题也可能发生在没有接受正畸治疗的人身上,但是戴牙套的人风险更大。

* 牙根缩短:有些患者在接受正畸治疗时,牙根的长度可能会缩短。有些患者容易发生这种情况,有些则不然。通常情况下,这不会造成严重的后果,但有时可能会威胁到牙齿的寿命。在治疗过程中会拍X线片来检查这种情况发生的可能性。

* 良好的口腔卫生:如果每天不保持良好的口腔卫生,不清除牙菌斑,可能会影响到对牙齿有支持作用的牙槽骨和牙龈的健康,导致牙龈发炎和牙槽骨吸收。

* 复发倾向:正畸治疗后,牙齿可能出现位移的倾向。这通常只是一个小的变化,按要求坚持佩戴保持器有助于降低这种复发趋势。

* 颞下颌关节问题:颞下颌关节(temporomandibular joints, TMJ)偶尔会出现问题,引起关节不适。这些问题可能发生在接受正畸治疗和未接受正畸治疗的人身上。治疗过程中出现任何症状应立即向正畸医师报告。

* 牙髓失去活力:有时,牙齿可能因先前的事故而受损,或牙齿可能有大量的填充物,而这些都会对牙齿的神经造成损伤。在某些情况下,牙齿移动会加重牙神经损伤,极少数的牙齿可能需要进行根管治疗。

* 调整后的疼痛:有时正畸用具可能被误吞或误吸,也有可能刺激或损伤口腔组织。牙龈、脸颊和嘴唇可能会被松动或破损的器具或嘴部遭受的创伤性打击划伤或刺激。通常情况下患者对牙套调整后的疼痛都有预期,但是疼痛的敏感时长和敏感程度却因患者个体和操作步骤而异。典型的调整后疼痛可持续3天。

颌骨手术可能的风险

在开始任何治疗之前,外科医师将与你详细讨论这些问题。总结来说,它们包括以下几点。

* 疼痛和不适:与其他任何手术一样,一些疼痛是可以预见的。你将在手术期间和术后接受止痛药物治疗。常规的止痛药物通常是足够的,可能需要服用的时间为术后2周。

* 牙关紧闭(张口受限):术后你通常只能把嘴张开1~2 cm(10~20 mm)。如果正畸橡皮筋被挂在你的上下牙齿之间,这将进一步限制你的张口度。随着面部肿胀减轻,张口度将逐渐恢复正常。

* 肿胀:面部肿胀的程度因人而异。术后3天内肿胀会逐渐加重,但大多数会在1~2周内消退。面部残留的一些水肿可能需要几个月的时间才能消除。

* 瘀青:术后可能会出现不同程度的皮肤瘀青,尤其是下颌、颈部,甚至可能累及胸上部。这种情况会在手术后的几周逐渐消失。

* 恶心和呕吐:这是手术后很常见的症状,如果出现这种情况,医师会给你开一些药来缓解症状。如果你确实呕吐了,你应该保持冷静,坐起来,身体前倾把口中的液体排出。在你的床边会有一个吸引装置,护士处理这种情况很有经验。

* 轻微出血:这是颌骨术后口腔(通常是带血的唾液)和鼻腔常见的症状,但通常在2天内停止。

* 鼻腔黏膜充血(鼻塞):这可能是手术期间和上颌骨术后通气管放置在鼻腔里导致的。它经常让人感觉像患了重感冒,会持续一周左右。

* 减重:由于术后食欲下降,并且不咀嚼固体食物,患者术后两周体重通常会减轻2~5 kg。大多数患者在恢复正常饮食后体重就会迅速恢复。

* 颌间结扎:现代外科技术通常不需要这样做,但有时上下颌的牙齿在手术后要结扎6周。

* 输血:现代外科手术和麻醉技术大大减少了

输血的必要性,但必要时则要进行输血。

• 二次手术:有时,由于各种原因,患者可能需要进一步的手术来调整颌骨的位置。如果需要这样做,通常是在首次术后的早期阶段进行。

• 感觉改变或感觉丧失:手术后下唇、额、舌、上腭和牙龈的感觉可能会改变或减弱。这并不影响嘴唇或脸颊的运动。这种感觉通常会恢复正常,但可能需要几个月的时间。在一些患者中,这些区域的感觉丧失可能是永久性的。一些患者也可能注意到他们味觉的变化,这通常是暂时的。

问题

这个宣传册上的信息是为了帮助你做决定。在开始正畸牙套治疗前,请确定您对我们提出的治疗方案满意,并且我们已经向您解释了治疗过程中的潜在风险。但是,如果您在预约手术之前需要获取更多的信息,请不要犹豫,与我们联系。

如果您还有什么其他问题,请写在这里,并带过来,以便我们在您下次预约时审阅。

术后宣传册(框 10.3)

营养师应该在出院前看望患者和他们的家属,需要探讨口腔卫生问题的重要性,并由外科医师或其团队成员重申(详见第 15 章)。术后宣传册需要向患者及其家属反复强调包括口腔卫生和营养相关问题在内的常规术后指导。

延伸阅读

术后抑郁

术后第一周患者情绪低落甚至轻度抑郁是很常见的。抑郁的症状如此高发,可能归咎于很多因素,如营养状况(术前禁食和术后不能正常进食,从而导致低能量),全身麻醉的影响,术前准备的压力和经历手术的压力,面部肿胀感,面部感觉异常(加剧肿胀的感觉),鼻塞、疼痛和不适。围手术期的药物治疗,特别是减轻术后水肿的类固醇药物,可能会加剧短期抑郁的可能性。对患者和照顾者来说,意识到这种情绪低落并做好准备是有必要的,这样可以减少照顾者潜在的不满情绪。患者还经常强调,如果让他们事先知道情绪低落是暂时的,并且很快就会结束,这会让他们更容易接受。

框 10-3 术后宣传册

患者宣传册

说明书如下

正颌手术

这个宣传册包含了颌骨术后一段时间对你有用的信息。

口腔清洁

术后保持牙齿、牙龈和口腔清洁是非常重要的。以下信息将对你有所帮助。

• 用一个小头牙刷(如儿童牙刷)。

• 每天至少刷 3 次,并且每一餐后都要刷牙。

• 术后 2 周每天用盐水漱口 3 次,将半勺盐溶解到一杯温水中,漱口后吐出。

• 你会获得 Corsodyl ® 牌子的漱口水(氯己定双葡萄糖酸盐),这是一种强效抗菌漱口水,仅在术后前两周使用(请将瓶子放在儿童接触不到的地方)。

饮食和营养

术后你的面部会有一些肿胀,这就限制了你的张口度。当你的颌骨在新的位置上愈合,你的饮食必须与之相适应。这包括手术后第一周的流质饮食,然后逐渐过渡到需要轻度咀嚼的软质食物,并最终达到正常咀嚼。以下信息是为了确保您的食物和液体摄入是最佳的,以确保良好的愈合和减少并发症。

监测你的体重

在你恢复期间监测你的体重以确保你得到足够的营养是很重要的。术后几周内体重减轻 2～5 kg 是很常见的。术后的 6～8 周内,在每周的同一时间,称一次体重来监测你的体重变化,这可能是有用的。如果你注意到你的体重有很大的变化,你应该联系你的外科医师或医院的营养师。

营养健康

尽管术后的几周内你将无法正常咀嚼食物,但保持健康的饮食是很重要的,它能确保你获得足够的蛋白质、能量和水,有助于你恢复健康。

蛋白质的需求

手术后,你的目标应该是每千克体重每天摄入大约 1 g 蛋白质。例如,如果你术前体重 70 kg,术后恢复期间,你每天将需要摄入不低于 70 g 的蛋白质。

各类食物中蛋白质含量的例子:

* 一品脱牛奶(或豆奶)= 19 g。
* 一个中等大小的鸡蛋 = 6 g。
* 1/2 杯烘豆 = 15 g。

液体需求

为了确保获得充足的水分,你应该以每千克体重每天至少摄入 30 mL 液体为目标。例如,如果你体重 70 kg,你每天需要摄入 2 100 mL 的液体(70 × 30 mL)。

有用的例子:

* 1 品脱 = 570 mL。
* 一杯 = 250 mL。

能量(卡路里)需求

你应该每天吃 6 至 8 顿饭,补充高能量和高蛋白饮料。

术后第 1 周——流食

在术后第一周内,你不应该咀嚼任何食物。这将有助于你的颌骨在新的位置愈合。因此你只能吃顺滑且不需要咀嚼的流质食物。使用一个大的喂食注射器连接一个宽口软管,将其尖端放在脸颊和牙齿之间的磨牙后区,这样食物就很容易吞咽。你应该慢慢地喝,从一大汤匙过渡到一杯。

你可以使用搅拌机/食品加工机将任何食物榨汁,你可以加入水、牛奶或酸奶(或纯素食替代品)来稀释。

有用的例子:

* 加牛奶的液体炒蛋。
* 水果、牛奶或酸奶"冰沙"和(或)冰淇淋(或素食替代品)。
* 汤——混合以去除结块。

术后第 2 周——叉子可磨碎的食物

在这个阶段,你应该能够开始用小叉子或勺子吃东西,但仍然要尽量少咀嚼。这种情况可能要持续到第三周(你的外科医师或营养师会建议你预约复诊)。

"叉子可磨碎食物"指的是任何只要用叉子的背面就可以很容易地把它们磨碎并去除块状物的食物。举例包括:

* 土豆泥。
* 酸奶和香蕉。
* 馅料柔软的烤土豆。
* 软面条或煮熟的米饭。
* 炒鸡蛋。

术后 3~6 周——软食

术后第 3~6 周,你可以逐渐增加饮食的稠度,但仍然保持是相对较软的饮食。应避免进食韧且含纤维的食物或硬的食物。

举例如下:

* 鸡蛋饼。
* 软煎饼。
* 煮熟的砂锅菜。
* 意大利面。

额外的营养支持

高蛋白和高能量的饮料在术后的第 1~2 周可能很有用。根据营养师的建议,每天服用 1~3 次。每瓶通常含有 320 kcal 热量和 20 g 蛋白质。

吞咽安全

这是术后几周内进食、饮水和服药的重要建议。

* 每次你进食时在床上或椅子上坐直。
* 在你进食后,保持直立坐姿至少 30 分钟。
* 只有在你清醒和注意力集中的时候才进食。
* 每次只吃一口食物或液体。
* 吞下食物并清空你的嘴,然后再吃下一口。
* 不要着急——慢慢吃,每隔一段时间吃一次。
* 每吃几口喝一小口水。
* 在每顿饭结束时,检查你的颊部是否有任何食物残留,清洁你的牙齿和牙套,并对口腔进行冲洗。
* 如果你觉得有吞咽不适感,试着用咳嗽来清理。

调理便秘

便秘可能是在全身麻醉、饮食改变和活动减少后出现的问题。一些止痛药也可能导致便秘。为了保持正常的排便,以下信息对你来说可能有用。

* 有规律的饮食可以促进食物消化和吸收。
* 尽量每天进食高纤维食物,例如谷类、燕麦、水果及蔬菜(去皮及制成泥)。
* 喝大量的水和液体来保持身体水分充足。

- 即使是在医院和家里,尽早开始下床活动,这将有助于刺激你的肠道。
- 如果问题仍然存在,联系相关科室,或你的医师或药剂师进行通便。

其他的建议

术后您的口腔内会有一些可溶解的缝线。这些通常会在几周后自行脱落。

术后的第1至2周内,保持头部抬高的睡姿,例如在头部下面多放一个枕头。这将有助于减轻面部肿胀。

术后的第一周,情绪低落甚至轻微抑都是很常见的。大多数患者在第一周后会感觉好很多。

如何联络我们

您可以在白天或晚上的任何时候与颌面外科联系。

白天联系电话:

夜间联络电话(随叫随到登记员):

营养及膳食科(仅可日间联络):

视听信息

视听信息可能对有些患者有用。英国正畸学会(British Orthodontic Society,BOS)为潜在正颌患者开发了一款信息DVD(正颌手术患者指南)。DVD内包含有用的信息,并且可能在制订方案的过程中起到重要作用,但是也强调了DVD的某些方面需要改进。

现在网上有真实的手术视频,但是这可能会使患者推迟手术。患者应该在临床医师的指导下根据自己的判断决定他们应该做什么。

互联网

互联网和各种网站上可获得与正颌外科手术相关的信息。这些信息的优点和缺点应该与潜在患者群公开讨论。实践证明,对于潜在的正颌患者来说,仅有少数网站有一定数量的正确、有效的信息[20]。有一些患者的博客和网站上可能含有误导性信息,有些网站在特定的搜索引擎上可能排名很靠前,但是并不一定能够提供有效信息。应该尽可能建议患者浏览正规医学院校的网站。

结束语

不同方式的信息传递都可被用于正颌外科手术。视听工具和文字宣传册可以为临床医师向患者提供的语言信息做补充。让每位患者都能理解并充分参与他们的治疗过程是正颌外科团队义不容辞的责任。

(王宏伟 江凌勇 译)

参考文献

[1] Macgregor FC. After Plastic Surgery: Adaptation and Adjustment. New York: Praeger,1979.

[2] Naini FB. Negative terminology. Br Dent J. 2009;207: 345.

[3] Naini FB. Lip seals. Br Dent J. 2010;209;106.

[4] Kiyak HA,Iseri H,Kayaalp F,Altug A. Informed consent in orthodontic and orthognathic surgery. J Dent Res 2002; 81;Abstract 0159.

[5] Brons S,Becking AG,Tuinzing DB. Value of informed consent in surgical orthodontics. J Oral Maxillofac Surg. 2009;67;1021-5.

[6] Ley P,Spelman MS. Communicating with the Patient. London: Staples Press, 1967.

[7] Godwin Y. Do they listen? A review of information retained by patients following consent for reduction mammoplasty. Br J Plast Surg. 2000;53;121-5.

[8] Rittersma J. Patient information and patient preparation in orthognathic surgery: the role of an information brochure-a medical audit study. J Craniomaxillofac Surg. 1989;17;278-9.

[9] Lazaridou-Terzoudi T,Kiyak HA,Moore R,Athanasiou AE,Melsen B. Long-term assessment of psychologic outcomes of orthognathic surgery. J Oral Maxillofac Surg. 2003;61;545-52.

[10] Cunningham SJ,Hunt NP,Feinmann C. Perceptions of outcome following orthognathic surgery. Br J Oral and Maxillofac Surg. 1996; 34; 210-3.

[11] Macgregor FC. Patient dissatisfaction with results of technically satisfactory surgery. Aesthetic Plast Surg. 1981; 5; 27-32.

[12] Lenz ER. Information seeking: a component of client decisions and health behavior. ANS Adv Nurs Sci. 1984;6; 59-72.

[13] Miller SM. Monitoring versus blunting styles of coping with cancer influence the information patients want and need about disease: implications for cancer screening and management. Cancer 1995;76;167-7.

[14] Stephens R,Ryan FS,Cunningham SJ. Information-seeking behavior of adolescent orthodontic patients. Am J Orthod Dentofacial Orthop. 2013;143;303-9.

[15] Thomson AM,Cunningham SJ,Hunt NP. A comparison of information retention at an initial orthodontic consultation. Eur J Orthod. 2001;23;169-78.

[16] Patel JH,Moles DR,Cunningham SJ. Factors affecting information retention in orthodontic patients. Am J Orthod Dentofacial Orthop. 2008;133;61-7.

[17] Broder HL,Phillips C,Kaminetzky S. Issues in decision making: should I have orthognathic surgery? Semin Orthod. 2000;6;249-58.

[18] Ryan F,Shute J,Cedro M,Singh J,Lee E,Lee S,Lloyd

TW，Robinson A，Gill D，Hunt NP，Cunningham SJ. A new style of orthognathic clinic. J Orthod. 2011;38:124 - 33.

[19] Flett AM，Hall M，McCarthy C，Marshman Z，Benson PE. Does the British Orthodontic Society orthognathic DVD aid a prospective patient's decision making? A qualitative study. J Orthod. 2014;41:88 - 97.

[20] Aldairy T，Laverick S，McIntyre GT. Orthognathic surgery: is patient information on the Internet valid? Eur J Orthod. 2012;34:466 - 9.

第 11 章
知情同意
Consent and Medicolegal Considerations

Robert A. C. Chate

引言

"家长式统治：为了他们所谓的最大利益限制下属或家属的自由和责任的政策。"

自治：拥有自治的权利，行动自由(O. E. D)

在任何临床处理过程中获得患者知情同意的过程在本质上分为两种：家长式统治和自治。任意一种方式的盛行主要取决于特定国家的社会规范，但是由于文化信仰和价值观的出现和发展，这些可以随着时间变化。

在每一个文化背景下，也会有部分个体天生被动或独断，他们分别希望用家长式统治或自治的方式决定自己的医疗保健。

在任何特定的社会环境中，不管哪种形式的知情同意占主导地位，当在个人偏好和法律法规规定的社会规范之间有差异时，如果医师希望继续在当地法律范围内执业，负责签署知情同意的临床医师在工作时需要保持敏感性，并且时刻警觉患者的特殊需要。

在绝大多数发达国家，知情同意是在自治的模式下签署的。尽管如此，在不同的国家，规范也因民族或地域而异。例如，在英国，儿童或无法给予知情同意的成年人获取知情同意的法律法规在英格兰和苏格兰不尽相同[1~3]。

类似的，在美国，获取知情同意的过程中，不同州的法律采用的是不同的标准[4,5,14]。

英国视角

在讲英语的国家，知情同意始于殴打侵权。这包括故意的、未经允许的与他人接触，即使这样不会造成身体上的伤害。因此一例患者的医疗同意将允许和不允许临床接触区分开，但是这既不能与医疗事故混淆，因为医疗事故涉及相关条款规定的不称职的治疗；也不能与更高标准的知情同意混淆，因为更高标准的知情同意涉及患者自主需要的关于自身的医疗保健的选择[4]，如果没有的话，就只能提出过失索赔而不是殴打索赔。

从历史观点来说，在英国，治疗的标准测试基于Bolam测试，即临床医师是否按照对该领域技术人员负责的机构公认的适当做法行事[6]。

然而，就临床医师在知情同意期间的风险披露义务而言,该测试与英国上议院 Sidaway[7] 的决定中所规定的适用于诊断和治疗的测试是相同的。在这方面,临床医师不仅要按当时负责医疗意见的机构完全认可的方式进行操作,也要满足 Bolitho 修改意见的要求[8],即意见主体是合理的、负责的,且意见本身是合乎逻辑的[9]。的确,在 1999 年,中级法院规定将任何可能影响一例通情达理的患者判断的重大风险进行告知是临床医师的责任[10]。

在 2004 年,切斯特(Chester)的大法官指出,在现代法律中,医疗上的家长式统治不再具有统治地位,患者具有被告知术后发生严重损伤风险的权利,尽管风险很低[11]。毫无疑问,来自其他英联邦国家的判例法是其他法院可以效仿的例子,上述后两项裁决中的案例就有可能作为例子。

这里,澳大利亚的高等法院在 1992 年设定了先例,他们规定"在特定的情况下,风险很重要,一例讲道理的患者,如果被事先告知风险,可能会予以重视"[12]。

问题在于,法官认为可以接受的风险已经有了巨大的变化,因此告知患者风险的标准也在演变,它从那些被认为与负责任的口腔科医师相关转变到那些讲道理的患者[13]。的确,从一名明智的临床医师的角度到一例明智的患者的角度,现在继续转换到针对每一例特定的患者的演变,同时一个术语"开明的同意(enlightened consent)"被提出,作为一个概念压缩,它主要是指患者需要被安置在一个能够理解、会影响他们意愿的关键点或是可以经历特定过程的位置上[1]。

国际视角

在美国,知情同意主要通过案例法演变,然而在当代,大约有一半的州都用法律法规定义了原则,许多已经为那些用于衡量提供给患者信息的充分性的标准提供了法律依据[14]。就这一点而言,个别的州法院要么应用以患者为导向的标准告知风险,即一个谨慎且明智的患者在这些情况下希望知道的信息(20/50 州);要么是一个以执业医师为导向的标准,即在相同的环境下负责任的执业医师能够向患者合理地提供信息(22/50 州),或者是联合患者导向和执业医师导向标准的混合方式(8/50 州)[4,5,14]。

因此,美国的临床医师寻求令人满意的知情同意要求,需要核查他们所在州的法律和案例法,意识到在健康管理系统持续发展的情况下保持与时俱进是很有挑战性的[14]。

在世界上的许多其他国家,一个家长式统治的标准尤其适用于重视强大的垂直和代系关系的文化环境,这种文化环境的特点是:一个大家庭同住在一个屋檐下,并且重要的决定由家庭单位讨论制订[15]。这种情况常见于亚洲和日本[15,16]、巴基斯坦[17]、中非[16]、中美[16]、拉丁美洲和中东[18]。此外,在许多南欧国家,如法国、意大利和西班牙,对于重要但可能引起焦虑的信息,通常采用医师负责制标准的医师会对患者有所保留[18]。

随着旅游的发展,许多西方国家已经变得多元化,所以,即使一个知情同意的自主标准也可以在法律上获胜,但是试图把这种方法强加给移民本身就是家长式统治,因为在其他方面执业医师可能会尝试强加给患者一些与他们内心深处价值观相反的东西。

然而,当敏感性在这些情况下值得赞赏时,不应该假定所有来自以家庭为中心的文化环境中的患者都具有相同的价值观。文化参照只能作为一般参照,因为,来自一个特定传统环境的患者可能仍然持有不同的价值观,这些受他们的教育、收入、宗教信仰以及他们在新移居国家生活时间长短影响[15]。

不过,在所有情况下,制订治疗计划的首要原则是帮助患者实现最佳获益,并且这样的善行同样适用于家长式统治和自治风险告知标准合法存在的社会。

知情同意的基本要求

在那些实行个人自治的国家,为了让一例患者同意接受临床干预,临床医师需要解释:

* 推荐疗法的风险和获益。
* 任何替代治疗的风险和获益。
* 不经治疗的后果[3,14]。

同样重要的是,临床医师还必须判断患者是否有能力给予同意,确保提供的信息是:

* 可理解的。
* 可保存的。
* 患者做决定之前已权衡利弊[3]。

然而,在美国,就像患者有权利获取他们的医疗保健信息一样,当患者认为这些信息会使他们过度苦恼时,他们同样有权利不获取这些信息。患者可以放弃获得信息的权利,但是信息豁免只有在知情和自愿的情况下才是有效的。因此,临床医师必须向患者提供足够的信息,让患者知道他们放弃的东西的一般属性。例如,临床医师应该告诉患者在讨论过程中固有的风险。然后患者选择是否了解风险相关的全部信息才是一个合法的选择,并且满足了对知情同意的要求。显然,任何此类豁免都应充分记录,并且,对此类情况的一种管理方法是创建一份包含两部分的同意书。在第一部分,对推荐的治疗方案进行命名和概述,注明存在的风险、效果和可能的替代方案。接下来详述患者有权获知全部信息,并且临床医师随时准备为其提供。不管患者表明他们是否选择获取更完整的解释,患者接下来都需要在同意书上签字,如果患者选择获取完整信息,那么就会在同意书的第二部分提供全部的细节。

正颌手术的知情同意

涉及口腔正畸和相关学科(如颌面外科)的病例需要特殊管理。只有在正颌正畸联合治疗方面有丰富经验,且有能力对各种方案的风险和收益、需要对患者做出承诺,以及任何可预期的治疗局限性进行概述和讨论的临床医师,才可以向患者获取同意。这些通常在联合门诊中完成,正颌医师和颌面外科医师同时参与正颌患者的管理。

同意的获得可能需要在较长的一段时间内多次随访,以便患者做决定之前可以查看任何的模拟模型或计算机预测的预期结果,考虑治疗方案的选择,以及它们各自的影响和对任何说明的反馈。

获取同意的关键是给予患者的信息,已于前一章概述。人们可能会有争议,在治疗的选择上,相对于延长寿命和改善健康状况,提高生活质量是最主要的预期结果,因此告知风险的标准应该是这样的,即每个特定的患者都能够获得足够的有关风险和获益的信息,进而能够让患者在符合他们最佳利益的情况下足够开明地做出决定。

一名临床医师在应用家长式统治的"负责任的执业医师"风险告知标准为正颌手术寻求同意时会陷入两难境地,因为他们不确定应该将全麻风险向患者告知到什么程度。尽管不可否认全麻风险可导致灾难性的结果,但对于健康患者来说,全麻致死的风险微乎其微。尽管如此,显然一例通情达理的患者想要知道相关的信息甚至是更多,是因为手术所涉及的本质是选择性的过程而不是挽救生命的过程。

家长式统治的执业医师提出的观点是赞成隐瞒此类信息,否则向患者透露这些信息可能导致患者拒绝接受那些他们可以显著获益的治疗[4]。

相反的观点则是赞成开导患者,应用特定的知识量化全麻风险发生的概率,尤其是可将它的发生概率与日常生活中其他可接受事件发生风险的概率进行比较[19],此类信息虽然可能起抑制作用,但相反的,

许多患者获取这些信息反而能够让他们感到心安。

谁可以合法地同意

为了保护儿童,许多国家的法律都明确定义了个体有能力自己做决定的年龄。在英国,个体可以同意医学或口腔科治疗的法定年龄是 16 岁。在英格兰和威尔士,相关法律包含在 1969 年实施的"家庭法律改革"中,在苏格兰,这些问题由 1991 年颁布实施的"民事行为能力年龄(苏格兰)"规定[1,2]。

然而,在这两个国家,小于 16 岁的儿童,如果临床医师判断他们有同意的能力,他们自己也可以合法地这样做[1,2]。有关正颌正畸联合治疗方面,这是不相干的,因为上下颌骨的截骨手术通常是在青春生长发育期停止之后进行的,此时患者通常已经达到具有民事行为能力的年龄,但对于牵张成骨和术前正畸的患者来说可能适用。在这种情况下,想要开始进行术前正畸为后续联合治疗做准备的未成年人可能与那些不想让患者接受任何治疗的家长意见不一致,在英国没有法律要求浪费时间去鼓励持有异议的家长试着与未成年人达成友好共识[1,2]。

相反,被认为有能力的未成年人拒绝接受这种治疗时,父母或是监护人绝对不可以反对,除非孩子有可能因此遭受严重的或不可逆的精神或身体伤害[3]。显然,后一条规定不适用于选择正颌正畸联合治疗作为序列治疗的患者。

在英格兰和威尔士,1989 年颁布的儿童法规定了哪些人可以像家长一样有同意儿童治疗的权利,在苏格兰,这些是在 1995 年颁布的儿童法(苏格兰)中规定的。在这两个国家,所有的母亲自动拥有为人父母的责任监护权,然而,并不能直截了当地知道一名父亲是否拥有监护权,区别在于孩子的出生日期,这可能意味着一名父亲对他的一个孩子有监护权但对另一个孩子没有。不管他们是否结婚,只要能够证明他们的名字出现在孩子的出生证明上,那么双方都可以行使监护权,这些适用于出生时间在此之后的儿童:

- 2002 年 4 月 15 日,北爱尔兰。
- 2003 年 12 月 1 日,英格兰和威尔士。
- 2006 年 5 月 4 日,苏格兰。

在上述时间点之前出生的儿童,父亲只有在下列情况下才有监护权:

- 如果他和孩子的母亲在怀孕期间、生产期间或之后的任何时间结婚了。
- 如果他从未和孩子的母亲结婚,但是孩子的母亲

同意他行使监护权或法院命令他行使监护权。

在美国,联邦法律并未从法律上定义未成年人的年龄。取而代之的是各州的法律对这些进行管理,当儿童成年后,他们在不同的年龄能够获得不同的法律权利,例如何时可获得驾驶执照、结婚、投票、买酒等的权利。那就意味着,在 50 个州内,绝大多数的年龄是从 18 岁[14]至 21 岁,但是也存在一些变量,在准予给予医疗或口腔科治疗同意等法定场合规定的合法年龄会更小一些[20]。绝大多数的州有针对"脱离父母而独立生活的"未成年人的规定,那些独自生活并且不依靠家庭支持的未成年人,能够决定他们自己的卫生保健决策。同时,在许多州,成熟的未成年人,指那些有足够的年龄和判断力能够理解他们的境况、拟定的治疗和治疗结果以及替代方案的人,被授权在急需治疗且未成年人的父母不能参与其中的情况下做出治疗决定。一般来说,这些例外是在判例法而不是成文的法律中得到承认,但是,法律通常规定当未成年人结婚或是怀孕的情况下,这些未成年人需以成年人身份进行处理来获取知情同意[14]。

因此,美国的临床医师希望从未成年人那里获得知情同意,当他们面部畸形的矫正需要遵守与特定的州有关的法律时,特别是关于谁有可能同意以及他们在哪个年龄被认为是有法律能力的[14]。

缺乏行为能力的成年人

成年患者缺乏给予正颌正畸联合治疗同意的能力的情况是很少出现的。对他们的特殊要求是这样的:在不管有或没有他们监护人支持的基础上,许多人可能被排除在接受如此复杂和漫长的治疗之外,因为在治疗接受的过程中他们可能无法合作,也不可能遵照指示在整个治疗过程中将口腔卫生维持在一个令人满意的水平。

另外,当充分合作可预期时,以及当个人的口腔卫生和功能在正颌正畸联合治疗过程中可以获得明确的改善时,一个成年患者不能执行同意的事实不能将他们排除在接受那些被认为可能让他们获得最大益处的治疗之外。许多此类临床案例包括严重的原发性骨性Ⅱ类错𬌗畸形伴创伤性深覆𬌗加重的病例(图 11 - 1),完全性颊向锁𬌗导致咀嚼效率显著降低以及广泛性前牙开𬌗,这些可能会让患者在外观上表现为唇闭合不全、流涎和非正常的开口进食,从而让患者在这些方面被社会嘲笑和拒绝。

2005 年颁布的心智能力法案(Mental Capacity Act,MCA)[21]在 2007 年[22]生效,是规定英格兰和威尔士缺乏给予同意能力的成年人应该怎么管理的立法。2005 年颁布的 MCA 主要适用于 16 岁及以上的人群。它强调指出,如果一个成年人缺乏能力,并且没有其他人能够给予或是拒绝为这个人给予同意,那么接下来的治疗必需是对这个人最佳的。临床医师必须有一个合理的认识,即在治疗之前缺乏同意能力的情况下即使没有患者的同意也是受法律保护的。

根据该法案,患者的能力评估仍然需要与那些直接参与照顾患者的人进行讨论,即家庭成员、有经验

(a)

(b)

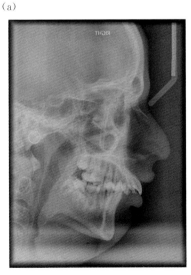
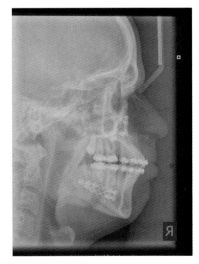

图 11 - 1　(a)治疗前的头颅Ｘ线侧位片显示骨性Ⅱ类的基础上,明显的角前切迹和Ⅱ类 1 分类错𬌗。(b)术后的头颅Ｘ线侧位片显示上颌骨垂直向上 6 mm 的外科复位、10 mm 的下颌前移和上下颌的固定钛板

和没经验的护理人员，但是，当治疗可能复杂或是具有长期影响时，又或是当能力受到怀疑时，转诊精神科顾问或心理学家进行能力评估更为适合。然而最终，进行治疗的临床医师必须与上述提到的其他只是担任顾问角色的人一起共同确定患者的能力。

为了确定何种治疗方案对患者最佳，临床医师需要加以考虑，如果适合的话，向患者提到的任何可以咨询的人进行咨询，任何照顾患者的人或是关心他们幸福的人，任何获得永久授权书的人，任何由监护法指定的"代理人"，需要危急治疗并且在没有别人能替代付费护工来决定什么是对患者最有利的情况下，任何由 NHS 机构支持的独立心理能力倡导者（independent mental capacity advocate，IMCA）也可以是咨询对象。然而，当临床医师与他们之间存在争议时，例如，永久授权的获赠人提出何种治疗使患者获益最多，可能需要参照监护法来解决冲突[22]。

当涉及 16～17 岁的残疾儿童，MCA2005 规定的适用于 16 岁以上人群的条款，与 1989 年颁布的适用于 18 岁以下人群运用监护权的儿童法，有一定程度的重叠[23]。

重叠的部分被认为出现在 MCA2005 的第 21 章，大法官可按命令就有关 18 岁以下人群的法律程序的转移做出决定，即 1989 年儿童法规定的从监护法院转移至享有管辖权的法院，反之亦然。这尤其在涉及母亲就什么治疗对儿童最有益与临床医师之间存在争议时适用。如果不存在类似矛盾，根据 1989 年颁布儿童法的规定，母亲可以合法地代表 16～17 岁孩子给予同意。

在苏格兰，2000 年颁布实施的无行为能力（苏格兰）法是首要立法，涉及同意能力问题，并倾向于保障因精神障碍或交流能力低弱而缺乏同意能力的人的福利和资源。

就该法案而言，成年人是指 16 岁及以上并且个人行为允许其他人代表他们做决定，接受不同保障，尽管苏格兰的法律通常假定像这样的成年人是能够自己做决定的，并且认识到这一点是很重要的，因为即使一个人患病，例如痴呆，这也并不意味着这个人不能为自己做决定。

根据该法案，当一个人仍有能力的时候，他可以指定一名权益律师，在未来的某些时间点在他们失去能力的事件上代表他们做出决定。此外，向法院提出申请后，监护人可以获得指定医疗机构的决定权。不管是任命了权益律师还是监护人，任何医学或口腔科治疗执业医师都必须寻求其同意，这样做是实用且合

理的。当成年人没有这样的代理人时，医师被授权提供治疗，但必须遵守特定的保障措施和免责条款。

该法意在指出，无行为能力是指不具备如下能力：执行决策，制订决策，沟通决策，或记住决策。

该法案的目标是保护那些缺乏能力的人，也支持他们参与制订个人力所能及的决定。

该法案规定了必须遵守的原则如下。

- 实施的任何行动或决定必须对此人有益。
- 实施的任何行动或决定必须是达到目的的最低需要。
- 做决定时必须考虑到现在或过去的意愿以及个人的情感。
- 必须考虑到其他关心此人福利的人的看法，如主要照顾人、最近的亲属、授权人、律师或监护人。

此外，在一些案例中，当有监护人或权益律师时，那些对成年人治疗负主要责任或是经过特定训练[无行为能力成年人条例（签署医疗治疗证书的要求）（苏格兰）2007]的医疗或口腔科执业医师，可以签署第 47 条证明书来说明个人无法自己做决定并给出拟定治疗的细节。执业医师接下来保留证明书并拿出需要的治疗方案。然而，当需要进行紧急的或不可逆的治疗时，如正颌手术，需要最高民事法院的批准[2]。

在美国，缺乏行为能力的成人的同意管理与英国相似，那就是，近亲可能不可以代表残疾的成年人给予同意。相反，要么是患者在有能力的时候[14]授予了某人一份持久的授权委托书，或者是州法院司法任命的监护人即合法指定的代理决策者，有给予同意的权利[24]。

历史上，美国各州的法律体系将监护视为非此即彼的命题，全球调查发现无能力实际上伴随着完全剥夺了受监护人的权利，那就是，在法庭上的那个人已经被宣布无能力做出自己的决定。然而，后来一些州已经修改了它们的法律，承认限制或部分监护的概念，解释了精神能力的决策特异性，以及一些人理性地做出某些选择而不做出其他选择的能力。

因为建立完全监护意味着对个人的基本权利的广泛剥夺，"最少限制性/干扰性替代"学说使有限或部分监护成为首选。替代决策的现代趋势是向替代的判断标准发展。在这种方法下，监护者被要求做出当患者能够做出和传达合理的决定时会做出的决定。替代判断标准与尊重患者自主权高度一致，并且当无法合理判断患者做出什么样的决定将是正确的时候，将依赖监护人作为传统的最佳利益标准。这一标准要求从患者的角度出发，做出决定的方式应使病人获

得最大的利益和最小的负担[24]。

美国的临床医师如果希望在这种情况下提供正颌正畸联合治疗，需要查阅和遵守各州的法律。

结束语

同意在本质上是沟通和信息传递以及医患之间相互理解的过程。因此，值得注意的是，讨论的文件能够得到患者的同意比实际取得经签署的同意更重要。然而，这并不是英国的法律要求，法律认为书面确认的同意可以为后续的诉讼案件提供更好的辩护依据，但事实是，以书面形式存在的文件并不一定能够证明获得的同意是有效的。

然而，当治疗复杂或是涉及重大风险和副作用时，仍建议采用书面同意的形式。涉及的治疗不管是在镇静还是全麻下进行，英国的普通口腔科理事会都规定，必须获得书面的同意[25]。

同样，同意应该被认为是连续的过程而非单个事件。在这方面，在患者治疗期间是否需要更改计划，患者要被充分告知有关情况，并被给予一个进一步重新确认他们同意的机会。另外，不管有没有改变计划，患者都可以随时撤回他们的同意，即使患者已经完成术前正畸马上要开始正颌手术了。在这种情况下，患者应该被告知过早地终止治疗可能产生的不良后果，并且这些都应该记录在患者的病历中。此外，应该准备好一份免责声明，患者需要签字以明确表示他们愿意为自己的行为带来的后果负责。此后，患者可能会有更多的时间来思考终止治疗的影响，但是如果患者坚持己见，临床医师有义务遵守。然而，在这种情况下，临床医师仍要继续对患者的健康利益负责，任何有助于维持或部分改善结果的措施，例如保持器，如果有可能让患者获益，还应继续向患者提供。

综上所述，临床医师应超越以上所讨论的同意要求的细节，并且永远记住更大的目标：尊重每一位患者的尊严和自主权，并且承诺协助他们充分且有意义地参与任何可能影响他们的存在和生活的决定[14]。

（王宏伟 王旭东 译）

参考文献

[1] Consent. Suitable for UK excluding Scotland. Dental Protection Limited. www. dentalprotection. org/Default. aspx? DN = 927506dc-8fdd-4f40-91a7-62f7f8606524; Accessed 22 December 2013.

[2] Consent. Information suitable for Scotland. Dental Protection Limited. www. dentalprotection. org/Default. aspx? DN = 61c91ac5-17ea-4a18-b2ec-07799e15f1ab; Accessed 22 December 2013.

[3] Chate RAC. An audit of the level of knowledge and understanding of informed consent amongst consultant orthodontists in England, Wales and Northern Ireland. Br Dent J. 2008;205;665 - 73.

[4] Raab EL. The parameters of informed consent. Trans Am Ophthalmol Soc. 2004;102;225 - 30.

[5] Guideline on informed consent. Clinical Guidelines. Am Acad Pediatric Dent. 2009;35(6);301 - 303. www. aapd. org/ media/Policies_Guidelines/G_InformedConsent. pdf♯ xml = http:// pr-dtsearch001. americaneagle. com/service/ search. asp? cmd = pdfhits&DocId = 393&Index = F% 3a% 5cdtSearch% 5caapd%2eorg&HitCount = 26&hits = 14 + 1f + 3d + 4c + 4f + 7b + 80 + c2 + 123 + 16d + 184 + 19a + 217 + 2df + 2e1 + 330 + 3bf + 43b + 43d + 524 + 560 + 597 + 636 + 65d + 6bb + 6fd + &hc = 469&req = Guidel ine + on + Informed + Consent Accessed 22 December 2013.

[6] Bolam v Friern Hospital Management Committee. [1957] 1WLR 582.

[7] Sidaway v Board of Governors of the Bethlem Royal Hospital.[1985] AC 871.

[8] Bolitho v City and Hackney Health Authority. [1998] AC 232.

[9] Boynton S. Don't just sign here. Dent Protect Servicematters.

2006;4;1 - 3.

[10] Pearce v United Bristol Healthcare NHS Trust [1999] 48BMLR 118.

[11] Chester v Afshar [2004] UKHL 41.

[12] Roger v Whitaker [1992] HCA 58; (1992) 175 CLR 479.

[13] Brands WG. The standard for the duty to inform patients about risks; from the responsible dentist to the reasonable patient. Br Dent J. 2006;201;207 - 210.

[14] LeBlang TR, RosoffAJ, White C. Informed consent to medical and surgical treatment. In; Legal Medicine. 6th ed. Philadelphia, PA; Mosby, 2004, pp.343 - 51.

[15] Ho A. Family and informed consent in multicultural setting. Am J Bioeth. 2006;6(1);26 - 28.

[16] Levine RJ. Informed consent; Some challenges to the universal validity of the Western model. J Law Med Ethics. 1991; 19(3 - 4);207 - 213.

[17] Jafarey A M, Farooqui A. Informed consent in the Pakistani milieu; the physician's perspective. J Med Ethics. 2005;31; 93 - 6.

[18] Baile WF, Lenzi R, Parker PA, Buckman R, Cohen L. Oncologists' attitudes toward and practices in giving bad news; An exploratory study. J Clin Oncol. 2002;20(8); 2189 - 96.

[19] Lack JA, Rollin AM, Thoms G, White L, Williamson C. Raising the standard; Information for patients. www.rcoa. ac. uk/system/files/PI-Raising _ 2003. pdf Accessed 22 December 2013.

[20] Goldfarb NM. Age of consent for clinical research. J Clin Res Best Pract. 2008;4(6). www. firstclinical. com/journal/ 2008/0806_Consent_Age. pdf Accessed 22 December 2013.

[21] Mental Capacity Act 2005. London; The Office of Public

Sector Information，UK government. www. legislation. gov. uk/ ukpga/2005/9/pdfs/ukpga _ 20050009 _ en. pdf Accessed 22 December 2013.

[22] Emmett C. The Mental Capacity Act 2005 and its impact on dental practice. Br Dent J. 2007;203;515 – 21.

[23] The Chidren Act 1989. London：The Office of Public Sector Information，UK government. www. legislation.

gov. uk/ukpga/1989/41/contents Accessed 22 December 2013.

[24] Kapp MB. Geriatric patients. In；Legal Medicine，6th edn. Philadelphia，PA；Mosby；2004，pp. 541 – 5.

[25] Standards for the Dental Team. General Dental Council 2013. www. gdc – uk. org/Dentalprofessionals/Standards/ Documents/Standards%20for%20the%20Dental%20Team% 20FINAL. pdf Accessed 22 December 2013.

第 12 章
术前正畸和术后正畸：
原理、技术和力学
Preparatory and Postoperative Orthodontics：
Principles，Techniques and Mechanics

Farhad B. Naini and Daljit S. Gill

> "快是好的，但准确就是一切。"
>
> Xenophon(公元前 430 年—公元前 354 年)[1]
>
> *Cyropaedia*
>
> 希腊历史学家，Socrates 的学生
>
> *Cyrus the Great* 的传记作者

引言

> "欲速则不达。"
>
> 孔子(公元前 5 世纪)[2]
>
> 《论语》

对于进行正颌手术的患者来说，治疗时间是比较长的。然而，正畸医师尝试通过走捷径的方式来减少治疗时间，或者在没有足够的术前正畸准备的情况下交由外科医师进行手术，将不可避免地给患者和临床医师造成一系列的问题。当然，正畸医师在术前正畸的阶段不应浪费时间，但将上下牙弓的牙齿准确地置于所需位置的重要性远远超过治疗速度，同时，术后正畸的时间会相应减少，从而缩短整体治疗时间。

本章的目的是描述正颌外科手术患者正畸治疗的五个阶段，即：

- 术前正畸。
- 术前即刻复诊。
- 术中正畸要求。
- 术后即刻复诊。
- 术后正畸。

延伸阅读

在进行任何形式的正畸治疗之前,正畸医师有责任确保患者具有理想的口腔卫生,并且不存在牙龈炎症、活动性牙周问题或任何例如龋齿等的其他口腔科疾病。在开始正畸治疗之前必须治疗任何此类问题。在这个初始阶段和整个治疗期间,正畸医师和口腔全科医师之间的良好沟通都非常重要。

术前正畸

"没有准备的人,就是在准备失败。"

Benjamin Franklin(1706—1790)

正颌患者所需的术前正畸治疗是多种多样的,取决于所需的牙齿移动的复杂性和设计的手术类型。例如,拔牙治疗和随后的间隙关闭可能比非拔牙治疗更耗时;牙列中线矫正通常可能相当耗时,而设计通过相应颌骨的旋转来矫正牙列中线偏差则需要较少的术前正畸准备。不可避免的是,这个准备阶段是最长时间的治疗阶段。尽管如此,试图加速这个阶段将导致手术时出现原本可避免的问题。应该依据现实来告知患者时间,但是,作为一般规则,最好是高估所需的治疗时间,因为患者很容易记住这一点!

正畸矫治器的类型

临床中,患者所使用的矫治器类型基本上由正畸医师的偏好决定,但通常可能采用某种形式的直丝弓矫治器。固定的正畸矫治器不仅用于在手术前后实现所需的牙齿移动,还用于手术中,外科医师通过颌间固定术(intermaxillary fixation,IMF)在术中固定颌骨。

直丝弓矫治器

过去的标准方丝弓矫治器在牙齿上使用相对类似的托槽,因此要求正畸医师在弓丝中弯曲,以便根据它们相对水平的"进出"位置、冠轴角(近远中向牙冠倾斜)和冠转矩(颊舌向牙冠倾斜)来单独定位每颗牙齿,然后以"切入"方式将这根预备好的弓丝入槽,因此得名。在 20 世纪 70 年代中期,美国正畸医师 Lawrence F. Andrews 推出了"直丝弓矫治器"[3,4],它修改了标准的方丝弓系统,使得每颗牙齿的进出位置、牙冠的倾斜度和转矩被预设到其相应的托槽中,即最终牙齿位置的细节被设计到每个"预调节"的托槽中。这是通过改变每个托槽底座的厚度(对应相应牙齿的进出位置)、每个托槽槽沟在近远中平面上相对于每个牙齿长轴的角度(对应冠轴角)和在殆龈向对托槽的基部上改型(对应冠转矩)来实现的。因此,当牙齿处于其正确的三维位置时,存在一条水平托槽槽沟线,即每个弓形中的托槽槽沟处于相同的高度,并且弓丝中不需要弯曲。这些预设的托槽系统大大降低了对弓丝弯曲的要求。尽管如此,在精确的牙齿定位的基础上,对于术前正畸和有效的术后精调,几乎总是需要一定程度的弓丝弯曲(表 12-1)。正畸精调中的大部分艺术敏锐力来自正畸医师弯制弓丝的能力。

表 12-1 正畸弓丝弯曲的分类(在 Tweed 后)

弯曲类型	需要弓丝类型	产生牙齿移动
第一序列弯曲(也称为"内外"或水平向"外展"弯曲;不改变牙齿角度的垂直阶梯弯曲也属于此类别)(图 12-1a 和 b)*	不锈钢圆丝或者方丝	牙冠在水平面上的颊舌偏移;或牙冠的垂直平移而不改变角度
第二序列弯曲(也称为"轴倾弯曲"或"角度弯曲")(图 12-1c)	不锈钢圆丝或者方丝	牙冠和(或)根的近远中向倾斜
第三序列弯曲(也称为"转矩弯曲")(图 12-1d)	不锈钢方丝或 TMA(钛钼合金)	牙冠和(或)根的颊舌向倾斜

注:* 临床医师应该知道,美国正畸医师 Charles H. Tweed(1895—1970)所描述的 Tweed 系统将第一序列弯曲描述为仅水平调整,并将第二序列弯曲描述为垂直调整,根据 Tweed 系统,垂直向的伸长或者压低,被归类为第二序列。

槽沟尺寸

在这种情况下,槽沟尺寸指的是容纳弓丝的托槽水平通道的尺寸。最常用的托槽槽沟尺寸是 0.018 英寸×0.025 英寸(0.46 mm×0.64 mm)和更大的 0.022 英寸×0.028 英寸(0.56 mm×0.7 mm)。使用的类型取决于正畸医师的偏好,但 0.022 英寸×0.028 英寸的托槽槽沟确实允许使用较重力的不锈钢丝,从而更容易整平牙弓(图 12-2)。

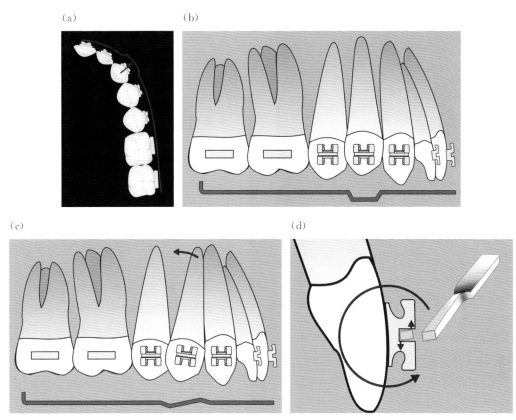

图 12-1　(a)第一序列弯曲：上颌尖牙外展弯。(b)第一序列弯曲以垂直向伸长上颌第一前磨牙。(c)第二序列弯曲以纠正上颌第一前磨牙的轴倾角。(d)将根腭向转矩施加到上颌中切牙的第三序列弯曲

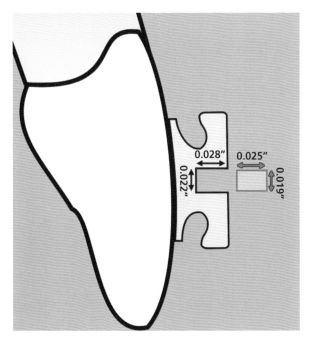

图 12-2　托槽槽沟尺寸和方丝的横截面尺寸。0.022 英寸×0.028 英寸的托槽槽沟，使用 0.019 英寸×0.025 英寸的方丝

延伸阅读

关于槽沟尺寸和弓丝尺寸

　　为了避免在临床实践中使用冗长的术语，可以使用缩写。0.018 英寸×0.025 英寸的槽沟缩写为"18 - slot"，0.022 英寸×0.028 英寸的槽沟缩写为"22 - slot"。圆形弓丝，例如 0.018 英寸不锈钢圆丝，缩写为"18 - steel"，而尺寸为 0.019 英寸×0.025 英寸的不锈钢方丝缩写为"19 - 25steel"。

磨牙黏结颊管 *vs.* 磨牙带环

　　在现代口腔正畸学中，托槽黏结是所有牙齿的标准程序，但偶尔也会使用磨牙带环，特别是当需要使用横腭杆或牙支持式的上颌快速扩弓时。一些外科医师更喜欢磨牙带环，特别是每个牙弓中的最后牙齿，通常是第二磨牙。理由是，如果这个牙齿黏接托槽而不是带环，在手术过程中可能会出现脱黏这个潜在的问题。但是，同时也有人认为一个松垮的带环可能在一段时间内都没有被注意到。

　　如果需要将颊管转换成托槽，也需要磨牙带环，

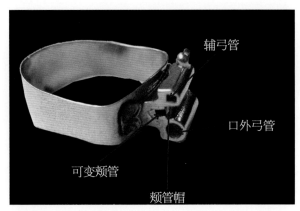

图12-3 一个可变的上颌右侧磨牙带环。可以移除第一磨牙带环上颊面管的颊帽,将颊管转换成托槽

例如,如果上颌第二磨牙需要颊向外展或个别压入,具有适当弯曲的弓丝将不能穿过上颌磨牙上的带环或常规的黏结颊管。在这种情况下,需要使用第一个磨牙带环上的可变式颊管,通过移除颊帽,将颊管转换成托槽(图12-3)。最近,自锁式磨牙颊管开始在临床中应用,其可代替可变式颊管。

辅弓管可以结合到黏接颊管或带环中使用。这在需要分块手术的情况下是很有用的,在分块手术固定后即刻需要在辅弓管内置入辅弓以帮助稳定骨段。

在术前或术后阶段可能需要在磨牙带环上使用舌侧和腭侧栓来放置弹力牵引皮筋;然而,如果使用黏结式颊面管而不是磨牙带环,可以将舌侧扣直接黏合到牙齿上。

唇侧与舌侧矫治器

由于多种原因,唇侧矫治器在正颌患者中优于舌侧矫治器。

- **术中IMF放置**——外科医师在术中无法使用舌侧矫治器进行临时颌间固定,并且需要某种形式的唇侧附件,例如黏合在牙齿唇侧的扣或托槽,或在唇侧牙槽骨中植入的临时固定装置(例如微型螺钉)(图42.4至图42.6)。
- **托槽脱落**——如果在手术期间或手术后出现舌侧托槽脱落,则很难在术后立刻重新黏结,因为患者存在牙关紧闭而导致的张口受限,并且通常口内满是血迹斑斑的唾液,这种不适感是无法避免的。
- **术后口腔卫生**——如果托槽是舌侧的话,相同的因素下可能会使患者更难以保持牙齿和矫治器的清洁。
- **前牙开𬌗**——在一个前牙段开𬌗的病例中,上颌舌侧矫治器也可能干扰开𬌗的完全矫正。

美学托槽的应用

一些患者可能会要求考虑使用唇侧"美学"托槽,在这种情况下,知情同意是必不可少的。然而,常规不锈钢托槽和磨牙带环在正颌外科手术患者中的使用优于唇侧美学托槽,原因如下。

- **易折裂**——陶瓷托槽易碎,因此在术中容易折裂,特别是在放置IMF期间,它们经常碎成碎片,在这种情况下,一部分托槽碎片可能会进入开放的手术区域。
- **牙齿磨损**——陶瓷托槽也可能因为与对颌牙的牙釉质摩擦而导致严重的牙齿磨损。正颌患者存在各种颌骨畸形,特别是深覆𬌗,这可能是治疗开始时的一个严重问题,也可能是在术前正畸牙齿整平和去代偿过程中的问题。
- **塑料或树脂复合型托槽**——这些托槽通常很难看到,并且可能由于摩擦增加的问题而阻碍或减少牙齿移动。它们通常也很脆弱,容易发生折裂,这也是外科医师在术中不愿意见到的。

术前正畸的目标

"一堆岩石在有人对着它思考时就不再是岩石了,它将化身大教堂的形象。"

Antoine de Saint-Exupéry(1900—1944)[5]

法国作家、诗人和飞行员

延伸阅读

如果将Saint-Exupéry所描述的"岩石堆"与牙齿进行类比,牙齿可能存在拥挤、间隙、扭转、位置异常、角度异常并且相对于它们的基骨倾斜,那么所描述的沉思就是在术前正畸的预备阶段之前进行诊断和设计,这是形成术前正畸方案的基础,是实现最终目标所必需的。正畸医师必须牢记确切的目标位,即牙齿放置在相对于三个空间平面、三个旋转轴以及最终与相对的牙弓的咬合位置而言协调的位置;即在黏结单个托槽之前记住"大教堂的形象"。

正畸医师的期望以及术前正畸治疗的总体目的是将牙齿放置于其各自颌骨的正确位置,以便在重新定位颌骨时,外科医师可以获得理想的颌骨移动和最佳的牙齿咬合。应根据预先规划的手术颌骨移动来设计(见第6章)。术前正畸治疗牙齿移动的6个预期目标如下。

- 排齐。
- 整平。

- 去代偿。
- 切牙倾斜准备。
- 协调牙弓。
- 消除咬合干扰。

如果需要进行分块手术，则有第七个目标。

- 为手术截骨创造间隙。这将在下面的"排齐"部分中描述。

正畸预备的这些目标并不总是以相同的顺序实现。例如，去代偿可以在牙弓整平之前发生，或者在治疗开始时可能需要上颌扩弓以协调上下牙弓。在某些情况下，以上这些阶段会同时发生。为了阐述清楚，下面我们将单独进行说明。

排齐

一些权威人士说，过去，最好的正畸医师是最擅长弓丝弯曲的，而现在，最好的正畸医师是托槽定位的最好的。这些陈述无论多么善意，都具有误导性。精确的托槽定位至关重要，但仍不可避免地需要一定程度的弓丝弯曲，特别是在正畸最后的完成阶段。过去、现在（和未来）的最佳正畸医师是那些理解并使用精准诊断和合理治疗设计的原则，并能够合理掌握应用生物友好的正畸力学，在此基础上精益求精的人。

尽管并非总是如此，但是排齐通常是术前正畸的第一步（有时在排齐之前进行扩弓）。一些牙弓整平也在排齐的同时开始，即当初始弓丝进入托槽中时，牙齿将开始整平。但是，为了清楚起见，将在下一节中单独描述整平。排齐的目的是将牙冠正确地排列在上下颌骨的正确位置，同时纠正牙齿的旋转。

- **托槽定位**——必须将托槽黏结到每个牙齿的正确位置。准确定位托槽所花的时间永远不算浪费。一些正颌患者可能需要托槽定位的微小变化。
- 上颌尖牙——在正颌患者中，上颌和下颌唇侧段的协调，即尖牙到尖牙的区域，是最重要的。通常，在下颌尖牙的牙尖和上颌尖牙的近中腭侧面之间可能发生咬合干扰，这可能会影响牙

齿尖窝交错的状态。因此，建议将上颌尖牙定位黏结到牙长轴近中 1/2~3/4mm 的位置，使牙齿呈现轻度的近中唇向旋转，从而达到更好的唇侧尖窝交错的状态（图 12-4）。

(a)

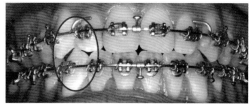

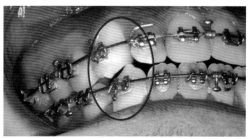

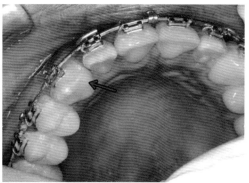

(b)

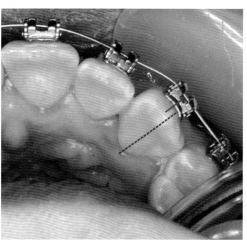

图 12-4　(a)如果上颌尖牙的近中腭侧面稍微突出，它可能会妨碍前牙的尖窝交错关系，如在术后Ⅲ类患者中。(b)可以通过将上颌尖牙定位黏结到牙长轴近中 1/2~3/4mm 的位置防止正颌患者可能出现的上颌尖牙间宽度过小。牙齿呈现轻度的近中唇向旋转可以帮助牙尖达到更好的吻合状态

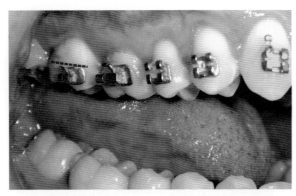

图 12-5　如果上颌第二磨牙必须黏接或者做带环,应注意将托槽稍微颌向定位,以防止其伸长

- 直立上颌侧切牙——当患者最终放置方丝时,侧切牙牙冠呈现"前倾"的外观,通过反向黏结托槽可提供根唇/颊向转矩,有助于防止此类情况。
- 上颌第二磨牙——在许多情况下,这些牙齿不应黏接,以防止它们伸长,而这将成为协调牙弓的主要干扰。如果它们必须黏接/制作带环,例如为了去旋转,则应注意将托槽黏合于偏殆向的位置(图 12-5)。如果在第一磨牙上使用掀盖式颊管时,可以在弓丝上打台阶,以最大限度地减少第二磨牙的伸长(图 12-46)。
- 分块手术——在准备分块手术时,在设计的截骨线两侧的牙冠和牙根之间需要预留一些间隙,以便在不损伤牙齿的情况下为手术切口留出空间。截骨线两侧的牙冠可以使用活动螺旋弹簧分开,至于牙根可以通过将托槽置于正确位置,在弓丝中弯制第二序列弯曲,或者改变托槽黏接的角度来实现分根的目的,而术后需要将它们重新黏接在正确的位置(图 12-6)。如果手术的切口设计在尖牙的远中,

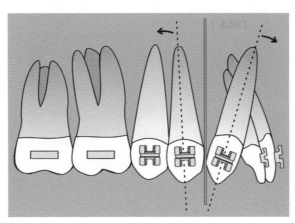

图 12-6　分块手术前的分根

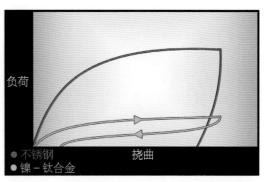

图 12-7　比较镍钛(NiTi)弓丝和不锈钢的力矩-形变曲线。NiTi 图上几乎水平的平台意味着弓丝将在很大的偏转范围内提供大致相同的力。这种非常理想的特性被称为超弹性,是 NiTi 弓丝所独有的。此外,加载平台低于卸载平台,即,在卸载时传递的力小于激活弓丝所需的力(称为滞后的性质),允许使用轻力来进行牙列的初始排齐

可以将两侧的托槽互换,这样一来,托槽的倾斜方向与原来相反,可以使牙根向近中移动。手术后,应将正确的托槽黏接尖牙上以矫正尖牙的角度。

- **弓丝的尺寸、形状和材料**——一根细长的圆丝是初始排齐的理想选择,其约束力和摩擦力较小,并允许牙冠相对自由地倾斜移动。力应尽可能轻,同时允许牙齿移动。镍钛合金(NiTi)是首选的排齐弓丝材料,具有形状记忆(即它在塑性变形后可恢复其原始形状,例如结扎到错位的牙齿上)和超弹性(即在力矩-形变曲线中间的扁平的"超弹性"平台,允许弓丝的明显变形,以便在相当大的位移上移动牙齿,同时保持可接受的力水平)(图 12-7)。初始弓丝通常是 0.014 英寸的 NiTi 圆丝,接着是 0.016 英寸 NiTi 或 0.018 英寸铜 NiTi。

整平

牙弓整平是指正畸治疗的阶段,旨在通过允许上下牙弓中的每颗牙齿的相对垂直运动来使 Spee 曲线变平(或几乎变平),以及使得边缘嵴大致位于同一水平面上。Spee 曲线的相对平坦(即"水平")是正常牙齿咬合的先决条件之一。

在正颌患者中,可根据病例特点在不同的治疗阶段进行整平:

- 术前——在大多数患者中,大部分或全部的整平可在手术前进行矫正。
- 术中——术前阶段用于分段排齐每个牙弓的"分块",然后通过手术整平整个牙弓。

延伸阅读

正颌手术中的弓丝序列

正颌手术中的弓丝序列对于正颌患者来说是十分个性化的，取决于所需的治疗目标。假设一个 0.022 英寸×0.028 英寸的托槽槽沟，初始排齐弓丝通常是 0.014 英寸的 NiTi，逐渐换到 0.018 英寸的铜 NiTi 上。如果需要应用滑动机制，例如为了纠正牙齿中线偏斜，可以使用 0.018 英寸不锈钢圆丝。应始终将工作弓丝放置到托槽中至少 1

个月，从而在进行任何滑动机制之前可以调平托槽槽沟，这有助于使弓丝被动入槽，从而避免将托槽结扎到弓丝上。0.018 英寸不锈钢圆丝对于矫正切牙的倾斜也非常有用，此时牙齿围绕横轴旋转。手术时的工作弓丝一般是 0.019 英寸×0.025 英寸不锈钢方丝，在此之前，需要先使用 0.019 英寸×0.025 英寸的 NiTi 弓丝过渡(表 12 - 2)。

表 12 - 2　与治疗阶段相关的典型弓丝排序(假设 0.022×0.028 托槽槽沟)

治疗阶段	弓丝尺寸和材料	牙齿移动类型
术前早期	0.014 英寸 NiTi	排齐
术前早期	0.016 英寸 NiTi 或 0.018 英寸铜 NiTi	排齐(对于严重旋转牙齿的纠正非常有用)
术前中期	NiTi 方丝，例如： 0.17 英寸×0.025 英寸 NiTi 0.18 英寸×0.025 英寸 NiTi 0.19 英寸×0.025 英寸 NiTi	过渡弓丝，主要用于整平槽沟和转矩调整，为不锈钢方丝做准备
术前中期*	0.018 英寸不锈钢圆丝	这种弓丝有很多用途，包括： • 滑动机制，例如牙齿中线矫正 • 切牙的轴倾度调整 • 排齐 • 扩弓/缩弓
术前中晚期	不锈钢方丝： 0.019 英寸×0.025 英寸不锈钢(这通常是手术弓丝)	• 牙弓整平 • 扩弓/缩弓 • 切牙内收 • 间隙关闭
术后早期	0.019 英寸×0.025 英寸不锈钢	通常保持以允许在初始愈合阶段稳定骨段；在如果需要进一步扩弓时有用
术后中期	0.019 英寸×0.025 英寸编织(多股)不锈钢麻花丝或 0.019 英寸×0.025 英寸 NiTi	允许牙齿的垂直运动，同时保持转矩，例如，关闭后牙段开合
术后晚期	精调： 0.019 英寸×0.025 英寸不锈钢或 0.018 英寸不锈钢或 0.019 英寸×0.025 英寸 TMA	精调牙齿咬合和个别牙齿位置

注：* 只有在需要任何特定的牙齿移动时，才需要使用圆丝的这个阶段。

• 术后——在手术后再进行部分或大部分矫正，例如 3 点接触术后咬合(上下牙弓中仅切牙以及最后一颗磨牙接触)，用于增加下前面高度并减少切牙覆𬌗(见下文)。

如何整平上颌牙弓主要基于上颌切牙相对于上唇和面部的最终期望位置。一旦设计了上颌切牙的术后位置，如何整平下颌牙弓取决于下颌切牙相对于上颌切牙的设计术后位置以及该位置对面下部高度(lower anterior face height，LAFH)的影响。如果不

需要增加 LAFH，则可通过压低下前牙来整平下颌牙弓。但是，如果需要增加 LAFH，设计就要有所改变。如果只需要 LAFH 的小幅增加，则部分整平下颌牙弓的 Spee 曲线，如果已经存在所需 Spee 曲线，则保持，或者如果需要 LAFH 的显著增加，则 Spee 曲线需加深，即术前整平的量取决于 LAFH 需要多少增加量。随着下颌骨前移，下颌切牙的前下运动程度将决定 LAFH 的增加(见图 6 - 24)。

在术前治疗阶段，上下牙弓的整平可以是全部、

部分或者分段。

- 全牙弓整平——在大多数病例,当正畸医师把弓丝序列替换到方形、重力不锈钢方丝时,全牙列开始整平。这些将导致前磨牙和尖牙的伸长,以及切牙的压低和小范围的磨牙颊倾,尽管伸长效应总是更大(图 12 - 8)。然而,如果特别需要下颌切牙压低,例如在 LAFH 过长的患者中,可能需要某种形式的正畸压低力(例如 Burstone 力学),或者可以使用临时锚固装置来直接压低切牙。

- 部分连续牙弓整平——例如维持一定程度的 Spee 曲线以达到三点接触。关于术后侧方开𬌗的闭合程度存在一些争议,虽然 5 mm 是相对常规的,但临床上达到了 10 mm(图 12 - 9)。

如下所述,整平所需间隙。需要在下颌不锈钢弓丝中预设增加的曲度,以保持或加深术前 Spee 曲线的曲度(图 12 - 10)。

- 分块弓形矫正——对于准备进行术前正畸整平牙弓的分块手术的患者,美学和咬合因素决定了每个骨段所需的不同垂直运动。在这种情况下,分段排齐和整平,避免连续的初始排齐弓丝。随后的不锈钢弓丝可以保持分段,或者如果需要使用连续的弓丝,可以分段之间放置适当的垂直弯曲(图 12 - 11)。需要在手术中切割这种连续的弓丝以利于手术操作。在手术重新定位之后,可能需要使用连续的弓丝(可能放置在辅弓管中)来稳定各骨段。

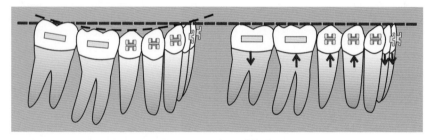

图 12 - 8　全牙列整平

(a)

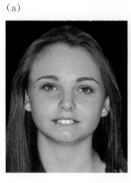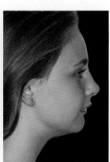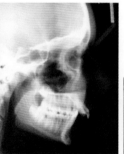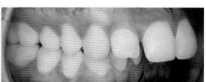

(b)

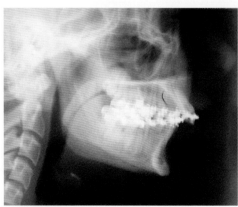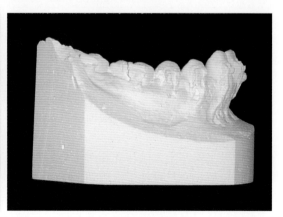

图 12 - 9　三点接触。(a)术前图像,显示骨性Ⅱ类错𬌗畸形,安氏Ⅱ类 1 分类,下颌骨后缩,下前面高度降低(LAFH)和深 Spee 曲线。(b)术前侧位头影测量 X 线片和下颌模型,证明 Spee 曲线曲度增加的维持

（c）

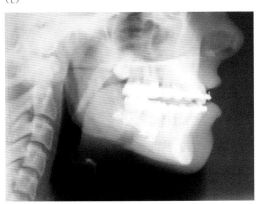
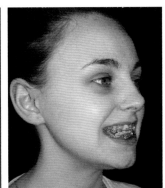
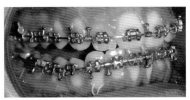
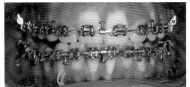

（d）

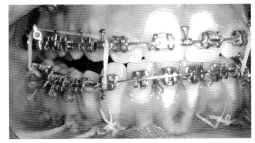
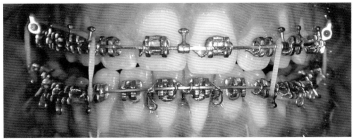

（e）

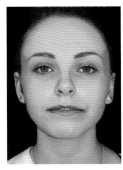
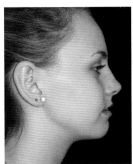
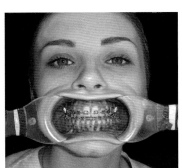
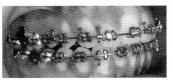
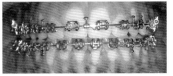

图 12 - 9(续) （c）三点接触的术后结果，双侧仅切牙和末端磨牙接触。下颌骨 0. 019 英寸×0. 025 英寸不锈钢手术弓丝仍然结扎在位。(d)放置 0. 017 英寸×0. 025 英寸的 NiTi 下颌弓丝，并且双侧放置匣型弹性牵引以关闭后牙开𬌗。(e)术后 12 周观察，后牙开𬌗基本关闭，术后下颌牙弓整平，LAFH 增加

（a） （b）

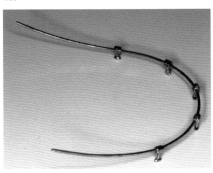
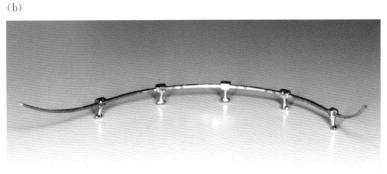

图 12 - 10 在下颌 0. 019 英寸×0. 025 英寸不锈钢弓丝上打摇椅以便在术前保持 Spee 曲线

第 12 章

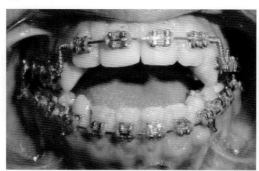
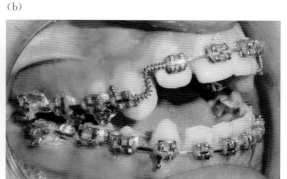

(a)　　　　　　　　(b)

图 12-11　分块手术前的牙弓分段排齐。连续不锈钢弓丝,在分段之间放置适当的垂直弯曲。推簧被切割成大于上颌侧切牙和尖牙之间的间隔距离的长度,上述牙齿需要在其冠部稍微分开。推簧在弓丝入槽之前被压缩,产生所需的力

延伸阅读

整平的间隙要求——重要的是要记住,整平需要每个牙弓内的一些间隙。整平 3 mm 的 Spee 曲线深度需要大约 1 mm 的空间[6]。因此,如果下颌弓中 Spee 曲线的最大深度为 3 mm,则下颌骨应留有 1 mm 的间隙来允许术后前磨牙和尖牙的伸长移动。更大的曲线深度需要更多的空间。可以通过去除邻面牙釉质或者拔牙获得间隙。或者,可以通过下切牙唇倾获得该整平所需间隙,这是下颌牙弓创造间隙的替代方法,特别是在非拔牙病例的情况下(图 12-12)。

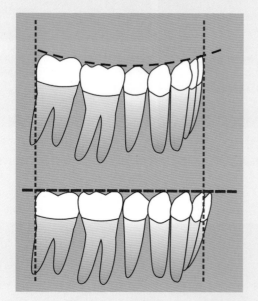

图 12-12　整平 Spee 曲线需要间隙。这可以通过如图所示的切牙唇倾来获得。如果要避免下颌切牙的唇倾,可能需要通过邻面去釉来创建间隙,或者术前可以保持少量的拔牙间隙。在实践中,所需的间隙比较小;整平 3 mm 深度 Spee 曲线需要大约 1 mm 的间隙(即每侧 0.5 mm)

去代偿

上下颌骨在三维方向上的差异导致牙槽嵴代偿的出现,其对牙颌关系具有间接但相当大的影响。牙槽骨代偿描述了牙齿矢状向、垂直向和水平向的位置变化,可以代偿颌骨的畸形,即当上下颌骨异常生长时,它是牙齿试图建立咬合的自然方式[7]。在正常情况下,上颌和下颌牙的萌出由舌、嘴唇和脸颊周围的软组织包绕相互引导;因此,它们在舌和嘴唇/脸颊相互平衡的位置萌出(图 12-13)。因此,在存在矢状向或水平向骨骼差异时,牙齿倾斜度的改变会代偿骨骼的差异(图 12-14)。在这种情况下,咬合紊乱的程度比潜在的骨骼差异表现得要轻。例如,在具有严重的骨性Ⅲ类的患者中,牙槽嵴代偿包括上颌切牙的唇倾和下颌切牙的舌倾(图 12-15)。在骨骼差异严重或软组织形态有问题时,这种代偿机制也有可能是不成功的。例如,在一个骨性Ⅱ类患者中,如果软组织形

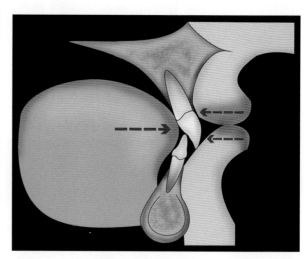

图 12-13　舌和嘴唇/脸颊的软组织包被;牙齿处于舌和嘴唇/脸颊的软组织平衡位置(引自:Naini FB. Facial Aesthetics:Concepts and Clinical Diagnosis. Oxford:Wiley-Blackwell,2011;允许出版)

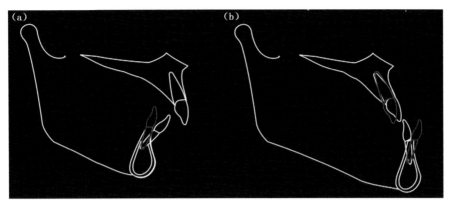

图 12 - 14　矢状面上的牙槽嵴代偿。(a)下颌切牙唇倾以代偿骨性Ⅱ类关系；准备下颌前移手术时的去代偿需要基于下颌骨骼基部进行适当的下切牙的直立。(b)上颌切牙唇倾和下颌切牙的舌倾，以代偿骨性Ⅲ类关系。解除代偿需要上颌切牙舌倾和下颌切牙的唇倾(引自：Naini FB. Facial Aesthetics：Concepts and Clinical Diagnosis. Oxford：Wiley-Blackwell，2011；允许出版)

第
12
章

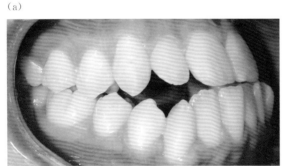 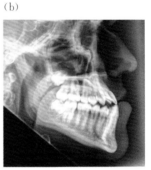

图 12 - 15　严重骨性Ⅲ类的牙槽嵴代偿，上颌切牙唇倾和下颌切牙舌倾

态有问题，下唇不能放在上颌切牙的唇侧，而是落在上前牙的舌侧面，这将导致上前牙唇倾，从而放大而不是弥补骨骼的差异。在垂直向上，除非舌位置阻止其过度萌出，否则门牙将倾向于过度萌出以代偿过长的面下部高度。如果面高急剧增加，则门牙可能无法完全代偿，并且会发生前牙开𬌗(anterior open bite，AOB)。

用于正颌外科手术的术前正畸需要在三维方向上对牙弓进行正畸去代偿，即去除可能存在于矢状面、水平面和冠状面中的牙槽骨代偿，并在其颌骨上重新建立牙齿的正确位置，从而实现对颌骨畸形的充分矫正。

- **代偿以及空间和旋转轴的平面**——代偿性牙齿移动可能出现在三维方向上并围绕三维旋转轴进行旋转。由此，牙齿的去代偿需要在三维方向和三个旋转轴进行。水平向的代偿对于后牙反𬌗的患者尤为重要，通常与上颌骨发育不良和骨性Ⅲ类错𬌗畸形有关。如果牙齿的代偿是中度的，则可能只需要正畸扩弓，但这只能扩展 4～5 mm，并且需要加根颊向转矩

以防止上颌磨牙的进一步颊倾。如果对于潜在的颌骨畸形已经有相当多的牙性代偿，这通常会导致上颌磨牙颊倾和下颌磨牙的舌倾。去代偿涉及将上颌磨牙重新定位在基骨上，这增加了反咬合的程度(图 12 - 16)。在这种情况下，可能需要手术扩张上颌骨，同时仅下颌磨牙的部分去代偿。或者，可以接受双侧后牙反𬌗(图 6 - 29)。

- **完全与部分去代偿**——通常需要完全去代偿，以便相对于各自的基骨上正确定位牙齿。然而，在某些情况下，出于稳定性和复发的考虑，有时候仅仅谨慎地部分去代偿，以便减少颌骨移动的范围，例如，当面部美学原因需要较小的颌骨移动时，可以设计减少下颌切牙的唇倾程度以限制下颌骨手术时后退的程度。

可能需要部分去代偿的另一临床情况是Ⅲ类患者的舌向倾斜的下颌磨牙的维持或部分去代偿。如果保持舌向倾斜，即牙槽骨代偿，则更容易进行反𬌗矫正(图 12 - 16)。

在某些情况下，形态学原因也可能要求部分去代

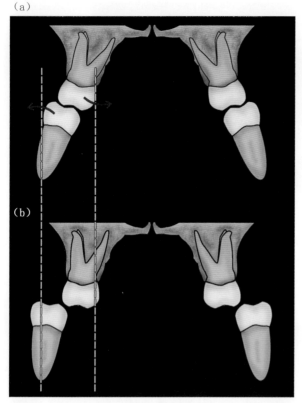

图 12-16 (a)水平向的牙槽嵴代偿。(b)水平向的代偿将增加相对的宽度差异

偿。例如菲薄的牙槽骨厚度和（或）易于牙龈退缩的薄龈生物型。这可能是下颌切牙区域的一个特殊问题（图 12-17）。尽管在正颌手术前已经提出了游离龈移植术以便于去代偿，但是它们的使用是值得怀疑的，因为主要问题不是缺少牙龈组织，而是缺乏牙槽骨。出于美观原因，可考虑正颌治疗后的游离牙龈移植术，并为暴露的牙根表面提供一些保护。

- **对牙齿咬合和面部轮廓的"恶化"效果**——正如牙槽骨代偿倾向于掩盖潜在颌骨畸形的程

度，正畸去代偿能揭示潜在颌骨畸形的真实程度。例如，骨性Ⅲ类的患者通常会有下颌切牙舌倾并可能有一些上颌前牙唇倾。因此，正畸去代偿导致上颌切牙的舌倾和下颌切牙的唇倾，从而增加切牙的反覆盖并使下唇更突出（图 12-18）。这可能使患者感觉不舒服。因此，在开始治疗之前，作为知情同意的一部分，让患者意识到这个问题是非常重要的。

- **切牙的整体内收 *vs.* 倾斜内收**——正畸的整体内收和倾斜内收是不一样的，且以不同的机制实现。整体内收描述了切牙在舌/腭方向上的整体移动。倾斜内收描述了切牙围绕水平旋转轴旋转，伴随冠部在舌/腭方向上的移动。由于这些运动不同的正畸机制，必须精确地设计。如果切牙唇向整体突出，则它们会被整体内收到牙槽骨的包围范围之内；如果切牙属于唇倾的情况，它们将被倾斜内收到正确或要求的倾斜度。切牙的倾斜内收是在圆丝上进行的，如果有牙间隙，则在切牙托槽周围放置弹性橡皮链，并进行牵引（图 12-19）。切牙的整体内收则在方丝上进行。在某些情况下，切牙可能需要倾斜到正确的倾斜度，然后内收到正确的矢状位置，在这种情况下，前者在圆丝（通常为 0.018 英寸）上进行，后者则使用方丝（图 12-20）。

颌间牵引——切牙的唇倾/舌倾可能会需要Ⅱ类或Ⅲ类牵引的帮助。然而，这些弹性牵引的使用与传统的正畸病例相反，即在骨性Ⅲ类的患者中，需使用Ⅱ类牵引舌倾/内收上颌切牙并使下颌切牙唇倾。相反，在骨性Ⅱ类的患者中，通常需要Ⅲ类牵引来使下牙列舌倾，并且如果需要，可以使上颌切牙唇倾，从而

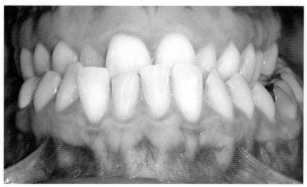

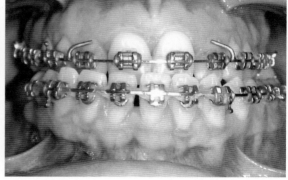

图 12-17 (a)具有薄牙龈生物型的Ⅲ类患者的治疗前视图，显示下颌切牙和尖牙区域中牙根的"搓衣板"外观。(b)当下颌切牙通过薄壁型的唇侧牙槽骨唇倾，部分去代偿以限制潜在的牙龈退缩和开裂

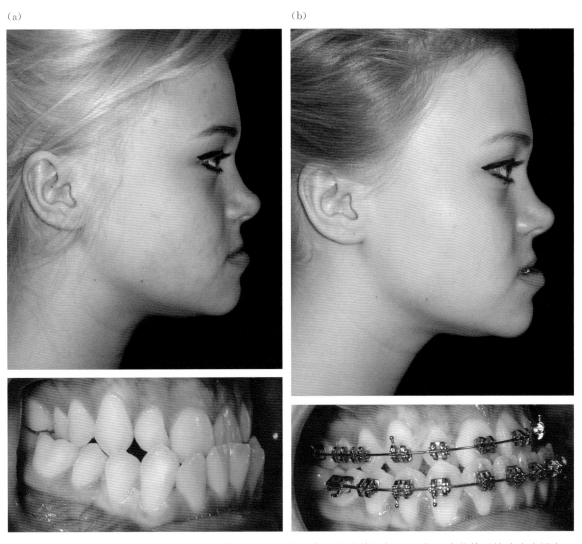

图12-18　正畸去代偿后对面部轮廓的"恶化"效应。(a)Ⅲ类患者的治疗前视角。(b)切牙去代偿后的治疗中视角，下唇突出较明显

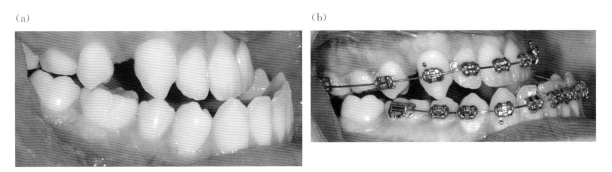

图12-19　前牙倾斜内收是在不锈钢圆丝上完成的。(a)治疗前口内像。(b)治疗中口内像，初始排齐以及下牙弓部分去代偿。上颌放置0.018英寸不锈钢圆丝，侧切牙和尖牙间弯制小圈曲，用于提供上前牙内收时颌内弹性牵引的附着点。(c)用上述机制内收上颌切牙

(a)　　　　　　　　　　　　　　　(b)

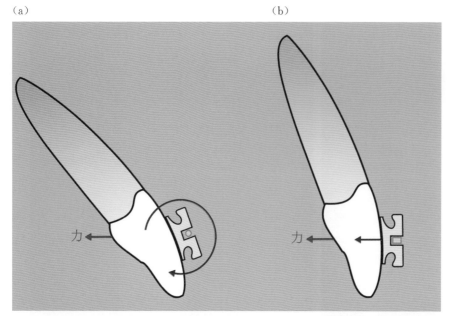

图12-20　比较切牙的倾斜内收和整体内收。(a)切牙的倾斜内收应在圆丝上进行,允许牙齿做旋转运动,以改变其倾斜度。(b)切牙的整体内收应该在方丝上进行,让牙齿做整体移动,产生最小程度的倾斜

(a)　　　　　　　　　　　　　　　(b)

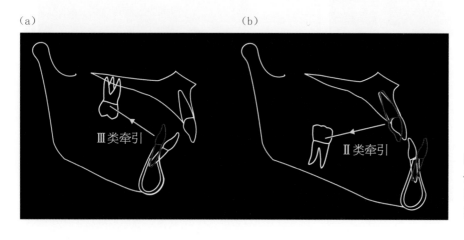

图12-21　(a)在Ⅱ类患者中,使用Ⅲ类牵引帮助前牙去代偿。(b)在Ⅲ类患者中,使用Ⅱ类牵引帮助前牙去代偿

增加切牙覆盖为手术做准备(图12-21)。

拔牙选择——当需要时,拔牙将最大限度地实现牙齿去代偿,从而使颌骨手术达到理想程度。为了进行正颌外科治疗准备而进行的牙齿拔除方案往往和传统正畸治疗的选择相反。骨性Ⅱ类的患者因为下颌前牙的前倾,一般需要拔除下颌第一前磨牙以最大限度地竖直和内收下颌切牙。在骨性Ⅲ类的患者中,一般选择拔除上颌第一前磨牙,以供上颌前牙的内收和直立。通过下前牙前倾的方式提供排齐牙列的间隙,下颌牙弓常规在非拔牙的基础上治疗(图12-22)。如果需要,可能需要拔除下颌第二磨牙来为较宽的下颌提供缩弓空间。所有拔牙方案都应该在进行全面的间隙分析后计划。

支抗需求——在Ⅱ类正颌患者中,为了下颌切牙的倾斜内收,下牙弓通常需要最大支抗。在Ⅲ类正颌患者中,为了上颌切牙的倾斜内收,上牙弓通常需要最大支抗。

切牙倾斜度预备

"……我总是从一开始就知道结局……"

Charles Dickens(1812—1870)[8]（图12-23）

改善上颌和下颌切牙倾斜度为手术做准备所进行的正畸治疗通常作为切牙去代偿的一部分发生(见上文)。然而,根据定义,术前正畸切牙倾斜度的改变并不总是严格意义上的去代偿。例如,具有下颌后缩的Ⅱ类患者通常形成下唇受限,即下唇被挡在上颌切牙之后,从而导致后者的唇倾。这不是代偿性唇倾,但是,在下颌前移手术之前仍需要纠正上颌切牙的倾斜度。

为正颌外科手术所做的切牙倾斜度调整,取决于该颌骨是否设计手术移动,以及手术是否涉及该颌骨围绕水平轴旋转。如果没有设计手术移动,那么应该在术前纠正该颌骨的切牙倾斜度,例如,当仅设计下

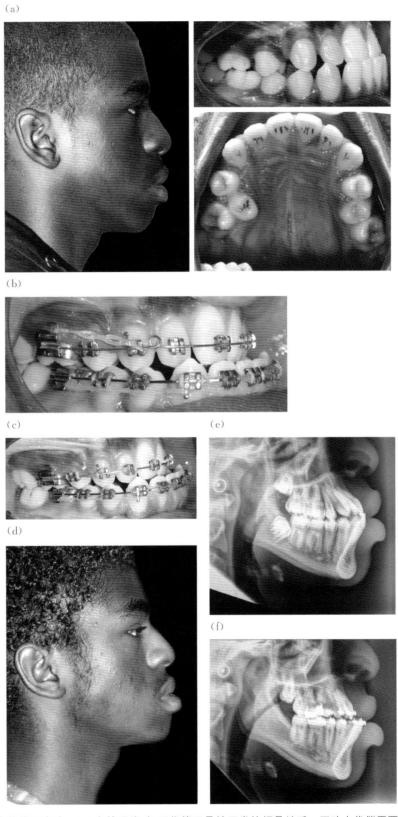

图 12-22　Ⅲ类患者的拔牙方式。(a)术前照片,切牙代偿了骨性Ⅲ类的颌骨关系。正畸去代偿需要在上颌每个象限拔除一个前磨牙(右上第二前磨牙由于腭向错位而被拔除)。(b)上颌切牙在圆形 0.018 英寸不锈钢圆丝上倾斜内收以恢复正常的倾斜度。然后:(c)在 0.019 英寸×0.025 英寸的不锈钢方丝上内收切牙。下牙弓在不拔牙的基础上排齐去代偿,切牙倾斜度被矫正到各自的基骨位置,进而显著增大了切牙的反覆盖,为手术做准备。(d)可以看到去代偿对于患者侧貌,尤其是唇凸度的影响。(e)治疗前与(f)术前正畸治疗后 X 线片对比,展示切牙去代偿

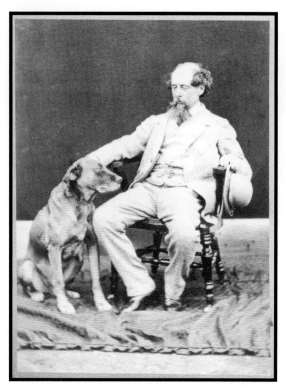

图 12-23　Charles Dickens(1812—1870)。19 世纪 60 年代,Dickens 是英语世界最著名和最受喜爱的作家。他常常同时写作一本以上的著作,每一出版的章节按月分期付款。能这样做的关键,除了天才,还有他的精心策划和准备。当被问及他如何能够同时进行一本以上著作的写作时,他的回答是,"我总是从一开始就知道结局"。注:这是狄更斯与他心爱的一条狗的合照。他对于养狗很痴迷,并在他家里饲养了大量的狗。1862 年,为了照顾狗,并支持当时受到歧视的收容所,Dickens 写了一篇文章(发表在流行杂志:*All The Year Around*),是关于伦敦流浪狗的问题,也关于在他所希望的社会中有良知的体面人士的责任。该收容所是由 Mary Tealby 夫人(1801/2—1865)于 1860 年在伦敦北部一个废弃的稳定院子里建立。作为最杰出的维多利亚时代作家,他的话极大地改变了公众的态度(由 the Dickens House Museum, London, UK 提供)

颌前移手术时,应在术前纠正上颌切牙。如果仅针对单颌手术,只包含颌骨的矢状向整体移动或者只需上颌骨垂直移动的手术,那么该颌的切牙倾斜度同样应该在手术前纠正。然而,如果任何涉及颌骨围绕水平轴的旋转,例如上颌骨后部不同程度的上抬,或下颌骨的自动旋转,从而会改变切牙的倾斜度,那么出于对切牙倾斜度改变作为颌骨手术定位的一部分的考虑,术前正畸切牙倾斜度的纠正应该和手术方案设计结合在一起考虑,相应调整。

- **不同程度的上颌后部上抬**——在前牙开𬌗的患者中,为了给 Le Fort Ⅰ 型截骨后上颌后部

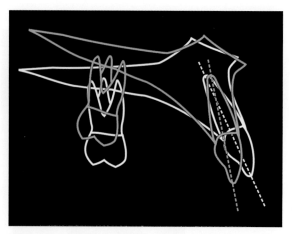

图 12-24　随着上颌骨的上抬,上颌切牙倾斜度发生改变

不同程度上抬做准备,术前正畸需要创造或保持一个预定的上颌切牙唇倾度。由于上颌骨的后部重新定位位置比上颌骨前部高,因此上颌切牙可以更有效地舌倾以达到正确的倾斜度(关于类似案例的详细计划与说明见第 29 章)(图 12-24)[9]。

- **下颌切牙的唇倾度和下颌骨的自动旋转**——如果有设计任何上颌骨向上或向下的移动,则其对下颌骨的影响必须要考虑到。当上颌骨向上移动时,下颌骨将向前上方自旋(向闭口方向),从而减少下颌平面的倾斜度。在这种情况下,下颌切牙通常需要在手术前略微唇倾(对于上颌骨向下移动,则情况相反)。通常情况下可以以下颌切牙与下颌平面成 120°角作为指导。因此,当下颌向前上自旋时,下颌平面倾斜度减小,下颌切牙倾斜度增加,反之亦然(图 6-14)。

协调牙弓

　　"正畸可以很有帮助,因为它可以避免一些必要的手术。"[10]

　　　　　　　　　　　　　　　Hugo L. Obwegeser

牙弓协调是指确保上颌和下颌牙列能恰当地咬合在一起,包括上颌和下颌弓形相互匹配,以及正常的切牙和尖牙关系及前牙覆盖。

在术前正畸中必须纠正的所有参数中,上颌与下颌的牙弓协调通常是最重要以及最具挑战性的,并且通常是最有可能在手术中和术后治疗阶段产生问题的环节。

理想情况下,上下牙弓应在手术前尽可能协调。然而,在某一些咬合关系十分错乱导致扩弓困难的病

(a)

(b)

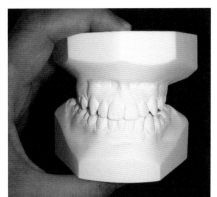

(c)

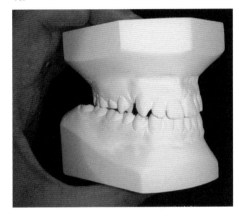

图 12‑25 （a)治疗前咬合状态下的研究模型。(b)在近似术后基骨位置上手动拼对的治疗前研究模型。(c)在近似术后基骨位置上手动上颌架的治疗前研究模型可以提供关于所需颌骨关系的参考

例中，尤其是在低角患者中，可以在上颌第一或第二磨牙的咬合面上使用玻璃离子水门汀垫高接触上下牙弓间的咬合锁结，从而使扩弓得以完成。相反的，一些后牙颊向扩弓(可能 3～4 mm，即每侧不超过 2 mm)可以在术后完成。然而，上下颌尖牙之间的协调是最重要的术前正畸要求。术前协调该区域的关系是十分必要的。

与牙弓协调相关的术前正畸目的有两个。

 根据需要扩大或缩小上颌和下颌牙弓，确保它们在手术时能相互匹配。

 防止任一个牙弓出现不需要的扩大或缩小。

在正畸矫治器放置之前，术前诊断研究模型应该手工拼对，使其放置在预估的术后基骨的位置上。这将为可能需要的牙弓扩大或缩小程度提供一些参考（图 12‑25）。

此外，磨牙和前磨牙相对于其各自基骨的颊舌向倾斜度应被关注。

 上颌牙弓——如果上颌磨牙和前磨牙相对于基骨处于正常的倾斜度，但是弓形狭窄，则需要扩弓，并防止牙齿颊倾。但是，如果牙齿已经颊向倾斜，则需要纠正它们的倾斜度，因此上颌

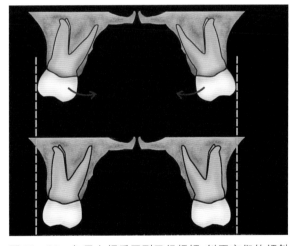

图 12‑26 如果上颌后牙列已经颊倾，纠正它们的倾斜度会增加上颌所需的扩弓量

可能需要更大程度的整体扩弓（图 12‑26）。

 下颌牙弓——如果下颌磨牙和前磨牙舌倾，特别是在具有较宽下颌弓的Ⅲ类病例中，可能需要通过使用水平向缩弓的圆形弓丝或在前牙段使用带有牙冠舌向转矩的缩窄的方丝来保持它们的倾斜度。常规方丝的放置将很快导致这些牙齿的牙冠颊向运动，增加下颌磨牙间

(a)

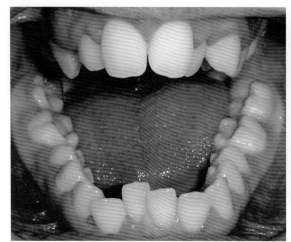

(b)

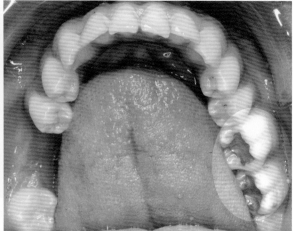

(c)

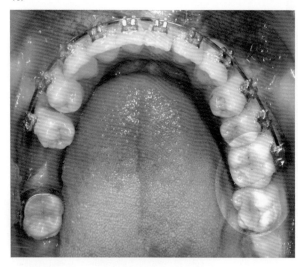

图 12 - 27 　(a)舌倾的下颌磨牙(代表了水平方向上的齿槽代偿)。(b)治疗前𬌗面观展示了舌倾的下颌磨牙。下颌方丝的放置显示了磨牙颊倾和磨牙间宽度增加的可能;与已经颊向移动的第一磨牙相比,第二磨牙有明显的台阶,表明其仍在治疗前的位置

宽度并使弓形协调变得困难(图 12 - 27)。另外一种方法是允许这些牙齿上的弓丝转矩表达,但在治疗结束时接受单侧后牙反𬌗。

如果需要术前上颌扩弓,可以采用多种方法。

● **牙弓扩展**——在许多病例中,最好使用调整好的弓丝来完成上颌牙弓的扩弓以及上颌和下颌牙弓的协调(图 12 - 28)。初始用于排齐的弓丝无法协调牙弓,但镍钛弓丝的扩展弓形将在必要时有助于扩弓——这种作用在低摩擦托槽体系中更为明显,例如自锁托槽(可能是因为初始弓丝更宽的弓形),或是在用不锈钢结扎丝松弛地结扎托槽的时候。紧密的弹性结扎可能会因为增加的摩擦而限制这种扩弓运动。然而,一旦使用到不锈钢丝,它们的宽度就可以被调整。虽然圆丝(例如一个扩展的 0.020 英寸不锈钢弓丝)可能能用于一些复杂病例,但是它的缺点在于上颌磨牙的颊倾和可

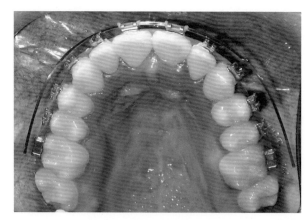

图 12 - 28 　扩展后的上颌 0.019 英寸×0.025 英寸不锈钢方丝入槽结扎前,展示了每侧牙弓扩展程度

能导致的腭尖下垂。因此,我们需要协调的方形不锈钢弓丝,因为牙根的颊向转矩有助于限制牙齿的颊倾,从而防止腭尖下垂以及调整后牙相对于其基骨的倾斜度。

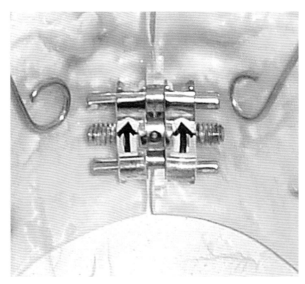

图 12-29　一个螺旋扩弓器埋在活动矫治器的树脂基托中

延伸阅读

正畸（或矫形）扩弓螺旋器（图 12-29）由螺纹圆柱体组成。螺纹的螺距被设定成当螺钉完全旋转 360°会产生 0.8～1.0 mm 的间距。可以将一个小钥匙插入螺钉中心的孔中，每次进行 1/4 转的扩展。因此，每一次转动可以扩展 0.2～0.25 mm。

- **活动矫治器**——带有正中扩弓螺旋器的活动矫治器是上颌扩弓的一个有效手段（图 12-29）。作者偏好在上颌第一磨牙和第一前磨牙使用箭头卡环来达到固位的效果。一般成人患者每周转 1/4 下，相当于 0.2 mm 的扩弓量。尽管尚缺乏明确的证据，但与其他类型的扩弓相比，临床经验表明这种方法很有可能有效减少上颌磨牙的颊向倾斜程度。在进入固定矫治阶段时保持扩弓效果非常重要。上颌扩弓完成后，第一前磨牙的箭头卡环可以去除，活动式扩弓器继续戴用，除了磨牙之外的上颌其余牙齿可以黏接托槽进行矫正。当弓丝换成 0.018 英寸不锈钢丝之后，由于其强度足够维持扩弓效果，则活动式扩弓器可以去除，磨牙可以被纳入托槽矫治。

- **辅弓**——辅弓又被称为骑士弓，这些辅弓十分便于椅旁操作弯制，并且在治疗期间能与固定矫治器结合使用。它们还可以用于在上颌快速扩弓后维持牙弓宽度。由 0.019 英寸×0.025 英寸的不锈钢或直径为 1～1.13 mm 的较粗圆钢丝制成的扩展弓形的辅弓，应放置于主弓丝的外侧，插入头帽或者第一磨牙带环的辅管内并在前部紧密结扎（图 12-30）。一些操作者喜欢将弓丝弯制到颊侧前庭沟中以降低其可见度。扩弓的效果可能在一定程度上由磨牙颊倾产生，这种效应可以通过在主弓丝上增加磨牙根颊向转矩来减少。

- **四眼圈簧**（或是用于腭裂或重度上颌拥挤的三眼圈簧）——这是对 Coffin W 弹簧的改进，它包含四个螺旋以增加弹性和激活范围。腭杆的长度可以改变，取决于除第一磨牙以外的哪颗牙齿需要扩展（图 12-31）。成年人的大部分扩弓效应来自磨牙颊向倾斜。三眼圈簧可以用于上颚和上颌骨非常狭窄的患者（图 12-32）。其 8 mm 的总激活范围（即每侧 4 mm）可提供约 400 g 的扩弓力量。

(a)　　　　　　　　　　(b)

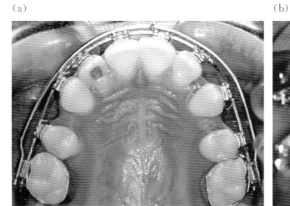
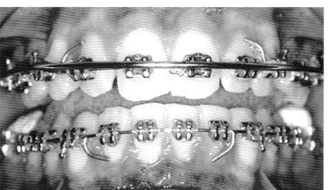

图 12-30　一根辅弓被结扎在主弓丝外

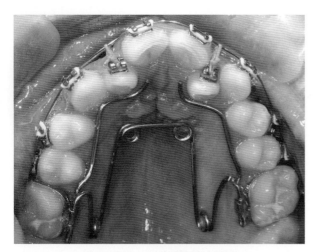

图 12-31 四眼圈簧合并腭杆

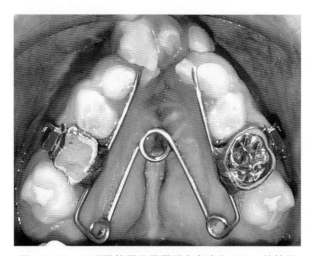

图 12-32 三眼圈簧用于唇腭裂患者狭窄上牙弓的扩展

- **快速上颌扩弓（rapid maxillary expansion，RME）**——美国牙医 Emerson C. Angell（1822—1903）于 1860 年首次提出了快速上颌扩弓[11]，主要用来形容通过骨性分离横向扩展上颌骨（Dental Cosmos 错误地将他名字中

的第二个简写印刷为 H)（图 12-33）[12]。这项技术后来由正畸医师 Andrew Haas 重新普及推广。该技术的目的是通过在腭中缝产生骨缝扩展效应来改善骨骼与牙齿横向移动的比例。这是通过使用固定矫治器来实现的，该固定矫治器将限制磨牙的颊倾，使用较大的力量快速扩张腭中缝以限制牙齿移动的时间。该治疗应在青春生长发育高峰期间或之前进行。青春期后，上颌骨缝会有更大的骨性锁结，限制它们的分离[13]。一般来说，在水平向不调大于或等于 4 mm 且上颌磨牙已经因代偿横向骨骼不调而颊倾时，快速上颌扩弓会被采用[14]。大约 40％的扩弓效应可归因于骨骼改建[15]。已发现腭中缝前与后骨骼扩展的比例约为 2∶1，并且最大的骨骼效应是在青春期之前或期间进行治疗时获得的（图 12-34 和图 12-35）。

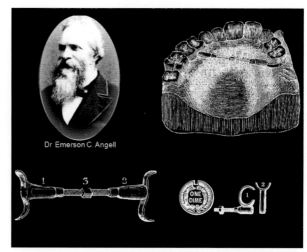

图 12-33 Emerson C. Angell(1822—1903)通过腭中缝的骨分离扩张上颌骨

(a)

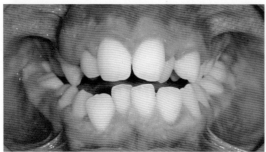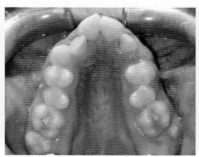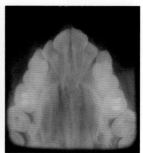

图 12-34 对计划行正颌手术的患者采用快速上颌扩弓(RME)。(a)术前口内像显示狭窄的上颌骨和舌倾的下颌磨牙

(b)

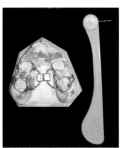

(c)

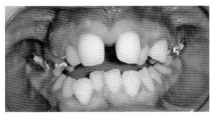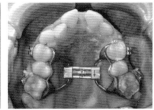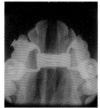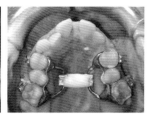

(d)

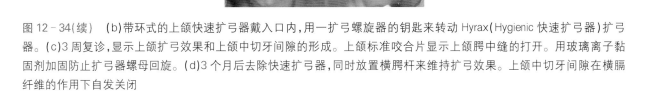

图 12-34(续)　(b)带环式的上颌快速扩弓器戴入口内,用一扩弓螺旋器的钥匙来转动 Hyrax(Hygienic 快速扩弓器)扩弓器。(c)3 周复诊,显示上颌扩弓效果和上颌中切牙间隙的形成。上颌标准咬合片显示上颌腭中缝的打开。用玻璃离子黏固剂加固防止扩弓器螺母回旋。(d)3 个月后去除快速扩弓器,同时放置横腭杆来维持扩弓效果。上颌中切牙间隙在横膈纤维的作用下自发关闭

(a)

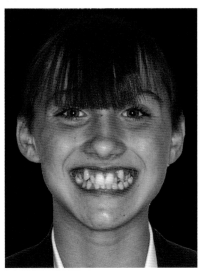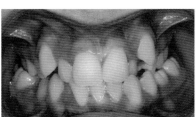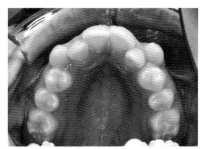

图 12-35　上颌快速扩弓(RME)用于上牙弓狭窄和拥挤的正畸病例。(a)治疗前

(b)

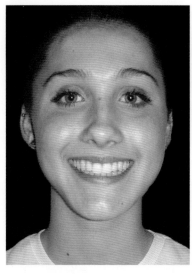
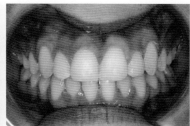
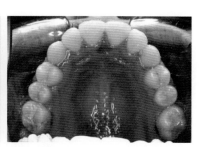

图12-35(续) (b)RME后以及固定矫正阶段。除了创造更饱满的笑弧,RME还为牙齿排列提供了间隙

由于颧骨支撑和翼板产生的阻力,上颌骨后部不易扩张。

对于一个发育中的、已经存在明显的Ⅲ类骨性错殆畸形,明显需要正颌手术的,并且上颌骨发育不全且伴随不可避免的牙列拥挤的患者,可以进行 RME。这将增加上颌骨的宽度,并创造空间以排齐牙齿。这可能会导致一些开殆,对于高角患者可能是有害的,但如果患者计划在将来进行正颌手术,这也就只是一个相对短期的问题。

- **手术辅助快速上颌扩弓(surgically assisted rapid maxillary expansion, SARME)**[也被称为手术辅助快速上腭扩弓(surgically assisted rapid palatal expansion, SARPE)]——这种技术可以在具有显著横向不调的骨骼发育成熟的个体中采用。上颌骨骨性扩展的主要阻力来自颧骨和蝶骨在其与上颌骨连接处的支持,以及腭中缝的骨连结。使用 SARME,这些骨性连结通过手术被切断,从而使得腭中缝扩展可以更轻易地通过传统的 RME 实现。固定矫治器可用于手术前将中切牙的牙根分开,以避免腭中缝手术切口损伤中切牙牙根。扩弓通常以每天 0.4 mm 的速度进行(早上旋转 1次、晚上旋转 1 次),患者会出现明显的上切牙间隙,这一情况必须事先告知他们(图 12-36和图 12-37)。这个间隙会通过上颌切牙的近中倾斜自发地关闭,同时,牙根平行和间隙关闭将通过随后使用固定矫治器完成。手术扩弓具有高复发倾向,可能是由于腭黏骨膜

的无弹性,因此有必要进行一定程度的过矫正。

上颌和下颌牙弓的协调是通过其中一个牙弓(通常是上颌)的扩展和(或)其对颌的牙弓的缩窄的组合来实现的。

- **牙弓形态**——治疗前的牙弓形态可能是可以接受的,也可能需要改变。上颌骨后缩的骨性Ⅲ类正颌患者中,常常也会伴随上颌骨发育不全的趋势。因此,上颌牙弓经常需要被扩展。在Ⅱ类正颌患者中,上颌弓形在前磨牙和尖牙区域可能是狭窄的锥形(图 12-38)。在这种情况下,由于固有的弓形,弓丝将不可避免地扩展尖牙-前磨牙。当磨牙间宽度不足时,使用弓丝的扩弓通常是不足的,其他形式的扩弓也应该被考虑采用,如上所述。

- **颌骨矢状向移位对牙弓横向协调性的影响**——需要重点考虑的是,上颌牙弓相对于下颌牙弓的矢状向移动对它们的相互水平向关系会产生影响,如使上颌牙弓较宽的后部相对于下颌牙弓较窄的部分前移。因此,在Ⅱ类正颌患者中,下颌牙弓较宽的后部会向上颌牙弓较窄的部分前移(图 12-39)。相反,在Ⅲ类正颌患者中,上颌牙弓较宽的后部通常会向下颌牙弓较窄的部分前移。

(a)

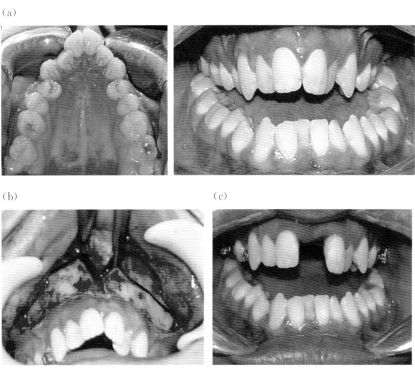

图 12‑36　手术辅助上颌快速扩弓(SARME)。(a)术前照片显示严重的上颌骨水平向发育不足。(b)术中照片显示为了使上颌骨稳定而在上颌腭中缝切口之前先行 Le Fort Ⅰ型手术切口。(c)在SARME 期间产生的 10 mm 的上中切牙间隙。(d)在保持阶段内的上中切牙间隙自发关闭

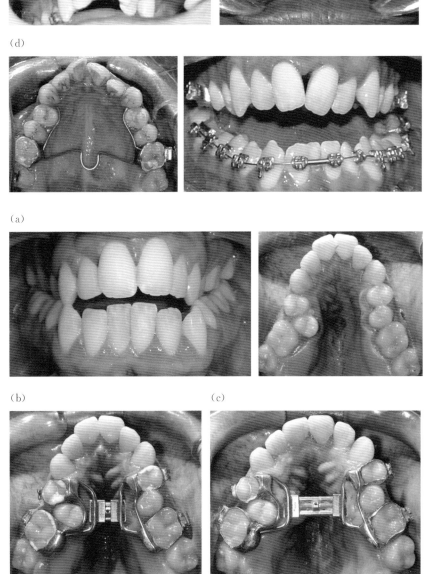

图 12‑37　手术辅助快速上颌扩弓(SARME)。(a)治疗前。(b)手术前就位的 RME 矫治器。(c)手术后 3 个月

(d)

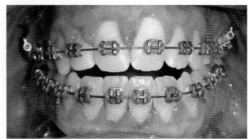
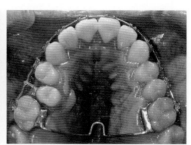

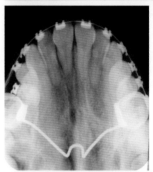

图 12‑37（续） （d）手术后 9 个月和用横腭杆（TPA）帮助保持扩弓效果的固定正畸治疗。患者为接受双颌手术而做了准备。上颌标准咬合片显示腭中缝区域的骨性沉积

（a）

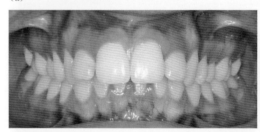
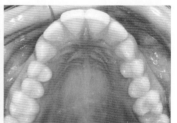

（b）

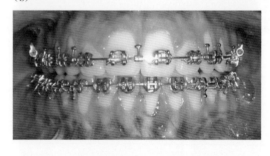

图 12‑38 （a）在这个Ⅱ类正颌患者中，上颌弓形在前磨牙和尖牙区域呈狭窄的锥形，称为 V 形牙弓。（b）正畸治疗和下颌前移手术后的术后照片，显示上颌牙弓的扩展和弓形"圆化"，形成 U 形牙弓

图 12‑39 上颌牙弓相对于下颌牙弓的矢状向移动对它们的相互横向关系有影响，即其中一个牙弓较宽的后部会相对于其对颌牙弓较窄的部分前移。因此，应始终根据基骨设计的术后矢状向位置进行牙弓协调。（a）Ⅱ类患者的下颌牙弓（绿色）相对于上颌牙弓（红色）的位置。（b）在下颌前移之后，下颌牙弓较宽的后部相对于上颌牙弓较窄部分向前移动。在这种情况下，术前应扩大上颌牙弓，并且协调弓形

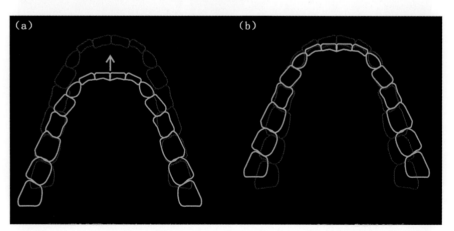

- **拔牙方式**——拔牙将不可避免地引起牙弓缩窄，会使原本过度宽大的下颌牙弓更难以匹配，所以应该尽可能避免在Ⅲ类病例的上颌牙弓中拔牙。相反地，为了给牙弓缩窄提供足够空间，偶尔也会在过宽的下颌牙弓中进行第二前磨牙的拔除。如果上颌尖牙过度异位，可以考虑对其进行手术拔除以及正畸关闭间隙，从而将第一前磨牙移入尖牙的空间（图 12 - 40）。另外，上颌侧切牙缺失，可以将尖牙放置在侧切牙位置并改形，前提是其牙冠高度不会过度增加，并且颜色不会太暗（图 12 - 41）。一般来说，只要可以保持牙弓协调并且微笑美学没有受到严重的破坏，那么对牙齿在牙弓中的正常位置进行正畸重新定位是可以的。

- **评估治疗期间的牙弓协调性**——为了分析前牙（尖牙 - 尖牙）的咬合关系，可以要求Ⅱ类正颌患者前移下颌骨。这样一来，磨牙和前磨牙间宽度可以目测，因为这些牙齿不会因为下颌前伸而与对颌牙产生咬合干扰。Ⅲ类患者不能采取这种方式，但评估牙弓协调性同样重要。通过一种相对简单的技术制取下颌印模，并制备牙尖树脂咬合模型，这就可以通过与上颌牙弓的对比检查牙弓协调性（图 12 - 42）[16]。接近治疗结束的时候，检查牙弓协调的理想方法是取下最终的一组弓丝并取印模，从中可以制备所谓的"快照模型"或"快照"。这之后将被手动上颌架以评估牙齿的术后"协调程度"。

消除咬合干扰

防止咬合干扰的考虑在第一个托槽黏接之前就应该开始。此外，在治疗期间，应在每次就诊时检查牙弓，防止潜在咬合干扰的产生，并在发生时将其消除。

为了检查到潜在的咬合干扰，通过敏锐的观察并且在需要时使用临时"快速模型"来检查患者的个体化牙弓形态及其咬合关系是非常重要的（图 12 - 43）。正颌患者中最常见的潜在咬合干扰如下。

(a) (b)

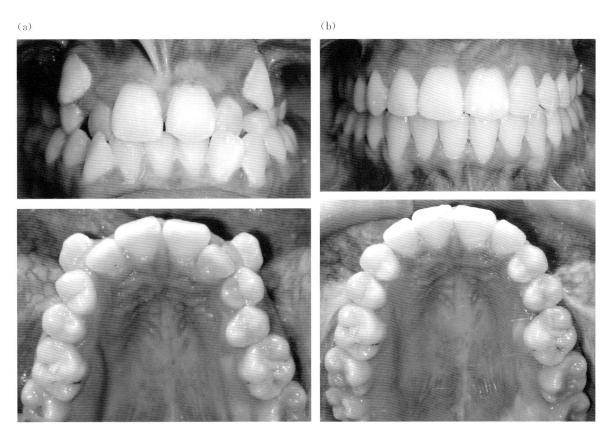

图 12 - 40　异位上颌尖牙的拔除和第一前磨牙向尖牙位置的正畸移动。(a)治疗前照片。去代偿后患者接受了上颌前移手术。(b)治疗结束照片

(a)

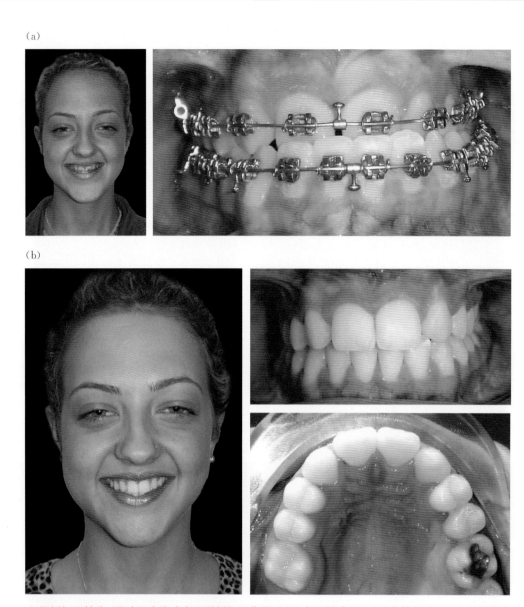

(b)

图 12-41　上颌侧切牙缺失,通过正畸移动尖牙到侧切牙位置,以及尖牙的改形。(a)术前照片。(b)上颌前移和轻微下颌后退后的治疗后照片

(a)　　　　　　　　(b)

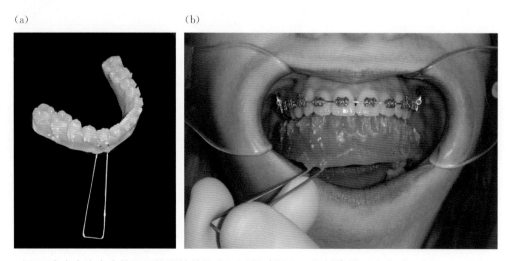

图 12-42　对于Ⅲ类患者治疗中的牙弓协调性的检查可以通过制取下颌树脂模型来完成(引自:Naini FB. The 'acrylic technique' to check arch coordination in orthognathic surgery patients. Br J Oral Maxillofac Surg. 2013;51:e9-10. 允许出版)

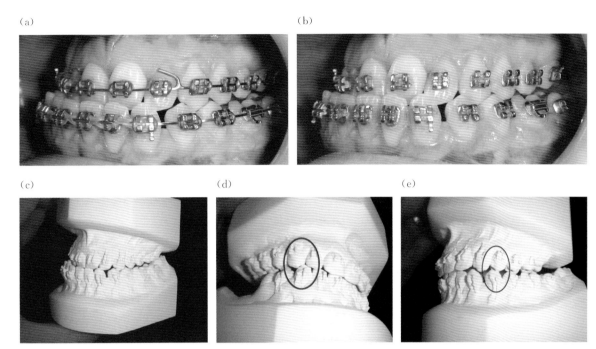

(a)　　(b)

(c)　　(d)　　(e)

图 12 - 43　"快速"牙齿模型可用于检查术前正畸阶段可能的任何潜在的咬合干扰。最好在没有弓丝的情况下制取快速印模，这样可以更好地显示模型上的牙列。(a)Ⅲ类患者的术前照片。(b)制取快速模型时，去除弓丝。(c)在术前咬合位的快速模型。(d)快速模型手动上颌架摆放在设计的术后位置上，展现(d)右侧尖牙区域和(e)左侧前磨牙区域的潜在咬合干扰

- **尖牙间宽度协调**——正如上文关于牙弓协调的部分所述，尖牙-尖牙区域的协调至关重要。在具有上颌发育不足或下颌发育过度的Ⅲ类正颌患者中，前牙的协调通常也是困难的。正畸医师可以在上颌牙弓前段使用扩展形态的弓形，并在下颌牙弓的前段使用缩弓形态的弓丝。如果这还不够，可以在上颌弓丝中弯制尖牙外展弯(图 12 - 44)。此外，可以在上颌侧切牙和尖牙之间使用一些推簧，以扩展上颌骨尖

牙间宽度。产生的间隙可以在术后关闭。另一个重要参数是上颌尖牙近中腭尖牙体形态。如果该区域是突出的，则上颌尖牙托槽向近中黏接 0.5～0.75 mm，以便上颌尖牙近中颊向扭转(图 12 - 4)。

- **上颌第二磨牙的伸长**——避免上颌第二磨牙的伸长是至关重要的。如果它们已经伸长，在其咬合面上放置少量玻璃离子水门汀可以使其轻度压低(图 12 - 45)；该材料可在术后取

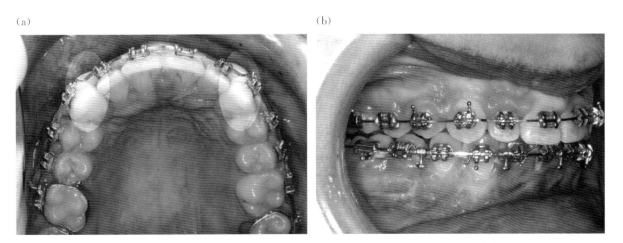

(a)　　(b)

图 12 - 44　(a)弓丝上的尖牙外展弯，以便更好地协调前牙段。(b)术后咬合

(a)　　　　　　　　　　　　　　　　　　　　(b)

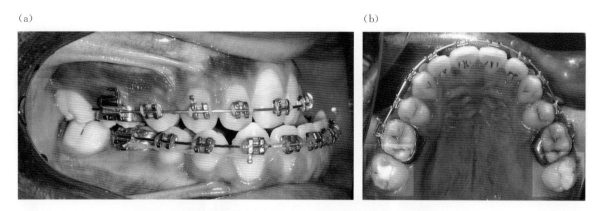

图 12 - 45　玻璃离子水门汀置于上颌第二磨牙咬合面上,用于压低

(a)　　　　　　　　　　　　　　　　　　　　(b)

(c)　　　　　　　　　　　　　　　　　　　　(d)

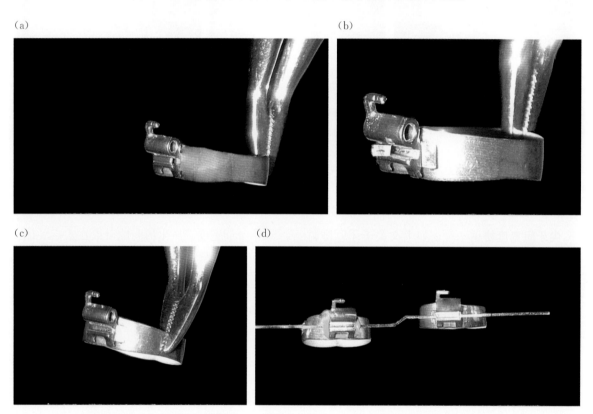

图 12 - 46　将一个磨牙颊管改为托槽。(a)带可变颊管的磨牙带环。(b)可变颊管的颊帽已被拆除;结扎切断钳可用于去除颊帽。(c)颊管转换成的托槽。(d)上颌第一磨牙上的可变颊管在需要连续弓丝机制排齐或重新定位异位的第二磨牙很有帮助。将第一磨牙颊管转换成托槽使第一和第二磨牙之间放入带有台阶的连续弓丝变得可能,否则这是不可能放入的

出。此外,如果它们必须进行固定矫治,则它们的托槽/颊管应该略微向龅方定位(图12-5)。如果在第一磨牙上使用自锁托槽带环,可以在第二个磨牙弯制上抬台阶曲以压低(图12-46)。必要时,例如微螺钉种植体也可用于帮助上颌第二磨牙的压低。

- **上颌磨牙颊向倾斜**——上颌扩弓常常会导致磨牙颊倾,从而导致其腭尖下垂(图12-47)。可以通过避免过快的扩弓,特别是对于四眼圈簧,从而避免上颌磨牙颊倾,同时,使用具

有根颊向转矩的方形弓丝也可以达到这一目的。在少数情况下,上颌第二磨牙过于高耸的腭尖也可以通过使用牙科涡轮机来降低其高度。

- **避免前磨牙伸长**——准确的托槽定位总是非常重要,在正颌患者中更为重要。前磨牙伸长通常是由于托槽定位不正确造成的(图12-48)。避免前磨牙的相对伸长是至关重要的,如果有必要,更谨慎的做法是将这些牙齿的托槽略微地向龅方黏接,之后在术后重新进行定位。

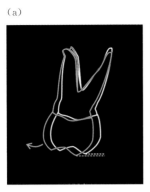
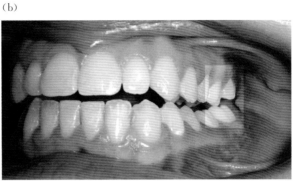

图 12-47 (a)上颌磨牙的颊倾(过度颊侧倾斜)可能导致其腭尖下垂，会导致咬合干扰。几何学上，腭尖仅在旋转一小段后会下降，然后它会升高。因此，在临床实践中，由小程度的颊倾导致的磨牙过度磨损是可能发生的。颊倾和伸长会导致咬合干扰。(b)具有下垂的腭尖的颊向倾斜的上颌第二磨牙，可被视为咬合干扰

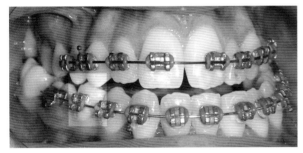

图 12-48 下颌右侧第二前磨牙相对于下颌余牙的伸长。如果未经矫正，将引起咬合干扰

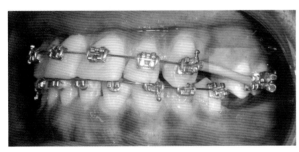

图 12-49 无对颌牙的上颌第二前磨牙和磨牙过度萌出伸长。患者准备做上颌分块手术。因此，这些牙齿必须在术前通过正畸或手术中采用分块压入的方式整平

- **牙齿过度伸长**——任何牙齿都有可能发生过度伸长。尤其是当上颌后牙缺失时(图12-49)。这些牙齿应尽可能地被重新压入和整平。在这些情况下，临时支抗装置，例如微螺钉种植体，被证明可能是特别有用的。在发生严重过度伸长的情况下，有时在手术时可能需要对牙槽骨进行手术移动。
- **前磨牙-尖牙替代**——如果必须替换牙齿位置，例如当拔除严重异位的上颌尖牙并将第一前磨牙近中移动进入尖牙的位置时，前磨牙腭尖的高度必须降低。

- **尖牙-侧切牙替代**——如果上颌侧切牙缺失或必须被拔除，可考虑用上颌尖牙来进行替代。从美学的角度来说，需要考虑的参数是尖牙牙龈的龈缘高度、颜色和形态，尽管该牙齿的牙尖可能会被调磨并且其形状会被修整得更像切牙。然而，比侧切牙更突出的尖牙的腭侧也可能需要调磨从而获得其与下颌切牙的咬合(图12-41)。
- **突出的牙尖**——一些牙齿的牙尖呈现长而尖的形态。此外，在一些Ⅲ类患者中，因为一些天然的磨耗可能没有发生，因此下颌尖牙通常是相当尖锐的并且会造成潜在的咬合干扰。

延伸阅读

当发现咬合干扰时，正畸医师不能忽略它们，对其置之不理期望在术后矫正是不明智的。咬合干扰可以阻碍手术建立的良好咬合关系，更糟糕的是，可能妨碍颌骨的精确手术定位。正确的做法是将手术推迟至潜在的咬合干扰被消除，且这一做法定会减少术后正畸治疗的时长。

术前正颌正畸会诊

当术前正畸活动的阶段已经完成，并且最终的术前弓丝已经在其位置足够长的时间以达到被动的状态(至少4周)，患者将预约以获取术前记录。

- **术前X线片**——这些应该仅根据需要进行拍摄(全景片和侧位片是必需的；局部手术的切口区域可能需要进行根尖X线片；对于复杂的不对称可能需要后前位片或3D CT扫描)。一些临床医师更倾向于在没有弓丝在位的情

况下拍摄这些 X 线片,从而增强牙齿的可视性,特别是在头影测量的 X 线片上以实现更好的头影测量预测描记(见第 6 章)[17]。

- **术前照片**——需要一套完整的面部和口内照片。

- **"快速"模型**——这些研究模型应该在没有弓丝在位的情况下进行制取,以便在三维空间中更好地观察牙齿。[17]

- **手术三维设计**——外科医师可以在会诊时查看任何形式的设计。

一旦这些记录被记下,在术前的"联合会诊"上,外科医师和正畸医师应根据术前记录共同诊断患者。在分析了患者及其记录并同意手术计划后,患者将与手术医师或颅颌面手术设计医师进行两次预约(见第 13 章)。

- 印模(通常需要弓丝在位,以防止印模材料移动牙齿的可能)和面弓记录是必需的,以便进行模型外科并制作手术殆板——完整的模型外科应该在颌面部技师完成最终的殆板之前由外科医师和正畸医师,最好是在一起,进行检查。

- 术前对殆板进行贴合度检查——应由外科医师(或正畸医师)检查,以确保良好的贴合性和无摆动性。在术前研究模型上检查终末殆板对于检查设计的终末咬合是有帮助的。

在会诊和手术日期确定之后,患者也可以立即与正畸医师进行术前预约。

术前即刻复诊

这项复诊最好不超过手术日期前 2~3 周。这项复诊的目的是:

- **检查托槽和附件**——确保托槽和附件牢固在位很重要。

- **不锈钢丝结扎托槽**——所有托槽应用不锈钢丝牢固结扎(入槽)(图 12-50),自锁托槽除外,如果正畸医师担心此特定的弓丝就位机制不能在术中维持住,则仅需要在特定托槽上进行结扎。弹性结扎是不可接受的,因为它们可能在术中移位并进入开放的手术部位。另外,当外科医师将颌间固定放置在弓丝牵引钩上时,不锈钢结扎丝因为其无弹性的特点可以防止弓丝被拉出托槽槽沟。

- **手术牵引钩的放置**——许多托槽系统在一些(通常是尖牙托槽)或所有托槽上都有一体式牵引钩。这些主要用于正畸医师使用弹性牵引,并且外科医师应当在术中避免在上述托槽位置放置颌间固定,因为这可能使相应的托槽脱黏。颌间固定应放在适当放置的手术牵引

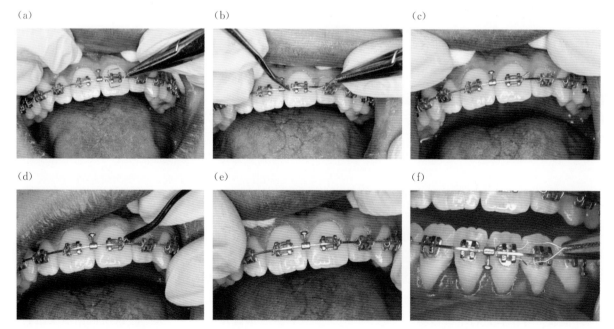

(a)   (b)   (c)

(d)   (e)   (f)

图 12-50 在术前即刻正畸复诊中使用不锈钢结扎托槽。(a)使用直径为 0.008 或 0.012 英寸(0.2 或 0.3mm)的不锈钢结扎丝,通过结扎在托槽翼的下方来扎紧每个托槽。(b)使用 Mathieu 钳子拉动,同时用另一侧的结扎钳推动。(c)将其扭曲直到围绕托槽紧固,从而将弓丝牢固地固定就位。多余的结扎丝被切断。(d)使用结扎钳将扭曲的末端塞在弓丝和托槽翼下,以保证患者的舒适度,并防止术中勾外科医师的手指。(e)应该没有明显的尖点。(f)下颌切牙托槽的结扎应在放置中线手术牵引钩后,否则在这个小区域内难以放置钩子

钩上,可以加载或直接焊接到弓丝上。将可夹持的手术牵引钩放在弓丝上时,重要的是轻轻地将钩子夹到弓丝上而不要向上或向下移动手腕,以避免两侧的托槽松脱,或者无意中在方丝上加入转矩(图12-51)。或者,弓丝可以在口腔内标记,并取下弓丝,在口外加紧牵引钩或焊接(图12-52)。如果必须使用圆丝而不是方丝,例如在易于牙根吸收的患者中,牵引钩的焊接特别有用。通常,每个弓丝需要一个中线和一个双侧前磨牙之间的牵引钩。然而,一些外科医师更喜欢更多的钩子。上颌中线牵引钩有时会勾住患者的上唇,如果需要,应始终为患者提供植物保护蜡以放置在该区域上方。在术后阶段,正畸医师将使用弓丝上的牵引钩和托槽上的预成牵引钩来放置引导弹性牵引。

- **Kobayashi 结扎**——这些特殊的结扎丝由0.012英寸(0.3mm)或0.014英寸(0.35mm)

(a)

(b)

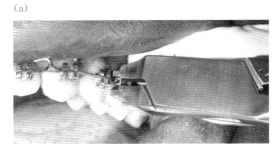
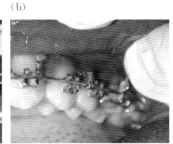

图12-51 将可夹持的手术牵引钩放在弓丝上时,重要的是轻轻地将钩子夹到弓丝上而不要向上或向下移动手腕,以避免两侧的托槽脱黏,或者无意中在方丝中加入转矩

(a)

(b)

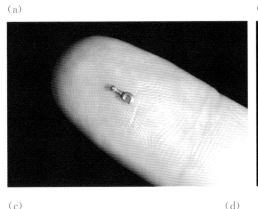
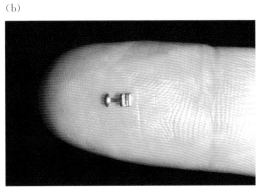

(c)

(d)

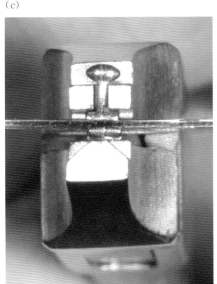
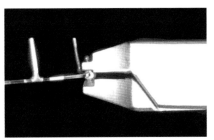

(e)

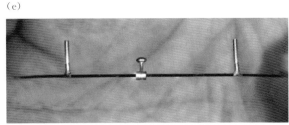

图12-52 (a、b)可夹持的手术钩。(c)可夹持的钩子,夹在牵引钩钳喙上。(d)在矩形弓丝上压扁钩子。(e)手术弓丝上的中线可加牵引钩和双侧焊接牵引钩

（a）
（b）

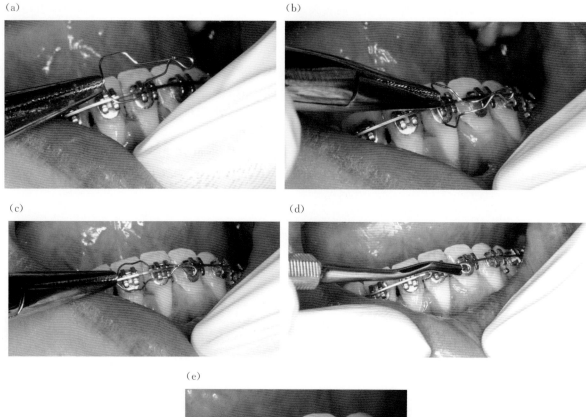

（c）
（d）

（e）

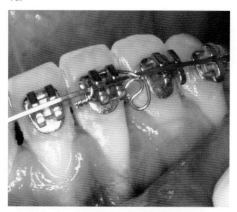

图 12 - 53　Kobayashi 结扎的位置

退火的不锈钢丝制成,两端彼此焊接在一起形成末端的螺旋钩(图 12 - 53)。放置与传统的不锈钢结扎一样,但是钩子更便于正畸医师放置术后的弹性牵引。在某些情况下,下颌中切牙区域的托槽间距明显缩小,手术牵引钩不能加载到弓丝上,或者必须使用圆丝代替方丝,例如在易于牙根吸收的患者中,应尽量避免使用方丝,此时可以使用 Kobayashi 结扎来代替托槽间手术钩。在放置 IMF 时,外科医师需要特别注意不要在手术中使下颌切牙托槽松脱。此外,这些结扎用于正畸弹性牵引,而不是 IMF。

延伸阅读

　　对于正畸医师来说,留出足够的时间与患者讨论任何的最终问题也很重要。尽管以前提供过信息,但患者在此阶段仍可能有一些问题。最后,患者在手术的这个邻近阶段可能会感到焦虑,正畸医师应该向患者保证他们将在经验丰富的外科医师和麻醉师的手中安全完成手术。

术中正畸要求

　　外科手术技巧是至关重要的,并且术中放置颌间固定的过度力量可能会使托槽脱落。然而,术中确实容易发生托槽脱落，但通常可以忽略（由此可见可靠结扎的重要性），并在术后由正畸医师修复。但是，如果作为 RME 矫治器一部分的附件松脱，则可能需要在术中进行修复。此外，在分块手术中，一旦颌骨经过手术分割和重新定位，连续的弓丝可能需要在手术中放置，或覆盖结扎在分段的弓丝上（图 12-30）。因此，在手术室中偶尔可能需要正畸医师的存在。

在殆板制作期间可能发生许多不准确因素，因此，即使患者能很好地咬合到殆板中，也不能保证一旦殆板被移除，咬合会对位良好。应在手术结束时取下殆板，并检查牙齿咬合情况。

术后即刻复诊

在手术后的第二天，患者应到正畸医师和外科医师处复诊。在手术后患者尽快恢复运动是很重要的。

因此，患者最好从病房走路到颌面外科门诊，并坐在牙科椅上进行检查。

在这个阶段，绝大多数患者感到十分不适。虽然他们应该已经在术前被告知，重要的是要向患者重申术后前几天总是最糟糕的，他们会很快感觉好多了。尽管感到沮丧，但这些令人鼓舞的信息将使患者及其父母/照顾者感到振奋。

此次复诊的主要目的是检查手术的颌骨位置和牙齿咬合目标是否已实现（表 12-3）。尽管有明显的面部软组织水肿，但检查潜在的最小不良软组织变化也很重要。在临床评估之前，临床医师应该让患者放心，他们的口腔检查会非常温和。可以尽可能轻柔地吸出混有血的唾液，并且去除术中放置的任何颌间弹性牵引。然后可以通过轻微的手指压力轻柔地引导患者的下颌骨，以便以上颌牙弓为参照检查牙齿咬合，如果殆板尚未移除，则可检查牙齿是否能咬入殆板。

表 12-3　术后 1 天评估的检查表

临 床 评 估	
垂直参数	
垂直面部比例	是否按计划修正了面部垂直比例
静息时上颌切牙暴露量	相对于上唇的上颌切牙显露是否正确
咬合进入殆板/与对颌牙的咬合关系	患者是否咬合良好（如果殆板没有被去除，是否能咬入殆板）有明显的干扰吗
横向参数	
上颌牙齿中线	这是否与上唇人中以及面部中线重合
下颌牙齿中线	这是否与上颌牙齿中线重合
咬合平面	上颌咬合平面是否水平（例如相对于瞳孔间平面还是真正的水平面）是否已纠正任何术前横向倾斜是否无意中引入了横向倾斜
鼻翼基部宽度	这是否已得到充分控制（测量并与术前值进行比较）
矢状面参数	
鼻小柱倾斜	这是否已得到充分控制（与术前临床照片相比）
上唇、下唇、颏唇沟和颏部之间的关系	这些参数是否达到与其他参数预期的关系
上唇、下唇、颏唇沟和颏部与面部轮廓的关系	这些参数是否与面部轮廓达到了预期的关系
放 射 影 像 评 估	
口腔全景片（必需）	髁突是否与术前全景片处于同一位置近心骨段是否在下颌骨下缘对齐良好如果进行了分块手术，是否有明显的牙根损伤髁突是否与术前 X 线片相同
侧位头影测量 X 线片（如果需要）	骨性颏部位置是否正确（颏成形术后）对比临床评估检查侧貌参数

延伸阅读

何时取下殆板

传统上,在坚固内固定(rigid internal fixation, RIF)出现之前,在术后的6~8周骨愈合阶段需要进行颌间结扎固定双颌复合体。因此,患者处于颌间固定(intermaxillary fixation, IMF)期间,终末殆板始终保留,而钢丝骨固定将骨段保持在一起直到发生骨性愈合。自引入RIF以来,一些权威机构继续建议保持殆板固定在上颌或下颌长达1个月,以减少骨段之间移动的风险和纤维性结合的潜在风险。在术后最初几周内放置重力颌间弹性牵引可能会导致纤维性结合,应该避免(见下文)。但是,将殆板保持在原位有许多缺点。

- 患者不喜欢它们——当术后取下殆板时,患者脸上解脱的表情就说明了一切。
- 口腔卫生危害——牙菌斑和食物残渣被困在牙齿和殆板之间,即使在一周后取出殆板的恶臭也会令人作呕。
- 实际的咬合结果是未知的——临床医师只知道患者正好咬进殆板(见下文)。

由于这些原因,除非进行了分块上颌骨手术,否则建议在手术结束时取下殆板,并检查牙齿咬合情况。可以根据需要放置轻的颌间牵引。只要在手术后的前几周没有加载不良力量,RIF就会将骨段保持在一起,从而允许骨性愈合,患者更舒适。

然后患者被送去做术后放射线片,之后根据需要返回放置颌间弹性牵引。

术后X线片

在临床检查之后,患者应该进行口腔全景片(orthopantomograph, OPT),并且可能拍摄侧位头影测量X线片并与术前X线片进行临界比较。这些射线照片用于检查:

- 术后髁突位置(图12-54和图12-55)。
- 手术区域中骨边界的对齐。
- 颏成形术后的颏部位置(图12-56)。

(a)

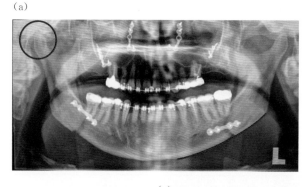

(b)　　　　(c)

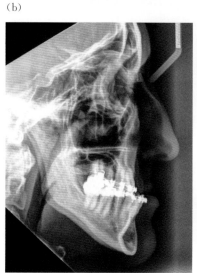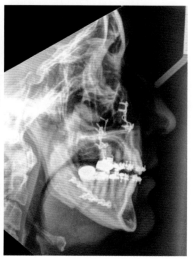

图12-54 术后1天X线片。(a)口腔全景片检查手术区域中骨性边界的对齐情况以及双侧关节窝中髁突的位置。(b)术前侧位头影测量X线片可与(c)术后侧位头影测量X线片进行比较,再次检查骨对位情况和髁突位置

(a)

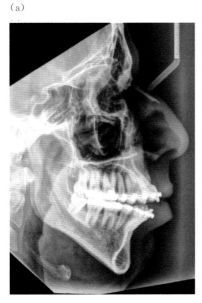

(b)

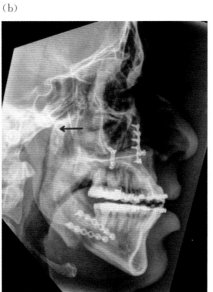

(c)

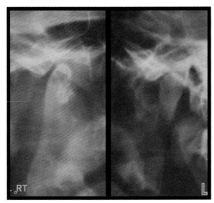

图 12‑55　(a)双颌手术前的术前侧位头影测量 X 线片。由于术中并发症，患者离开手术室仍然插管。(b、c)在手术后的第二天，患者可以咬入𬌗板但侧向移位。术后 X 线片显示右髁突脱位，患者重新入手术室。恢复是良好的，但这一案例突出了准确的术后 X 线片的重要性

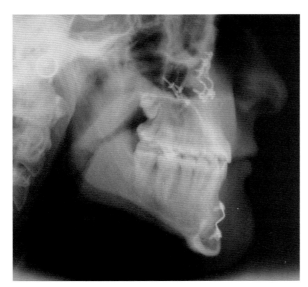

图 12‑56　术后 1 天采取侧位头影测量 X 线片检查一个后退设计的颏成形术后的颏部位置关系

(a)

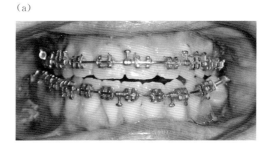

(b)

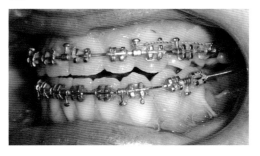

图 12‑57　术后 1 天，𬌗板被移除，显示牙齿咬合不佳，左侧尖牙和前磨牙区域有咬合干扰

患者很好地咬入殆板中的事实并不能保证当殆板被移除时它们的牙列会很好地对位在一起。事实上，原位维持终末殆板可能会隐藏不良的咬合（图12-57）。因此，理想情况下，应在手术结束时在手术室中取下殆板，并检查牙齿咬合（除非进行了上颌骨分块手术，在这种情况下，殆板需要更长时间的固定）。

(a)

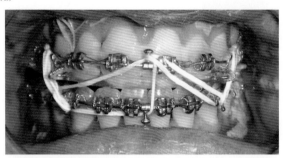

(b)

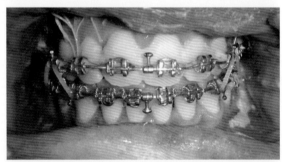

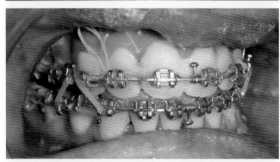

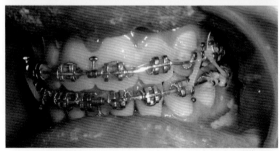

图12-58　(a)术后1天检查显示殆板在位和相对过度的术中颌间弹性牵引。(b)移除殆板并放置轻的颌间牵引(也称为训练牵引)以超越轻微牙齿或软组织干扰的本体感受冲动，并轻柔地引导患者的牙齿进入咬合。理想情况下，这应该在手术结束时进行

然而，一些外科医师更喜欢术后保留殆板在口内，通常连接到上颌托槽上。一旦在术后取出殆板，应检查牙齿咬合。在这个阶段，下颌牙弓的轻微偏差（不超过2~3 mm），无论是前部还是侧部，都可能是由于：

* 术后本体感觉的即刻改变。
* 术前未发现轻微的牙齿干扰。
* 口腔内软组织肿胀，特别是在后磨牙区域。

在这些情况下，可以放置轻的颌间弹性牵引，也称为训练牵引，以超越轻微牙齿或软组织干扰的本体感受冲动，并轻柔地引导患者的牙齿进入咬合（图12-58）。然而，如果观察到颌骨位置的较大差异，则患者几乎肯定需要返回手术室以根据需要进行调整。尝试用大的力进行过度的颌间弹性牵引，几乎类似于颌间固定，是不合适的，应该避免。如果颌骨已经刚性地固定在不正确的位置，那么没有任何正畸弹性牵引可以纠正这个位置，而且只是延迟了不可避免的情况。此外，立即再次手术，虽然对患者来说是不受欢迎的消息，但好过在几周后再次手术，对于患者和临床医师来说，因为骨骼愈合在一个年轻健康的成年人中会很快发生，这点任何外科医师在几周后尝试的再次手术都能做证。

术后正畸

无论殆板是否早期移除，有效的正畸治疗通常会延迟2周，直至患者感到可以耐受治疗。在此期间，患者通常会使用轻的颌间牵引，有助于引导患者进入计划的牙齿咬合。这些应该全天佩戴，并且前2周应由外科医师和正畸医师每周检查1次，以密切观察牙齿咬合的任何变化。一些患者术后会有明显的、良好交错的牙齿咬合关系。然而，其他人可能需要进行更密切的观察，在此期间根据需要调整颌间弹性牵引（见下文）。

延伸阅读

在此初始阶段，应尽快修复正畸矫治器。如果托槽已经脱黏或带环松动，则应对其进行修理或拆除。

如果在手术前放置了全尺寸不锈钢弓丝，即0.022×0.028槽沟中的0.0215英寸×0.025英寸弓丝，则需要用工作弓丝替换这些稳定弓丝。然而，大多数正颌外科医师很乐意使用更大尺寸的不锈钢工

作弓丝,例如 0.019 英寸×0.025 英寸不锈钢弓丝,只要它在颌面部技师准备取模前至少放置 4 周。如果工作的弓丝已经到位,则无须在此阶段更改它。

工作弓丝

上颌或下颌所需的工作弓丝类型取决于所需的牙齿移动。通常,最重要的初始运动是将牙齿垂直引导至更好的牙齿咬合。正畸医师必须决定他们想伸长哪个牙弓的哪颗牙齿。例如,如果上颌牙弓是整平的,那么 0.019 英寸×0.025 英寸不锈钢弓丝可保持在适当位置。如果下颌骨已经前进到三点接触,那么下颌尖牙和前磨牙需要弹性牵引伸长,因此需要一个弹性的下颌弓丝。弹性弓丝的尺寸和材料取决于可能需要的其他类型的运动,例如转矩控制,但术后常用的是:

- 编织(多股)不锈钢麻花丝——0.017,或 0.018 或 0.019 英寸×0.025 英寸(图 12 - 59)。
- TMA(钛-钼合金)——0.017,或 0.018 或 0.019 英寸×0.025 英寸。
- 镍-钛(NiTi)—— 0.017,或 0.018 或 0.019 英寸×0.025 英寸。

如果需要下颌磨牙的进一步舌侧倾斜,可以使用弹性圆丝,或一根较小尺寸的圆丝(例如 0.018 英寸)。

在水平面中,可能需要进一步的弓形协调,以及上颌磨牙的进一步根颊侧转矩。

Kobayashi 结扎

如前所述,这些是非常有用的正畸弹性牵引附件,应根据需要放置(图 12 - 53)。

颌间工作弹性牵引

颌间弹性牵引的放置取决于所需牙齿移动的类

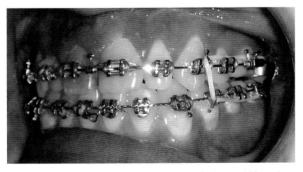

图 12 - 59 术后将一条编织(多股)不锈钢弓丝放置在下颌牙弓中。弓丝的尺寸为 0.019 英寸×0.025 英寸,因此,方丝将保持扭矩。然而,与刚性手术弓丝不同,该编织钢丝是柔性的,并且针对刚性不锈钢上颌弓丝的匣型弹性牵引将允许下颌牙列的伸长和咬合的改善

型和方向。弹性牵引不正确会导致不希望的牙齿移动;因此,必须尽一切努力确保患者不会错误地定位它们,可以向患者提供准确地指出放置皮筋牙齿的示意图作为提醒。

颌间工作弹性牵引的配置和方向

牙弓颊部中段的垂直向牙齿移动通常使用匣型牵引,尽可能保持垂直向分力(图 12 - 60)。垂直的颌间弹性牵引,无论是匣型还是三角形牵引,旨在伸长所选择的牙齿以改善牙弓的尖窝交错。可以通过使用匣型弹性牵引来整平 Spee 曲线(图 12 - 9)。如有必要,可根据所需的牙齿移动,在一侧或两侧使用Ⅱ类或Ⅲ类牵引。

Ⅱ类或Ⅲ类弹性牵引可以增加一个额外的垂直牵引,这对于手术纠正前牙开颌患者是特别有用的(图 12 - 61)。短颌间牵引,无论Ⅱ类或Ⅲ类牵引,可提供Ⅱ类或Ⅲ类力,但能避免常规Ⅱ类或Ⅲ类颌间弹性牵引可能产生的上颌或下颌磨牙垂直伸长。这些也可以组合在三角形牵引中(图 12 - 62)。

持续的牙齿中线偏差可能需要一侧的Ⅱ类弹性牵引和对侧的Ⅲ类牵引。有时也可以添加前牙斜型弹性牵引(通常只是夜晚)。在这种情况下,必须注意不要通过伸长附着在这些皮筋的牙齿来引起上颌咬合面的横向倾斜。理论上临时锚固装置可以替代牙

(a)

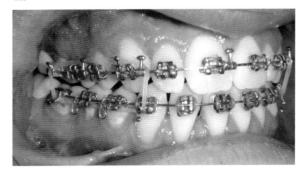

(b)

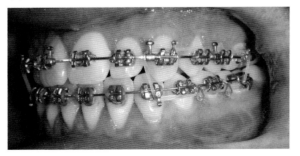

图 12 - 60 颊部段中的垂直牙齿移动可以通过匣型弹性牵引来促进,尽可能地保持垂直向的分力。手术牵引钩的位置、托槽上的预成钩和 Kobayashi 结扎允许正畸医师根据需要改变弹性牵引方向

(a)

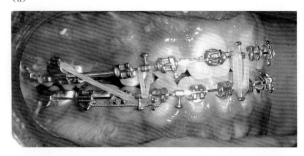

(b)

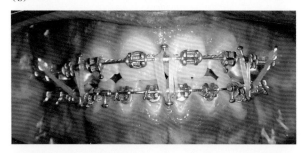

(c)

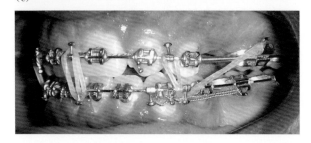

图 12-61　对于具有前牙开𬌗的Ⅲ类患者在上颌前移和下颌后退术后放置Ⅲ类牵引和前部垂直牵引

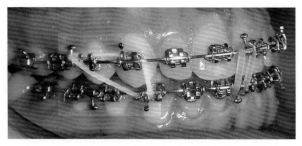

图 12-62　具有Ⅲ类分力的短三角形颌间弹性牵引

齿在一个牙弓中用作弹性皮筋的装置,但在实践中这很少用到。

术后工作弹性牵引装置的变化如图 12-63 所示。

上颌骨扩开后的具体考虑因素

无论是手术还是正畸实现显著的上颌扩张后,在术后治疗阶段都应放置略微扩展的(每侧约 3 mm)上颌不锈钢方丝来进行保持。如果还需要上颌牙齿的垂直建𬌗,可以在工作弓丝上放置粗的不锈钢丝,并将其放入口外弓颊面管中,以保持扩弓效应(图 12-30)。或者,可以使用两段式上颌𬌗板,当移除主𬌗板时仍保留腭部丙烯酸部分以保持扩弓(图 12-64)。

正畸"挽救"

有时可能无法达到准确的预期手术结果。如果与计划结果的差异相对较小,并且面部美学改善是可

(a)

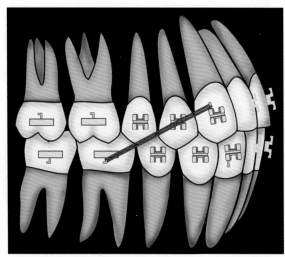

(b)

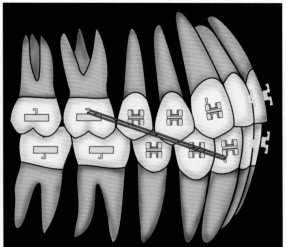

图 12-63　常用术后工作弹性牵引装置示例。除了显示弓丝牵引钩的部分外,没有显示弓丝以提高清晰度。应该注意的是,皮筋可以根据需要放置在弓丝牵引钩或预成牵引钩托槽周围。可根据需要使用各种其他组合和装置。(a)Ⅱ类牵引。(b)Ⅲ类牵引

(c)   (d)

(e)   (f)

(g)   (h)

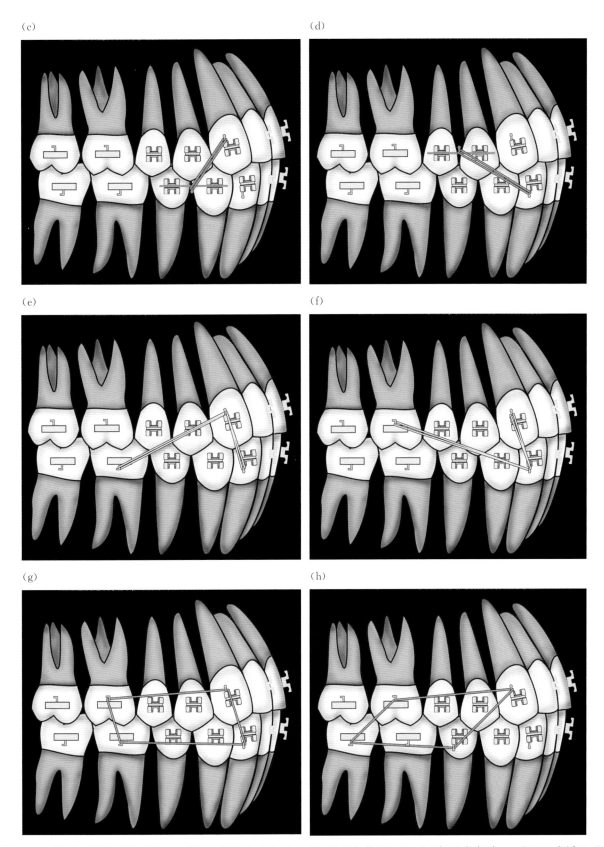

图 12-63(续)　(c)短Ⅱ类牵引——用于Ⅱ类矫正,同时避免磨牙伸长和前牙开𬌗。(d)短Ⅲ类牵引——用于Ⅲ类矫正,同时避免磨牙伸长和前牙开𬌗。(e)具有垂直分力的Ⅱ类牵引(Delta Ⅱ类)——用于前牙开𬌗矫正后的Ⅱ类矫正。(f)具有垂直分力的Ⅲ类牵引(Delta Ⅲ类)——用于前牙开𬌗矫正后的Ⅲ类矫正。(g)匣型牵引——用于关闭侧面或后面的开𬌗,以及主动建𬌗。(h)具有Ⅱ类分力的匣型牵引——与(g)一样,当需要Ⅱ类牵引时使用

(i)

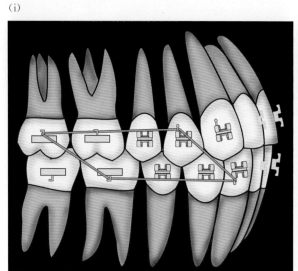

(j)

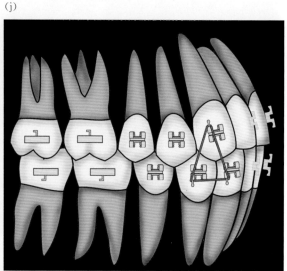

(k)

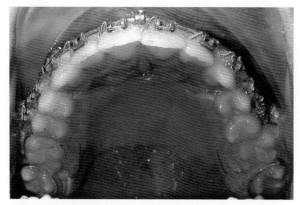

图 12-63(续) (i)具有Ⅲ类分力的匣型牵引——与(g)一样,当需要Ⅲ类牵引时使用。(j)三角形弹性牵引——这些可以在术后作为工作牵引来引导咬合,并根据需要放置在任何一组相对的牙齿之间。(k)前牙斜型牵引,具有Ⅱ类和Ⅲ类牵引力,这是一种常用于纠正牙齿中线的组合

图 12-64 两段式𬌗板的应用,𬌗板上腭部分在上颌扩弓手术后原位保持

接受的,正畸医师和外科医师可以决定是否通过正畸治疗来"挽救"病例。这通常涉及某种形式的代偿性牙齿移动,特别是与切牙倾斜有关。例如,如果Ⅱ类下颌前移略微过度,具有切对切的门牙关系,可以使用Ⅲ类弹性牵引,可与下颌牙弓中的圆丝一起使用,以改善前牙关系。或者,如果Ⅲ类病例术后具有略微对刃的切牙关系,则Ⅲ类弹性牵引可能有益于改善这种关系(图 12-65)。无论情况如何,临床医师都需要意识到奇迹是不可能的,手术缺陷导致的重大问题可能需要进一步手术修正。

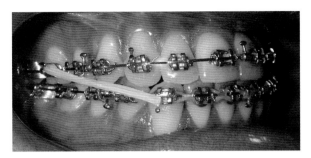

图 12-65 在下颌后退手术后，略微对刃的切牙关系用Ⅲ类弹性牵引改善

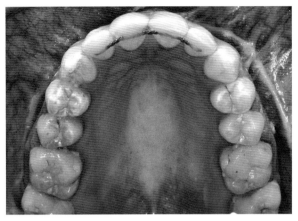

图 12-66 腭侧黏合保持丝

间隙关闭

在一些患者中，特别是低角、深覆𬌗的患者，具有强壮的咬肌和良好的牙齿尖窝交错关系，术前颊部中段的间隙关闭可能非常困难且耗时。然而，当咬合打开时，术后完成间隙关闭可能变得相当容易。

牙根"平行度"

如果进行了分块手术，计划的分块手术切口两侧的牙根通常会发生偏离。无论是在弓丝中重新定位托槽还是制备第二序列弯曲，目的都是术后实现正确的牙根角度。这有时被称为"根平行度"，尽管该术语有点用词不当，因为目标是纠正牙齿的角度，不一定使牙根平行。

正畸建𬌗和完成

大多数时候，颌间工作弹性牵引可用于正畸主动垂直向建𬌗。如果需要，在正畸治疗的完成阶段，颌间弹性牵引将显著减少。在去除矫治器之前，弹性牵引应至少停止 6 周，以确保获得稳定的结果。

牙冠形态的微小变化加上托槽位置的微小变化将意味着在治疗的最后阶段可能需要通过"精妙"的弓丝弯制来重新定位牙齿。偶尔可能需要第一序列弯曲以伸长特定牙齿或切牙的第二序列弯曲来调整前牙转矩，特定牙齿（通常是上颌侧切牙）的根唇或舌转矩也是如此。

术后正畸治疗阶段通常需要 3～6 个月，主要取决于所需的术后牙齿移动程度。

保持

在口腔正畸学中经常引用一句格言：

"在正畸学中稳定性不是问题，它是正畸的问题所在。"

已知某些正畸牙移动相对不稳定，例如牙齿的明显扭转或上颌门牙中缝的关闭，长期可能存在问题。在这种情况下，正畸医师可以决定放置舌侧或腭侧黏固式保持器（图 12-66），以及可拆卸保持器。然而，事实仍然是一些患者的治疗结果比其他患者更稳定，我们无法知道谁属于哪种类型。因此，所有患者都需要某种形式的长期保持，这必须在治疗开始时准确地和患者解释，并在获得知情同意的过程中予以强调。随着时间的推移，患者将意识到自己牙列的稳定性，并且将保持器佩戴时间逐渐减少。每当患者戴入其保持器并且感觉有点张力时，他们知道他们的牙齿移动了一点，因此他们可以增加其保持器的佩戴时间。

保持流程

保持流程和制度因单位而异。理想情况下，保持器应在拆除矫治器的同一天制作和安装，或至少在 1～2 天内制作和安装。除了进食和清洁牙齿外，刚开始接近全天佩戴保持器。这个接近全天的佩戴时间的前 3～4 个月是允许牙周韧带和支持组织重组的时间[18,19]。佩戴时间可能会在 3～4 个月后减少到傍晚和夜晚，并逐渐减少到晚上，可持续 12～24 个月。某些正畸牙齿移动需要更长时间的终生保持，例如牙齿的扭转，甚至可能需要黏固保持。实际上，许多患者逐渐减少保持器佩戴时间到每隔一晚，最终每周减少到几个晚上，然后应该长期保持。然而，对于许多患者而言，难以确切知道其正畸重新定位的牙齿的稳定程度；因此，正畸医师的建议通常是让患者无限期地继续他们的夜间保持器佩戴。

保持器的类型

上面已经描述了黏固式保持器。患者可以选择可摘戴保持器的类型。真空成形的 Essix 型保持器

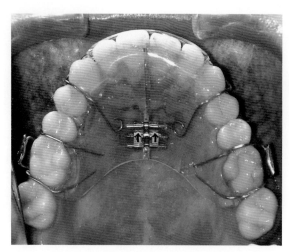

图 12-67 "主动"保持——中线 Hyrax 型正中螺旋扩弓器已放置在 Hawley 保持器中，以防需要横向扩展

(a)

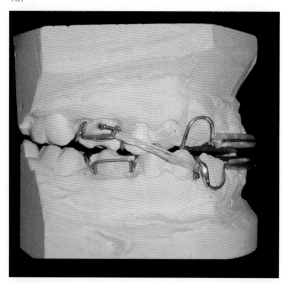

(b)

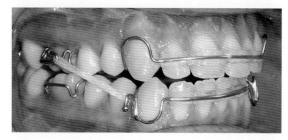

图 12-68 "活动"保持——Hawley 保持器已经用钩子进行了改良，以便在Ⅲ类复发的情况下在该治疗后患者中放置Ⅲ类弹性牵引

（由美国正畸医师 John Sheridan 博士发明）具有优越的美学品质，但患者的口腔卫生必须非常好，否

则可能导致脱钙。它们通常不是特别坚固，可能会破裂、磨损并且必须在一些可变间隔后重新制作。

当进行上颌骨扩张时，Charles A. Hawley（1861—1929）于 1908 年推出的 Hawley 型保持器是优选的，因为腭部的丙烯酸塑料有助于保持扩张并防止横向复发。另外一种选择是组合式保持器，Hawlix 或"美学"保持器，它结合了 Essix 保持器的美学优势和 Hawley 保持器的腭部丙烯酸树脂[20]。这种保持器可以改善前牙上颌牙槽嵴裂隙处缺损的美观性，在唇裂和腭裂患者治疗后特别有用。

如果预测可能会出现轻度复发，可以在保持器中预设部件以帮助提供"主动"保持。例如，如果已经进行了上颌扩弓并且颊部软组织紧张，存在发生后牙反咬合的风险，则可以将中线螺旋扩弓器放置在 Hawley 保持器中，以防需要处理去除托槽后保持期的复发（图 12-67）。在预测切牙关系的Ⅲ类复发的情况下，可以在 Hawley 保持器中的上颌磨牙 Adams 扣环上以及下颌的 Hawley 保持器尖牙区域上放置钩子，或者下颌 Essix 保持器，用于连接Ⅲ类牵引（图 12-68）。

当保持器佩戴减少到较少时间时，自然垂直向建𬌗仍在继续，特别是对于不使用咬合覆盖的保持器。这就是为什么咬合关系在 1 年后的复诊中有时看起来比在矫治器刚拆除时更好。

结束语

> "……力学应当是一门定量研究任何力所引起的运动和产生任何运动的力的科学。"

> Sir Isaac Newton（1642—1727）[21]

> 英国数学家和物理学家

必须理解正畸力学的原理，在此基础上，才能在正颌手术之前准确和及时地定位与其各自的基骨相匹配的牙齿。正颌外科手术所需的牙齿移动和力学类型通常与标准口腔正畸学不同。正畸医师熟悉正颌患者管理的原则和技巧是必要的。外科医师还应具备现代口腔正畸学的临床知识以及了解什么是实际可实现的。

（王敏娇　朱　敏　译）

参考文献

[1] Xenophon. Cyropaedia; Books 1 - 4 (Loeb Classical Library). London; William Heinemann Ltd., 1914.

[2] Confucius. The Analects or The Conversations of Confucius With His Disciples and Certain Others. Trans. Soothill WE. Oxford; Oxford University Press, 1945.

[3] Andrews LF. The straight-wire appliance, origin, controversy, commentary. J Clin Orthod. 1976;10:99 - 114.

[4] Andrews LF. The straight-wire appliance. Explained and compared. J Clin Orthod. 1976;10:174 - 95.

[5] Saint-Exupéry A. Flight to Arras (Pilote de Guerre). New York; Harcourt Publishing Co., 1942.

[6] Lee R, Kirschen R. Space planning for the dentition (Space analysis). In; Gill DS, Naini FB (Eds). Orthodontics; Principles and Practice. Oxford;Wiley-Blackwell, 2011.

[7] Naini FB. Dental-Occlusal Relationships; Terminology, Description and Classification. In; Naini FB. Facial Aesthetics; Concepts and Clinical Diagnosis. Oxford; Wiley-Blackwell, 2011.

[8] Collins P. (Ed.). Dickens; Interviews and Recollections. Volume 2. New York; Barnes and Noble Books, 1981.

[9] Naini FB, Hunt NP, Moles DR. The relationship between maxillary length, differential maxillary impaction, and the change in maxillary incisor inclination. Am J Orthod Dentofacial Orthop. 2003;124:526 - 9.

[10] Obwegeser HL. Mandibular Growth Anomalies. Berlin Heidelberg; Springer, 2001.

[11] Angell EC. Treatment of irregularity of the permanent or adult teeth. Dent Cosmos 1860;1:540 - 4, 599 - 600.

[12] Timms DJ. The sawn of rapid maxillary expansion. Angle Orthodont. 1999;69;247 - 50.

[13] Melsen B. Palatal growth studied on human autopsy material. A histologic microradiographic study. Am J Orthod. 1975;68: 42 - 54.

[14] Gill D, Naini F, McNally M, Jones A. The management of transverse maxillary deficiency. Dent Update. 2004; 31: 516 - 23.

[15] Wertz RA. Skeletal and dental changes accompanying rapid midpalatal suture opening. Am J Orthod. 1970;58:41 - 66.

[16] Naini FB. The 'acrylic technique' to check arch coordination in orthognathic surgery patients. Br J Oral Maxillofac Surg. 2013;51(1):e9 - 10.

[17] Naini FB. Clinical Diagnostic Records, Natural Head Position and Craniofacial Anthropometry. In; Naini FB. Facial Aesthetics; Concepts and Clinical Diagnosis. Oxford; Wiley-Blackwell, 2011.

[18] Reitan K. Tissue rearrangement during retention of orthodontically rotated teeth. Angle Orthod. 1959; 29; 105 - 13.

[19] Reitan K. Principles of retention and avoidance of posttreatment relapse. Am J Orthod. 1969;55;776 - 90.

[20] Collins JM, Witcher TP, Jones VS, Noar JH, Naini FB. An alternative retainer design for cleft patients; the 'aesthetic' retainer. Cleft Palate Craniofac J. 2010;47(6); 597 - 9.

[21] Newton I. Philosophiae Naturalis Principia Mathematica (1686). The Third Edition (1726) with Variant Readings. Cambridge; Cambridge University Press, 1972.

第 12 章

第 13 章
模型外科
Model Surgery

Farhad B. Naini, James McInnes, Daljit S. Gill and Andrew Stewart

> "测量是了解的途径。"
>
> Ernst Werner von Siemens(1816—1892)
>
> 德国发明家

引言

参与治疗的外科医师和正畸医师都应该对正颌模型外科的原理有透彻的了解。由于颌面技术人员的背景和培训有所不同,技术方面难免有差异,最终每名颌面技师都将会找到他们自己偏好的颌架/面弓系统和实施模型外科的方法。即使使用相同或类似的仪器,技术人员采用的方法也可能大不相同[1-4]。因此,本章的目的是阐述那些临床医师应该熟悉的模型外科普遍性的原则和局限性。技术方面也会有所阐述,但这部分仅使用一个特殊的颌架系统。临床医师应致力于了解这些原则和局限性,对于资深学员来说,在更高阶的学习期间有经验丰富的颌面技师指导下,为患者进行模型外科是很有帮助的。对于临床医师抑或是资深技师来说,了解上述原则和局限性,能够很好地帮助其在经验丰富的颌面技师的指导下为患者制作手术模型。

定义

面弓:是一种用来记录上颌牙弓和颞下颌关节横向水平髁突铰链轴的关系的装置,用于需要进行上颌手术的正颌患者。通过面弓可以将上颌牙模放置在颌架的等效关系中。

颌架:一种代表颞下颌关节的机械装置,可链接上颌和下颌牙模,旨在模拟部分或全部的下颌运动。颌架所需信息通过面弓从患者转移到颌架上。

颌架有不同的类型。

- 简单颌架——一种具有简单铰链关节以防止侧方或滑动运动的颌架。

- 解剖式𬌗架——在很大程度上模拟咀嚼时下颌骨的各种运动。
- 可调节式𬌗架——一种可以调节以适应下颌骨相对于上颌骨的各种位置和运动的𬌗架。
- 半可调式𬌗架——仅允许在矢状面上模拟下颌运动的𬌗架。
- 全可调式𬌗架——允许模拟下颌在三维方向上的运动。
- Arcon 𬌗架——一种不同于一般解剖式𬌗架的𬌗架,髁球位于𬌗架的下颌部分,而髁导盘位于上颌。

手术𬌗板:正颌手术中使用的颌间定制导板,包括连接到上颌(或下颌)固定矫治器/牙齿的丙烯酸树脂假体,用于引导术中颌骨的重新定位,术中使用不锈钢结扎丝或弹性材料连接,确保在颌骨重新定位时,骨段不移动。

模型外科——原则

模型外科是一个极其重要且复杂的过程,颌面技师使用患者牙𬌗模型来进行正颌手术的术前准备工作。

模型外科可以根据其复杂性进行分类,这与计划进行的手术过程的复杂性直接相关。最简单的模型外科是下颌骨双侧矢状劈开截骨术(bilateral split osteotomy,BSSO)。双颌 Le Fort Ⅰ 型截骨术和 BSSO 的模型外科难度就增加了,最复杂的是上颌分段截骨术结合下颌联合截骨术和 BSSO,每段移动都不同。

模型外科的阶段

模型外科基本上有四个依次的阶段。

(1)牙模、面弓记录(如需要)和咬合记录。

(2)转移𬌗架——将牙模和面弓记录信息转移到𬌗架上。

(3)模型外科——用以评估和验证手术计划的可行性以制作𬌗板。

(4)制作𬌗板。

每个阶段都会根据拟采取手术过程的类型和复杂性而有所变化。

单下颌手术

如果进行单下颌手术,通常可以手工将牙模拼对到期望的咬合关系。一个简单的铰链𬌗架就足以进行咬合模拟,然后再制作𬌗板。如果术后的咬合有一个明显且很好的尖窝锁结关系,也可以不做𬌗板。在

手术中,可以通过牙齿咬合关系作为引导将截断的下颌骨固定到术后的新位置。然而,大多数外科医师仍然喜欢准备一个终末𬌗板来做手术。

单上颌或双颌手术

在单上颌手术或双颌手术准备中,模型外科的主要作用是复制术前临床和头影测量计划阶段确定的正确上颌位置。最终,上颌骨的精确定位将决定下颌骨的后续定位。如果要进行上颌截骨术,牙模应该通过使用面弓和患者咬合关系的精确记录转移到半可调式𬌗架上。在所有阶段尽量减少误差是很重要的,因为误差会传递到手术𬌗板,进而影响最终手术结果的准确性[5,6]。

为了在模型上测量拟采取的手术移动,需要某种形式的测量仪器。可以使用模型重新定位仪(见下文)或者模型测量块,例如 Erickson 模型平台和模块(Great lakes Orthodontics,Tonawanda,New York),来测量上颌中切牙切缘、尖牙牙尖顶和上颌第一磨牙近中颊尖的当前位置[7]。这些三维测量可以用来重现上颌模型的精确位置,以及确定新的位置。上颌在三个空间平面内移动的距离以及与三个旋转轴的关系将在临床和头影测量计划阶段确定。

用锯子将上颌模型的咬合部分从底座上分离。为了调整上颌的新位置,需要从模型上取下尽可能多的石膏。软蜡插入模型底座和牙模之间的间隙中。蜡将允许模型的咬合部分进行轻微调整。牙尖的测量是三维的,直至它们与计划的上颌术后位置相匹配。一旦测量装置确认上颌位于新位置,就用黏性蜡或石膏将模型固定在底座上,并放置在𬌗架上。在这一阶段,颌面技师将根据下颌术前位置定位术后的上颌。在这个位置制作一个丙烯酸𬌗板——中间𬌗板——在术中使用,根据下颌的术前位置决定上颌新的矢状向和横向位置。第二次安装牙模到理想的术后咬合位置,用于制作终末𬌗板,代表了下颌骨相对于重新定位的上颌的新位置。

模型外科——技术

牙模、面弓和咬合记录

理想情况下,印模应在手术前 1 个月内进行,取模前应将术前最后一根正畸弓丝用不锈钢丝结扎到位。这是为了尽量减少剩余牙齿移动的可能性,不然可能会导致术中𬌗板不匹配,并可能影响术后的咬合位置。

(a)　　　　　　　　　　　　　　　(b)

(c)　　　　　　　　　　　　　　　(d)

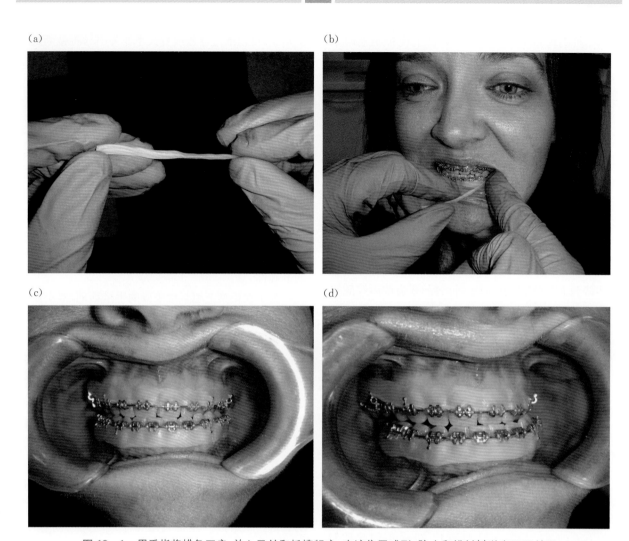

图 13-1　用手指将蜡条压扁,放入弓丝和托槽龈方,在该位置成形,防止印模材料溢出至弓丝下

在取模时,建议将弓丝保持在原位,以防止在进行印模和更换弓丝期间出现轻微的不必要的牙齿移动。

用手指将蜡条压扁,放入弓丝和托槽龈方,在该位置成形,防止印模材料在弓丝下流动。在蜡固定到位后,托槽的咬合面应可见,不被蜡覆盖(图 13-1)。

在选择印模托盘的尺寸时,必须确保牙弓内所有牙齿都在托盘的边界内。在取模时,很容易取不全第二、三磨牙,这意味着印模灌注时,藻酸盐印模材料会在该区域变形,并可能导致不正确的咬合关系和不贴合的殆板。藻酸盐材料不能从印模托盘中脱模也很重要。如果后牙咬合面有深的缝隙,建议在取模前用手指沿着这些表面涂抹一些藻酸盐。这将减少藻酸盐中产生气泡的机会,否则会影响术后位置。

咬合记录就是记录患者的牙齿咬合关系,咬合记录的重要性很容易被低估。咬合记录有时也被称为

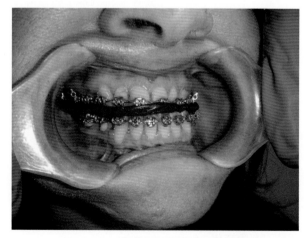

图 13-2　使用咬合蜡进行咬合记录

"颌骨记录""牙殆记录"(图 13-2)。在实验室里,颌面技师的工作容错为 0.3 mm。如果颌骨关系不正确,会造成上颌移动不精确。例如,患者有前牙开殆,可能只在第二磨牙有咬合接触,下颌很容易滑动到左

侧或右侧。在进行咬合记录时,有明显前牙深覆盖的患者经常会将下颌前伸;当他们咬合时,会感到蜡的阻力,随后将下颌前伸。临床医师或颌面技师不容易发现这些运动。例如,一个前牙覆盖8mm的患者在咬合记录时可能会将下颌前伸2mm,因此将覆盖减少到只有6mm。如果在实验室或随后的临床阶段都没有发现这一点,将会导致下颌移动相差2mm。因此,临床医师必须积极寻找下颌向前或侧方的移位或习惯性姿势(例如"星期天"咬合),并将此信息传达给颌面技师。

以下描述适用于SAM 3颌架系统(SAM Prazisiontecknik GmbH,Germany)的使用。其他颌架系统(例如Denar、Dentatus、Hanau、KaVo)与这些描述有所不同。想要成功地实施正颌模型外科就需要这个系统的各个组成部分。以下设备说明将包括每个项目的产品代码。

理想情况下,每个颌架系统都有自己的面弓和𬌗叉组成,系统之间不能替换。Axioquick转移面弓(ATB 303)和可拆卸的𬌗叉(ATB 395)通过通用夹紧机制联结,𬌗叉用于面弓记录并将数据转移到SAM颌架(图13-3)。单下颌手术通常不需要面弓记录,但单上颌或双颌手术需要。

灌注牙模

由于可能损坏模型,熟石膏不再适合灌注牙模。使用聚氨酯树脂(Hit Model,Euro Resina,Italy)生产抗刮擦模型,将金属挡环(Retention Washers,Skillbond Direct Ltd. UK)放置在树脂中,增加树脂的固位(图13-4)。

转移上颌模型到颌架上

使用转移台AX(ATB 398)将Axiomatic𬌗叉连接到颌架上。伸缩式转移支架(ATB 336)用于装载𬌗叉(图13-5)。上颌模型放置在𬌗叉上,用石膏固定。

一旦石膏凝固,模型的底部修成平行于真实的水平面(如果是水平的,则为Frankfort平面)。将磁铁放置在模型的底部(Eclipse Magnets,UK),允许这部分能够自由移动和重新定位(图13-6),在模型的底部切割凹槽防止模型旋转。石膏分离剂用作隔绝材料,防止石膏表面黏在一起(Ease Release 200,Bentley Advanced Materials,UK)。

术前和术后位置之间必须有容易识别的颜色差异。例如,桃红色可用于术前位置,蓝色可用于术后位置。桃红色石膏垫片修成特定厚度,在这个示例中是10mm。上颌模型和石膏垫片放回𬌗叉上,并用零膨胀黏接石膏(Zero Arti Quick,Dentona AG,Germany)连接到颌架的上臂上(图13-7)。

如果拟行手术方案是下颌BSSO,那么上颌模型可以任意地连接到颌架的上臂上,不需要面弓记录。

将下颌模型连接到上颌模型

上下颌模型应根据咬合记录匹配在一起,用来检查咬合关系。一旦确定位置正确且没有早接触,可以使用与前文描述的连接上颌模型的相同过程将下颌模型匹配到上颌模型上(图13-8)。

如果拟行手术方案是单独上颌的Le Fort Ⅰ型截骨术,那么下颌模型可以不使用可移动石膏垫片而直接连接到上颌模型上,因为下颌骨没有移动。

(a)

(b)

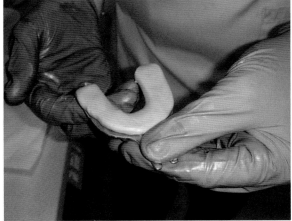
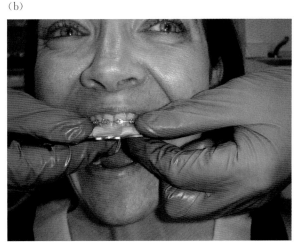

图13-3 (a)带有咬合记录硅橡胶的𬌗叉。(b)将带有咬合记录硅橡胶的咬合叉置于上颌牙弓

(c)

(d)

(e)

(f)

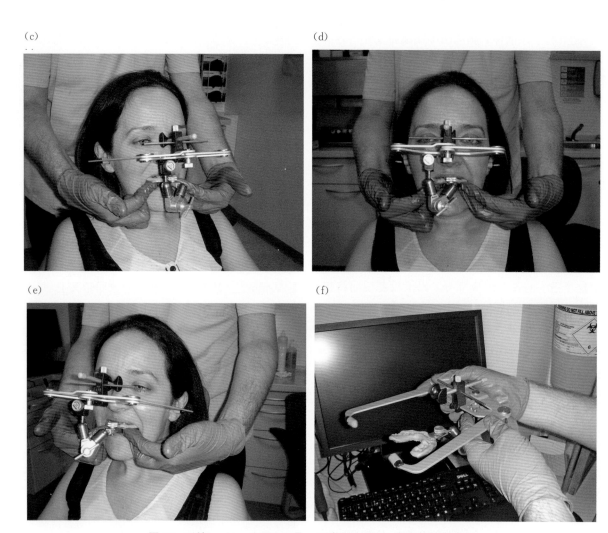

图 13 - 3(续)　(c～e)面弓记录。(f)将面弓取下,准备转移到颌架

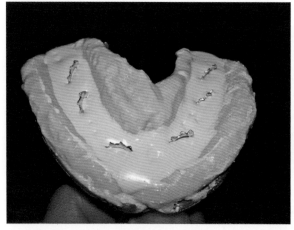

图 13 - 4　金属挡环放置在树脂中,增加树脂的固位

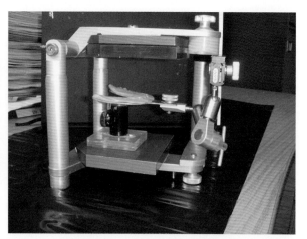

图 13 - 5　𬌗叉装载在颌架上

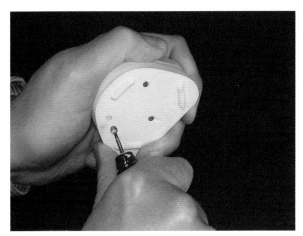

图 13-6　钻入模型底部的孔和使用石膏、胶水或黏合剂固定的磁铁,使各部分可以自由移动和重新定位。在模型的底部切割凹槽防止模型旋转

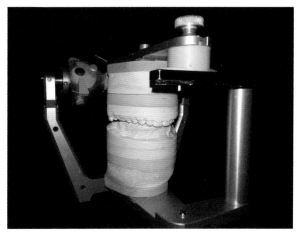

图 13-8　将下颌模型连接到上颌模型上

上颌移动

计划的上颌移动是使用模型重定位仪(model repositioning instrument,MRI 300)进行的,是专门针对这个颌架系统设计的。可选方案是 Erickson 模型平台和模块或类似的替代系统(见上文)。此外,即使在使用模型重定位仪时,也可以使用 Erickson 测量模块或等效产品来再次检查移动的准确性(图 13-9)。使用钻头(MRI 311)在上颌模型双侧第一磨牙近中颊尖区域钻孔,在前牙区多钻一个孔,与上颌中切牙中线一致。使用插入工具(MRI 212)将塑料套管插入件(MRI 210)放入孔中。

上颌模型放置在颌架上,确保其相对于下颌模型处于正确位置。然后移除下颌模型和连接板,将模型重定位仪连接到颌架的下臂上。重定位组件有三个旋钮分别是:左、右和中间旋钮。松开防松螺母,将销放入上颌模型中。固定好后,拧紧防松螺母,模型和连接板之间的石膏垫片可以移除(图 13-10)。

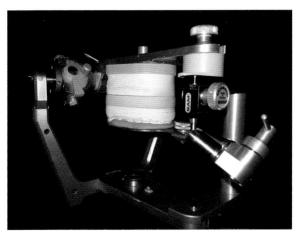

图 13-7　桃红色石膏垫片修成特定厚度,在这个示例中是 10 mm。上颌模型和石膏垫片放回𬌗叉上,用零膨胀黏接石膏连接到颌架的上臂上

(a)

(b)

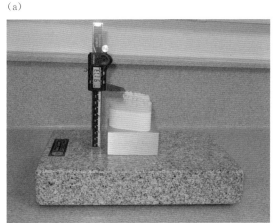

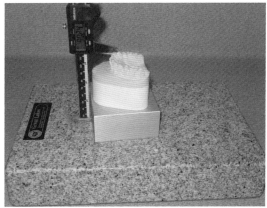

图 13-9　面弓安装的上颌模型放置在 Erickson 模型模块和平台上,该仪器包含一个测量精度为 0.01 mm 的垂直安装的数字游标卡尺,能够精确测量上颌在(a、b)垂直向

(c)

(d)

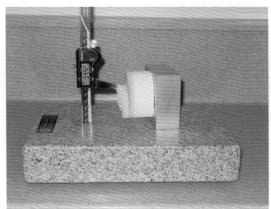
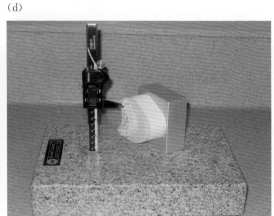

图 13-9(续) (c)矢状向和(d)横向的运动

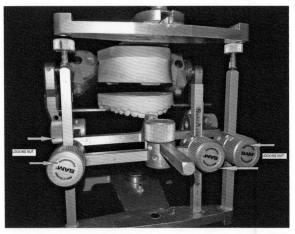

图 13-10 模型重定位仪(MRI)固定到颌架的下臂上。重定位组件有三个旋钮分别是：左、右和中间旋钮。松开防松螺母，将销放入上颌模型中。固定好后，拧紧防松螺母，模型和连接板之间的石膏垫片可以移除

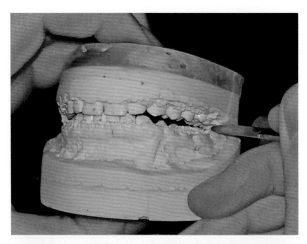

图 13-11 用蜡将上下颌模型固定在手术后的位置

模型重定位仪上的臂以毫米为单位进行校准；在上颌模型重新定位之前应该记录每个臂上的读数。模型重定位仪允许全方位的移动：向上(压入)、向下(下降)、前进、后退和围绕三个旋转轴旋转，例如上颌𬌗平面倾斜纠正时不同程度的上抬。上颌模型现在可以重新定位到外科医师和正畸医师要求的位移。当确定位置正确时，使用石膏将模型固定到位，并使用磁铁固定分段。

下颌移动

用蜡将上下颌模型固定在手术后的位置(图13-11)，并放回颌架上。术后位置应该由正畸医师和外科医师决定。随后，颌面技术人员用石膏将下颌模型固定到位(图13-12)。

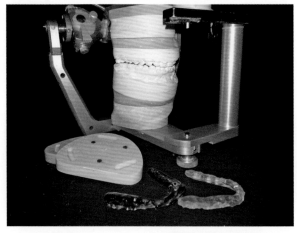

图 13-12 用石膏将下颌模型固定到位

有时外科医师可能会将下颌联合劈开，以缩窄下颌骨纠正反𬌗。通过下颌联合劈开纠正反𬌗最大可达8mm，即每段4mm。从技术上讲，这对颌面技术人员来说并不困难，但从临床上来看，缩窄的支点应

(a)

(b)

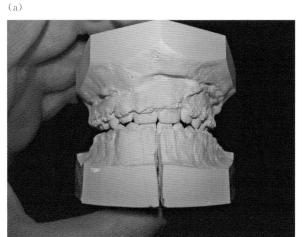
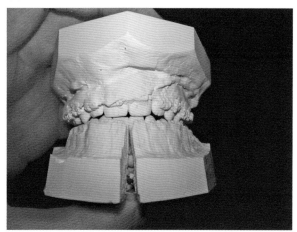

图 13-13　(a)为了缩窄下颌的下颌联合劈开术的正确准备。(b)错误操作,会造成骨段扭转,并在中切牙之间遗留一个三角形间隙

该在下颌中切牙之间,重要的是不能扭转任何骨段,因为这样会在中切牙之间留下一个三角形的空间(图13-13)。

构建殆板

模型外科完成后,可制作殆板。如前所述,面弓记录和咬合记录用于将患者术前位置转移到颌架上。在手术时使用构建的殆板将术后位置转移到患者身上。双颌手术需要两个殆板。中间殆板指导上颌相对于未移动的下颌在矢状向和横向的重新定位(上颌的垂直向位置在术中使用一些骨骼参照定位)。使用终末殆板将下颌相对于新的上颌位置进行定位。这项技术允许每次以一个颌骨作为稳定的参考结构来重新定位手术移动的对颌。中间殆板利用下颌骨术前的初始位置来转移上颌移动。这就是颌架上的术前位置必须与患者术前位置相同的原因。任何差异都会导致上颌移动不正确。中间殆板和终末殆板可以用彩色编码,以防止术中混淆。

中间位置是指上颌模型处于术后位置,下颌模型仍处于术前位置。正畸树脂(MP2,Orthocare,UK)可用于制作殆板,这是一种自凝丙烯酸树脂,可以在1小时内生成殆板。使用蜡挡住两个模型上的侧面倒凹(图13-14)这个操作很重要,防止丙烯酸嵌入,以免在拆卸殆板时损坏模型。将分离剂喷涂在两个模型上防止丙烯酸黏在模型上(Ease Release 200,Bentley Advanced Materials,UK),以便丙烯酸固化后能够轻松移除。然后将丙烯酸放置在上下颌模型的牙齿咬合面上,将颌架上下臂闭合到中间位置。使用弹性带紧紧缠绕在颌架臂上,以防止丙烯酸在凝固过程中膨胀(图13-15)。然后将颌架放入压力容器

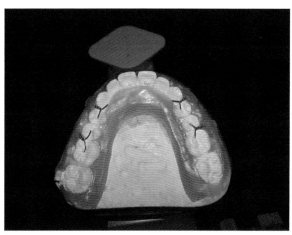

图 13-14　使用蜡挡住模型上的侧边倒凹,防止丙烯酸嵌入,以免在拆卸殆板时损坏模型。钢丝圈在位,用于在术中将殆板结扎到正畸弓丝上

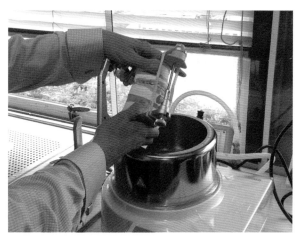

图 13-15　使用弹性带紧紧缠绕在颌架臂上,以防止丙烯酸在凝固过程中膨胀

第13章

中 30 分钟以固化丙烯酸,压力为 3 巴(1 巴 = 100 kPa)或 43.5 磅/平方英寸(1 磅/平方英寸 = 6.89 kPa)。同样的过程在下颌定位到术后位置时进行。钢丝圈可以放置在丙烯酸中,以便在术中将殆板固定到位,但这取决于每个外科医师的个人偏好。一旦凝固,将丙烯酸殆板从殆架上移除、修剪、抛光。

应在患者身上试戴殆板,以确保其准确性,允许在术前进行轻微调整。殆板应该牢固且被动地安装在患者的牙弓上,不能有晃动(图 13 - 16)。然而,在下颌缩窄的病例中,术前下颌口内无法试导板。

移动应该清楚地写在模型上,包括移动方向及是否进行旋转或整体移动。图 13 - 17 提供了一个示例。

由于丙烯酸在中高温下的不稳定性,殆板不能灭菌,但可以消毒。

(a)

(b)

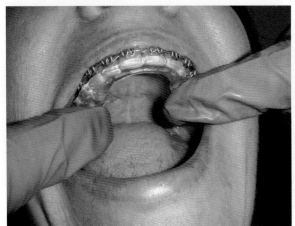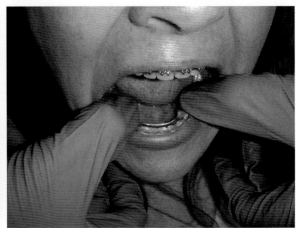

图 13 - 16 (a、b)试殆板,确保牢固且被动地安装在患者的牙弓上,不能有晃动

(a)

(b)

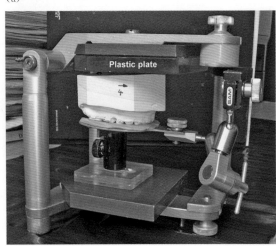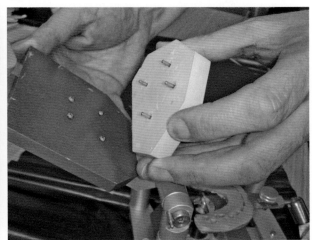

图 13 - 17 (a)殆架殆叉上的上颌模型;使用 12 mm 塑料板,为术前石膏垫片提供间隙。(b)可使用销和套筒系统将垫片定位到殆架上

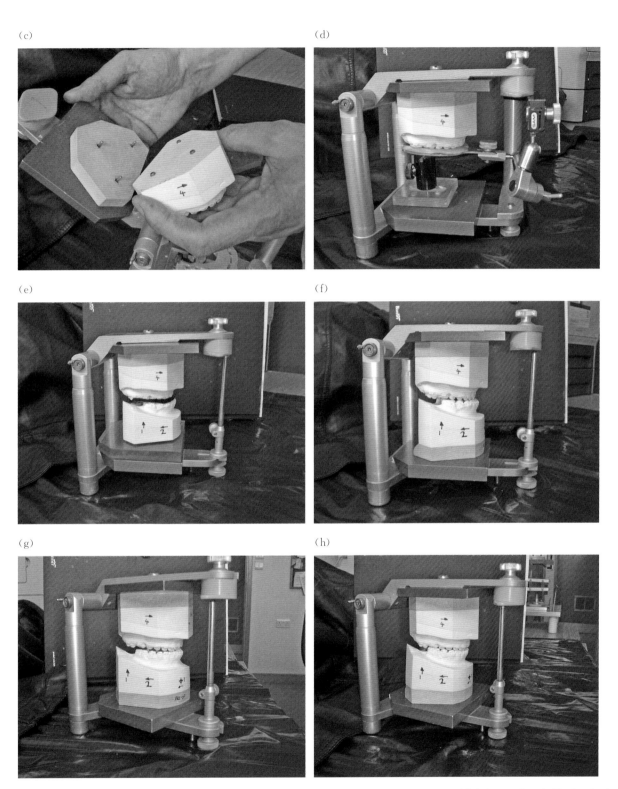

图 13-17(续) (c)模型定位到垫片上。(d)塑料板移除,术前石膏垫片就位(绿色)。(e)用蜡咬合记录将下颌模型固定到术前位置。(f)术前位置和术前垫片(绿色)。(g)上颌术后位置和上颌术后垫片(桃红色)。(h)上下颌术后位置和术后垫片(桃红色)

（i）

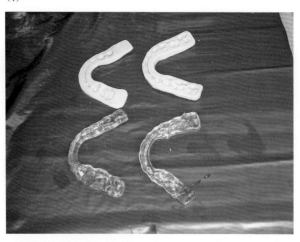

图 13-17（续）　（i）颌间咬合记录硅橡胶用来制作中间骀板和终末骀板

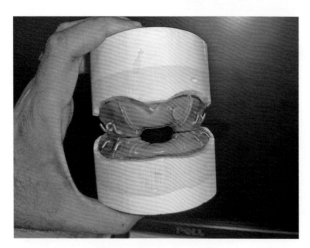

图 13-18　Gunning 骀板

数字化模型外科

传统模型外科技术有明显的缺点。第一，安装在颌架上的牙模不能描述颌骨体部；因此，临床医师必须可视化与牙模移动相关的潜在骨骼变化。第二，面弓转移的不精确性。牙模应安装在颌架上，以便复制患者牙列的位置。然而，安装模型上的骀平面倾角与头影测量上的骀平面倾角之间存在显著差异[9,10]。第三，下颌自旋转模拟的准确性问题。有证据表明，即使是开口最初的髁突旋转运动也包含了一小部分的髁突移位。也就是说，运动不是围绕髁突铰链轴的简单旋转[11]。尽管这可能是正颌外科计划中的一个小问题，但它确实增加了半可调式颌架在模型外科中的不准确因素。

现代计算机辅助外科模拟能帮助克服这些问题，但临床医师应该始终注意爱因斯坦关于技术创造"白痴一代"的警告。计算机只有在它们接收到的信息和临床医师对它们提供的信息（包括潜在的缺点）理解时才有用。

计算机辅助外科模拟技术使用一个头颅的 CT 模型，包含一个患者咬着的预成形咬合夹具[12,13]。对患者的牙模进行单独的精确扫描，创建患者牙齿和咬合的数字化模型，将其转移到 CT 头颅上。这就创建了一个计算机化的牙颌结构的复合模型。这个复合头颅模型可用来模拟计划的手术，或者比较不同的术式。计算机化的头颅可以根据需要进行多次切割和移动，模拟许多不同的手术过程。然后通过计算机辅助设计和制造手术骀板，将手术计划转移给患者。数字化骀板可以送至快速成形机生成骀板，可以灭菌并在术中使用（见第 42 章）。

快速的科技发展是现代生活的一部分。随着计算机技术的发展、进步和更加友好的用户体验，它们很可能会被更好地接受，最终成为模型外科的支柱。

结束语

模型外科是正颌外科中的一个重要步骤。正颌手术的可预测性与术前模型外科技术的准确性部分相关。然而，所包含的阶段数量、分段的复杂性和不可避免地重新定位导致潜在的误差。这些误差通常很小，在术前计划阶段进行临床和头影测量检查，加上外科医师的术中检查，意味着术中手术过程通常是相对无缝的。然而，在手术过程中，模型外科或骀板的制作中经常出现一些错误。这是一个不幸和令人恼火的事情，但偶有发生。在这种情况下，外科医师需要使用他们所有的能力和外科技巧来手动定位颌骨。

致谢

感谢 St George 医院和英国伦敦医学院颌面科的颌面专家：Ian MuirNelson、Natalie Short 和 Pam Sandhu。

感谢 Ed Payne,英国伦敦 Eastman 口腔科医院正畸和正颌主任。缅怀 Brian Conroy,英国罗汉普顿 Queen Mary 大学医院前 Norman Rowe 颌面科的颌面技术负责人；Norman Rowe,英国口腔和颌面外科前驱。

（孙　健　江凌勇　译）

参考文献

[1] O'Malley AM, Milosevic A. Comparison of three facebow/semi-adjustable articulator systems for planning orthognathic surgery. Br J Oral Maxillofac Surg. 2000;38;185 - 90.

[2] Bamber MA, Harris M, Nacher C. A validation of two orthognathic model surgery techniques. J Orthod. 2001;28;135 - 42.

[3] Walker F, Ayoub AF, Moos KF, Barbenel J. Face bow and articulator for planning orthognathic surgery；1 face bow. Br J Oral Maxillofac Surg. 2008;46;567 - 72.

[4] Walker F, Ayoub AF, Moos KF, Barbenel J. Face bow and articulator for planning orthognathic surgery；2 articulator. Br J Oral Maxillofac Surg. 2008;46;573 - 8.

[5] Ellis E 3rd. Accuracy of model surgery；evaluation of an old technique and introduction of a new one. J Oral Maxillofac Surg. 1990;48;1161 - 7.

[6] Nattestad A, Vedtofte P. Pitfalls in orthognathic model surgery. The significance of using different reference lines and points during model surgery and operation. Int J Oral Maxillofac Surg. 1994;23;11 - 5.

[7] Erickson K. An Instructional Manual for the Model Platform and Model Block. Great Lakes Tonawanda, NY；Orthodontics Ltd, 1990.

[8] Gunning TB. The Treatment of Fractures of the Lower Jaw by Interdental Splints. New York Med. J. 1866;3;433.

[9] Ellis E 3rd, Tharanon W, Gambrell K. Accuracy of face-bow transfer；effect on surgical prediction and postsurgical result. J Oral Maxillofac Surg. 1992;50;562 - 7.

[10] Gateno J, Forrest KK, Camp B. A comparison of 3 methods of face-bow transfer recording；implications for orthognathic surgery. J Oral Maxillofac Surg. 2001;59;635 - 40.

[11] McMillan AS, McMillan DR, Darvell BW. Centers of rotation during jaw movements. Acta Odontol Scand. 1989;47；323 - 8.

[12] Xia J, Ip HH, Samman N, Wang D, Kot CS, Yeung RW, Tideman H. Computer-assisted three-dimensional surgical planning and simulation；3D virtual osteotomy. Int J Oral Maxillofac Surg. 2000;29;11 - 7.

[13] Hsu SS, Gateno J, Bell RB, Hirsch DL, Markiewicz MR, Teichgraeber JF, Zhou X, Xia JJ. Accuracy of a computer-aided surgical simulation protocol for orthognathic surgery；a prospective multicenter study. J Oral Maxillofac Surg. 2013;71;128 - 42.

第 13 章

第 14 章
正颌外科的围手术期护理和麻醉
Perioperative Considerations and Anaesthesia for Orthognathic Surgery

Anne S. Blyth and Jelena Devic

引言

正颌外科手术的目的是改善由颌骨畸形引起的面部比例和功能异常。对于外科手术来说,它的适应证从外观到功能各不相同(尽管在许多患者中两者都有),因此麻醉这类患者的意义尤为重要。

一般来说,患者年轻健康(根据美国麻醉师学会——身体状况分类属于第一类),因此麻醉必须保证安全,且不能引起任何长期的并发症[1]。

麻醉虽然有死亡和发病的危险,但相对安全[2,3]。突发性的并发症比较罕见,但是仍不可忽视其潜在的危险性。并发症常由术中事件例如缺氧、过敏、低血压和出血引起。长期并发症可能由术中不良事件、术后药物机制和营养缺乏造成。因此,采取有效措施来防止这些潜在的并发症非常重要。考虑到可能出现的并发症,失血或许对患者的影响最深远,因为它容易导致疲劳和嗜睡。这也会相应地导致抑郁、营养缺乏、感染、骨愈合不良和手术效果差,并且对患者的个人生活产生负面影响。

术前评估

所有英国患者都应该按照英国和爱尔兰麻醉师协会的指导方针进行预先评估[4]。

评估心血管时应特别注意有无高血压、心肌病和心律失常。这些慢性疾病应在术前进行相应处理以尽量减少对手术的影响。心肌缺血和心力衰竭的症状应该被认为是正颌手术的主要危险因素,亦是相对的禁忌证。先天性心脏病史的患者和装有心脏起搏器或植入式心脏除颤器的患者,只要他们没有功能上的限制则不会被排除。

呼吸道疾病例如哮喘和慢性阻塞性呼吸道疾病,需要得到很好的控制,同时要考虑到吸烟者感染(口腔和下呼吸道)的风险更大,而且愈合较差。长期的呼吸道合并症可能导致胸内压力升高,并通过鼻腔导管内通气不良导致 CO_2 潴留,CO_2 浓度升高会导致血管扩张和出血增加。因此呼吸道疾病患者术前评估应包括肺功能检查、胸部 X 线检查，以及必要时进行动脉血气分析，以确定病情的严重性和病程，并观察是否存在 pH 值、pO_2、CO_2、碳酸氢盐的代偿。任何有严重缺氧、CO_2 潴留或碳酸氢盐偏高的患者都不适合进行正颌外科手术。

哮喘患者经过评估后，应加以最优化。术前优化包括在手术前几天使用雾化支气管扩张剂和口服类固醇。术中常规使用地塞米松可减轻术后即刻的哮喘症状。在季节性因素引起症状的患者中，预先使用抗组胺类药物是很有帮助的。支气管痉挛合并哮喘会导致肺部过度膨胀和胸内压升高，这会导致静脉回流减少、低血压、心血管疾病，以及呼吸道并发症例如气胸。

吸烟者和慢性肺部疾病患者常常有敏感的气道，更有可能在拔管期间和拔管后以及术后即刻咳嗽。咳嗽增加了手术部位出血的风险。

肾脏疾病应通过测定尿素、电解质和肾小球滤过率进行排除。肾损伤可导致电解质失衡、外周水肿和药物排泄时间延长。肾功能不全者可不使用镇痛药，特别是非甾体类抗炎药，这些药物在术后疼痛的治疗中起着重要的作用。过多的失血和过度的低血压会导致尿素的增加和肾功能的恶化。

胃肠道疾病可影响上、下消化道。上消化道的主要问题是胃酸过多和反流。因手术压力造成胃酸过多而加重病情。在这些患者中，常伴有术前焦虑，尤其手术前后会加大压力。

肝脏疾病可能导致凝血障碍，因此在评估前必须检查国际标准化比率（international normalized ratio，INR）和凝血酶原时间。有严重慢性肝病导致肝脏合成功能不良的患者可能白蛋白水平低，这将导致术后面部肿胀、愈合不良，并增加感染的风险。

血液疾病是需要积极治疗的。所有患者都必须称重以估算血容量。对于慢性贫血者要了解其病因，引起慢性贫血的原因可能是多样性的，然而年轻女性由于月经而导致的慢性贫血是比较常见的。

平均失血量由 200 mL 至 800 mL 不等。如果患者失去 10% 以上的血容量他们会感到疲劳，这会影响他们的生活方式。我们假设一例 70 kg 的患者，血容量为 70 mL/kg（ = 4900 mL），那么失血量达 500 mL 将影响患者。因此在 50 kg 的患者中，350 mL 以内的失血量是可以接受的范围。对于一些曾有贫血史的患者（例如有进食障碍），可能很难增加血红蛋白，而铁剂疗法会引起便秘和腹泻，应考虑静脉注射铁疗法和自体输血。

血小板减少症可能明显影响凝血机制，因此需要治疗。正常情况下，血小板计数是可靠的，但并不能保证正常的血小板活性。如果有明显出血倾向或患者有易擦伤史，应对血小板的功能进行测定。

白细胞应在正常值范围和功能范围内。在人类免疫缺陷病毒（human immunodeficiency virus，HIV）感染患者中，必须确保口服抗反转录病毒药物治疗才能继续进行手术。有任何感染的迹象都不能进行手术。

应在评估时就讨论是否需要输血。少见的输血反应包括溶血反应、过敏反应、体液超负荷、病毒细菌感染以及肺损伤。一般来说，应尽可能避免输血，特别是在年轻的育龄女性中。

在需要输血的情况下，应事先采集血型样本并保存。

不接受输血的患者（耶稣等宗教信仰者），应充分了解所有的手术和麻醉风险。应遵守当地医院的规定[5]，组织患者与外科手术医师、血液科医师、麻醉师共同进行术前访谈。这样可以共享信息，讨论风险，知晓患者的诉求。

应在非洲加勒比人群中测定镰状细胞病。镰状细胞特征通常不是问题，大多数携带者都没有症状。但是镰状细胞病患者在围手术期将可能面临镰状细胞危象的风险。

缺氧、低氧、疼痛、脱水和低血容量都可导致危象。疼痛是危象的主要因素，术后面部肿胀可能阻碍口服镇痛剂。阿片类药物的使用在慢性镰状细胞病患者中很常见，这可能对疼痛管理极具挑战。镰状细胞患者通常需要大量的阿片类药物，如果出现疼痛他们可能需要大剂量来满足此类患者的镇痛需求。镰状细胞患者通常有与慢性病有关的心理问题，必须向患者仔细地解释正颌手术。

这些患者由血液科负责共同对围手术期进行管理是十分重要的。在这类患者的管理中，建议采用包括急性疼痛组在内的多学科团队合作。

肥胖会给麻醉小组带来一些挑战。肥胖患者更容易因超重引起并发症，如高血压、阻塞性睡眠呼吸暂停和糖尿病。他们的静脉通路常常不易被看见，可能需要专门的监测和定位设备（还需要超大的血压袖口、手术台尺寸等）。他们也更难在麻醉后进行搬运，因此当他们自己移动到手术台上时，就应该直接在手术室进行麻醉。手术结束时，可能需要额外的工作人员来搬运患者。

肥胖患者对通气的需求增加，增加呼吸负荷，从

第 14 章

而降低了呼吸依从性。这些病理生理变化加上功能残存容量和呼气储备容量的降低，使这些患者容易发生低氧血症，尤其是在麻醉诱导和麻醉后出现时，以及在仰卧位手术期间。

肥胖患者在麻醉诱导时吸入胃内容物的风险增加。术中需要较高的经鼻气管导管的通气压力。这相应地容易引起 CO_2 滞留、血管扩张和出血量增加。

建议有焦虑史或人格障碍的患者进行术前心理筛查。一般的焦虑问题可以通过良好的术前评估得到缓解，包括用于诱导的局部麻醉、术前抗焦虑药和良好的术后镇痛。精神病患者应继续服用其常规药物并应考虑到潜在的药物相互作用。一个潜在药物相互作用的例子是选择性 5-羟色胺再吸收抑制剂（selective serotonin reuptake inhibitors，SSRIs）和曲马多之间的相互作用，应避免在这些患者中的用药效果。一些患者可能仍在服用单胺氧化酶抑制剂，这些药物可能会增强含有局部麻醉剂的肾上腺素的效果，而这些麻醉剂在正颌手术中被大量使用。

气道评估

一些文章表明，在大多数正颌患者中气道管理并不复杂[6]。然而，必须对改良的气道情况分类（以评估舌体相对于口咽的大小）、切牙间距离、下颌突出、颈部伸展、颏部和甲状腺距离以及呼吸道症状再进行全面的气道评估。

一些综合征如 Apert、Crouzon 和 Treacher-Collins 综合征都与正颌问题有关，但它们常常是单侧的。

开口受限、下颌后缩、改良气道评分 3 和 4 级以及下颌骨活动性降低是表明插管可能有困难的标志物[7,8]。

用药治疗

理想情况下，所有有关药物的谈话都应在没有父母在场的情况下与患者进行，因为年轻人通常不愿意与父母讨论口服避孕药、乙醇和尼古丁的摄入量，但实际上应在有监护人陪同下进行。尤其是知晓患者使用非法药物的既往史时更是如此。乙醇摄入量高的患者由于增强了肝功能而增加了新陈代谢，通常需要更高的麻醉药物剂量。

重度吸烟者易出现尼古丁戒断症状，尤其是术后在病房。经常使用大麻的患者常常会因麻醉而焦虑不安，在完全清醒前会表现失态[7]。这些患者可能还患有慢性呼吸道症状。胸部 X 线片能有效地通过阴影表明患者多年来吸入的杂质的严重程度。25 岁前，大脑还在发育的时候，经常使用大麻会增加精神疾病的风险[9,10]。

服用麻醉药品的患者需要更多的麻醉镇痛，但也有更大的呼吸抑制风险。顺势疗法药物（如山金车属）应在"受伤"时服用，因此如果患者要求服用，应在术后立即服用，而不是在手术前服用。维生素补充剂会引起围手术期并发症，尤其是鱼油产品会增加出血。这些药物应在手术前 2 周停止使用。

考虑到静脉血栓栓塞风险的增加，口服避孕药和激素替代疗法可继续进行。在这些患者和肥胖者中，应根据预测的手术时间使用分级加压长袜或间歇式气压加压装置（间歇式气压加压装置的使用适用于手术时间超过 4 小时）。所有患者在手术前都应进行风险评估，并遵循 NICE 深静脉血栓预防指南[11]。

因为许多口服避孕药在 24 小时后失效，术后恶心和呕吐可能导致避孕无效。应提醒患者相关的注意事项。

一般来说，应继续定期用药。然而，重要的是考虑药物的半衰期和最大浓度，例如阿替洛尔在摄入 6 小时后有最大的作用，这可能会增加术中低血压的发生。

建议继续使用抗心律失常药、噻嗪类利尿剂和钙通道阻滞剂，但在手术当天应停用特定的抗高血压药，如血管紧张素转换酶抑制剂。在术前评估时，应与麻醉师讨论并决定应服用或停用哪些药物。

应避免使用口服降血糖药物，并且胰岛素依赖型糖尿病患者应循序渐进，直到术后恢复适当的口服摄入。

当口服药物可能不容易给药时，直肠给药提供了一种替代途径，每次在允许的情况下可进行直肠给药。

患者术前 6 小时禁食食物，术前 2 小时禁食透明液体[4]。根据强化康复计划，建议术前 2 小时饮用高热量饮料[12]。

患者完整的用药史是十分重要的，包括处方药和非法药物的使用都可能出现血清素综合征。如果服用释放血清素药物的患者服用某些药物（如曲马多或芬太尼），则可能出现血清素综合征。症状从轻微到严重，严重的病例可能需要特别护理。这些症状被描述为三联征：认知效应（头痛、躁动、精神错乱）、自主效应（出汗、高热、高血压、心动过速、腹泻）和躯体效应（肌阵挛，高反射，震颤）。一些释放血清素的药物有很长的半衰期，如氟西汀。其他可能诱发这种综合征的药物还有圣约翰草、人参、摇头丸和可卡因。

术前用药

因为患者经常焦虑,建议术前给药。抗焦虑药有助于减少内源性儿茶酚胺释放,从而减少血管收缩和高血压。应考虑以下剂量的地西泮:体重在 70 kg 以下的患者服用 5 mg,体重在 70～100 kg 的患者服用 7.5 mg,体重在 100 kg 以上的患者服用 10 mg。地西泮是长效苯二氮䓬类药物(半衰期 40～100 小时),在术后立即缓解症状和减少焦虑方面是一种有用的辅助药物,尤其是对乙醇摄入量高的患者。

针头恐惧症患者应将局部麻醉应用于合适的部位,例如使用阿米索凯恩凝胶(Amethocaine gel)。如果不能做到,建议在麻醉室吸入安托诺克斯(Entonox,50%氧化亚氮和 50%氧气的混合物)可能是一种有用的辅助手段。这使得静脉插管可以放置在局部麻醉下进行。

由于上述原因,胃保护至关重要,如有可能应在术前开始。质子泵抑制剂,如奥美拉唑,每天 20 mg,持续 7 天,在过去一直被提倡。然而最近质子泵抑制剂与难辨梭状芽孢杆菌的相互关系的报道,应优先使用 H₂ 拮抗剂[13]。

手术前 30 分钟使用氯己定漱口液,其他药物应在手术前 1 小时少量水服用。

术中护理

气道管理

正颌手术需要完全暴露面部特征,使外科医师能够评估面部对称性和轮廓(图 14-1)。

与所有气道手术一样,需要考虑共用气道手术对麻醉的影响。

最好是鼓励患者在诱导前用深膈呼吸以及补充氧气预充氧,而不是依靠诱导后的手动通气,因为面

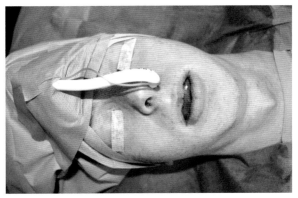

图 14-1 鼻插管患者

罩通气会引起胃扩张,增加术后恶心呕吐的风险。

气管插管是金标准。在下颌操作时,喉罩气道很容易移位,它们不能完全杜绝血液或胃内容物的吸入,可能限制手术暴露。

气管插管可以是口插、鼻插、或是颏下插管。大多数插管是 Cormack-Lehane 1 级,但对于严重的下颌后缩和一些先天性综合征患者可能更难插管。颞下颌关节病或正畸矫正手术可能会限制口腔张口,由于麻醉诱导后的放松,这种情况不太可能改善。在这种情况下,应考虑患者清醒时使用技术来固定气道(例如清醒纤维插管)。

如果需要使用清醒技术来保护气道,患者的舒适性至关重要。局部麻醉可单独使用或与镇静结合使用。

如果要在局部麻醉下进行手术,应计算局部麻醉的最大安全剂量。计算时应考虑外科医师在手术中使用的 LA,以尽量降低 LA 毒性的风险[14,15]。充分局部化气道是顺利、舒适、清醒插管的关键因素。苯肾上腺素和利多卡因喷入两个鼻孔,然后 10%的利多卡因喷入咽部。也可以吸吮丁卡因含片,但这些需要更长的时间才能生效。如果需要更多的血管收缩,可以使用 Moffat 的溶液:1:1 000 mL 肾上腺素,2 mL 10%可卡因,2～4 mL 碳酸氢钠,用盐水配制成 20 mL。声带局部麻醉可通过两种途径获得。

(1)经硬膜外导管置入纤维镜内的"随机"技术。

(2)经气管注射的局部麻醉。

瑞芬太尼是一种有效的短效合成类阿片,起效快,代谢快。它提供镇痛、镇静和抑制气道反射。这些特性促使瑞芬太尼越来越多地用于促进清醒的纤维插管。使用瑞芬太尼可减少局部麻醉的需求[16]。

大多数插管是鼻腔插管,但是颏下插管可以更好地进入颌骨。对于颏下插管,一个带有可拆卸接头的加强型气管插管至关重要。导气管和球囊的尺寸应能通过颏下切口(图 14-2)。

当穿过神经下切口时,颏下入路的并发症是出血。其他并发症包括气管内错位。即移入支气管或在咽部弯曲时,可从气管中弹出,导致气道梗阻。经颏下切口置入气管插管后应直视法检查确认。

鼻腔插管时经常使用窒息氧合。在困难的气道问题中,窒息氧合可以提供宝贵的额外时间(最多 10 分钟)充分氧合。

手术开始时可进行咽部填塞,这样减少了进入胃的血液量,并提供了气管插管的稳定性和安全性。所有手术团队成员都需要知道咽部填塞位置,所有手术

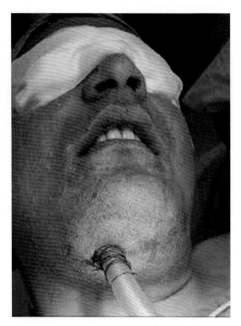

图 14-2　颏下插管患者

团队成员都应记录咽部填塞插入及移除时间。

患者体位

手术中最佳体位的目的是确保理想的手术条件，同时最大限度地降低患者的风险。被麻醉的患者无法调整他们最舒适的体位，也不能提醒我们他的危险体位。确保安全体位的责任在于手术和麻醉团队[17]。

患者的头部后仰露出面部，确保压力区域有足够的填充物（图 14-3）。

如图，鼻孔周围没有固定气管导管，但应注意防止导管在鼻孔上的任何阻力，因为这可能导致鼻尖的压力性坏死。在手术台上患者头部的位置，气管插管必须用气管插管支架支撑。在前额上端用胶带和减压纱布或海绵充分固定导管。胶带固定在耳朵上，注意确保耳朵与头部侧面对齐，没有压力。出汗和润肤露会损害大多数胶带的黏性，这可能导致气管内固定

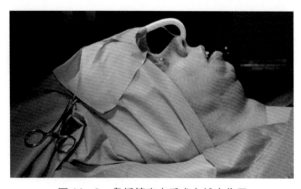

图 14-3　鼻插管患者手术台铺巾位置

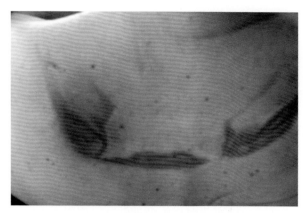

图 14-4　马蹄形头环引起的压疮

松动和移位。还应注意用胶带固定在气管插管上的手术布，因为在手术结束时，这些布会不慎拔出患者的气管。手术巾与气管插管、麻醉回路之间的小纱布接口可将意外拔管的风险降至最低。

在颌面外科手术中，压力性溃疡的原因有很多，从头部位于马蹄形头部环中可能产生的压力性溃疡到周围神经损伤（图 14-4）。

如果手术巾在气管插管上绷得太紧，前额可能会出现压力区域。

患者通常完全被手术巾覆盖，手术压力区域延长，更可能发生在手臂、手、骶骨和足跟（图 14-5）。

因此，在开始手术前必须注意保护这些区域，因为术中低血压会增加易受伤害区域的压疮风险。腿应该在膝盖处稍微弯曲，以保护背部。

由于长时间手术导致的体温下降，患者应积极复温。可用皮肤温度来探测患者的体温。

麻醉技术

麻醉药

麻醉诱导可能涉及一个单一的药剂或与另一种

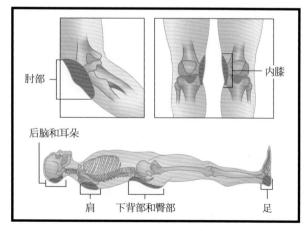

图 14-5　易受压力的区域

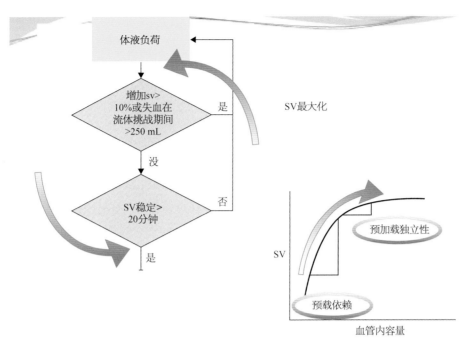

图 14 - 6　优化血管和 Frank-Starling 机制(长度-张力关系)

药剂(如咪达唑仑)共同产生。异丙酚是最常用的诱导剂和短效麻醉剂,如芬太尼。丙泊酚和瑞芬太尼的全静脉麻醉(total intravenous anaesthesia,TIVA)也是一种普通的选择,因为长时间手术后恢复良好,但最终的选择取决于麻醉偏好。插管麻痹是通过一种短效肌肉松弛剂(如罗库溴铵或阿曲库铵)来实现的,这两种松弛剂都将依据颌骨手术的时间进行代谢。

所有的诱导剂都会引起全身血管阻力(systemic vascular resistance,SVR)的降低,而在一些患者中会发生反射性心动过速。SVR 的下降会导致低血压,短期内可以用血管收缩剂治疗,但正确的干预是优化血管。通过增加预负荷从而减少由于心房和肺动脉中的延长受体引起的心动过速,从而减慢心率并减少每搏输出量(图 14 - 6)。

如果诱导剂致使血压下降,颈动脉窦和主动脉弓中的压力感受器将通过增加交感神经输出来做出反应。

心动过速和卒中风险增加,尤其是年轻患者,出血是主要原因。血压对失血影响不大。心动过速和卒中也会导致更多出血。因此,降低心动过速的药物在手术中是最有帮助的。β 受体阻滞剂和 α 受体阻滞剂(如拉贝塔罗)将降低心率(β 效应)和血管扩张(α 效应)。为了使用这些药物,必须对患者进行充分的评估。连续输注瑞芬太尼可降低心率和血压,从而达到理想的低血压状态。避免使用诸如抗胆碱药和环磷酰胺等能提高心率的药物,以及减少患者自身的

儿茶酚胺产生的药物(例如,使用抗焦虑药前用药)很重要。

维持麻醉通过以下两种方法实现。吸入剂(如异氟醚)或 TIVA。两者都有助于低血压。瑞芬太尼在术后无镇痛作用,因此在手术结束前需要给予足够剂量的吗啡。吗啡的剂量应在出现疼痛前仔细给药,使患者呼吸通畅,同时不感到疼痛和焦虑。

行截骨术时,可以通过注射异丙酚来加深麻醉。在整个手术过程中保持正常的动脉 CO_2 或低/正常的 CO_2 可以减少血管扩张,从而减少失血。它还可以帮助患者保持呼吸道通畅,其减少了重复使用肌肉松弛剂的需要和患者通过鼻管自主呼吸的机会。

在大多数正颌手术中,没有必要插入动脉导管、中心静脉导管或导尿管。这些装置具有侵入性,增加了感染的风险。因此必须有有效的适应证再执行,例如在肥胖患者中血压读数常不可靠,因此使用动脉导管来监测动脉血压。

诱发性低血压

减少术中失血是非常重要的,麻醉技术在正颌手术中起着至关重要的作用。

除上述措施外,还有一些简单的方法,如头向上定位、确保静脉引流通畅以及含有局部麻醉的肾上腺素,有助于减少失血。

低血压麻醉可减少手术部位的出血,已被证明可减少输血的需要[18,19]。然而,这种技术只能在平均动脉压(mean arterial pressure,MAP)降低不超过患者

正常 MAP 的 30% 中应用。对于缺血性心脏病、未控制的高血压、糖尿病、严重贫血、血红蛋白病(如镰状细胞病)、脑血管病和肝肾损害的患者,不应考虑使用该技术[20]。

甘油三硝酸酯(glyceryl trinitrate,GTN)和硝普钠(sodium nitroprusside,SNP)以前用于降低血压,目前应用较少。

氨甲环酸(凝血酸)

氨甲环酸是氨基酸赖氨酸的合成类似物。它是一种抗纤维蛋白溶解药,抑制纤溶酶原激活为纤溶酶。在正颌手术切口前应给予 1 g,是十分有效的。快速注射可能导致低血压,应缓慢注射。它也应该用于口服避孕药或激素替代疗法的患者。但它会增加静脉血栓形成的风险,使用时应该评估好血栓栓塞病史的患者。

止吐剂

正颌手术后恶心呕吐的发生率较高。文献表明,术后恶心呕吐的发病率为 7%～40%[21]。

应结合使用不同作用方式的止吐剂,如昂丹司琼和地塞米松。昂丹司琼是一种非常有效的首选止吐剂。通常术中剂量足够,但术后可能需要增加剂量。昂丹司琼可以延长 Q-T 间期心律,因此应注意患者有无任何心脏异常。地塞米松常因手术原因服用,以减少术后肿胀,但其联合作用可有效止吐。环西嗪和异丙嗪对因阿片类药物引起的恶心最有效。环磷酰胺通常引起心动过速,应在给药前稀释,并选择缓慢静脉推注给药。甲氧氯普胺在正颌患者中效果较差,但可用于胃排空延迟引起的恶心,同时可能继发便秘。

尽管有喉部填塞物,但手术部位渗出的少量血液仍可进入食管和胃,导致术后恶心并导致呕血。在手术结束时,将 Argyll 导管插入食管并抽吸胃内容物,可以降低这种风险。导管的长度不需要穿过食管括约肌,年轻患者的食管括约肌通常很紧,因此血液常常聚集在括约肌上方。对有亚精神健康状态患者插管,血液更容易积聚,因此强烈建议在拔管前先进行抽吸。如果在恢复过程中有持续的血液渗出,鼻局部血管收缩剂(如苯肾上腺素)或进一步剂量的氨甲环酸可能有帮助。肝和肾功能受损的患者因持续出血和血液摄入会增加肠道中的蛋白质负荷,应密切监测。

拔管指征

指征是确保安全拔管的理想条件。患者应血压正常,无活动性出血。喉镜检查应确保口咽分泌物和血液干燥。喉部填塞物应取出,无呛咳。任何残存的

肌肉麻痹都应该复苏。使用新斯的明,确保充分的呼吸道通畅。多卡普兰是一种呼吸兴奋剂,可用于呼吸效果不佳的患者。患者应该以 35°抬头仰坐,有助于血液流入咽被吸入。这些措施为安全拔管提供了最佳条件。患者一醒来就可以拔管,并积极配合,才能够有效保护其气道。

导管应以适合气道的大小插入口咽,以提供抽吸或氧气。存在两个用于抽吸和供氧的导管是必要的,例如一个通过拔出时的气管插管,另一个通过 Guedel 气道。如果在拔出气管插管时吸出血液和分泌物,则不太可能发生喉痉挛,但这也会从咽部吸出氧气。因此,通过连接到高流量氧气源的 Hudson 面罩的氧气源有助于保持足够的氧合。应尽一切努力尽量减少使用袋式和面罩进行正压手动通气的需要,因为这可能会影响手术结果。

在接下来的 1 小时内继续高流量氧气可以帮助干燥口咽分泌物。

患者应以 35°抬头仰卧离开手术室,从而维持和保护自己的气道。术后应通过 Hudson 面罩给予高流量氧气。

术后护理

手术结束时,所有团队成员应讨论并记录任何不良的术中事件、估计的失血量、复苏中的任何潜在问题以及术后护理的任何具体说明。

值得注意的是,即使在清醒的患者恢复期,气道出血导致气道阻塞的风险仍然是一个威胁。外科医师必须保持高度警惕,同时照顾已接受正颌手术的患者。

患者应在苏醒室至少停留 2 小时,如果出现任何急性呼吸道问题,应保持抢救备用状态。

苏醒室护士应确保患者感到舒适,且无持续出血。

可以给患者一小杯水,以鼓励吞咽和帮助说话。患者经常发现由于肿胀和局部麻醉的残余作用而难以进食。强化康复计划鼓励患者尽快恢复饮食,包括高热量/蛋白质饮料,以降低手术的引起分解代谢触发因素。

静脉输液应持续到恢复正常饮食为止。

在苏醒过程中,应使用静脉注射的阿片类药物,以确保患者感到舒适。对乙酰氨基酚和可待因也有许多可分散的制剂。理想的止痛药组合应根据患者的年龄、体重、过敏史和肝、肾损伤情况量身定制。在

最初的 48~72 小时内，应定期进行多模式镇痛。如果口服途径存在问题，应考虑替代药物输送途径，如芬太尼贴片、舌下药物制剂以及直肠途径。近年来，普瑞巴林在急性术后疼痛的多模式治疗中发挥了作用[22]。

术中患者给予类固醇和术后类固醇及非类固醇镇痛剂，这两种药物都能引起胃溃疡。

常规的胃保护剂和胃肠动力剂是术后的重要组成部分。应定期使用盐水和氯己定漱口液清洁口腔。选择液态的制剂可帮助患者摄入。

由于患者禁食、围手术期使用阿片类药物和摄入过少，便秘是常见的术后问题。

抗生素

需要使用革兰染色阳性和革兰染色阴性抗生素进行预防，如复方阿莫西林。如果青霉素过敏，可使用克林霉素。应遵循当地的指导方针，各医院对抗生素预防和剂量制度的选择各不相同。我们目前的治疗方法是静脉注射 3 天，然后口服抗生素 5 天。这可能需要在某些患者组（如糖尿病患者）内进行检查和调整。

结束语

因此，正颌手术良好的麻醉管理关键是：

术前评估	术前用药	对外科手术详细了解
气道管理与卧位	体液负荷	低血压麻醉
减少失血	纤维蛋白溶解抑制剂	顺利进行
镇痛	胃肠道护理	沟通与团队合作

最后，正如柏拉图所说："任何努力的成功都需要全神贯注于细节和整体。"

（俞瑾娴　袁卫军　译）

参考文献

[1] American Society of Anaesthesiologists. New classification of physical status. Anaethesiology. 1963;24;111.

[2] Pedersen T，Eliasen K，Henriksen E. A prospective study of mortality associated with anaesthesia and surgery；risk indicators of mortality in hospital. Acta Anaesthesiol Scand. 1990;34;176－82.

[3] Bodlander FMS. Deaths associated with anaesthesia. Br J Anaesth. 1975;47;36－40.

[4] Association of Anaesthetists of Great Britain and Ireland. Preoperative Assessment and Patient Preparation-The Role of the Anaesthetist 2. London：AAGBI，2010.

[5] The Royal College of Surgeons of England. Code of Practice for the Surgical Management of Jehovah's Witnesses. 2002.

[6] Wong P，Parrington S. Difficult intubation in ENT and maxillofacial surgical patients：a prospective survey. Int J Anesth. 2008;21；1.

[7] Shiga T，Wajima Z，Inoue T，Sakamoto A. Predicting difficult intubation in apparently normal patients：a meta-analysis of bedside screening test performance. Anesthesiology. 2005；103;429－37.

[8] Tse JC，Rimm EB，Hussain A. Predicting difficult endotracheal intubation in surgical patients scheduled for general anesthesia：a prospective blind study. Anesth Analg. 1995；81;254－8.

[9] Flisberg PI，Paech MJ，Shah T，Ledowski T，Kurowski I，Parsons R. Induction dose of propofol in patients using cannabis. Eur J Anaesthesiol. 2009;26;192－5.

[10] Mills PM，Penfold N. Anaesthesia. Cannabis abuse and anaesthesia. Anaesthesia. 2003;58;1125.

[11] National Institute for Health and Care Excellence. Reducing the risk of venous thromboembolism (deep vein thrombosis and pulmonary embolism)，Jan 2010.

[12] Delivering Enhanced Recovery. NHS Enhanced Recovery Partnership Programme. DH，London，March 2010.

[13] MacLaren R1，Campbell J. Cost-effectiveness of histamine receptor-2 antagonist versus proton pump inhibitor for stress ulcer prophylaxis in critically ill patients. Crit Care Med. 2014;42;809－15.

[14] Haldar R，Gyanesh P，Samanta S. Lignocaine toxicity from topical anaesthesia of airway during awake fibreoptic intubation. J Neuroanaesthesiol Crit Care. 2014;1;146－7.

[15] N. M. Woodall＊，R. J. Harwood and G. L. Barker. Complications of awake fibreoptic intubation without sedation in 200 healthy anaesthetists attending a training course. Br J Anaesth. 2008;100;850－5.

[16] Mingo OH1，Ashpole KJ，Irving CJ，Rucklidge MW. Remifentanil sedation for awake fibreoptic intubation with limited application of local anaesthetic in patients for elective head and neck surgery. Anaesthesia. 2008;63;1065－9.

[17] Knight D，Mahajan R. Patient positioning in anaesthesia Contin Educ. Anaesth Crit Care Pain. 2004;4;160－3.

[18] Ervens J，Marks C，Hecler M，Plat T，Hansen D，Hoffmeister B. Effect of induced hypotensive anaesthesia vs. isovolaemic haemodilution on blood loss and transfusion requirements in orthognathic surgery：a prospective，single-blinded，randomized，controlled clinical study. Int J Oral Maxillofac Surg. 2010;39;1168－74.

[19] Choi WS，Samman N. Risks and benefits of deliberate hypotension in anaesthesia：a systematic review. Int J Oral Maxillofac Surg. 2008;37;687－703.

[20] Beck J，Johnston K. Anaesthesia for cosmetic and functional maxillofacial surgery. Contin Educ Anaesth Crit Care Pain. 2014;14;38－42.

[21] Chegini S，Johnston KD，Kalantzis A，Dhariwal DK. The effect of anaesthetic technique on recovery after orthognathic surgery，a retrospective audit. Anaesth Prog. 2012;59;69－74.

[22] Zhang J，Ho K-Y，Wang Y. Efficacy of pregabalin in acute postoperative pain：a meta-analysis. Br J Anaesth. 2011；106;454－62.

第 14 章

第 15 章
正颌手术患者的术后护理、营养支持和口腔卫生保持
Postoperative Care, Nutritional Support and Oral Hygiene in the Orthognathic Surgical Patient

Richard Cobb, Kelly Wade-Mcbane and Mehmet Manisali

正颌外科患者的术后护理

引言

在正颌外科中,术后患者管理对于患者高质量的治疗和可预测的患者结局至关重要。外科医师或正畸医师对术后患者的护理理解不足,可能导致潜在的灾难性后果。为了为患者提供一致、高质量的治疗结果,必须对术后管理方案和策略有全面的了解和执行能力。

适当的术后护理包括预见性管理、定期的再评估、选择性的监测和及时的记录。

一旦手术成功,患者将从手术室转移到康复病房。这是一个安全的术后环境,允许快速识别和管理手术/麻醉并发症。只有在满足以下特定标准后,患者才能从康复室转出[1]。

- 患者完全清醒,对语言或轻微的触摸有反应,能够在正常咳嗽反射的情况下维持气道通畅。
- 呼吸和氧饱和度在可接受的范围内(无呼吸系统并发症的患者每分钟呼吸 12~14 次,血氧饱和度>94%)。
- 心血管系统稳定,没有不明原因的心律失常,也没有持续的出血。患者的心率和血压应该与术前的数值相接近。
- 应控制疼痛和呕吐,并规定适当的镇痛和止吐方案。
- 体温应在可接受的范围内。
- 需要时应提供氧气和静脉输液。

如果患者没有达到这些标准,那么麻醉师/外科医师应该紧急地将这些标准提交给负责患者护理的麻醉师/外科医师,并考虑将其提升到第 2 级或第 3 级环境,以便进行进一步的管理。

从康复室转出时,麻醉和外科团队应明确记录术中的任何困难或并发症、任何具体的术后指导以及任何需要的具体预防措施(如抗生素、血栓预防、输液等)。

对于颌面部患者来说,最重要的考虑因素是手术影响气道周围结构。因此,术后护理团队应该对可能出现的气道受损进行严密观察。在现代正颌外科实践中,计划性颌间固定(intermaxillary fixation, IMF)是很少的;然而,在某些情况下,采取这种做法可能是

必要的。在这种情况下，可能需要为原来工作人员提供适当的指示和适当的仪器（如钢丝钳）。虽然正规颌间固定的应用是罕见的，但一些外科医师热衷于在患者康复期间应用橡皮筋牵引。这样的措施需要外科医师和术后护理人员之间保持适当沟通。

患者的术后护理可以在许多不同的地方进行，这取决于患者需要的监测水平或器官支持。重症监护协会建议对患者所需的护理级别进行分类，而不是像以前按病房进行护理分类[如病房、高度依赖病房（high dependency unit，HDU）、重症监护病房（intensive care unit，ICU）][2]。

* 0级（原病房）。

患者的需要可以通过正常的病房护理来满足（例如静脉输液，每4小时观察1次）。

* 1级（原病房，有延伸援助）。

需要额外监测/临床干预的患者[例如那些需要静脉推注液体但不需要中心静脉压（central venous pressure，CVP）监测的患者，气管切开术患者，那些已建立间歇性肾脏支持的患者]。这些患者有临床恶化的风险，可能需要升级到2级。

* 2级（原HDU）

这些患者需要单一器官支持或正在从更高级别的护理中恢复。

* 3级（原ICU）

仅需要高级呼吸支持或两个或更多器官系统支持的患者。

绝大多数接受择期正颌外科手术的患者年轻且合并症较少；因此，如果这些患者需要的护理水平高于0～1级是不寻常的。然而，至关重要的是，外科团队必须识别出那些早期出现生理变化的患者，并将其提升到适当的护理水平。

病房护理

初步临床评估

对患者的初步评估应在患者转移到病房环境后直接进行。这提供了一个重新评估生理标志物的机会，并设定了一条基线，以此来评估患者的病情。评估应由负责患者术后护理的外科团队进行。

初步评估应审查手术过程、术后计划、预防要求、既往病史、药物和过敏史。患者从手术室到病房的过程中，任何有关临床恶化或并发症的信息都应由康复小组提交。一些部门选择使用正式的、结构化的护理计划来帮助不同医疗团队之间的信息传递[3]。这在减少误差方面很有用（表15-1）。

表 15－1　术后第一次评估的检查表

回顾术中病史和术后指导
- □ 既往病史
- □ 药物治疗
- □ 过敏
- □ 手术中并发症
- □ 术后指导
- □ 预防指导

完整的气道和呼吸检查
- □ 确保气道通畅
- □ 氧饱和度
- □ 呼吸的强度/辅助肌肉的使用
- □ 呼吸频率
- □ 气管位置
- □ 胸部扩张对称性
- □ 呼吸音
- □ 叩诊

完整的心血管和容量评估
- □ 手：温热/冰凉，红润/苍白
- □ 毛细血管充盈时间
- □ 脉搏：体积、特征和心率
- □ 血压
- □ 结膜苍白
- □ 颈静脉压（jugular venous pressure，JVP）
- □ 心音和附加音
- □ 尿液颜色和尿量
- □ 手术引流/伤口引流

心理/认知评估
- □ AVPU(警觉，对言语或痛苦刺激做出反应，无反应)
- □ 格拉斯哥昏迷量表
- □ 简版心理测试评分（Abbreviated Mental Test Score，AMTS)
  - ➢ 如有异常，应检查血糖水平

颌面复合体的早期评估
- □ 气道通畅性
- □ 牙齿咬合评估
- □ 手术部位评估
- □ 橡皮筋牵引的固定情况
- □ 适当的疼痛控制
- □ 规定适当的预防措施(抗生素、血栓预防等)

术后早期患者的体格检查可考虑使用与紧急情况类似的框架。通常遵循标准的"气道、呼吸、循环"或ABC，并在评估正颌患者时起到有效的作用。如前所述，所有颌面部患者都有可能发生气道损伤。因此，必须始终对气道进行明确的评估，并经常重新评估，除此以外，还需对呼吸和循环系统进行评估。

在外科手术后评估患者的意识/认知水平至关重要。术后谵妄患者发生的原因有很多，早期对其神经功能充分评估是非常重要的。

术后谵妄的常见原因包括：

* 低氧血症。

- 高碳酸血症。
- 镇静药物。
- 脓毒症（术后早期不太可能）。
- 低血糖症。
- 急性尿潴留。
- 急性神经系统活动。
- 心肌梗死。
- 戒酒/戒毒
- 生化异常（如电解质、肝功能、甲状腺功能等）。

初始评估通常因为过早而无法准确评估特定的正颌学参数。但是，应检查咬合情况，以确保使用的夹板/晶圆片的稳定性、位置和接合性。此外，还应检查任何橡皮筋牵引的固定情况。微型钛板固定的出现意味着通常不需要严格的颌间固定，这有利于患者的气道管理、早期功能和舒适性的提高。最后，如果使用了负压引流管，应检查其内容物性质和液体容量。

关于具体的治疗和预防方案，应咨询并遵循当地的临床指南[4-6]。这包括适当的疼痛控制、静脉血栓栓塞（venous thromboembolism，VTE）预防、皮质类固醇的使用、抗生素预防、糖尿病控制要求、术后恶心呕吐的预防以及口腔卫生。

应在注释中全面记录明确的评估和管理计划，详细说明任何具体问题、顾虑或必要的进一步观察，还应记录患者下一次评估的时间。

每日临床评估

每日临床评估是指定期评估患者及其术后进展。正畸患者应抬高床头 45°。核心生理参数（心率、血压、体温、呼吸频率和血氧饱和度）的定期监测应由护理人员在适当的时间间隔进行，并应由外科团队进行常规评估。英国的大多数医院都采用预警评分（Early Warning Score，EWS），这是一种简单的生理评分系统，旨在尽早识别病情恶化的患者并确保需要适当的医疗专业人员来管理该患者[7]。

液体平衡、血红蛋白水平、生化参数、营养摄入、镇痛要求和肿胀都应在外科病房进行评估，应特别注意咬合及其稳定性。这也是评估相关解剖学感觉神经功能的适当时机。

每次复查患者时都应做常规清晰和及时的记录。每日查房是确保患者以令人满意的方式进行改善。

典型正颌患者的预期住院时间为 24～48 小时。这一时期还可以密切观察患者术后常见的早期并发症，如疼痛、肿胀、出血和呼吸困难。

正颌外科手术创口被认为是可能污染的伤口。感染微生物通常是口腔/鼻旁窦正常混合内生菌群的一部分。口腔内入路感染通常由厌氧革兰阳性球菌、厌氧革兰阴性杆菌和链球菌引起[8]。在正颌手术后使用术后预防性抗生素仍然存在争议，并且担心它们可能导致抗药性和重复感染[9]。如果使用，术后口服抗生素在相关发病率和成本方面似乎优于静脉注射，并且不会增加感染率[5]。

术前糖皮质激素治疗已被证明可有效减少正颌术后的肿胀[10]，然而，剂量和持续时间仍存在争议，术后剂量的附加值仍不确定[6]。

在上颌骨手术后常常出现一些鼻腔和咽部血液引流。患者可以感知这一点，但是，它通常在术后 6～12 小时内停止。在手术之后前两周，鼻窦内可能会继续流血，表现为鼻腔出血。

在术后早期，患者可以到门诊进行彻底的咬合评估。在正畸医师的指导下，最好利用牙科椅和最佳照明来完成。方便拍摄术后正位图（orthopantomograph，OPT），以确定髁突位置和板/螺钉的位置。

营养支持

在外科领域有大量的证据表明，术前营养不良与预后较差有关，如增加感染风险和延长住院时间[11-31]。有趣的是，针对正颌外科手术，优化术前营养的问题很少被指出。我们有理由认为这是由于患者群体（少数同病患的年轻人）的性质以及所做的手术类型。

正颌外科手术面临着许多可能影响营养状况的生理挑战，包括分解代谢、术后面部肿胀和增加氮需求以促进伤口愈合。因此，提供足够的宏观和微量营养素以及充足的水合作用是至关重要的。

下颌骨的运动程度在正颌手术后受到限制，主要继发于术后面部肿胀和疼痛。因此，考虑到成人患者的日常营养需求，摄入适当的营养和液体可能具有挑战性（表 15-2）。

表 15-2　建议 16 岁以上正颌手术患者术后饮食和体液要求[40]

	能量 （kcals）	蛋白质 （g）	液体 （mL）
男性	2500	1g/(kg·d)	35 mL/(kg·d)
女性	2000	1g/(kg·d)	35 mL/(kg·d)

维持营养和适应水合状态的饮食对于促进伤口愈合和减少术后并发症至关重要。患者的情绪通常很少被讨论,但它是患者恢复情况的一个重要特征。有证据表明,充足的营养和足够的液体可以减少脱水,有助于改善情绪,从而减少术后的易怒或抑郁[32]。

建议将膳食改良作为分阶段的过程计划,努力使咀嚼力最小化传递至愈合的骨面,并优化适宜愈合的条件。最初,在术后的前七天,建议使用高能量和高蛋白质密集的液体饮食来增加热量,同时尽量减少钛板和螺钉上的压力。流质饮食是由食物加工机或液化器混合后形成光滑稠度的食物组成。然后,可以用茶匙、吸管或大注射器很容易地吞下食物,从而避免咀嚼的必要性(图 15-1)。在此期间,额外的营养支持经常被用来补充膳食摄入量,以防止营养不良。因此,需要由专业的颌面营养师进行营养评估,以确保患者满足他们的热量、蛋白质和液体需求。这一点尤为重要,因为有证据表明,提供高能量、高蛋白的口服液体作为营养支持可以维持正颌外科患者的体重,改善氮保留和蛋白质保留[33-35]。

关于正颌患者术后营养管理的文献很少。然而,鉴于术后营养支持提高术后恢复的证据[36-42],认为类似的结果可能适用于目前正颌外科领域是合理的。

在术后恢复期的第 2 周,患者应能用小勺或叉子开始进食,建议减少咀嚼。因此,建议采用高能量、高蛋白质的餐叉捣碎饮食。这包括柔软、湿润的食物,可以很容易地用叉子背面捣碎。

从第 3 周开始,建议软食,轻微咀嚼。患者可能会注意到他们咀嚼无力,但下颌肌肉很快能适应他们

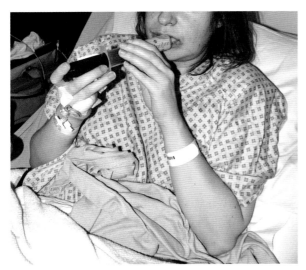

图 15-1 1例患者在双颌手术后 1 天通过 60 mL 注射器给予口服液体营养支持

的新位置,患者能够逐步从软食过渡到正常饮食。正颌手术后 2 个月不需要再调整饮食(表 15-3)。

表 15-3 在正颌手术后的饮食类型建议

周	推荐的饮食一致性
第 1 周	流质饮食
第 2 周	半流质
第 3 周至第 8 周	软食
8 周以上	正常饮食

目前的证据表明,由于患者术后难以摄入足够的营养,接受正颌手术的患者在 6 周的恢复期内将减重 3.1~6.8 kg[32]。这就增加了发病风险和其他术后并发症的可能性。

所有患者在术前进行医疗咨询时都应该有专业的营养师。然后,营养师可以进行全面的营养评估,并为正颌外科手术护理路径的术前和术后阶段提供饮食建议。管理患者的期望也很重要,营养师可以提供关于正颌外科手术对饮食影响的书面信息和指导。此外,如果需要,可在术前向营养师咨询含有高能量、高蛋白的口服液体作为营养支持。这将有助于经历正颌手术的患者获得生理的康复,从而加强术后恢复。

考虑到患者群体,有两种患者随访途径。第一种是指定的营养门诊,第二种是通过电话沟通。正颌患者通常是独立自主的年轻人,因此,应该鼓励他们掌握自己的营养和水分摄入状态。患者应每周监测体重,如果他们发现体重明显下降或长时间饮食摄入量不足,他们应该可以同时接受手术和饮食评估(图 15-2)。

正颌外科手术会带来许多可能影响营养状况的生理挑战。提供足够的主要营养素和微量营养素以及充足的水合作用是至关重要的。这可以通过开发一个强大的正颌外科护理路径来实现,在患者路径的每个阶段都有一名专业的颌面营养师参与。这将降低术后发病率并最大限度地降低与营养不良和水合状态相关的术后并发症的风险。

口腔卫生措施

介绍

正颌术后为避免如龋齿和牙周病的口腔健康问

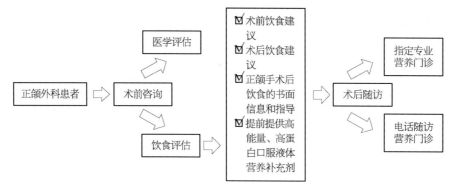

图 15-2 说明颌面营养专家在正颌外科患者营养管理中作用的流程图说明

题，保持良好的口腔卫生是必不可少的。这类患者的风险尤其大，因为他们将会佩戴固定的正畸矫治器，并将经历张口受限和术后疼痛。因此，有必要建议正颌患者术后尽快重新开始口腔卫生保健。使用机械或化学治疗技术可以有效去除黏液斑块，即黏多糖基质中牢固黏附的细菌团块。

正颌患者的刷牙方法

对于佩戴固定正畸矫治器的患者，有效的刷牙方法包括单独刷洗上下颌牙齿与靠近牙颈部正畸弓丝下牙齿的表面。通常患者会忽视牙颈部区域，这会导致牙菌斑的积聚和牙龈炎。

有人认为，佩戴固定器具的患者，刷牙时应比平时用力得多。这种更大的力会减少牙菌斑的积聚，同时降低牙齿龋损的风险[43]。

牙缝刷是日常刷牙的有效辅助工具。它的优势是去除牙龈下 2.0~2.5 mm 的斑块深度[44]。这些刷子特别适用于清洁正颌患者的固定器具周围。

手动和电动牙刷

电动牙刷越来越普遍，它们现在占据了口腔卫生市场的很大一部分。Cochrane 评价比较手动和电动牙刷与牙菌斑的去除、牙龈的健康、染色和牙结石的积累，表明具有旋转振荡作用的牙刷比手动牙刷能更有效地去除牙菌斑和减少牙龈炎[45]。现在有专门设计用于固定正畸矫治器的旋转振动动力牙刷，可能对正畸患者有益。

以前有人认为，在正畸患者中使用电动牙刷可能会导致更大的支架脱胶风险。事实上，这并不正确，使用电动牙刷实际上可以改善口腔卫生，同时对支架黏附的影响微乎其微[46]。

辅助治疗用药

常用的治疗药物有很多，可以抑制细菌斑块的形成。氯己定对革兰阴性/革兰阳性细菌和酵母菌有抑制作用，是目前有效的治疗药物之一[47]。它与软组织和硬组织结合，使其能在较长时间内保持有效浓度，这一过程被称为实质性[48]。但是，如果长时间使用，它会改变味觉，导致牙齿/正畸托槽黏合材料变色以及腮腺肿胀[49]。

其他正在使用的治疗药物包括三氯生和李施德林。三氯生是一种非离子型杀菌剂，对菌斑有中度抑制作用。李施德林是一种精油/酚类漱口水，也具有适度的抑制牙菌斑和抗牙龈炎作用。在抑制菌斑形成方面，氯己定被认为比李施德林或三氯生更有效[50]。

结束语

为获得高质量的结果和患者预期效果，对正颌患者进行良好的术后护理至关重要。这个过程从患者离开手术室开始，一直持续到出院。

对患者进行定期评估和重新评估对于安全的外科实践至关重要。每日临床评估提供了一个理想的途径来跟踪患者的进展，以及早期识别可能出现的医疗/外科问题。

正颌外科提出了特殊的生理挑战，可能危及营养状况。所有患者都应获得专业的颌面营养师，以优化其营养摄入。书面信息和高能量、高蛋白、口服液体营养补充剂的使用对这一类患者是有益的（见第 10 章）。

由于固定矫治器导致术后疼痛和张口受限同时存在，正颌患者可能有患牙科疾病的风险。他们应接受有关适当的机械和化学治疗技术的具体建议，并且应定期复查他们的牙齿健康。

（刘　婷　袁卫军　译）

参考文献

[1] Association of Anaesthetists of Great Britain and Ireland (AAGBI) Safety Guideline. Immediate Post-Anaesthetic Recovery. Anaesthesia. 2013;68: 288 - 97.

[2] The Intensive Care Society Standards. Levels of Critical Care for Adult Patients (2009).

[3] Karakaya A, Moerman AT, Peperstraete H, Francois K, Wouters PF, De Hert SG. Implementation of a structured information transfer checklist improves postoperative data transfer after congenital cardiac surgery. Eur J Anaesthesiol. 2013;1.

[4] Williams B, Indresano AT, O'Ryan F. Venous thromboembolism in oral and maxillofacial surgery: a review of the literature. J Oral Maxillofac Surg. 2011;69: 840 - 4.

[5] Tan SK, Lo J, Zwahlen RA. Are postoperative intravenous antibiotics necessary after bimaxillary orthognathic surgery? A prospective, randomized, double-blind, placebocontrolled clinical trial. Internat J Oral Maxillofac Surg. 2011; 40: 1363 - 8.

[6] Chegini S, Dhariwal DK. Review of evidence for the use of steroids in orthognathic surgery. Br J Oral Maxillofac Surg. 2012;50:97 - 101.

[7] Subbe CP, Kruger M, Rutherford P, Gemmel L. Validation of a modified Early Warning Score in medical admissions, Q J Med. 2001;94;521 - 6.

[8] Spaey YJE, Bettens RM, Mommaerts MY, Adriaens J, Van Landuyt HW, Abeloos JVS, De Clercq CAS, et al. A prospective study on infectious complications in orthognathic surgery. J Cranio-maxillo-fac Surg. 2005;33; 24 - 9.

[9] Chow LK, Singh B, Chiu WK, Samman N. Prevalence of postoperative complications after orthognathic surgery: a 15-year review. J Oral Maxillofac Surg. 2007;65;984 - 92.

[10] Dan AEB, Thygesen TH, Pinholt EM. Corticosteroid administration in oral and orthognathic surgery: a systematic review of the literature and meta-analysis. J Oral Maxillofac Surg. 2010;68;2207 - 20.

[11] Busby GP, Mullen JL, Mathews DC, Hobbs CL, Rosato EF. Prognostic nutritional index in gastrointestinal surgery. Am J Surg. 1980;139;160 - 7.

[12] Klidjian AM, Foster KJ, Kammerling RM, Cooper A, Karran SJ. Relation of anthropometric and dynamometric variables to serious postoperative complications. Br Med J. 1980;281;899 - 901.

[13] Warnold I, Lundholm K. Clinical significance of preoperative nutritional status in 215 noncancer patients. Ann Surg. 1984;199;299 - 305.

[14] Detsky AS, Baker JP, O'Rourke K, Johnston N, Whitwell J, Mendelson RA, Jeejeebhoy KN. Predicting nutrition associated complications for patients undergoing gastrointestinal surgery. J Parent Ent Nutrit. 1987;11;440 - 6.

[15] Von Meyenfeldt MF, Meijerink WJHJ, Rouflart MMJ, Buil-Maassen MTHJ, Soeters PB. Perioperative nutritional support; a randomised clinical trial. Clin Nutrit. 1992;11; 180 - 6.

[16] Shaw-Stiffel TA, Zarney LA, Pleban WE, Rosman DD, Rudolf RA, Bernstein LH. Effect of nutrition status and other factors on length of hospital stay after major gastrointestinal surgery. Nutrition. 1993;9;140 - 5.

[17] Lassen K, Coolsen MME, Slim K, Carli F, de Aguilar-Nascimento JE, Schafer M, Parks RW, Fearon KCH, Lobo DN, Demartines N, Braga M, Ljungqvist O, Dejong CHC. Guidelines for perioperative care for pancreaticoduodenectomy: enhanced recovery after surgery (ERAS) society recommendations. Clin Nutrit. 2012;31;817 - 30.

[18] McAleese P, Odling-Smee W. The effect of complications on length of stay. Ann Surg. 1994;220;740 - 4.

[19] McWhirter JP, Pennington CR. Incidence and recognition of malnutrition in hospital. Br Med J. 1994;308;945 - 8.

[20] Sagar PM, MacFie J. Effect of preoperative nutritional status on the outcome of cardiac valve replacement. Nutrition. 1994;10;490A.

[21] Lennard-Jones JE, Arrowsmith H, Davison C, Denham AF, Micklewright A. Screening by nurses and junior doctors to detect malnutrition when patients are first assessed in hospital. Clin Nutrit. 1995;14;336 - 40.

[22] Reilly HM, Martineau JK, Moran A, Kennedy H. Nutritional screening-evaluation and implementation of a simple nutrition risk score. Clin Nutrit. 1995;14;269 - 73.

[23] Gallagher-Allred CR, Coble Voss C, Finn SC, McCamish MA. Malnutrition and clinical outcomes: the case for medical nutrition therapy. J Am Dietetic Ass. 1996;96; 361 - 9.

[24] Giner M, Laviano A, Meguid MM, Gleason JR. In 1995 a correlation between malnutrition and poor outcome still exists. Nutrition. 1996;12;23 - 9.

[25] Lumbers M, Driver L, Howland RJ, Older MWJ, Williams CM. Nutritional status and clinical outcome in elderly female surgical orthopaedic patients. Clin Nutrit. 1996;15;101 - 7.

[26] Tucker HN, Miguel SG. Cost containment through nutrition intervention. Nutrit Rev. 1996;54;111 - 21.

[27] Beattie AH, Baxter JP, Prach AT, Pennington CR. An evaluation of the use of enteral nutritional supplements postoperatively in malnourished surgical patients. Proc Nutrit Soc. 1999;58;112A.

[28] Corish CA, Flood P, Mulligan S, Kenned NP. Prevalence of undernutrition and weight loss changes during the course of hospitalization among patients admitted to two Dublin hospitals. Proc Nutrit Soc. 1998;57;10A.

[29] Corish CA. Symposium on 'Nutrition and surgical practice' pre-operative nutritional assessment. Proc Nutrit Soc. 1999;58;821 - 9.

[30] Gregg JR, Cookson MS, Phillips S, Salem S, Chang SS, Clark PE, Davis R, Stimson CJ Jr, Aghazadeh M, Smith JA Jr, Barocas DA. Effect of preoperative nutritional deficiency on mortality after radical cystectomy for bladder cancer. J Urol. 2011;185;90 - 6.

[31] Todorovic VE, Micklewright A. A pocket guide to clinical nutrition: the parenteral and enteral nutrition group of the British Dietetic Association, 2011.

[32] Robinson RC, Holm RL. Orthognathic surgery for patients with maxillofacial deformities. Assoc Periop Regist Nurs 2010;92;28 - 52.

[33] Kendell BD, Fonseca RJ, Lee M. Postoperative nutritional supplementation for the orthognathic surgery patient. J Oral Maxillofac Surg. 1982;40;205 - 13.

[34] Olejko TD, Fonseca RJ. Preoperative nutritional supplementation for the orthognathic surgery patient. J Oral Maxillofac Surg.: official journal of the American Association of Oral and Maxillofacial Surgeons 1984;42;573 - 7.

[35] Chidyllo SA, Chidyllo R. Nutritional evaluation prior to oral and maxillofacial surgery. New York State Dent J.

第15章

1989;55:38 - 40.

[36] Kehlet H. Multimodal approach to control postoperative pathophysiology and rehabilitation. Br J Anaesthes. 1997; 78:606 - 17.

[37] Fearon KC, Luff R. The nutritional management of surgical patients: enhanced recovery after surgery. Proc Nutrit Soc. 2003;62:807 - 11.

[38] Younis J, Salerno G, Fanto D, Hadjipavlou M, Chellar D, Trickett JP. Focused preoperative patient stoma education, prior to ileostomy formation after anterior resection, contributes to a reduction in delayed discharge within the enhanced recovery programme. Internat J Colorect Dis. 2011;27:43 - 7.

[39] Aarts MA, Okrainec A, Glicksman A, Pearsall E, Victor JC, McLeod RS. Adoption of enhanced recovery after surgery (ERAS) strategies for colorectal surgery at academic teaching hospitals and impact on total length of hospital stay. Surg Endosc. 2012;26:442 - 50.

[40] Gustafsson UO, Scott MJ, Schwenk W, Demartines, N, Roulin D, Francis N, McNaught CE, MacFie J, Liberman S, Soop M, Hill A, Kennedy RH, Lobo DN, Fearon K, Ljungqvist O. Guidelines for perioperative care in elective colonic surgery: enhanced recovery after surgery (ERAS) society recommendations. Clin Nutrit. 2012;31:783 - 800.

[41] Larsson J, Akerlind I, Permerth J, Hornvist JO. The relation between nutritional state and quality of life in surgical patients. Eur J Surg. 1994;160:329 - 34.

[42] Nygren J, Thacker J, Carli F, Fearon KCH, Norderval S, Lobo DN, Ljungqvist O, Soop M, Ramirez J. Guidelines for perioperative care in elective rectal/pelvic surgery: enhanced recovery after surgery (ERAS) society recommendations. Clin Nutrit. 2012;31:801 - 16.

[43] Laing E, Ashley P, Gill D, Naini F. An update of oral hygiene products and techniques. Dental Update. 2008;35: 270 - 79.

[44] Waerhurg J. The interdental brush and its place in operative and crown and bridge dentistry. J Oral Rehab. 1976;3:107 - 13.

[45] Robinson PG, Deacon SA, Deery C, et al. Manual versus powered toothbrushing for oral health. The Cochrane Database of Systematic Reviews 2005, Issue 2.

[46] Gheewalla E, Perry R, Kugel G. Effects of three electric toothbrushes on orthodontic bracket retention. J Clin Orthod. 2002;36:85 - 7.

[47] Emilson CG. Effect of chlorhexidine treatment on *Stretococcus mutans* population in human saliva and dental plaque. Scand J Dent Res. 1981;89:239 - 46.

[48] Rölla G, Löe H, Schiöt C. Retention of chlorhexidine in the oral cavity. Archiv Oral Biol. 1971;16:1109 - 16.

[49] Addy M. Chlorhexidine compared with other locally delivered antimicrobials. J Clin Periodontol. 1986;13:957 - 64.

[50] Deasy MJ, Battista G, Rustogi KN, Volpe AR. Anti-plaque efficiency of a triclosan/co-polymer pre-brush rinse: a plaque prevention clinical study. Am J Dent. 1991;5:91 - 4.

第 16 章
正颌术后软组织改变
The Soft Tissue Effects of Orthognathic Surgery

Daljit S. Gill, Farhad B. Naini and Maarten Koudstaal

引言

在正颌手术过程中，了解术中骨块的移动与软组织改变之间的关系至关重要。因为术后软组织的形态和位置在很大程度上决定了治疗的美学效果。因此设计正颌手术方案时，在保证获得良好咬合关系的前提下(参见第 6 章)，应优先考虑术后软组织的位置，并以此规划骨块移动的方案。在正颌外科治疗中，这种"美学优先"的治疗原则已经逐渐取代了过去的"咬合优先"原则。但是，我们更应该明确地认识到，"牙齿生来是为了适应面形，反之则不然[1]"。

正颌手术对软组织静态和动态位置均有影响，但有关手术动态关系的研究尤为匮乏。研究表明，由于正颌术中对软组织进行剥离，因此术后软组织的运动不受影响[2]。而对于软组织静态影响的评估，必须充分考虑近期和远期变化，才能对治疗后可能出现的结果获得全面理解。远期改变是复杂的，并且受多因素

影响，如复发、骨改建和增龄性变化。目前，相关研究主要集中在短期(术后 6~12 个月)的软组织变化，这将是本章讨论的重点。

除了一些积极的改变，某些正颌外科手术对面部软组织，尤其是鼻部和颏下区域的软组织有不利的影响。提前预见及减少此类问题的影响非常重要，因此在治疗规划和知情同意阶段就应当进行讨论，让患者充分了解治疗产生的影响。此外，辅助性软组织手术可能有利于减少这些负面变化，但目前仍然缺乏证据证明这种手术的好处，尤其是在远期疗效方面。

除了影响面部软组织形态，正颌手术对决定咽腔和鼻腔气道形状与容积的软组织也有重要的影响。这种影响好坏皆有，取决于手术的类型，而这也是在术前规划阶段需要考虑的问题。第 44 章将详细地阐述这些影响和变化。

过往有关正颌术后软组织改变的研究在很大程度上受到三维空间改变评估工具的缺乏、样本量小以及参与序列研究人员繁多等因素的阻碍。这些缺点

可以通过立体摄影测量、激光扫描和锥形束计算机断层扫描(cone beam computed tomography，CBCT)等三维成像技术加以解决，并通过改进研究设计来减少混淆变量。

在阅读本章的其余部分前，读者必须认识到软组织对于正颌手术的反应存在巨大的个体差异。因此，准确预测每一个个体的变化情况是不可能的[3]。本章我们使用均值进行描述，但需要注意的是，这些均值背后可能存在极大的标准差。外科预测软件使用的算法可能基于线性或非线性运动模型，这仅代表了平均的变化，不能对任何给定的个体进行精确的预测。预测软件的另外一个限制是，大多数软件包仅仅提供在单一维度上面貌改变的算法——即侧貌视图。而软组织改变具有个体差异性，其原因复杂多样，可能包括以下因素。

- 个体间面部软组织厚度的差异。较厚的软组织可能有更大的能力支撑自身，所以术后软组织改变可能不明显[4]。

- 个体间肌张力的差异。在肌张力较大的部位，软组织受硬组织改变的影响更大。众所周知，随着年龄的增长，组织会变薄，肌张力也随之下降[5]。

- 肌肉附着在骨骼结构上的解剖差异。肌肉附着部位的软组织反应可能大于非附着部位[6]。

- 骨移动的程度。一般认为骨组织移动的幅度与软组织移动的幅度大小呈非线性关系。较大的骨改变不一定会引起软组织的大幅度改变。

- 采用的手术方式。软组织剥离程度、截骨线位置(如根尖下 Le Fort Ⅰ型截骨)以及固定方式都是一些可能影响软组织反应的因素。

正颌术后即刻软组织改变

正颌术后即刻软组织反应很大程度上取决于手术损伤后炎症反应的大小。Kau(2007)[7]、Day 和 Lee(2006)[8]对此进行了相关研究，研究者对少部分患者(包括单颌手术和双颌手术)进行前瞻性研究，在术前和术后进行了三维面部扫描。尽管样本量很小，但也发现了一些有趣的趋势，可以为我们提供如下信息。

- 术后短期内(<6 个月)软组织水肿(肿胀)的个体差异很大。

- 肿胀高峰一般发生在术后 48 小时后。

- 术后肿胀可能是不对称的，应该及时告知患者及其家属并消除其疑虑。否则，在术后的一段时间内，这将成为患者关注的核心问题。

- 上颌区域的消肿速度比下颌区域快，这可能是由于重力对组织液的影响。

- 大约 60%的肿胀在手术后 1 个月会缓解，完全消肿则需要 6 个月时间。这些数据在术前知情同意是很有帮助的。更大样本的研究表明肿胀需要更长的时间才能消退。

- 肿胀消退常常也是不对称的，某一侧消肿常常比另一侧快。

从这两项研究的结果可以清楚地看出，排除术后骨性复发导致的长期软组织改变，最终的软组织反应至少应在术后 6 个月以后才能评估。因此，尤为重要的是，在患者知情同意阶段就应告知术后的软组织反应。此外，任何的轮廓修整、二期附加性手术(如鼻整形术等)都应在这一阶段之后进行。

上颌骨手术后软组织改变

Le Fort Ⅰ型截骨术

上颌骨 Le Fort Ⅰ型截骨可以用于上颌骨前、后(小范围)、上、下移动。上颌骨前移和双颌(上下颌骨复合体)前移对气道软组织有重要影响，可改善阻塞性睡眠呼吸暂停症状[9]。

面部软组织的改变主要位于鼻唇沟区域，尽管三维研究也记录到鼻旁软组织的改变[6]。由于存在复合体旋转，上颌骨的垂直向移位也会影响下颌骨的位置。这部分内容在本章中不进行详细阐述，但也应该牢记于心(参见第 6 章)。上颌骨 Le Fort Ⅰ型截骨术主要影响如下结构。

- 鼻(鼻唇角、鼻翼基底、鼻尖上凹和驼峰鼻)。
- 上唇部。
- 鼻旁区域。

在几乎所有病例中，Le Fort Ⅰ型截骨导致鼻翼基底部增宽。造成这些变化的重要因素是软组织的剥离，而不是骨骼移动本身[10]。骨膜的剥离会切断重要的肌肉附着(颧大肌、提上唇肌、提上唇鼻翼肌)，导致肌肉收缩、鼻翼变宽变短、上唇变平变薄[11,12]。高加索人种鼻翼基底的宽度与双侧尖牙的距离大致相当，这可作为一个参考(参见第 5 章)。非裔美国人的鼻翼基底常常较宽，因此任何可能导致鼻翼增宽的行为常常需要谨慎处理。鼻翼基底缝合最早由 Millard 于 1980 年[13]首次进行描述，是一种术中控制鼻翼变宽的方法。然而对于这种方法的有效性仍存在一些争议[14]。有证据表明,至少在术后短期(小于9个月内),口外鼻翼基底缩窄缝合在维持鼻翼基底部宽度方面相比于传统的口内鼻翼基底缝合更为有效[15]。

上颌骨前移

上颌骨前移常被用于治疗骨性Ⅲ类错𬌗畸形患者的上颌后缩畸形,有时也被用于矫正双颌后缩中。文献中报道的硬组织与软组织移动的比例存在差异[16],表16-1总结了一些文献报道比例变化。

表16-1 报道中的上颌骨Le Fort Ⅰ型前移手术中软组织与硬组织移动比率的范围

测量点	比例
上颌切牙到上唇(口裂上点)	57%[20]
	86%[21]
	70%[6]
	82%[22]
	69%[23]
鼻基底增宽	9%[24]
鼻尖上抬和前移	34%[20]
	29%~34%[6]
	35%[22]
鼻旁区域	74%~79%[6]

上颌骨Le Fort Ⅰ型前移手术导致鼻翼基底变宽、鼻尖变宽变高,从而导致鼻尖上凹的增加和鼻小柱的降低。对于鼻小柱已经向上倾斜的患者,鼻尖的抬高会导致鼻孔暴露增加[17],这可能会损伤面部美观。如果鼻背形态呈凹陷型,鼻尖的上抬会加重这种凹陷畸形。相反,如果术前有鼻背驼峰,鼻尖抬高可改善鼻部外观。目前没有证据表明根尖下截骨比常规的Le Fort Ⅰ型截骨对鼻尖形态影响小[18]。

上唇部的改变包括使唇部前凸和缩短。如果鼻下点的前移量大于上唇部的前移量,则会导致鼻唇角的增大,因为鼻唇角是由上唇和鼻小柱的倾斜度决定的,其整体变化取决于各个组成部分的改变,这也增加了软组织反应的多变性。上唇部变短则是由于骨膜剥离导致[1,16]。

Soncul和Bamber(2004)[6]在一项研究中使用三维扫描发现,相比口裂上方的上唇软组织(70%)和连接部的上唇软组织(45%),鼻底下方的上唇软组织的移动量与基骨的移动量更为接近(80%)。这表明上唇的软组织移动存在垂直向和矢状向梯度,其中最大的软组织移动存在于鼻底部,该处也是肌肉的主要附着部位。上唇运动的矢状梯度的形成有赖于中线部

位的肌肉附着(口轮匝肌),这可以解释为何该区域软组织的移动与硬组织的移动结合更为紧密。

鼻旁区域的软组织前移量似乎受骨组织的前移量影响更大[6]。有证据表明,高位Le Fort Ⅰ型截骨的软组织改变可以延伸至面部更外侧,甚至可包括颧骨区域[19],因此该治疗方式对于同时伴有一定程度的颧骨发育不足的患者有帮助。

上颌骨向上再定位(上抬)

上颌骨上抬是治疗上颌骨垂直向发育过度的方法,用以减小下前面高,关闭前牙开𬌗(上颌后牙上抬),减小切牙和牙龈暴露(前牙上抬)。单独研究上颌骨上抬的效果非常困难,因为治疗计划中常常同时伴有上颌骨的前后向移动。

随着上颌骨的上抬,患者常常出现类似于上颌骨前移的软组织改变,例如鼻翼基底的增宽、鼻尖的变高变宽、鼻尖上凹的加深。同时,由于软组织的剥离,上唇可能会变薄、缩短和变平,从而导致唇红暴露的减少。此外,作为上颌骨位置较前的部分,上颌牙牙冠由于上颌骨的上抬更贴近上唇,此时上唇凸度取决于上切牙倾斜度。当上切牙唇倾明显时,上唇软组织受到的支持将会增加;当上切牙较为直立时,上唇软组织受到的支持最小。未来需要更多的研究以探究V/Y缝合法维持正颌术后的上唇高度的效果[16]。

上颌骨上抬也会导致下颌骨的逆时针旋转(或下颌向前),这将减小下前面高,并导致颏点前移。这不仅增加了颏点的突度(相对于前额部),也增加了颏部相对于下唇部的凸度。这是因为下唇的位置更靠近下颌骨的旋转中心,其向前移动的距离比颏点要小。

上颌骨向下再定位(下降)

当上颌骨出现垂直向发育不足时,可能出现上颌切牙暴露过少,下前面高小;此时可通过上颌骨下降来解决。上颌骨下降的同时也可通过下颌骨的顺时针旋转(或下颌后退)来减小颏部的前突。

上颌骨的下降可导致鼻尖、鼻基底和鼻小柱的下垂。需要密切注意鼻尖的下垂量,避免其出现所谓的"鹦鹉嘴畸形"[10]。上唇可随着上颌骨向下运动而变平变薄。当上切牙牙冠龈方贴近于上唇时,这种改变更为明显。这种改变的程度同时也取决于上切牙的唇倾度。最后,上颌骨的向下移位会通过下颌骨的顺旋作用导致下前面高的增加,以及相对于前额、下唇部和颏点的向后移位。

上颌骨后退

Le Fort Ⅰ型上颌骨后退,可以在一定程度上减

小上颌前突,纠正骨性Ⅱ类畸形。上颌骨后退的软组织改变包括鼻尖和上唇部受到支撑的减小。这可能导致鹰钩鼻和鼻唇角的增加。此外,软组织的剥离同样可以导致鼻基底增宽。

下颌骨手术后软组织改变

双侧矢状劈开截骨术

下颌骨双侧矢状劈开截骨术主要用来纠正下颌后缩畸形、前凸畸形和不对称畸形。近期一篇有关下颌矢状劈开截骨前移术后软组织侧貌的系统评价表明远期改变尚缺乏足够证据[25]。目前的研究常常因样本量较小、缺乏统计效能、手术方式多样而无法开展进一步的循证研究。

下颌骨前移

单纯的下颌骨前移,可以使软组织颏前点向前向下移位,从而减小面部凸度、增加下面面高、增加喉部长度。下前面高的增加会受到上颌𬌗平面角的影响,上颌𬌗平面越陡,下面高增加越多。表16-2总结了文献报道中短期(<2年)和长期(>2年)内行下颌骨手术并坚固内固定后软硬组织移动的比例[25]。

表16-2 下颌骨前移术后软硬组织移动比率范围(无颏成形并进行坚固内固定)

	短期比例 (<2年)	长期比例 (>2年)
上唇部到上切点	-2%~29%	-67%~-10%
下唇部到下切点	35%~108%	31%~60%
颏唇沟到B点	88%~111%	86%~111%
软组织颏前点到硬组织颏前点	90%~124%	102%~127%

从表16-2中可以发现下颌术后的软组织效果存在一个垂直向梯度,在颏部软组织改变效果最大,而从颏部向上唇部,其软组织改变的效果逐渐减小。在短期内,上唇可能受到软组织水肿的影响,在一定程度上跟随下唇运动。上唇的长期改变可能与复发及上唇逐渐变薄和上唇中点的下移等老化过程有关[26]。由于颏部肌肉与骨组织附着较为紧密,因此该区域的软组织变化较容易进行预测。

随着下颌骨前移,还可能会出现面部凸度的减小,颏下长度的增加,颏下软组织凹陷的减少,以及下唇-颏-颏下平面角的减小。对于术前存在面下高度

较短的患者,下颌前移术也可使下唇部稍微舒展[27]。虽然下颌前移对鼻部的大小没有决定性的影响,但颏点前移可相对减小鼻子相对于前额和颏点的前突度。

下颌骨后退

表16-3总结了短期(<2年)和长期(>2年)内,下颌骨后退术后软组织改变的比例[28]。

表16-3 下颌骨后退术后软硬组织移动比率范围(无颏成形并进行坚固内固定)

	短期比例 (<2年)	长期比例 (>2年)
软组织颏前点到硬组织颏前点	-94%~128%	94%(3年后)
颏唇沟到B点	106%~108%	106%(3年后)
下唇中点到下切点	73%~90%	100%(3年后)
上唇中点到硬组织颏前点	-1%~23%	35%(3年后)

表16-3中的数据表示软组织移动呈现垂直向梯度改变。其中,最大比例的改变出现在软组织颏前点,自颏前点至上唇部,软组织移动的比例逐渐降低。在大部分病例中,上唇部可发生轻微的前移,这可能是因为在下颌后退的过程中,其位置不被下唇部限制。同样的,由于肌肉组织在颏部有紧密的附着,所以对软组织颏前点变化的预测更为容易。

伴随着下颌骨的后退,可能会出现面部凸度的降低、颏下长度的减小、颏下软组织凹陷的增加和下唇-颏-颏下平面角的增加。虽然下颌骨的后退对鼻部的大小没有绝对的影响,但颏点的后退可相对增加鼻相对于前额和颏点的前突度。在治疗设计阶段,需特别注意下颌后退对颏下美学的影响。颏下及颈部的相关手术也可作为辅助治疗方式。例如,颏下脂肪充填可作为减小这些负面变化的一种方式。然而,目前还没有临床试验来评估这种方法的有效性。

颏成形术

颏成形术是一种在不影响牙齿咬合的情况下,对颏部进行矢状向、垂直向、水平向调整的通用手术方式。它可以单独进行,也可以与其他的下颌骨手术结合进行。

文献报道指出,伴随颏成形前移颏部,硬组织和软组织变化的范围从1:0.6至1:1不等[29~35]。其

对面部软组织的影响包括颏下长度的增加、颏下软组织凹陷的减少、下唇-颏-颏下平面角的减小、颏唇沟的加深、面部突度的降低以及鼻部相对前突程度的下降。因为颏成形术中需要剥离颏肌，而颏肌对提升下唇部至关重要，因此颏成形术后可能出现下切牙暴露增加的现象[36]。

关于颏成形后退颏部的软组织效应的研究报道较少，而且样本量常常较小。颏成形后退可能与颏成形前移有相反的变化，近期有相关研究表明其软组织与硬组织的移动比率为颏下点 1 : 1，颏前点 0.7 : 1，B 点 0.9 : 1[37]。其对面部软组织的影响包括颏下长度的减少、颏下软组织凹陷的增加、下唇-颏-颏下平面角的增加、颏唇沟的变浅、面部软组织厚度的增加[37]、

面部突度的增加以及鼻部相对前突程度的增加。

结束语

正颌手术可导致软组织位置的显著改变。这些变化不仅局限于面部软组织，还包括构成气道的软组织。软组织对基底部骨组织变化的反应存在较大的个体差异，因此，难以进行精确的预测和规划。重要的是，尽早与患者讨论手术潜在的负面影响，以使患者降低对手术的过高期望，回归现实。此外，在必要时可进行相关辅助手术，以尽量减少任何不希望发生的改变。

（魏弘朴　王旭东　译）

参考文献

[1] Naini FB, Cobourne MT, McDonald F, Wertheim D. The aesthetic impact of upper lip inclination in orthodontics and orthognathic surgery. Eur J Orthod. 2015;37:81 - 6.

[2] Nooreyazdan M, Trotman CA, Faraway JJ. Modeling facial movement: II. A dynamic analysis of differences caused by orthognathic surgery. J Oral Maxillofac Surg. 2004; 62: 1380 - 6.

[3] Kaipatur NR, Flores-Mir C. Accuracy of computer programs in predicting orthognathic surgery soft tissue response. J Oral Maxillofac Surg. 2009;67:751 - 9.

[4] Mobarak KA, Espeland L, Krogstad O, Lyberg T. Soft tissue profile changes following mandibular advancement surgery: Predictability and long-term outcome. Am J Orthod Dentofacial Orthop. 2001;119:353 - 67.

[5] Zoumalan RA, Larrabee WF Jr. Anatomic considerations in the aging face. Facial Plast Surg. 2011;27:16 - 22.

[6] Soncul M, Bamber MA. Evaluation of facial soft tissue changes with optical surface scan after surgical correction of Class III deformities. J Oral Maxillofac Surg. 2004;62:1331 - 40.

[7] Kau CH, Cronin AJ, Richmond S. A three-dimensional evaluation of postoperative swelling following orthognathic surgery at 6 months. Plast Reconstr Surg. 2007;119:2192 - 9.

[8] Day CJ, Lee RT. Three-dimensional assessment of the facial soft tissue changes that occur postoperatively in orthognathic patients. World J Orthod. 2006;7:15 - 26.

[9] Holty JE, Guilleminault C. Maxillomandibular advancement for the treatment of obstructive sleep apnea: a systematic review and meta-analysis. Sleep Med Rev. 2010;14:287 - 97.

[10] Schendel SA, Carlotti AE Jr. Nasal considerations in orthognathic surgery. Am J Orthod Dentofacial Orthop. 1991;100:197 - 208.

[11] Altman JI, Oeltjen JC. Nasal deformities associated with orthognathic surgery: analysis, prevention, and correction. J Craniofac Surg. 2007;18:734 - 9.

[12] O'Ryan F, Schendel SA Jr. Nasolabial Esthetics and Maxillary Surgery. In: Bell WH, ed. Modern Practice in Orthognathic and Reconstructive Surgery. St Louis: W. B. Saunders, 1992.

[13] Millard Jr DR. The alar cinch in the flat, flaring nose. Plast Reconstr Surg. 1980;65:669 - 72.

[14] Howley C, AliN, Lee R, Cox S. Use of alar base cinch suture in Le Fort I osteotomy: is it effective? Br J Oral Maxillofac Surg. 2011;49:127 - 30.

[15] Ritto FG, Medeiros PJ, Moraes M, Ribeiro DPB. Comparative analysis of two different alar base sutures after Le Fort 1 osteotomy: randomised double-blind controlled trial. Oral Surg Med Oral Pathol Oral Radiol Endod. 2011; 111:181 - 9.

[16] Khamashta-Ledezma L, Naini FB. Systematic review of the changes in maxillary incisor exposure and upper lip position with Le Fort I type osteotomies with or without cinch sutures and/ or VY closures. Int J Oral Maxillofac Surg. 2014;43:46 - 61.

[17] Dann JJ 3rd, Fonseca RJ, Bell WH. Soft tissue changes associated with total maxillary advancement: a preliminary study. J Oral Surg. 1976;34:19 - 23.

[18] Mommaerts MY, Lippens F, Abeloos VS, Neyt LF. Nasal profile changes after maxillary impaction and advancement surgery. J Oral Maxillofac Surg. 2000;58:470 - 5.

[19] Kim Y, Park S, Son W, Hwang D. Midfacial soft-tissue changes after advancement of the maxilla with Le Fort I osteotomy and mandibular setback surgery: Comparison of conventional and high Le Fort I osteotomies by superimposition of cone-beam computed tomography volumes. J Oral Maxillofac Surg. 2011;69:e225 - e33.

[20] McCollum AG, Dancaster JT, Evans WG, Becker PJ. Sagittal soft tissue changes related to the surgical corrections of maxillary deficient class III malocclusions. Semin Orthod. 2009;15:172 - 84.

[21] Conley RS, Boyd SB. Facial soft tissue changes following maxillomandibular advancement for treatment of obstructive sleep apnoea. J Oral Maxillofac Surg. 2007;65:1332 - 40.

[22] Lin S, Kerr WJ. Soft and hard tissue changes in Class III patients treated by bimaxillary surgery. Eur J Orthod. 1998;20:25 - 33.

[23] Jensen AC, Sinclair PM, Wolford LM. Soft tissue changes associated with double jaw surgery. Am J Orthod Dentofacial Orthop. 1992;101:266 - 75.

第16章

[24] Betts NJ, Vig KW, Vig P, Spalding P, Fonseca RJ. Changes in the nasal and labial soft tissues after surgical repositioning of the maxilla. Int J Adult Orthodon Orthognath Surg. 1993;8;7 - 23.

[25] Joss CU, Joss-Vassalli IM, Kiliaridis S, Kuijpers-Jagtman AM. Soft tissue profile changes after bilateral sagittal split osteotomy for mandibular advancement: a systematic review. J Oral Maxillofac Surg. 2010;68;1260 - 9.

[26] Behrents RG. Growth in the aging craniofacial skeleton. In McNamara JA (Ed.) Monograph 17, Craniofacial Growth Series. Ann Arbor, University of Michigan, 1985.

[27] Maal TJJ, de Koning MJJ, Plooij JM, Verhamme LM, Rangel FA, Berge SJ and Borslap WA. One year postoperative hard and soft tissue volumetric changes after a BSSO mandibular advancement. Int J Oral Maxillofac Surg. 2012; 41;1137 - 45.

[28] Joss CU, Joss-Vassalli IM, Berge SJ and Kuipers-Jagtman AM. Soft tissue profile changes after bilateral sagittal split osteotomy for mandibular setback: A systematic review. J Oral Maxillofac Surg. 2010;68;2792 - 801.

[29] McDonnell JP, McNeill RW, West RA. Advancement genioplasty: A retrospective cephalometric analysis of osseous and soft tissue changes. J Oral Surg. 1977; 35;640 - 7.

[30] Park HS, Ellis E, Fonseca RJ, Reynolds ST, Mayo KH. A retrospective study of advancement genioplasty. Oral Surg Oral Med Oral Pathol. 1989;67;481 - 9.

[31] Davis WH, Davis CL, Daly BW. Long term bony and soft tissue stability following advancement genioplasty. J Oral Maxillofac Surg. 1988;46;731 - 5.

[32] Nishioka GJ, Mason M, Van sickels JE. Neurosensory disturbance associated with the anterior mandibular horizontal osteotomy. J Oral Maxillofac Surg. 1988;46;107 - 10.

[33] Polido WD, Regis LDC, Bell WH. Bone resorption, stability and soft-tissue changes following large chin advancements. J Oral Maxillofac Surg. 1991;49;251 - 6.

[34] Talebzadeh N, Pogrel MA. Long-term hard and soft tissue relapse rate after genioplasty. Oral Surg Oral Med Oral Pathol Oral Radiol Endod. 2001; 91;153 - 6.

[35] Reddy PS, Kashyap B, Hallur N, Sikkerimath BC. Advancement genioplasty-cephalometric analysis of osseous and soft tissue changes. J. Maxillofac. Oral Surg. 2011;10; 288 - 95.

[36] Soydan SS, Cubuk S, Pektas ZO, Uckan S. The extent of chin ptosis and lower incisor exposure changes following the osseous genioplasties. J Craniofac Surg. 2013;24;e445 - 58.

[37] Park J, Kim MJ, Hwang SJ. Soft tissue profile changes after setback genioplasty in orthognathic surgery patients. J Cranio-Maxillo-Facial Surg. 2013;41;657 - 64.

第1部分

第 17 章
早期正颌手术：手术处理考量
Early Orthognathic Surgery: Considerations for Surgical Management

Pushkar Mehra and Larry M. Wolford

引言

　　生长发育期的患者可能会出现严重的口腔颌面畸形，由于功能、美观和心理因素影响，此类口腔颌面畸形可能需要早期外科手术干预。虽然有大量文献报道正颌手术矫治成人口腔颌面畸形的疗效和稳定性，但有关儿童和生长发育期青少年患者的相关研究鲜有开展。对于生长发育过程中进行正颌手术的可预测性，以及手术对术后面部生长发育的影响，我们知之甚少。对于考虑进行早期正颌外科治疗的正畸医师和外科医师来说，他们的困惑主要围绕以下几个方面。

　　● 生长发育期患者接受正颌手术的合适时机是什么？

　　● 生长发育期患者的解剖结构与成年人有无差别？

　　● 对于该类患者，在手术技术上需要做哪些改良？

　　● 该手术对于后续的生长发育有何不良影响？

　　这一章我们将讨论一些常见的口腔颌面畸形，每种畸形对应的手术技术，以及依据我们的经验可以进行手术并获得可预测的结果的最小年龄。当然，鉴于患者的个体化差异、激素水平或其他影响生长发育的因素、目前的畸形程度、颞下颌关节（temporomandibular joint，TMJ）病变程度、其他局部或全身因素以及正畸医师和外科医师的临床能力，这些常用准则也有一些例外的情况。

诊断上的考量

总则

面部外形是儿童生长发育的重要因素。有充分的文献证明面部美观在决定人际关系中起着重要的作用[1,2]。正颌手术的实施通常是出于功能和美观原因，但在生长过程中进行手术可能对患者产生重要的社交心理影响。伴有严重口腔颌面畸形的青少年患者通常被朋友和其他人认为缺乏吸引力。人们对长相好看和不好看的人的行为差异已经得到了充分的证明。延迟正颌手术至生长发育完成或选择非手术治疗（如肌功能治疗或掩饰性正畸治疗）可能并不总是一种令人满意的选择。在某些情况下，它们可能会损害患者的自我形象，并对儿童的社交发展产生不利影响。将治疗推迟至成年阶段可能加剧原有的咬合问题、咀嚼问题、颞下颌关节功能和功能障碍、语言问题、气道问题和心理社会问题。

颌骨生长的考量

确定颌骨的生长速度和生长方向是相当有挑战性的，因为颌骨是在三个不同的维度进行生长，生长的干扰可以发生在一个或多个维度中。一般来说，女性在15岁时面部发育已完成约98%，而男性则是17岁时[3,4]。了解特殊解剖面型（如短面型、正常面型、长面型）的面部生长趋势，可为后续生长提供重要信息。评估患者的病史和家族史，以及通过一系列临床和影像学检查有助于确定颌骨结构的生长不平衡。对比一系列侧位和后前位头影测量片及牙齿模型，可以帮助评估关于骨骼和咬合改变的生长情况。对于一些特定的病例则需要进行专门的影像学检查（例如CT、MRI和核素扫描），尤其是颞颌关节病变情况的判定。手腕平片等有助于确定患者的生长潜力，但对于骨性Ⅲ类错𬌗畸形的患者（尤其是髁突增生的患者）不一定有帮助。同时我们也需要了解正颌外科手术对后续面部生长发育的影响，以确定手术的合适时机，最大限度地减小对颌骨生长的不利影响。

颞下颌关节状况的考量

2/3的颞下颌关节疾病开始于青少年时期，尤其是青春期。颞下颌关节病可能导致口腔颌面畸形的发生，也可能由于口腔颌面畸形引起，或者两种情况独立发展。如果颞下颌关节不能保持健康、稳定，正颌手术的结果也无法稳定，引起颞下颌关节功能障碍、关节疼痛、正颌正畸治疗效果的复发等[5]。因此，

在任何预期手术干预之前，评估生长发育期患者的颞下颌关节状况非常重要，临床检查、影像学检查都是至关重要的，必要时需要使用MRI。

正颌外科患者最常出现的颞下颌关节疾患是颞下颌关节盘移位，其临床表现为张口时颞下颌关节出现弹响和破碎音，且张口时关节盘可复性前移位。某些情况下，患者可能存在关节盘移位，但并不会出现关节弹响或关节破碎音，如：不可复性关节盘前、后、内、外移位，某些引起双板区增厚的病变。此外，当患者使用生长矫治器或使用𬌗垫使关节间隙增大，此时开口过程中关节盘由于有平稳的过度，弹响和破碎音也不会出现。这些"无声的"关节症状增加了鉴别颞下颌关节盘是否移位的困难。已有文献报道，在颞下颌关节盘未复位的情况下进行正颌手术（尤其是逆时针旋转伴下颌前移），将可能发生术后并发症，如引起或加重关节区疼痛、头痛、肌筋膜疼痛、骨骼和咬合不稳、髁突吸收等。因此，我们建议对怀疑患有颞下颌关节病变的患者术前进行MRI检查以在术前充分地评估颞下颌关节及相关区域的病变。

颌骨位置和咬合关系的进行性改变或面部不对称的发展常常与颞下颌关节的病变有关。颞下颌关节疾患，如髁突增生、髁突发育不良、青少年髁突内吸收（adolescent internal condylar resorption，AICR）、特发性髁突吸收、反应性关节炎、髁突骨软骨瘤、青少年特发性关节炎（juvenile idiopathic arthritis，JIA）、结缔组织/自身免疫病、关节创伤和各种其他关节炎等均可造成这种进行性改变，并且影响治疗的效果。这些情况的发生通常与骨形态的变化相关，虽然其中一些情况在普通平片（如全景片）上可能不容易显现出来，但可以通过MRIs、三维重建CT扫描、核素扫描等特殊的影像学检查加以鉴别。

患者习惯的考量

患有口腔颌面畸形的儿童和青少年可能有吮吸拇指、伸舌等习惯。舌是颌骨生长发育的重要因素。舌在8岁时便可发育至接近成人的大小[6]。对舌的临床和功能评估应包括对言语、咀嚼、气道和是否干扰治疗稳定性。小舌症可导致颌骨发育不良，齿槽结构向舌侧塌陷。巨舌症可导致颌骨过度发育，尤其是牙槽骨。巨舌症最常见的原因是肌性肥大。如有必要，可咨询语言和吞咽（吞咽困难）专家，并在手术前纠正至正确的舌姿势和动作。对于真性巨舌症的患者，可建议手术缩舌，以改善治疗效果[7]。

严重骨性Ⅱ类错𬌗畸形患者常常出现下颌前伸

的习惯性姿势，并伴有头部过度前伸，以打开狭窄的口咽气道和改善面部美观。但这种习惯性的前伸姿势也导致了明显的正中关系—正中𬌗偏移（CR-CO偏移）。对于伴有骨性Ⅱ类错𬌗畸形的生长发育期患者，可能存在以下三种相关因素导致阻塞性睡眠呼吸暂停：①颞下颌关节疾病；②鼻气道梗阻（包括鼻甲肥大、鼻中隔偏曲等）；③口咽气道狭窄（包括过度生长的鼻咽腺样体扁桃体、后退的下颌骨使舌及软腭后移等）。这些患者需要进行额外的评估，包括多导睡眠图、颞下颌关节评估、三维气道评估等。一些患者可能因正颌术前的治疗受益，如扁桃体切除术、腺样体切除术、𬌗板治疗、矫治器治疗、肌功能治疗、物理治疗、CPAP 等。

下颌骨畸形

下颌发育不足/下颌后缩

这些患者通常表现为骨性和牙性的Ⅱ类畸形。其诊断的一个重要方面是确定下颌骨的生长模式是正常（成比例生长）还是不调（不成比例生长）。在前者中，上颌骨和下颌骨以正常和一致的速度生长，而后者下颌骨的发育比上颌骨慢。因此，相对于不调/非成比例生长患者，正常/成比例患者的覆盖和Ⅱ类咬合关系在随后的生长发育过程中会相对稳定。而不调/非成比例生长患者的Ⅱ类咬合关系则会随生长发育过程加重，因为下颌骨的生长长期滞后于正常发育的上颌骨。这种下颌的生长中断通常与颞下颌关节病变或先天性畸形有关。

在年轻患者中常发生的两种颞下颌关节疾病包括关节盘移位和 AICR。AICR 是一种主要见于青春期女性的常见疾病，发病年龄在 11～15 岁，表现为关节盘前移位，下颌髁突缓慢进行性吸收，形成下颌后缩、高角面型，同时伴或不伴有关节弹响、破碎音或关节区疼痛。其他不太常见的颞下颌关节疾病包括反应性关节炎、关节强直和 JIA 等。这些颞下颌关节疾病需要得到解决，否则其整体治疗效果可能会严重受损。

手术考量

对于生长模式协调正常并且颞下颌关节健康的患者，可早期进行下颌骨正颌手术，可取得较为稳定且可预测的疗效[8-10]。该手术的目的是将下颌骨前移，使之与上颌骨相匹配。如果上下颌骨的生长正常且生长速度相当，那么手术效果是可以维持的，尤其

是相对的咬合关系。相反，对于下颌骨发育不全的患者，当上颌骨保持正常生长而下颌骨维持较慢的生长速率，那么通过手术前移下颌创造的正常咬合关系可能会重新发展为Ⅱ类咬合关系[11]。生长发育不平衡的患者，尤其是畸形严重并对功能造成严重不良影响（如咀嚼功能障碍导致营养不良、气道损害和言语功能障碍等）及某些社会心理因素异常的患者，可能需要在生长发育期进行手术。对于此类患者，生长活跃期进行手术可以改善生活质量，但患者和家长必须知悉后期进行额外手术的可能性。

双侧下颌支矢状劈开截骨术是手术治疗该类患者的方法之一。由于该手术在下颌体部和下颌支区域进行，只要患者的颞下颌关节健康且术者正确运用手术技术，那么下颌骨的生长速率不会因手术而发生改变，但是患者术后面部生长方向会因下颌骨近心骨段的旋转和下颌骨截骨后重定位而发生改变[12]。

对于上颌骨垂直发育过度的患者，尽管咬合关系得以维持，但在生长发育完成时仍可发现骨性Ⅱ类错𬌗畸形的倾向，即伴有颏部后缩和凸面型。这种情况在经手术前移的下颌骨与未经手术的上颌骨能够协调生长的患者中也可能出现，大多是因为上颌骨垂直向过度生长，推动颏部向下向后移位。对于关节盘复位的患者，只要髁突在手术中没有遭到破坏，下颌骨便可以继续正常生长。图 17-1 显示了一例Ⅱ类患者在生长发育期进行早期正颌手术的临床过程。

下颌后缩伴颞下颌关节紊乱[13-16]

存在颞下颌关节疾病的患者在正颌术前需先处理关节问题，以保证手术结果的稳定性。对于需要进行颞下颌关节手术的患者，其关节手术是作为独立的步骤先于正颌手术完成还是与正颌手术同期完成，取决于手术医师的偏好和专业知识。

如果有必要对移位的关节盘进行手术复位，最好通过开放的颞下颌关节手术来完成。文献中关节盘复位的技术多种多样，但在作者基于研究的经验中，使用骨锚固钉（以 0-Ethibond 缝线作为人工韧带的 Mitek 迷你锚固钉）将关节盘固定到髁突上的效果最为理想。我们的研究表明，出现关节盘移位后 4～6 年，关节盘复位手术的疗效具有高度可预测性。超过这一时间范围，关节盘常发生形态和结构的改变，关节盘复位手术的成功率明显降低。

本章的作者之一（LMW）在近期发表了一篇联合使用关节手术与正颌手术成功治疗 AICR 的病案报道，术中使用 Mitek 关节盘复位技术阻止了髁突的进

(a)

C.S.Presurgery，11岁

(b)

手术后4.2年，15.3岁

(c)

(d)

(e)

(f)

手术后27年，38岁

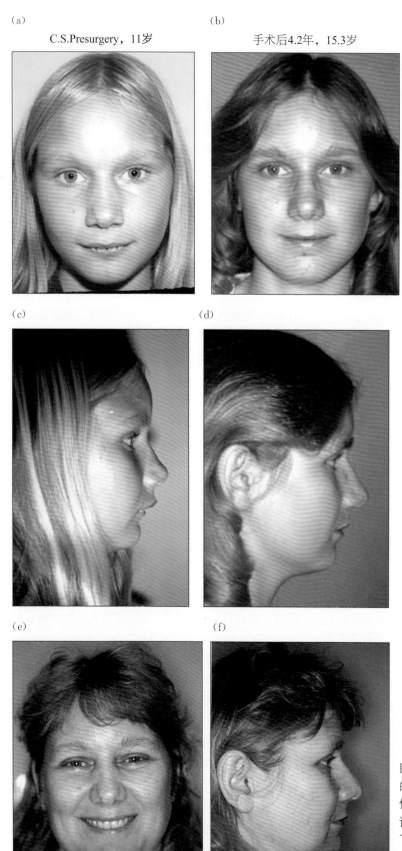

图 17‑1　(a)下颌后缩并处于生长发育中的 11 岁女性患者的术前正面像。(b)同一例患者于 15.3 岁(术后 4 年)的正面像。该患者为"成比例"生长型,11.1 岁时通过下颌支矢状劈开截骨术前移下颌。(c)患者 11 岁时的术前侧面像。(d)患者 15 岁时的术后侧面像。(e)患者 38 岁时的正面像(术后 27 年)。(f)患者 38 岁时的侧面像(术后 27 年)

(g)
(h)
(i)

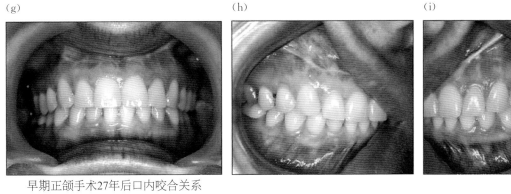

早期正颌手术27年后口内咬合关系

(j) 早期正颌手术前11.1岁时

(k) 早期正颌手术后15.3岁时

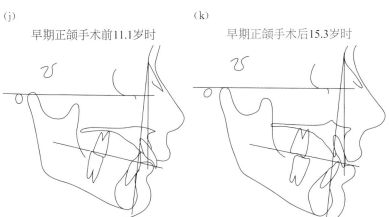

(l)

早期正颌手术
- - - - - 术后5个月
—— 术后8.7年

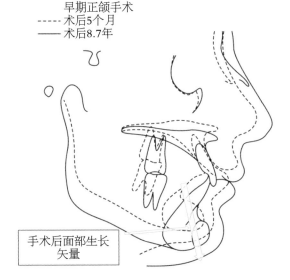

手术后面部生长矢量

图 17-1(续) (g~i)术后 27 年的口内照片显示咬合关系维持,手术稳定性好。(j)患者 11 岁,术前头影测量显示骨性Ⅱ类关系。(k)患者 15.3 岁,术后头影测量患者手术的移动效果(下颌前移)。(l)术后 5 个月和术后 8.7 年影像资料重叠,显示术后面部向前下方生长

一步吸收。在具有剩余生长潜力的年轻患者中,髁突甚至表现为开始相对正常地生长,直到完全停止生长。该研究需要更多的临床数据和多中心研究来验证这一报道的长期可预测性。

而对于关节盘无法修复的患者(通常见于青少年特发性关节炎、关节强直、反应性关节炎或长时间的关节盘脱位等),则需要重建颞下颌关节。使用肋软骨或胸锁关节进行自体关节重建是生长期患者进行颞下颌关节重建的传统选择。对于 10 岁以上患有终末期颞下颌关节疾病的生长期患者,我们推荐使用个体化全关节假体进行关节重建。许多外科医师选择等到生长发育结束后再使用个性化全关节假体进行颞下颌关节重建。使用这些假体可以极大程度地前移下颌骨、减少手术时间,同时减少供区的二次损伤。使用全关节假体进行关节重建后,术后下颌骨将无法出现前后向(anteroposterior,A-P)生长。因此,对于

青少年患者,可能需要进行二期手术(如正颌外科手术),并且可能需要用更长的结构替换现有的下颌骨。

下颌发育过度/下颌前突畸形[14-16]

对于处于生长期并伴有骨性和牙性Ⅲ类关系的患者,需于治疗前仔细评估并确定其畸形产生的病因。在治疗下颌前突畸形时,必须仔细评估舌的大小和位置。常见影响手术效果的舌相关因素包括舌体肥大及习惯性的舌体位置。当下颌骨向后移动时,口腔体积减小,舌体向后移位。此时,较大的舌以及异常的舌位习惯可能导致髁突相对于关节窝的前移,从而导致固定骨块的移位。此外,较大的舌还可以导致上下颌牙槽骨前突,种种因素都将导致术后的复发。这种情况的发生可能伴有下颌骨正常或加速生长。

髁突增生(condylar hyperplasia, CH)是下颌发育过度常见的病因之一,它导致下颌髁突、颈部和下颌骨体的增大,从而导致口腔颌面畸形和错𬌗畸形,通常发生于青少年生长发育期。一种基于发病率和病因学的新分类方法如下:CH1 型指髁突和下颌骨因髁突"正常"生长机制的加速增长而增大,可发生于双侧(CH1A 型)或单侧(CH1B 型),主要是下颌骨水平生长造成的对称或不对称的下颌前突。CH2 型是一种与良性肿瘤(髁突骨软骨瘤)相关的单侧髁突肥大,通常导致单侧下颌骨、上颌骨和面部的垂直向生长,并伴有错𬌗畸形。髁突生长可以主要位于垂直向(CH2A 型),或肿瘤可以在髁突水平方向上生长至相当大(CH2B 型)。CH3 型包括由其他良性肿瘤导致的髁突增生,而 CH4 型则主要包括髁突来源的恶性肿瘤。

在上下颌骨生长比例正常的下颌前突患者中,下颌骨可能从相对于上颌骨靠前的位置开始生长,或者下颌骨解剖学形态较大,但在整个生长过程中始终保持相同的Ⅲ类骨性关系。这种畸形可以在生长发育过程中使用各种下颌支截骨术加以纠正,并获得稳定、可预测的效果。使用这些技术,下颌骨的生长速度将不受影响,术后上下颌生长协调,手术效果得以维持。

而与此相反,在上下颌生长速度不成比例的患者中(CH1 型),其Ⅲ类骨性与牙性关系将逐渐加重,或者由最初的Ⅰ类关系逐渐发展为Ⅲ类关系。下颌骨加速生长通常开始于青春期,并最终超过上颌骨正常生长速度。然而需要注意的是,上颌骨发育不足伴下颌骨正常或发育过度同样可以导致Ⅲ类骨性与牙性关系。因此,必须将这些上颌发育不足的患者与下颌发育过度但上颌生长正常的患者区分开来。

下颌骨生长速率的增加是髁突原有"正常"生长机制(生长板)加速的结果(CH1 型)。本病的影像学表现为髁突头、颈、下颌骨体伸长,引起一系列牙齿代偿性改变(包括下切牙舌倾、上切牙唇倾),尤其是对于病程较长的患者。这种情况通常开始于青春期,很少起自青春期之前或之后。这种生长可以远远超过常规的生长阶段(女性 15 岁,男性 17~18 岁),20~25 岁仍可持续,但也具有一定自限性。生长加速可以发生于双侧(CH1A 型)或单侧(CH1B 型),但通常位于矢状向,有时也可以沿垂直向生长。

年龄的考量

生长发育期的骨性Ⅲ类错𬌗畸形患者(CH1 型)的手术时机有以下三种选择。

治疗方案 1:推迟手术直到生长发育完成

大多数口腔颌面畸形患者的上下颌骨停止生长的时间是可预测的,通常女性为 15 岁左右,男性为 17~18 岁。然而 CH1 型Ⅲ类错𬌗畸形患者的颌骨在 25 岁左右可能仍在生长。将手术推迟到生长发育完成的一个重要优势是,除非存在相关的颞下颌关节盘移位需要进行手术复位,否则患者只需要进行正颌手术。然而其潜在的缺点包括长时间的功能问题(咀嚼、言语)、外观的缺陷、疼痛以及严重面部缺陷导致的心理障碍。此外,随着时间的推移其畸形程度会加重,包括下颌骨的畸形、严重的牙齿代偿以及皮肤与软组织容积的增加,导致手术更加复杂,难以获得较为理想的治疗效果。代偿性的改变同样可发生在上颌骨,尤其是出现牙槽骨的代偿。CH1B 型由于病变发生在单侧,可能出现严重的下颌骨不对称,导致下颌骨扭曲、牙齿代偿以及单侧皮肤和软组织容量的增加,更增加了治疗的其他困难,如颞下颌关节紊乱发生的风险。

治疗方案 2:在生长发育过程中进行手术并将下颌骨置于后位,即下颌过矫治(基于生长预测)

由于预估术后下颌骨的快速生长仍将持续,如果这种过矫正不充分或者过度,都可能导致二次手术。考虑到患者的功能、美观以及社会心理学问题,早期干预可能会对患者有益。如果选择这种方案,手术最好在上颌生长完成后进行,以便更好地评估过度矫治的必要性。作者不建议使用这种"猜测"方法。

治疗方案 3:采用关节开放手术进行髁突高位切除以消除下颌骨的进一步生长(图 17 - 2),同期或延期采用标准正颌外科技术矫正颌骨畸形

髁突高位切除术切除了活跃的髁突生长中心,从

(a) 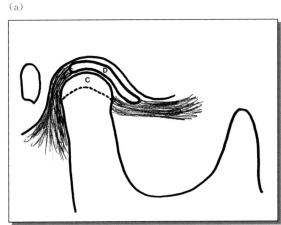 (b)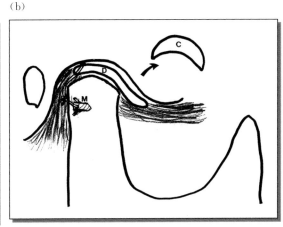

图 17-2 髁突高位切除术(虚线)包括去除髁突顶端 3~5mm 的表面软骨帽及相应的髁突关节头。然后对骨进行轮廓修整以改造髁突残端,并通常复位及固定关节盘,以重建正常的盘-髁关系。这是一种侵入性但可预测的阻断下颌骨生长的方法

而阻止了下颌骨的进一步生长。如果需要同期进行正颌手术和颞下颌关节手术,那么下颌矢状劈开术(sagittal split ramus osteotomy, SSRO)是首选的手术方法,因为它维持了最大的软组织附着,从而保留了近心骨段的血供。其他可用于下颌骨后退的手术方式包括倒 L 形截骨术(inverted 'L' osteotomy,ILO)和下颌支垂直截骨术(vertical ramus osteotomy,VRO),但术中需要剥离骨膜,可能导致近心骨段血供受损,增加了髁突位置控制的难度。另外,术后可能需要行上下颌颌间固定,增加了关节粘连和颞下颌关节强直的风险,尤其是与关节手术同期进行时。图 17-3 显示了一例生长中的Ⅲ类错殆畸形患者,通过髁突高位切除及同期正颌手术矫正其髁突增生。

针对生长发育期患者的下颌骨截骨方法

对于生长发育中的患者,如果患者的颞下颌关节是健康的并且髁突头的生长中心没有在术中被损伤,那么使用以下的手术方式就不会刺激或者阻碍下颌骨的术后生长速度。然而,由于近心骨段方向的改变,面部及下颌骨生长方向也将发生变化[12]。使用以下任何一种技术,如果手术导致近心骨段相对于术前位置向前旋转,术后可发现垂直生长量增加。同样地,近心骨段的向后旋转会导致术后出现较多的水平生长量。

矢状劈开截骨术

矢状劈开截骨术(SSRO)(图 17-4)在年轻患者身上较难实施,原因可能在于年轻患者的骨弹性较大、骨皮质较薄、存在未萌出的恒磨牙以及相对成年人较短的后牙区下颌体垂直高度。它的优点是较容易进行坚固内固定,同时能较好地控制近心骨段。

年龄的考量

SSRO 适用于超过 12 岁的患者,在下颌第二恒磨牙萌出后,以避免在术中损伤这些牙齿。

倒 L 形截骨术和下颌支垂直截骨术

ILO(图 17-5)可用于前移或后退下颌骨和(或)垂直向延长下颌支,但可能需要植骨来控制近心骨段的位置方向并填补骨块之间的缺隙。

VRO(图 17-6)常用于后退下颌骨,但也可以通过进行适当的植骨和内固定来前移下颌骨。使用该种方法进行手术,其下颌前移或后退的幅度可能受到颞肌附着的限制(前移或后退的病例,尤其是后面高垂直向伸长的病例)。此外,冠突运动受到颧弓干扰的情况下(前移的病例),也可能会限制下颌骨的移动幅度。因此,对于某些移动情况,可能需要进行冠突切除术,或者选择其他手术方式,例如 SSRO 或 ILO,以使冠突维持在原来的位置。

对于 ILO 和 VRO 来说,对骨块进行坚固内固定可能是相对困难的,尤其是从口内入路。如果没有进行坚固内固定,则需要进行颌间固定(使用钢丝将牙齿与颌骨固定在一起),但由于混合牙列及依从性问题,这在儿童患者中比较困难。此外,髁突位置控制可能不够精确,可能导致术后的咬合问题。

年龄的考量

ILO 和 VRO 几乎可以在任何年龄进行,因为该种截骨手术的设计可以避免恒牙胚的损伤。然而,如果在牙齿接触区进行坚固内固定,需注意避免对正在发育的牙齿造成损伤。

(a)

(b)

(c)

(d)

(e)

(f)

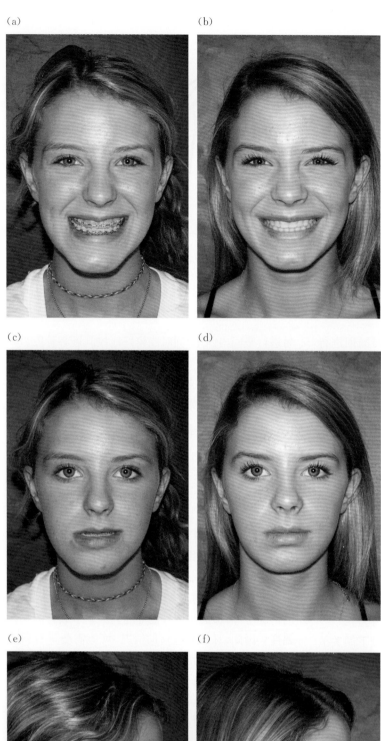

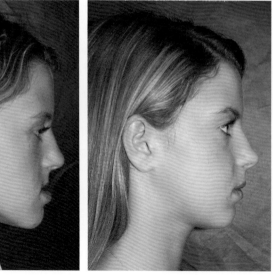

图17-3　(a)13.8岁女性患者的术前微笑正面照。患者因双侧髁突增生导致下颌前突。患者接受了双侧髁突高位切除以抑制下颌生长发育,同期进行正颌手术。其正颌手术包括双侧下颌矢状劈开截骨术以后退下颌,并逆时针旋转以减小𬌗平面角度。上颌Le Fort Ⅰ型截骨分三块以分段缩窄并前移上颌。(b)患者16岁时的术后微笑正面照。(c)患者13.8岁时的术前静息正面照。(d)患者16岁时的术后静息正面照。(e)患者13.8岁时的术前侧面照。(f)患者16岁时的术后侧面照

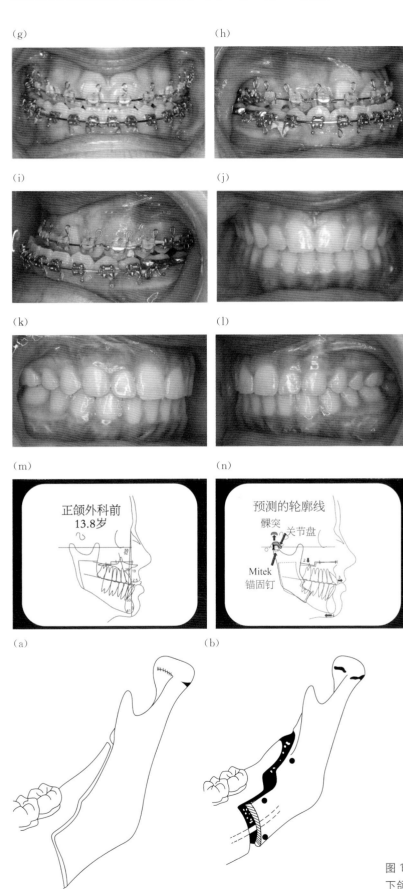

(g) (h)

(i) (j)

(k) (l)

(m) (n)

正颌外科前
13.8岁

预测的轮廓线
髁突
关节盘

Mitek
锚固钉

(a) (b)

图 17‑3(续) (g~i)术前口内照片，显示Ⅲ类错殆畸形。(j~l)术后口内照片，显示在 16 岁生长发育完成后，通过手术建立的咬合关系维持。(m)患者 13.8 岁,术前头影测量显示患者因双侧髁突增生导致骨性Ⅲ类关系。(n)手术治疗目标(预测头影测量)显示了手术的方案和移动(双侧髁突高位切除、上颌前移、下颌后退、上下颌骨复合体逆时针旋转)

图 17‑4 矢状劈开截骨术可用于前移或后退下颌骨。使用坚固内固定(使用传统的金属板或可吸收板)稳定及固定截骨块

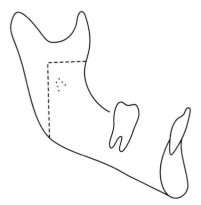

图 17-5　倒 L 形截骨术可被用于前移或后退下颌骨。当用于前移下颌骨时,其近心骨段与远心骨段移动所创造的骨间隙需要植骨

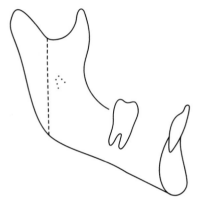

图 17-6　垂直截骨术可用于前移或后退下颌骨,而冠突可能会限制其移动的范围。当用于前移下颌骨时,其近心骨段与远心骨段之间的骨间隙需要植骨

髁突高位切除[15,16]

这一手术包括通过开放的颞下颌关节手术切除髁突冠方 3~5mm 的区域(图 17-2),并在剩余的髁突上重新复位关节盘。在 CH1 型的患者中,通过去除活跃的髁突生长中心,可以阻止下颌骨矢状向进一步生长发育。下颌骨软骨膜下生长和牙槽骨生长不受该手术的影响。术后颞下颌关节功能也应保持不变。

年龄的考量

髁突高位切除术适用于确诊的下颌生长速度加快,超过预期生长发育停止时间的 CH1 型患者。在上颌骨矢状向发育完成之前,不应进行该手术,因为在双侧髁突高位切除术后下颌骨将停止生长,任何余留的上颌骨矢状向生长都将导致Ⅱ类错𬌗畸形的产生。在某些严重的病例中,畸形的严重程度可能需要早期手术治疗。然而,由于术后下颌骨无进一步的矢状向生长,此时上颌持续的矢状向和垂直向生长发育将导致上下颌骨复合体向下向后旋转,相比于术后即

刻,颏点也将向后移位。随着上颌骨持续的矢状向生长,患者将表现为Ⅱ类错𬌗畸形。但如果同期进行上颌骨手术,则手术可早期开展(女性 14 岁,男性 16 岁)。因为上颌骨 Le Fort Ⅰ型截骨术可以阻止上颌骨的矢状向生长,此时上下颌骨均无法表现出矢状向的生长发育,从而使咬合关系保持稳定。但由于牙槽骨仍然保留垂直向的生长能力,顺时针旋转仍有可能发生。

对于 CH1B 型患者,在单侧髁突高位切除后,未切除的对侧髁突会保持正常的生长,导致下颌骨向术侧偏斜,直至生长发育完全停止。一般情况下,CH1B 型患者的手术治疗最好推迟到女性 15 岁,男性 17~18 岁时,此时上颌骨的生长发育接近完成。

髁突低位切除[16,17]

CH2 型是髁突骨软骨瘤引起的单侧髁突增大。关于这种实体瘤的发病机制存在争议,尽管过去认为它是良性肿瘤,但一些临床医师认为它仅仅是一个反应性过程。2/3 的髁突骨软骨瘤于青少年时期发病。常导致同侧颌面部垂直向过度生长,同时造成面部不对称以及𬌗平面偏斜。在某些发展较快的肿瘤中,可能会发展为同侧后牙开𬌗。这种情况无自限性,会继续恶化,逐步造成面部畸形。最好的治疗手段是开放性关节手术,进行髁突低位切除以去除病变组织,将关节盘重新复位于剩余的髁突残端上,同时同期或延期进行正颌手术,以纠正面部不对称畸形。

年龄的考量

对于 CH2 型患者,在关节盘可利用的情况下,应进行低位髁突切除和关节盘复位手术。理想情况下,上颌骨矢状向生长发育完成前不应进行手术。在某些情况下,严重的面部畸形可能需要进行早期手术治疗。然而,由于手术侧下颌骨矢状向和垂直向生长发育停止,而对侧上下颌骨矢状向及垂直向生长发育持续,可能引起上下颌骨复合体向后向下旋转及下颌骨术侧偏斜。一般情况下,手术进行时间最好推迟到女性 15 岁,男性 17~18 岁,此时上颌骨和对侧下颌骨的生长发育均已接近完成。

上颌骨畸形[18]

与下颌骨畸形病例类似,深入了解面部生长机制对于正确处理生长发育期的上颌骨畸形患者也非常重要。上颌骨横向生长通常在 8 岁前完成 85%,在 12 岁前基本完成[1,9]。女性在 15 岁时,其上颌骨矢

(a)   (b)

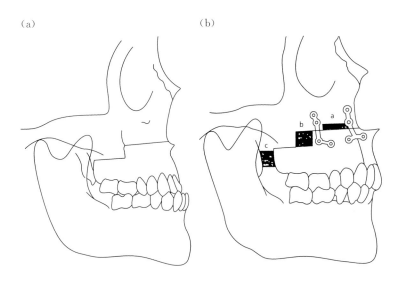

图 17-7　上颌骨 Le Fort Ⅰ型分块截骨术允许在三个维度上重新定位上颌骨。改良的上颌骨阶梯状截骨术可用于骨缺损处的植骨

状向和垂直向的发育通常完成约 98%，而男性则需到 17～18 岁[20~26]。显著影响上颌生长方向和速度的因素包括遗传、发育条件、激素水平和鼻咽/口咽气道阻塞。系列临床检查、影像学检查和牙齿模型分析有助于确定面部生长的速度和方向。对伴有上颌骨畸形的生长发育期患者进行手术干预治疗仍然存在争议，原因如下所述。

上颌骨矢状向发育不足

上颌骨发育不足可能发生在矢状向、横向和（或）垂直向。矫正这些畸形最常见的上颌骨手术是 Le Fort Ⅰ型截骨术（图 17-7）。在这个手术过程中，医师将上颌骨从原有的骨性支柱结构及鼻中隔中分离出来。这一手术的分离（称为上颌骨的折断下降）有效地阻止了上颌骨的进一步矢状向生长[27.28]。因此，如果手术是在生长发育期进行，随着下颌骨继续生长，术后可能会出现骨性Ⅲ类错殆畸形的复发。如果早期手术是出于功能、美观及社会心理方面的原因，那么上颌骨 Le Fort Ⅰ型截骨前移必须适当考虑过矫治，以使自然生长的下颌骨与之适应。如果选择在生长发育期进行手术，必须告知患者及家长后期再次手术的必要性[18]。

此外，手术医师还可以选择"马蹄形"上颌骨截骨术（全牙槽骨截骨术）（图 17-8）。这种术式仅有牙槽骨的移动，保持了上颌骨骨膜和犁骨的附着。该方法的目的是保留上颌骨中腭骨与鼻中隔、犁骨的附着，以希望使术后上颌骨的生长发育维持在一个相对正常的速度。必须要记住的一点是，对于需要前移上颌骨的患者，其上颌骨的生长是相对不足的，在进行上颌骨 Le Fort Ⅰ型截骨术后，上颌骨矢状向生长将完全丧失，但其垂直向生长仍然保持与术前相同的速

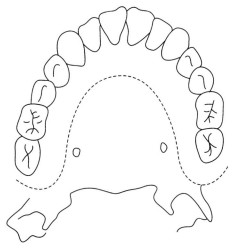

图 17-8　马蹄形截骨术保留了犁骨、鼻外侧壁与水平腭板的附着，而只有牙槽骨段被移动

率[28~30]。同时，随着下颌骨的进一步生长，患者将进一步发展为Ⅲ类错殆畸形。

上颌骨矢状向发育过度

这种口腔颌面畸形较为少见，表现为骨性和牙性的Ⅱ类错殆畸形。目前还没有关于这些患者上颌骨正颌手术后面部生长的研究。这种畸形可能与遗传有关，也可能是牙槽骨发育过度的结果。这种畸形的术后生长可能取决于所选择的治疗方式，以及术前牙槽骨生长的速度，但上颌骨正常的矢状向生长发育将停止。马蹄形截骨术虽然在技术上较难实施，尤其是在固定上颌骨后部时，但由于其对术后上颌骨生长的影响最小，因此是生长发育期患者进行手术时首选的治疗方法。

上颌骨垂直向发育畸形

上颌垂直向发育过度（vertical maxillary excess，VME）是一种常见的畸形，常与鼻气道阻塞相关联，

通常与垂直向牙槽骨生长速度过快有关,可伴或不伴前牙开𬌗。这种畸形可以在生长过程中得到纠正,结果可被合理预测。然而,术后上颌牙槽骨将继续以与术前相同的速度进行垂直向生长,直到生长发育停止。据报道,牙槽骨的垂直向生长可以持续到 20 多岁。术后,上颌骨继续向下生长,下颌骨继续以正常速度生长,咬合关系原则上能够得以保持。由于上颌牙槽骨向下生长,面部将继续向下向后生长。Le Fort Ⅰ型截骨术后,上颌骨矢状向生长丧失,但医师可以通过牙槽骨马蹄型截骨术保留此趋势。

针对生长发育期患者的上颌骨截骨方法

A. 上颌骨 Le Fort Ⅰ型截骨术

在生长发育期进行 Le Fort Ⅰ型截骨术将有效地抑制上颌骨矢状向生长。然而,颌骨在垂直向仍然继续保持与术前相同的生长速度。如果进行正中分块截骨,则可能会抑制上颌骨横向生长。对截骨块进行坚固内固定则会进一步促进这一生长抑制现象。

B. 上颌骨马蹄形截骨术(牙槽骨截骨术)[31,32]

使用这种术式,鼻中隔和犁骨仍然附着在稳定的上颌骨腭部,只有牙槽骨结构被移动。因此,尽管缺少相关的研究,但仍认为术后上颌骨可发生矢状向生长。在上颌发育不足的患者中,其生长速度仍保持其原有的不足。如果在生长发育期进行手术,患者术后将继续发展为骨性Ⅲ类错𬌗畸形。上颌牙槽骨截骨术在此类患者中进行要困难得多。

上颌骨 Le Fort Ⅰ型截骨术和马蹄形截骨术在年龄和其他方面的考量

对于这两种手术方式,如果是在下颌骨生长发育接近完成或完全停止时进行(女性约 15 岁,男性 17 岁以上),则其术后的结果是最可预测的。头颅侧位片有助于记录并确定下颌骨生长发育的停止时间。

严重的功能或社会心理因素提示早期治疗的需要。任何一种上颌手术在技术上都可以在将近 10 岁时进行,前提是发育中的恒牙胚有足够的空间以供截骨,并进行坚固内固定。虽然上颌骨垂直方向上的生长可能不受该手术的影响,但其仍可对发育中的牙根造成损害导致牙骨质粘连和局部牙槽骨生长受损。

C. 手术辅助的上颌骨快速扩弓(surgically assisted rapid palatal expansion,SARPE)

这一手术通常只进行上颌骨 Le Fort Ⅰ型截骨,但不进行上颌骨的折断向下和移动。该术式常被用于上颌骨横向发育不足的情况。在文献中没有关于这一手术术后生长发育的循证研究。由于大多数生长发育中的患者腭中缝通常没有闭合,这种方法可能并不适用,而应选择创伤较小、非手术的正畸和(或)矫形扩张。此外,如果术中将鼻中隔与腭骨分离(有些外科医师在 SARPE 术中不进行此步骤),则术后可能会抑制上颌骨的矢状向生长。

双颌正颌手术

在生长发育过程中,可以结合使用以下的上颌骨和下颌骨手术,其术后效果可预测且稳定。

(1)使用正颌手术矫正上颌骨垂直向发育过度可以同期行下颌骨手术,前提是下颌骨术前生长发育速度正常,且颞下颌关节健康。使用上颌骨 Le Fort Ⅰ型截骨术会阻止上颌骨进一步的矢状向生长,但垂直向生长仍然保持。

(2)对于活动性 CH1 型下颌前突的患者,无论其术前上下颌骨的生长速率如何,双侧髁突高位切除术均可抑制其病理性生长,并可与上下颌手术联合进行,其效果可预测。髁突高位切除术应作为同期手术的第一步或分期作为单独一步,这取决于医师的偏好、训练程度以及专业程度。如果手术操作得当,髁突高位切除会阻止下颌骨进一步的矢状向生长。在上颌骨垂直向发育过度的情况下,面部生长方向呈向下向后的趋势。对于上颌骨发育正常或不足的患者,由于上下颌骨不再有任何矢状向生长,因此其咬合关系将保持稳定。

结束语

如何处理需要手术矫正的生长发育期口腔颌面畸形患者,对正畸医师和外科医师来说是一个独特而具有挑战性的问题。由于功能、美观及社会心理因素的影响,儿童及青少年口腔颌面畸形患者在生长过程中有时可能需要进行手术治疗。治疗过程中,医师需要拥有对面部生长发育、可行的治疗方案以及手术对术后生长模式的影响等全面的理解,有助于获得更好的治疗结果。系列临床检查、牙齿模型及影像学分析对于预测患者的生长速度和生长模式也非常重要。

面部畸形的类型和患者的特殊生长方向将影响手术结果,因此在手术前必须仔细评估。患者和家属必须了解由于早期手术干预可能发生的预期结果、潜在的风险和可能出现的并发症。下颌的异常生长(发育不足或发育过度)和同时存在颞下颌关节疾病等因素可能会显著影响术后生长和治疗结果,必须早期认识并进行适当治疗。

矫正畸形所需的手术治疗可能对术后生长和口腔颌面发育产生影响。此外，术后面部生长可能继续存在，继而导致不理想的治疗结果。本章提供的材料均基于现有研究、文献资料和个人临床经验。这不是绝对的法则，而应作为指南，指导临床医师为每一例处于生长发育期的患者制订特定的治疗计划，选择正确的上下颌骨手术类型和手术时机。

（魏弘朴　王旭东　译）

参考文献

［1］ Broadbent BH Sr., Broadbent BH Jr., Golden WH. Bolton standards of dentofacial developmental growth. St. Louis: Mosby，1975.

［2］ van der Linden F. Facial growth and facial orthopaedics. Surrey，U.K.：Quintessence Publishing，1986.

［3］ Broadbent BH Sr., Broadbent BH Jr., Golden WH. Bolton standards of dentofacial developmental growth. St. Louis: Mosby，1975.

［4］ Linden F. van der. Facial growth and facial orthopaedics. Surrey，U.K.：Quintessence Publishing，1986.

［5］ Wolford LM，Reiche-Fischel O，Mehra P. Changes in temporomandibular joint dysfunction after orthognathic surgery. J Oral Maxillofac Surg. 2003;61:655 - 60.

［6］ Proffit WR，Mason RM. Myofunctional therapy for tonguethrusting: Background and recommendations. J Am Dent Assoc. 1975;90:403 - 11.

［7］ Wolford LM，Cottrell DA. Diagnosis of macroglossia and indications for reduction glossectomy. Am J Orthod Dentofac Orthop. 1996;110:170 - 7.

［8］ Wolford LM，Schendel SA，Epker BN. Surgical-orthodontic correction of mandibular deficiency in growing children: Long-term treatment results. J Maxillofac Surg. 1979;7:61 - 72.

［9］ Schendel SA，Wolford LM，Epker BN. Mandibular deficiency syndrome: Part III. Surgical advancement of the deficient mandible in growing children: Treatment results in twelve patients. O Surg O Med O Path. 1978;45:364 - 77.

［10］ Snow MD，Turvey TA，Walker D，Proffit WR. Surgical mandibular advancement in adolescents: Post-surgical growth related to stability. Int J Adult Orthodon Orthognath Surg. 1991;6:143 - 151.

［11］ Huang CS，Ross RB. Surgical advancement of the retrognathic mandible in growing children. Am J Orthod. 1982;82:89 - 102.

［12］ Epker BN，O'Ryan F. Effects of early surgical advancement of the mandible on subsequent growth. II. Biomechanical considerations. In: McNamara JA，Carlson DS，Ribbens KA（Eds）. The Effect of Surgical Intervention on Craniofacial Growth. Ann Arbor: University of Michigan，1982，pp. 207 - 29.

［13］ Obwegeser HL，Makek MS. Hemimandibular hyperplasia-hemimandibular elongation. J Craniomaxillofac Surg. 1986; 14:183 - 5.

［14］ Wolford LM，Karras SC，Mehra P: Considerations for orthognathic surgery during growth. Part I: Mandibular deformities. Am J Orthod Dentofacial Orthop. 2001; 119:95.

［15］ Wolford LM. Mandibular asymmetry: temporomandibular joint degeneration. In: Bagheri SC，Bell RB，Khan HA （Eds）. Current Therapy in Oral and Maxillofacial Surgery. St. Louis: Elsevier Saunders，2012，pp. 696 - 725.

［16］ Wolford LM，Rodrigues DB. Orthognathic considerations in the young patient and effects on facial growth. In:

Preedy VR（Ed.）Handbook of Growth and Growth Monitoring in Health and Disease. New York: Springer，2012，pp. 1789 - 1808.

［17］ Wolford LM，Rodrigues DB. Temporomandibular joint （TMJ）pathologies in growing patients: effects on facial growth and development. In: Preedy VR（Ed.）Handbook of Growth and Growth Monitoring in Health and Disease. New York: Springer，2012，pp. 1809 - 28.

［18］ Wolford LM，Karras SC，Mehra P. Considerations for orthognathic surgery during growth. Part II: Maxillary deformities. Am J Orthod Dentofacial Orthop. 2001;119:102.

［19］ Björk A，Skieller V. Growth of the maxilla in three dimensions as revealed radiographically by the implant method. Br J Orthod. 1977;4:53 - 64.

［20］ Savara BS，Singh IJ. Norms of size and annual increments of seven anatomical measures of maxillae in boys from three to sixteen years of age. Angle Orthod. 1968;38:104 - 20.

［21］ Sillman JH. Dimensional changes of the dental arches: Longitudinal study from birth to twenty-five years. Am J Orthod. 1964;50:824 - 42.

［22］ Björk A. Facial growth in man studied with the aid of metallic implants. Acta Odont Scan. 1955;13:9 - 34.

［23］ Scott JH. The analysis of facial growth from fetal life to adulthood. Angle Orthod. 1963;33;110 - 13.

［24］ Singh IJ，Savara BS. Norms of size and annual increments of seven anatomical measures of maxillae in girls from three to seventeen years of age. Angle Orthod. 1968;312 - 24.

［25］ Björk A，Skieller V. Facial development and tooth eruptions: An implant study at the age of puberty. Am J Orthod. 1972;62:339 - 83.

［26］ O'Reilly MT. A longitudinal growth study: Maxillary length at puberty in females. Angle Orthod. 1979;49:234 - 58.

［27］ Friehofer HP. Results of osteotomies of the facial skeleton in adolescence. J Maxillofac Surg. 1977;5:267 - 97.

［28］ Mogavero FJ，Buschang PH，Wolford LM. Orthognathic surgery effects on maxillary growth in patients with vertical maxillary excess. Am J Orthod Dentofac Orthop. 1997; 111:288 - 96.

［29］ Epker BN，Schendel SA，Washburn M. Effects of early surgical superior repositioning of the maxilla on subsequent growth: III. Biomechanical considerations. In: The Effect of Surgical Intervention on Craniofacial Growth. McNamara JA，Carlson DS，Ribbens KA （Eds）. Ann Arbor: University of Michigan，1982，pp. 231 - 250.

［30］ Washburn MC，Schendel SA，Epker BN. Superior repositioning of the maxilla during growth. J Oral Maxillofac Surg. 1982;40:142 - 9.

［31］ Vig KW，Turvey TA. Surgical correction of vertical maxillary excess during adolescence. Int J Adult Orthod Orthognathic Surg. 1989;4:110 - 28.

［32］ Epker BN，Wolford LM. Dentofacial Deformities: Surgical-Orthodontic Correction. St. Louis: CV Mosby，1980.

第17章

第18章
正颌手术的稳定性
Stability of Orthognathic Surgery

Tate H. Jackson and Brent A. Golden

引言

接受正颌-正畸联合治疗的口腔颌面畸形患者其美学和功能相关的治疗效果会随着时间的推移保持稳定。为了保持治疗效果的长期稳定,理解正颌手术后稳定的原理,并在此基础上进行正颌手术方案的设计是非常重要的。

除手术技巧外还有两方面因素可以辅助口腔颌面外科医师进行正颌手术规划并确保达到稳定的手术效果。其一是理解某些手术方式是否会复发的生理学原理,其二是基于循证医学随访分析患者中采用某些特定手术方式对于长期效果的影响,尤其是出现明显复发的患者。

现有的许多用于支持临床手术规划和稳定性相关的证据来源于北卡罗来纳大学的数据库。自 1978 年以来,两项持续进行的研究项目包括正颌手术患者稳定性随访资料的收集和手术稳定性生理学基础的研究分析得到了国立口腔科研究所和国立牙颌面研究所(the National Institute of Dental Research/National Institute of Dental and Craniofacial Research,NIDR/NIDCR)的资金支持。我们非常感谢过去35年以来北卡罗来纳大学的研究者们为这个庞大数据库做出的贡献以及得出的研究成果。我们特别感谢 William Proffit 博士作为首席研究员开创并长期管理该数据库,以及 Ceib Phillips 博士和 Timothy A. Turvey 博士致力于加深我们对手术稳定性的理解所做出的贡献。

或许从北卡罗来纳大学的数据库得出的最重要的成果是:根据手术移动方式的分型可以构建一个关于稳定性的分析体系。在这一章中,我们着重展示北卡罗来纳大学的数据分析结果,并提出 Proffit 稳定性评价体系[1],以及其他的相关报道。首先,我们简要地强调颅面生理学的基本原则以便更好了解正颌外科的稳定性。然后在手术规划章节中,我们将根据有关证据评估不同手术移动方式和稳定性的相关性。

正颌手术稳定性的原理

正颌术后复发的原因是什么？对这个复杂问题的回答始于一个断言："功能改建"。手术后的长期改建几乎完全是功能改建的结果而不是外科医师所致解剖形态的改变。

手术后功能改建最明显的例子来自那些完全不具有正常功能的患者。神经系统障碍，例如脑瘫会阻止肌张力作用，使其不能适应手术改变。对于有神经生理障碍的患者来说，单纯改变患者的解剖结构而不调整其生理变化的治疗方案肯定会导致复发。因此，在接下去讨论的临床问题中，涉及的患者神经生理功能正常。

生长发育

最显著影响手术效果稳定性的生理活动应该是面部的生长发育。在一期手术后，如果患者仍有生长潜力，治疗所带来的积极变化会很容易地随着时间的推移而减少。例如青春期前就出现突颌畸形的患者，在 12 岁时通过手术干预获得理想的正常咬合只能维持相对较短的时间。同样的，这例患者在 8 岁的时候通过成功的生长调整以伸长上颌骨，在未来的几年中再尽力也很难维持这种优势。

为什么矫正会失效？通常来说，矫形刺激或正颌手术都无法改变整体的生长潜力，尽管手术可能会影响术区局部的生长潜力。当正常生长潜力保持不变时，生长发育的模式便趋于稳定。调节生长发育，无论是抑制或者增强，都会伴随着一个补偿周期包括加速或停滞，而这种加速或停滞周期效应常常会消除治疗的积极作用。这一点在年轻患者中尤为突出。对于具有明确生长潜力的年轻患者，通过手术矫正上下颌关系通常是无效的。

然而，当早期治疗的需求远超术后改变的风险，特别是以下两种情况：极严重的病例（综合征患者合并有上气道梗阻或者社会心理障碍），以及存在进展性发育异常的病例。这些患者的生活质量如此之低，他们迫切需要积极密切的治疗，而多次手术的负担相比之下显得微不足道。进展性病例需要早期且可能多期治疗，因为此时的生长发育不单是遵循不利的模式，而且出现病理性延迟或进展。例如，颞颌关节强直会阻止同侧下颌骨正常生长，因此需要早期手术来促进对称性生长。

除了上述较少见的情况，现代正颌外科设计的原则便要求患者在面部生长基本完成后方可接受正颌手术，以避免治疗后改变。然而还有一点需要着重指出，面部软组织和硬组织的生长是持续的，尽管增长幅度很小，但常常会持续到成年早期甚至更晚。尽管对于大多数患者而言，这种长期面部生长可能不会导致口腔颌面关系的明显变化，但需要牢记所有年龄段患者的手术稳定性，都应该考虑面部生长发育的潜能，而不仅限于 18 岁以下的患者。

术后的生理性适应

随着正颌手术带来的解剖学意义上的真实变化，生理适应既是必然，也是必要的。头颈部软组织的变化，尤其是颅面部肌肉组织的变化，可能对治疗后的稳定性产生显著影响，因为它们会产生恒定的力作用于面部骨骼以维持姿势。

个人的头位姿势常常是独特又长期保持一致的，可以使用头颅定位 X 线片进行测量分析。首先让患者处于一个放松状态，视线集中在地平线上的一点，或者在患者面前放置镜子，让其注视镜子里的双眼，这样就能认为患者处于其自然头位。然后拍摄头颅定位片，测量颅底平面［蝶鞍-鼻根点连线（sella-nasion line，S-N)］与颅外参考线之间夹角，由此可以观测正颌手术后头部姿态的变化。北卡罗来纳大学的研究人员根据上述方法发现患者头部姿势的改变方式取决于不同手术移动方式[2]。如图 18－1 所示，对于下颌骨后退的患者和上颌骨上抬的患者，术后即刻出现头部姿势反向改变的倾向。然而这两组患者在术后 12 个月时，头部姿势都恢复到术前位置。在

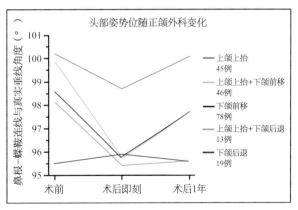

图 18－1　正颌手术改变头部姿势，这种变化可以通过测量手术前后头颅侧位片 S-N 连线与真实垂线之间夹角观测。值得注意的是，在大多数手术中，角度通常在手术后会减小，这表明患者在静息状态下头位更低。单颌手术患者术后 1 年头位趋于恢复术前位置，双颌手术患者头部姿态保持不变

下颌骨前移的病例中可以观察到一些短期的变化,这些变化在一年内几乎完全恢复。对于接受双颌手术的患者,术后头位的适应能力可维持至术后1年。简而言之,在单颌手术中,术后头部姿势可能会即刻改变,但恢复到术前位置的时间也相对较短。接受双颌手术的患者其头部姿势可能会发生更长期的变化。

如果术后可以观察到患者休息时头部的变化,那同时也可以观察到患者下颌的变化。下颌骨的静息位和下颌骨的姿势位是不一样的概念,静息位是指允许后牙分离1cm或更多时,当肌肉仅存在最小幅度的运动时所达到静止的位置,下颌姿势位是正颌外科手术计划中的重要参考位置,在空间上可以使下颌骨向各个方向不受限运动3mm。下颌骨姿势位的决定因素仍不清楚,但上颌后牙的位置似乎起着重要的作用。当这些牙齿接受正畸时,下颌骨倾向于向下和向后旋转以保持息止颌位。如果由于手术上颌骨向上移动,上颌磨牙随之也向上移动,下颌骨顺旋并保留该间隙。如果上颌骨后部向下运动使上颌磨牙向下移动,该间隙被消除。生理适应将随之重塑下颌骨的姿势位,这一过程可能导致手术矫正的失败。因此,虽然中枢神经系统与负责下颌骨体位的本体感受机制的相互作用尚未完全明晰,但显然下颌姿势与手术移动的相互作用会导致术后不稳定。

与下颌的位置相关的是咬合力。如果没有息止颌间隙,牙齿又处于咬合状态,而患者无法产生足够的咬合力,术后复发的可能性可能会改变。人们曾经假设通过改变咬合系统的几何结构来增加其机械效率,即前移下颌骨形如费力杠杆系统使患者的咬合力降低,而在实践中,这种逻辑根本无法得到证实。在一项测量手术前后咬合力的研究中发现[3],在患者面部高度正常的情况下,无论前移还是后退下颌骨,咬合力增加、减少或保持不变的可能性是一样的。长面型患者进行吞咽运动时的咬合力及最大咬合力均显著增加。事实上,对于这些患者来说,咬合力的增加幅度比仅从几何角度预测的要大得多——不仅是在最大咬合时,而且在进行功能运动时也是如此[3],这无疑是由于咬合力的数据不能单独用颌骨几何形状的变化和机械运动的变化来解释。咬合力术后变化表现为生理适应,但咬合力在术后稳定性中的作用不可低估。毕竟正常情况下,牙齿每天仅咬合几分钟[4]。更重要的潜在因素是面部、颈部和口腔周围的软组织,这些几乎不断地对正颌外科手术针对的骨骼和牙齿产生作用力。

由于软组织力量的不平衡几乎是引起错𬌗畸形

的主要原因,正畸医师常常非常清楚这些压力。我们使用压力传感器研究了手术后患者嘴唇和舌的压力变化[5],目的是了解这些术后变化是否会导致复发。单上颌上抬或明显旋转时,下前牙的唇侧压力会降低。这种应力降低是对下颌骨位置变化的一种自然反应,在这种情况下,前牙的位置随着时间的推移趋于稳定。当下颌骨在外科手术中向前或向后移动时,下切牙会向前移动压迫下唇或向后避开下唇。人们会认为术后嘴唇对牙齿的压力会增加或减少。值得注意的是,对于下颌前移或后退的患者,术后唇压与术前几乎相同。

也许对外科医师来说,嘴唇压力的变化比舌位置和压力的变化更重要。随着人们对睡眠呼吸暂停的认识不断加深,以及这种疾病对全身健康的影响[6],人们对正颌手术后舌和咽部组织的变化尤其感兴趣,特别是进行了下颌骨后退手术。幸运的是,当下颌骨向后移动时,短期内舌倾向于向下移动而不是向后移动,并且在手术后以这种方式维持气道通畅。关于这些患者是否随着年龄的增长更容易发生睡眠呼吸暂停的长期数据尚不清楚。近年来,利用锥形束计算机断层扫描的三维数据来评价正颌术后气道变化的方法受到了极大的关注,但这类信息还不足以评价呼吸作用和睡眠呼吸暂停的因果关系。需要分析有效通气量并对多导睡眠监测的方法进行研究,以便更好地了解下颌后退手术与睡眠呼吸暂停障碍风险之间的相关性(见第44章)。

两项研究通过分析气流和鼻阻力探讨了上颌手术对于呼吸的影响[7,8]。无论进行何种上颌术式,术后鼻呼吸一般保持不变或增强[8]。有趣的是,上颌骨的重新定位似乎会限制鼻腔容积、干扰呼吸,但实际上并没有出现预期结果。相反,对上颌骨发生明显移位的长面型患者,术后鼻阻力实际上降低了(图18-2)。这是为什么呢?上颌骨向上移动时,鼻窦(鼻气道中可能最狭窄点)常常会变宽,从而使气流能更好地流动。

手术的生理反应是复杂的,目前学者们还不完全清楚。然而,临床医师如果未能对生理适应与解剖外科变化的相互作用有一个基本的认识,最终将限制其获得美观和稳定的手术结果。

坚固内固定

虽然在现代正颌外科手术中仍偶有使用金属丝固定的情况,但由于使用坚固内固定技术(rigid internal fixation,RIF)的频率非常高,很容易引起人

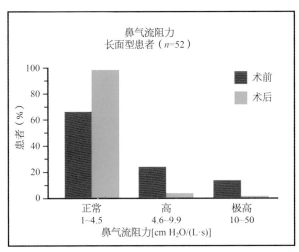

图 18-2　正颌手术上抬长面畸形患者上颌骨对鼻气流阻力的影响。鼻气流阻力正常的患者增多，鼻气流阻力高或非常高的患者减少。术前气道阻力正常的患者均未见阻力增加。52 名受试者中，只有 3 名鼻阻力没有改善

们对坚固内固定如何影响稳定性的误解。坚固内固定是通过使骨段在术中和术后达到即刻稳定来提高稳定性。

用接骨板和螺钉固定也能促进更快的骨愈合。其主要目的是使骨断端在应力下达到 I 期愈合[9]，换言之是在成骨细胞活跃前不存在引起新骨沉积和重建的骨痂组织。使用金属丝固定骨断端，骨痂组织的形成会降低骨愈合过程的效率，有动物模型研究表明：使用坚固内固定技术来固定截骨部位较金属丝固定时在术后 6 周的骨强度更大[10,11]。

坚固内固定提供更大的稳定性和对稳定性有明显影响的更快的愈合速度（在功能动作中潜在的对肌肉和软组织的牵拉可能会刺激术后复发）。当然坚固内固定技术也允许患者早日功能训练。医师必须考虑坚固内固定技术与早期功能恢复的相互作用，尤其对于下颌手术和髁突重建手术。

当进行下颌骨截骨术（最常见的是双侧下颌矢状劈开术）时，下颌近、远心端骨段被重新固定后，髁突沿着下颌支的垂直轴发生扭转。颞下颌关节的生理动度引起髁突在关节囊内的转动从而使得髁突表面骨质改建。在灵长类动物的实验中，髁突改建通常发生在坚固内固定后的短期内[12]。在临床随访中，该现象同样得到了证实。术后 6 个月时，经坚固内固定的患者最大张口度明显不足的数目要少于钢丝固定的一半[13]。当然必须考虑到由于钢丝固定后需要长时间的颌间牵引以及软组织愈合，但即便如此，术后恢复正常张口的时间与骨愈合和髁突重塑的关系比软组织愈合更密切。因此，我们认为坚固内固定技术

可以促进髁突必要的重建，以使颞下颌关节恢复正常功能并使下颌骨到达所需的位置。对于金属丝固定来说，髁突位置的调节可能比髁突重建要多，而下颌骨的运动可能导致不良的术后改变。

有趣的是，我们将在下面的章节中看到，一些单颌手术，包括下颌前突，无论使用坚固内固定还是钢丝固定，都趋向于稳定。然而，另一些人使用坚固内固定取得了很好效果。

采用稳定性分析体系的手术规划

UNC 数据

对于临床医师来说，考虑如何呈现数据以及研究结果是否可用于临床决策是相当重要的。在手术稳定性方面，大多数复发出现在少数患者身上。也就是说，复发的数据不是正态分布的。因此，仅仅看平均值或平均值的变化，即使是在大样本中，也会产生误导。

同样，报道的术后变化与发生的手术移动幅度的关系也不理想。这是为什么呢？因为这类数据常常意味着手术移位和复发可能性之间存在线性关系（也就是说，你的下颌骨越长，它就越不稳定）。事实上，手术移动的幅度在某种程度上与稳定性无关。通常有一个阈值使复发变得更有可能，但对于绝大多数患者来说，这个阈值位于一个狭窄的窗口内，并不是均匀分布在所有可能的运动范围内。

尽管知道手术移动的内在不稳定性是很重要的，但手术稳定性的层次结构解决了临床医师需要的另一个关键信息：有多大比例的患者可能经历临床意义上明显的复发？对于这里报道的 UNC 数据，将临床治疗后显著变化的阈值定义为不同时间点之间同一个头影测量标志点的差异为 2 mm。差异小于 2 mm 被认为是头影测量方法分析的系统误差范围。而差异大于 4 mm 则被认为是有明确意义的临床复发。

除了这种临床意义上的差异外，从 UNC 数据可以得出以下四类分别描述某些外科手术的相对稳定性。

- 非常稳定：少于 10% 的患者出现明显的治疗后变化。
- 稳定：少于 20% 的患者在治疗后出现显著性改变，几乎没有患者出现显著性改变。
- 如果采用某种改良术式后稳定（例如，只采用坚固内固定）。

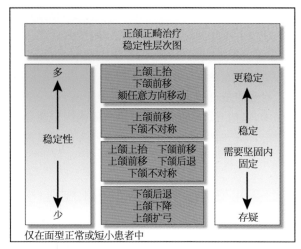

图18-3 正颌外科手术后稳定性的层次图。这些数据反映了术后1年的稳定性

- 存疑：高度显著的治疗后变化有相当大的可能性将发生。

注意，坚固内固定的使用保证了它自己对于某些正颌术式的稳定性。在接下来的稳定性讨论中，我们将强调采用坚固内固定的复发数据。

术后稳定性的评价体系

图18-3所示的经典稳定性层次结构来自在北卡罗来纳大学接受正颌手术的1500多例患者术后1年的随访资料。在这段时间内，绝大多数患者的术后骨性结构变化可能是最大的。骨愈合、生理适应和术后正畸都有可能影响术后初期的稳定性。

在术后第一年内，有三种颌骨移动方式是非常稳定的，无论是采用坚固内固定还是钢丝固定。上颌骨向上运动最为稳定，其次是下颌前移幅度＜10mm（只要患者的面部长度正常或略短）。另外，滑行式颏成形术也是非常稳定的。对于这三种手术，超过90%的患者基本上不会复发（小于2mm的变化），并且在术后稳定性方面有很好的临床效果。

上颌前移≤8mm是唯一采用钢丝固定或者坚固内固定都可以获得稳定的手术方式。80%上颌骨前移的患者术后几乎无复发，仅有20%的患者术后复发＜4mm，几乎没有复发＞4mm的。无论上颌骨移动方式对称与否，这些数据都是可靠的。

有三种手术方式只有采用坚固内固定才被认为是稳定的：①双颌手术同时上抬上颌前移下颌骨；②双颌手术前移上颌骨后退下颌骨；③双颌手术矫正复杂的面部不对称畸形。仅有20%的患者术后变化＞2mm，90%的患者可以取得良好的临床效果。

单纯的下颌后退、上颌骨下降和上颌扩弓都被认

为存在术后稳定性问题，40%～50%的患者术后发生2～4mm的改变，20%的患者术后变化超过4mm。

术后稳定性分级系统仅是为临床医师提供一个简便的参考工具。必须强调：个体之间长期稳定的模式是不同的。某一名医师对手术稳定性的想法仅仅局限于"上颌骨向上"或"下颌骨向后"，这也是一种误区。对现代外科医师来说，系统评估患者、建立问题清单并结合短期和长期稳定模式的理念是制订最佳治疗方案的关键。

骨性Ⅱ类畸形的矫正

在考虑矫正骨性Ⅱ类关系的稳定性时，了解基于面部高度采用手术干预方案的差异至关重要。面高较短或面高正常的患者最好仅通过前移下颌骨矫正。对于面部较长和前牙开𬌗的患者，选择上抬上颌骨和前移下颌骨的双颌手术方案是一种更稳定的方式。为什么？意料中的答案就是生理学因素。

下颌体的后段和下颌支被肌肉组织和韧带包裹着，它们的作用是移动下颌骨，尤其是提升下颌骨。当长面患者下颌骨前移以增加后面高，减少前面高时，下颌发生逆时针旋转。随着旋转，下颌支的高度增加，这部分颌骨周围的肌肉组织被拉伸。翼下颌韧带的延长会构成高复发性的生理性结构。当肌肉努力恢复术前的长度时，下颌支高度也会恢复，当下颌骨向后下旋转时，前牙开𬌗和下颌骨后缩也会出现。

如何避免翼下颌韧带的延长？上颌骨后部上抬的手术，使下颌骨以顺时针方向旋转闭合（无论下颌骨是否同时向前），保持肌肉的长度并提供一个更稳定的环境。我们应在此基础上考虑目前有关骨性Ⅱ类稳定性的最佳证据。

术后稳定性等级表明，对于骨性Ⅱ类患者中面部高度短小或正常的，下颌前移很稳定。在手术后的第一年内无论钢丝固定还是坚固内固定都是如此。

长期随访中（治疗后1～5年），下颌前移的患者中仅约25%有下颌体部长度、下颌支高度出现了2mm以上的复发（图18-4）。有趣的是，这些患者中只有10%的人的覆盖增加了2～4mm[14]。换句话说，骨骼的变化并不反映在牙齿的变化上。这意味着，当下颌骨发生改建时（主要是在髁突），牙列经常进行代偿，以保持更理想的前后向关系。这种代偿主要发生在下切牙伸长的过程中。

需要再次强调的是，这些数据并不代表患者的平均值。注意从远期来看，下齿槽座点和颏前点向前移动和向后移动的可能性一样大（图18-4）。

第1部分

（a）

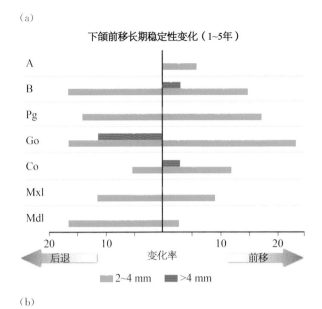

（b）

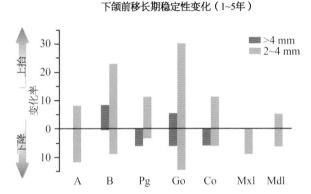

图 18-4 对于正面高度正常或略短的患者，下颌前移的长期稳定性。(a)水平向变化和(b)垂直向变化。值得注意的是，25%的患者下颌骨长度减少了 2 mm 或更多，但净增加的患者比例几乎相同。因为术后肌肉附着的重建，下颌骨的角度会发生显著的重塑，下颌角发生改变的患者比例较高并不奇怪

接受正颌手术骨性Ⅱ类患者的长期稳定性与未接受手术的骨性Ⅱ类患者的比较也具有指导意义。牢记治疗后的变化是生理适应的结果，重要的是生长发育。没有做过手术的患者是否同样经历过影响Ⅱ类骨骼关系的颅面生长模式？Ⅱ类正畸患者的长期随访结果表明，答案是否定的[15]。

并不是所有的Ⅱ类患者都只需要下颌前移，而伴有长面症状的骨性Ⅱ类畸形的患者，正如我们已经注意到的，通常最好的治疗方法是上颌手术，无论是否同时采用下颌骨前移。

单纯上颌骨上抬是短期内最稳定的手术方式，95%的钢丝固定患者和近 100%的坚固内固定患者在术后第一年内上颌基本没有发生移动[16]。术后 5 年的随访中，20%的患者上颌骨垂直位置改变 2~

（a）

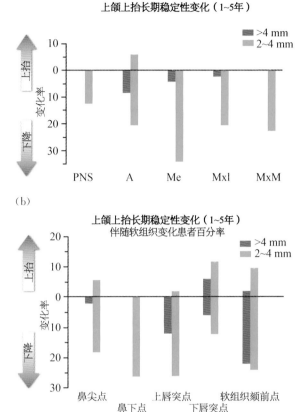

（b）

图 18-5 上颌骨上抬的长期稳定数据。(a)在 80%的患者中，骨性标志点在垂直方向上没有显著变化。(b)面部硬组织的变化与软组织的变化相对应

4 mm，几乎一半的患者复发超过 4 mm（图 18-5）。这种长期的垂直向的改变同样出现在面部软组织中，这并不是术后颌骨不良愈合或固定方式的结果。由于复发的上颌骨的生长模式几乎肯定会导致患者的长面问题，这是合乎逻辑的，这一长期变化可能不是预想的面部生长的结果。尽管这些骨骼发生了改建，但这些患者的咬合关系仍然很好，这主要是因为前牙的代偿性伸长[17,18]。考虑到上颌垂直生长在长期复发中的可能作用，这些患者应该在什么时候进行手术？治疗应该推迟吗？目前资料显示，只要青春期生长完成，长面畸形患者可通过手术治疗，上抬上颌骨在短期和长期稳定性方面预后良好[19]。

等待青少年青春发育结束后再进行治疗，也是那些合并长面畸形的骨性Ⅱ类患者接受双颌手术的适宜时机。短期内，上抬上颌联合前移下颌只有采用坚固内固定下才能稳定。60%的钢丝固定患者临床效果良好，但 21%的患者的复发表现为开𬌗[20]。采用坚固内固定时，90%的患者临床表现良好，临床上开𬌗几乎从未出现[21]。

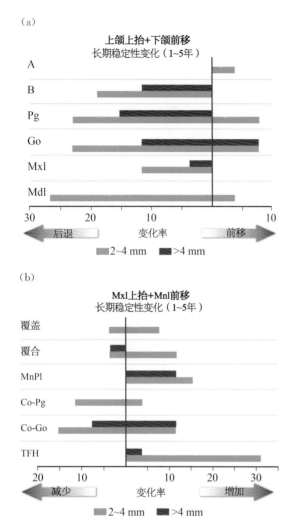

（a）

上颌上抬+下颌前移
长期稳定性变化（1~5年）

- A
- B
- Pg
- Go
- Mxl
- Mdl

30　　20　　10　　10
◄后退　　变化率　　前移►

■ 2~4 mm　　■ >4 mm

（b）

Mxl上抬+Mnl前移
长期稳定性变化（1~5年）

- 覆盖
- 覆合
- MnPl
- Co-Pg
- Co-Go
- TFH

20　　10　　10　　20　　30
◄减少　　变化率　　增加►

■ 2~4 mm　　■ >4 mm

图 18-6　骨性Ⅱ类合并长面畸形患者接受双颌手术术后5年的稳定性分析。(a)1/3的患者的骨性标志点在水平向出现明显后缩，约15%的患者水平复发>4mm。(b)在垂直向上，包括下颌平面角与咬合关系。1/3的患者上颌骨的下移幅度>2mm，并出现明显的咬合代偿，表现为覆盖增加，只有8%的患者出现显著复发。在这些患者中，覆合增加的可能性大于减少的可能性

术后5年的随访中，接受双颌手术的患者的变化与上、下颌骨分别截骨的长期变化非常相似（如图18-6所示，与图18-4，图18-5对比）。也就是说，无论下颌骨是否前移，上颌骨的长期移动趋势都是相似的。下颌骨复发也是如此。再次值得注意的是，尽管一些患者的颌骨结构出现了非预期的变化，但长期而言，覆合和覆盖都更有可能增加而非减少。

与未接受手术的长面骨性Ⅱ类患者相比，接受双颌手术的患者骨性结构标志点的长期变化更大[22]。然而，这些变化只在少数患者中出现。特别值得注意的是，这些患者的髁突发生了变化，反映为下颌支高度的降低。有些人担心，长面畸形患者在接受双颌手

术时，髁突长期吸收的风险更大。北卡罗来纳大学的数据库提示下颌骨单独截骨患者的髁突长期吸收情况与双颌手术患者相同（为10%）。来自UNC数据集的最近1200多例长面患者的未发表数据显示，接受双颌手术患者的髁突吸收几乎全部发生在术后第一年。

关于上抬上颌骨纠正长面Ⅱ类问题的稳定性的数据是得到普遍认可的。近年来，关于单纯下颌骨手术矫治的长期稳定性和坚固内固定的相关数据逐渐增多。在治疗过程中下颌骨发生了逆时针旋转，拉长下颌骨肌肉及韧带组织。早期采用钢丝固定的数据结果差强人意，以至于北卡罗来纳大学主张避免逆时针旋转下颌骨的手术方式，而这些数据反映了这一事实。如果采用现阶段的坚固内固定方式，下颌骨的逆时针旋转是否会更稳定？Fontes等的研究产生的数据提出了新的见解[23]。在他们的回顾性研究中，他们对31例患者的随访资料进行了分析，在平均有4.5年的随访时间内，其中60%的下颌骨逆时针旋转消失。只有10%的患者出现了临床意义的开𬌗。再次，牙齿代偿了颌骨的复发。值得注意的是，该样本的平均开𬌗量为(-2.6±1.1)mm。

那么采用现阶段的坚固内固定技术，下颌骨逆时针旋转是否稳定呢？目前还没有足够的长期数据来回答这个问题。即使是轻中度开𬌗，60%的颌骨结构也出现了复发，10%的患者复发表现为开𬌗，尽管牙齿出现代偿。此时，最好的临床建议仍然是尽可能避免逆时针旋转以纠正Ⅱ类开𬌗和长面问题。

骨性Ⅲ类矫正的稳定性

历来在北卡罗来纳大学就诊的骨性Ⅲ类错𬌗畸形患者较少，因此关于纠正Ⅲ类问题的稳定性的数据较少，但这一趋势近年来发生了变化。但是，UNC骨性Ⅲ类手术的数据当然是足够的。而且有趣的是，Ⅲ类错𬌗患者的稳定性模式与Ⅱ类错𬌗患者完全不同[25]。总体而言，Ⅲ类患者较Ⅱ类患者在短期内的变化更大。然而，在术后1年时，Ⅲ类患者几乎没有特殊的改变。

术后第1年，上颌前移都是稳定的，无论采用何种技术，尽管这一事实只在上颌骨块非下降的情况下成立[26]。从长期来看，上颌前移很少复发，只有10%的患者术后上颌骨后缩2~4mm[27]。

双颌手术矫正骨性Ⅲ类错𬌗的手术采用坚固内固定方式在短期内被认为是稳定的，只有20%的患者会复发2~4mm，几乎没有患者的变化>4mm。从

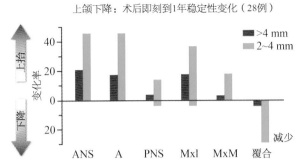

图 18-7　上颌骨下降术后第 1 年的稳定性。即使采用坚固内固定技术，2/3 的患者垂直复发在 2 mm 或以上。双颌手术、坚固内固定技术和下降间隙内植骨都提高了手术的稳定性

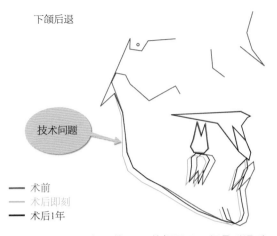

图 18-8　1995 年以前 UNC 数据展示下颌骨后退手术的技术问题。这 19 例患者的术后头颅侧位片重叠显示，手术后下颌远心骨段出现逆时针旋转倾斜，使颏部向前移动

长期来看，UNC 数据几乎没有任何重大变化。有趣的是，这组患者中有 1/3 的患者上颌骨同时向下旋转超过 2 mm。对于这些患者，在术后第一年，几乎所有患者的上颌骨都恢复到原来的位置。这一点说明上颌骨下降不是一个稳定的移动方式[28]。

　　上颌骨下移被认为是存在稳定性问题的，特别是在术后 1 年内。即使采用最坚固的内固定方式，也有近 50% 的患者复发 2～4 mm，20% 复发 4 mm 以上（图 18-7）。这些患者的长期数据也不佳，尽管术后数据不尽如人意，提示上颌骨下降没有良好的稳定性预后。同时进行下颌骨手术可能会提高稳定性[29]，但正如我们已经指出的，尽管采用双颌手术，上下颌骨垂直向复发仍然会出现。坚固内固定措施和间隙内植骨可以提高这一过程的稳定性[30]，但仍需要更多的数据评估这些技术。

　　为了纠正Ⅲ类错𬌗，单纯下颌骨后退也被认为存在术后稳定性问题，多达 50% 的患者复发超过 2 mm。非常有趣的是，在 1990 年代的 UNC 使用坚固内固定，尤其是双侧下颌支矢状劈开术，似乎确实降低了下颌骨后退手术的稳定性。为什么坚固内固定的下颌骨会降低稳定性？这个问题的答案是手术技术本身的问题，而不是由于生理适应[31]。当下颌骨手术中进行复位时，远心骨段向后与近心骨段固定。如果下颌骨近心段也发生内翻（换句话说，如果下颌支被迫向后外倾斜至远端），术后很可能复发。当包绕下颌支的肌肉韧带重新建立附着时，下颌支向术前倾斜度恢复，被坚固内固定的远心骨段向前移动，导致下颌前突的复发（图 18-8）。即使排除掉这一干扰因素，术后稳定性仍然很低，单下颌手术不足以成为治疗下颌前突患者的最优方案。

　　单纯下颌骨后退手术的长期数据显示，20% 的患者复发 2～4 mm，10% 复发 4 mm 以上（图 18-9）。

(a)

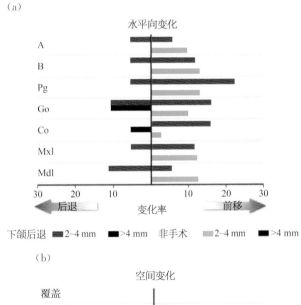

(b)

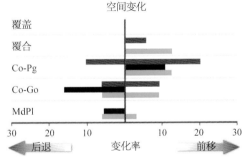

图 18-9　单纯下颌骨后退患者和仅用正畸治疗的长期随访资料。在术后 5 年，只有 10% 的手术患者下颌长度增加了 4 mm 或更多(a)。这种复发可能提示治疗后的生长。注意，两组的覆盖在同时间周期内没有变化(b)

与未接受手术治疗的Ⅲ类患者相比，下颌前突复发的增加似乎表明这些患者正继续生长。然而，这种持续增长只发生在相对较少的患者中。

早期手术干预的稳定性

生长发育原理可能会误导人们认为：治疗后的复发，尤其是较年轻时接受治疗的患者，Ⅲ类患者比Ⅱ类患者复发率高。具有讽刺意味的是，Ⅱ类患者（在术后1年）的治疗后变化更大。一项研究比较了早期（女孩<16岁，男孩<18岁）治疗下颌骨发育不足患者的变化，对比成年患者进行治疗后发现，年轻组的下颌前移实际上不太稳定。50%的年轻患者复发2～4mm，在单纯下颌骨前移的病例中，15%出现了4mm以上复发。仅有15%的成人患者复发2～4mm，且无一复发超过4mm。对于接受双颌手术的年轻患者，下颌骨的后移幅度更大。特别有趣的是，尽管复发率更高，年轻组比术后结果更稳定的年长组实际上对他们的治疗结果更满意。

现有的数据也很好地挑战了这一观点，即对于骨性Ⅲ类的患者，尤其是接受早期手术的患者，将会获得更多的下颌生长[33,34]。早期接受治疗的骨性Ⅲ类患者（女性<18岁/男性<20岁，影像学已经证实下颌骨生长已经基本停止）和成人组比较，稳定性几乎没有区别。在两组患者中，近25%的患者在治疗后均出现2～4mm复发，但无一人恢复为反𬌗[33]。

横向矫正的稳定性

手术扩弓和缩弓对于下颌骨和上颌骨都是可行的。然而来自UNC的数据可以适用于Le Fort Ⅰ型分块截骨术矫正横向畸形的稳定性分析[35]。从短期来看，这种治疗手段是有问题的。30%的患者磨牙复发超过3mm，尽管大多数患者实际上是扩弓前磨牙区（图18-10）。

在年轻患者中，正畸使用牙支持式或骨支持式植入设备进行上颌骨扩弓是可行且非常有效的。对于

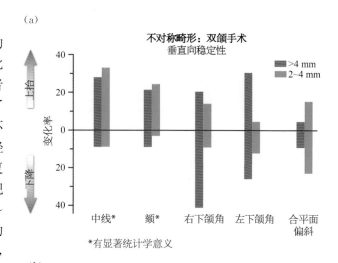

(a)

不对称畸形：双颌手术
垂直向稳定性

*有显著统计学意义

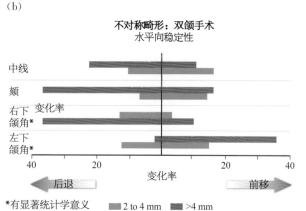

(b)

不对称畸形：双颌手术
水平向稳定性

*有显著统计学意义　■ 2 to 4 mm　■ >4 mm

图18-11　不对称畸形患者接受双颌手术术后第1年垂直向(a)和横向(b)的变化。上颌骨垂直矫正相当稳定。1/3的患者下颌不对称复发2mm或以上。下颌角角度出现对称性改变且不超过单独下颌骨截骨的预期

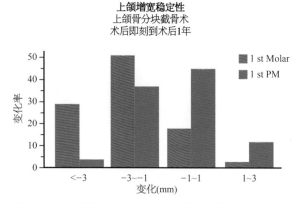

上颌增宽稳定性
上颌骨分块截骨术
术后即刻到术后1年

图18-10　采用Le Fort Ⅰ型分块截骨术增宽上颌的稳定性。值得注意的是，更大的复发概率出现在牙列的后部，30%的患者的磨牙区复发超过3mm

年龄较大的患者，可以通过上颌骨分块截骨或手术辅助的上颌骨快速扩弓（surgically-assisted rapid palatal expansion，SARPE）进行上颌骨的外科增宽。在年长的患者中，外科辅助上颌骨快速扩弓被认为比上颌骨分块截骨术更稳定[36-38]。近年来更多的数据表明，SARPE的稳定性在临床上等同于Le Fort Ⅰ型截骨[39,40]。这说明对于需要上颌骨增宽的患者，不再需要两个阶段的手术来获得额外的稳定性。

不对称畸形矫正的稳定性

面部任何部位都可能存在不对称，几乎不可能以独立的方式完全纠正。在双颌手术运用坚固内固定技术中，上颌不对称复发在垂直和水平变化上趋于稳定，20%或更少的患者在术后第1年出现复发。下颌骨角的变化似乎很大，但这和任意类型下颌骨截骨术式结果相似。其他部分的下颌骨变化常常是不稳定的；多达50%的患者的垂直和水平向复发超过2mm

（图 18-11）。颏成形术在任何方向上都是稳定的。从整体上看，只要采用坚固内固定技术，复杂面部不对称的矫正在短期内是稳定的。

结束语

手术稳定性分析系统是一种重要的临床资源，但临床医师必须记住，在正颌手术中，稳定性受到外科医师等许多无法控制的因素的影响。事实上，手术移动的方向和大小、手术的类型和手术技术都会影响稳定性。但即使有最先进的手术技术，也有部分患者出现明显的短期或长期复发。我们对导致这些患者复发的生理适应的理解还不完全。尽管如此，为了提供

最佳的治疗结果，临床医师必须了解影响稳定性的原理，以考量稳定性再进行手术规划，并恰当如实的向患者解释复发的风险。

致谢

在北卡罗来纳州进行的研究以及本章的准备工作部分得到了美国国立卫生研究院的 NIH 资助 DE-05221 和 T90DE-021986-01 的支持。我们感谢 Debora Price 女士长期以来对口腔颌面畸形程序数据库的管理。

（沈舜尧 王旭东 译）

参考文献

[1] Proffit WR, Turvey TA, Phillips C. The hierarchy of stability and predictability in orthognathic surgery with rigid fixation: an update and extension. Head Face Med. 2007; 30;3;21.

[2] Phillips C, Snow MD, Turvey TA, Proffit WR. The effect of orthognathic surgery on head posture. Eur J Orthod. 1991;13;397-403.

[3] Proffit WR, Turvey TA, Fields HW, Phillips C. The effect of orthognathic surgery on occlusal force. J Oral Maxillofac Surg. 1989;47;457-63.

[4] Proffit WR, Fields HW, Sarver DM, Ackerman JL. Contemporary Orthodontics. 5th ed. St. Louis, MO; Mosby, 2013.

[5] Proffit WR, Phillips C. Adaptations in lip posture and pressure following orthognathic surgery. Am J Orthod Dentofacial Orthop. 1988;93;294-302.

[6] Young T, Palta M, Dempsey J, Skatrud J, Weber S, Badr S. The occurrence of sleep-disordered breathing among middleaged adults. N Engl J Med. 1993;328;1230-5.

[7] Turvey TA, Hall DJ, Warren DW. Alterations in nasal airway resistance following superior repositioning of the maxilla. Am J Orthod. 1984;85;109-14.

[8] Spalding PM, Vig PS, Lints RR, Vig KD, Fonseca RJ. The effects of maxillary surgery on nasal respiration. Int J Adult Orthodon Orthognath Surg. 1991;6;191-9.

[9] Perren SM. Physical and biological aspects of fracture healing with special reference to internal fixation. Clin Orthop Relat Res. 1979;138;175-96.

[10] Reitzik M. Cortex-to-cortex healing after mandibular osteotomy. J Oral Maxillofac Surg. 1983;41;658-63.

[11] Frost DE, Koutnik AW. Alternative stabilization of the maxilla during simultaneous jaw-mobilization procedures. Oral Surg Oral Med Oral Pathol. 1983;56;125-7.

[12] Boyne PJ. Osseous healing after oblique osteotomy of the mandibular ramus. J Oral Surg. 1966;24;125-33.

[13] Buckley MJ, Tulloch JF, White RP, Jr, Tucker MR. Complications of orthognathic surgery: a comparison between wire fixation and rigid internal fixation. Int J Adult Orthodon Orthognath Surg. 1989;4;69-74.

[14] Simmons KE, Turvey TA, Phillips C, Proffit WR. Surgicalorthodontic correction of mandibular deficiency: five-

year follow-up. Int J Adult Orthodon Orthognath Surg. 1992;7;67-79.

[15] Schubert P, Bailey LJ, White RP, Jr, Proffit WR. Long-term cephalometric changes in untreated adults compared to those treated with orthognathic surgery. Int J Adult Orthodon Orthognath Surg. 1999;14;91-9.

[16] Proffit WR, Phillips C, Turvey TA. Stability following superior repositioning of the maxilla by Le Fort I osteotomy. Am J Orthod Dentofacial Orthop. 1987;92;151-61.

[17] Bailey LJ, Phillips C, Proffit WR, Turvey TA. Stability following superior repositioning of the maxilla by Le Fort I osteotomy: five-year follow-up. Int J Adult Orthodon Orthognath Surg. 1994;9;163-73.

[18] Proffit WR, Bailey LJ, Phillips C, Turvey TA. Long-term stability of surgical open-bite correction by Le Fort I osteotomy. Angle Orthod. 2000;70;112-7.

[19] Wolford LM, Karras SC, Mehra P. Considerations for orthognathic surgery during growth, part 2: maxillary deformities. Am J Orthod Dentofacial Orthop. 2001;119;102-5.

[20] Turvey TA, Phillips C, Zaytoun HS, Jr, Proffit WR. Simultaneous superior repositioning of the maxilla and mandibular advancement. A report on stability. Am J Orthod Dentofacial Orthop. 1988;94;372-83.

[21] Forssell K, Turvey TA, Phillips C, Proffit WR. Superior repositioning of the maxilla combined with mandibular advancement: mandibular RIF improves stability. Am J Orthod Dentofacial Orthop. 1992;102;342-50.

[22] Miguel JA, Turvey TA, Phillips C, Proffit WR. Long-term stability of two-jaw surgery for treatment of mandibular deficiency and vertical maxillary excess. Int J Adult Orthodon Orthognath Surg. 1995;10;235-45.

[23] Fontes AM, Joondeph DR, Bloomquist DS, Greenlee GM, Wallen TR, Huang GJ. Long-term stability of anterior openbite closure with bilateral sagittal split osteotomy. Am J Orthod Dentofacial Orthop. 2012;142;792-800.

[24] Proffit WR, Jackson TH, Turvey TA. Changes in the pattern of patients receiving surgical-orthodontic treatment. Am J Orthod Dentofacial Orthop. 2013;143;793-8.

第18章

[25] Bailey LJ, Duong HL, Proffit WR. Surgical Class III treatment: long-term stability and patient perceptions of treatment outcome. Int J Adult Orthodon Orthognath Surg. 1998;13: 35 - 44.

[26] Proffit WR, Phillips C, Prewitt JW, Turvey TA. Stability after surgical-orthodontic correction of skeletal Class III malocclusion. 2. Maxillary advancement. Int J Adult Orthodon Orthognath Surg. 1991;6:71 - 80.

[27] Busby BR, Bailey LJ, Proffit WR, Phillips C, White RP, Jr. Long-term stability of surgical class III treatment: a study of 5-year postsurgical results. Int J Adult Orthodon Orthognath Surg. 2002;17:159 - 70.

[28] Severt TR, Proffit WR. The prevalence of facial asymmetry in the dentofacial deformities population at the University of North Carolina. Int J Adult Orthodon Orthognath Surg. 1997;12:171 - 6.

[29] Proffit WR, Phillips C, Dann C,4th, Turvey TA. Stability after surgical-orthodontic correction of skeletal Class III malocclusion. I. Mandibular setback. Int J Adult Orthodon Orthognath Surg. 1991;6:7 - 18.

[30] Perez MM, Sameshima GT, Sinclair PM. The long-term stability of Le Fort I maxillary downgrafts with rigid fixation to correct vertical maxillary deficiency. Am J Orthod Dentofacial Orthop. 1997;112:104 - 8.

[31] Schardt-Sacco D, Turvey TA. Minimizing relapse after saggital osteotomy for correction of mandibular prognathism. J Oral Maxillofac Surg. 1997;55 (suppl 3) (85).

[32] Proffit WR, Phillips C, Turvey TA. Long-term stability of adolescent versus adult surgery for treatment of mandibular deficiency. Int J Oral Maxillofac Surg. 2010;39:327 - 32.

[33] Bailey LJ, Phillips C, Proffit WR. Long-term outcome of surgical Class III correction as a function of age at surgery. Am J Orthod Dentofacial Orthop. 2008;133:365 - 70.

[34] Bailey LJ, Dover AJ, Proffit WR. Long-term soft tissue changes after orthodontic and surgical corrections of skeletal class III malocclusions. Angle Orthod. 2007;77:389 - 96.

[35] Phillips C, Medland WH, Fields HW, Jr, Proffit WR, White RP, Jr. Stability of surgical maxillary expansion. Int J Adult Orthodon Orthognath Surg. 1992;7:139 - 46.

[36] Northway WM, Meade JB, Jr. Surgically assisted rapid maxillary expansion: a comparison of technique, response, and stability. Angle Orthod. 1997;67:309 - 20.

[37] Silverstein K, Quinn PD. Surgically-assisted rapid palatal expansion for management of transverse maxillary deficiency. J Oral Maxillofac Surg. 1997;55:725 - 7.

[38] Stromberg C, Holm J. Surgically assisted, rapid maxillary expansion in adults. A retrospective long-term follow-up study. J Craniomaxillofac Surg. 1995;23:222 - 7.

[39] Chamberland S, Proffit WR. Closer look at the stability of surgically assisted rapid palatal expansion. J Oral Maxillofac Surg. 2008;66:1895 - 1900.

[40] Chamberland S, Proffit WR. Short-term and long-term stability of surgically assisted rapid palatal expansion revisited. Am J Orthod Dentofacial Orthop. 2011;139:815 - 22. e1.

第 1 部 分

第 19 章
正颌手术相关并发症的处理
Management of Select Complications in Orthognathic Surgery

David S. Precious

引言

　　能够施行正颌手术的外科医师必须有能力处理正颌手术的并发症。这句话似乎如此浅显通俗，无须多言。然而，在我看来，一名合格的外科医师需要足够的手术技巧并且拥有充足的外科经验，才能有效地处理正颌手术的并发症。随着外科医师在处理并发症的过程中获取更多的经验，自然而然地，外科医师承担了一个新的且更重要的角色，就是制订预防并发症和非预期事件发生的策略。正是这一点让医师成为真正的为患者谋利益者。

　　围手术期主要有三个关键阶段容易出现并发症。

* 诊断和手术规划。
* 术中。
* 术后。

正畸因素

错误或不当的托槽位置

　　这不仅会导致操作时间增加，而且还会导致托槽固定不良和应力控制不正确（图 19-1）。正畸医师必须确定托槽固位良好，以防止这个问题。

Bolton 指数不调

　　Bolton 指数不调可能是由于缺失的牙齿、义齿修复引起空间损失以及由于缺失或过小的侧切牙（图 19-2）。如果正畸医师在手术前关闭了所有的间隙，那么在手术结束时无法达到Ⅰ类磨牙/尖牙关系。这个问题经常导致不必要的上颌骨分块手术，应该尽量避免。

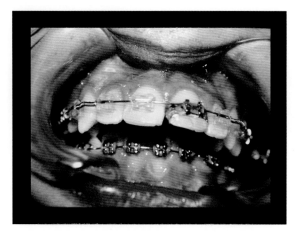

图 19‑1　临时固定的托槽容易在术中松脱

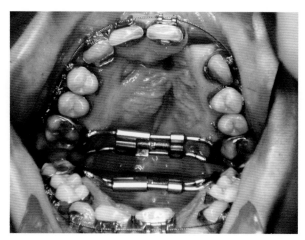

图 19‑3　在正畸调整上颌骨宽度时，一定要仔细规划并严密检查患者口内情况的改变

不适当的扩弓治疗

正畸医师必须非常小心避免上颌横向扩弓时牙齿偏离牙槽嵴顶(图 19‑3)。这种扩弓方式几乎总是会导致畸形的复发，也无法维持手术获得的咬合关系。

分段和连续弓丝比较(图 19‑4)

不使用片段正畸弓丝矫正可能导致复发，特别是在某些垂直向畸形和开𬌗的病例。

正畸医师和外科医师之间的沟通

在病例讨论设计阶段，正畸医师和外科医师必须相互沟通。特别要指出的是，外科医师必须了解正畸治疗的局限性，就像正畸医师必须了解手术的局限性一样。最重要的是，在接受治疗计划之前，要让患者了解所有的治疗局限性。如有可能，在与患者沟通时，外科医师及正畸医师均应在场。

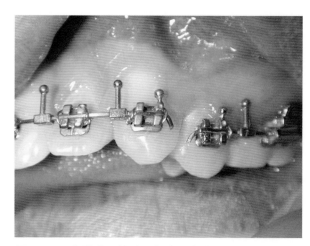

图 19‑4　分段式弓丝矫正有助于外科医师解除开合畸形

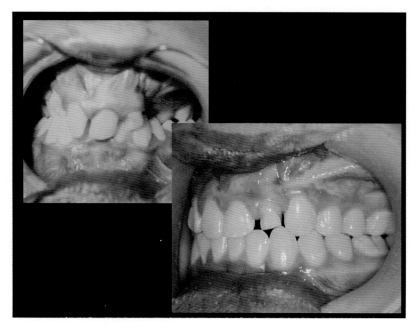

图 19‑2　维持上切牙和尖牙之间的间隙有助于外科医师在术中使上颌骨定位于正确位置

上颌骨截骨术

上颌截骨手术的并发症包括截骨固位不良、感染、血管神经束损伤和视力损伤以及社会心理障碍。

Le Fort Ⅰ型截骨术后出血可能很严重,并可能危及生命。这种非常罕见的并发症发生率估计不到1%。正颌后手术血管并发症包括动静脉瘘、颈动脉海绵窦瘘和假性动脉瘤。尽管这种并发症在口腔颌面部很少见,但外科医师必须熟悉和掌握诊断和治疗方案。

阶梯式截骨在上颌骨前移手术中的应用

众所周知,当一名外科医师使用水平截骨前移上颌骨时,上颌骨的垂直向高度很难控制。针对这一问题有几种解决方案,其中最流行的是采用阶梯式截骨设计。我们更倾向于采用反向阶梯截骨设计,因为在我们看来,这种设计可以更好地实现上颌新位置的骨

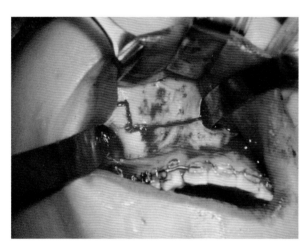

图 19-5　反阶梯状截骨设计有助于上颌骨前移手术创造良好的骨接触

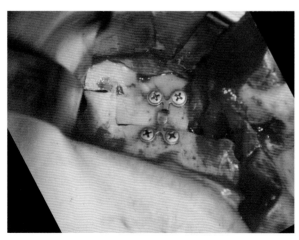

图 19-6　骨重叠在上颌骨前移后

接触(图 19-5 和图 19-6)。

避免使用粗大骨凿松解翼上颌连接

使用骨撑开器和上颌骨把持钳进行翼上颌连接松解,首先使用骨撑开器将 Le Fort Ⅰ型截骨线展开至垂直向最大距离,然后使用上颌骨把持钳进行简单的翼状颌骨分离,可以在直视下安全地实现翼上颌连接分离。特别是对于唇腭裂患者,这项技术提供了最大幅度的上颌移动度并且保证腭降血管神经束的完整性。

上颌骨 Le Fort Ⅰ型截骨术后严重出血

Le Fort Ⅰ型截骨术后迟发的严重鼻出血虽然罕见,但可能危及生命。这种并发症可能与其他血管并发症有关,如假性动脉瘤或动静脉瘘。许多作者认为,Le Fort Ⅰ型截骨术后出血的一个可能原因是翼板骨折,尽管这一假设缺乏充分的证据。Rennick[1] (12 例)、Precious 等[2](58 例)和 Lanigan[3](16 例)的CT 研究显示,术中翼板骨折的发生率变化较大,但86 例患者均无临床出血。

选择 4 例延迟(术后 7～10 天)发生严重鼻出血的患者作为代表,说明翼板骨折和临床出血的变异性(表 19-1)。

表 19-1　4 例有代表性的术后 7～10 天发生严重鼻出血的患者

患者	鼻出血	血管造影	翼板
1	双侧	假性动脉瘤	双侧骨折
2	双侧	正常	双侧骨折
3	双侧	正常	双侧骨折
4	右侧	正常	右侧正常
			左侧骨折

总的来说,我们观察到的出血率是 9/5 401。我们使用这一横断面数据与 Fisher 精确试验来确定延迟性重度鼻出血是否与翼板骨折无关。在 0.05 水平上翼板骨折与术后鼻出血无相关性。事实上,为了证明出血频率降低到 3/4 501,我们需要在传统 α 水平为 0.05、效能为 90% 的情况下,对两组各 25 000 例患者进行研究。

因此,在 Le Fort Ⅰ型截骨术后翼板骨折与鼻出血之间没有严格的因果关系。

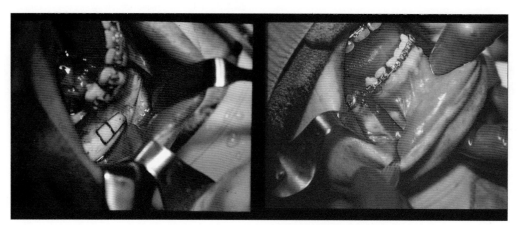

图 19-7　下颌体部截骨术是正颌手术中最稳定的手术步骤之一

下颌骨截骨术

下颌体部截骨术

如果模型外科分析表明下颌体部截骨可以获得稳定的咬合,外科医师不能忽视这种可能性。下颌体手术已被证明是稳定的正颌手术之一(图 19-7)。

下颌矢状劈开截骨术(sagittal split ramus osteotomy, SSRO)

下颌矢状劈开术有几个重要的技术要点可以提高操作的安全性和准确性。第一,舌侧水平截骨必须足够深达下牙槽神经血管束的入口后方 2~3 mm。第二,垂直截骨必须达到下颌骨下缘厚度的一半。第三,矢状截骨线必须与下颌骨外侧面保持平行。当以这种方式进行截骨手术时,人们可以不用凿子,通过从上到下打开骨头来完成劈开,从而避免从前到后劈开这种更危险的行为。根据我们的经验,下颌骨舌侧骨阻力的产生是可以预测的,这就是为什么当使用这种自上而下的方法时,矢状面从上到下分开比从前到后分开更安全(图 19-8)。当外科医师使用"自上而下"的技术时,下牙槽神经血管束可以在劈开早期暴露,因此可以得到非常有效的保护。

与 SSRO 相关的临床准则是,预防不良骨劈开或骨折比处理"不良骨劈开"要好得多。

矢状劈开和下颌第三磨牙的关系(图 19-9)

对于矢状切开截骨术(sagittal split osteotomies, SSOs)中第三磨牙的存在与否,对于不利骨折的发生率以及对下牙槽神经的影响存在争议。

在我们自己的研究中,我们进行了一些研究,其

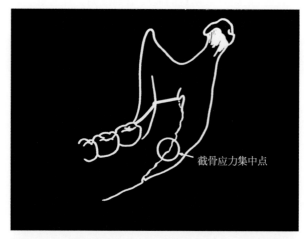

截骨应力集中点

图 19-8　下颌骨劈开时应力最集中的区域。这就是自上而下劈开较自前向后劈开更安全的原因

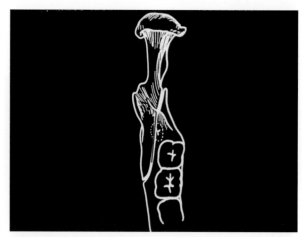

图 19-9　在下颌第三磨牙存在时设计下颌矢状劈开的截骨线,要注意截骨线设计在第三磨牙的上方,以便劈开后拔除第三磨牙

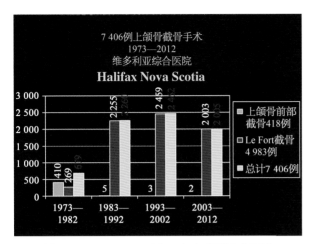

图 19 - 10　Dalhousie 近 40 年上颌骨手术记录

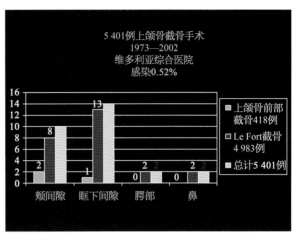

图 19 - 12　近 30 年上颌骨手术感染部位分布

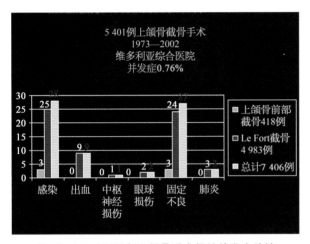

图 19 - 11　近 30 年上颌骨手术相关并发症总结

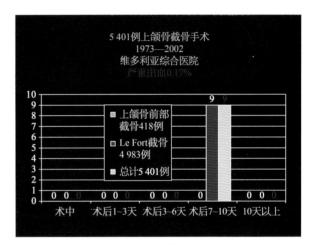

图 19 - 13　严重的上颌骨出现常常发生在手术后 7～10 天

中最近的一项是对 339 例(670 例 SSRO)患者进行前瞻性队列研究,这些患者接受了 SSRO 来纠正下颌畸形。主要预测变量为 SSO 时下颌第三磨牙状态,分为 SSO 时存在(Ⅰ组)和 SSO 时不存在(Ⅱ组)两个平行组,主要结果变量为不良骨劈开。次要的结果变量是下牙槽神经压迫/操纵程度和手术时间。

在 SSOs 期间出现第三颗磨牙似乎与不良截骨的频率增加无关。同期第三磨牙拔除在 SSRO 中也减少对下牙槽神经的压迫。

正颌手术并发症的总结

● 正颌手术是相对安全的(图 19 - 10 至图 19 - 13)。

● 并发症可以通过精细的治疗规划以及正畸-外科医师之间紧密的协作来避免。

● 术中、术后的并发症是相当罕见的。

● 罕见不良事件发生的原因是很难判断的。

（沈舜尧　张　雷　译）

参考文献

[1]　Renick BM, Symington JM. Postoperative computed tomography study of pterygomaxillary separation during the Le Fort 1 osteotomy. J Oral Maxillofac Surg. 1991;49;1061 - 10.

[2]　Precious DS, Goodday RH, Bourget L, Skulsky FG. Pterygoid plate fracture in Le Fort I osteotomy with and without pterygoid chisel: A computed tomography scan evaluations of 58 patients. J Oral Maxillofac Surg. 1993; 51;151 - 3.

[3]　Lanigan D, Loewy T. Postoperative computed tomography scan study of the pterygomaxillary separation during the Le Fort I osteotomy using a micro-oscillating saw. J Oral and Maxillofac Surg. 1995;53;1161 - 6.

第 20 章
正颌外科患者满意度与
以患者为中心的结局测量
Patient Satisfaction and Patient-Centred
Outcome Measures in Orthognathic Surgery

Ceib Phillips and Caitlin Magraw

引言

治疗口腔颌面畸形患者的临床医师都明白,正颌手术会给患者带来面部美学和功能的改变,使患者长期获益:改善功能、提高生活质量、提升自我认知、减少了他人对其负面评价的恐惧并且促进心理健康[1-7]。当一个人在决定是否要进行正颌手术时,最能影响他决策的因素可能是他的预期程度,"对即将发生的事存有期待,这种感觉通常是兴奋的或是急切的"。"对某事期望的心理意象,常常与现实相比较",而一个人的期望,可能会影响他们在康复过程中的感知和体验[7]。对于临床医师来说,困难的工作之一是能够通过细节"阅读"并正确地"解读"患者,了解他们的手术动机、对手术过程的理解以及他们的康复过程。尽管研究报道[8]当患者对治疗感到困惑、焦虑、担心或苦恼时,三阶段模型概念能协助肿瘤医师在沟通阶段更有效地识别、探索和管理。

鉴于患者结局报道是以患者为中心的结果研究(patient-centred outcomes research,PCOR)的重要组成部分,医患沟通如何影响患者的治疗结果和康复已成为一个重要的研究领域。为 PCOR 研究所撰写报道的第一届方法学委员会在报道中提供了一个操作性定义,即 PCOR 帮助人们与其护理人员沟通并做出明智的医疗决策,在评估医疗决策价值的时候,允许患者表达自己的想法[9]。也许更简单的定义是,PCOR 评估对正在接受治疗的患者来说是重要的、与之相关的、并且有价值的结果(框 20 - 1)。在这一章中,我们将探讨正颌手术后患者在意和关心的事,并对互联网上的正颌外科患者博客中的评论进行解释。我们首先讨论术后即刻出现的问题,包括术后恶心/呕吐、患者总体舒适度和体重减轻。接下来,将讨论长期困扰和生理影响,包括并发症、颞下颌关节功能紊乱。最后,我们将探讨患者长期的满意度和认知改善,包括社会心理效应、美学和懊悔的心理。最后一部分将提供改善患者满意度的一般性建议,重点是改善术者的术前沟通。

患者经常对康复过程中可能出现的更多有关个人或其他问题感到焦虑,并感谢临床医师能认识到这些可能会出现的问题,他们给予患者支持性的沟通,如有必要,采取治疗措施。

临床医师关心的事	患者关心的事
术后即刻:	
严重的并发症	恶心和呕吐的程度
稳定性	呼吸困难
术后短期:	
感染	解决肿胀和正常饮食的困难
	恢复工作/正常活动的体力
术后长期:	
硬件故障	持续改变的感觉
复发	

术后即刻困扰

术后恶心呕吐

术后恶心呕吐(postoperative nausea and vomiting, PONV)可能对患者康复产生负面影响,增加发病率、延迟出院,从而增加了医疗费用[10]。而出院后恶心呕吐(postdischarge nausea and vomiting, PDNV)会增加患者和照顾者的焦虑和不安,导致计划外的就诊情况(框 20 - 2)。有趣的是,患者报道 PONV 比预期的术后疼痛更令人关注[11,12]。术后短期内患者的不满与 PONV 的发生密切相关[13,14]。

PONV 和 PDNV 是正颌外科的常见并发症。据报道,有 40%[10]～60%[15]的患者在术后 24 小时内出现恶心症状,有 25% 的患者发生呕吐症状。尽管应用了常规止吐疗法,这些概率仍远高于一般外科人群报道的 8%～30% 的发生率[10,16]。出院后,完成结构化医疗日记的患者中大约有 50% 报道有恶心的症状,有 25% 的患者报道有呕吐症状[17,18]。与仅行上颌骨截骨术(16%)或仅行下颌骨截骨术(5%)相比,

"下一件事我记得是呕吐。我的胃里有很多血,我不能忍受。"

http:/rearrangemyface. blogspot. com/2007_03_01_archive. html

"到目前为止,最糟糕的是恶心。"

http:/brandysjawjourney. blogspot. com/2007_05_01_archive. html

"这是我出院的那天⋯⋯这两天的恶心对我来说简直是地狱爆发,恶心比手术更难受。"

www. jenrowsell. ca/2010/02/jaw-surgery-recovery-pictures. html

"额,我在双颌手术后第 9 天⋯⋯我有时恶心,睡不着,然后呕吐了 5～6 次,我之前喝的所有液体都吐出来了。"

www. jawsurgeryblog. com/forums/viewtopic. php? f = 5&t = 2705 by sweetrock» Mon Aug 29, 2011 12:39 pm

行双颌手术的患者在出院后呕吐症状的发生率明显更高(43%)[15]。

多种因素与 PONV 相关,包括全身麻醉的类型,特别是一氧化氮[15]、手术时长和手术类型、术后给予的镇痛剂,以及使患者易患 PONV 的所有全身麻醉的其他危险因素[10]。具有以下术前特征可能会增加发生 PONV 的风险。

● 不吸烟。吸烟可能通过增加肝酶而抑制呕吐[10,19]。

● 女性。女性患 PONV 的风险比男性高 2～3 倍[20~22]。

● 年轻(15～25 岁)[10]。

● 具有晕动病、PONV、眩晕或偏头痛的既往史。

手术因素也是引起发生 PONV 和 PDNV 风险的原因之一。研究表明在经历较长手术时间的患者中,PONV 的发生率明显增高,这可能与所实行的手术类型有关[16]。接受双颌手术的患者出现 PONV 和 PDNV 的情况最多,其次是仅接受上颌骨截骨术的患者,然后是仅接受下颌骨截骨术的患者。发生率的高低与手术持续时间和手术类型有关,可能与失血增加有关,失血增加可能导致流入胃中的血液量增加,这是最强的外周催吐刺激[10]。术后因素也增加 PONV/PDNV 发生的可能,通常我们使用阿片类镇痛药缓解疼痛[16,23]。目前尚不清楚疼痛本身是否通过交感神经系统引起呕吐,或通过对前庭和耳区的运

动致敏引起 PONV,或两种机制协同作用。使用长效阿片类药物(如吗啡、哌替啶)与频繁发生的 PONV 比短效阿片类药物(如芬太尼、瑞芬太尼)更相关[24]。

在临床护理领域中,尚未有关于预防正颌外科患者的 PONV/PDNV 的研究。随着更多的正颌手术在门诊(通常在医院场景之外)进行,减少正颌术后 PONV/PDNV 的发生非常重要,以最大限度地提高患者的安全和满意度以及尽可能地控制成本。一个多模式治疗显示在降低 Le Fort Ⅰ 型截骨术后恶心和呕吐的发生率方面呈现下降的结果[15]。大约 25% 的双颌手术并接受多模式治疗的患者出现术后恶心,而 74% 的患者则没有发生。术后呕吐发生率的下降同样引人注目:11% 的患者使用多模式治疗,而 33% 的患者则没有使用[15]。减少 PONV 在临床上是有价值的,但如果手术是在流动护理环境中进行,需要患者及其护理人员在没有直接医疗监督的情况下,能够足以应付术后后遗症,则了解和控制 PDNV 就显得尤为重要。出院后恶心和呕吐症状越来越被认为是一个独立的症状,可能需要不同的管理策略,而 PONV 却很少受到关注[12]。

术后不适

正颌手术后的康复是一个复杂的过程,需要解决疼痛、肿胀和进食困难的问题。虽然正颌手术的疼痛常常被部分感觉改变所掩盖,但几乎 1/3 的患者即使在出院后在描述他们的疼痛时,仍是"严重"[4]。术后疼痛程度与手术时长有关[4]。大多数患者术后疼痛/不适持续 2～3 周。在术后 30 天,少于 5% 的患者报道在一天中的某个时间他们经历了"实质性"疼痛,但是大约 20% 的患者报道仍然在服用止痛/不适的药物[18]。尽管绝大多数患者相信通过处方止痛剂可以有效地控制疼痛,但许多患者报道术后疼痛持续的时间比预期的要长[4]。

肿胀是正颌外科术后众所周知的并发症,但是患者通常没有对肿胀程度或肿胀消除需要多长时间做好准备(框 20 - 3)。肿胀的消除比术后即刻产生的其他症状,如恶心、瘀伤、出血或软组织切口愈合要长 1～2 周。10%～75% 的患者报道平均在术后的第 22 天,患者自我感觉肿胀已经消除(没有或仅轻微肿胀)[18]。呼吸困难主要与术后水肿有关。虽然大多数正颌手术康复的患者没有呼吸困难,但对于那些有的患者来说,这是一种令人烦心的感觉(框 20 - 3)。在术后时期,接受双颌或上颌手术的个体报道要比接受单颌下颌手术的个体经历更严重的呼吸困难。

正颌手术后进食困难包含了多种因素,疼痛、水肿、感觉改变以及与手术本身相关的身体限制(即口腔内颌板、钢丝、橡皮筋和上颌骨固定)。饮食、咀嚼和张口的问题是要花最长时间恢复的,需要 6～8 周。75% 的患者报道在术后第 70 天才没有或只有轻微的咀嚼问题[18]。双颌手术常常比单颌手术更难以进食,尽管单颌手术和双颌手术患者的平均体重下降大致相同(约 6.5%)[5]。一般需要 4～6 周的时间恢复术前的体重[4]。

大量的临床研究证据表明,术前有心理困扰的患者术后恢复较慢,疼痛报道较多,使用止痛药物较多[5,6,25]。这些发现强调了改善正颌外科术前就表现出心理困扰症状的患者管理策略的重要性。临床医师应该意识到患者在术前或术后的困扰对于其康复和满意度的潜在负面影响,并考虑提供适当咨询[4]。

抑郁症是一种已知的外科手术的副作用,包括正颌手术,以及其长时间的全身麻醉。多项研究表明术后抑郁症可能比临床医师意识到的更为普遍。因为正颌外科是一种选择性的手术,患者通常健康状况良好,所以抑郁症对其尤为不利[26,27]。事先提醒患者术后可能会感到焦虑或抑郁,这就能使患者在出现这些问题时,讨论这些问题。临床医师常常不愿意讨论如家庭、心理健康或情感问题之类的个人问题。但是从业者可以很容易地为这个讨论建立理论基础,他们可以解释说,作为术前评估的一部分或者术后随访,处理个人话题有两个主要原因,首先,即使在美观的情况下,面部表情的改变也会产生压力,一些患者可能会觉得这很奇怪,因此必须强调,任何改变,无论好坏,都可能产生压力,这是十分重要的。不管这改变是好还是坏,都可能会产生压力,做好压力管理是优质医疗的重要组成部分。第二种是与时间、生理反应和治疗相关的恢复问题有关的压力,特别是手术。这些解释将帮助患者理解为什么医师需要了解关于患者的"整体"信息,而不仅仅是口腔和面容。大多数患者对护理的非技术性方面感兴趣,这就为有关婚姻状况、可获得的社会支持、药物/乙醇滥用史、心理咨询(当前或过去)和当前生活满意度的问题奠定了基础。

回归日常生活

正颌手术的康复时间常常比患者预期的要长。据估计,5～7 天是全身适应所必需的[4],但要回到"正常"状态(即没有睡觉、说话等问题,回归他们的日常生活和社会生活)通常需要 2～3 周,这反映了不适感/疼痛的消退[18]。一般来说,需要休学或休假的时

框 20-3　互联网患者博客中对短期恢复的评论

肿胀

"我脸上有一种铅样的厚重，就像我的鼻子和下巴上有 10 磅。"

http：/roxsjawsurgery. wordpress. com/2013/03/06/day-3-home-to-stay/

"……我的脸感觉像一个压力锅。如果我再膨胀，我就要爆炸了！每个人都告诉我，有些人肿得比这还多，但这只是我脸上皮肤上的这种感觉——没有更多的伸展性，我的皮肤达到最大容量，像漆皮！"

http：/roxsjawsurgery. wordpress. com/2013/03/06/day-3-home-to-stay/

"10 天以后…看起来不太高兴。如果可以的话，我会微笑的！"

http：/realityalwaysbites. wordpress. com

"第 15 天……我撞到了墙上。睡不着。吃很烦人。肿胀似乎并没有消失。随时都会流泪。"

http：/crazyjaw. blogspot. com/2007 _ 02 _ 01 _ archive. html

"术后 4 周：我仍然有相当大的肿胀。我正在努力地闭着嘴，因为我的右下唇有点下垂，这让我有点不安。"

"术后 6 周：我仍在努力适应我的新面孔。肿胀还在那里。今天很糟糕……有些日子我觉得不是我，胖乎乎的脸看起来很奇怪。"

http：/aimeesfunkyjaw. blogspot. com/

"3 个月：还没有习惯我的脸。"有些日子我感觉像一头羚羊，有时候感觉很好。这是一种调整。"

http：/iagreedtoorthognathicsurgery. blogspot. com/search? updated-max = 2009-08-25T19：03：00-07：00& max-results = 7

呼吸

"我的鼻子塞满了，喉咙因插管而疼痛，涂上厚厚的唾液。呼吸很困难。当我开始担心自己无法呼吸时，我开始恐慌，开始哭泣，这使呼吸变得更加困难。"

http：/roxsjawsurgery. wordpress. com/2013/03/05/day-2-codeine-sleep-mask-and-clear-liquids/

"我记得不能呼吸。"

http：/megsjaw. blogspot. com

进食

"我想知道我是否能再正常饮食。"

http：/megsjaw. blogspot. com

回归日常生活

"我没有任何动力起床去面对另一天要喝食物，不方便说话，感觉到颌骨手术后有许多不适。"

http：/roxsjawsurgery. wordpress. com/2013/03/27/day-21-something-to-talk-about/

间是 4 周左右，这应该足以让大多数患者康复，还应考虑双颌手术患者比单颌手术患者恢复时间要长约 1 周。当被问及时，许多患者（34%）报道说关于术后回归正常生活方面的术前沟通信息不足（框 20-3）[5]。

长期困扰和生理影响

并发症

感觉神经损伤是正颌手术的常见并发症，通常是不可避免的。直接损伤是由手术器械引起的，而间接损伤与水肿和血肿形成有关。正颌手术后的感觉改变包括感觉减退、感觉麻木和感觉异常[28,29]。神经感觉损伤的恢复因患者而异，但一般在术后最初的 6 周恢复的速度较快，此后逐渐变慢[30]。尽管大多数患者的感觉随着时间的推移而恢复，但损伤也可能是永久的[28]。

最常见的神经损伤是下牙槽神经（inferior alveolar nerve，IAN），感觉改变最常出现在颏部和下唇区域[28]。损伤与下颌骨截骨的类型、坚固内固定的位置、手术步骤以及外科医师经验有关。三叉神经以外的脑神经受损很少见[31~33]，但可能会造成意想不到的后果，包括面瘫和失明[34]。

感觉改变会给日常生活带来困难（框 20-4）。触觉、位置和两点辨别能力比热感觉更受影响[32]。感觉改变的结果包括咬嘴唇和咀嚼食物困难、无法意识到嘴唇上的食物以及说话方面[32,35]。那些意识到他们的感觉改变的患者总是在日常生活中表现出更大的痛苦[35]。术后长期持续感觉改变的患者在口面部功能和日常活动方面更易出现困难[4,5,28,35,36]。令人欣慰的是，当感觉持续改变时，大多数患者感到失望，但是很少有患者为此生气、烦躁或者认为感觉障碍是一种残疾[32,35]。

框20-4 互联网患者博客中对长期恢复的评论

感觉改变

"我的下巴完全麻木了。我不喜欢这种感受。我希望感觉很快就会回来。"

http:/aimeesfunkyjaw. blogspot. com/search? updated-max = 2009-05-10T11:06:00-07:00&max-results = 7&start = 14&by-date = false

"现在唯一令我恼火的是麻木。我的下巴和下唇一直有刺痛感。当他们告诉我的脸上有食物时,我开始对别人大声嚷嚷('我知道! 我感觉不到!'),更别提涂口红,这简直就是个笑话。"

http:/melissanm. blogspot. com/search? updated-max = 2009-10-04T16:10:00-06:00&max-results = 7

"我的下巴还很麻木。我发现有几周(就像现在)它让我发麻——刺痛、发痒、抽搐,感觉有两英寸的干蜡在上面……"

http:/theteethofsteph. blogspot. com

"我差不多2年了……我的下唇仍然有些麻木——当我想知道为什么我的嘴唇感到冷,但后来才意识到我在流口水时,这可能会很尴尬。我并不那么在意自己以后的样子,但有几次我确实感到不安,担心自己脸上的麻木程度以及这种感觉是否会回来! 大多数人可能有某种程度后悔的感觉,但它不会持续太久!"

"我唯一的问题是,自从天气变得越来越冷,我的嘴就开始疼。偶尔会有阵痛,但没什么大不了的,只是很高兴这一切都结束了!"

www. facebook. com/groups/2233483630

感觉再训练或感觉再教育,包括一套简单的面部练习,每天只用一支便宜的化妆刷和一面镜子进行练习,已证实是一种有效的认知行为疗法,可在下颌骨截骨术后短期内感觉改变时,用于降低患者对负面情绪的感知[37]。在术后6个月,进行感觉再训练的患者报道,与仅进行张口练习标准的患者相比,感觉麻木和唇敏感度降低等问题更少[38]。两个训练组之间的这种差异似乎与如何"再训练"的个体的体验或解释触觉刺激有关,而不是与神经恢复或修复有关[39,40]。即使练习停止后,感觉再训练的积极作用依旧存在。在术后两年,仅进行开口性训练的患者比同时进行感觉再训练和开口性训练的患者更可能报道存在面部的感觉改变[41]。感觉再训练不是一种治疗方法,而是帮助患者适应任何残留的感觉缺陷,并使

患者对感觉改变的影响脱敏[37]。

正颌外科有关口腔的并发症包括牙龈退缩、牙齿失活和牙齿缺失。总体而言,正颌手术中的牙齿损伤是罕见的,仅约1%的患者会出现[42]。有趣的是,牙齿失活的治疗应该推迟到症状出现,因为有证据表明,许多牙髓的损伤会随着时间自然愈合。尽管过去曾有人担心涉及牙间截骨术的上颌骨多段分割可能导致口腔科并发症的增加,但最近的报道已证明这不一定是真的[43]。牙龈退缩倾向于发生在接近牙龈组织的位置。牙龈退缩的生理效应包括牙齿敏感性、牙根龋易感性增加和牙齿缺失。牙龈退缩的最大预测因素是上颌中切牙长轴与SN平面、鼻鞍平面之间的角度(即上颌切牙的倾斜程度)[44]。牙龈退缩可与病理性或非病理性骨丢失有关。非病理性骨丢失可受解剖因素、正畸牙齿移动、牙齿位置、菌斑滞留和机械创伤的影响[45]。易感的解剖因素包括角化龈宽度变窄、畸形系带附着、牙槽骨高度降低。病理性骨丢失则与牙周病和吸烟有关[44]。

在正颌手术后感染是不常见的,但当它发生时会延长愈合期,并可能导致患者显著的不适。下颌骨比上颌骨感染的发生率高,这可能与继发于血供有关[42]。虽然大多数术后感染是相对可控的,但它们也可能会变严重,发生纵隔感染[34]。上颌窦炎是上颌骨截骨术后罕见的感染,发病率为0.24%～20%。临床医师应在术前仔细筛查患者是否有鼻窦感染,因为这可能会增加术后急性鼻窦炎发生的可能性[46]。总的来说,大多数正颌手术后的感染都与死骨或松动的内固定钛板有关。钛板附近的局部感染可能需要移除钛板,需要患者进行额外的手术,这有可能增加潜在的发病率[48]。

髁突再吸收是正颌外科晚期不可逆的并发症,通常在手术后几年才出现[49]。典型的髁突再吸收发生在年轻女性下颌后缩畸形、下颌平面角陡峭,并有颞下颌关节紊乱病史[49]。术前髁突畸形和萎缩与渐进性髁状突吸收有关[50,51],下颌髁突移位和下颌骨逆时针旋转也会存在风险[50]。毫无疑问,当髁突发生吸收时,将会导致复发,患者的不满也可能会增加。

功能

除了改善美观和咬合,正颌手术还有可能影响气道、咀嚼和言语。上颌骨畸形患者常伴有鼻中隔偏斜、鼻甲扩大和鼻瓣狭窄。大多数研究发现上颌手术后鼻气道功能改善。鼻腔阻力较大的患者将得到最大的改善[52]。此外,双颌前移也可以用来改善阻塞

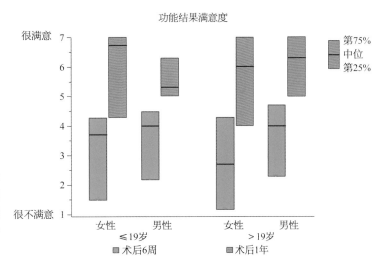

图 20 - 1　147 例在 2003 年至 2012 年接受手术的患者在双颌手术后 6 周至 1 年对手术结果的满意度的反馈。对功能的满意度计算为与进食、咀嚼和咬入食物相关的 3 项的平均值,评分范围为 1(非常不满意)至 7(非常满意)

性睡眠呼吸暂停患者的气道(见第 44 章)[53,54]。

　　大约 1/4 的正颌外科患者报道存在继发咬合困难[55]。绝大多数接受正颌手术的患者报道术后咀嚼情况得到改善(图 20 - 1)[55,56]。事实上,咀嚼能力的提高常常是功能改善最多的部分[56]。这些结果支持了理想的咬合使生理功能更加和谐的观点。然而,并非所有患者报道都得以改善。与年轻患者相比,老年患者更难适应新的咬合,术后更有可能报道咀嚼能力降低[55]。

长期满意度与感知改善

自信心

　　消极的身体意象会导致明显的精神问题,尤其是在自信方面。青少年在青春期时非常容易受到情绪和外表的影响,这是智力发展的一个主要时期。研究显示,正颌手术后有显著的改变,对于患者的心理社会方面包括自信心有积极的影响(框 20 - 5)[57]。患者报告正颌术后心理不适和社交障碍减少。与男性相比,女性报告更倾向于提高自信心和减少抑郁症状[59]。

　　因为正颌手术具有显著的心理社会效益,并且寻求手术的患者常常有心理需求,所以除了外科手术的形态和功能之外,我们应该在会诊期间了解患者的这些需求[55]。女性对提高自信比男性对改善功能更感兴趣[59]。

人际支持与人际关系

　　人际支持已经被证明对患者应对疾病的能力有积极影响,正颌手术康复也不例外。有趣的是,获得更多支持的个人报道在术后早期的满意度增加。重

框 20 - 5　长期满意度与改进感知

　　“如果我是诚实的,我想做这个手术的主要原因是我讨厌我的下巴影响我的外表,我想看起来更好……那么,我对我的新面孔满意吗?100% 是的。我爱我的新面容。在手术后的早期阶段,我曾有过几次怀疑,但我可以放心地说,我对我的新面容很满意,而且我 100% 地满意我做了这次手术。我不再有一个僵硬的笑容,一张长长的脸,一个难看的上颌,一个凹陷的下巴和一个大鼻子。”

　　http:/jawsurgerystory. blogspot. com/search? updated-max = 2012-11-27T04:41:00-08:00&max-results = 7&start = 14&by-date = false

　　“我以前缺乏自信和自我价值感,这些都使我退缩。但自从我做了手术后,我变了一个人。我爱我的脸。我不再躲避照相机了。我在关注的中心茁壮成长,而在以前我早就跑一英里之外了。”

　　http:/jawsurgery-journey. blogspot. com

　　“自从我做了手术,出现一张新面容和新生活已经有一年了。过去的一年我里里外外都变了。”

　　http:/rearrangemyface. blogspot. com

　　“老实说,回过头来看看我的经历,我想那太可怕了。但一年后,我不太记得了——事实上,2009年 7 月的整个月有点模糊[可能是所有的哌替啶(Demerol)和缺乏睡眠时间表]。我真的很高兴我做到了。所以,手术一年后,你会觉得它没那么糟糕。”

　　http:/theteethofsteph. blogspot. com

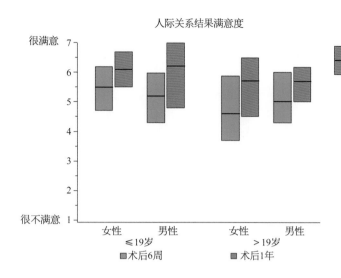

图 20 - 2　147 例在 2003 年至 2012 年接受手术的患者在双颌手术后 6 周至 1 年对手术结果的满意度的反馈。对人际关系的满意度计算为六个项目的平均值,这些项目与正面评论和外观变化有关,评分为 1(非常不满意)至 7(非常满意)

要的人和亲密朋友的反应对于形成患者对治疗结果的看法至关重要[60]。事实上,这些反应比一般支持的感知水平有更大的影响。负面的反应也会影响患者在术后的适应能力。

为了获得更好的治疗满意度,良好的支持应该持续到术后正畸治疗期,直到治疗结果明确。一旦手术的生理效果稳定,术后初期支持有减少的趋势。这是正颌手术特有的问题,因为在接受正畸治疗时,心理愈合尚未完成[60]。

消极的身体意象也会导致社会化的困难。在正颌手术后,绝大多数患者报告他们与亲朋好友的关系有所改善(图 20 - 2)[5]。对社会生活、人际关系和自信的积极影响可能与患者在心理状态、身体形象和外表上的总体改善有关[61]。

生活质量

世界卫生组织将生活质量(quality of life,QoL)定义为"个人在他们所生活的文化和价值体系中,以及他们的目标、期望、标准和关注点中对自己在生活中地位的感知"[58]。颌骨畸形已经在患者中显示出生活质量的负面影响[59]。有趣的是,在手术前被认定为"自我意识"的个体常常报道术后生活质量的改善[58]。

生活质量的变化可以归类为一般的或特定条件的健康相关。与一般健康相关生活质量的心理社会方面,包括社会互动、沟通以及情绪行为,在正颌手术后都有所改善[3]。同样,手术后睡眠和休息、娱乐和消遣以及总体健康状况也有所改善。特定的健康相关生活质量也有所改善,包括一般口腔健康、口腔功能、敏感性和美学[57]。许多患者认为他们受益于正颌手术,尽管有长期的副作用[4]。术后生活质量改善已

被证实是稳定的,并维持了术后 5 年的满意度[3]。毋庸置疑,面部美学的改善与生活质量的改善有关[62]。

美学

美学改善和相关的社会心理效益是患者接受正颌手术的主要动机[57]。正颌手术后的外观变化被认为是对大多数患者改善最大的。这种改善的感知最早出现在术后 2 个月[63]。而男性和老年患者常常在术后更难适应一个新的身体形象[57]。

研究表明改善外观感知的影响大于对功能的影响[64]。事实上,正颌手术患者满意度的主要决定因素是美学结果[59]。自我概念被认为是术后满意度的独立预测因子[65]。

总体满意度

绝大多数患者报告说,如果他们面临同样的情况,他们将再次接受正颌手术(框 20 - 5)。类似地,大多数患者也报告他们建议对有颌骨畸形的人进行外科治疗[5]。在接受正颌手术的患者中,只有大约 5% 的患者表示不满意和后悔,尽管在临床上认为是可接受的治疗结果[66]。不满意的患者认为术前解释不充分,缺乏关于副作用的解释,这些问题对他们的满意度有负面影响(图 20 - 3)[67]。

建议

(1)改善术前与患者的沟通,适当地管理术后近期和远期的期望。即使获得良好的手术结果,医务工作者和患者之间的不良沟通也会导致不满。一般而言,期望值切合实际的患者通常对治疗更满意。

(2)改变的感觉在术后即刻发生几乎是普遍的,

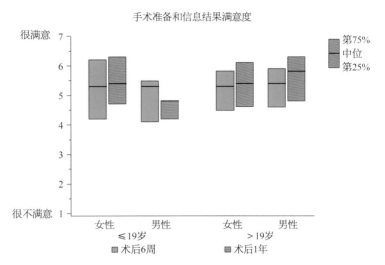

图 20-3　147 例在 2003 年至 2012 年接受手术的患者在双颌手术后 6 周至 1 年对手术准备和信息满意度的反馈。对手术准备和信息的满意度计算为 10 个项目的平均数，这些项目与期望、提供的解释、准备感从 1（非常不满意）至 7（非常满意）进行评分

并且可以是永久性的。因此，尽管它仍然是知情同意过程的一个重要方面，但很少显著影响患者满意度。

（3）缩短正畸治疗和手术前后的时间。正畸医师与口腔颌面外科医师之间的合作对于缩短治疗时间和提高患者满意度至关重要。

（4）对患者有帮助的家庭和朋友应参与术前规划、术后外科护理和术后正畸治疗，以最大限度地帮助患者适应和提高治疗满意度。

（5）一般健康相关生活质量、口腔健康相关生活质量与包括自信和人际关系在内的心理社会功能在正颌手术后已显示出显著和稳定的改善。

（6）美学结果常常是患者满意度的主要预测指标，尤其是女性。

（7）探讨患者正颌手术的动机。制订治疗计划时，应考虑患者的功能、美学和心理影响。

致谢

资助：本刊登的研究报道由国立卫生研究院 NIDCR 根据奖项资助号：R01DE005215。内容仅由作者负责，并不一定代表国立卫生研究院的官方意见。

（王璧霞　袁卫军　译）

参考文献

［1］Hunt OT，Johnston CD，Hepper PG，Burden DJ. The psychosocial impact of orthognathic surgery：a systematic review. Am J Orthod Dentofacial Orthop. 2001；120：490－7.

［2］Lazaridou-Terzoudi T，Kiyak HA，Moore R，Athanasiou AE，Melsen B. Long-term assessment of psychologic outcomes of orthognathic surgery. J Oral Maxillofac Surg. 2003；61：545－52.

［3］Motegi E，Hatch JP，Rugh JD，Yamaguchi H. Health-related quality of life and psychosocial function 5 years after orthognathic surgery. Am J Orthod Dentofacial Orthop. 2003；124：138－43.

［4］Williams RW，Travess HC，Williams AC. Patients'experiences after undergoing orthognathic surgery at NHS hospitals in the south west of England. Br J Oral Maxillofac Surg. 2004；42：419－31.

［5］Kim S，Shin SW，Han I，Joe SH，Kim MR，Kwon JJ. Clinical review of factors leading to perioperative dissatisfaction related to orthognathic surgery. J Oral Maxillofac Surg. 2009；67：2217－21.

［6］Hatch JP，Rugh JD，Clark GM，Keeling SD，Tiner BD，Bays RA. Health-related quality of life following orthognathic surgery. Int J Adult Orthodon Orthognath Surg. 1998；13：67－77.

［7］Phillips C，HL Broder，and M. E. Bennett，Dentofacial disharmony：motivations for seeking treatment. Int J Adult Orthodon Orthognath Surg. 1997；12：7－15.

［8］Dean M，Street，Jr. RL. A 3-stage model of patient-centered communication for addressing cancer patients' emotional distress. Patient Educat Counsel. 2014；94：143－8.

［9］PCORI，M. C.，Draft Methodology Report：'Our questions，our decisions：Standard for patient-centered outcomes research'，2012.

［10］Silva AC，O'Ryan F，Poor DB. Postoperative nausea and vomiting（PONV）after orthognathic surgery：a retrospective study and literature review. J Oral Maxillofac Surg. 2006；64：1385－97.

［11］Gan T，Sloan F，Dear Gde L，El-Moalem HE，Lubarsky DA. How much are patients willing to pay to avoid postoperative nausea and vomiting? Anesth Analg. 2001；92：393－400.

［12］Macario A，Weinger M，Truong P，Lee M. Which clinical anesthesia outcomes are both common and important to avoid? The perspective of a panel of expert anesthesiologists. Anesth Analg. 1999；88：1085－91.

［13］Lehmann M，Monte K，Barach P，Kindler CH. Postoperative patient complaints：a prospective interview study of 12，276 patients. J Clin Anesth. 2010；22：13－21.

［14］Myles PS，Williams DL，Hendrata M，Anderson H，Weeks

第20章

AM. Patient satisfaction after anaesthesia and surgery: results of a prospective survey of 10,811 patients. Br J Anaesth. 2000;84:6 - 10.

[15] Dicus Brookes C, Rich J, Golden BA, Blakey G, Turvey TA, Kopp V, Phillips C, Anderson J. Multimodal protocol reduces incidence of postoperative nausea and vomiting in patients undergoing maxillary osteotomy: a preliminary report. J Oral Maxillofac Surg. 2013;71:e19 - e20.

[16] Tabrizi R, Eftekharian HR, Langner NJ, Ozkan BT. Comparison of the effect of 2 hypotensive anesthetic techniques on early recovery complications after orthognathic surgery. J Craniofac Surg. 2012;23:e203 - 5.

[17] Phillips C, Blakey G 3rd. Short-term recovery after orthognathic surgery: a medical daily diary approach. Int J Adult Orthodon Orthognath Surg. 2008;37:892 - 6.

[18] Phillips C, Blakey G 3rd, Jaskolka M. Recovery after orthognathic surgery: short-term health-related quality of life outcomes. J Oral Maxillofac Surg. 2008;66:2110 - 5.

[19] Wrighton SA, Stevens JC. The human hepatic cytochromes P450 involved in drug metabolism. Critical Rev Toxicol. 1992;22:1 - 21.

[20] Ku, C.M. and B.C. Ong, Postoperative nausea and vomiting: a review of current literature. Singapore Med J. 2003;44:366 - 74.

[21] Koivuranta M, Läärä E, Snåre L, Alahuhta S. A survey of postoperative nausea and vomiting. Anaesthesia. 1997;52:443 - 9.

[22] Apfel CC, Läärä E, Koivuranta M, Greim CA, Roewer N. A simplified risk score for predicting postoperative nausea and vomiting: conclusions from cross-validations between two centers. Anesthesiology. 1999;91:693 - 700.

[23] Watcha MF, White PF. Postoperative nausea and vomiting. Its etiology, treatment, and prevention. Anesthesiology. 1992;77:162 - 84.

[24] Kamath B, Curran J, Hawkey C, BeattieA, GorbuttN, Guiblin H, KongA. Anaesthesia, movement and emesis. Br J Anaesth. 1990;64:728 - 30.

[25] Phillips C, Kiyak HA, Bloomquist D, Turvey TA. Perceptions of recovery and satisfaction in the short term after orthognathic surgery. J Oral Maxillofac Surg. 2004;62:535 - 44.

[26] Scott AA, Hatch JP, Rugh JD, Hoffman TJ, Rivera SM, Dolce C, Bays RA. Psychosocial predictors of satisfaction among orthognathic surgery patients. Int J Adult Orthodon Orthognath Surg. 2000;15:7 - 15.

[27] Stewart TD, Sexton J. Depression: a possible complication of orthognathic surgery. J Oral Maxillofac Surg. 1987;45:847 - 51.

[28] Kim YK, Kim SG, Kim JH. Altered sensation after orthognathic surgery. J Oral Maxillofac Surg. 2011;69:893 - 8.

[29] Phillips C, Essick G, Zuniga J, Tucker M, Blakey G 3rd. Qualitative descriptors used by patients following orthognathic surgery to portray altered sensation. J Oral Maxillofac Surg. 2006;64:1751 - 60.

[30] Travess HC, Cunningham SJ, Newton JT. Recovery of sensation after orthognathic treatment: patients' perspective. Am J Orthod Dentofacial Orthop. 2008;134:251 - 9.

[31] Choi BK, Lo LJ, Oh KS, Yang EJ. The influence of reduction mandibuloplasty history on the incidence of inferior alveolar nerve injury during sagittal split osteotomy. Plast Reconstr Surg. 2013;131:231e - 237e.

[32] Gianni AB, D'Orto O, Biglioli F, Bozzetti A, Brusati R.

Neurosensory alterations of the inferior alveolar and mental nerve after genioplasty alone or associated with sagittal osteotomy of the mandibular ramus. J Craniomaxillofac Surg. 2002;30:295 - 303.

[33] Kobayashi A, Yoshimasu H, Kobayashi J, Amagasa T. Neurosensory alteration in the lower lip and chin area after orthognathic surgery: bilateral sagittal split osteotomy versus inverted L ramus osteotomy. J Oral Maxillofac Surg. 2006;64:778 - 84.

[34] Kim YS, Oh ES, Hong JW, Roh TS, Rah DK, Paik HC. Descending necrotizing mediastinitis and facial palsy as serial complications in orthognathic surgery. J Craniofac Surg. 2011;22:559 - 61.

[35] Lee EG, Ryan FS, Shute J, Cunningham SJ. The impact of altered sensation affecting the lower lip after orthognathic treatment. J Oral Maxillofac Surg. 2011;69:e431 - 45.

[36] Lemke RR, Clark GM, Bays RA, Tiner BD, Rugh JD. Effects of hypesthesia on oral behaviors of the orthognathic surgery patient. J Oral Maxillofac Surg. 1998;56:153 - 7; discussion 158 - 60.

[37] Phillips C, Blakey G 3rd, Essick GK. Sensory retraining: a cognitive behavioral therapy for altered sensation. Atlas Oral Maxillofac Surg Clin North Am. 2011;19:109 - 18.

[38] Phillips C, Essick G, Preisser JS, Turvey TA, Tucker M, Lin D. Sensory retraining after orthognathic surgery: effect on patients' perception of altered sensation. J Oral Maxillofac Surg. 2007;65:1162 - 73.

[39] Essick GK, Phillips C, Turvey TA, Tucker M. Facial altered sensation and sensory impairment after orthognathic surgery. Int J Adult Orthodon Orthognath Surg. 2007;36:577 - 82.

[40] Essick GK, Phillips C, Kim SH, Zuniga J. Sensory retraining following orthognathic surgery: effect on threshold measures of sensory function. J Oral Rehabil. 2009;36:415 - 26.

[41] Phillips C, Kim SH, Essick G, Tucker M, Turvey TA. Sensory retraining after orthognathic surgery: effect on patient report of altered sensations. Am J Orthod Dentofacial Orthop. 2009;136:788 - 94.

[42] Kim SG, Park SS. Incidence of complications and problems related to orthognathic surgery. J Oral Maxillofac Surg. 2007;65:2438 - 44.

[43] Kahnberg KE, Vannas-Lofqvist L, Zellin G. Complications associated with segmentation of the maxilla: a retrospective radiographic follow up of 82 patients. Int J Oral Maxillofac Surg. 2005;34:840 - 5.

[44] Zhu S, Chen Z. Association between gingival recession and proclination of maxillary central incisors near the cleft in patients with unilateral cleft lip and palate: A retrospective case-control study. Am J Orthod Dentofacial Orthop. 2013;143:364 - 70.

[45] Weinspach K, Staufenbiel I, Günay H, Geurtsen W, Schwestka-Polly R, Demling AP. Influence of orthognathic surgery on periodontal tissues: short-term results. J Orofac Orthop. 2011;72:279 - 89.

[46] Pereira-Filho VA, Gabrielli MF, Gabrielli MA, Pinto FA, Rodrigues-Junior AL, Klüppel LE, Passeri LA. Incidence of maxillary sinusitis following Le Fort I osteotomy: clinical, radiographic, and endoscopic study. J Oral Maxillofac Surg. 2011;69:346 - 51.

[47] Panula K, Finne K, Oikarinen K. Incidence of complications and problems related to orthognathic surgery: a review of 655 patients. J Oral Maxillofac Surg. 2001;59:1128 - 36;

discussion 1137.

[48] Ho MW，Boyle MA，Cooper JC，Dodd MD，Richardson D. Surgical complications of segmental Le Fort I osteotomy. Br J Oral Maxillofac Surg，2011；49；562－6.

[49] de Santana Santos T，Albuquerque KM，Santos ME，Laureano Filho JR. Survey on complications of orthognathic surgery among oral and maxillofacial surgeons. J Craniofac Surg. 2012；23；e423－30.

[50] Gill DS，El Maaytah M，Naini FB. Risk factors for postorthognathic condylar resorption；a review. World J Orthod. 2008；9；21－5.

[51] Kobayashi T，Izumi N，Kojima T，Sakagami N，Saito I，Saito C. Progressive condylar resorption after mandibular advancement. Br J Oral Maxillofac Surg. 2012；50；176－80.

[52] Williams BJ，Isom A，Laureano Filho JR，O'Ryan FS. Nasal airway function after maxillary surgery；a prospective cohort study using the nasal obstruction symptom evaluation scale. J Oral Maxillofac Surg. 2013；71；343－50.

[53] Zinser MJ，Zachow S，Sailer HF. Bimaxillary 'rotation advancement' procedures in patients with obstructive sleep apnea；a 3-dimensional airway analysis of morphological changes. Int J Adult Orthodon Orthognath Surg. 2013；42；569－78.

[54] Raunio A，Rauhala E，Kiviharju M，Lehmijoki O，Sándor GK，Oikarinen K. Bimaxillary advancement as the initial treatment of obstructive sleep apnea；five years follow-up of the pori experience. J Oral Maxillofac Res. 2012；3；e5.

[55] Pahkala RH，Kellokoski JK. Surgical-orthodontic treatment and patients' functional and psychosocial well-being. Am J Orthod Dentofacial Orthop，2007；132；158－64.

[56] Trovik TA，Wisth PJ，Tornes K，Bøe OE，Moen K. Patients' perceptions of improvements after bilateral sagittal split osteotomy advancement surgery；10 to 14 years of follow-up. Am J Orthod Dentofacial Orthop. 2012；141；20－12.

[57] Kim，S.J.，Kim MR，Shin SW，Chun YS，Kim EJ. Evaluation on the psychosocial status of orthognathic surgery patients. Oral Surg Oral Med Oral Pathol Oral Radiol Endod. 2009；108；828－32.

[58] Rustemeyer J，Gregersen J. Quality of Life in orthognathic surgery patients；post-surgical improvements in aesthetics and self-confidence. J Craniomaxillofac Surg. 2012；40；400－4.

[59] Rustemeyer J，Eke Z，Bremerich A. Perception of improvement after orthognathic surgery；the important variables affecting patient satisfaction. Oral Maxillofac Surg. 2010；14；155－62.

[60] Holman AR，Brumer S，Ware WH，Pasta DJ. The impact of interpersonal support on patient satisfaction with orthognathic surgery. J Oral Maxillofac Surg. 1995；53；1289－97；discussion 1297－9.

[61] Turker N，Varol A，Ogel K，Basa S. Perceptions of preoperative expectations and postoperative outcomes from orthognathic surgery；part I；Turkish female patients. Int J Oral Maxillofac Surg. 2008；37；710－5.

[62] Sadek H，Salem G. Psychological aspects of orthognathic surgery and its effect on quality of life in Egyptian patients. East Mediterr Health J. 2007；13；150－9.

[63] Kavin T，Jagadesan AG，Venkataraman SS. Changes in quality of life and impact on patients' perception of esthetics after orthognathic surgery. J Pharm Bioallied Sci. 2012；4(Suppl 2)；S290－3.

[64] Murphy C，Kearns G，Sleeman D，Cronin M，Allen PF. The clinical relevance of orthognathic surgery on quality of life. Int J Oral Maxillofac Surg. 2011；40；926－30.

[65] van Steenbergen E，Litt MD，Nanda R. Pre-surgical satisfaction with facial appearance in orthognathic surgery patients. Am J Orthod Dentofacial Orthop. 1996；109；653－9.

[66] Posnick JC，Wallace J. Complex orthognathic surgery；assessment of patient satisfaction. J Oral Maxillofac Surg. 2008；66；934－42.

[67] Cunningham SJ，Crean SJ，Hunt NP，Harris M. Preparation，perceptions，and problems；a long-term follow-up study of orthognathic surgery. Int J Adult Orthodon Orthognath Surg. 1996；11；41－7.

第 20 章

第 2 部分

临床实践与技术

Part II
Clinical Practice and Techniques

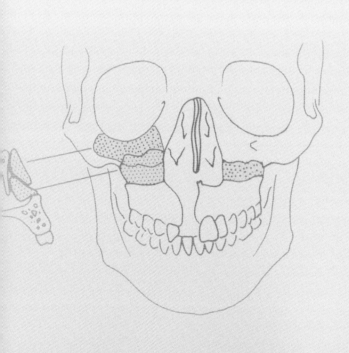

第 1 篇
正颌手术计划和技术

Section 1
Orthognathic Surgical Planning and Techniques

第 21 章
引言：关于治疗计划的观点
Introduction: Perspectives on Treatment Planning

Harvey M. Rosen

在我的整个外科生涯中，例行在正颌外科手术前一天晚上，我会回顾患者最初的会诊。我建议正畸医师在术前正畸开始前就让患者能够看到预计的治疗方案。而从初诊到手术所需要的时间，通常情况下间隔很长，在成人患者中通常为9～15个月。对患者进行初步检查期间，在未参考X线片、头影测量以及模型时，我们会制订初步手术计划（单颌或是双颌手术、矢量移动方向、移动距离以及是否需要颏成形术），所以我希望能够简单地检查患者面型情况。28年的观察结果表明：除了在移动距离、是否需要上颌分块等方面的细小差别，我的初始治疗计划很少会与最终进行的手术不同。显而易见的一点是，通过体格检查对患者面型的评估是制订治疗计划中最重要的一个方面。

那么如何评价外观以及这种评价过程如何引导更加令人信服的外科手术？虽然可以进行某些定量测量（例如，面部下1/3相对于中1/3的高度，露齿、露龈程度以及不对称软组织的测量），但是影响面部外观的多种因素相互关联，相互依赖，并且取决于相关定性判断。

关于面部外观的第一个概念是视觉感知与临床现实的差别。一些面部形态特征的视觉感知可能与其定量测量不同，而视觉感知需要优先考虑。该种情况在面部下1/3矢状向过度前突以及面部下1/3高度过大中较为常见。

例如，由于下颌骨过度发育的某些Ⅲ类患者的外观在视觉上是令人不适的，不是因为面下部向前过度发育，而是因为面中部以及鼻旁部分在矢状向的凹度以及唇部的异常关系。这些是与该种颌骨畸形自动关联的视觉线索。在没有减小面下部发育的情况下，通过上颌前移恢复面部凸度和正常唇关系，其外观在视觉上是可接受的。视觉上的矫正消除了前向过度发育和下面部过度突出的感知。

类似地，由于上颌骨垂直向过度发育导致的某些长脸患者的外观在视觉上是令人不适的，不是因为过高的面部高度，而是因为口周的唇应力过大以及露齿、露龈过多，这种观察自动与该种畸形相关联。如果可以纠正以上问题但未解决面下部过长问题，该外观在视觉上是可接受的，因为可以消除面部高度过高的感觉。

通过引用视觉感知与临床现实的概念，可认为面部比例失调（过度突出或面下部高度过大）在视觉上是可以接受的。可以进一步假设面部比例失调在恰当的美学环境下相当具有吸引力。这就是关于面部外观的第二个概念：美与正常。这个概念意味着面部吸引力和面部比例失调可以共存，前提是没有与过度前突和高度过大相关联的视觉线索。换句话说，美丽与正常并不一定是同义的。

我们经常会观察到模特面型存在过度前突或者面高过大的问题，但我们仍认为他们极具吸引力。面部过突符合视觉美观所需要的环境是：它必须伴随着正中矢状面和旁矢状面（眶下和鼻旁与正中联合周围区域的关系）整体凸度的协调以及上唇与下唇矢状向关系的协调。此外，还需要足够的鼻背与鼻尖突度来与面下部的突度协调。

面部高度过大符合视觉美观所需要的环境是：

唇部闭合时应没有过大的唇部应力,无露龈笑,无过多的静态露齿。如今已不再认为传统的 2～3 mm 露齿为理想的。在女性患者中,5、6 甚至 7 mm 的露齿也可以十分具有吸引力。此外,颏唇沟的形态对于面高的视觉感知是至关重要的。颏唇沟应有正常的深度和高度。颏唇沟垂直于面下部的长轴,可在视觉上中断该轴,因此可缓解面部高度过高的视觉效果。严格遵守这些审美条件,可以证明治疗方案中导致的面部比例不平衡的合理性。

关于面部外观的第三个概念是面部表情,即在非动态状态下,面部的情绪表现如何?这一点非常重要,因为颌面畸形患者作为观察者会更多地将他们的面部表情归因于负面的情绪特征,这些情绪常常包括悲伤、闷闷不乐、愤怒或是不满。

除了眶周软组织可传递情感外,口周软组织也可以。进行下颌手术后,口周软组织的潜在变化是什么,并且可能怎样影响面部表情?影响因素包括口腔宽度、口角倾斜度、嘴唇丰满度以及颏唇沟的深度。我认为,这些变化是由于口周肌肉静息张力的改变,以适应骨骼体积的变化。通过增加面下部的突度和高度来增加骨骼体积,需要增加肌肉静止张力来维持口腔功能。随着这种情况的发生,口角倾斜度最先改变,从而使得唇部变得更加柔和,颏唇沟更浅。骨骼体积增加越大,口周软组织的变化越大。这些变化减轻了悲伤和愤怒负面情绪的表达,并为面部表情提供了有益的改变。此外,这些变化使得患者更显年轻。

关于面部外观的最后一个概念是软组织质量的评估。尽管以前长期忽略,但现在普遍认为软组织外观是决定正颌手术美学成功或失败的关键因素。在本文中,某些事实是无可争辩的。第一,通过增加突度和高度来增加骨骼体积(骨骼扩张),可以增强骨骼对软组织的支持。第二,通过减小突度和高度来减少

骨骼体积(骨骼收缩)可以减少骨骼对软组织的支持。第三,骨骼体积和支持减少后,软组织收缩能力变得有限。因此,骨骼收缩可能导致骨骼和软组织之间产生体积差异,导致已经存在的问题恶化。

软组织的不充分支撑可能使面部表现为过厚、肥大,极端情况甚至出现无定形。颧骨复合体和下颌下缘很难界定,可能会使颏下区饱满或出现双下巴,颧骨下部松弛也会出现精细变化。软组织的充分支持使得面部更有棱角,给人以轻松和优雅的感觉。颧骨复合体和下颌下缘明显,则不会出现颏下区饱满,而颧下区也会明显。

这些软组织相关的治疗计划具有深远的意义。

* 如果存在美学选择,请始终选择增加。例如,在适度下颌骨前突的情况下前移上颌骨。

* 为了更好的软组织效果,可以进行双颌手术,以减小美学效果对正常𬌗建立的限制。

* 利用面部比例不平衡的概念来实现良好的软组织支撑。

总的来说,手术的设计依赖于面部外观的观念:利用视觉感知与临床现实以及美与正常的原则,实现面部软组织的美学目标以及面部表情的有利变化。这可能需要面下部过度前突和(或)高度过大。具有讽刺意味的是,在颌骨手术中,软组织目标却是面部比例的决定因素。

正颌手术是一种独特的手术方式。它是所有整形外科手术中唯一有三种参数协同存在的,包括对于面部比例的选择、改善面部表情的能力,以及深远影响面部软组织的质量和属性的能力。这是一次不可多得的手术机会,必须有计划地实现其全部美学潜能。

(庄 瑜 张 雷 译)

第 22 章
Le Fort Ⅰ 型截骨和上颌骨前移
Le Fort Ⅰ Osteotomy and Maxillary Advancement

Helen Witherow and Farhad B. Naini

引言

　　正颌手术通常情况下非常安全，患者满意度高。然而，只有在一个多学科的设置中，结合对患者仔细评估、综合治疗计划、精细手术和充分的医患沟通，才能获得满意的手术效果。

　　严重的面部比例失调会对患者功能和心理方面产生负面影响。Le Fort Ⅰ型前移截骨术，尤其是 Le Fort Ⅰ型高位截骨术可以使一个人的容貌产生明显的美学方面的改变。

　　通过对多项研究进行回顾分析发现，"理想"的面部比例应该具有年龄、性别和种族特异性[1]。临床医师参与正颌手术需要意识到不同的面部比例和性别差异的影响。直面型通常在两性中都被认为是有吸引力的；然而，性别角色定义认为：Ⅲ类面型有一个"强壮的下巴"（颏部轻度突出），在男性面型中一般被认为更有吸引力。而轻度Ⅱ类面型可能在女性面型中更容易被接受。

　　面部比例也需要与患者的身体结构、站立高度和身材保持一致。例如，若瘦长面型的患者体型瘦高，那么在治疗中过多减少患者面高是不合适的。

(a)

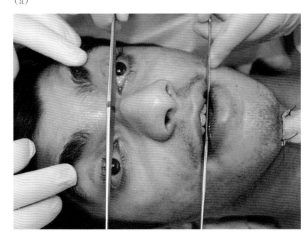

(b)

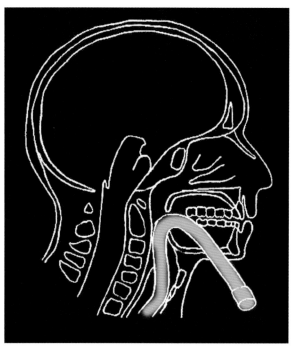

图 22-1　(a)使用颏下入路气管插管时观察面部。毫无阻挡地观察面部确保了牙齿的中线、上颌切牙暴露和横船平面倾斜程度更容易被评估。(b)颏下入路气管插管

Le Fort Ⅰ型截骨术发展史

Le Fort Ⅰ型截骨术的历史背景在第 1 章和第 2 章中已有介绍。然而，有一点需要重申，在面中部截骨术发展之前，改变面型的范围局限于调整下颌骨。同时，可获得较好的牙齿咬合结果，而面部美容效果常常不能令人满意[4]。Le Fort Ⅰ型截骨术的发展彻底改变了口腔颌面畸形的治疗方法。此项技术由 Von Langenbeck 于 1859 年首次提出，其后 Wassmund 在 1927 年将该技术用于面中部畸形的治疗。Axhausen 和 Schuchardt 随后阐述了使用骨凿进行翼突上颌缝的分离。Moore 和 Ward 在 1949 年对该技术进行了进一步的改进，Obwegeser 在 1962 年最终定型。Le Fort Ⅰ型截骨术的改进使得该技术成为治疗所有面中部后缩和上颌骨发育不全最常选择的治疗手段。Obwegeser 曾说（见第 1、2 章）：“在面部畸形的治疗计划中，首先考虑面型，然后考虑咬合。”

Le Fort Ⅰ型截骨术可能需要结合如颧骨截骨术、植骨等其他增强技术，以达到与截骨水平较高的 Le Fort Ⅱ型截骨术和 Le Fort Ⅲ型截骨术相似的效果，同时避免较高的潜在复发率。

在决定手术移动需求时，需要考虑到颌骨的移动造成面部软组织的变化和上颌骨前移对鼻子和嘴唇产生的影响，这一点非常重要。

颏下入路气管内插管技术的最新进展使得我们可以直接观察截骨过程中发生的变化。这样可以在术中很容易地观察上颌骨咬合平面倾斜情况、牙列中线及鼻整形情况，潜在增强面部美观效果（图 22-1）。

上颌骨的评估

临床检查已在第 5 章中阐述。上颌骨畸形一般需在这三个空间平面中进行阐述，包括矢状面、垂直面和横向面。矢状向发育不足易造成凹面型、上唇后缩、鼻唇锐角、鼻尖下垂、鼻基底狭窄、上切牙暴露不足。垂直向发育不足/短面患者表现为无牙列外观，包括凹面型、面高较低、鼻基底较宽和上切牙暴露不足，此种表现被认为是衰老的特征（图 22-2）。

上颌骨发育不全常常会造成对周围软组织的支持不足。因此，眶缘水平的支助不足可能造成眼球突出外观（过高）和巩膜暴露增加（图 22-3）。该现象在颅面发育不良的患者中表现得最为明显，眼眶较浅易发生严重的眼球突出，以致上眼睑不能闭合，可能导致角膜损伤和眼眶脱位。上颌垂直高度不足可能无法支撑鼻尖，导致鼻唇锐角和鼻尖固定（图 22-4）。

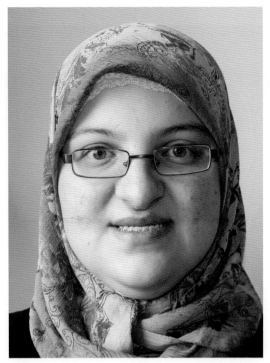

图 22‑2　患者上颌垂直发育不足,上颌露齿不足

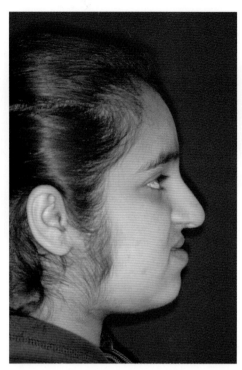

图 22‑4　上颌骨发育不全导致鼻尖下垂,鼻唇角为锐角

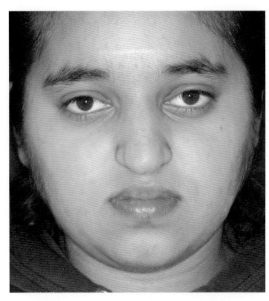

图 22‑3　巩膜暴露增加与上颌后缩有关

上颌矢状向发育过度的表现为凸面型和鼻唇角钝。上颌骨垂直发育过度表现为长面型、面下高度过高、鼻唇角钝、上切牙暴露过多、唇部封闭不全,并增加了保持嘴唇所需的脑力活动,由于下颌骨的后旋,导致颏部相对较高且后缩。

上颌骨横向发育不足可能导致反𬌗、微笑时颊廓明显。上颌骨狭窄也可能与鼻气道狭窄有关。许多患者报道上颌骨前移术后气道情况明显改善[5]。

解剖

Le Fort Ⅰ型截骨术是一种相对安全的手术,具有较低的并发症和死亡率。然而,解剖学上该处是一个复杂的区域,邻近颅底和气道。理解这个区域的解剖结构对于确保操作安全至关重要。

上颌骨与眼眶、颧骨和鼻子有密切关系,都不能单独考虑。它包括牙槽骨、双侧上颌窦,并形成眶底。上颌骨与双侧颧骨和鼻骨相连。上颌窦上部为眶底,眶底内有眶下神经走行(三叉神经第 2 支)。上内侧为鼻泪系统,后方是翼状板,与颅底相通。

血供

在截骨手术中,对上颌骨血供的全面了解是至关重要的,既可避免出血,又可维持移动后上颌骨的血液供应。上颌骨的动脉血供有四个主要来源(图 22‑5)。

* 上颌动脉的腭降动脉分支。
* 面动脉的上腭分支。
* 颈外动脉的咽升动脉前支。
* 上颌动脉的牙槽分支。

上颌骨完全移动时,腭降血管束经常受到破坏,移动后的上颌骨的血供来自其他血管,主要是上行腭咽血管。上颌骨主要血液供应通过颊蒂维持。因此,

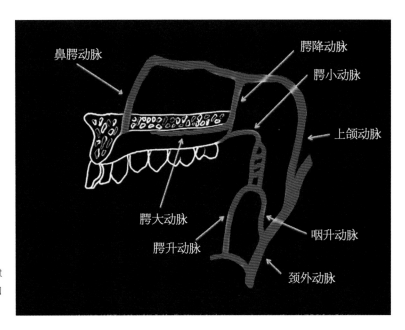

图 22-5　上颌动脉供血示意图。Le Fort Ⅰ型截骨术后主要的血供来自咽升动脉和腭升动脉

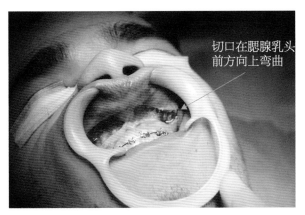

图 22-6　Le Fort Ⅰ型截骨术的初始切口。切口位置较高,保护颊蒂,此为上颌骨的主要血供来源

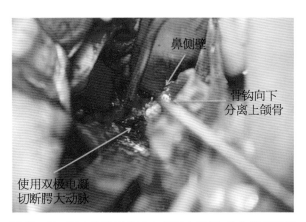

图 22-7　腭大动脉后位于上颌骨中后部,优先使用双极电凝切断

保留此血管蒂至关重要。在腮腺乳头前方向上弯曲的切口可减少血管蒂向后撕裂的可能性,这将减少血管蒂的大小及危及上颌骨的血液供应(图 22-6)。

腭降/腭大动脉虽然在非腭裂患者中并不是维持上颌骨生存的必要血管,但其十分重要。它的部分撕裂有时可能造成严重的术后出血。这种情况特别危险,因为患者血压低时无法观察到,但当患者拔管后血压趋于正常时常出现明显出血。有时需要将此动脉分离出来,特别是上颌骨后退较多时血管分离则是必要的。如果出现这种情况,骨通道双极电凝止血是必要的。然后这些血管就可以安全分离(图 22-7)。

进行翼上颌裂分离时,了解上颌动脉位于翼腭窝内非常重要。上颌动脉距离翼上颌连接最下端至少1.5 cm。确保通过翼状骨凿向下,位置保持在翼上颌裂下部上方 1.5 cm 以内,可降低血管损伤的风

险[8,9]。翼状静脉丛是另一个潜在的出血源。这一部位的出血可通过上颌后区在骨膜下剥离和避免翼突内侧板骨折来尽量减少。

失血现象比较普遍,但很少需要输血。一项针对500 多例截骨手术的回顾性研究得出结论,双颌手术的平均失血量略高于 300 mL,单颌手术的平均失血量略低于 300 mL[10]。目前,正颌手术中需要输血的严重出血很少,近年来有不少论文质疑正颌手术患者是否需要进行交叉配型,甚至是对患者进行分组并优先抢救。

外科技术

颏下入路气管插管

许多不同的技术已经发展迅速,可确保手术计划

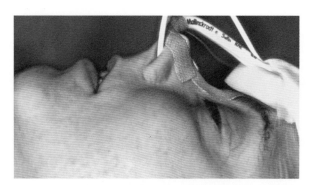

图 22-8　鼻插管导致上唇和鼻变形

在手术过程中实现。鼻插管时,无论怎样仔细放置都会造成鼻变形,进一步造成评估牙齿中线、切牙暴露情况、上唇高度、上颌咬合平面倾斜情况和鼻唇角情况比较困难(图 22-8)。同时,在鼻整形术纠正鼻歪或为防止对鼻的不利变化进行鼻调整时,不可能使用经鼻气管插管。

使用鼻腔插管时,则需要用其他技术如在眉间区放置克氏针,用于辅助以尽量将手术计划准确实施[13]。

对于大多数需要接受 Le Fort Ⅰ 型截骨术的患者,我们都使用颏下入路气管插管技术。这种技术的优势为可毫无遮挡地观察整个面部,并可直接观察到骨头移动产生的结果(图 22-1)。上颌咬合平面倾斜度、切牙暴露、上唇高度、牙列中线和鼻的评估变得简单易行。它还使我们在截骨手术中可对鼻的不良变化进行及时调整。

颏下入路气管插管是一种直接在颏下部(传统方法是经鼻气管插管)放置气管内导管的气道技术(图 22-9)。残留的瘢痕几乎无法看到,而且颏下区本身比较隐蔽(图 22-10)。

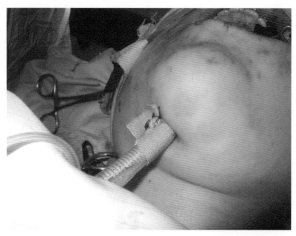

图 22-9　照片显示颏下入路气管插管。气管内导管不是通过鼻而位于颏下,导管用手术胶带和缝合线固定牢固

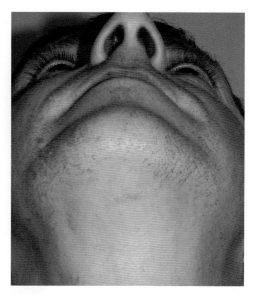

图 22-10　图片显示术后 1 年时颏下瘢痕的典型外观

这项技术最初是由 Hernandez Altemir 于 1986 年提出,作为创伤患者气管切开的替代手术[14]。该技术特别适用于颅底骨折患者(鼻插管禁忌)及牙关紧闭患者。在颏下入路气管插管被发明之前,临时气管切开是唯一的解决方法,该方法会产生病态和明显不美观的瘢痕。

许多正颌外科医师使用颏下入路气管插管[15],我们现在将它用于大多数 Le Fort Ⅰ 型截骨患者[16]。它还可以同期行鼻整形矫正弯曲的鼻,并可在下部入路到达鼻中隔(图 22-11 和图 22-12)。

颏下入路气管插管技术简单,并发症发生率较低,手术团队和麻醉团队之间的沟通配合良好。手术或麻醉团队在任何时候对气道都有完全的控制权,气管内管或者抬起,或者贴在脸上。手术中或手术结束时气道失去控制可能会危及生命。

气管内插管的重要特点是它的表面可防压,连接器可拆卸。

我们使用喉罩的插管(LMA/Fastrach ETT 口腔一次性用品)(图 22-13)。患者由麻醉师经口插管。管子暂时用胶带固定,并标记出插管与切牙的距离(图 22-14)。

患者体位

在患者肩膀下放置沙袋或伸长手术台的头部,稍微抬高患者头部。这可辅助进入颏下区。使用含肾上腺素局部麻醉药浸润该区域。切开颏下区并穿过皮肤和皮下组织(图 22-15)。在牙齿之间放置开口器。使用长剪刀从口外切口进行钝性分离直达口底(图 22-16 和图 22-17)。有一点非常重要,钳子要

(a)　　　　　　　　　(b)

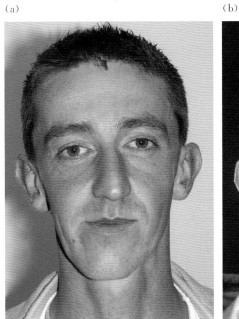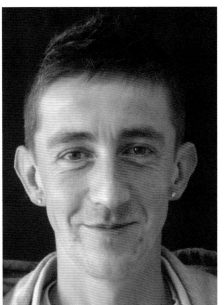

图 22 - 11　显示歪鼻(a)术前(b)术后鼻对称改善,双颌手术和鼻整形术同期进行

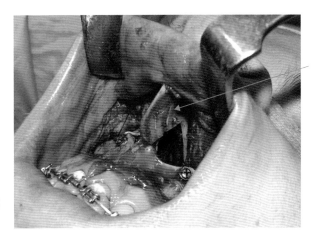

Le Fort Ⅰ型截骨术很好地提供了进入鼻中隔的通道,进行鼻中隔成形术使鼻梁变直。中隔的远端部分已被移除,并使用夹板来拉直剩余的中隔

图 22 - 12　显示通过下部入路到达鼻中隔的途径

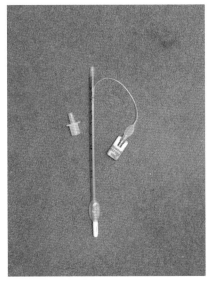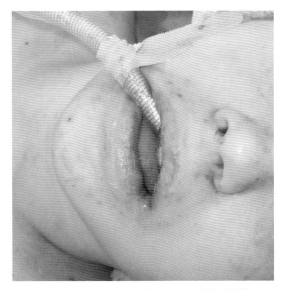

图 22 - 13　喉罩的插管　　　　　　图 22 - 14　麻醉师经口插管,气管内插管用胶带固定

第 22 章

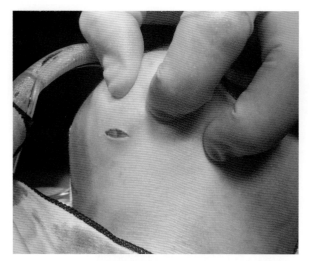

图 22 - 15　在颏部中线处做一个 1cm 的切口

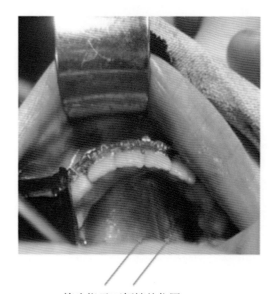

箭头指示下颌管的位置

图 22 - 16　使用长镊子从口外切口钝化分离口底。重要的是镊子进入口腔时应在下颌下前腺导管前面和下切牙后面,预防损伤导管

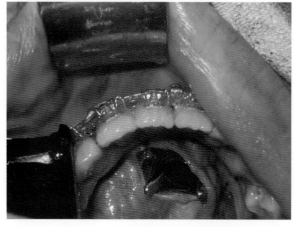

图 22 - 17　使用镊子扩大气管内管

在下颌下腺导管的前面和下颌切牙的后面进入口腔以防止损伤导管。这个区域除了一些小血管并没有其他重要的解剖结构。用镊子尖端夹住导管,确保导管口不会被镊子尖端意外去除。然后气管内导管通过该通道,从口内到颏下区[图 22 - 11(a)和图 22 - 9]。

重要的是避免将管子拉出皮肤太远,而造成意外拔管。当导管穿过颏下区域的皮肤时,应该使用相同厘米数标记来做参考,正如口腔插管在切牙水平做标记。

当导管到达外科医师满意的位置时,麻醉师会听诊胸部来确保两侧肺都通气良好。该操作容易将导管推得太远导致仅右肺通气。然后必须把管子固定好,以防止在手术过程中有任何移动。导管用外科胶带固定,并缝合在导管侧面的皮肤上(图 22 - 9)。

放置咽部填塞物,进一步保护气道,并防止大量的血液刺激胃。

拔管前先反转颏下导管

在手术结束并完成止血后,取下咽后间隙充塞物,并逆转该过程。用厚夹子牢固地夹住导管的口腔部分,以防止它被过早意外拔出。外部导管断开,经口推入,然后重新连接,重新固定。

皮肤切口采用 6 - 0 Vicryl 缝线缝合。口底无缝线。这是为了让血液流出,预防出现呼吸道问题。我们尚未发现使用该技术的严重并发症[16]。

外科技术——Le Fort Ⅰ型截骨

技术

患者体位

在手术台上,确保患者位于最佳体位是很重要的。良好的体位可防止骨头凸点出现压伤,如肘部。如果是鼻部置管,需要注意防止损伤鼻缘和过多的扭曲上唇。

使用气动压缩靴或防栓塞长筒袜,以减少深静脉血栓形成的发病率。也可使用暖毯来维持体温在最佳状态。使用黏合带保护眼睛,防止任何意外损伤角膜。分别给予抗生素诱导(沃格孟汀 1.2 g)和地塞米松(8 mg)静脉注射。

使用含肾上腺素或止血水进行局部麻醉产生相对少血区域。使用大约 100 mL 肿胀液用于局部浸润。

肿胀液的配方

- 500 mL Hartman 的生理盐水。

* 10 mL 0.25%麻卡因。
* 1 mL 1:1000肾上腺素。
* 1瓶水化酶。
* 8 mg地塞米松。

剂量:7 mg/kg。

低压麻醉对减少出血也很重要,放置一个好的喉袋以防止血液吞咽很重要,血液吞咽会在术后刺激胃。

嘴唇收缩

使用摄影牵开器对于预防嘴唇创伤非常有帮助,这些损伤可能是嘴唇拉伤或器械的直接损伤,钻孔或因从单极到金属仪器的意外传导造成热损伤(图22-18)。

切口

许多不同的切口已被阐述。所有切口的共同点是都可维持上颌骨的血液供应,同时提供足够的通路对骨骼进行安全切割,手术最后可严密缝合黏膜。做切口时需要考虑的其他因素是嘴唇的高度和厚度,以确定是否上唇V-Y延长。虽然传统教学认为上唇前移量是骨骼移动距离的一半,但这是一般情况,取决于个体软组织的形态和厚度和Le Fort Ⅰ型切口的缝合技术。上颌骨发育过度时,上切牙暴露增加。上唇高度也随着鼻的宽度而变化,比如使用鼻外侧截骨术和(或)钩状缝合来缩小鼻宽度,上唇高度会相应增加。当使用颏下入路插管时,这些可以直接被观察到。

使用15号刀片或单极电极点如Colorado针

(Stryker)切开黏膜、皮下组织和骨膜。使用单极的优点是相对出血较少。然而,护理时必须避免与任何金属仪器接触,金属壳导电并灼伤嘴唇。使用摄影脸颊牵引器可有助于防止出现此类情况。

因为上颌骨的主要血供来源是颊蒂,必须保持完整。如果切口向腮腺导管倾斜,组织瓣将在上方而非后方因收缩而发生撕裂,从而损害颊侧蒂(图22-6)。

切开

一旦开始切割,从骨面上剥离骨膜,向上至眶下神经。使用一块纱布和骨膜剥离器即可轻松快速地完成(图22-19)。根据截骨高度,为了暴露颧骨的下半部,锐性分离咬肌在颧骨上的附着可能是必要的(图22-20)。

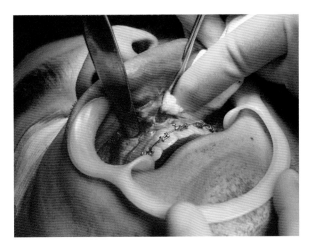

图22-19　使用指压用纱布在骨面上剥离骨膜

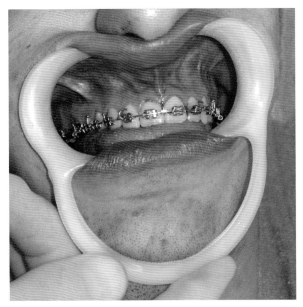

图22-18　使用摄影牵开器保护嘴唇和辅助收缩

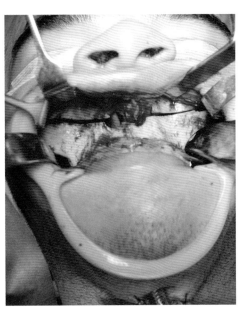

图22-20　骨头一直暴露到颧弓。锐性分离咬肌来暴露颧骨。此截骨方法为方块截骨术

后部分离应该在骨膜下剥离到翼突上颌裂。这一点特别重要,因为这一区域分离不充分会导致翼状静脉丛出血。骨膜下剥离至颧弓可能是必要的,特别是在 Le Fort Ⅰ型高位截骨术中。咬肌的锐性分离需要使用手术刀片或者 Obwegeser 骨膜剥离子。

使用 Ward 骨膜剥离子或者使用 Mitchell 修剪器和 Howarth 骨膜剥离子对鼻黏膜进行仔细分离,是在分离过程中减少出血的重要一步。

牵拉

一个有用的方法是弯曲松弛的压舌板,使其顶端弯至上颌骨粗隆后部并进入翼上颌裂。重点是要确保将它放置在骨膜下。

将 Howarth 骨膜剥离子沿鼻外侧壁置于黏膜下。使用两个 Langenbeck 牵开器以撑起颊黏膜和保护眶下神经(图 22-21)。此区域的牵拉需进行仔细保护,以防止这些神经的暂时性失用。

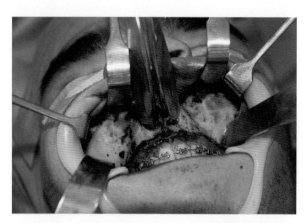

图 22-21 高水平四边形 Le Fort Ⅰ型截骨骨膜下剥离

截骨设计

总论

上颌骨的位置应该具有最佳的美观和功能效果,而且在手术计划阶段已预先确定。然而,无鼻内插管的面部暴露的优势在于,术中可对上颌骨移动后的即刻效果进行评估,如有必要可进行调整,并在术中处理意外变化。上颌切牙起着支撑上唇的作用,应位于静态露齿为 2~5 mm 时的位置。

截骨手术可以在不同的水平上进行,从上颌牙根尖至眶下神经,如有必要提高颧骨突度截骨线可向外侧延伸。无论上颌骨向上或向下移动,在无须去骨或植骨的情况下,截骨线的矢状倾斜度也可以进行调整,如下所述。

改变截骨线的倾斜度(斜率)的影响

如果截骨线是平行于咬合平面,上颌骨前移,则上颌切牙暴露会增加,但面高不变。然而,如果截骨线从后方向下倾斜到梨状孔,上颌骨沿着此斜度前移时会向下移动,从而增加上颌露齿。下颌骨将顺时针方向旋转,面下部高度增加(图 22-22)。若截骨线从后下方斜向上到梨状孔,情况则正好相反(图 22-23)。

技术——截骨

通常使用往复式矢状锯进行截骨。上颌骨向前推进移动且不会导致上颌骨向上或向下移动时,截骨面应平行于上颌咬合面。截骨线由翼突上颌裂延伸至梨状窝,避免损伤上颌尖牙根尖。骨厚度变化较大,颧骨和梨状骨处骨质最厚,两个颧骨之间骨质最薄。面向牵开器反向切开可确保上颌窦后壁分开(图 22-24)。反向切开非常重要,因为它可减少发生翼状板向上延伸经过翼突上颌裂到达颅底骨折的可能

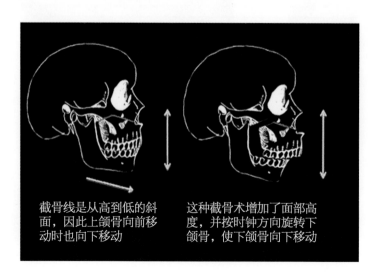

截骨线是从高到低的斜面,因此上颌骨向前移动时也向下移动

这种截骨术增加了面部高度,并按时钟方向旋转下颌骨,使下颌骨向下移动

图 22-22 图示上颌骨前移时截骨线的倾斜角度——增加露齿和面下高度

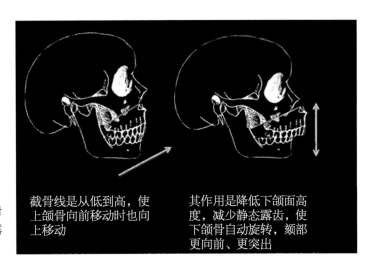

图 22 - 23　图示上颌骨前移时截骨线的倾斜角度——减小露齿和面下高度

截骨线是从低到高，使上颌骨向前移动时也向上移动

其作用是降低下颌面高度，减少静态露齿，使下颌骨自动旋转，额部更向前、更突出

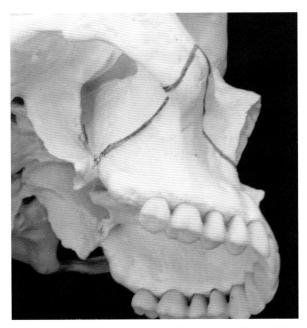

图 22 - 24　图示高位 Le Fort Ⅰ型截骨中，后部截骨线经过翼状板。这些重要的截骨线降低了颅骨骨折的风险

性。切口前部穿过鼻外侧壁。Howarth 骨膜剥离子常用于保护鼻黏膜。

　　Le Fort Ⅰ型截骨线的高度需根据达到要求的结果进行计划。任何去骨降低上颌骨高度的操作应该在截骨断开前进行。虽然无论 Le Fort Ⅰ型截骨术的水平和方向如何，咬合结果都相同，但面部美观效果会大有不同。低水平截骨线仅略高于根尖水平，将仅仅推进齿槽区，并将使鼻尖明显向上旋转，但对颧骨、眶下和鼻旁区的改变不大。更高水平的截骨包括颧弓下部，位于眶下神经下方经过鼻外侧，会增加对眶下缘的支持，减少巩膜暴露，改善面中部凹陷或扁平者的外观，而对鼻尖旋转影响较小。

鼻中隔和鼻外侧壁的分离

　　鼻中隔的前部是软骨，后部是骨（犁骨）。为使上颌骨可移动，鼻中隔骨和软骨部分都需要进行分离。这可以用中间有缺口的鼻中隔骨凿来实现。助手将手指放置在软腭后部，确保骨凿不会越过硬颚后部。

　　鼻外侧壁的截骨是使用精细的骨凿来实现。当骨凿碰到腭骨的垂直板时，敲击骨凿可以听到音调变化。此时停止分离非常重要，因为这个区域有腭降/腭大血管走行，在此阶段，最好避免将它们分开。

上颌骨与翼状板的分离

　　在此手术阶段的操作中，翼状板骨折自然延伸至颅底的发生率最高。文献中列举了一些 Le Fort Ⅰ型截骨术中脑神经损伤的例子[17～20]。

　　为减少翼颌分离术的并发症，许多技术已经发展起来。通常，Obwegeser 弯骨凿用于非可视条件下进入翼上颌裂隙。一些外科医师对此做了调整，转而使用天鹅颈弯骨凿和超声骨刀。有些外科医师使用了别的技巧，即在 Tessier 杆或 Smith 三脚架的辅助下利用杠杆原理[21]。减少此种并发症发生率的重要技术是从上颌骨到翼状板向后截开的方法（图 22 - 24），确保翼状去骨骨凿位于骨膜下且引导骨凿至翼状板尾部而不是颅骨区域。助手将示指经口放置于腭部翼状钩位置，可感觉到分离发生。再加上用木槌敲击骨凿时共振的变化，提示翼上颌分离。对侧重复该过程。

　　由于翼突上颌分离术后有严重出血的风险，一些外科医师已开发出通过上颌结节处截骨来减少此发生率的技术。

离断上颌骨

　　此时可能发生过度出血，因此，为确保获得低血压麻醉,与麻醉师密切沟通十分必要。使用稳定的指力离断上颌骨,或者外科医师也可以将骨钩放入梨状缘,并向后部牵拉。同时,可使用较大骨凿向下离断上颌骨。这只适用颧骨后部骨头很厚的区域,否则可能造成部分上颌骨骨折。在向下移动分离鼻黏膜时,应小心抬高鼻黏膜,以防止其撕裂和出血。

上颌骨的充分移动是必要的,将骨钩放置于前部并向后下方牵引,将翼状骨凿放置在上颌结节后面,将上颌骨挺向前并显示骨连接区域。这也是一种显示腭大血管的很好的方法(图22-7)。腭大血管在术中应显露出来。这些血管对于维持上颌的血液供应并不是必需的,并可在不影响血液供应的情况下分离。术中无意中将此血管分离可能会造成术后出血。有些情况下,如果上颌骨需要明显后退,则该血管需分开。而使用双极电凝进行止血是必要的。

使用拉力链或0.35 mm钢丝固定颌板。确保牙齿咬合在颌板上,且没有东西卡在牙齿之间,比如舌或者咽部填塞物。

鼻的变化——特殊的注意事项和尽量减少不良变化

使用Obwegeser-Freer骨膜剥离子暴露鼻中隔下部,有时是鼻中隔的前部。如果上颌骨受到挤压,则需要缩小鼻中隔高度。否则就会导致术后鼻偏斜(图22-25)。

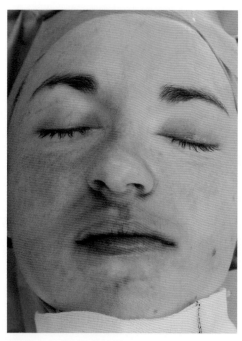

图22-25 图示鼻中隔去除不足可继发鼻中隔偏曲及术后鼻不对称

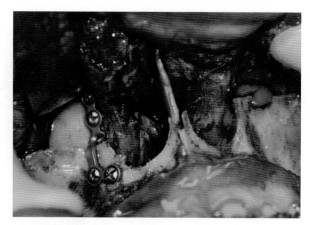

图22-26 图示在前鼻棘上切出沟来保护鼻中隔

可以在鼻中隔上沿上颚到前鼻棘做一个沟槽(图22-26)。鼻中隔可在鼻前棘处通过一个孔在中心处缝合。梨状窝周围骨质需要切除,可避免鼻基底变宽和鼻唇角发生不良变化(图22-27)。

如果上颌骨需要上抬,尤其是没有前移的情况下,许多区域可能需要去骨,包括腭大血管进入上颌骨的骨通道位置。要么保留该血管,或者使用双极电凝故意分割开该血管。如果要保存这些血管,在血管周围去骨时应特别小心。可以使用咬骨钳夹碎血管周围骨头,然后小心取出骨头碎片。另外一种方法是在血管上方使用小骨凿。早接触的区域需要去骨,从任何地方移除它,从而防止影响上颌骨就位。

有时,为使上颌骨足够上移,下鼻甲需要部分去除。这些是血管结构;实际上,血液供应来自鼻甲骨的后部并向前流动。因此,无论是使用Colorado针止血或双极电凝止血,在这个区域都是必不可少的。去除鼻甲骨可改变鼻内空气流动,因此,除非必要情况否则不可去骨。

Le Fort Ⅰ型截骨术引起的鼻部变化

在Le Fort Ⅰ型截骨术中调整的软硬组织以减少任何不必要的影响时,颏下入路气管插管在评估鼻部变化时优势十分明显。传统的鼻内气管插管并无此优势。

鼻是面部美学重要的组成部分之一,但它也是多变的面部结构之一,随着骨骼、软骨和软组织的变化而变化。研究证明,头影测量和牙齿咬合非常相似的患者,因为他们的鼻形态不同,可能会有明显不同的面型[22]。

(a)

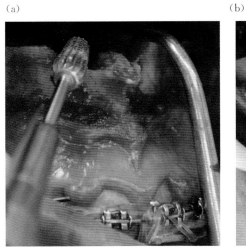

(b)

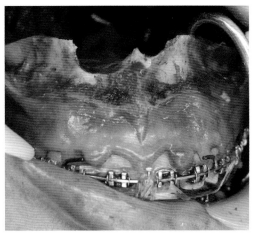

图 22 - 27　(a、b)扩大梨状孔的深度和宽度有助于控制鼻基底变宽

传统观点认为,上颌骨前移常常会导致鼻尖上抬和鼻背的缩短,鼻隆起减少和鼻唇角增大主要是由于鼻尖上抬[23]。

然而,据报道,上颌骨前移时,鼻唇角有时会增

大,有时会减小。这种变化是由于鼻中隔与前鼻棘结构不同造成的。有一些患者鼻中隔发育良好,前鼻棘较突,上颌前移导致了鼻唇角变钝(图 22 - 28);如果鼻中隔与前鼻棘发育不良,上颌前移导致鼻尖抬高较

(a)

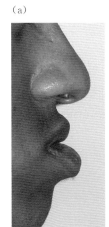

Ⅲ类面型伴上颌后缩、下颌前突,鼻中隔粗壮,鼻棘突出

(c)

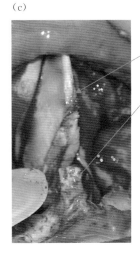

术中可见粗壮的鼻中隔和突出的前鼻棘,在意图增加鼻唇角时,应尽量最低限度减少前鼻棘

(b)

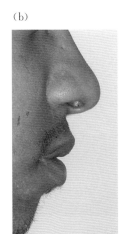

侧面显示上颌前移10 mm时鼻唇角增大

图 22 - 28　图示与 Le Fort Ⅰ型推进截骨术后鼻唇的变化与良好的鼻中隔和前鼻棘

第22章

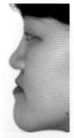

Ⅲ类患者伴上颌发育不全和下颌前突

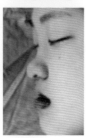

上颌前移10 mm下颌后退8 mm的鼻唇角表现。由于没有前鼻棘和鼻中隔软骨薄弱，需注意出现尖锐鼻唇角

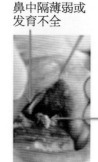

鼻中隔薄弱或发育不全

重建前鼻棘

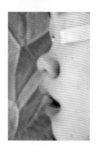

前鼻棘重建及鼻中隔的强化

图22-29　图示与 Le Fort Ⅰ型推进截骨术后鼻唇的变化与不发达的鼻中隔和前鼻棘，此患者上颌大量前移后鼻唇角增加不明显。只有当鼻中隔和前鼻棘重建后才会明显增大鼻唇角

少和鼻唇角较锐(图22-29)。

有研究表明,上颌移动后的鼻部变化结果十分多样。一般认为 Le Fort Ⅰ型截骨后鼻部变化不可预测[22]。

减少不良鼻型改变的方法

不理想的鼻尖旋转可以通过联合前鼻棘复位、梨状孔修整(尤其鼻外侧壁)和调整鼻中隔下部来进行控制(图22-27和图22-30)。

鼻前棘和梨状孔的调整

Mommaerts 等报道前鼻棘是鼻尖突出的重要组

成部分,可能需要去除部分以限制鼻尖旋转的程度[24]。Betts 等强调,梨状孔外侧部分的变化对鼻基底部软组织和鼻尖突出有显著影响[25]。

鼻中隔改变

通过仔细地调整鼻中隔下部可以控制鼻外形不良改变的发生(图22-30)。如果术中使用颏下入路气管插管而不是鼻气管插管,调整的效果可以观察到。重要的是术中切除过多的鼻中隔会造成鼻小柱后缩,影响面部外观。

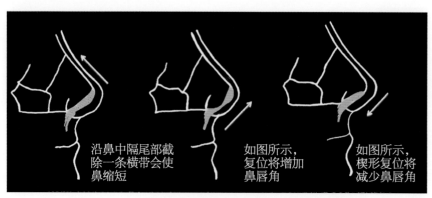

沿鼻中隔尾部截除一条横带会使鼻缩短

如图所示,复位将增加鼻唇角

如图所示,楔形复位将减少鼻唇角

图22-30　图示通过调整鼻中隔来调整鼻尖旋转和鼻唇角

鼻倾斜

鼻歪斜通常是因为患者面部不对称导致，可影响呼吸和导致上唇人中偏曲。这使得确保上颌牙列中线与人中、面中线保持一致非常困难。通过颏下入路气管插管技术可在上颌截骨时进行封闭鼻整形术，使鼻和鼻中隔变直（图22-11）。进入鼻中隔的入路可很容易地从下部入路获得（图22-12）。

鼻翼基底的宽度应该与眼角间距相近。对于长面型患者，鼻翼宽度常常较窄；相反，上颌骨垂直向发育不足的患者的鼻翼宽度通常为宽。鼻翼基底宽度还存在种族差异。

任何提高鼻基底周围骨膜高度的手术操作都可能导致鼻翼变宽，尤其是上颌前移上抬患者。

有时这种鼻较宽可能是一种优势，特别是术前鼻翼基底狭窄；但事实常常并非如此。一些技术如梨状孔径扩大和缩窄缝合可以减少不必要的增宽。

缩窄缝合

Millard对唇裂患者中的鼻翼基底部缩窄缝合进行了初步描述，然后Collins和Epker在非唇裂患者中进行了应用[26]。传统上，缝合线固定在前鼻棘上，常常意外导致提高鼻尖，从而导致鼻唇角增大。但是，如果采用这种技术将缝合线直接穿过鼻中隔而非前鼻棘，则导致鼻翼缩窄但对鼻唇角的不良影响较小（图22-31）。

缩窄缝合的长期稳定性已被评估。Stewart等发现这是一种控制鼻基底宽度的有效方法，但有10%～

(a)

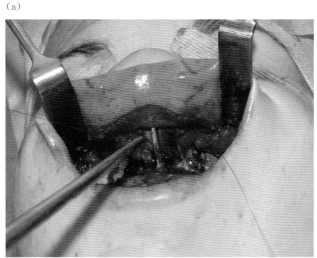

(b)

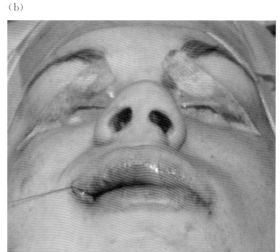

(c)

(d)

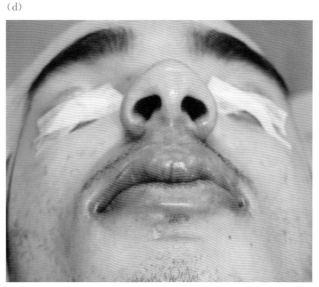

图22-31　鼻底缩窄缝合；(a)使用3-0 Prolene缝线在鼻中隔下方穿过而不是前鼻棘，可能减少缝合时鼻尖上抬的发生。(b)缩窄缝合对鼻宽度的影响，患者左侧进行缩窄缝合，右侧未进行缩窄缝合。(c)缩窄缝合前和(d)缩窄缝合后，鼻基底宽度明显减小

20%的复发率[27]。考虑到上述复发,他们建议在缩小鼻宽时矫枉过正。另一项研究在术前和术后对患者进行三维光学表面扫描,但发现此方法几乎没有优势[28]。根据这些科研文献报道,技术、样本量、混杂变量可能是研究设计的问题所在,对于手术结果的阐释应慎重。

鼻整形术

鼻翼基底部宽度的增加是上述技术无法控制的,可能需要鼻基底部或鼻翼基底部的楔形切除(见第48章)。

上唇高度和唇部支撑

在上颌骨手术中,上唇的外观和形态、上颌切牙静态露齿和微笑露齿是需要优化的关键所在。这些特征具有年龄、性别和种族特异性。白种人女性上唇的平均高度是22 mm,男性是24 mm,它的高度大约为面下部高度的1/3。

上颌切牙静态露齿为2~5 mm。微笑对门牙暴露的影响较小,因为它与上唇肌的活动能力有关。同时可以通过手术来削弱这些肌肉的作用,但手术结果难以预测并可能导致微笑时唇高不对称。通过对提上唇肌定期注射肉毒杆菌毒素可能更容易取得可靠结果。

丰满的嘴唇被认为是女性和某些种族的理想唇形,比如非洲裔、加勒比裔和非裔美国人的嘴唇常常较丰满。

随着年龄老化,上唇高度增加,上颌切牙暴露量减小(反之,下颌切牙暴露量增加,说话尤为明显),嘴唇变薄[1]。因此,过度"拉长"上唇或者过度上抬上颌骨可能在无意中使患者显老。

对患者而言,上颌切牙暴露过多也同样不可接受。

随着上颌前移,上颌切牙暴露增加,有效上唇厚度减小。然而,有相当大的变化取决于每例患者软组织的特定表面形态。

在常规使用颏下入路气管插管后,鼻翼基底宽度与上唇高度之间的关系变得显而易见。鼻基底宽度的增加会导致上唇缩短,使用收紧缝合的方法缩窄鼻子可"延长"上唇。上唇形态的变化,在厚度和高度方面,可以通过缝合技术实现(图22-32)。一定程度的复发不可避免,但远期效果是可以实现的。

如图22-32所示,在关闭Le Fort I型切口时将后部和上部切口区前移,可增加上唇的体积和高度。这样可以使上唇更厚更"长"。最初可能会表现为不自然的肿胀,但几周后肿胀即可消失。

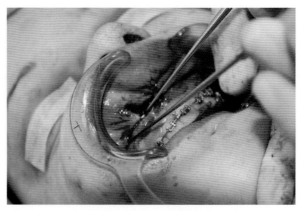

图22-32　通过缝合Le Fort I型截骨切口时将切口的后部和上部前移,可增加上唇的体积和高度

上唇高度的增加可通过降低鼻翼宽度(如适用)结合上述缝合技术及V-Y成形术来达成。这一技术是将上唇下部做水平切口然后转换成Y形缝合。上唇中部(人中)被提起,用角针和缝线垂直缝合嘴唇。重要的是缝合时要带部分肌肉以达到持久的效果(图22-33)。最初的结果常常看起来不自然,但几周后即可恢复自然,上唇高度可增加几毫米。

因此,在最终切口关闭阶段的调整非常重要,注意细节至关重要,为获得理想的最终美观结果,此时即可改变上唇外形。

在上颌骨固定之前,检查上颌牙列中线与面中线是否一致十分重要,一般情况下与上唇人中比较[1]。检查上颌骨咬合面无偏斜、鼻无偏斜也十分重要(图

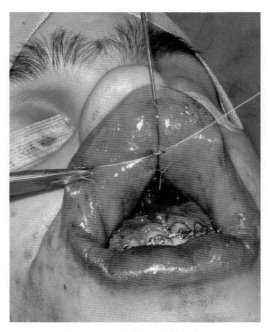

图22-33　上唇V-Y缝合关闭

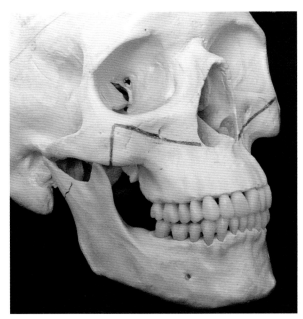

图22-34　图示上颌骨截骨前移时截骨线倾斜度的影响——增加切牙暴露并可能增加面下部高度

22-1)，鼻翼基部宽度和上颌切牙露齿程度达到最佳。

上颌骨固定前检查

* 确保没有骨干扰。
* 检查牙齿是否完全戴入颌板(特别是在后牙区，确保舌无阻挡)，而且髁状突处于正常位置。

* 检查有无软组织/鼻中隔的干扰。
* 检查鼻中隔是否位于正中(前鼻棘缝合或切出沟槽)。
* 检查任何已经完成的鼻中隔和梨状孔骨调整。
* 确保上颌牙列中线和上颌横咬合面准确无误。
* 确保面部外观、露齿和美观达到最佳状态。

钛板钛钉固定

L形接骨板用于上颌骨梨状区，1.5mm接骨板(Synthes®)用于颧牙槽嵴区，这些区域骨质较厚。将钛板仔细塑形，使用4mm或6mm钛钉进行固定。接近牙根的位置应该用4mm钛钉。为避免钻孔时局部过热造成骨损伤，良好的冲洗十分重要。

同样重要的是，需尽可能做到钛板钛钉植入后患者在术后无法触摸到。然而，在眶下区域摸到梨状孔周围钛板的最上部偶尔会发生。

改良 Le Fort Ⅰ型截骨术

方块(四边形)截骨术

这种改良 Le Fort Ⅰ型截骨术是高水平的截骨，一直延伸到颧骨下部和眶下神经的下方(图22-20、图22-21、图22-24、图22-34和图22-35)。

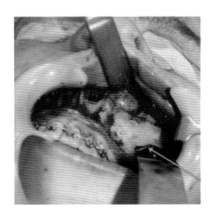

如图所示，截骨至翼点时，必须使用钻或锯。否则可能会导致颅底骨折

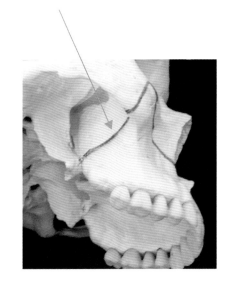

图22-35　重要的是继续锯或切割毛刺穿过下部颧弓的一部分向下延伸至后面，使重要的背切到翼突板。这减少了可能不需要的裂缝扩展到颅基底

此截骨术的适应证是面中部后缩,包括下眼睑巩膜过度暴露和颧骨发育不全(图22-2和图22-3)。因此,方块截骨术的优势在于改善面中部后缩和平坦的患者外观,增加颧骨突度及支撑下眼睑。如果截骨线是从高到低(图22-22),上颌骨可明显下移,从而减少少量置植骨(上颌固定后需要)和颧骨区域异体内嵌植骨的必要性。此方法与天然骨接触良好且无植骨,比传统的上颌骨固定更加稳固。这种截骨术与传统的 Le Fort Ⅰ型截骨术相比也可减少鼻尖的旋转。

然而,必须要认识到如果上颌区域存在轻微的面部不对称,这种高水平的截骨随着上颌骨的前移会使不对称更加明显。

手术方法与上述标准的 Le Fort Ⅰ型截骨术相同,但从颧骨上锐性剥离咬肌以暴露颧突是必要的。骨的截骨线如图22-35所示。切口位于眶下神经下方。有一点需注意,眶下缘距此区域较近,因此切口不宜过深。颧突区骨质很厚,使用往复锯切开形状控制较容易。

关键步骤如图22-35所示,此步骤可确保骨切面不会向上延伸到达颅底,而是向下到正常的翼颌分离水平。完成骨切开和分离 Le Fort Ⅰ型截骨块的其他步骤如上所述。使用迷你钛板进行固定。然而,必须确保眶下区未触及钛板。

前鼻棘顶点下截骨术

该截骨术由 Mommaerts 提出,可尽量减小常规 Le Fort Ⅰ型截骨术后鼻部变化。但是,它只适用于非常低位的截骨。此方法可避免鼻周围组织切开,使截骨块固定于前鼻棘下方。

与 Le Fort Ⅰ型截骨术相关的并发症——发生、预防和管理

任何外科手术都有风险,然而,正颌手术是选择性手术,患者通常年轻健康,因此要将并发症控制在绝对最小值上。

并发症可分为局部或全身,早期、中期和晚期。最严重的并发症,死亡,最有可能发生在围手术期,由于出血、气道问题或预先未诊断出的医疗问题。死亡也可能发生在术中,例如,由于肺栓塞。然而,这在健康患者中极为罕见。正颌外科手术导致的确切死亡人数尚不清楚,然而,一项针对英国颌面部咨询师的调查显示,5年间,6625例(单颌)和9024例(双颌截骨)中有7例死亡。单颌手术的风险率为0.16%,双

颌手术的风险率为0.23%。然而,此项结果根据回应率只有47%的调查得出[29]。

一般来说,尽管手术区域靠近颅底和气道,此区域神经血管解剖复杂,但严重的并发症发生率极低。Bays 和 Bouloux 指出,在所有截骨手术中,只有不到0.1%的病例出现严重并发症[17],病因为气道问题、误吸、过敏反应或严重出血。

对患者进行仔细评估,优化健康,平衡风险和优点,医疗团队、麻醉师、患者各治疗阶段的医师与患者和其家人之间建立良好的沟通,都有助于将风险降至最低。要倾听患者的诉求并找到其最关注的问题,可防止术后患者对手术效果不满意。

详尽的患者病史是至关重要的。正颌外科通常是选择性的,因此需要仔细评估利弊。对于有些患者有可能弊大于利,这些病例不应进行正颌外科手术。

其他因素也需要加以考虑。吸烟会增加感染的风险,过高或过低的体重指数(body mass index,BMI)会增加潜在并发症的风险。如果患者全身情况较差,这种手术会给他们的健康带来风险,此时为患者进行可选择性手术在道德上有待商榷。患者的宗教信仰也可能影响治疗,例如基督徒可能拒绝输血。在安排进行任何治疗之前,所有相关人员包括医院血液科团队应事先进行正式会面。现在正颌手术中很少需要血液制品,不一定阻止拒绝接受血液制品患者做截骨手术。然而,在开始治疗前需达成明确的治疗计划。

严重的、危及生命的风险也与全身麻醉有关。全身健康状况尚可的患者发生死亡的风险为 1/10万[30]。有些情况可能与事先未诊断出的心脏病或对药物的过敏反应相关。然而,正颌手术中威胁生命的主要原因与气道和出血问题有关。据估计,0.5%的正颌术后患者存在不同程度的气道问题。这可能与初始插管有关,也可能由于麻醉过程中气道脱位或者损坏[31]。

插管脱位尤其危险,如果发生在上颌骨向下分离的时候,由于出血可能使再次插管特别困难。确保气道在正确的位置并确保其安全是至关重要的。其他气道问题包括术中外科医师导致管道损坏、脱位、或插管扭结。外科医师术后必须立即确保喉道充填物被移除,并确保咽后间隙无血凝块,这些异物在早期的恢复期会掉入气道。在术中及术后阶段,误吸是另外一个严重的风险。有记录显示,在手术快结束时,患者开始恢复意识,将喉部填塞物误吞。

下面将介绍与 Le Fort Ⅰ型截骨前移相关的特

殊并发症。

出血

正颌外科术后发生严重并发症十分罕见。然而，它们可能会危及生命。正颌手术中，麻醉师和外科医师共用一个气道，因此密切的合作和沟通是必不可少的。

头部和颈部的血管高度发达，不可控的出血是一种潜在的严重并发症。如果出血过多，凝血因子耗尽而出现低凝状态，进而导致所有伤口出血。在过去，此类手术输血十分常见。然而，最近的技术获得较大进步，术前对患者进行血液交叉配型的必要性有待商榷[11]。

患者保持头部向上的姿势，注射肿胀液和含有肾上腺素的局部麻醉剂，使用抗凝剂（氨甲环酸，口服25 mg/kg，或0.5～1 g，缓慢静脉注射），都有助于减少出血。

面中部的血供良好是该区域损伤后恢复较好的主要原因之一。然而，缺点是出血可能过多。如果出现过度出血，凝血功能障碍可能随之发生，从而形成弥散性血管内凝血（disseminated intravascular coagulopathy，DIC）。应不惜一切代价避免这种情况，因为此种情况可造成所有黏膜表面出血和失血过多。

有报道显示，Le Fort Ⅰ型截骨术导致严重出血需要输血的发生率大约是1%[32]。

最严重的出血通常发生在翼上颌连接离断时。在上颌骨内导致出血过多的特征性区域是翼状静脉丛、上颌动脉在翼腭窝内的部分、腭大血管、鼻黏膜和上颌窦。

防止翼丛静脉出血重要的是要保证在骨膜下剥离，并避免翼状板发生骨折。

为了防止损伤上颌动脉，翼状骨凿需要向下至翼状钩。上颌动脉距翼上颌裂基底部至少1.5 cm[6]。如果动脉受损，那么最好的治疗方法是填塞翼状区，暂时关闭截骨区域，再择期完成手术。有时需要进行介入放射学检查，同期结扎上颌动脉。

同时腭大血管对于维持上颌骨血供并不是必要的，意外局部损伤腭大血管可能造成术后大量出血。对出血的认识可能只在术后恢复阶段，血压恢复正常。由于此时再插管特别困难，这个时期存在潜在危险。因此，至关重要的是，如果腭大血管有可能受损，在固定之前需用双极电凝进行充分止血。

其他非常见的血管并发症包括蝶腭动脉假性

动脉瘤、颈海绵窦瘘及上颌动脉假性动脉瘤[33]。

缺血性改变在整块Le Fort Ⅰ型截骨术和非腭裂的患者中非常罕见。虽然研究表明上颌骨的血液供应来源广泛，但缺血仍会导致许多不良后果。切断腭降动脉与缺血之间没有相关性。然而，维持颊血管蒂是必要的。轻微的缺血性并发症包括牙齿失去活力、牙周缺损和骨坏死。Kramer报道上颌截骨术患者中发生缺血导致的轻微并发症的概率为0.8%，上颌骨前移超过9 mm或联合分块手术，则该并发症发病率较高[17]。

神经损伤

神经可发生不同程度的损伤，下面为Seddon分类法（1942）。

* Ⅰ型——神经失用症，神经"挫伤"，恢复时间可能需要两周至几个月。
* Ⅱ型——轴突中断是一种挤压或严重的拉伤，恢复时间可能需要3个月至2年。
* Ⅲ型——神经断伤，最严重的损伤，神经在无意中完全断开。恢复不可预测。

文献中有报道说截骨过程中所有脑神经都会受损。然而，上颌Le Fort Ⅰ型截骨中最常损伤的神经是眶下神经和腭降/腭大神经。眶下神经的暂时性感觉异常可以在牵引器牵拉时发生。据报道，客观检查发现，术后12个月眶下神经感觉障碍的发生率高达6%[19]。然而，这种感觉异常很少不可恢复或是主观问题。

年龄是潜在并发症的一个重要指标，尤其是永久性神经损伤。

腭降/腭大神经损伤

在Le Fort Ⅰ型截骨术中，鼻腭神经、前、中、后上牙槽神经都会被切断。腭降/腭大血管也可以切断。尽管已经被切断，但感觉可恢复[34]。

其他脑神经损伤更为罕见，包括视神经，造成视觉丧失。造成这种情况的原因是多样的。在某些情况下，翼状板骨折可能会延伸球后出血和视神经损伤。

另外一些则认为枕部颅内出血会造成失明。

单纯动眼神经麻痹也有报道[36]。还有单纯展神经麻痹[37]。

定位

上颌骨的定位比下颌骨更加复杂，因为它可以在三个空间平面移动，并可以绕着三个轴旋转。

在钛板固定之前，确保上颌骨相对所有空间平面的位置与空间的所有平面和旋转轴的位置关系是否正确十分重要。颏下入路气管插管使得这一阶段的评估比常规鼻插管要容易。任何先前存在的面部不对称或上颌骨意外旋转在高位截骨术上颌前移中更为明显。同时上牙中线轻度偏差（2~3 mm）可通过上颌骨绕纵轴旋转来纠正，上颌骨较大幅度移动摆正牙齿中线可能会影响髁突位置以及后牙咬合，因此应该避免。

稳定性

有一些研究回顾了 Le Fort Ⅰ 型截骨主要移动方向的稳定性，包括上颌前移、上抬和下降。这些研究着眼于主要移动方向的稳定性，同时发现移动可能有许多不同的矢量（见第 18 章）。

钛板坚强内固定提供了初期稳定性，直至骨结合。骨首先在翼状区愈合[38]。

随着骨愈合，稳定口腔内的关系和肌肉软组织平衡，钛板失去其作用。

上颌骨上抬最稳定，其次是前移，下降稳定性最差。然而，这些研究着眼于上颌骨下降是基于其对植骨的需要。上述技术中，方块截骨术截骨线向前下，理论上讲因为这样做不会产生间隙，稳定性更好。有研究表明，上颌骨上抬时，上颌骨前部重新定位的复发率平均值为 0~18%，上颌骨后部复发率的平均值为 6%~7%[19]。上颌骨前移时复发率为 5%~15%。在大部分正颌外科手术中，上颌前移量越大，复发越严重。上颌骨下降时（植骨），上颌骨前部的复发率为 28%，上颌骨后部的复发率为 70%[19]。

骨不连

骨不连很少见，可能与初始钛板固定失败和骨接触不良有关。如果这种情况持续 6 个月以上，需进一步外科手术和自体骨移植进行治疗[39]。

感染

严重感染在正颌外科手术中很少见。总的来说，有报道称术后感染的发生率在 0~18%，在使用抗生素的条件下[19]。治疗规范包括静脉注射抗生素诱导，术后间隔 8 小时使用抗生素 2 次，然后口服抗生素 5 天。一些医疗机构只在围手术期给予抗生素。在没有抗生素的患者中，感染率在 0~53%。通过术后给予抗生素来减少感染证据是有限的[19]。吸烟和口腔卫生差会增加感染的风险。有记录显示有 1.1% 的患者截骨术后出现败血症[17]。这包括脓肿形成和上颌窦炎。与钛板感染相关的慢性炎症可在发生首次手术后数月或数年。

鼻不良变化

鼻是一个复杂的结构，对于面部评估十分重要。正颌外科后患者的满意度通常很高，鼻外观的不良变化可能是引起术后患者不满的最重要原因。所有的面中部手术都会影响到鼻。其中有些变化可能是有益的，有些是有害的。

基于对鼻解剖的理解，上颌移动对鼻唇角和鼻宽的影响的结果对于治疗计划和患者知情同意都至关重要。使用颏下入路气管插管，可在无阻挡条件下观察整个面部，从而可以使用各种技术尽量减少不良变化的产生。

鼻像个三脚架。鼻软骨联合鼻中隔形成中央支柱，支撑鼻小柱和鼻翼软骨形成。

鼻中隔下段切除不充分可能导致鼻部不对称。上颌骨上抬时，如果软骨切除不充分，将导致鼻中隔屈曲和鼻尖偏曲（图 22-25）。如果发生这种情况，必须尽快处理。

其他潜在的鼻不良变化是鼻翼基底增宽、鼻尖旋转。

理想的鼻翼宽度应该和眶间距相近。任何鼻部软组织脱离与骨组织的附着都会导致鼻变宽。

在一些"高腺样体面型"的患者中，鼻基底宽度增加可能是有利的。还有一些鼻本来就很宽的患者，鼻基底宽度应减小，应在术前告知患者他们可能需要进一步鼻翼楔形切除术来减少鼻翼基底部潜在的增宽。上颌的前移和上抬也会导致鼻基底宽度的增大。

缩窄缝合和扩大梨状孔都是缩窄鼻基底宽度的有效方法。改良技术通过缝合鼻中隔下方可减少鼻尖旋转。磨除部分梨状孔侧壁可减少鼻翼软骨的向前移动，而鼻翼软骨的前移可造成鼻尖旋转。

牙齿并发症

正颌手术过程中应考虑牙齿活力和发育能力。上颌牙和牙龈由眶下神经和上牙槽神经支配，上牙槽神经在上颌骨外侧壁的内侧和后侧壁走行。由于截骨手术的结果，上颌牙齿失去神经支配。一般来说，神经支配在 18 个月至 2 年后重建[39]。牙齿通过侧支血液供应维持其生存能力。应该告知患者他们的牙齿和牙龈可能会"麻木"长达 2 年[40]。截骨线应至少在根尖以上 4 mm 处，避免发生并发症。

如果截骨线距牙根尖过近，血供受损，则牙周问题、牙龈衰退和牙齿失活就可能会发生。然而，这些并发症在简单 Le Fort Ⅰ 型截骨术中非常罕见。

病例

病例1(图 22 - 36)

19 岁女性患者,骨性Ⅲ类错拾畸形。上颌后缩

特征:巩膜暴露增加,鼻尖下垂,上颌切牙静态露齿少,上唇支持欠佳。

采用颏下入路气管插管气道方法,术中方便评估

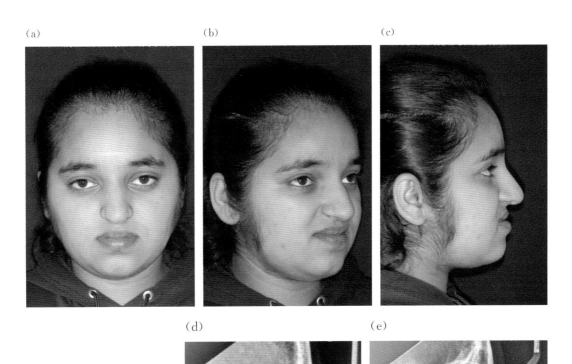

图 22 - 36 术前(a~d)和术后(e~h)照片和侧位片,该患者为骨性Ⅲ类错拾畸形,上颌后缩且垂直向发育不足,进行了 Le Fort Ⅰ型方块高位截骨术

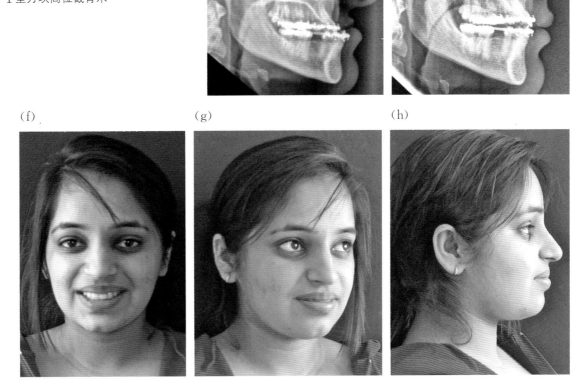

鼻、鼻唇角、嘴唇支持和体积、门牙外观。

　　采用高水平方块截骨术。上颌骨向前下方前移 8 mm，增加露齿。上颌骨的前移推动鼻侧壁和前鼻棘前移。前鼻棘未做任何去除。采用缩窄缝合的方法缩小鼻翼基部宽度，上述缝合技术和 V-Y 成形术

使上唇体积增加。

　　Le Fort Ⅰ 型方块推进截骨术改善了巩膜暴露、露齿、唇部支撑，改善了上睑下垂。未做下颌截骨术。

　　病例 2（图 22 - 37）

　　25 岁男性患者，骨骼和牙齿表现为 Ⅲ 类关系，上

(a)

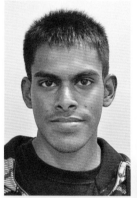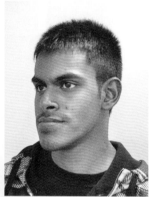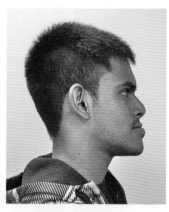

(b)

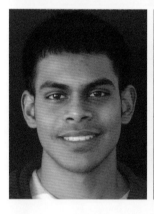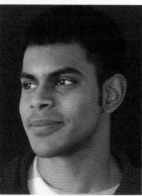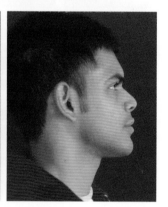

(c)

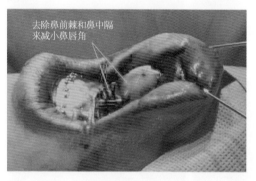

(d)　　　　　　　　　　　　(e)

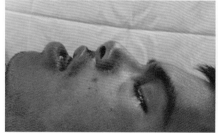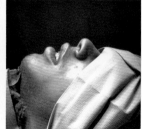

图 22 - 37　(a)术前照片显示该患者上颌发育不良和下颌发育过度，注意术前鼻唇钝角度和"鼻小柱悬吊"。(b)双颌手术后照片，去除部分鼻中隔，防止鼻唇角更钝。(c)该图显示前鼻棘突出和鼻中隔尾部。如虚线所示，该区域减小，以防止在上颌前移后鼻发生不良变化。(d)该图示上颌 Le Fort Ⅰ 型截骨前移未去除前鼻棘和部分鼻中隔时的鼻唇角。(e)该图示去除前鼻棘和部分鼻中隔后鼻唇角减小，并纠正"鼻小柱悬吊"

颌后缩,下颌前突。其中最难处理的是鼻。术前,突出的尾鼻中隔和前鼻脊柱使鼻唇角较钝和鼻小柱悬吊。上颌前移而不处理此区域会使情况更糟,造成不美观的结果。

采用颏下入路气管插管进行双颌手术。Le Fort Ⅰ型方块截骨前移 7 mm。下颌骨双侧矢状劈开后

退。暴露鼻中隔主体并去除部分鼻中隔和前鼻棘。增加梨状孔深度和宽度以减少任何鼻尖不良旋转,采用缩窄缝合的方法控制鼻增宽。

术后显示上切牙静态露齿增多,面部比例改善,并未对鼻唇角产生不良影响。

（刘庆成　张　雷　译）

参考文献

[1] Naini FB. Facial proportions. In: Naini FB. Facial Aesthetics: Concepts and Clinical Diagnosis. Oxford: Wiley-Blackwell, 2011.

[2] Naini FB, Donaldson AN, McDonald F, Cobourne MT. Assessing the influence of lower facial profile convexity on perceived attractiveness in the orthognathic patient, clinician, and layperson. Oral Surg Oral Med Oral Pathol Oral Radiol. 2012;114;303 - 11.

[3] Naini FB, Cobourne MT, McDonald F, Donaldson AN. The influence of craniofacial to standing height proportion on perceived attractiveness. Int J Oral Maxillofac Surg. 2008;37;877 - 85.

[4] Obwegeser JA. Maxillary and midface deformity: characteristics and treatment strategies. Clin Plast Surg. 2007;34; 519 - 33.

[5] Hsieh YJ, Liao YF, Chen NH, Chen YR. Changes in the calibre of the upper airway and the surrounding structures after maxillomandibular advancement for obstructive sleep apnoea. Br J Oral Maxillofac Surg. 2014;52;445 - 51.

[6] Bell WH: Biological basis for maxillary osteotomies. Am J Phys Anthropol. 1973;38;279 - 89.

[7] Bell WH, et al. Bone healing and revascularization after total maxillary osteotomy. J Oral Surg. 1975;33;253 - 60.

[8] Choi J, Park H. The anatomy of the maxillary artery in the pterygopalatine fossa. American Association of Oral and Maxillofacial Surgeons 2003;72 - 78.

[9] Turvey TA, Fonseca RJ. The anatomy of the internal maxillary artery in the pterygopalatine fossa: Its relationship to maxillary surgery. J Oral Surg. 1980;38;92 - 5.

[10] Moenning JE, Bussard DA, Lapp TH, Garrison BT. Average blood loss and the risk of requiring perioperative blood transfusion in 506 orthognathic surgical procedures. J Oral Maxillofac Surg. 1995;53;880 - 3.

[11] Dhariwal DK, Gibbons AJ, Kittur MA, Sugar AW. Blood Transfusion Requirements in Bimaxillary Osteotomies. Br J Oral Maxillofac Surg. 2004; 42;231 - 5.

[12] Faverani LP, Ramalho-Ferreira G, Fabris AL, Polo TO, Poli GH, Pastori CM, Marzola C, Assunção WG, Garcia-Júnior IR. Intraoperative blood loss and blood transfusion requirements in patients undergoing orthognathic surgery. Oral Maxillofac Surg. 2013 Apr 26.

[13] Bouchard C, Landry PE. Precision of maxillary repositioning during orthognathic surgery: a prospective study. Int J Oral Maxillofac Surg. 2013;42;592 - 6.

[14] Altemir FH. The submental route for endotracheal intubation. J Maxillofac Surg. 1986;14;6 - 65.

[15] Nyárády Z, Sári F, Olasz L, Nyárády J. Submental endotracheal intubation in concurrent orthognathic surgery: a technical note. J Craniomaxillofac Surg. 2006;34(6): 362 - 5.

[16] Chandu A, Witherow H, Stewart A. Submental intubation in orthognathic surgery: initial experience. Br J Oral Maxillofac Surg. 2008;46;561 - 3.

[17] Kramer FJ, Baethge C, Swennen G, Teltzrow T, Schulze A, Berten J, Brachvogel P. Intra- and perioperative complications of the Le Fort I osteotomy: a prospective evaluation of 1000 patients. J Craniofacial Surg. 2004;15; 971 - 9.

[18] Aldridge T, Gulati A, Baker N. Theories of acquired blindness following Le Fort 1 osteotomy. Br J Oral Maxillofac Surg. 2013;51;e86.

[19] Bays RA, Bouloux GF. Complications of orthognathic surgery. Oral Maxillofac Surg Clin North Am. 2003;15; 229 - 42.

[20] Richardson D. Avoiding surgical complications in orthognathic surgery. In: Ward-Booth P, Schendel S, Hausamen J (Eds). Maxillofacial Surgery. (2nd Ed.) London: Churchill Livingstone, 2006, pp.1259 - 74.

[21] O'Regan B, Bharadwai G. Pterygomaxillary separation in Le Fort I osteotomy UK OMFS consultant questionnaire survey. Br J Oral Maxillofac Surg. 2006;44;20 - 23.

[22] Schendel SA Carlotti AE. Nasal considerations in orthognathic surgery. Am J Orthod Dentofacial Orthop. 1991; 100;197 - 208.

[23] Esenlik E, Kaya B, Gülsen A, Çukurluoğlu O, Özmen S, Yavuzer R. Evaluation of the nose profile after maxillary advancement with impaction surgeries. J Craniofac Surg. 2011;22;2072 - 9.

[24] Mommaerts MY, Abeloos JV, De Clercq CA, Neyt LF. The effect of the subspinal Le Fort I-type osteotomy on interalar rim width. Int J Adult Orthodon Orthognath Surg. 1997;12;95 - 100.

[25] Betts NJ, Vig KW, Vig P, Spalding P, Fonseca RJ. Changes in the nasal and labial soft tissues after surgical repositioning of the maxilla. Int J Adult Orthod Orthognath Surg. 1993;8;7 - 23.

[26] Collins PC, Epker BN. The alar base cinch: a technique for prevention of alar base flaring secondary to maxillary surgery. Oral Surg Oral Med Oral Pathol. 1982;53;549 - 53.

[27] Stewart A, Edler RJ. Efficacy and stability of the alar base cinch suture. Br J Oral Maxillofac Surg. 2011;49;623 - 6.

[28] Howley C, Ali N, Lee R, Cox S. Use of the alar base cinch suture in Le Fort I osteotomy: Is it effective? Br J Oral Maxillofac Surg. 2011;49;127 - 30.

[29] Farmah S, Ali Z, Rao J, Clark S. Survey of mortality rates and consent practices for orthognathic surgery in UK OMFS units. Br J Oral Maxillofac Surg. 2013;51;e127.

[30] Jenkins K, Baker AB. Consent and anaesthetic risk. Anaesthesia. 2003;58;962 - 84.

第22章

[31] Valentine DJ，Kaban LB. Unusual nasoendotracheal tube damage during Le Fort I osteotomy Case report. Int J Oral Maxillofacial Surg. 1992;21;333 - 4.

[32] Posnick JC，Al-Qattan MM，Pron G. Facial sensibility in adolescents with and without clefts 1 year after undergoing Le Fort I osteotomy. Plast Reconstr Surg. 1994;94;431 - 5.

[33] Lanigan D，Hey J，West R. Major vascular complications of orthognathic surgery: false aneurysm and arteriovenous fistulas following orthognathic surgery. J Oral Maxillofacial Surg. 1991;49;571 - 7.

[34] Bouloux G，Bays R. Neurosensory return after ligation of the descending palatine neurovascular bundle during Le Fort 1 osteotomy. J Oral Maxillofacial Surg. 2000;58;841 - 5.

[35] Girotto JA，Davidson J Wheatley M，Redett R，Muehlberger T，Robertson B，Zinreich J，Iliff N，Miller N，Manson PN. Blindness as a complication of Le Fort osteotomies: role of atypical fracture pattern and distortion of the optic canal. Plast Reconstr Surg. 1998;102;1409 - 21.

[36] Carr R，Gilbert P. Isolated partial third nerve palsy following Le Fort I osteotomy in a patient with a cleft lip and palate. Br J Oral Maxillofac Surg. 1986;24;206 - 11.

[37] Reiner S，Willoughby JH. Transient abducens nerve palsy following a Le Fort I maxillary osteotomy: report of a case. J Oral Maxillofac Surg. 1990;28;306 - 8.

[38] Eley KA，Witherow H，Hayward R，Evans R，Young K，Clark A，Dunaway D. The evaluation of bony union after frontofacial distraction. J Craniofac Surg. 2009;20;275 - 8.

[39] Gulabivala K，Naini FB. The orthodontic-endodontic interface. In: Gulabivala K，Ng YL（Eds.）. Endodontics （4th Ed.）. Mosby（Elsevier），2014.

[40] El Deeb M，Wolford L，Bevis R. Complications of orthognathic surgery. Clinics in Plastic Surgery Vol 16 No 4 October 1989. Clin Plast Surg. 1989;16;825 - 40.

第 2 部分

第 23 章
上颌骨整体截骨后退术
Total Maxillary Set-Back Osteotomy

Joel Ferri and Romain Nicot

引言

真性上颌前突常常不被认为是一种特定的畸形，所以在很多治疗中心，无论上颌的位置如何，Ⅱ类患者都通过下颌矢状截骨劈开前移来治疗。该治疗方法并不适用于治疗真性上颌前突。在一些患者中，将下颌骨前移至已经前突的上颌位置很可能会导致面部轮廓不美观。因此，我们认为，上颌骨整体截骨后退术是治疗真性上颌前突的一种有效方法。

从口鼻部到颌面部，人类的解剖结构随着进化经历了一系列变化。许多因素在形成面部形态方面发挥了重要作用。目前，研究者普遍认为上颌骨在颅底下方具有特定位置，在胚胎发育和个体生长过程中，众多因素参与了该位置的形成[1]。

众所周知，在胚胎发育期，软骨在颅面结构和形态的发育中起着重要作用，其具有遗传决定性和较少的环境依赖性。该软骨位于前颅底和鼻骨的深面，其中包括鼻中隔的骨组织和软骨结构[2]。

颅面部解剖形态，即使是非综合征患者，也存在很大的可变性[3-6]。上颌骨在颅底下方的位置取决于颅底的发育，具有重要的遗传模式[7]。当前颅底矢状

向发育过度时，即存在上颌骨前突的风险，从而形成相关的骨性Ⅱ类错𬌗畸形。这种前颅底和上颌骨之间的联系对于理解上颌骨位置至关重要。

上颌骨矢状向位置可通过各种头影测量分析法来评估。

在 Delaire 头影测量分析中，明确指出垂直的"颅面平衡线"（craniofacial balance line，CF1 线）通常从 FM 点（上颌骨额突与泪骨交界处）经 Cnp 点（鼻腭孔）至颏下点。当患者的 Cnp 点位于 CF1 线前时，表现为上颌前突（图 23-1）。

值得注意的是，上颌前突与牙槽骨前突两者之间常常被混淆，从而导致不适当的处理（见下文）。

在成人中，真性上颌前突是一种特定的畸形，只能通过上颌骨截骨来治疗，目的是将上颌骨与颅底分离后退。

治疗计划

术前正畸治疗不是上颌骨截骨的特定准备阶段。正畸医师需要通过调整牙齿位置进行去代偿，术前模型必须认真检查，稳定的咬合关系是手术安全可靠的保证。

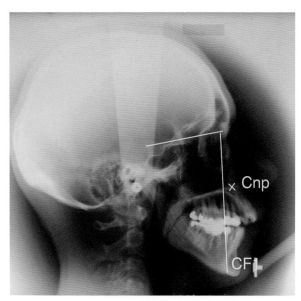

图 23-1 在 Delaire 头影测量分析中，Cnp 点位于 CF1 线前方，表现为真性上颌前突

手术方法及注意事项

Bell 在 1975 年对上颌骨截骨进行了详细描述，手术方式一直没有改变[8]。然而，为了使上颌骨后退，必须能有足够的后部空间。这个空间通常是通过分离翼上颌连接来实现的（图 23-2）。折断的翼突无须完整去除，其仍然可附着于翼状肌上。术中应注意保护该区域的解剖结构，特别是腭后神经血管束。

可能存在的一些困难：

（1）由于翼上颌连接处于颌面部的深面，因此，为能提供一定空间使上颌骨顺利后退，该手术操作具有一定的挑战性。

（2）翼丛的损伤可引起静脉出血。这种出血可

能会导致严重后果，但通常会自行停止。

我们建议使用外科咬骨钳折断翼突，以避免在使用其他方法时可能导致放射状骨折，一旦后部空间形成，上颌后退就相对容易了。在上颌骨正确定位后，通过使用小型钛板进行固定。在某些情况下，翼突内侧骨量去除不充分可能是干扰上颌正确定位的主要原因，并会限制其向后移动。当这种情况发生时，可以通过去除上颌后部更多的骨量来解决。

在上颌骨单纯向后平移时，𬌗平面的方向不会发生改变。在某些情况下，后退可能伴随其他移动（旋转、倾斜等），此时，𬌗平面角将会发生一定改变。

翼上颌分离对于经验丰富的正颌外科医师而言是一个简单的手术，当去骨完成后，上颌后退较容易实现（图 23-3）。

总论

（1）上颌骨 Le Fort Ⅰ型截骨定位上颌不是一个经典的外科手术移动方式。在Ⅱ类错𬌗畸形中，真性上颌前突畸形并不常见。在许多治疗中心，该畸形是通过下颌矢状截骨劈开前移来完成治疗的。该类型的治疗，可能在某些情况下提供可接受的结果，但它也可能导致一个不美观的面部结果。当上颌骨已经在一个靠前位置时，下颌骨的向前移动会导致一个非常突出的面部轮廓（类似于猿类的脸）。它也可能导致面部后部的扩大（两侧下颌角间的距离）。

（2）整个面部的前移也可导致咬合关系的不稳定。由于畸形的原因并不存在于下颌骨，通过下颌骨前移来矫正上颌骨前突是导致咬合不稳定及复发的一个重要因素。事实上，下颌骨的功能单元对行使正常功能是非常必要的。在良好平衡的情况下，这些不

(a)   (b)   (c)

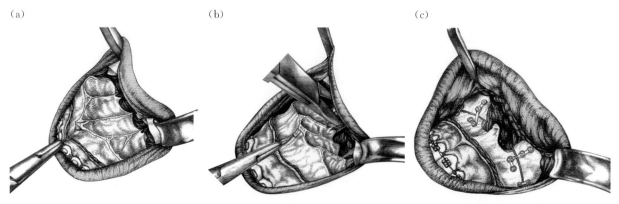

图 23-2 分离翼上颌：Le Fort Ⅰ型截骨术并无特殊或不同之处(a)，翼突去骨采用外科咬骨钳(b)，上颌固定于新的位置(c)

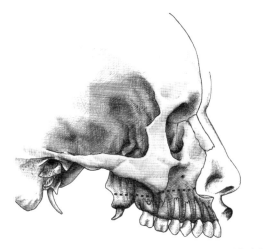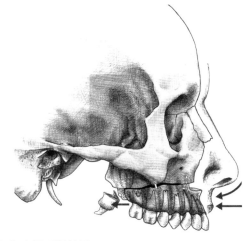

图 23-3 翼突去骨后,上颌后退较易

同的单元按比例相互关联[9]。目前,6 个单元已经被确定,其中 2 个单元在正颌外科中起着特殊的作用:体部和髁突。颌骨畸形患者需通过正颌手术恢复这些比例,其正常情况下亦不能被破坏。错误的下颌骨前移,将会破坏不同单位之间的平衡。如果我们只考虑下颌骨本身而忽略上颌骨畸形,下颌骨体部长度将会超过它应有的长度,这种不平衡是咬合不稳定的一个重要因素。对于真性上颌骨前突而言,上颌骨后退是保留下颌骨不同单位的比例,从而降低复发风险的一种方法。当错𬌗畸形是上颌前突和下颌后缩共同导致时,则需要通过双颌截骨手术进行矫治。同样需要指出的是,在此类情况下,上颌骨后退从而减少了所需的下颌骨的前移量,从而最小化髁突过载的风险。

(3) 上颌骨向后移动具有一定的局限性,尤其从美学角度来看,事实上,上颌骨的后移改变了上唇位置,在某些情况下,这种移动可使上唇内收从而改变鼻唇角,使上唇显得更平更薄,最终的结果可能会导致过早地出现面部"老化",鼻唇沟加深现象[10]。这也可以在不正确的正畸治疗中看到,如上颌前磨牙被拔除,切牙被过度内收。

(4) 我们必须区分Ⅱ类错𬌗中上颌前突、上牙槽骨前突及上切牙前突。

- 上牙槽骨前突:单纯上牙槽骨前突的情况下,上颌骨本身处于正确的矢状位,但上牙槽骨位置突出(图 23-4)。在这些情况下,通过拔牙来减少牙槽骨量来解决,从而改善上牙槽骨前突。

- 上切牙前突:单纯的上切牙前突是上前牙唇侧倾斜导致,牙槽突和上颌骨处于正常位置

(图 23-5)。在此情况下,可通过正畸治疗使牙齿位于正确的位置。

当然,这些异常可以同时表现在同一例患者身上,但为了避免不正确地应用上颌骨截骨后退术,必须对它们进行区分。

需要指出的是,上颌骨完整截骨后退的唯一指征是上颌前突。事实上,如果该术式治疗上牙槽骨前突,不但不能解决问题,还可能导致上唇内收。同样的问题也存在于上切牙唇倾,如果使用该术式治疗会导致上颌骨后缩。应根据不同的畸形选择合适的治疗方法。

(5) 需要强调的是,上颌完整截骨后退术的适应证并不常见。决定进行该手术必须考虑许多因素(真性上颌前突、软组织轮廓等)。

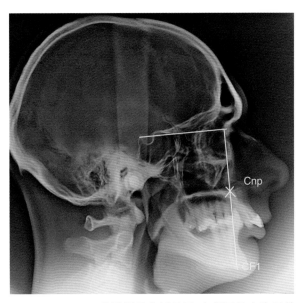

图 23-4 Delaire 头影测量分析显示,上颌牙槽突位于前部,Cnp 点位于正确位置

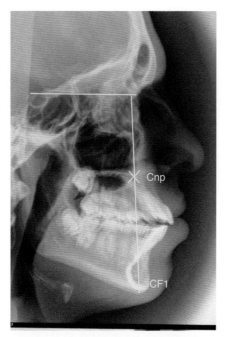

图23-5　上切牙前突：Cnp 点和牙槽突处于正常位置，但切牙轴向唇侧倾斜

病例报道

女性患者，26 岁，典型的 Ⅱ 类错𬌗畸形伴有前牙开𬌗。上颌前突，上唇略突出，面下部后缩（图23-6、图 23-7）。求诊目的为改善咬合功能及面部外观。经过 1.5 年的术前正畸治疗后，进入正颌治疗阶段。

头影测量显示真性上颌骨前突，没有明显的上颌牙槽骨或上前牙前突。下颌骨发育不足（图23-8）。

由于上颌骨前突和下颌骨后缩，诊断为骨性 Ⅱ 类错𬌗畸形。

所进行的治疗包括上颌骨完整截骨后退术、下颌矢状截骨劈开前移术及颏成形术。

手术后，继续接受了 6 个月的正畸治疗，在正畸矫治器去除后，进行了 2 年的随访。

最终，患者的临床表现得到明显改善，获得了美观的面部轮廓及稳定的咬合关系，头颅侧位片亦显示了正常的上下颌间关系（图23-9 至图 23-11）。

致谢

感谢 Sandra Villet 在本章中绘制的插图。

（a）　　　　　　　　　　　　（b）

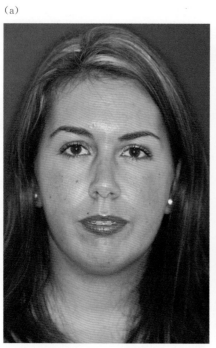
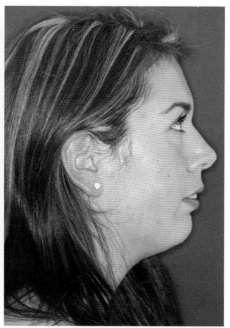

图23-6　（a）正位视图。（b）侧位视图。因上颌骨前突和下颌骨后突导致的 Ⅱ 类病例的面部轮廓

(a)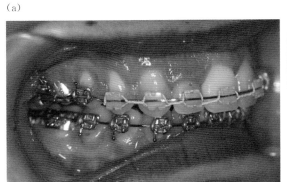

(b)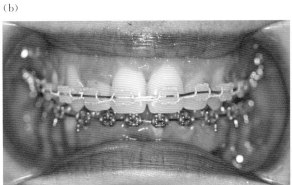

图 23-7　(a) 右侧位视图。(b) 正位视图。Ⅱ类错𬌗畸形

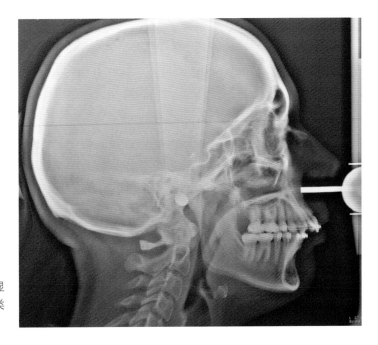

图 23-8　侧位视图。术前头颅侧位片显示上颌骨前突及下颌骨后缩形成Ⅱ类关系

(a)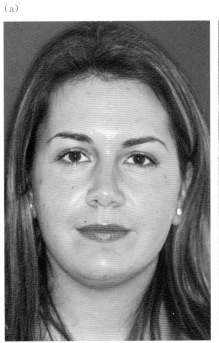

(b)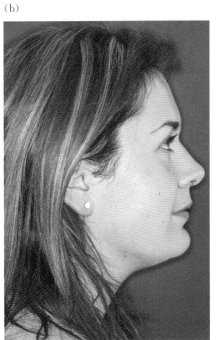

图 23-9　(a) 正位视图。(b) 侧位视图。术后 2.5 年、正畸矫治器去除后 2 年的面部轮廓。面部美学得到显著改善：上唇位置正常化(由于上颌骨截骨后退术)，颏部形态更好(由于下颌矢状截骨劈开前移术和颏成形术)

(a)

(b)

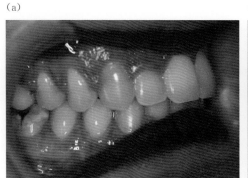
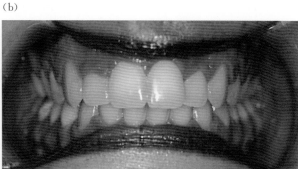

图 23-10　(a) 右侧位视图。(b) 正位视图。Ⅰ类关系

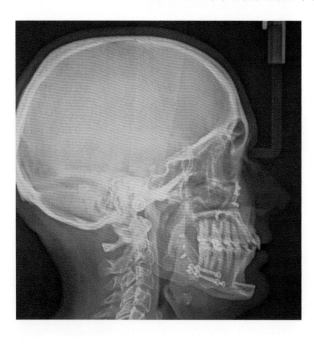

图 23-11　头颅侧位片显示正常上下颌间关系

（刘　凯　张　雷　译）

参考文献

[1] Enlow DH. Handbook of facial growth. Philadelphia: Saunders, 1982.

[2] Meikle MC. Craniofacial development, growth and evolution. Bressingham, Norfolk, England: Bateson Publishing, 2002.

[3] Björk A. Cranial base development. A follow up X-ray study of the individual variations in growth between the age of 12 and 20 years and its relation to brain case and face development. Am J Orthodont. 1955;41:198-225.

[4] Brodie A. The behavior of the cranial base and its component as revealed by serial cephalometric roentgenograms. Angle Orthodont. 1955;25:148-60.

[5] Knott VB. Ontogenic change of four cranial base segments in girls. Growth. 1969;33:123-42.

[6] Knott VB. Change in cranial base measures of human males and females from age 6 years to early adulthood. Growth. 1971;35:145-58.

[7] Enlow DH, McNamara JA Jr. The neurocranial basis for facial form and pattern. Angle Orthod. 1973;43:256-70.

[8] Bell WH. Le Fort I osteotomy for correction of maxillary deformities. J Oral Surg. 1975;33:412-26.

[9] Dixon DA. Muscles, soft tissues, and craniofacial growth. In: Dixon A, Hoyte DAN, Rônning O. Fundamentals of craniofacial growth. New York: CRC Press LLC, 1997.

[10] Schouman T, Baralle MM, Ferri J. Facial morphology change after total maxillary setback osteotomy. J Oral Maxillofac Surg. 2010;68:1504-11.

第 2 部分

第24章
矢状劈开截骨术和下颌骨前移
Sagittal Split Osteotomy and Mandibular Advancement

Christoph Huppa and Gavin Mack

引言

双侧矢状劈开截骨术（bilateral sagittal split osteotomy，BSSO）是下颌正颌外科手术的主要方法，可用于实现下颌骨向前或向后移动，以及纠正下颌不对称畸形。

第1章和第2章已对这一术式的历史发展做了全面的描述。下颌支截骨术最早是由 Georg Perthes 于1907年出版发表[1]，采用的是口外入路（图2-50和图2-51）。

1942年，Karl Schuchardt 提出可通过口内入路进行同样的截骨手术[2]。该手术包括髁突基底部截骨，截骨方式为横断截骨而非水平截骨。在颊舌侧方向，截骨方向为外下，这是对之前水平截骨术的一个重要改进，以增加稳定性，从而促进骨愈合。

由于当时还未出现固定板和螺钉这样的坚强内固定方法，斜向截骨可增加近端和远端节段之间的骨接触面，从而避免了水平截骨时翼内肌牵拉近端节段向内侧移位的风险（图2-52和图2-53）。

矢状截骨劈开术由 Hugo Obwegeser 于1957年提出，目的是增加骨接触的表面积，以促进骨愈合[3]。该技术包含了更大的下颌支区域，可显著增加近端截骨段颊侧板面积（图2-56）。G. Dal Pont 于1959年继续对该技术进行了发展（见第1章和第2章），提出将颊侧骨板延伸至下颌体区域以增加骨接触面积[4]（图2-56）。

目前，许多外科医师使用的是由 Hunsuck/Epker 改进后的方法（图24-1），这与 Obwegeser/Dal Pont 提出的在舌侧截骨范围上有所不同[5,6]。该方法建议

(a)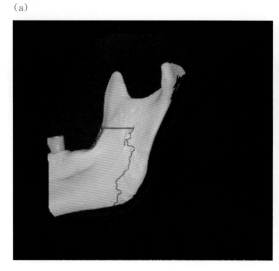

(b)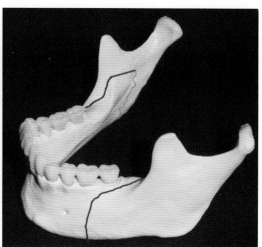

图 24-1　Hunsuck/Epker 改良 Obwegeser 截骨术；红色为截骨线，灰色为舌侧骨折线

下颌支舌侧截骨延伸至下颌小舌后即可，而不是整个下颌支的宽度，其具有减少了过多剥离舌侧软组织的优点，但也可导致下颌骨后退困难。

适应证

BSSO 前移术可用于下颌骨延长以纠正骨性Ⅱ类错𬌗畸形的下颌骨后缩。

BSSO 既可作为单颌手术，也可作为双颌手术的一部分。在阻塞性睡眠呼吸暂停综合征患者的治疗中，双颌前移术用于增加气道体积（见第 44 章）。对于严重的下颌骨后缩患者，尤其是男性患者，有时需

根据患者的审美需求，同期进行颏成形术。有时，对于下颌骨后缩畸形伴颏过大患者将适合同期进行下颌前移和颏缩小术，这在女性中更有可能出现（图 24-2），或者，可以考虑下颌根尖下截骨前移牙槽嵴（见第 39 章）[7-9]。

在双侧下颌骨不对称的情况下，一侧可能需要比另一侧前移更多的距离（见第 34 章）。

在常规 BSSO 下，安全、长期稳定地实现下颌前移是有限制的。通常认为下颌前移距离在 10 mm 内是可预测的，若需前移的距离远远超过 10 mm，则可考虑应用其他技术，如牵引成骨术[10,11]。

手术指征可以是功能性的，如过大的覆盖导致前

(a)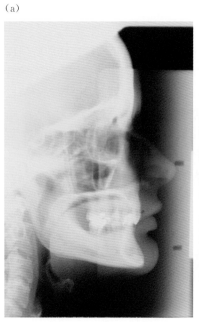

(b)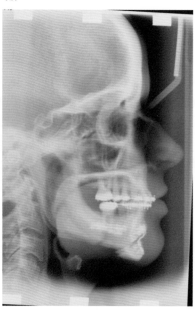

图 24-2　（a）Ⅱ类 2 分类错𬌗患者（b）前牙去代偿后合并下颌前移和颏缩小成形术的头颅侧位 X 线片

牙咬合接触减少,手术以帮助矫正咬合关系及改善唇功能。在某些情况下,手术指征也可以纯粹是因为美观,以改善患者外貌为目的,但在大多数情况下,它是两者的结合。

颞下颌关节功能紊乱(temporomandibular joint dysfunction,TMD)本身并不是正颌手术的适应证,因为没有明确的证据表明 TMD 可通过纠正咬合关系而得到改善,而且 TMD 症状有时甚至可能在正颌手术中或术后进一步加重[12-16]。

治疗计划

患者在开始术前正畸治疗前,应由正畸医师与口腔颌面外科医师共同讨论,建议遵循完整和系统的临床和放射学评估方案进行"联合会诊"。

在此期间,对手术方式如单颌或双颌手术,应做出决定。

排除进行单颌手术的因素包括存在上颌𬌗平面倾斜,上切牙及面中线之间的差异无法通过正畸方法解决,具有显著的前牙开𬌗及牙锁𬌗。

关于下颌骨的临床评估,最基本的是需确定下切牙中线与颏中线是否重合,因为这可能会影响正畸和手术治疗方案的决定。检查颏部中线是否与面部中线一致或者颏部的对称性也很重要。

若颏中线和下切牙中线不一致,必须决定是否可通过正畸治疗来解决。当术后上下颌牙中线的对齐是在上颌和下颌牙中线不一致的情况下重新建立的,并由此导致新的颏部不对称性畸形时,可进行颏成形术来弥补。

当上下中切牙中线不齐,但下中切牙中线与颏中线重合时,则可通过不对称的下颌前徙来解决,同时纠正不正确的下颌骨位置。

患者在第一次就诊时,应提供全景片(orthopantomograph,OPT)和头颅侧位 X 线片,一些外科医师还希望看到下颌骨的后-前位 X 线片,以评估骨的厚度。放射学评估应该包括牙齿和牙周是否适合正畸和手术治疗,同时也要确定是否有必要在术前拔除下颌第三磨牙。在开始正畸治疗之前,必须排除任何骨病理学因素,尤其应重视对髁突的影像学评估,以排除特发性髁突吸收,这对于出现进行性前牙开𬌗的 II 类颌骨畸形的患者尤其重要。在这些情况下,BSSO 可能并不适合,应根据患者的体征进行其他治疗选择,如全颞下颌关节置换术矫正咬合(见第 35 章)。

治疗方案可通过对头颅侧位 X 线片进行手工描图预测,也可以使用现有的计算机系统进行数字化模拟。该步骤应在患者联合会诊前进行,以便于进行综合决策。

在下颌骨存在严重不对称时,需安排患者进行 CT 检查,包括常规扫描或锥形束扫描。扫描后可通过相关软件进行处理得到虚拟三维图像以帮助确定最优的手术方案。如有必要,还可以制作石膏模型,这对于复杂病例的治疗具很大帮助。

术前正畸矫治

在联合会诊后,患者、正畸医师和外科医师共同制订治疗计划。治疗方案的细节涉及正畸和外科联合治疗的相互作用,以及患者面部软组织在牙齿和颌骨再定位后的预期效果。它们之间相互作用影响治疗术后的牙齿和面部美学效果,同时与治疗术后的稳定性相关。

简而言之,正颌外科治疗方案应确保建立理想的面部比例,而正畸治疗的目标是协助外科再定位理想的上、下颌骨的位置关系,并保证治疗术后稳定的牙齿咬合关系。

矢状向正畸矫治准备

正畸再定位上、下颌前牙对于下颌手术能否顺利进行至关重要。只有当切牙相对基骨处于理想唇倾度时,才能在正颌治疗术中实现最佳的前牙咬合关系。这可能需要通过拔除前磨牙,解除牙列拥挤,同时为牙弓提供空间,实现牙齿去代偿治疗。

下颌后缩畸形患者常出现牙齿代偿性改变,由于舌肌对下颌前牙产生压力,导致下颌切牙相对下颌基骨前移和代偿性唇倾。前牙覆盖大小真实反映了上下颌骨矢状向差异,而牙齿自然形成的代偿作用,可以部分减少前牙覆盖的大小。这种代偿限制了后缩的下颌骨手术前移的量。术前正畸去代偿治疗应将下颌切牙舌倾内收至相对于下颌基骨理想位置以确保下颌骨前移达到正确的前牙 I 类咬合关系、功能性咬合和患者理想的面部外观。

相反地,在骨性 III 类错𬌗畸形的患者中,下颌切牙在下唇施加的压力下产生代偿性舌倾,可能导致轻微的牙列拥挤。如果下颌牙弓的拥挤程度较轻,通常可以避免拔除前磨牙矫治,因为正畸去代偿治疗中,下前牙的唇倾可以为牙弓提供足够的空间来实现牙齿理想排齐。

患者需要充分了解在术前预备治疗阶段中正畸

去代偿的影响。因为在去除软组织对牙列的天然影响中，通常会导致错𬌗及颌骨畸形更加严重。

另外一个需要考虑的是下颌前牙的唇向定位与患者颏部的形状及突度的相对关系。必要时可以考虑在术中或者术后二次手术进行颏成形术，以优化牙齿和骨组织对下唇的支撑，确保建立一个和谐的面部轮廓。

横向正畸矫治准备

关于 BSSO 术前正畸横向矫治准备，关键需要考虑的是上、下颌牙弓形态的协调，以及理想的牙列中线的定位。

外科前移下颌骨可影响上、下颌牙弓的横向协调。术前正畸重点是确保随着下颌骨的前移不会导致双侧后牙反𬌗的出现，可通过术前正畸阶段有计划地协调上、下颌牙弓形态来避免后牙反𬌗——通常尝试保持下颌牙弓的形态和适合的尖牙间的宽度。牙弓形态模板可用于辅助不锈钢弓丝成形，并对所选弓形进行临床记录。同时，在治疗全程中上下颌横向牙弓宽度可通过患者下颌前伸至磨牙Ⅰ类关系时评估后牙段咬合关系，或通过治疗中及时制取上、下颌研究石膏模型来更精确地分析。

下颌前移外科手术时，可能会遇到上下弓形难以达到理想协调的问题，这是由于已建立的咬合关系限制了理想化的正畸后牙段的移动。通常情况下，处于牙弓末端的磨牙由于现有的错𬌗畸形的影响而锁定在非理想的位置，实现精确移动尤其困难。在这些情况下，如果可能的话，建议对牙弓横向进行轻微的过矫正，因为术后解除了颌骨前后不调，从而更容易预见后牙段横向咬合定位实现。

至于牙列的中线，正如前面评估部分所述，下颌切牙的理想位置是下颌牙列中线与颏部中线协调一致。这将确保只要上颌牙列中线与面中线重合，当下颌骨前移到一个理想的位置，我们将获得最佳的面部对称和理想的前牙咬合关系。

下颌牙中线不调可能导致术前正畸治疗复杂化，可能需要采用非对称拔牙方案或者种植支抗，来解除术前不调。

垂直向预备矫治准备

术前正畸垂直高度控制涉及"三点着陆"技术，以减少深覆𬌗和增加下面高，术前预备性压低牙齿，从而在术中能顺利地解决前牙开𬌗。

患者在该三点着陆技术的下颌前移手术前预备包括正畸维持较大的下颌 Spee 曲线。这意味着手术方案将在切牙和磨牙之间提供稳定的咬合接触，并且在手术时，牙弓中段无咬合接触。在术前准备过程中，可通过避免下颌牙弓整平，维持下颌前牙高度，使下颌前移过后有正常覆𬌗关系，以及最大限度地增加前下面高。在术后正畸精调阶段，利用颌间弹性牵引、弓丝弯制伸长曲或片段弓技术，伸长非接触的牙弓中段牙齿恢复至正常咬合状态。由于下颌牙弓中增大的 Spee 曲线代表了多数牙齿的邻间接触不良，因此需要一定的间隙来整平术后存在过大的 Spee 曲线的下颌牙列，这也是治疗计划过程中需要考虑的问题。"三点着陆"术前准备的理论优势在于通过避免下颌弓完全整平，可以最大限度地增加下面高，实际上对于覆𬌗加深、面部高度明显降低的患者来说，完全整平牙列 Spee 曲线常常是一项挑战，因此，计划三点着陆也可以代表一种务实的方法来推进患者的治疗。

在下颌前移过程中，为减少前牙开𬌗，垂直向正畸准备通常还包括上颌差异化的后牙压低[17]，理论上讲，上、下颌切牙相对压低，可增强矫治后的稳定性。这是由于通过前牙托槽黏结偏切方，或者工作不锈钢弓丝弯制过大的摇椅弓，实现正畸术前压低上下切牙，增大前牙开𬌗，为手术重新定位基骨做准备。这种垂直去代偿使得开𬌗矫正主要通过手术进行，避免或至少限制了正畸伸长前牙，这被认为是一种相对不稳定的正畸牙移动。

手术方法

黏膜切口从下颌支外侧延伸至第二前磨牙的颊侧，可留几毫米可移动的游离龈组织。当需要拔除第三颗磨牙时，手术切口设计必须包含显露智齿的颊部。否则会形成一个小的黏膜桥，导致坏死。

经骨膜下剥离显露下颌骨颊侧，剥离范围可局限于磨牙和前磨牙区域，但必须包括下颌骨下缘，从而最大限度地减少骨膜和肌肉与下颌支颊侧分离的范围，使良好的愈合潜力得以保留。在下颌前移手术中，为了控制复发的可能性，必须分离下颌体前部区域的所有肌肉附着。要特别注意的是，要通过解剖颏孔来保护神经的功能，颏孔位于第一和第二前磨牙尖之间。

使用叉形剥离器分离软组织解剖下颌支前缘至冠状突后，用弯头单齿钳夹持冠突。

在核对下颌小舌解剖位置后，下颌支舌侧的软组织剥离必须在其最上面小心进行，并使用一个尖锐的和轻微弯曲的骨膜剥离器严格地在骨膜下进行。

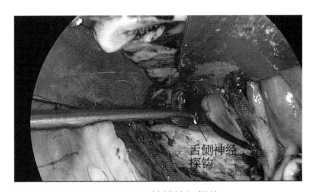

图 24-3　钝性神经探钩

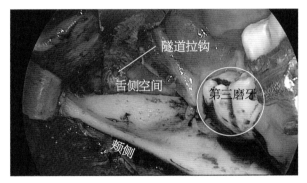

图 24-4　将隧道拉钩置入下颌支舌侧,解剖下颌支

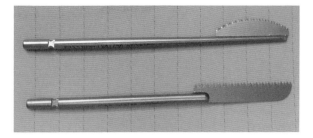

图 24-6　用于截骨的弯曲刚性锯片和直刚性锯片

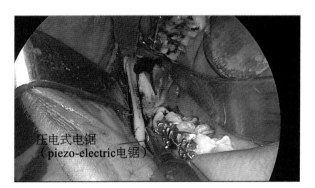

图 24-7　上颌支前表面截骨

使用钝性神经钩可确定下颌小舌的位置,以识别和保护下牙槽神经(图 24-3)。为了防止对神经的任何损伤,可以在神经血管束与下颌支间引入隧道拉钩(图 24-4)。

为了增加手术入路的可视性,可在下颌骨舌侧做截骨引导沟,最简单的方法是使用直径 4～5 mm 的球钻。这有助于提高神经的可视化和确定舌侧截骨线深度(图 24-5)。

传统手术方式是在沿下颌骨外斜线至第一磨牙区域及颊侧拟截骨处,以裂钻连续钻孔的方式进行。

不完全的下颌缘截骨常是矢状截骨劈开顺利完成的障碍。为了避免下牙槽神经受到任何损伤,必须

小心控制下颌皮质骨的截骨深度。

目前,在往复式锯的帮助下,可以实现更快和更精确的截骨。有许多不同的锯子和刀片形状可供选择,但带有略微圆形刀刃的刚性刀片似乎比直刃刀片更安全,因为直刃刀片的尖端可能会意外进入深部,损伤神经(图 24-6)。

最受控制且速度稍慢的电锯是 piezo-electric 电锯,其可以进行超声波微动,当它接触到软组织时创伤较小(图 24-7)。

对于颊部截骨术,利用球钻进行似乎是有利的,因为切口的深度更容易得到控制,这在该区域是非常必要的,因为下牙槽神经可能是相当浅表的,且必须插入隧道拉钩以保护软组织(图 24-8)。面部血管意外损伤可能导致严重出血,且难以控制,截骨应严格

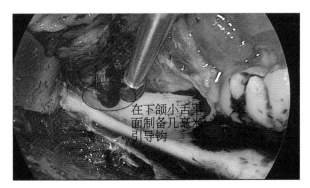

图 24-5　为更好地显示舌侧截骨线和下牙槽神经,在下颌小舌平面制备引导沟

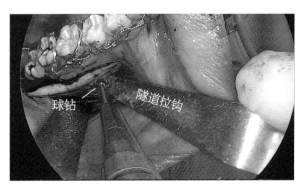

图 24-8　球钻进行颊侧截骨,并放置隧道拉钩以保护软组织和血管

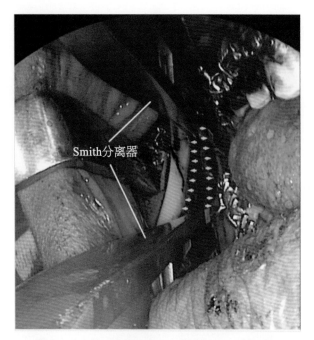

图 24-9 插入两个 Smith 分离器完成矢状骨劈开

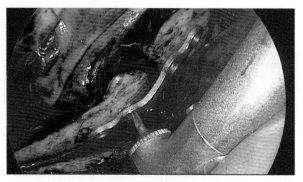

图 24-10 直角钻头

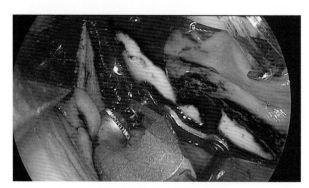

图 24-11 用直角螺丝刀进行螺钉固位

限制在皮质骨,当看到下方松质骨的第一个出血点时,就应停止。由于锯切得很细,测量其深度要困难得多。

截骨完成后,将两把截骨刀插入截骨缝中,缓慢平行旋转直至颊侧骨板与远心骨端分离。也可以使用 Smith 分离器来完成这个过程(图 24-9)。

如不小心,可发生不利的骨劈裂,颊侧骨板可能会意外骨折,可使用小型固定板进行固定。如果无法进行固定,则必须进行约 6 周的刚性颌间固定(intermaxillary fixation,IMF),直至骨愈合。

在水平面上,下颌骨的解剖形状类似于字母"V"。这使下颌骨前移患者近心骨端发生旋转甚至出现髁突脱离关节窝。根据 Edward Ellis Ⅲ 的建议,对磨牙后舌侧骨板进行截骨可以解决这个问题[18]。

在定位𬌗板重建下颌骨位置后,可采用定位螺钉或固定板进行坚固内固定。通常每边使用三个定位螺丝或一个四孔板即可。

目前经穿颊入路进行螺钉固定已不被采用。使用直角钻头可达到避免面部瘢痕形成的目的,这在使用经穿颊系统时是不可避免的(图 24-10 和图 24-11)。虽然在大多数情况下,这些瘢痕不是很明显,但当患者微笑时,可表现为组织凹陷。

在下颌前移手术中,至关重要的是推动近端节段向后和向上,使髁突位于后位。否则就会出现"早期复发",这完全是由于术后髁突滑入自然位置所致。

这不是骨骼复发,而是手术失误。

在下颌后退手术中,髁突位置可稍前移以预防术后出现反𬌗。

术后最初几天较轻的弹性牵引将有助于改善患者的舒适度。

第三磨牙和下颌截骨术

下颌第三磨牙(智齿)是否在进行下颌矢状骨劈开前拔除仍存在争议。许多外科医师更偏向于在手术前拔除下颌第三磨牙,因为智齿的存在可能会导致不利的意外骨折[19]。

其他的外科医师认为在术前拔除智齿并没有什么好处,一些外科医师甚至建议,当第三磨牙留在原位时,发生不利的分裂的风险更低[20]。

然而,大多数外科医师都认为,如果决定拔除智齿,那么至少应该在截骨前 6~9 个月进行,以确保再生骨足够成熟,避免出现并发症。

由于智齿的大小和位置可能会影响整个治疗计划,拔牙手术应该安排在正畸治疗的早期,以避免不必要的延误正颌手术。

骨固定术

关于下颌骨的坚强内固定已有讨论[21-23]。固定系统从简单的钢丝固定和 6 周的颌间固定到可变固定系统,再到坚固三点式固定,如采用双皮质定位螺钉甚至拉力螺钉。需提出的是,使用拉力螺钉不可避免地会导致髁突侧向移位。

正确的髁突定位对髁突的近期和远期稳定性至关重要,术中必须避免髁突移位。较硬的固定系统,如双皮质螺钉,和较不坚固的固定系统相比,后者可能更有利于保护颞下颌关节。

为改善患者的舒适度,避免术后6周颌间固定,这个问题直至用钛板和螺钉代替金属丝固定后才出现。钢丝固定的优点可使髁突在愈合过程中恢复到正常位置。

20世纪90年代中期,Joos开发了一种可调节固定板,这种板在其边缘弯曲时非常坚硬,而在其平面弯曲时则非常柔软[24]。该系统具有稳定性好,可控制下颌骨的垂直力,并允许节段的一些横向运动,为髁突在术后重新定位提供了一定的余地。

随后,为了避免术后髁突吸收和颞下颌关节功能障碍,继续开发了几种类似的固定系统。目前缺乏证据支持这些系统的临床有效性。

早期时,螺钉通过颊侧入路植入,使术后脸颊皮肤上留下瘢痕。虽然这些瘢痕通常是不明显的,但外科医师认为应尽量避免。因此,目前常使用 Luhr 和 Fritzemeier 所建议的直角钻头和螺丝刀在口内完成[25]。

并发症

感觉神经受损

下颌矢状劈开截骨术最常见的并发症是下牙槽神经分布区暂时或永久性的感觉麻木。文献中关于该并发症发生频率的报道差异较大,最高可达85%[26]。在老年患者,经历了较大前移的患者,或在矢状劈开截骨联合颏成形术的患者中,感觉麻木的发生率更高[27,29-31]。

面神经紊乱也会发生,据报道,其发病率都远低于1%[32]。如采用传统的 Trauner/Obwegeser 技术,下颌后间隙的直接创伤可导致面神经损伤。术后过度肿胀也可间接导致面神经功能减弱。

出血

危及生命的出血需要输血治疗,这在 BSSO 中非常罕见。下颌后静脉、面动脉及其伴随静脉损伤是导致严重出血的常见原因。据报道,多达2.2%的病例出现严重出血并发症[33]。术后小血肿和瘀伤也很常

见,但很少导致严重的问题,如感染或脓肿。然而,围手术期使用全身抗凝治疗会加重这一问题,因此,术后24小时内最好不要使用肝素或类似药物进行抗凝治疗。

意外骨折

当截骨不完全且阻力增加但仍强行进行骨劈开时,可发生意外骨折。其主要原因是下颌骨下缘截骨不完全,因为这个区域是由较厚皮质骨组成。颊侧截骨应包括下颌骨边缘近舌侧几毫米。严重的骨裂最常发生在近颊侧皮质骨的下方及前部。在这种情况下,骨劈开必须完成,断裂的骨皮质可以使用小型钛板固定在近端节段,手术可以按计划进行。冠状突骨折也有可能,但发生的频率较低,特别是下颌支很薄时,而且在该区域的颊部进行截骨。在这种情况下,手术也可以通过正确的方式完成骨劈开和固定冠状突的近端节段来挽救[30]。

在非常罕见的情况下,严重的骨折可能涉及髁突,这是很难修复的,应视手术情况而定,有时可以通过内镜经口内入路修复,但也可以考虑经皮入路或经钢丝颌间固定进行6周保守治疗。

固定板折断

在极少数情况下,固定板会因机械过载而断裂。尤其对于习惯性磨牙的患者,固定板可能存在设计不足,或者机械负荷过大。固定材料机械过载的一个罕见原因是患者患有贪食症,反复强迫呕吐。

气道阻塞

气道阻塞是一种危及生命的并发症,但幸运的是,它在单颌手术中是极不可能发生的。气道阻塞通常发生在严重的血肿或外科水肿时,也可发生在颌间固定的患者,此时通过解除颌间固定就可以解决这个问题。在术后12~24小时内,部分气道阻塞容易被忽略,因为会被认为患者可能只是情绪激动。在这种情况下,护理团队若使用镇静剂可能会造成危及生命的后果,建议正颌术后患者应采取密切监测。

复发

在可能的正颌外科手术的范围内,BSSO 前移(即保持前面部高)被认为是相对稳定的,比 BSSO 后退更稳定[34]。复发不会立即发生,其是一个缓慢的过程,可能会发展多年。术后头两年最容易出现复发,因为大部分的骨重建都发生在这段时间。当然,复发也可能发生在术后两年后。影响复发的因素有

很多,如术中下颌周围肌肉的活动程度、舌推力(与前牙开𬌗复发相关)、术后咬合稳定性等。

如果在 BSSO 术后的头几天出现下颌骨移位,这不能被视为复发,但可能是由于手术失误使髁突没有位于关节窝导致。因此,出现该情况时,应立即送患者进入手术室,检查髁突位置是否正确。

固定板的断裂也会导致"早期"复发。

骨的纤维性结合

下颌骨纤维性愈合极为罕见,通常是由于骨断端固定不充分或骨及周围软组织愈合能力降低所致。潜在的原因可能是缺乏维生素 D 导致的营养不足,或者是钙代谢失衡。放疗也是导致骨愈合能力下降的一个可能原因。固定系统的断裂也会导致纤维性愈合。

这种并发症的治疗包括应用刚性的颌间固定 6 周或外科切除纤维组织和骨断端的重新固定,伴或不伴自体骨移植。

感染

由于下颌骨-肌-黏膜复合体具有极好的愈合潜力,因此,BSSO 术后感染非常罕见。感染可由血肿引起,血肿可发展为脓肿,或由于潜在疾病(如艾滋病、既往的放疗或化疗、双膦酸盐治疗或类似条件导致的一般或局部免疫抑制)而导致的愈合能力下降。在黏膜创面裂开后暴露下颌骨也可能导致感染,在极少数情况下,下颌骨骨髓炎伴骨愈合不良,通常发生在颊侧截骨区域。

术后正畸

对于正畸医师和外科医师来说,最好在术后不久联合复查患者,然后在骨愈合后的 6~8 周内对患者进行复查。

术后前 4 周,如果手术进展顺利,且咬合稳定,可进行较轻的弹性牵引,加强饮食建议和口腔卫生指导。

如果在术后的前 4 周发现咬合有不利的变化,那么弹性牵引的方向和力量的大小可以根据需要改变。

术后 4 周后,愈合过程仍在继续,肿胀明显减轻,

患者舒适度增加,可以通过简单的弓丝来调节咬合。常用的矩形不锈钢弓丝在手术过程中可用于保证稳定,可以分段放置,也可以改为小直径不锈钢弓丝,甚至是柔性多股弓丝。这些柔和的弓丝的优点是,允许一些垂直向咬合的改变,易于加载弹性曲,但仍然允许牙弓形态被保持。

由于咬合变化可能会被持续使用的弹性牵引掩盖,建议在拆除固定器械前至少 1 个月停用弹性牵引,可使得操作者能够仔细监控咬合的任何意外变化。

保持器的使用应在治疗开始时作为知情同意的一部分告知患者。通常,通过使用由丙烯酸制作的保持器(如经过改进的 Hawley 保持器),可以更安全地维护已存在的牙弓形态。然而,如果牙弓结构在治疗过程中得到了很大程度的保持,则可以使用真空压制的保持器,其更容易被患者接受。

病例报道

初始症状

21 岁女性患者(图 24 - 12),因下颌后缩畸形而呈现Ⅱ类 1 分类切牙关系及Ⅱ类颌骨畸形。上下颌牙列拥挤,咬合关系紊乱,左下颌第一磨牙缺失,右下颌第一磨牙已行根管充填。

治疗计划

术前正畸(治疗时间 = 21 个月)

* 拔除双侧上颌第二前磨牙和右下颌第一磨牙。
* 上、下采用 MBT 固定矫治器。
  * 上下牙弓排齐。
  * 协调上下牙弓。
  * 下颌前牙唇倾去代偿。

外科治疗计划

双侧矢状截骨劈开前徙术至Ⅰ类前牙关系和Ⅱ类磨牙关系。

术后正畸(治疗时间 = 4 个月)

精细调整咬合。

保持

上颌使用 Hawley 保持器及下颌使用真空压制的保持器进行保持,佩戴时间逐渐减少至夜间使用,最后偶尔使用。

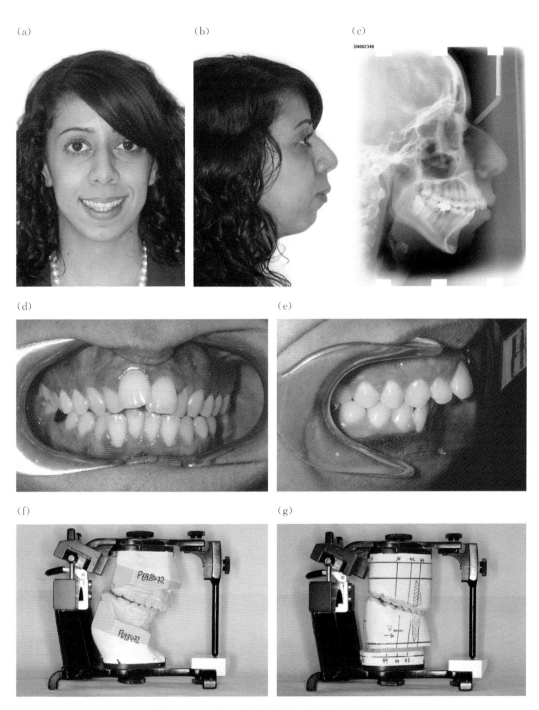

图 24 - 12　(a～e)初始症状。(f、g)模型外科

第
24
章

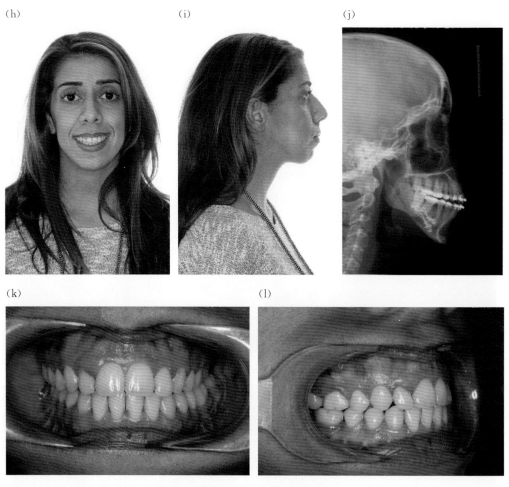

（h）　　　　　　　（i）　　　　　　　（j）

（k）　　　　　　　（l）

图 24 - 12(续)　（h～l)治疗完成后

（刘　凯　张　雷　译）

参考文献

［1］Perthes G. Verletzungen und Krankheiten der Kiefer. Deutsche Chirurgie 33a, Stuttgart, 1907; 2nd Edition by Eduard Kurt Borchers, 1932 (Injuries and diseases of the jaw).

［2］Schuchardt K. Ein Beitrag zur chirurgischen Kieferortho-pädie unter Berücksichtigung ihrer Bedeutung für die Behandlung angeborener und erworbener Kieferdeformit-äten bei Soldaten. Dtsch. Zahn-, Mund-u. Kieferheilk. 1942;9;73 - 89.

［3］Trauner R, Obwegeser H. The surgical correction of mandibular prognathism and retrognathia with consideration of genioplasty; Part II. Operating methods for microgenia and distoclusion (Cont'd). Oral Surg Oral Med Oral Pathol. 1957;10;899 - 909.

［4］Dal Pont G. Retro-molar osteotomy for correction of prognathism. Minerva Chirurg. 1959;14;1138.

［5］Hunsuck EE. A modified intraoral sagittal splitting technic for correction of mandibular prognathism. J Oral Surg. (American Dental Association; 1965) 1968;26;250 - 3.

［6］Epker BN. Modification in the sagittal osteotomy of the mandible. J Oral Surg. 1977;35;157 - 9.

［7］Boye T, Doyle P, McKeown F, Sandler J. Total subapical mandibular osteotomy to correct class 2 division 1 dentofacial

deformity. J Cranio-Maxillofac Surg. 2012;40(3);238 - 42.

［8］Köle H. Surgical operations on the alveolar ridge to correct occlusal abnormalities. Oral Surg Oral Med Oral Pathol. 1959;12;277 - 88.

［9］Hofer O. Operation der prognathie und mikrogenie. Dtsch Zahn Mund Kieferheilkd. 1942;9;121.

［10］Joss CU, Vassalli IM. Stability after bilateral sagittal split osteotomy advancement surgery with rigid internal fixation; a systematic review. J Oral Maxillofac Surg. 2009;67;301 - 13.

［11］Joss CU, Thüer UW. Stability of the hard and soft tissue profile after mandibular advancement in sagittal split osteotomies; a longitudinal and long-term follow-up study. Eur J Orthodont. 2008;30;16 - 23.

［12］Borstlap WA, Stoelinga PJW, Hoppenreijs TJM, van't Hof, M A. Stabilisation of sagittal split advancement osteotomies with miniplates; a prospective, multicentre study with twoyear follow-up; Part III-Condylar remodelling and resorption. Internat J Oral Maxillofac Surg. 2004;33;649 - 55.

［13］Flynn B, Brown DT, Lapp TH, Bussard DA, Roberts WE. A comparative study of temporomandibular symptoms following mandibular advancement by bilateral sagittal split osteotomies: rigid versus nonrigid fixation. Oral Surg Oral Med Oral Pathol. 1990;70(3):372-80.

[14] Obwegeser H, Trauner R. Zur Operationstechnik bei der Progenie und anderen Unterkieferanomalien. Dtsch Zahn Mund Kieferheilkd. 1955;23:2.

[15] Wolford LM, Reiche-Fischel O, Mehra P. Changes in temporomandibular joint dysfunction after orthognathic surgery. J Oral Maxillofac Surg. 2003; 61:655-60.

[16] Karabouta I, Martis C. The TMJ dysfunction syndrome before and after sagittal split osteotomy of the rami. J Maxillofac Surg. 1985;13:185-88.

[17] Bell WH, Creekmore TD, Alexander RG. Surgical correction of the long face syndrome. Am J Orthodont. 1977;71:40-67.

[18] Ellis III E. A method to passively align the sagittal ramus osteotomy segments. J Oral Maxillofac Surg. 2007;65:2125-30.

[19] Beukes J, Reyneke J P, Becker PJ. Variations in the anatomical dimensions of the mandibular ramus and the presence of third molars: its effect on the sagittal split ramus osteotomy. Internat J Oral Maxillofac Surg. 2013;42:303-307.

[20] Precious DS. Removal of third molars with sagittal split osteotomies: the case for. J Oral Maxillofac Surg. 2004;62:1144-6.

[21] Cutbirth M, Van Sickels JE, Thrash WJ. Condylar resorption after bicortical screw fixation of mandibular advancement. J Oral Maxillofac Surg. 1998;56:178-82.

[22] Dolce C, Hatch JP, Van Sickels JE, Rugh JD. Rigid versus wire fixation for mandibular advancement: skeletal and dental changes after 5 years. Am J Orthodont Dentofac Orthoped. 2002;121:610-19.

[23] Pereira Filho VA, Iamashita HY, Monnazzi MS, Gabrielli MFR, Vaz LG, Passeri LA. In vitro biomechanical evaluation of sagittal split osteotomy fixation with a specifically designed miniplate. Internat J Oral Maxillofac Surg. 2013;42:316-20.

[24] Joos U. An adjustable bone fixation system for sagittal split ramus osteotomy: preliminary report. Br J Oral Maxillofac Surg. 1999;37:99-103.

[25] Luhr HG, Kubein-Meesenburg D, Schwestka-Polly R. [The importance and technic of temporomandibular joint positioning in the sagittal splitting of the mandible]. Fortschr Kieferorthopad. 1991;52:66-72.

[26] August M, Marchena J, Donady J, Kaban L. Neurosensory deficit and functional impairment after sagittal ramus osteotomy: a long-term follow-up study. J Oral Maxillofac Surg. 1998;56:1231-5.

[27] Al-Bishri A, Dahlberg G, Barghash Z, Rosenquist J, Sunzel B. Incidence of neurosensory disturbance after sagittal split osteotomy alone or combined with genioplasty. Br J Oral Maxillofac Surg. 2004;42:105-11.

[28] Rodella LF, Buffoli B, Labanca M, Rezzani R. A review of the mandibular and maxillary nerve supplies and their clinical relevance. Arch Oral Biol. 2012;57:323-34.

[29] Van Sickels JE, Hatch JP, Dolce C, Bays R A, Rugh JD. Effects of age, amount of advancement, and genioplasty on neurosensory disturbance after a bilateral sagittal split osteotomy. J Oral Maxillofac Surg. 2002;60:1012-17.

[30] Teltzrow T, Kramer, FJ, Schulze A, Baethge C, Brachvogel P. Perioperative complications following sagittal split osteotomy of the mandible. J Cranio-Maxillofac Surg. 2005;33:307-13.

[31] Westermark A, Bystedt H, Von Konow L. Inferior alveolar nerve function after mandibular osteotomies. Br J Oral Maxillofac Surg. 1998;36:425-8.

[32] de Vries K, Devriese PP, Hovinga J, van den Akker HP. Facial palsy after sagittal split osteotomies: A survey of 1747 sagittal split osteotomies. J Cranio-Maxillofac Surg. 1993;21: 50-3.

[33] Turvey TA. Intraoperative complications of sagittal osteotomy of the mandibular ramus: incidence and management. J Oral Maxillofac Surg. 1985;43:504-9.

[34] Proffit WR, Turvey TA, Phillips C. Orthognathic surgery: a hierarchy of stability. Internat J Adult Orthodont and Orthognath Surg. 1995;11:191-204.

第
24
章

第 25 章
下颌后退步骤
Mandibular Set-Back Procedures

Manolis Heliotis and Shamique Ismail

引言

大部分下颌骨后退手术是为了解决骨性Ⅲ类错殆畸形。大体上有三种临床情况导致了这种骨骼比例失调。

（1）大多数是上颌骨发育不足并有下颌骨发育过度。

（2）一个不常见的病因是只存在上颌骨矢状向发育不足造成了下颌前突畸形的错误印象。患者及偶有一些没有经验的临床医师，通常会错误地考虑这个问题，试图通过单一的下颌后退手术解决。

（3）在少数患者中，下颌骨发育过度是导致Ⅲ类面型的唯一原因。因此，评估和识别这种不太常见的类型，对于规划正确的手术方式和获得正确的审美结果非常重要。

显然，在这种前后差异方面，空间的垂直向和横向上也可能存在牙颌变异。

在处理这些病例时，不得忽略患者的选择和意向，即使患者有上颌后缩和下颌前突，也可能意味着只行下颌后退手术。这在寻求Ⅱ类面型女性化外观

的患者中尤其如此（见第 41 章）。需要对此类病例进行非常仔细的评估，可能需要植入假体以丰满面中部或其他干预以达到预期效果。

临床评估和规划

以下是作者总结的下颌前突病因学的特征。诊断基于排除面中部缺陷。

- 轮廓中鼻部以及上颌复合体处于和谐位置（定义为从鼻尖至上唇）。
  - 这通常伴随着一个视觉上理想的鼻唇角 85°～110°。
  - 从眼睛的内眦下面沿着脸颊向下可见柔和的曲度，其最凸点在上唇内侧面。
- 在患者的临床检查或照片上挡住下颌骨，并检查面中部相对于眼、鼻以及前颅底的位置，如上文所述。
- 手动进行预测或使用软件模拟最佳的面部外观、轮廓和面部比例，以证实单独的下颌骨后退手术在特定情况下是否适用。

从头影测量的角度来看，测量上下颌骨的长度等

可以帮助确定前后骨骼不成比例的治疗方式即是否可仅行下颌后退手术。

在头颅侧位片上测量下颌牙槽骨的高度也可能对临床表现为前牙开𬌗下颌前突的病例有所帮助。在这种情况下，通常患者的颏唇角也会减小。

众所周知，下颌前突患者会出现一定程度的牙槽骨代偿。下颌骨的切牙舌向倾斜，以及上颌切牙的唇侧倾斜，都可能是牙槽骨代偿的结果。这些前牙的代偿程度常常掩盖了骨骼比例失调的真实程度。

总之，上颌骨处于正确位置表明下颌骨是导致Ⅲ类外观的唯一原因。体格检查、基本头颅测量和上述特征是指南。

然后，采用基于头颅测量的轮廓预测来制订治疗计划，并在患者、外科医师和正畸医师之间会诊，以确定适合个体患者的最佳功能和美学方案。这就决定了手术面部移动，反过来又决定了所需的正畸计划，以促进预期的手术结果。

术前正畸治疗

准备实施下颌后退手术的病例，首先应聚焦于解决上述的牙齿代偿问题。同时确认该区域组织的生物学和生理边界。

相反，在青少年早期就出现轻微骨骼比例失调，需要矫正牙齿的边缘手术患者，通常会对他们的前牙进行一定程度的掩饰正畸，从而使他们最终的牙齿咬合看起来更加稳定。为了达成这一目标，这很可能从下颌牙弓中拔除前磨牙。

在这种情况下，这样的患者曾经历不成功的掩饰性正畸代偿治疗。但随着生长发育，术前正畸需要纠正原有掩饰性治疗的过度代偿部分（相对于原先的"天然"代偿）。如果青少年时期进行了拔除下颌牙齿的掩饰性矫治，这是一个不常见的现象。考虑到随后可能需要对这些拔除的牙齿进行义齿修复，还需要咨询一名康复科医师。虽然这些修复治疗通常在正畸治疗完成后进行，但应在初步治疗计划中进行修复会诊。

作为术前正畸的一部分，先前存在的切牙倾斜的正畸去代偿必须考虑牙周组织健康，特别是下切牙的唇部。下切牙的根部轮廓在口内可以触及时，容易出现附着龈的退缩。在这种情况下，适当的牙周维护对于去代偿很重要，如果处理不当，可能会导致牙齿出现骨开窗。

如果担忧严重牙龈退缩的风险，那么在开始正畸治疗之前，应考虑牙周医师的意见。另一种方法可能应当注意下颌拔牙矫治，或改变下颌切牙倾斜的部分代偿，以限制下颌切牙的前移。

术前正畸去代偿可能对患者有功能和审美两方面的影响。因此，当务之急是要让患者意识到，牙齿去代偿不仅使得咬合关系暂时恶化，而且对其面部外观也有影响（图 25-1 和图 25-2）。下颌突出的程度

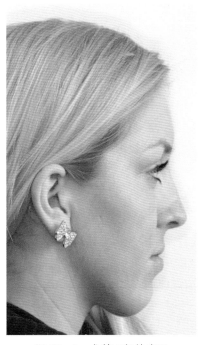

图 25-1 术前面部轮廓图

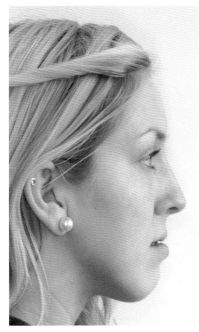

图 25-2 术前面部轮廓图

可能加剧,患者及其周围的人会意识到面部的变化。还应提及这样一个事实,即随着牙列修整,也可能会在言语和咀嚼方面恶化。

对于具有显著前后差异的患者来说,无论舌肌对下颌牙弓是否产生影响,出现上下颌牙弓宽度不匹配的情况比较常见。

在这种情况下,使用模型外科有助于确定所需的横向矫正程度,从而确定矫正应采用的方法。这可能是通过单纯正畸,单纯外科治疗,或两者的结合。

手术技巧

最常见的下颌骨后退手术是双侧矢状劈开截骨术(bilateral sagittal split osteotomy, BSSO)。然而,人们越来越认识到,如果需要大幅度的后退,就手术结果而言,最稳定的手术方式是口内垂直截骨术(intraoral vertical subsigmoid osteotomy, IVSSO)。第2章描述了这些程序的历史发展。

双侧矢状劈开后退截骨术与口内下颌切迹下垂直截骨术的比较

BSSO的优点是,一旦下颌骨复位,就可以根据操作者的喜好使用双皮质螺钉或钢板固定,从而避免了术后长时间的颌间固定(intermaxillary fixation, IMF)。

IVSSO的优点是下牙槽神经损伤的可能性小得多。这种截骨术的主要缺点是术后大约需要6周的颌间结扎。然而我们认为,对于大幅度的下颌骨截骨后退,就手术结果而言,这可能是两种方法中较好的一种。

双侧矢状劈开后退截骨术

该手术是在低血压全身麻醉下使用鼻插管进行的。在软组织切开前10分钟,口内软组织下注入2%的利多卡因(1/8万肾上腺素)行下牙槽神经阻滞麻醉并通过颊侧浸润至外斜嵴和下颌支,用于止痛和血管收缩。此外,0.5%的布比卡因阻滞麻醉在术后镇痛开始后可维持数小时。手术区铺巾根据操作者的喜好准备,但最好能从额部到颈部看到整个面部。

术中放置拉钩,用于暴露手术区域、牵拉和保护嘴唇。开口器放在对侧,舌轻轻地用压舌板固定。

术中切口沿下颌升支的前缘向上,在第二磨牙颊侧向前,保留5mm软组织黏膜。

理想情况下,我们确保下颌第三磨牙至少在术前9个月被拔除。如果没有,手术仍然可以实施,但是必须注意以下几个方面。

- 磨牙后舌侧骨板骨折的风险增加。
- 下牙槽神经损伤的风险增加。
- 感染风险增加。
- 骨接触愈合失败的风险增加。

切开后,进行颊侧骨膜下剥离,尽可能少剥离咬肌。咬肌的过度剥离将导致更大的血肿和术后过度肿胀。此外,近骨折断端肌肉被剥离增加了固定过程中近心端骨折固位不良的可能性和骨坏死的风险。

颊侧骨膜下解剖必须在下颌角前方进行,露出下颌骨下缘。

然后解剖继续向上靠着外斜线,到达冠突高度。将升支拉钩抵靠在延伸到分支前缘的外斜线处,升支拉钩被拉向升支的前界,尽可能多地剥离颞肌附着,尽可能靠近冠突。使用电凝切割,把颞肌纤维尽可能高地从升支上切断。升支拉钩由直角钳代替,由助手辅助组织牵开器。从上至下剥离舌侧(内侧)骨膜。用一个小剥离子完成,必须始终处于骨膜下。

解剖从上到下沿下颌支的舌侧进行,直至到达舌侧。骨膜黄色或白色部位可见下牙槽神经进入下颌小舌。避免拉伸组织和下牙槽神经,否则可能出现下唇长期麻木。

升支内侧(舌)截骨术,也被称为水平部分的截骨术,该过程是往复锯完成的。将往复锯平行于𬌗平面放置在下颌小舌后上方。这一点至关重要。如果切口在下颌小舌前终止,牙槽管将继续附着在近心端(带有升支和髁的节段)。这是常见的错误之一,很难从截骨术的上部和后部分开,并且神经损伤增加。

通过充分的冲洗,从内侧骨皮质进入髓质骨。作为一个指引,我们看到当血液从骨头中渗出时,这已经实现了劈开。在后退手术中,建议从近心端部分切除一小块骨头。

截骨术的垂直部分从上内侧截骨开始,向下与第二磨牙相对。我们确保锯子已经穿过皮质,大约5mm深,这一点可以通过观察骨髓中的血液来证实。理想情况下是没有智齿的,但如果有智齿的话,不要错误地在牙冠和颊侧骨板之间截骨;相反,截骨线应该沿着牙齿继续向前。

接下来进行颊侧截骨。为此,从升支上取下直角钳,在下颌骨下缘、下颌角前方放置一个隧道拉钩。截骨术的目标位置位于角前切迹前方,需要通过正确放置隧道拉钩暴露。另外一个引导是在切割时大致位于下第二磨牙的根部之间。作者(MH)从下到上切开颊侧骨皮质。我们知道一旦血液再次从骨髓中出现,就可以达到正确的深度。颊侧截骨和垂直截骨相结合。

在这一阶段,取下开口器,上下颌尽可能咬合,牙齿几乎接触,隧道拉钩在原位。我们的目的是从颊侧到舌侧切断下缘,锯片深度约为5mm,以确保颊侧截骨术已延伸至下缘并穿透舌侧皮质。这一策略对于确保从下缘、舌侧的劈开至关重要。骨劈开时困难或导致"不良骨劈开"的最常见原因是未能完成此步骤。

对于下颌前突、单侧髁突增生和下颌不对称过多的患者必须谨慎。因为在这些病例中,神经血管束通常靠近颊侧,与下颌骨下缘的关系非常低。

下颌骨劈开术

用一个10mm宽的凿子,我们沿着外斜线(垂直切口)前进,将凿子对准口腔方向,这样我们可以看到颊舌骨折端轻微分离,但不完全分离。

将一个7mm宽的凿子放在颊侧切口和垂直切口(外斜嵴)的接合处,撬动凿子,使近心骨段从牙槽骨段(舌侧或远心端)分离。升支拉钩用来拉紧松紧的部分,而不是用来分开这些部分。解剖过程从前到后,向后剥离骨头,并在进行过程中将颊部与舌侧分离。

注意确保下牙槽神经保留在远心端。近远心骨段的独立运动证明了骨段的分离,不仅表现在前后位,而且表现在上下位,以确保完全分离。

对于后退截骨术,一段骨需要从颊部截骨的近心端移除,以使下颌骨的体部缩短。切除的骨骼数量将取决于所需的后退量。

我们确保内侧翼内肌在舌侧分离,下颌骨在无内侧肌组织干扰的情况下容易后退。

同样的手术也在下颌骨的对侧进行。使用最后一个粉板,用弹性牵引将其放置在计划的咬合位置,并使用临时颌间固定。

下颌骨的固定采用双皮质螺钉。

在下颌角外侧进行4mm外切口。使用穿颊套管针。下颌骨近端骨段在下方触摸,使其与下颌骨远端骨段对齐。髁突在III类患者中被制动,不会被硬推进入关节窝。这是非常重要的一步。近心端是被动定位的,并在充分冲洗的情况下,通过双皮质钻孔放置经颊双皮质螺钉。放置三个这样的螺钉,通常两个在下牙槽神经的上方,一个在下牙槽神经的下方。

一旦双皮质螺钉放置在两侧,移除颌间固定,并检查和测试咬合。作者通常至少等待5分钟,以确保咬合保持在预定位置,并且没有任何髁突下垂或变化迹象。移除粉板。

口腔黏膜采用4/0 Vicryl 间断缝合,外皮用6/0 Nylon 缝合。

我们给患者放置一个或最多两个轻微的颌间弹性牵引,以支持下颌骨在新的位置,使患者肿胀的嘴保持闭合。患者接受标准的术前和术后镇痛,包括对乙酰氨基酚和抗炎药。术后很少使用阿片类镇痛药物。患者还将接受两次术后地塞米松注射。

口内垂直下颌支截骨术

可用于后退截骨术的第二个方式是口内垂直下颌支截骨术(IVSSO)[1]。麻醉、局部镇痛、准备和悬垂如 BSSO 后退截骨程序所述。

切口沿着外斜嵴向上沿下颌支的中部与第二磨牙相对。骨膜下解剖主要是剥离包括咬肌在内的肌肉组织。这一次干净地清除下颌支的颊侧,识别乙状切迹。

现在放置两个牵开器,一个位于乙状切迹的上方,另一个位于下颌角前切迹的下方。我们现在寻找标志点,用于放置垂直截骨的锯子沟。反下颌小舌被认为是升支侧(颊)面上一个轻微的骨突起。它大致位于下颌支的内侧,与下颌小舌的位置一致。另外,这个突起被认为在咬合平面大约10mm以上。使用其作为参考标记有一些争议,因为它可能不符合下颌小舌的实际位置。另外一个更容易标记从下颌切迹到下颌角前切迹垂直切口的方法是在下颌支后缘前估计一条6~7mm的安全线。

因此,从下颌切迹切口到前角切口,在下颌颊侧下颌支后缘前方7mm处,从下颌切迹到下颌角前切迹画一条线。在该线后面约2mm处绘制第二条垂直线(图25-3)[1]。

使用摆动锯,首先在两条垂直线的后部进行切割,从下颌切迹向下至下颌角前切迹。第二次切割是从上对位,下颌切迹切口向下再次到下颌前缘切迹。两个切口不仅要对准内侧,还要向后倾斜。一旦进行了这些切割,近端和远端的节段就会被移动。通过骨膜下提升,近端节段内侧肌肉组织由下向上运动,所有肌肉组织包括翼内肌和茎突下颌韧带都被剥离,游离近端。在对侧重复这一步骤。

患者在预定的咬合关系下颌间固定6周。

该手术的一个组成部分是,在释放颌间固定后,积极进行物理疗法,以恢复正常功能和良好开口。

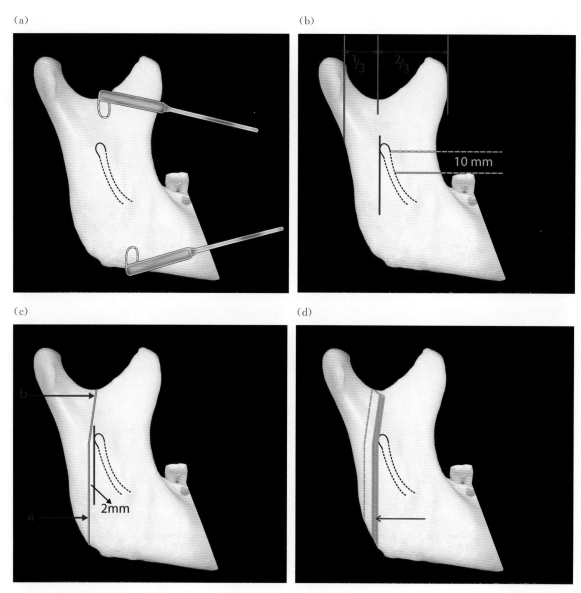

图 25-3　(a)两个弯曲的牵开器放置在升支的侧面,一个钩住下颌角切口,另一个钩住乙状切迹切口。图中,下牙槽神经路径及其经舌入路用虚线标出,代表了下颌骨内侧的大致位置,不能在手术中直接观察到。(b)在升支外侧发现的骨突起与在内侧发现的下颌小舌的大致位置和下牙槽神经的入口相对应。我们通过以下两条相交的线来发现骨突起:一条水平线在下颌咬合平面上方 10mm 处,一条垂直线在下颌支颊侧的前 2/3 处。这一点可以在骨头上用无菌记号笔或热疗针做标记。我们继续标记一条垂直参考线(图中紫色线),位于舌隆起后 2mm 处,向下至下颌角前切迹。(c)截骨术切口(绿线)位于参考线后 2mm 处(如"a")。第二个截骨术(如"b")在前向乙状切迹略微成角。注意截骨切口(绿线)位于舌侧隆起后 4mm 处,因此不会损伤下牙槽神经,下牙槽神经仍位于其内侧。圆形摆动锯用于截骨术。(d)采用弯曲骨凿完成截骨手术。远端节段现在被移动,近端节段的骨切除表面可以看到(红色箭头)。然后,我们从近端(支)段的内侧面开始解剖翼内肌和茎突下颌韧带。然后,远端节段(含牙齿)被移动并置于下颌支的近端节段的中间,使节段重叠。远端后退,颌间固定到这个最终位置(引自:Reyneke[1])

术后管理

　　在上述任何一种手术中,正畸医师将在出院前对患者进行复查。出院前,患者还应接受饮食和口腔卫生宣教。

　　在术后早期,如果需要的话,正畸医师将协助进行适当的颌间弹性牵引。第一个月将每周进行 1 次口腔正畸检查。在这一时期结束时,咬合应理想地表现出适当的牙尖交错,但通常有必要改善咬合的细节。这可能涉及更换下颌弓丝,或使用轻力和较小尺寸的下颌弓丝,而上颌牙列保持刚性方丝。同样,可适当使用颌间弹性牵引。

如果相关的横向咬合差异在治疗前明显，那么应该记住可能出现横向复发。在这种可能发生的情况下，需要进行牙弓间弹性牵引或者适当修改弓丝大小。

术后一周，正畸医师和外科医师将进行临床评估。出院前拍摄全集片可用于对比。在初次术后复查时，可能会要求进行头颅侧位片检查，或者如果没有临床需要，则会延迟到取出正畸矫治器时。进一步的联合正颌检查在 1 个月、3 个月和 6 个月进行，后每年一次进行术后随访，持续 5 年，除非临床要求有替代的复查方案。

正畸技术

在过去的 10 年中，使用前固定螺旋弓丝保持器已经成为一种相当常规的做法，并且在大多数情况下

适合用于前牙。

如果上颌牙弓在治疗前比较狭窄，建议使用可拆卸的 Hawley 保持器。如果横向牙弓的尺寸不需要矫治，适合使用真空成形的保持器。在这两种情况下，适合长期部分时间使用保持器。

病例报道

（如图 25-1、图 25-2、图 25-4 至图 25-9 所示）

一例 17 岁的女性患者进行了这个治疗，她主诉自己的上、下门牙之间存在间隙以及相应的进食困难。她还担心她的下唇突出。

在治疗前临床检查时，患者表现出一定程度的下颌前突，并且她面下部高度略有增加。她嘴唇无力，下唇在休息时外翻。从影像学评估来看，全景片上没有明显的病理变化。

头颅侧位片证实了骨性Ⅲ类畸形，以及面下部高

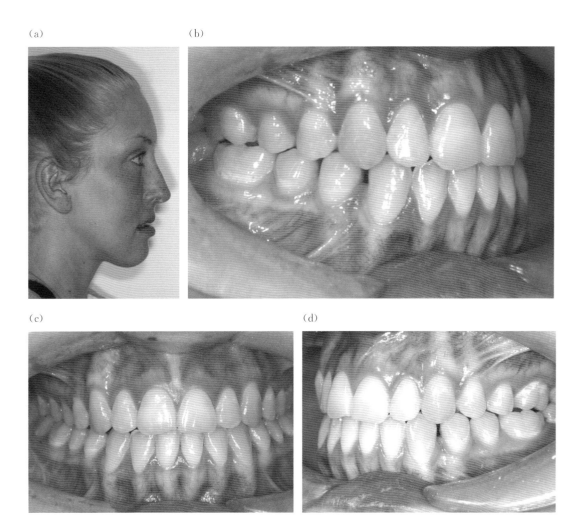

图 25-4　(a)治疗后 1 年的面部轮廓图。(b)治疗后 1 年的口腔内右侧视图。(c)治疗后 1 年的口腔内前视图。(d)治疗后 1 年的口内左侧视图

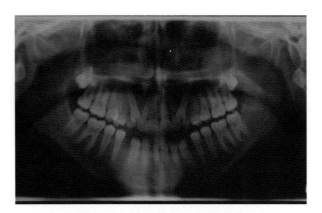

图 25-5　治疗前口内牙列全景片

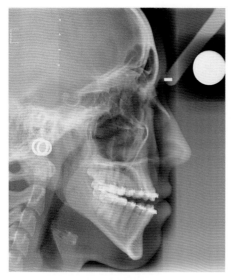

图 25-7　术前头颅侧位片

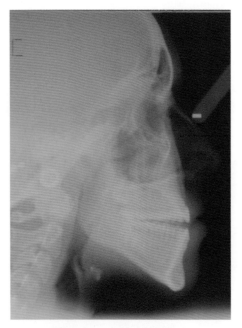

图 25-6　术前头颅侧位片

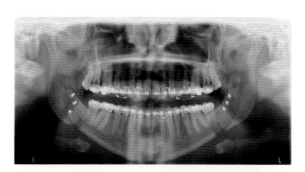

图 25-8　术后全景片

度过大。

治疗计划是通过正颌正畸联合治疗,包括单独的下颌骨双侧矢状劈开后退截骨术,来纠正轻微的下颌前突和前牙开殆。

正畸去代偿导致了上述预期的面部变化。比较图 25-6 和图 25-7 中头颅侧位片,显示出下颌前牙区域的去代偿。这些图像也说明了在这种情况下仍保持开殆,这对于减少垂直向复发的可能性很重要。

经过一个平稳的外科手术,以及随后的牙齿咬合精细调整,呈现出一个良好牙齿和面部外观。在为期1 年的复查随访中,面部和牙齿的外观保持不变。

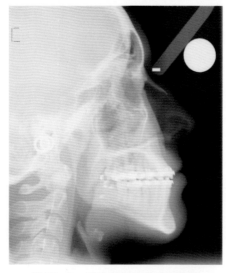

图 25-9　矫治器拆除前的侧位片

（王舒泽　张　雷　译）

参考文献

［1］ Reyneke JP. Essential of Orthognathic Surgery（2nd Ed.）. Hanover Park，IL：Quintessence Publishing Co.，2010.

第 26 章
上颌垂直向发育过度的手术矫治
Surgical Correction of Vertical Maxillary Excess(VME)

Farhad B. Naini , Helen Witherow and Daljit S. Gill

引言

> "测量多次,只切一次。"
>
> Pūr Sina(Avicenna)(980—1037)
>
> 波斯医学家《医学法典》

    仔细而又周密的计划和准备在手术实践中尤为重要。Avicenna 先贤的建议似乎特别适用于正颌手术。正颌手术过程中颌骨实际的移动量需要经过多次检查才能确定。这些检查包括临床评估、头影测量分析和设计、模型外科分析以及在手术室进行的术中评估。尽管许多正颌手术的设计步骤在术前已经完成,垂直向的上颌骨位置移动仍然需要一些术中的精确测量,才能使得伴有上颌垂直向发育过度的口腔颌面畸形患者的手术矫正满足要求且最终获得令人满意的美学改变。

诊断及病因学

    上颌垂直向发育过度(vertical maxillary excess, VME)可以被定义为上颌骨在垂直方向上过度发育。VME 可以只涉及上颌骨后部(后部 VME)、只涉及上颌骨前部的牙槽突(前部 VME)或者涉及整个上颌骨(整体 VME)(图 26 - 1)。VME 患者会表现出显著的垂直向面部发育,有时会被称为长面畸形(tall face deformity or long face deformity)。

VME 的临床特征[1]
前面部高度

    前面部总高度(total anterior face height, TAFH)增加,几乎全部是由于下前面部高度(lower anterior face height,LAFH)的增加所致。

上颌骨垂直向发育

    上颌骨下部的过度发育(VME)时,上颌牙齿根

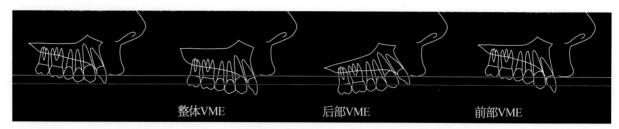

整体VME　　　后部VME　　　前部VME

图 26-1　整体 VME、后部 VME、前部 VME 示意图

尖距鼻底的骨质厚度可以达到 10～15 mm（图 26-2）。上颌垂直向发育过度可以是：

- **整体 VME**：整个上颌骨，包括前部和后部，垂直向发育过度。静态时，上颌切牙相对于上唇暴露增加，微笑时牙龈暴露增加，或"露龈笑"同时存在于前部和后部（图 26-3）。

- **后部 VME**：上颌骨后部及上颌牙槽突后部均存在垂直向过度发育（图 26-4）。前磨牙区及磨牙区牙龈暴露可能增加。上颌骨后部下降旋转，即上颌平面后部向下倾斜。上颌骨前部牙槽突垂直向发育可能被休息位时向前的舌体妨碍；因此，在静态时，上颌切牙相对于上唇的暴露可能是正常的甚至是减少的。另外一种情况下，前部 VME 也有可能增加，但是增加的幅度小于后部 VME。

- **前部牙槽突 VME**：根据定义，上颌前部牙槽突 VME 并不是骨骼的问题，而是牙槽突的问题。上颌切牙的过度萌出导致"露龈笑"，但是"露龈笑"只出现在上颌前部，即增加了上颌前部牙龈在微笑时的暴露（图 26-5）。上颌骨前部分块截骨上抬或上颌切牙及对应牙龈的部分切除（磨除）可以矫正这些畸形。

上唇-上颌切牙关系

- 静态时相对于上唇，上颌切牙暴露增加，即上颌切牙过度暴露（图 26-6）。

- 微笑时牙龈暴露增加，即"露龈笑"。

下颌骨后部旋转

下颌骨后部旋转（下降后退）会显著影响矢状向上的颏部突度。如果下颌骨较大，颏部在矢状面上会旋转到一个更加正常的位置（骨性Ⅲ类旋转到骨性Ⅰ类）（图 26-7）；相反且更常见的情形是，如果下颌骨大小正常或相对较小，颏部会旋转下降后退到一个后缩的位置（骨性Ⅰ类旋转到骨性Ⅱ类）。

下颌平面角

下颌平面角增大；会因此形成面部高角类型或高角面型。

唇部姿势

通常情况下会出现唇部不能完全闭合，而闭合不完全的程度取决于上下唇的高度、LAFH 增加的程度和下颌骨向下向后旋转的程度。LAFH 和下颌骨向下向后旋转的程度越大，唇越短，则唇部闭合不全的程度及静态时上下唇之间的距离越大。

鼻部形态

鼻部有变窄的趋势，伴随着变窄的鼻翼基底部及某种程度的鼻旁凹陷。Ⅱ类患者、"长面"患者同时表现出鼻背凸出的情况也较常见。

腭穹隆形态

存在腭穹隆高而窄的趋势。这可能是由于较低的舌位以及增大的 LAFH 导致的上颌牙列过度萌出的代偿导致的。因此，后牙有反𬌗的趋势。

切牙覆𬌗

VME 可能伴随前牙开𬌗（anterior open bite, AOB）。当前牙开𬌗的主要病因学因素是面高度过

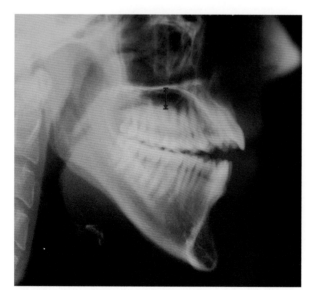

图 26-2　如果上颌骨下部骨骼过度发育，上颌牙根尖与鼻底间的距离可达 10～15 mm，本例患者上颌骨后部发育过度程度较前部大（引自：Naini FB. Facial Aesthetics：Concepts and Clinical Diagnosis. Oxford：Wiley-Blackwell，2011；允许出版[1]）

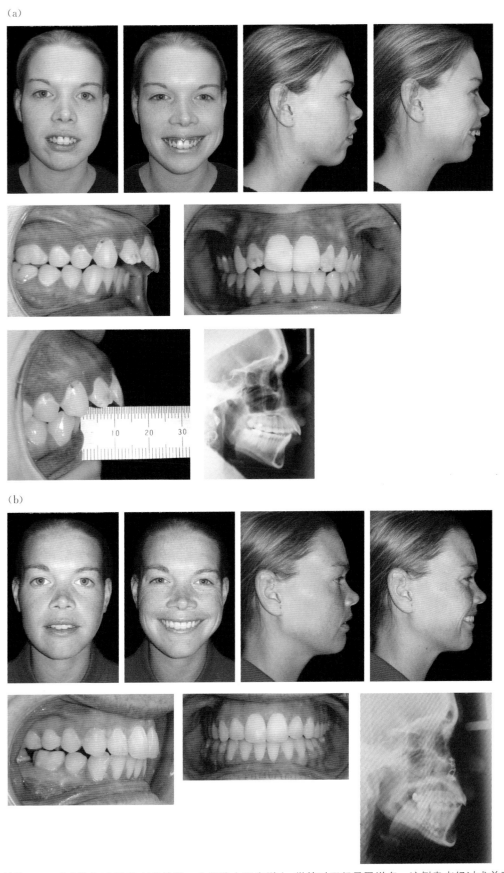

图 26-3　整体 VME。(a)整体 VME 患者术前像。上颌静态露齿增大,微笑时牙龈暴露增多。这例患者经过术前正畸,以及双颌手术中上颌前部上抬 5mm,后部上抬 7mm,下颌骨自动前旋并截骨后前移。(b)治疗结束时影像

（a）

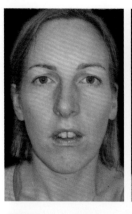
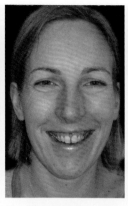
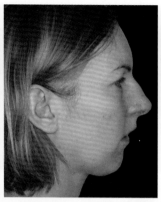
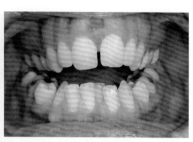

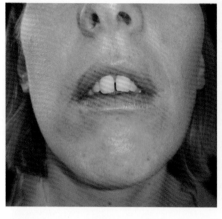
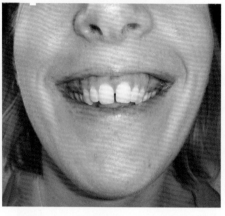
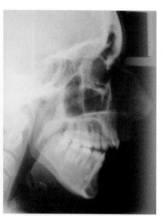

（b）

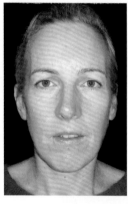
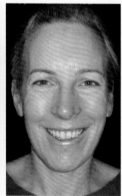
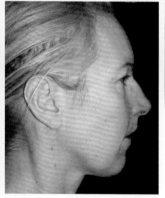
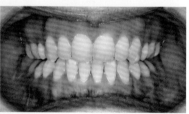

图 26-4　后部 VME。(a)后部 VME 患者术前图像，上颌后部发育过度更加明显。(b)治疗结束时图像。治疗包括上颌前部和后部不同程度上抬、下颌自动旋转前移、下颌截骨后移位至Ⅰ类关系。上颌牙弓排齐整平，上切牙露齿-牙龈暴露改善

度发育时，被称为骨性开𬌗。前牙开𬌗的程度取决于 LAFH，切牙代偿性过度萌出的程度，以及息止舌位。

- 如果 LAFH 增加且舌体息止舌位没有前伸至切牙之间，上下颌切牙会过度萌出直到接触，或者萌出至不能再萌出为止。这种情况下，AOB 是否出现取决于 LAFH。如果 LAFH 显著增加导致切牙无法接触，就会出现 AOB，此时下颌牙弓 Spee 曲线弧度会增加，上颌牙弓补偿曲线弧度会反转(图 26-8)。

延伸阅读

如果切牙能在垂直向上代偿增加的 LAFH，有可能会出现一个正常的或者增大的前牙覆𬌗(图 26-9)。

- 如果舌体在息止舌位时前伸至切牙之间，则会出现前牙开𬌗。这种情况下，AOB 是否出现并不直接取决于 LAFH 大小。此时下颌牙弓

第 2 部分

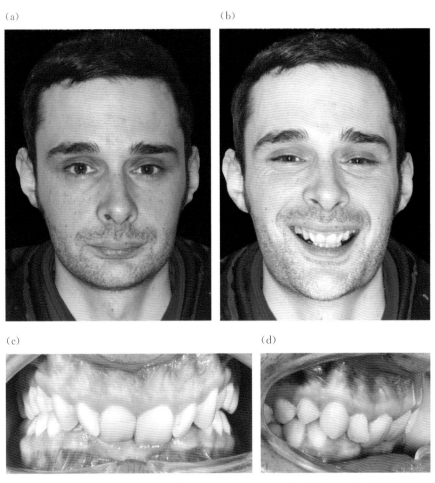

图 26-5 前部 VME。该患者的下前面部高度不足,却存在前部 VME 上颌微笑露龈的表现,这是上颌切牙及其牙龈过度萌出引起的。这在 Ⅱ 类 Ⅱ 分类错𬌗畸形患者中很常见

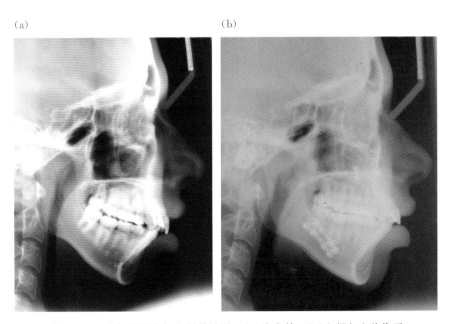

图 26-6 上切牙露齿与上唇的关系。(a)治疗前。(b)上颌向上移位后

(a)　　　　　　　　　　　　　　　(b)

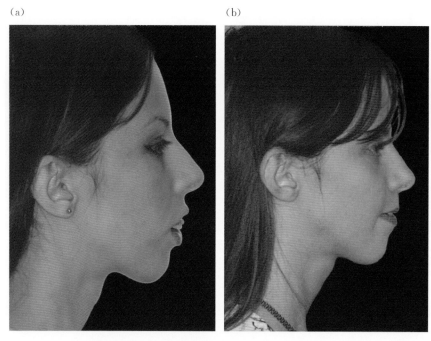

图 26-7　(a)上颌骨后部垂直发育过度继发的下颌骨后部旋转,使颏部向下向后移动。(b)上颌上抬后下颌也相应地自动前旋,使颏部向上向前移动

Spee 曲线会反转,而上颌牙弓补偿曲线弧度会增加(图 26-10)。

上颌垂直向发育过度的手术设计原则

上颌垂直向发育过度具有很强的遗传性(见第 3 章)[2]。上颌骨手术移动的程度和方向取决于原始畸形的程度和方向。制订手术计划的基础是患者渴望达到怎样的上唇-切牙关系。

VME 的手术治疗方法通常包含(图 26-11):

* 上颌骨垂直向(向上)移位——设计这一移位时应永远与静态露齿相联系。
* 下颌骨垂直向(通过向前的自动旋转)和矢状向(通过截骨)移位。
* 骨性颏部在垂直向和矢状向的移位。

上颌骨的 Le Fort Ⅰ型截骨术可以移除鼻底与上颌牙根尖之间的骨(图 26-12、图 26-13),使得上颌牙槽突可以向上移位。整体 VME 患者移除的骨

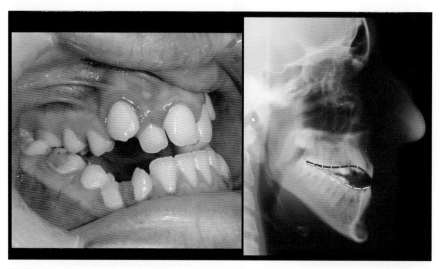

图 26-8　严重骨骼疾病引起的前牙开𬌗,下颌牙弓 Spee 曲线弧度增加,上颌牙弓补偿曲线反转(引自:Naini FB. Facial Aesthetics: Concepts and Clinical Diagnosis. Oxford:Wiley-Blackwell, 2011;允许出版[1])

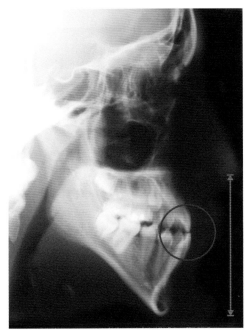

图 26-9 下前部面高度增加患者出现的垂直向牙槽骨代偿(切牙过度萌出)(引自:Naini FB. Facial Aesthetics:Concepts and Clinical Diagnosis. Oxford:Wiley-Blackwell, 2011; 允许出版[1])

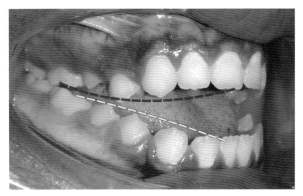

图 26-10 严重软组织疾病引起的前牙开𬌗,伴随着下颌牙弓 Spee 曲线轻度反转以及上颌牙弓补偿曲线弧度增加(引自:Naini FB. Facial Aesthetics:Concepts and Clinical Diagnosis. Oxford:Wiley-Blackwell, 2011; 允许出版[1])

量前部和后部相同。此外,前部和后部移除的骨量也可不同,比如上颌骨后部多移除一些骨量使得上颌后部可以获得更多的上移空间[3]。或者上颌后部可以分段部分上移。上颌骨上抬后,下颌骨会围绕着髁突自动向前旋转,颏部也会因此向前向上移动。如果这

种向前的自旋转能够将下颌骨体带到一个好的矢状向位置,提供一个可以接受的咬合,那么下颌手术就没有必要再做或者仅仅做一个小的下颌骨截骨术即可。如果下颌骨体先天性发育不足或体积过大,那么就需要在自旋转后在矢状面重新移位下颌骨。颏部在矢状向和垂直向上的目标位置由下颌体部自动旋转和矢状向移动后的位置决定。所以有可能需要进行颏部的截骨颏成形术。与 VME 患者相同,长面畸形患者常伴有颏部垂直发育过度,因此可能需要做减少颏部垂直高度的颏成形术才能改善。

上颌骨上抬手术计划的决定因素是最终的上唇-切牙关系(这也是治疗计划的核心)以及下前部面高度[1]。

(a)　　　　　　　　　(b)　　　　　　　　　(c)

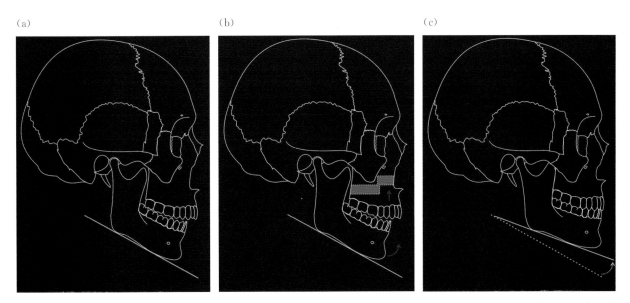

图 26-11 (a)VME 示意图,当下颌骨后部旋转时,颏部向下向后移动。下颌平面角度增加。(b)VME 的手术治疗经常包括上颌骨上抬(需考虑上颌切牙露齿与上唇的关系,LAFH),下颌骨自动前旋使得颏部向前向上移动。任何下颌骨矢状向的移位都伴随着自旋转,导致骨性颏部的垂直向和矢状向的移位。(c)术后位置,显示下颌平面倾斜度降低,接近正常标准

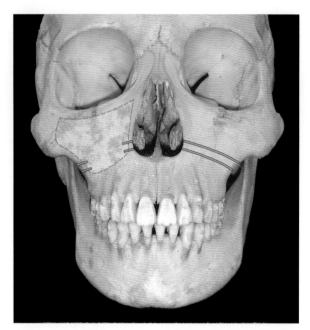

图 26-12　上颌骨 Le Fort Ⅰ型截骨术去除鼻底和上颌牙齿牙根间的骨,使得上颌牙槽突能够上抬

下前部面高度

下前部面高度(LAFH)的降低需要考虑面部高度比例,这样 LAFH 与整体面部高度、身高,以及面部高度和宽度的比例才能够协调。这些比例关系十分重要,应该避免下前部面高的过度降低。

上唇-上颌切牙关系

这一重要关系已经在第 5 章和第 6 章中描述过。上颌静态露齿可以接受的最小值在年轻成年男性为 2～3 mm,年轻成年女性为 4～5 mm。当决定上颌骨向上移动的幅度以及上唇-上颌切牙关系时,有以下几点因素需要考虑。

患者年龄和性别

面部软组织随着年龄的增长趋向于下降或"松弛"。因此,随着年龄增长上颌切牙露齿不可避免地会减少,下颌切牙露齿也会增加。这一点非常重要,所以谨慎的做法是对年轻成人保持稍微大一点的上颌切牙露齿,要考虑到切牙露齿会随着年龄增长不可避免地减少。这对于年轻女性来说尤为重要,建议其上颌切牙露齿保留在 6～7 mm。作为一个通用指南,上颌前部上抬幅度宁可不足,也不要过度,以防止造成"上颌切牙埋入上唇",导致老龄化的外表提前出现。

矢状向上颌骨移位

上颌骨的前移会增加上切牙露齿,因此,当计划上颌骨上抬时,上抬伴随的上颌前移或后退也应考虑在内。

(a)

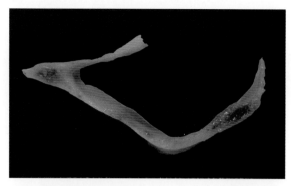

(b)

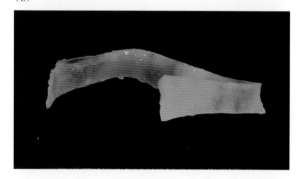

(c)

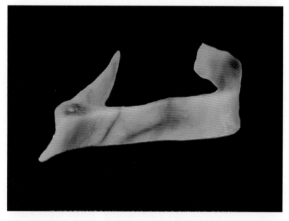

图 26-13　一例患者在上颌骨向上移位前去除的骨。(a)上面观。(b)前内观。(c)前侧观

微笑露齿

如果上切牙静态露齿基本正常,但是在微笑时上唇过度上抬导致微笑露齿过大,这种情况要么去尝试接受,要么换一种策略去减少上唇的过度上抬(见下文)。

上颌上抬过度的后遗症

上颌骨上抬 5～6 mm 以达到理想的上切牙露齿的同时很少会对面部美观产生不利影响。但仍要注意避免上颌骨的过度上抬,因为这会导致鼻翼基底的增宽,鼻尖的上抬以及潜在的垂直向的过度压缩导致面中部软组织出现"挤压"表现。垂直向骨量减少可能导致的软组织变化包括鼻唇沟加深,双下巴、颏唇沟加深,上唇唇红变薄、厚度减少,颌骨对覆盖其上的软组织支持降低。在这些情况下,术前的精确设计显得尤为重要。Rosen[4,5]提出以下治疗计划指南以尽量避免垂直向骨减少所致的软组织意外发生。

* 垂直向欠量矫正——特别是涉及 VME 的上颌骨上抬时;宁可让患者留有轻度上切牙露齿过度,也比上颌上抬过度好。

* 矢状向过度矫正——颌骨矢状向扩弓补偿垂直向上的矫正不足。若一个长面综合征患者不存在上切牙露齿过多,或上唇紧闭才能够达到唇部封闭的情况,此时应该接受上颌高度的增加,尽管需要增加一些颌骨的矢状向扩增(见第 21 章)。

术前正畸

术前正畸的内容已经详细地描述过(见第 12 章)。然而,对上颌上抬和下颌自动旋转的术前正畸有一些特殊的点需要考虑。

为使 LAFH 降低,术前应尽量将下颌牙弓排平。若要最大限度降低面部高度,则下牙弓需要通过切牙压低而不是前磨牙或磨牙抬高来排齐整平。下颌牙弓 Spee 曲线保留的弧度都需要在术后排齐整平,进而增加手术难度。下颌骨自动向前旋转时,相关的下颌切牙角度会减小。因此,一定角度的下颌切牙唇倾应该是术前正畸的一部分内容。需要注意的是,下颌切牙唇倾时牙槽骨厚度减少,若患者同时伴随着薄龈型牙龈,则可能会出现下颌唇侧牙龈退缩。若此患者同时需要进行前庭沟入路的截骨颏成形手术,则术后愈合瘢痕会造成下颌唇侧牙龈退缩加重。

长面综合征伴前牙开𬌗患者的手术设计问题将在第 28、29 章中描述。

手术技巧

Le Fort Ⅰ型截骨术已在第 22 章中详细描述。从一侧第一磨牙到另一侧第一磨牙膜龈联合上方约 5 mm 处前庭沟切开。将黏骨膜瓣潜行分离至翼板,鼻底黏膜从鼻底翻起提供上颌窦侧壁和鼻腔侧壁、鼻中隔进行上颌骨骨切开的入路以及将上颌骨由翼板处分离的入路(图 26 - 14)。上颌骨去骨量的多少由术前设计决定和确认。术前设计包括临床评估、头影测量分析和模型外科。可能需要下鼻甲切除术或

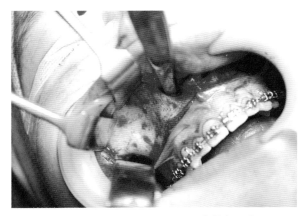

图 26 - 14　上颌 Le Fort Ⅰ型截骨术入路

鼻中隔矫正,鼻中隔下部骨质可能需要去除一部分来阻止上颌上抬时带来的鼻中隔弯曲。模型外科时应制备中间𬌗板,术中将分离的上颌骨和未做手术的下颌骨颌间结扎,以定位上颌骨矢状向和水平向的位置。

上颌骨垂直向定位需要一个稳定的上方参考结构来确定移除的骨量及上颌骨上抬的程度。尽管制造截骨线上方上颌骨上的内部参考标志比较容易,但一些外科医师会使用外部参考标志(比如在眉间区域或者两眼内眦)来测量上颌骨位置垂直向的改变。颏下插管技术(第 22 章中描述)的优势在于可以直接观察静态露齿以及与上唇的关系,而经鼻气管插管会改变上唇位置形态。

有两种技术可以用来标记需要去除的上颌骨。一种是使用双脚规尺来测量第一磨牙根尖部上方,以及前部等位置需要去除的骨量(图 26 - 15)。规尺标记点的位置可以通过锤击卡尺所造成的上颌骨骨面的凹点来标注(图 26 - 16)。另一种技术是通过单极止血电刀接触金属卡尺传递热能,在颌骨上制造一个

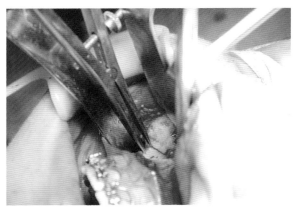

图 26 - 15　使用规尺测量在上颌第一磨牙上方水平需要去除的骨量

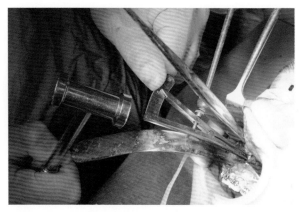

图 26-16 使用锤子敲击规尺,在颌骨上留下凹坑来标记位置

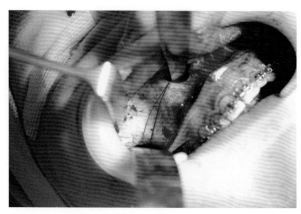

图 26-18 需要去除的骨被事先标注在上颌骨上,本例中后部去除的骨量大于前部

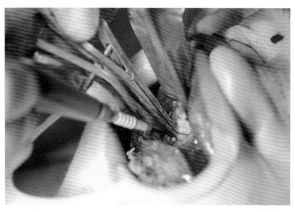

图 26-17 使用单极电凝止血电刀接触金属卡尺在颌骨上传递一个小的灼伤标记

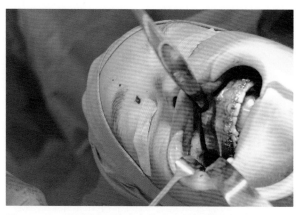

图 26-19 预先测量并确定的多余骨被截除

小的"灼伤点"(图 26-17)。在使用第二种技术时,卡尺一定不要接触任何软组织,不然它们也会被烧伤。这样上颌骨上需要移除的骨就被标注好了(图 26-18)。

上颌窦前壁的骨被移除(图 26-19),Le Fort Ⅰ型截骨术的上颌骨向下折断后,其他位置的骨干扰也需要被进一步移除。这些干扰区域通常包括腭大神经血管束周围、鼻甲和鼻侧壁(见第 22 章)。鼻甲拥有重要的生理功能,能加热和湿润吸进的空气,阻止外部颗粒的吸入。鼻甲富含血管。它们不应该被彻底切除。如果需要部分切除鼻甲时,该部分鼻甲软组织应在止血分离后再行切除。

中间𬴂板(如果行双颌手术)或终末𬴂板通过颌间结扎固定(图 26-20)。上颌骨需要上抬,因此需要去除所有的干扰。上颌切牙和上唇的关系需要在术中再次检查。骨骼内部参考标志标记完成,就可以通过直接测量参考标志来确认计划中的垂直向移动是否完成。

上颌固定前,特别是在上颌骨大幅度上抬时,鼻翼基底的宽度和鼻唇角需要术中再次确认。应调整梨状缘,缩短鼻中隔,防止医源性鼻中隔偏曲。同样,也可以通过调整鼻中隔来改善鼻唇角的不良形态(见第 22 章)。

上颌骨被 1.5 mm 厚度的内固定板固定后(图 26-21),需要术中检查来确认新的位置的准确性,特别是上颌切牙露齿以及上颌牙中线与上唇人中线的关系(图 26-22)。若非使用颏下插管,经鼻插管会使上述检查更加困难。这种情况下医师需要尽可能地反复确认,甚至需要在经鼻插管去除后再次确认。下颌骨会在手术中按照新的上颌骨的位置使用终末𬴂板来定位。

术后正畸

术后正畸已经详细描述过(见第 12 章)。由于牙弓排齐整平常常已在正畸预备阶段完成,术后咬合应是相对可接受的,只需轻微的咬合调整即可。术前或

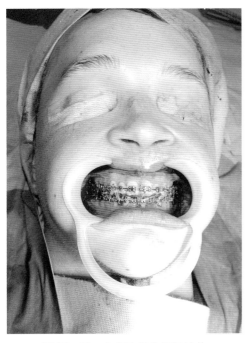

图 26 - 20　中间殆板的颌间结扎

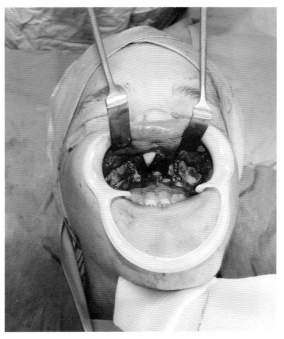

图 26 - 21　移动后,通过 1.5mm 的固定板使向上移位的上颌骨固定在理想位置

术中所做的上颌扩弓需在术后保持。有一定的扩张量的大直径上颌不锈钢弓丝一般情况下是足够的,但辅助扩弓的弓丝也可以放置在正畸托槽中并加力捆绑。在拆除矫正装置的过程中,可以使用带有中线扩弓器的改良式 Hawley 保持器,若在保持期有必要的话,可以激活扩弓。

病例展示

病例 1
如图 26 - 23 所示。

(a)　　　　(b)

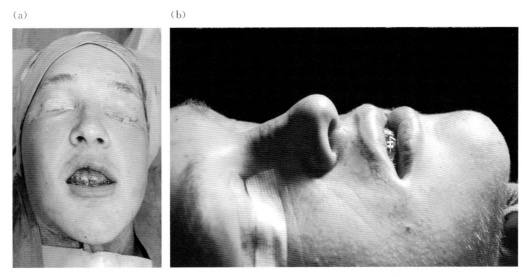

图 26 - 22　(a)术前评估,显示上颌切牙和牙龈与上唇的关系及暴露的程度。(b)通过移动上颌,术中应检查上颌新位置的准确性,特别是上颌切牙与上唇关系导致的露齿过大以及上颌牙中线与上唇人中中线的关系。这样的术中检查在使用颏下插管时相对容易

第26章

(a)

(b)

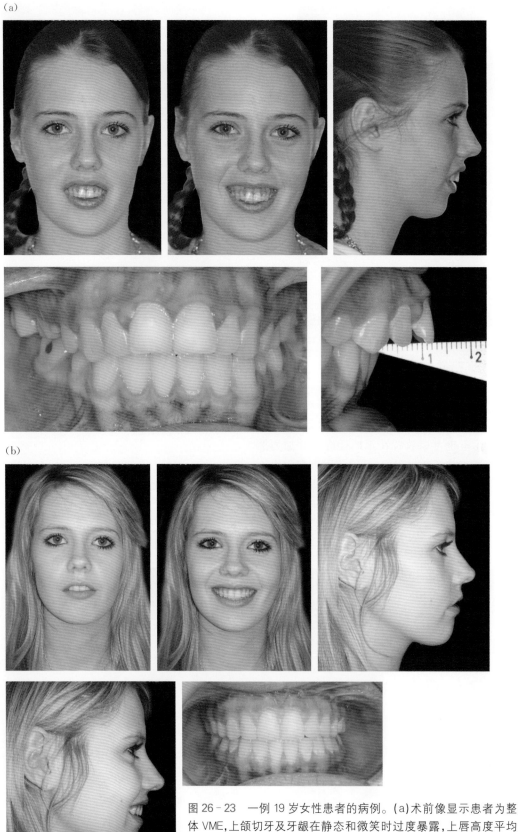

图 26-23　一例 19 岁女性患者的病例。(a)术前像显示患者为整体 VME，上颌切牙及牙龈在静态和微笑时过度暴露，上唇高度平均为(人中处)20 mm，矢状关系为 II 类关系，下颌后部(顺时针)旋转，下颌后缩畸形，12 mm 切牙覆盖。(b)初步正畸后，患者进行了 5 mm 的上颌上抬，下颌自动前旋达到了 I 类切牙关系

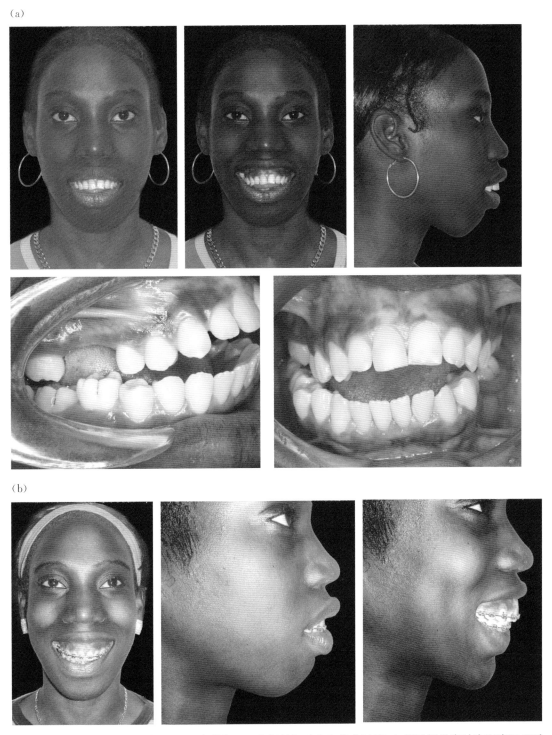

图 26-24　一例 20 岁女性患者的病例。(a)术前像显示上颌前部垂直向发育过度,上颌后部发育过度程度更严重。上颌牙槽突前突,Ⅱ类骨性错𬌗畸形伴随下颌骨后部旋转,下颌后缩和颏部后缩。(b)术前像显示牙槽突前突,同时 VME

(c)

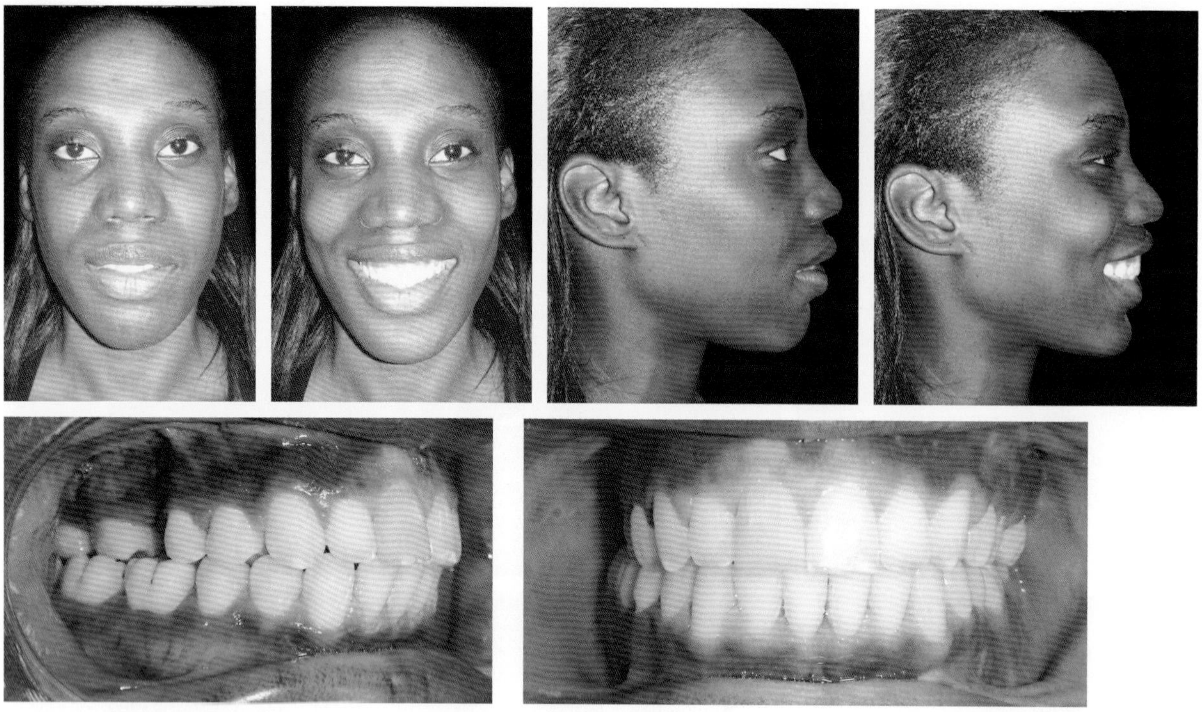

图 26-24(续)　(c)治疗结束时影像——患者经过上颌上抬,下颌自动前旋,达到Ⅰ类切牙关系,同时进行了颏成形前移

病例 2

如图 26-24 所示。

替代治疗方案

对于一些患者来说,他们的静态露齿基本正常,但他们更为关注的是动态时,尤其是微笑时的牙龈过度暴露,也就是"露龈笑"。另外,一例患者可能存在VME但是没有做正颌手术的诉求。这类情况下,一个替代方案就是减少提上唇肌肉的活动度。这可以通过向提上唇肌肉及其他口周肌内注射 A 型肉毒杆菌毒素来达成,即提上唇肌、鼻中隔肌、提上唇鼻翼肌、颧小肌和口轮匝肌[6-8]。

每个人用来提上唇和控制其他面部表情的肌肉都各有变异。这些肌肉控制着一个人的微笑动作,而其中的一部分肌肉,例如口轮匝肌,在发声时十分重要。口轮匝肌在唇部闭合发出"p"或"b"的爆破音时发挥十分重要的作用。因此需要告知患者为了达到理想的结果,术后几周内他们会意识到自己某些面部表情的改变或偶发的发声改变。不过,这些改变只是临时性的,将会在几周后解除。

初始注射时(如 20 个单位的 Dysport®;应该注意的是,不同产品的"单位"不同,应遵循制造商的指导),首选提上唇肌(鼻的一侧,眶下缘下约 1 cm 处、眼内眦稍微侧下方处)(总注射量 40 个单位)(图 26-25)。患者应该在注射后 2~3 周复诊,因为肉毒杆菌毒素通常需要 1~2 周才能生效。

若想要准确的注射某个特定肌肉,肌电图(electromyography,EMG)可能是有用的。然而,一般情况下几乎没有必要。注射位置应准确记录,以便将来调整。

对口轮匝肌上束肌纤维(头侧)进行注射会降低上唇的垂直向位置,可能会暂时影响语音。受 A 型肉毒杆菌毒素影响的肌纤维将导致注射部位嘴唇的厚度减少,并导致注射肌纤维部位下方的唇部"明显增厚"。

肉毒杆菌毒素的效力约为 3 个月。间隔少于 3个月的频繁注射很可能导致机体对肉毒杆菌毒素产生抗体和耐受性。这使得毒素在未来不起作用。

多年的注射会导致肌纤维萎缩,上唇也会进一步"拉长"。

结束语

通过 Le Fort Ⅰ型截骨术和上抬所带来的上颌骨垂直向改变,伴随下颌骨向前自动旋转及矢状向手术移位能够产生巨大的面部美学和功能改变。精确的诊断、详细的计划和严谨的手术技巧都十分重要。

(a)　　　　　　　　　　　　　　(b)　　　　　　　　　　　　　　(c)

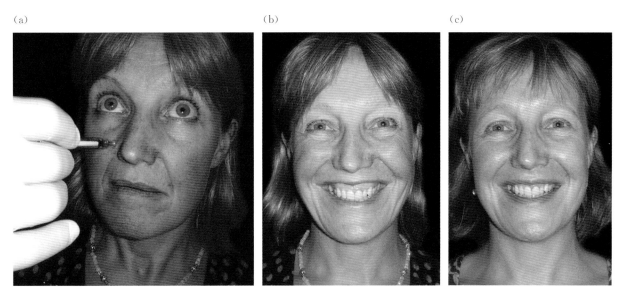

图 26-25　(a)A 型肉毒杆菌毒素注射于提上唇肌。(b)治疗前微笑像。(c)注射 3 周后,显示上唇提升减少,微笑时牙龈暴露减少

（王耀钟　张　雷　译）

参考文献

[1] Naini FB. The Maxilla and Midface. In: Naini FB. Facial Aesthetics: Concepts and Clinical Diagnosis. Oxford: Wiley-Blackwell, 2011.

[2] Naini FB, Moss JP. Three-dimensional assessment of the relative contribution of genetics and environment to various facial parameters with the twin method. Am J Orthod Dentofacial Orthop. 2004;126:655-65.

[3] Naini FB, Hunt NP, Moles DR. The relationship between maxillary length, differential maxillary impaction, and the change in maxillary incisor inclination. Am J Orthod Dentofacial Orthop. 2003;124:526-9.

[4] Rosen HM. Facial skeletal expansion: treatment strategies and rationale. Plast Reconstr Surg. 1992;89:798-808.

[5] Rosen HM. Vertical facial excess. In: Rosen HM. Aesthetic Perspectives in Jaw Surgery. New York: Springer-Verlag, 1999.

[6] Ezquerra F, Berrazueta MJ, Ruiz-Capillas A, Arregui JS. New approach to the gummy smile. Plast Reconstr Surg. 1999;104:1143-50; discussion 1151-2.

[7] Tamura B. Facial anatomy and the application of fillers and botulinum toxin: Part 2. Surg Cosmet Dermatol. 2010;4:291-303.

[8] Sucupira E, Abramovitz A. A simplified method for smile enhancement: botulinum toxin injection for gummy smile. Plast Reconstr Surg. 2012;130:726-8.

第 27 章
上颌骨垂直向发育不足的手术治疗
Surgical Management of Vertical Maxillary Deficiency（VMD）

David J. David

引言

上颌骨作为面部轮廓的基础，占据面部中 1/3，与其他骨骼在三个维度上连接，因此术语中"上颌骨"和"面中部"不是同义词。这两者的区别需要在本章开始时便提出，因为通常上颌垂直发育不足已经被认为是短面综合征的同义词[1,2]。Freihofer[3]描述了四类短面综合征，其中第 3 类和第 4 类涉及上颌骨发育不足。第 3 类是以矢状向发育不足为主，伴有或不伴有垂直向发育不足的因素，其中存在Ⅲ类错𬌗和下颌骨过度咬合。第Ⅳ类，只存在上颌骨垂直向发育不足，但是与骨性Ⅲ类错𬌗有关。另一些医师（Ortiz-Monasterio[4]、Rosen[5]和 Naini[6]）描述了一张方形的短脸，患者存在深覆𬌗，在上颌骨下部存在发育不足。这些通常被称为特发性短面综合征。本章内容是对

上述内容进行简要讨论并归纳。对于上颌骨垂直向发育不足（vertical maxillary deficiency，VMD），作者认为从颅面的角度出发，探讨其他与上颌骨垂直向发育不足有关的病理及处理方法，在一定程度上具有重要意义。在多学科联合治疗的背景下，重点关注所谓特发性上颌骨垂直向发育不足。颅缝早闭综合征、唇腭裂等畸形、面中 1/3 创伤继发畸形和"长面综合征"矫治过度引起的医源性原因值得注意，这常常是三维的，对此问题的探索可能会延续几十年。

病因学

特发性畸形

图 27-1 是一个很好的例子，患者的上颌骨垂直向发育不足伴深覆𬌗、下颌骨下缘弯曲、鼻棘和上颌牙根之间距离过短。嘴唇翘起，颏唇沟深陷。常表现

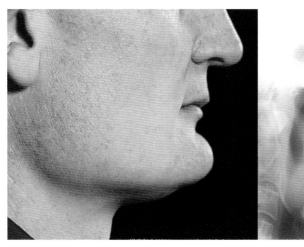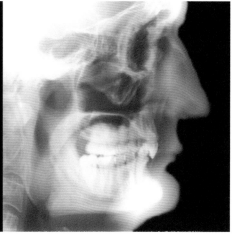

图 27-1　上颌垂直向发育不足患者下颌骨逆时针旋转的示例

为静态和微笑时露齿不足。

唇腭裂

图 27-2 显示了上颌骨垂直向发育不足的唇腭裂患者。在二维或三维成像上通常骨骼较短。严重程度取决于原始牙槽裂和唇腭裂的严重程度以及唇腭裂手术的性质。当然，软组织会受到影响加重病情。

上颌骨短而矢状发育不足需要通过 Le Fort Ⅰ型截骨术和植骨术进行改善。唇、骨、颏部畸形可二期进行的手术再进行处理。

综合征

图 27-3 展示的是一名 15 岁的未经治疗的 Crouzon 综合征的女性，她存在三维方向上颌骨发育不足、突眼和发育闭合的Ⅲ类错𬌗畸形。

颅缝早闭综合征，如 Crouzon、Apert 和 Pfeiffer，存在遗传问题，导致上呼吸道周围上颌骨三维发育不足。颅底较短，影响面中部生长，这使得使用常规测量工具（如头影测量）变得复杂。

Binder 综合征梨状孔周围骨缺损，上唇长，鼻底发育不足。它也能引起上颌骨垂直发育不足，并有其他系统性表现（见下文）。

创伤后

面部中 1/3 的骨折，即使经过适当的修复，也可能导致瘢痕和骨折段的移动，从而缩短面中 1/3，并且每个骨折模式都有不同的后果。上颌可能受到挤压，嘴唇和鼻子表现为瘢痕形态，每一个体征都可能出现（图 27-4）。

（a）　　　　　　　　　　　　　　　　　　　　（b）

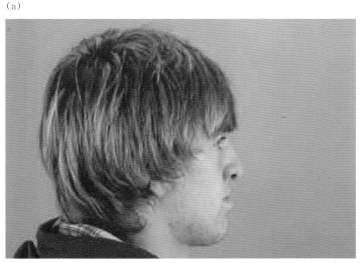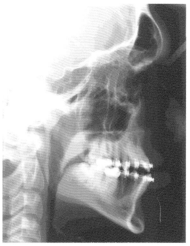

第 27 章

图 27-2　单侧唇腭裂患者。上颌骨垂直向发育不足与其他颌骨畸形有关。骨性Ⅲ类错𬌗畸形，下颌深覆𬌗，软组织异常

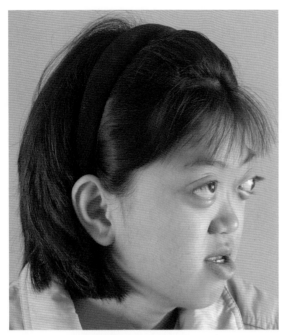

图 27-3　未经治疗的 15 岁 Crouzon 综合征女孩，上颌骨三维发育不足，高度近视，骨性Ⅲ类错𬌗，下颌骨咬合过度。颅缝过早闭合，使得颅底短

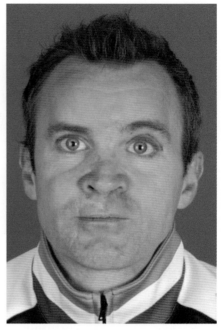

图 27-4　一名遭受了面部中 1/3 多发性粉碎性骨折的自行车运动员。在手术之后，他由于瘢痕收缩造成颌骨的垂直高度不足且后移

相对简单的 Le Fort Ⅰ型骨折未复位时可出现短面和开𬌗[7]。更严重的是粉碎性骨折，尽管咬合良好，但多个骨折段和瘢痕在愈合过程中会缩短并且扭曲面部。

医源性

一个令人痛心的例子是"长脸"患者的过度矫治，导致嘴巴宽、鼻翼宽、上颌骨缩短。没有笑容（图 27-5）。通常患者在心理上非常痛苦。正畸扩弓以及

（a）　　　　　　　　　　　　　　　　（b）

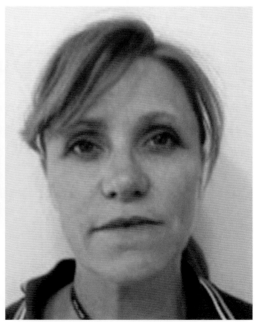

图 27-5　(a、b)"长面畸形"的过度矫正可以产生上颌骨垂直发育不足的特征。这张脸又矮又方，没有笑容，鼻子也变了很多

垂直方向的过度矫正是医源性问题的原因之一。

治疗计划

治疗计划的制订体现在临床检查和治疗两方面。作者认为,在进行任何特殊检查之前,方案都是在彻底地了解病史和全面检查的基础上进行的。最好在多学科联合会诊的条件下进行,在多学科环境中,可以引出问题的各个方面和必要的注意事项。患者出现面部变化可能是出于审美原因,这可能会对他们的社会、文化和心理等方面产生影响。因此,社会工作者也应成为会诊团队的重要成员。

上颌骨是上呼吸道共振腔的一部分,任何改变口腔和鼻咽腔的体积和结构以及相对的牙齿位置都会显著改变语言质量。

耳鼻评估和检查是必要的,以检测任何异常的鼻窦和鼻内部结构。上颌发育不良患者常出现阻塞性睡眠呼吸暂停。

当然,正畸/外科团队是治疗计划的核心。

一旦确定治疗指征为美学指征。第一个也是最好的方法是进行体格检查,能够准确描述患者的面部形态,以及考虑到患者目前的症状和要求,如何治疗

和改善面部形态以产生最佳的美学效果(图 27 - 6)。基于牙齿咬合、面部测量或者头影测量是一个不太完备的制订治疗计划的方法[4]。Rosen[5]进一步主张在外科规划中忽略规范的头影测量和人体测量学测量。Freihofer[3]采取了一种更温和的观点,作者对此表示同意,即头影照片的测量和面部比例指数等计算只会给出大致的治疗思路想法。临床观察起着非常重要的作用[8,9]。

对软组织的分析对于任何上颌畸形的手术矫正都是至关重要的。软组织和骨骼之间没有一致的、临床上显著的相关性。当加上各种各样的面部规范和不同民族的审美观念,显而易见需要非常仔细的多学科评估。

特发性上颌骨垂直发育不足

在特发性上颌骨垂直发育不足的情况下,面部特征在临床上较为容易识别。从正面看一张方形的脸,下颌骨咬合较深。上前牙暴露较少,在静态甚至微笑状态下也少有露齿。嘴唇干瘪,口裂变宽。鼻翼基部可呈喇叭形,颏唇沟较深。因此,评估软组织的质量至关重要。

影像学资料分析显示梨形孔和上颌牙尖之间存

(a)

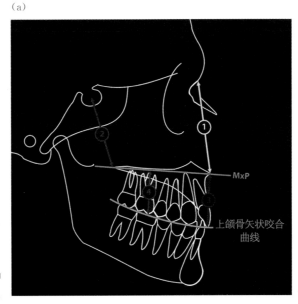

图 27 - 6　(a)上颌前槽高度(3 和 4)减小,鼻根点至上颌前牙牙根的距离减小(引自: Naini FB. Facial Aesthetics: Concepts and Clinical Diagnosis. Oxford: Wiley-Blackwell, 2011; used with permission. [6]) (b)上颌前牙露齿和上唇的关系: A. 相对来说正常的上唇长度为上颌前部垂直向位置提供了重要指导。B. 刻意摆出的笑容。C. 自然状态下的笑容(引自: Naini FB. Facial Aesthetics: Concepts and Clinical Diagnosis. Oxford: Wiley-Blackwell, 2011; 允许出版[6])

(b)

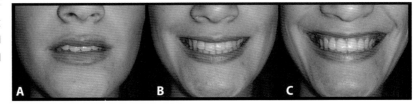

在骨缺损。最重要的是,考虑到整个面部的美学,出于美学的原因,可能需要更多的骨骼手术以矫正畸形。鼻是面部的中心部位,必须考虑到它会随着面中部手术而改变。相邻的器官必须是和谐的,颏部的形状、大小和一致性也要考虑在内。人体测量、头影测量和模型分析为临床计划提供了参考。

治疗的依据包括确定患者审美期望、检查、人体测量、头影测量和模型研究在内的完整病史,可以制订治疗计划。通常有一个短的方面型,牙槽突缩小,鼻翼基部宽,颏部突出,下唇深褶。头颅测量分析显示有较明显的畸形,但从手术计划的角度来看,上颌骨垂直高度降低,下颌平面角度低是最显著的。主要的病因是鼻底和上颌前牙牙尖之间的距离缩小。在这种特殊的畸形中,最严重的垂直发育不足主要与Ⅱ类错𬌗有关。眶上平面、腭平面、咬合平面和下颌平面趋于水平和平行。腭穹窿可能是低平的。

手术治疗涉及术前正畸准备。一般而言,术前正畸治疗的目的是将牙齿放在其基础位置上,以便上颌骨可以通过外科手术进行重新定位,同时以便完成术后正畸修整。在某些情况下,面部美学不能只靠上颌骨的简单拉长获得,还要考虑进行双颌手术以获得最终结果(图 27 - 7 至图 27 - 9)。

对于特发性缩短,需要做出以下计划决策。

(1) 如果上颌前部垂直缺陷反映在上颌骨本身垂直向发育不足而上唇长度正常,则需要"延长"上颌。然而,正畸后,下颌骨自动旋转是否会产生美观影响,或是否需要增加颏成形术,应纳入到方案制订的考量中。

对于Ⅰ类咬合,下颌骨将顺时针旋转,很可能需要向前移动颏部,以充分拉伸下面部。

Ⅱ类错𬌗和深覆𬌗,随着下颌骨向下和向后旋转,上颌的延长将使面下部的美观及长度变得更差,因此需要双颌手术。

Ⅲ类错𬌗畸形的上颌骨垂直发育不足最常与上

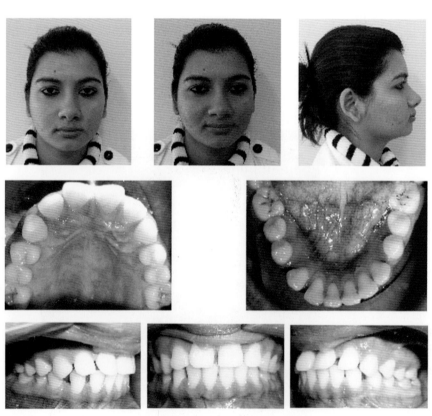

图 27 - 7 一名 26 岁的女性向她的正畸医师提出的主要问题是门牙在微笑时露出较少。在检查中,她有轻微的凸面轮廓伴面下高度不足,颏部向右偏。口腔内检查显示上颌中线偏右侧 2 mm,普遍齿缝隙较大。治疗的目的是对齐牙齿,实现良好的咬合,以及改善静态时和微笑时的露齿。为了解决这些问题,上下颌安装托槽以对齐咬合关闭缝隙,以准备上颌手术。治疗用弓丝的排列顺序如下:上下牙托槽放置时,用 0.014 英寸(1 英寸 ≈ 2.54 cm)圆丝开始牙齿移动。12 周后,上下 19×25 圆丝扭转根部,准备开始关闭间隙。12 周后,放置上下 19×25 不锈钢丝关闭间隙。随后的复诊期间继续关闭间隙

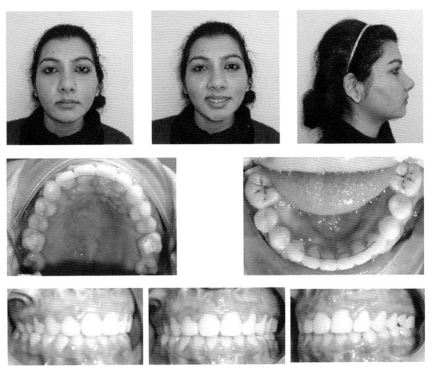

图27-8　患者目前微笑露齿4～5mm,静态露齿2～3mm

(a)　　　　　　　　　　　　(b)

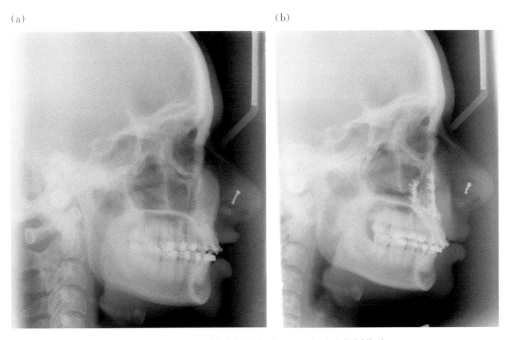

图27-9　(a)术前头颅侧位片。(b)术后头颅侧位片

颌骨其他方向的发育异常相关。实际上涉及面部整体骨骼和皮肤(见下文)。

（2）你要增加多少面部长度才能得到满意的"微笑"。这个问题预测起来是很困难的;众所周知,静态露齿约3mm是理想的上唇关系。认为人体组织对变化的反应与头颅侧位片面型预测图相同是不可取的。即使是预测人脸形状变化的现代计算机程序,其

交互作用和结果也具有很大的不可预见性(参见基础资料)。在特发性病例中,随着上颌骨的延长,强健的嘴唇会略微移动;尽管有现代的内固定装置,但术后仍有一定程度的复发。把这些因素考虑进去,就需要某种程度的过度修正。损伤后的软组织(如创伤后或唇腭裂)的情况与正常软组织有很大不同,因此相对于骨骼的运动更难预测。就几毫米的术后变化,如肿

胀、愈合、瘢痕愈合和功能重建而言,精确的预测本身仅是理想情况。

(3) 辅助整形治疗:在某些情况下,仅上颌骨的延长就可以达到预期的效果,然而,这种情况总是被考虑得很简单。如果脸颊或眶周区域需要扩大,最好在上颌骨截骨术时同期进行暴露和治疗,翼周移植修复也是如此。在作者实践中,为了调整颏部、鼻、嘴唇的关系,最好在移动上颌骨基底骨 12 周后再评估和执行,因为最终的审美关系只有在肿胀减轻后才能评估。骨头愈合了,肌肉开始正常工作。在那个时候,整形和鼻整形才可以最成功地进行。

唇腭裂

在治疗方案的后期,当生长完成时,有相当数量的唇裂病例出现上颌发育不足。它可以出现在三维空间中(图 27 - 10 和图 27 - 11)[10]。功能和形态的一致性是消除唇腭裂畸形的最终目标。在通常的治疗方案中,上颌扩弓,牙齿对齐,牙槽突裂植骨。上颌延长常与矢状前移结合考虑是制订治疗计划的关键。必须考虑许多其他因素;双颌骨手术的必要性;单侧唇裂时,扁平的颧骨常常不对称,二期手术需要矫正嘴唇、鼻和颏部。Paul Tessier 曾说过上颌截骨术的

作用是为鼻的修复提供一个平台。唇腭裂修复后,唇腭瘢痕较重,唇-齿关系难以建立。上颌骨前移超过 11 mm 也会严重影响言语[11],这时需要双颌手术,下颌骨后退,以达到面部和谐,避免严重的言语缺陷。

综合征

颅缝早闭综合征是上颌骨垂直向发育不足的极端案例,因此可能需要对整个颅面部骨骼进行广泛的治疗,治疗过程从出生到成人甚至更久[12]。上颌骨缺陷通常是非常明显且在四维方向的——生长过早停止,也只是护理工作复杂的原因之一。这些情况需要纳入讨论,当涉及最终上颌骨位置和围绕其功能的恢复时,评估和治疗技术同样重要。

方案管理涉及婴儿期的颅骨手术,以及除此之外的所有其他问题。理想情况下,在生长末期为已在婴儿期进行基础治疗的患者进行 Le Fort Ⅲ型截骨术。治疗计划以常规方式制订,牙齿模型有助于建立咬合关系,但计划的基础通常由眶下缘的位置决定。术前正畸准备的目的是扩大较小的上颌牙弓,尽可能地调整牙齿,主要目标是校正面部尺寸,尤其是眼睛(图 27 - 12)。

(a)

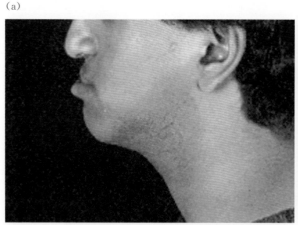

(b)

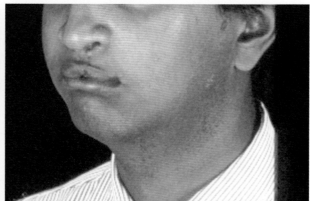

(c)

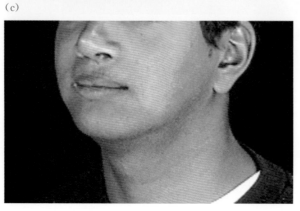

图 27 - 10　正畸前(a)的单侧唇裂和腭裂患者,有过矫正的面中截骨术和正畸修整(b)。然而,只有当鼻和颏部矫正后,唇裂凹陷才会恢复(c)

(a)　　　　　　　　　　　　　　　　　　(b)

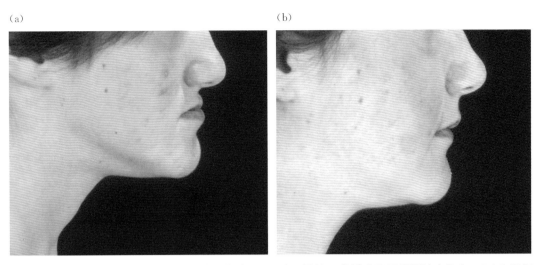

图 27‑11　(a)成年女性患者,单侧腭裂,面部中 1/3 平坦,骨性Ⅲ类错𬌗和下颌骨过度发育。(b)上颌经 Le Fort 截骨术向前下移动,术后语言存在腭咽功能不全,需行咽成形术

(a)　　　　　　　　　　　　　　　　　　(b)

(c)　　　　　　　　　　　　　　　　　　(d)

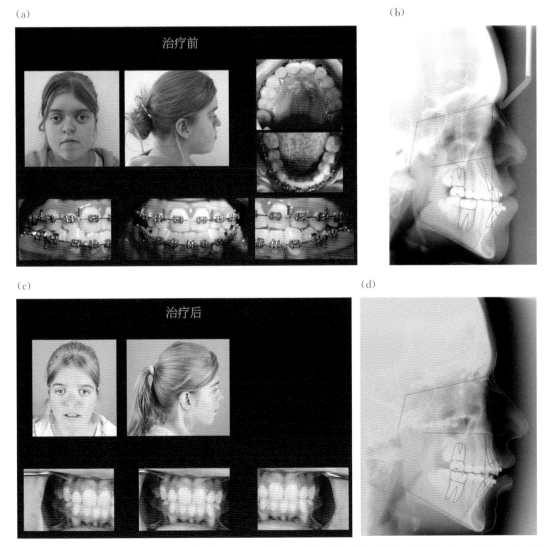

图 27‑12 中度 Crouzon 综合征患者的病例研究。在婴儿时期,颅骨手术已按方案进行。(a、b)她在成年时出现眼球突出,上颌骨三维方向上的发育不足,Ⅲ类错𬌗畸形。(c、d)她曾接受过正畸治疗,经颅下 Le Fort Ⅲ型截骨术,推进和延长整个面中部 1/3,同时进行了嵌入骨移植

图 27 - 12 中患者的外科治疗计划如下。

* 颅顶重塑(3月龄)。
* 在前磨牙和尖牙上进行结扎,以在手术修复时实现牙齿的正畸对齐(需要18个月)。
* 手/手腕射片检查以确定生长状态。
* 生长完成后,放置重型弓丝(0.019×0.025),加牵引钩固定。
* 手术计划:Le Fort Ⅲ型截骨术。
* 术后:
  ○ 正畸调整咬合关系。
  ○ Ⅱ期颏成形手术。

Binder综合征的鼻上颌发育不良是一个更常见但不太引人注目的引起上颌垂直向发育不足的因素,其来源于鼻甲的发育不足。患者上唇过长、鼻翼和鼻孔仍发育不足,以及更广泛的异常特征使治疗变得复杂。正如Tessier所说的那样,在那些明显的上颌骨垂直向发育不足的病例中,上颌骨重新定位后撑起鼻、改善唇齿关系,这就产生了美学效果(图27 - 13)。

创伤后继发上颌骨垂直向发育不足

这是一例常见的上颌骨垂直高度不足的颅颌面畸形患者。创伤后畸形可能由面中部骨骼移位、骨和

(或)软组织缺失、特殊结构(如牙齿)丢失或这些原因的任意组合引起,导致功能和外观的异常[7]。

审美和功能恢复的目的是根据创伤前的患者情况来衡量,但可能无法恢复至术前水平。该区域同时存在复杂的解剖结构、重要的生理功能,以及对审美要求的因素,使得二次手术治疗面中1/3畸形非常具有挑战性,需要制订精确的治疗计划。

上颌骨粉碎性骨折最常见的畸形是面部轮廓变平以及垂直高度降低。常伴有鼻翼周变平、鼻翼基底部变宽、鼻梁变平。结果常常与创伤前外观发生重大的变化,即使恢复正常的咬合关系。骨折片之间的挛缩,无论有无表皮上的瘢痕挛缩,产生的结果给患者带来巨大的痛苦(图27 - 14)。

医源性

随着正畸治疗长面综合征(露龈微笑,特发性长面)的出现,加上临床经验和最近数字化手术结果预测的出现,过度矫正和错误矫正的病例数量增加。这种情况使得治疗计划的制订变得困难,包括技术、社会心理和潜在的法医学情况(图27 - 15)。根据作者的经验,试图在一次手术中纠正多个问题是出现医源性损伤的一个主要原因。二是手术计划和技术不良而

第 2 部分

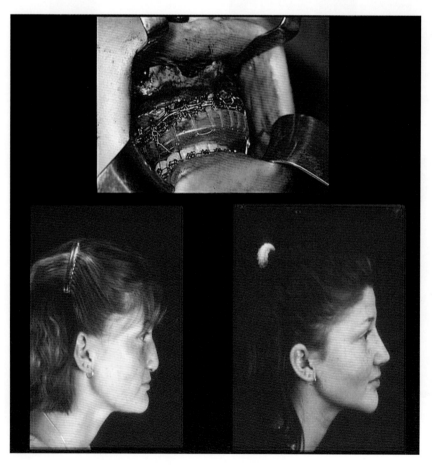

图 27 - 13 Binder 综合征的典型面部外观通过 Le Fort Ⅰ型截骨术来矫正,该截骨术可推进并延长上颌,第二阶段,用肋软骨移植术垫高凹陷的鼻子,并前移颏部,以调整鼻-唇-颏部关系

(a)
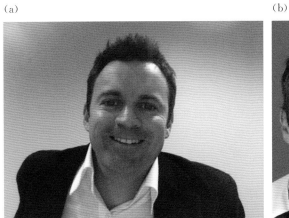

(b)
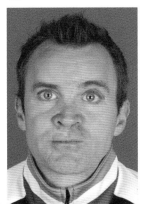

(c)
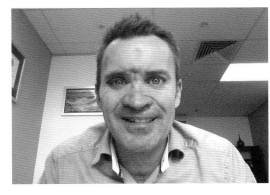

图 27‑14　粉碎性骨折继发畸形病例：(a)创伤前。(b)手术前。(c)切开后复位内固定；面中 1/3 前份缩短，上唇过长，无微笑露齿；经 Le Fort Ⅰ型截骨植骨垂直延长后

(a)
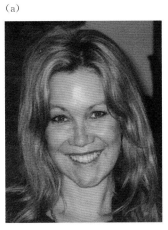

(b)
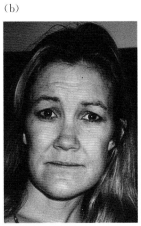

(c)
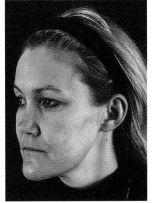

(d)
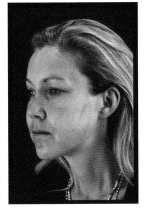

(e)
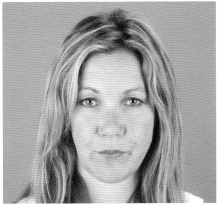

图 27‑15　(a)长脸患者的初始视图。(b、c)对"长"面过度矫治，其中咬合平面因上颌扩弓而被压平，造成面部垂直高度不足。下颌骨前移同时颏部前移，产生非美学效果。患者受到严重的困扰，采取了几项外科手术对面部进行复原。(d、e)最终的修复包括增加面中部高度，减少下颌骨、下巴长度

第
27
章

过度矫正长面型所造成的。

外科技术

用于增加面部高度的基本手术技术是 Le Fort Ⅰ型截骨术(图 27-16)。可根据所需的结果不同,对基本的外科手术技术进行改良。上颌骨可以通过各种方式进行截骨术,以产生三维运动。在本文中,一些作者描述了使用节段性截骨术[1]。作者的经验是良好的正畸治疗可避免使用节段性截骨。为了术后稳定,例如在唇裂患者中,最好将上颌节段的骨移植到一个单独的单元中,这些区域可能长出牙齿。手术的计划和准备作为治疗方案的一部分可能需要提前很多年开始。对于有深覆𬌗的特发性上颌骨垂直向发育不足的案例,Le Fort Ⅰ型截骨术可以在不同程度上进行,包括低位的和平行于更水平的𬌗平面的截骨术。当有面中部凹陷和骨性Ⅲ类错𬌗畸形的问题时,从上颌骨后上方开始截骨术将增加一些延长和推进。同样地,在需要提高鼻底的饱满度时,尽可能将截骨线的高度提高到眶下孔的水平,可以包括梨形孔边缘的下 1/3。

截骨线的类型取决于畸形的特点。在医源性上颌骨垂直向发育不足的情况中,患者在进入手术室之前,需要进行模型外科、头影测量和影像学。从中产生治疗计划并形成𬌗板,以确保可以达到精确的咬

合。患者的正畸矫治器被坚固的方丝固定,并有牵引钩,以便于术中的颌间固定。

患者仰卧在手术台上,头稍稍向上。全身麻醉通过鼻气管插管进行,通过缝合牢固地将鼻插管固定在鼻上。面部用方巾覆盖,以暴露整个面部,因为外科医师需要在手术过程中测量面部指标,并可以随时观察手术效果。为了便于标记,用蓝墨水在眉间中线上做一个临时标记,用卡尺测量到中切牙边缘的距离,设定计划高度调整的距离(即面部高度的重新定位),并改变和固定卡尺,从而进一步检查了准确度。

右髂暴露并铺巾,骨移植填充上颌骨下降后上颌的间隙。当手术方案表明需要将截骨线抬高到眼眶边缘,这种移植主要用于预防性处理。在作者的实践中,通常有两个团队同时工作,髂骨移植物可以及时用于面部,从而缩短麻醉时间。其他医师[5]更喜欢非自体材料。

使用注射器在上颌前庭黏膜下注射含 1:8 万肾上腺素溶液的 2% 利多卡因。该过程关键是浸润骨膜下,使表皮膨胀,类似可用于鼻中隔和侧鼻壁。不仅有血管收缩,还有撑开剥离的作用。

上颌骨从第一磨牙延伸至对侧第一磨牙的前庭沟行水平切口,并在根方留下 3 mm 的黏膜组织,以便于缝合。切口暴露骨膜边缘,该边缘在眶下孔的下方和翼上颌连接区的后外侧被切开。暴露翼上颌连接应注意保持在骨膜下,因为如果对其进行过度剥离,

(a) 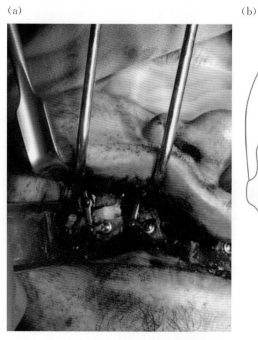　　(b)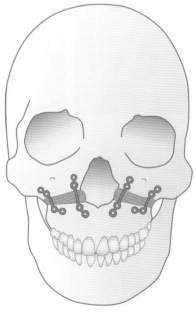

图 27-16　(a)水平截骨术,并且利用微型钛板固定游离植骨。(b)微型钛板固定四个骨性支柱的图示

可能会发生不必要的出血。从中间解剖梨形孔，上颌内侧壁和鼻底周围的黏膜（实际上是鼻底黏膜的内侧）被抬起，延伸到尽可能远的位置。

一旦上颌骨暴露，可以用标记笔画出截骨线；然后用细钻在靠近梨形孔的内侧的截骨线上方和下方标记一个点，以供参考。用游标卡尺测量伸长量。脑压板插入梨形孔内，以保护黏膜和气道。在侧面同时保护着骨膜，其正上方是翼静脉丛。用往复锯在牙尖上方切开穿过鼻外侧壁和上颌窦前壁。并用骨膜分离器或剥离子分离鼻中隔与鼻底。最后，通过插入一个精细的弯骨凿分离翼上颌关节，将上颌结节后部的皮质骨松解。

初学者是通过按压上颌骨前部而不是牙齿来进行上颌骨离断。良好视野使任何进一步的活动都能在直视下实现。现在有很多有效的撑开钳可以插入到骨劈开的骨缝中，轻轻地移动上颌骨，从而避免工具（如分离钳）损伤。在这个阶段，任何出血都可以通过在直视下使用按压或应用各种止血泡沫或纱布的凝血来控制。

接下来将𬌗板附着在上颌骨块上，并用细钢丝固定在正畸牵引钩上。在牵引钩周围用钢丝圈进行暂时的颌间固定。然后，可以通过下颌骨的开闭口运动来确定所需的延长量，游离的上颌骨与上颌前部标记的两点相连，并通过在手术开始时卡尺测量进行检查。植骨术是为解决骨量不足而设计的，并在支柱处用四块钛板固定，并且至少用一个螺钉将移植骨块结合在一起。如果计划进行额外的植骨术，现在可以将其放置在所需的位置，如颧突、眼眶边缘或鼻翼周，并用一个螺钉固定。口腔黏膜用可吸收缝线缝合。

移除颌间固定，并连接弹性牵引以支撑颌骨。术后患者应坐起来，脸上冰敷，并且能够尽快摄入液体和流食。𬌗板在弹性带的支撑下保持几天，直至肿胀逐渐消退，患者可以轻松就位于𬌗板中。术后保持密切的随访是很重要的，在最初的几周内经常去看外科医师和正畸医师。

裂隙骨切除术需要技术上的变化。基本规划和技术是相同的，但是关于规划有两个主要考虑因素。短的腭裂上颌骨存在畸形。它们都与先前手术留下的瘢痕有关，需要进行 25% 左右的过度矫正。但是，由于嘴唇不正常、伤痕累累，在计划时需要多加小心，因此可能会出现一定程度的不雅观的过度矫正。我们必须知道，上颌骨存在裂隙，即使术前的语言可以接受，过度的上颌前移可能会加剧腭咽功能不全的问题。因此，需要进行双颌手术，以达到美学目标。

从技术角度来看，上颌骨裂隙应以常规方式进行移植、扩张和手术前正畸准备。截骨术的不同之处在于截骨切口位置更高，沿着梨形孔向上直到眶下神经的孔。使用四块固定板；骨支持截骨术，并且用于垫高平坦的脸颊。

当计划进行双颌手术时，使用两块颌板；第一块用于上颌截骨术，如前所述；第二块用于双侧矢状截骨时定位下颌骨位置。上颌骨实施了颌间固定，用双皮质三角螺钉固定碎片，用上述轻力牵引代替颌间固定。术后处理方法不变。

对于综合征病例手术技术的规划和执行可能会变得更加复杂。Binder 综合征（点状软骨发育异常）[13]，短脸和下颌骨过度闭合与行鼻腔、鼻甲增厚和颏成形术有关。上颌骨的延长本质上与上述基本相同。

相比之下，Crouzon、Apert 或 Pfeiffer 综合征具有多方面的畸形和复杂的治疗方案，超出了本章的范围（见第 57 和 58 章）。然而，通过对两个上颌骨垂直向发育不足的例子的思考，可以得到一些想法。首先是一个相对轻微的 Crouzon 综合征病例的定位，该综合征的颅骨顶在婴儿期已经扩大，成熟时出现了眼球突出、Ⅲ类错𬌗畸形和上颌骨三维方向收缩，伴有该综合征的所有面部特征（图 27 - 12）。正畸治疗扩大缩窄的上颌牙弓，牙列对齐，以及如上所述的规划工具。然而，许多头影测量分析缩短和扭曲的颅底会受到严重限制。在计划 Le Fort Ⅲ 型截骨术时，关键是测量从眼眶下缘到瞳孔中线球凸面的距离。这一运动必然会产生一种错𬌗畸形，必须在模型规划中进行预测，并在以后的某一阶段通过正畸或进一步行 Le Fort Ⅰ 型水平的正颌手术进行治疗。通过植骨实现对上颌骨前移的形状调整。作者的手术技术是通过冠状入路暴露眼眶和中 1/3 的面部，在眼眶壁侧和颧弓形成的缝隙中插入移植骨，并用钛板固定。上颌间固定如前所述，轻弹性支持向前。

第二个例子是最严重的一种上颌骨垂直向发育不足，这是一个 Apert 综合征病例，其上颌骨垂直发育不足只是如此严重的面中部凹陷的一部分，还伴有眼球暴露风险，气道受到损伤。在这种情况下，手术指征是功能性和基本性的，即创造呼吸和视觉的能力。虽然最终咬合对其自身来说很重要，但在这种情况下是第二位。

如果患者是一例儿童，或者是一例再治疗年轻患者，选择 Le Fort Ⅲ 型截骨术面中 1/3 的延长和推进，

（a）　　　　　　　　　　　　　　　　　　　　　　　（b）

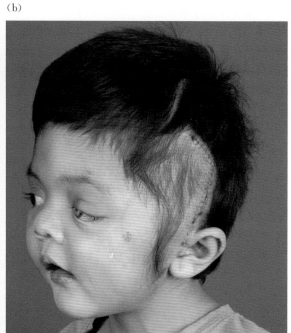

图 27 - 17　　一例未手术的 Apert 综合征患者,她有严重的角膜损伤、慢性气道阻塞和严重的Ⅲ类错𬌗畸形。通过牵引装置使全面部前移,缓解突眼症状,减轻了气道阻塞,同时改变了面部的美观

使用牵引装置实现向前和向下的运动。如果时间和临床情况允许,牙弓应如前所述进行准备(图 27 - 17)。

　　所示患者接受整块截骨术治疗,包括整块的面中部和眉毛,用钢板固定的额骨。这一结果是通过使用内部牵引装置实现的。需注意的是正中面的延长和推进使下颌骨自动旋转而暴露出下颌矢状面的发育不足。

　　如果上颌骨因外伤而减小垂直高度,多学科入路甚至更为重要,因为造成面中部垂直高度缺损的创伤可能影响牙齿、口腔和鼻腔,从而改变言语和咀嚼。由于头部受伤,应考虑神经功能损伤。一般来说,恢复后的修复和正畸治疗是必要的;可以进行临床评估、放射学和模型外科制订手术计划。与以往任何时候相比,在确定上颌骨所需的垂直高度时,都必须考虑过度瘢痕组织的问题;当嘴唇瘢痕化时,软组织不会轻易跟随骨骼移动。理想的上颌复位可能暴露过多的牙齿和牙龈。

　　截骨术的类型取决于骨折的类型和畸形的性质。为了重建正常的咬合和上颌骨的正常高度,外科医师必须准备好并能够移动上颌骨所有骨块,以达到预期的效果。最常见的外科手术是 Le Fort Ⅰ型截骨术,如前所述。但是在必要的时候使用植骨来修复邻近结构,如梨形孔和面部中 1/3 的支柱(图 27 - 14 至图

27 - 18)。

　　随着长脸矫正术的出现和积极性的提高,出现了许多医源性上颌骨垂直畸形。这可能是由于误诊、面中高度过度降低,或者试图在一次手术中使用预测性计算机模型校正多个长度和角度造成的。作者的经验告诉我们,逆转这一系列问题并不总是一件简单的事情(图 27 - 15)。

辅助外科技术

　　在面中截骨术进行嵌入或贴附植骨延长面中部(图 27 - 16)。需要考虑的辅助外科手术包括颏成形术、鼻成形术和软组织的操作,以提高最终的美学效果。作者认为,这些手术最好在最初的大手术后至少3 个月进行,因为可以更准确地了解辅助手术的性质和范围,而不依赖于对先前手术结果的猜测。例如,在适当的情况下,可以通过将颏成形术、鼻整形术和软组织缩小或嘴唇增大相结合来达到审美 E 线(见第 5 章)。

　　Ricketts 认为 E 线是一个在白种人中嘴唇、鼻和颏部的关系一致的标准。然而,如果这些"修补"程序在基底骨移动和美学评估后进行,将达到患者预期效果。

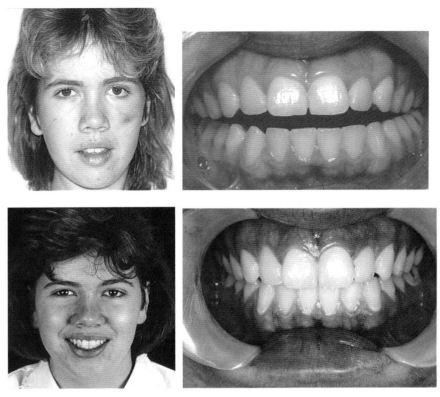

图 27-18　简单的 Le Fort Ⅰ型截骨术矫正的开颌畸形和骨折继发的上颌骨垂直向发育不足

关于鼻整形术和软组织手术的细节超出了本章的范围。然而,颏成形术是一种广泛应用和成功的手术,合理的手术将会得到很好的效果(图 27-19)。在这一背景下,对颏部的操作可多方面进行,这意味着颏部植体几乎用不到。颏部由骨头和软组织组成,需正确检查患者,注意每个部分的比例。这些患者在大多数情况下都表现为小颏畸形,需要改善嘴唇、鼻尖和颏部的关系。如果需要的话,骨性颏成形手术可以前移和旋转颏部,以改善颏唇沟,还可以缩短和左右移动颏部。重要的是要明白,覆盖在骨头上的软组织不能完全从骨表面剥离,否则它将不会随着骨头移动,会产生"女巫的下巴",这是一种非常影响美观的并发症而且很难纠正[14]。

在计划手术时也要注意不要过分矫正,当然也不要在初次手术的同时这样做。

鼻整形和嘴唇调整手术可以同时进行。患者通过口腔气管内管进行全身麻醉;如上所述,局部麻醉剂和肾上腺素不仅渗透到骨膜下,还渗透到附着在下巴的颏下肌肉中,在那里可能发生出血。在唇部黏膜上做一个略微弯曲的切口,并斜向加深通过颏肌留下一个强大的肌肉组织,以确保容易缝合。切口延伸穿过骨膜,骨膜升高,但注意不要使附着在联合处的软组织剥离。解剖被很好地带回到第一磨牙区域下方

的颏孔处。骨切割是用一个往复锯引入骨膜下隧道。切口应尽可能向后,以确保更平滑、无明显台阶,并应根据 Ousterhout 的研究建议,将颏孔中的颏神经游离 5 mm,以避免损伤神经。作者的做法是用一根26G 的金属丝相对松地固定骨段,然后用两块钛板单皮质固定所需的位置。用可吸收缝线分为两层缝合。

结果和并发症

关于特发性上颌骨垂直向发育不足的患者,人们对其术后稳定性有相当大的关注。复发归因于植入的移植骨或者骨替代品的吸收[3,5,15]。作者的经验是,使用微型钛板坚固固定髂嵴骨块移植体可产生稳定和可预测的结果。无论是否需要双颌手术,都存在相同的稳定性情况,但是以作者的经验一期手术中增加鼻整形和(或)颏成形术可能遇到不可预测的结果。

病因越严重,术后效果变得越不稳定和复杂。唇裂和腭裂患者容易复发,因为骨和软组织都存在严重缺陷,再加上先前修复的瘢痕,即使在最仔细执行的方案中也会发生。复发率为 25% ~ 30%,在计划中这些都是需要考虑的。这并不像上颌延长的目的是提供良好的牙齿美学效果那样容易,这可能会受到唇

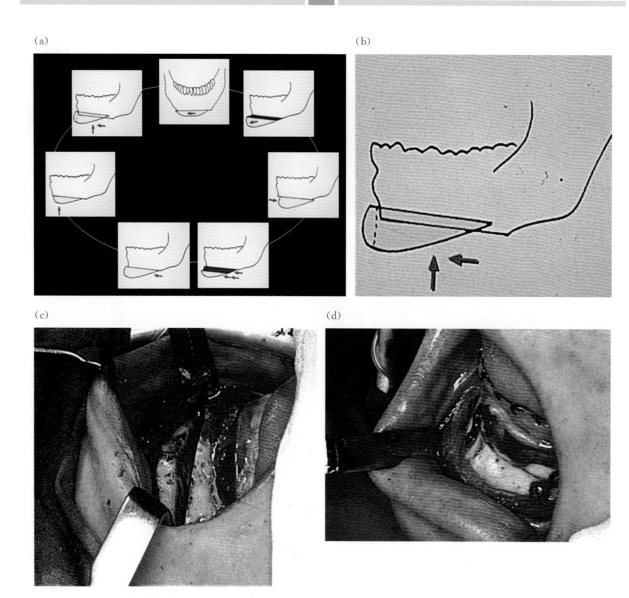

(a)

(b)

(c)

(d)

图 27-19　颏成形术的价值在于它可以是颏部三维移动,并且带着附着的软组织一起运动,这些特征是植体做不到的

裂修复质量的影响。根据 Ortiz-Monasterio[4] 的建议,在 Le Fort Ⅰ型截骨术中斜形截骨,以在较小的垂直运动中提供更大的骨与骨接触,从而增强垂直稳定性。

更常见的并发症是出血而少见伤口感染。在颏成形中可能会损伤下牙槽神经,但是很少见。重要的问题之一是手术结果不能满足患者的期望。这通过在多学科环境下广泛的术前准备来解决。

综合征和创伤后病例的治疗结果和并发症最好在这些疾病过程的专门文章中表述。

结束语

由于审美和功能原因而改变人脸的比例,最好在以患者为中心的多学科环境中进行。必须同等重视心理社会因素与外科和正畸因素,以避免失败。影像学、固定术和外科技术的进步意味着现在可以以稳定的方式治疗垂直性发育不足的患者。当脸上的其他维度需要改变,或者形状需要改变时,技术仍然是基于完整病史和彻底的检查做出临床判断。在涉及唇、鼻、颏部关系的较为复杂的病例,治疗组应始终考虑分阶段进行治疗。

致谢

Michael Nugent,BD Sc(Qld),D ORTH,RCS(Eng),MS(Roch NY),FRACDS.

Neena Chisholm,BD Sc(Adel),BSc(Hons),Grad,Dip. Adel M Orth(Edin),Doc Clin Dent(Orth)Adel.

（王舒泽　张　雷　译）

参考文献

［1］ Bell WH. Correction of the short face syndrome in vertical maxillary deficiency: A preliminary report. J Oral Surg. 1977;35: 110 - 20.

［2］ Bell WH，Creekmore TD，Alexander RG. Surgical correction of the long face syndrome. Am J Orthod. 1977;71: 40 - 67.

［3］ Freihofer HP. Surgical Treatment of the Short Face Syndrome. J Oral Surg. 1981;39: 907 - 11.

［4］ Ortiz Monasterio F. The Short and Broad and the Long and Narrow Face. In: Ousterhout DK (Ed.). Aesthetic Contouring of the Craniofacial Skeleton. Little Brown and Co, 1991.

［5］ Rosen HM. Aesthetic Perspectives in Jaw Surgery. Springer Verlag, 1991.

［6］ Naini FB. Facial Aesthetics: Concepts and Clinical Diagnosis. Oxford: Wiley-Blackwell, 2011.

［7］ David DJ，Abbott JR, et al. In: David DJ，Simpson DA (Eds.). Craniomaxillofacial Trauma. Churchill Livingstone, 1995.

［8］ Watted N，Witt E，Bill J. A Therapeutic Concept for the Combined Orthodontic Surgical Correction of Angle Class II Deformities with Short-face Syndrome: Surgical Lengthening of the Lower Face. Clin Orthod Res. 2000;3: 78 - 93.

［9］ David DJ，Nugent MAC，Moore MH. Maxillary and Mandibular Surgery: Aesthetics verses the Occlusion: in

［10］ Schnitt DE，Agir H，David DJ. From birth to maturity-a group of patients who have completed their protocol management. Part 1: Unilateral cleft lip and palate. Plast Reconstr Surg. 2004;113: 805 - 17.

［11］ Maegawa J，Sells RK，David DJ. Pharyngoplasty in patients with cleft lip and palate after maxillary advancement. J Craniofac Surg. 1998;9: 330 - 5; discussion 336 - 7.

［12］ David DJ，Poswillo D，Simpson DA. The Craniosynostoses. Springer-Verlag, 1982.

［13］ Sheffield LJ，White J，David DJ，Nugent MAC. Chondrodysplasia punctata (mild type) presenting as Binder's Syndrome (Abstract). Pathology. 1984;16: 107.

［14］ Ousterhout DK. Mandibular width reduction including the surgical treatment of benign masseteric hypertrophy: in Aesthetic contouring of the craniofacial skeleton. In: Ousterhout DK (ed.) 451 - 469 Little, Brown and Company, 1991.

［15］ Major PW，Phillippson GE，Glover KE，Grace MG. Stability of maxilla downgrafting after rigid or wire fixation. J Oral Maxillofac Surg. 1996;54: 1287 - 91.

Aesthetic Contouring of the Craniofacial Skeleton. In: Ousterhout DK (Ed.). Aesthetic Contouring of the Craniofacial Skeleton. Little Brown and Co, 1991.

第
27
章

第 28 章
上颌分块手术治疗骨性前牙开𬌗
Surgical Correction of Skeletal Anterior
Open Bite：Segmental Maxillary Surgery

Johan P. Reyneke and Carlo Ferretti

引言

　　开𬌗是指前牙或侧方牙列上下牙没有接触。开𬌗畸形不但影响美观,还影响咬合功能,因此多需要矫正治疗。开𬌗的矫正治疗存在一定难度,尤其是当治疗计划不恰当时,将影响面部美观,并可能造成复发。目前,开𬌗的矫治尚缺乏循证医学证据的支持,本文将从作者自身经验出发,介绍一种行之有效的开𬌗畸形的矫治方法。

前牙开𬌗的形成

　　前牙开𬌗是如何形成的,目前仍存在争议。生长发育机制与临床治疗的关系较抽象,但对其研究有助于临床医师鉴别异常颌骨及制订未成年患者开𬌗替代矫治方案。这方面形态发生理论及适应理论获得了少量基础研究支持。形态发生理论认为生长型的遗传变异导致异常咬合关系,引起前牙开𬌗。适应理论则认为前牙开𬌗是机体对口咽器官功能异常的适应性改变。研究表明,以上两个因素均可能导致开𬌗,但具体机制仍未明确[1]。不同种族间前牙开𬌗的发病率差异较大,提示遗传因素对骨骼比例存在影响。这方面研究面临的挑战,包括致病因素与疾病的因果关系、病因学研究证据匮乏等。尽管如此,仍有必要总结此研究领域中能被广泛接受的观点。

　　非营养性吸吮是一种正常现象,其发生率随着年龄增长逐渐减低。但持续到 6 岁以上仍保留非营养性吸吮的儿童,其前牙开𬌗患病率显著增高[2]。过敏性鼻炎、腺样体肥大、扁桃体肥大等疾病将导致鼻咽和口咽阻塞,并引起开𬌗畸形[3]。鼻呼吸障碍触发神经肌肉应答,形成典型的"腺样体面容",即下颌骨旋转下移,舌体向前下移动,前伸头位。以上适应性功能改变可能导致颅颌面骨骼的永久性形态变化。首先,下颌骨在水平和垂直方向的变化,使面下1/3高度增加。其次,舌体的下前移位引起牙弓变化,包括因颊肌缺乏舌肌对抗引起的上颌牙弓变窄,因口轮匝肌缺乏舌肌对抗导致上切牙舌倾,下前牙受舌肌压力而前倾。

研究发现,当呼吸道阻塞早期解除,形成良好鼻通气后,面下高度可恢复正常比例。进一步支持了适应理论假说。

上颌垂直向发育过度与肌肉力量减弱的综合征相关。提下颌肌群及咬合力量的减弱使后牙伸长,下颌下旋。研究表明,面部过长患者在青春期前其咬合力仍在正常范围,成年后其咬合力低于正常值。然而,咬合力下降在上颌垂直向发育过度及前牙开𬌗中的致病作用仍未明确[4,5]。

吐舌习惯及发声中的不良舌习惯可引发前牙开𬌗畸形,并影响矫治后稳定性。语音治疗及可摘式舌杆等可用于改变患者口卫生习惯,矫正前牙开𬌗畸形。目前研究表明,吐舌习惯是前牙开𬌗畸形的适应性生理改变,而非其致病因素。舌体异常增大或真性巨舌症患者必须与假性巨舌症相鉴别,然后才能解释为前牙开𬌗畸形的致病因素。舌体异常增大亦可能影响矫治后稳定性[6]。

诊断

与其他错𬌗畸形一样,前牙开𬌗的病因学诊断非常重要。因此,诊断过程有两个重要的目的:其一是鉴别上颌骨、下颌骨或上下颌骨合并的解剖异常,其二是鉴别其异常的原因。发现开𬌗畸形病因在年轻患者中尤为重要,生长诱导的干预和不良习惯纠正均可矫正错𬌗畸形。吮指习惯导致前牙开𬌗畸形多局限于前份,且有腭部变窄,后牙反𬌗,而面部比例相对正常。

成年骨性前牙开𬌗是由于上颌发育过度,下颌升支短小或两者兼具形成的垂直向口腔颌面畸形(图28-1)。上颌后份垂直向发育过度导致前牙开𬌗,相关临床体征包括面部高度增加、鼻旁塌陷、鼻底变窄、凸面型及唇间隙增宽等。下颌升支变短引起的前牙

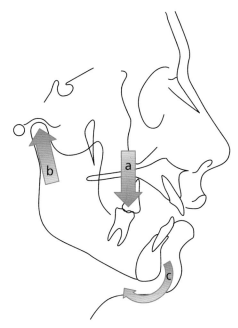

图28-1 开𬌗畸形常见于垂直向发育异常,包括:(a)上颌后份发育过度。(b)下颌升支短小或髁突发育不足。(c)两者兼具导致下颌顺时针旋转。开𬌗畸形常伴发上颌骨水平向发育不足

开𬌗可有以下临床特征,包括凸面型、唇间隙增大、面下部高度无明显增加、鼻旁塌陷、鼻底缩窄。

影像学检查可见由髁突畸形、下颌升支吸收变短导致的开𬌗畸形下颌𬌗平面角度增加,上颌𬌗平面相对正常。由上颌后份发育过度引起的开𬌗畸形下颌𬌗平面角度增加,上颌𬌗平面角降低,形成反咬合曲线。

未成年患者前牙开𬌗的治疗

混合牙列期的前牙开𬌗畸形,而面部比例正常的患者,多是由于长期吮指习惯(6岁以上)或其他环境因素引起。这类患者最重要的矫正手段是停止吮指习惯。由于上颌水平向发育不足,患者常伴发后牙反𬌗。可摘式或固定装置均可有效矫正此类畸形。上颌扩弓治疗配合针对不良习惯的干预措施可矫正后牙反𬌗,并改善前牙开𬌗畸形(图28-2),青春期后环境因素影响较小。不良习惯纠正及上颌扩弓治疗效果欠佳,则提示其合并遗传变异的可能[7]。

成人骨性前牙开𬌗的治疗

前牙开𬌗正畸治疗

前牙开𬌗畸形的正畸治疗包括以下几方面:上

(a)　　　　　　　　　　　(b)　　　　　　　　　　　(c)

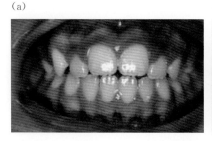 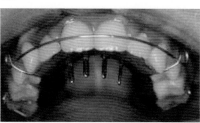 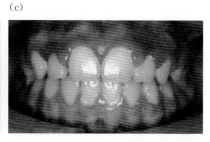

图28-2　长期吮指习惯引起顺应性改变，导致前牙开𬌗。(a)图示该患儿混合牙列期。(b)图示可摘纠正装置。(c)图示矫正后正常𬌗

下切牙拉伸、压低磨牙和上颌扩弓治疗。这些治疗主要依靠垂直力的施加。切牙拉伸的实现途径有：①前牙弹性牵引。②上颌一侧磨牙到对侧磨牙的连续弓丝改变反𬌗曲线。③与上述方法相同方式改变下颌反Spee曲线。压低磨牙的装置包括临时支抗装置[8]、高位牵引头帽及Ⅲ类弹性部件[9]、钛钉支抗[10]、快速磨牙压低装置[11]、Ⅲ类反头帽及前牙盒型弹性部件[12]、颧骨支抗装置[13]和带排斥磁铁的𬌗垫[14]。临时支抗装置的应用可有效纠正开𬌗畸形。

上颌后牙扩弓治疗在矫治颌骨水平向发育不足的成年患者中常导致牙过度倾斜，且其矫正稳定性存疑[15,16]。

有关骨性前牙开𬌗畸形纠正的文献报道多数在于讨论特定矫正技术或介绍新的矫正装置。而关于前牙开𬌗畸形矫正效果的报道却少之又少，不足以形成循证医学证据[17-19]。少部分研究报道了纠正前的美学考量及面部美学效果。无论采用哪种装置移动牙齿，其矫正稳定性均不可预测，且常带来美学风险[20,21]。前牙开𬌗畸形伴切牙倾斜（多是双颌前突）患者，通过切牙舌倾矫正后，对开𬌗畸形的矫正也得到较好的效果（图5-43）。

前牙开𬌗正畸正颌联合治疗

上颌垂直向发育过度-正畸准备

术前正畸装置必须避免改变垂直向、水平向及前后向的骨性不协调。术前正畸的目的是排齐上牙列（整体或分块手术），切勿试图关闭开𬌗畸形。以下为上颌分块手术适应证：①上颌前后份发育不协调形成上牙弓台阶。②因上颌骨水平向发育不足需通过手术扩弓治疗。③拔牙后计划通过手术关闭间隙。术中必须摆正骨块，压低切牙或保持其治疗前高度。由于压低切牙术后存在复发的可能，因此术前打开咬合有利于保持术后咬合稳定性。术前正畸时，骨块内

可通过拔牙或不拔牙排齐牙列。这些病例是否拔牙取决于牙列拥挤的程度以及纠正上下切牙倾斜并摆正其在牙槽骨中的中性位置所需要的牙齿移动空间。手术前应该考虑到，可以通过分块手术的方式改变切牙和后牙倾斜度。计划做分块手术的病例，必须考虑上颌骨块牙弓与下颌牙弓的协调性，在计划做骨切开的部位将相邻牙根分开。无论下颌前移或后退，下颌牙弓都可作为校正上牙弓对称性及牙弓形态的模板。术前正畸目的是在其支撑颌骨内的前后向、垂直向及水平向上摆正下牙列。

牙间截骨术的位置设计

分块手术术前计划非常重要，并从以下几方面影响正畸准备。

- 在计划做骨切开的部位将相邻牙根分开。相比需要关闭牙间隙的病例，只需调整骨块间垂直向相对位置，其所需分根距离小。
- 术前正畸应避免后份骨块中磨牙的倾斜。磨牙腭侧牙尖悬空将导致术中扩弓距离变长，并增加术后水平向复发的可能性（图28-15a～d）。
- 本文作者倾向在上侧切牙与尖牙间做骨切开，理由如下：①前牙区切开术野暴露较好。②此区牙槽骨较菲薄。③上颌前份骨包括四颗切牙，形成近似直线结构，方便术中骨块的倾斜，改变切牙倾斜度（图28-3a和图28-4）。④术后正畸需要尖牙牙根轻微转向远中。尖牙前的骨切开可使其牙根接近最终轴倾。若骨切开部位在尖牙与前磨牙之间，则术前正畸需将尖牙推向近中，术后正畸再将其移向远中（图28-3b），此方案将延长治疗时间。将尖牙留在远中骨块便于术者控制尖牙间距，术中在三维方向上将尖牙摆至理想位置（图28-3a）。

术后正畸解决骨性前牙开𬌗的患者将面临两难困境。手术医师务必获得正畸治疗记录，以便评估正畸矫正距离，预测复发风险。推荐使用间断垂直机械

第2部分

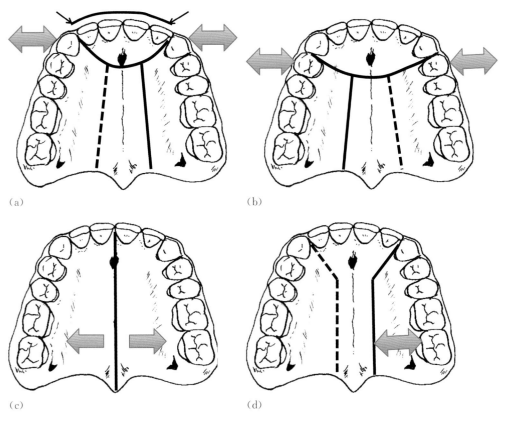

图 28‐3 分块手术设计。(a)在侧切牙与尖牙间做骨切开,拓展两侧尖牙之间间隙。前份骨块内四颗切牙形成近似直线结构(黑色箭头)。(b)若双侧尖牙间距正常,可在尖牙与第一前磨牙间做骨切开。(c)正中切开适用于水平向发育不足,牙弓呈"V"字形。(d)一侧骨切开可用于矫正单侧反𬌗

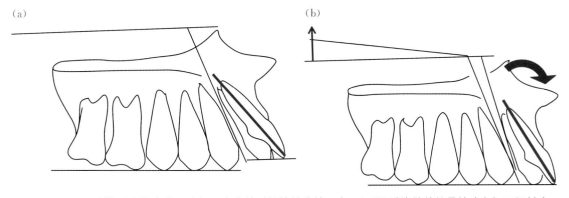

图 28‐4 (a)分块手术的术前正畸便于术中前后骨块的分块固定。(b)通过旋转前份骨块改变切牙倾斜度

装置及细片段弓丝来维持牙列及其旋转,控制垂直向复发。当垂直向开𬌗稳定后,可重新评估正畸正颌治疗方案。

<h1 style="text-align:center">手术</h1>

垂直发育异常常伴有原发或继发的矢状向异常。手术设计时需要考虑以下三点:①上颌上抬距离(包括前后骨块)。②下颌旋转后的位置。③是否需要手术校正上下颌水平向不匹配。

上颌上抬距离

上颌前后骨块上抬距离取决于以下两个因素:①理想的上切牙与上唇关系决定了垂直向及前后向移动距离(1~4mm)(图 28‐5)。多数病例切牙需要上抬(图 28‐6 至图 28‐8:病例 1)。部分病例切牙可保持原高度(图 28‐9 至图 28‐11:病例 2),有些病例则需要切牙下移(图 28‐12:病例 3)。手术设计确定上颌切牙前后向及垂直向位置十分重要(图

第 28 章

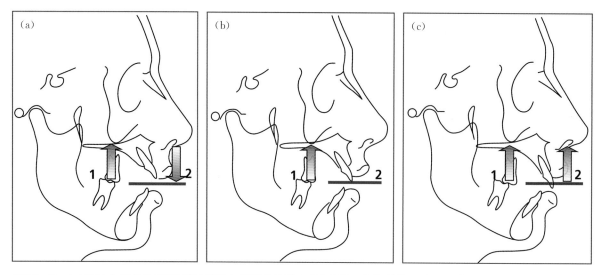

图 28-5　(a)通过上颌前份骨块下移(2)及上颌后份骨块上抬(1)矫正上颌前份垂直向发育不足开𬌗畸形。(b)单纯上抬上颌后份骨块矫正切牙露齿正常的开𬌗畸形(1),保持上切牙与上唇的垂直关系(2)。(c)上颌分块固定矫正切牙露齿过多的前牙开𬌗畸形

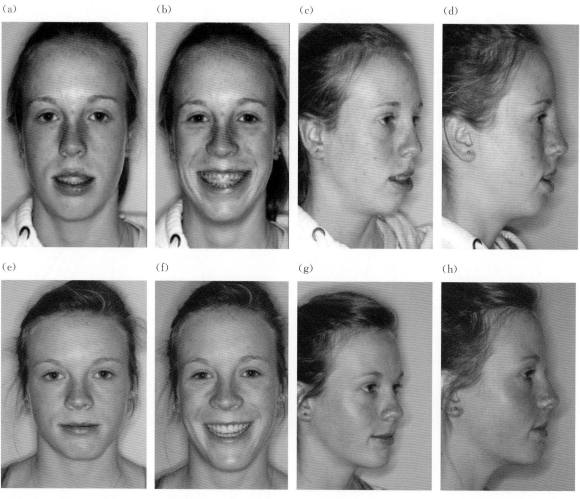

图 28-6　病例 1。(a~d)上颌前后骨块在垂直向上发育过度致开𬌗畸形。(e~h)上颌整体上抬(后份骨块上抬量较大)矫正开𬌗畸形及上颌前份垂直发育过度。通过颏成形术前移颏部解决面部美观问题

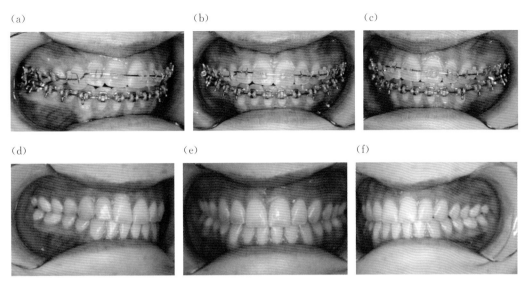

图 28-7　病例 1。分块手术的术前正畸准备。(a～c)显示为手术分块固定所准备的𬌕平面台阶。治疗后咬合(d～f)

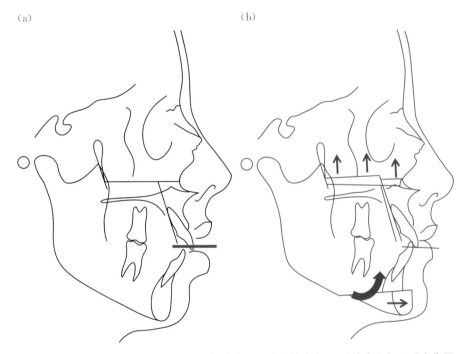

图 28-8　病例 1。上颌前份垂直向发育过度开𬌕畸形的治疗。(a)确定上切牙垂直位置(水平红线)。(b)手术术后面型预测分析显示上颌分块手术,前后骨块差异上抬,下颌逆时针旋转获得磨牙 I 类咬合关系。颏前移解决面部美观问题

28-5)[22,23]:最终𬌕平面位置取决于下颌旋转后𬌕平面的位置。②上颌后份骨块上抬距离取决于下颌旋转后后牙的高度(图 28-13)。当前牙开𬌕较为严重,上颌后份上抬无法完全矫正开𬌕畸形,或矫正后面部美观存在问题时则例外。这种情况下,前牙开𬌕畸形主要由上颌后份上抬解决,剩余开𬌕畸形则可通过下颌逆时针旋转解决。

下颌旋转后定位(图 28-14)

下切牙的前后向位置决定了下颌是否需要手术。磨牙 I 类关系,上颌垂直向发育过度,前牙开𬌕畸形患者,上颌上抬后将形成牙性 III 类关系。根据患者美观要求决定是否通过上颌前移或下颌后退矫正牙性 III 类关系(图 28-14)。

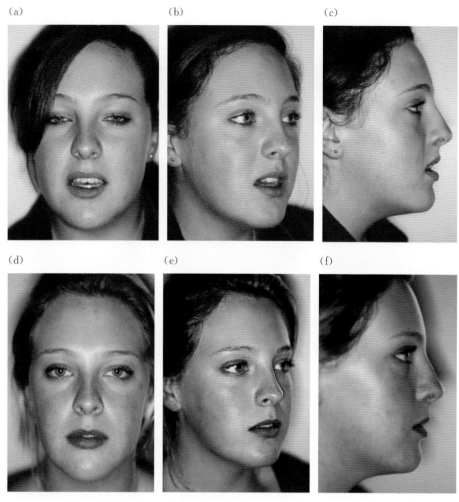

图28-9　病例2。(a～c)上颌后份发育过度,切牙露齿正常的患者。(d～f)上颌后份上抬矫正开𬌗畸形,同时保持正常的上切牙露齿

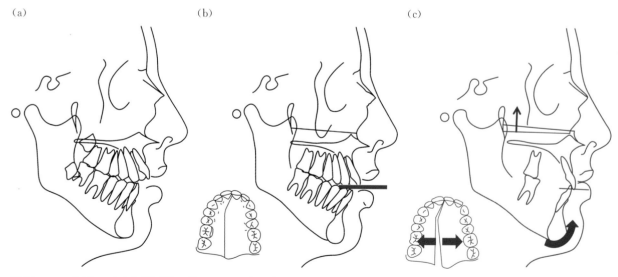

图28-10　病例2。(a)头影测量示前牙开𬌗,上切牙与上唇关系正常。(b)正畸结束后的头影测量,上颌牙弓过窄,需手术扩弓治疗。(c)手术后面型预测分析示保持上切牙垂直位置,上颌后份上抬合并扩弓手术

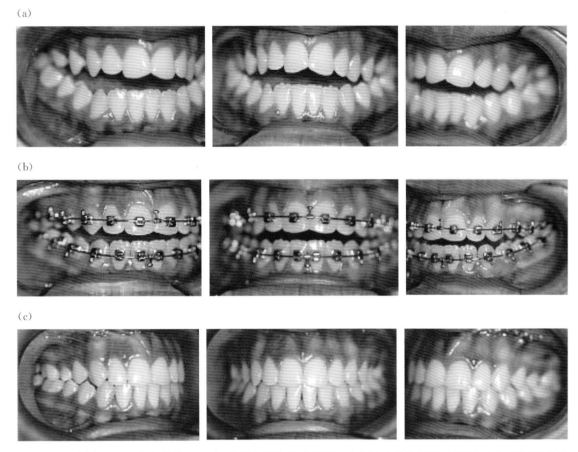

图 28 - 11　病例 2。(a)治疗前前牙开𬌗,上颌水平向发育不足。(b)正畸准备摆正𬌗平面,中切牙牙根分块。(c)术后咬合情况

　　上颌垂直向发育过度、咬合关系为Ⅱ类的患者,上颌上抬后,下颌旋转可达到Ⅰ类咬合关系,部分可免于下颌手术(图 28 - 14)。对于Ⅲ类关系的前牙开𬌗,上颌垂直向发育过度的患者,上颌垂直向矫正及下颌旋转术后Ⅲ类关系将加重。此类病例常需要上颌前移、下颌后退手术治疗。具体手术方案取决于患者的美观要求。上颌后份发育过度合并严重Ⅱ类关系的开𬌗畸形患者,上颌上抬术后仍为Ⅱ类咬合关系。患者通常需要下颌前移以获得Ⅰ类咬合关系(图 28 - 14,表 28 - 1)。由于影响面中部外观,应避免通过上颌后退矫正前后向不协调。上颌上抬和下颌后退联合手术将对面容影响更加严重。因此此类患者下颌应前移,上颌上抬同时应稍微前移。上颌轻微前移(2～3 mm)技术上有利于下颌骨后份离开翼板。对于上颌后份垂直向不均匀发育过度的开𬌗患者,手术矫正过程相比不伴开𬌗畸形垂直向发育过度的患者需要去除较多骨质。为获得更好的面容,以上所有病例均需评估颏部外形及位置。

表 28 - 1　前牙开𬌗矫治后出现的前后向问题(下颌旋转后的位置问题)

上颌垂直向发育过度 矫治后的磨牙关系	对于继发的前后向 问题的矫治
Ⅰ类关系转变为Ⅲ类 关系	下颌后退/上颌前移/颏成 形术
Ⅱ类关系转变为Ⅰ类 关系	颏成形术
严重的Ⅱ类关系仍为Ⅱ 类关系	下颌前移/颏成形术
Ⅲ类关系变成更严重的 Ⅲ类关系	上颌前移/下颌后退/颏成 形术

水平向不匹配的矫正

　　上颌后份发育过度形成的开𬌗多伴有骨性上颌水平发育不足,可通过上颌分块手术矫正。上颌手术扩弓治疗是最不稳定的,术后复发必将导致再次发生前牙开𬌗。术后复发原因包括术前误诊、不恰当的正畸治疗、不适当的手术方案及术后正畸等[24]。诊断的第一步是确定错𬌗畸形是骨性还是牙性,是绝对还

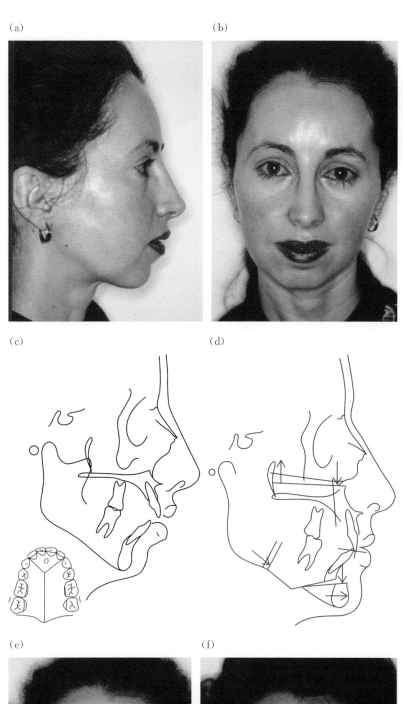

图 28－12　病例 3。(a)典型前牙开𬌗畸形患者外观。(b)凸面型，面下部过长，下颌 AP 发育不足及唇闭合不全。正面观可见鼻底缩窄，鼻旁塌陷。病例 3 的治疗计划：切牙露齿不足，上颌前份骨块需下降。下颌旋转前移解决下颌 AP 不匹配问题。最后将上颌后份骨块就位，得到上颌后份骨块上抬量以关闭开𬌗畸形。颏成形术加长增宽颏部，改善面容。(e)术前正面观。(f)术后正面观

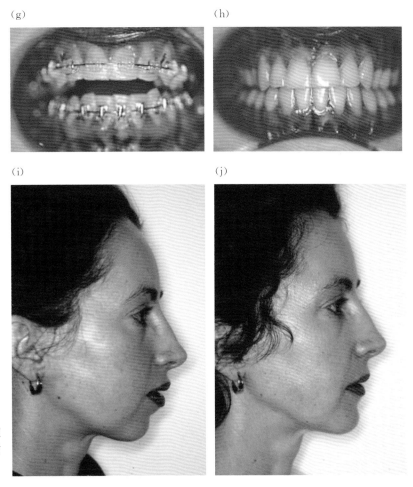

图 28 - 12(续)　(g)术前咬合。(h)术后咬合。(i)术前侧面观。(j)术后侧面观

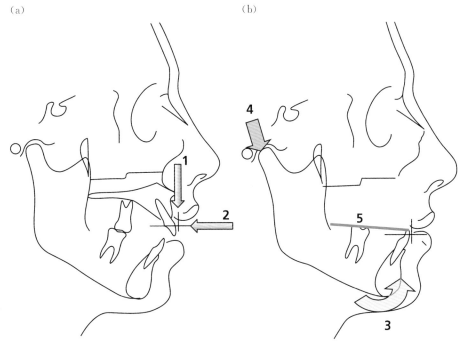

图 28 - 13　(a)任何情况下，制订治疗计划的第一步都是上切牙在前后向(1)及垂直向上(2)理想位置的确定。(b)然后就是下颌绕髁突(4)旋转(3)，直至下切牙在垂直向上覆盖达到约2mm。上颌磨牙位置则根据下颌旋转后磨牙(5)所在位置而定

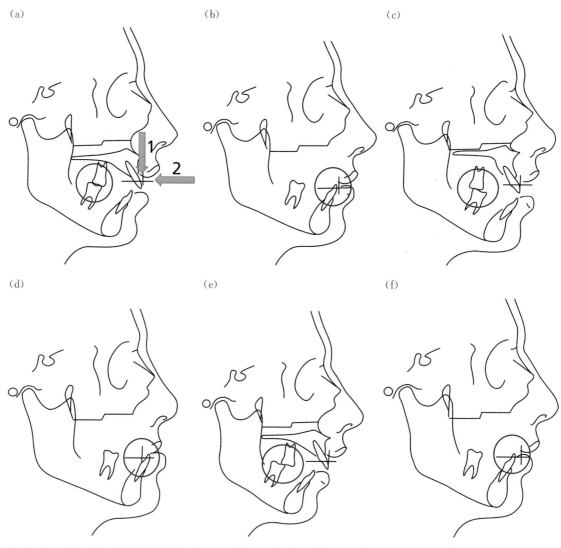

图 28 - 14　下颌旋转将改变磨牙咬合关系。Ⅱ类关系患者在选定上切牙水平向(1)及垂直向(2)位置后(a)下颌逆时针旋转,若下颌前移位置足够,可行单颌手术治疗(b)。原为Ⅰ类关系的患者(c)旋转后切牙反覆盖关系(d),因此需要下颌后退手术矫正。严重过Ⅱ类错𬌗畸形(e)患者,下切牙将保持原覆盖关系(f),因此需下颌前移手术矫正

是相对的。相对性的判定是将牙模在矢状向对齐,且尖牙为Ⅰ类咬合关系时,观察水平向咬合关系。若为明显骨性反𬌗,则应避免使用正畸扩弓、头帽、弓丝或𬌗间弹性牵引等。这些正畸矫正方法的远期复发率较高[25]。术前正畸将磨牙倾斜后其舌尖将悬空在𬌗平面以下,从而给手术造成额外麻烦。上颌磨牙腭尖悬空将增大手术所需扩弓量(图 28 - 15)。腭部手术切开扩弓可增宽上颌基骨,同时上抬磨牙。扩弓量越大,则复发概率越大。在腭部骨缺损区植骨可增加术后水平向稳定性。由于腭中缝处骨质最厚,选择腭中缝处做骨切开可增加植骨稳定性。缺点是此处腭黏

膜最薄。腭部黏膜的撕裂将导致植骨外露吸收。双侧硬腭骨切开术可增加扩弓量,然而此处骨质较薄,植骨较困难。术中使用𬌗板,术后佩戴𬌗板维持 6 周,保证骨愈合过程的稳定,增强骨骼稳定性。术后即刻正畸放置腭杆或强力弓丝,或者两者联合使用保持牙弓宽度,从而增强稳定性。

巨舌症患者经历正颌手术后舌体可变小。舌体异常增大者在正颌手术后舌体无法适应口腔容积变小,增加复发风险。舌体正常患者,术后口腔容积减小,舌体适应性前伸。前牙开𬌗患者矫正后,在吞咽时,由于生理性伸舌习惯消除,反向吞咽现象消失。

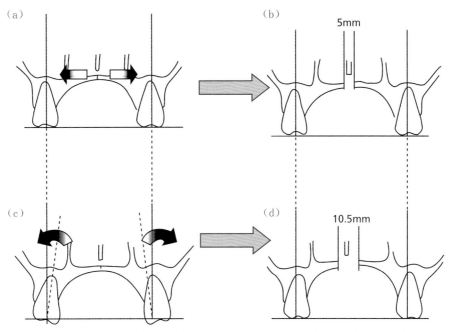

图 28-15　术前正畸不恰当，需手术增加牙弓宽度。a 和 c 上颌牙弓宽度一致，但 c 中上颌骨颊向延伸使腭尖悬空，为矫正咬合，手术扩弓量增加(b、d)

手术治疗继发于下颌支短小（髁突正常）的开𬌗

正畸准备

此类患者同样应避免术前正畸关闭咬合。上下牙弓水平向不匹配问题同样存在。水平向不匹配的绝对值可通过将模型摆正至Ⅰ类咬合关系后测量。如果不匹配问题为可通过正畸移动稳定解决的范畴内，则反𬌗也可通过正畸矫正。假如反𬌗是由于上颌横向发育不足而非牙倾斜导致的，则可考虑以下三种术式：上颌牙弓外科辅助下的正畸扩弓[26]、通过下颌正中联合处的骨切开术缩窄下牙弓[27,28]、上颌分块的双颌手术[29]。

手术

此类病例面容改善及功能矫正需要不同的手术方式，可考虑下颌手术不同术式矫正此类口腔颌面畸形。前牙开𬌗手术矫正方法包括下颌后牙逆时针旋转。传统观点认为该术式较为稳定[30]。文献报道了以下三个可能影响正颌术后稳定的因素：软组织的拉伸、神经肌肉适应性改变、肌肉走向的改变[30]。这些因素在下颌逆时针旋转矫正开𬌗畸形的手术中的作用更明显。有人详细总结了这些因素的影响，但现代矢状劈开术不会造成翼突咬肌韧带的拉伸，因此可避免上述弊端。再者，舌骨上肌群的拉伸在术后复发中的作用较小。

下颌升支倾斜度的改变将改变升颌肌群的方向。关于下颌升支逆时针旋转矫正前牙开𬌗畸形手术的长期稳定性的文献报道少之又少。Reyneke[31] 和 Chemello 等学者[32] 报道了在上下颌整体旋转中，逆时针旋转的下颌骨术后的稳定性。术者将上颌𬌗平面逆时针旋转，造成前牙开𬌗。上颌逆时针旋转后再旋转下颌。上述研究发现，其术后长期稳定性与其他下颌术式类似(图 28-16；病例 4)。

继发于上颌垂直向发育过度及下颌支短小的开𬌗

很多前牙开𬌗患者在临床检查、专科检查及头影测量中均可发现上颌垂直向发育过度及下颌升支发育不足。这些病例矫正目标的设定必须建立在明确某一类患者具体存在哪些骨、软组织或牙性畸形问题的基础之上。

继发于下颌支短小及髁突吸收的开𬌗

髁突吸收会导致其外形变化，并改变其在关节窝中的位置。髁突吸收导致的下颌升支短小，将造成Ⅱ类错𬌗及开𬌗畸形。在髁突吸收造成前牙开𬌗畸形的患者的矫正过程中，临床医师必须鉴别特发性髁突吸收、关节退行性变及风湿性关节炎造成的髁突

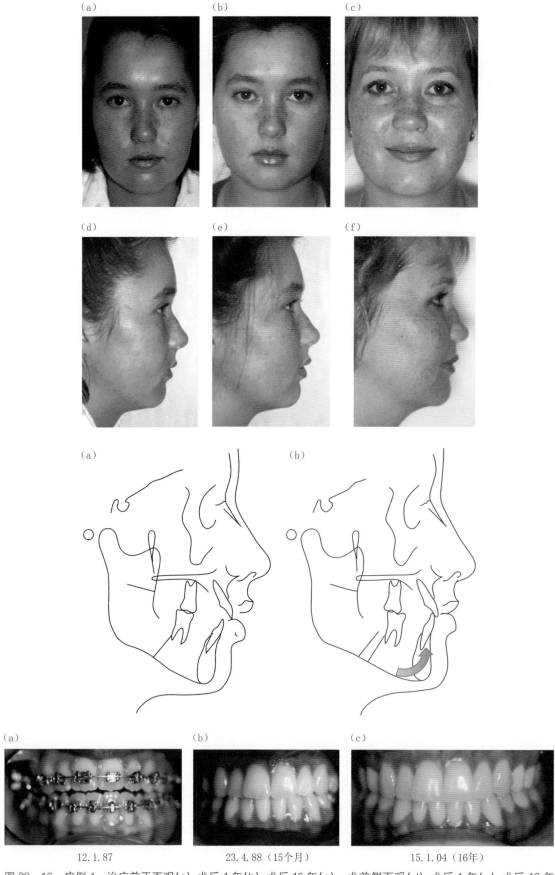

12.1.87   23.4.88（15个月）   15.1.04（16年）

图 28 - 16   病例 4。治疗前正面观(a)，术后 1 年(b)，术后 16 年(c)。术前侧面观(d)，术后 1 年(e)，术后 16 年(f)。病例 4 头影测量结果明显Ⅱ类殆合并开殆(a)。通过双侧下颌升支矢状劈开，远中骨块逆时针旋转矫正Ⅱ类殆合并开殆(b)。病例 4 术前咬合(a)，治疗后 1 年(b)，治疗后 16 年(c)

破坏。

特发性髁突吸收

特发性髁突吸收可发生于任何人中,以年轻白种人女性居多,此类患者多有下颌伸长,𬌗平面角增大,Ⅱ类错𬌗合并开𬌗畸形。前牙开𬌗畸形逐渐加重,无关节疼痛,无髁突动度减弱。髁突吸收过程多呈自限性,持续6个月至两年不等。髁突吸收的病因可能是其长期负荷过重引起的骨改建。在口腔颌面畸形矫正计划的制订中需注意以下两个问题:确保髁突停止吸收,治疗过程不可额外增加髁突负荷。通过将患者目前的口腔科病案、头影X线片、牙模与以往资料对比可判断髁突吸收过程是否在活跃期。颞下颌关节的放射性同位素扫描有助于髁突吸收是否处于活跃期的判断。外科手术必须在头影测量结果比对确认髁突吸收静止后才可进行。此外,剩余髁突骨量足够方可手术。此类患者开𬌗畸形可通过上颌后份上

抬解决。继发性下颌前后向不匹配可通过矢状劈开解决。无法预估的风险是术后髁突吸收可能会再次活跃。人工关节替换可解决以上问题,正逐渐成为首选的治疗方案(见第35章)。所有增加髁突负荷(且再次激活髁突吸收)的正畸治疗如Ⅲ类弹性牵引等均应避免使用。

关节退行性变(骨关节病)

颞下颌关节骨关节病并非急性起病,而是一种慢性退行性变,可导致关节形态、位置及生理功能的改变。该病变包括髁突不可控的进行性退变,且由于吸收速度差异较大,其诊断治疗较为复杂。患者常有慢性关节疼痛、捻发音、动度减弱、急性期症状加重。关节部分置换联合正颌手术可暂时缓解这些症状。然而,大多数患者髁突自然吸收将导致开𬌗复发、关节症状加重。此类口腔颌面畸形最终的治疗方案为全关节置换联合正颌手术(图28-17:病例5)。

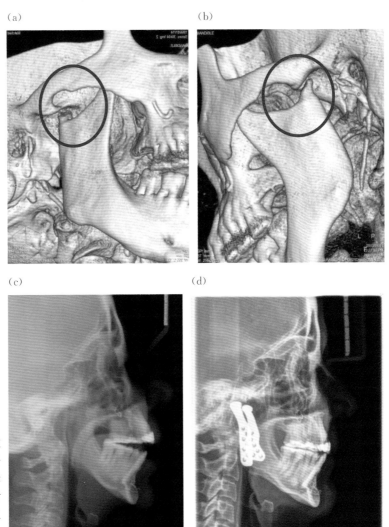

(a) (b)

(c) (d)

图28-17 病例5。(a、b)CT三维重建示髁突严重过吸收(红圈),开𬌗畸形。(c)术前头影侧位片显示下颌升支短小,开𬌗畸形。(d)术后头影侧位片示开𬌗畸形关闭及人工关节植入

第28章

(e)　　　　　　　　(f)　　　　　　　　(g)

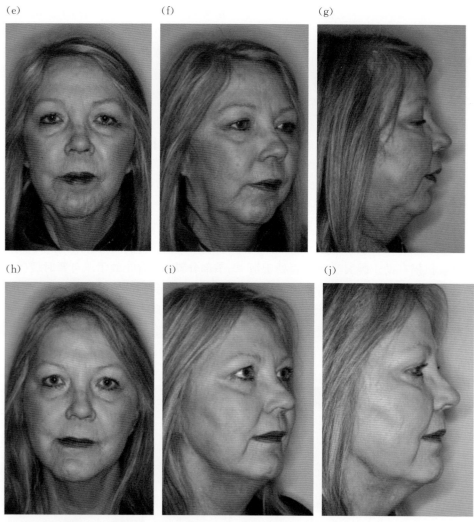

(h)　　　　　　　　(i)　　　　　　　　(j)

图 28 - 17(续)　(e~g)可见患者舌骨位置及气道的改变,患者睡眠呼吸暂停症状缓解。髁突吸收导致开𬌗畸形患者,缺乏典型面中份体征,仅有面下部高度增加,颏喉长度减小,下颌前后向发育不足。双侧颞下颌关节均由钛关节假体及关节窝进行关节重建。(h~j)矫正术后关节症状消失,关闭开𬌗

关节置换联合正颌手术时,其正颌手术方案与单独正颌手术的手术方案相同,但关节置换后下颌前移量有限。为了使假体与下颌升支充分接触,下颌前移量必须限定在 7 至 8 mm 以内。

结束语

上呼吸道阻塞及吮指习惯常导致混合牙列期青少年的开𬌗畸形。此类患者可通过气道管理、改正不良习惯及正畸扩弓治疗。发育及发育后期垂直向生长型的改变是骨性前牙开𬌗畸形的主要致病因素。此类患者生长型变化包括上颌垂直向发育过度,下颌升支垂直向发育不足,或两者兼具。大部分患者,尤其是上颌垂直向发育过度者多伴有水平向发育不足。前牙骨性开𬌗患者的成功矫治需要定位具体哪些部位不匹配,评估美观和功能需求及对影响长期稳定性的因素的认识。本文作者制作了一张流程图(图28-18),总结了前牙开𬌗畸形推荐的手术治疗原则。

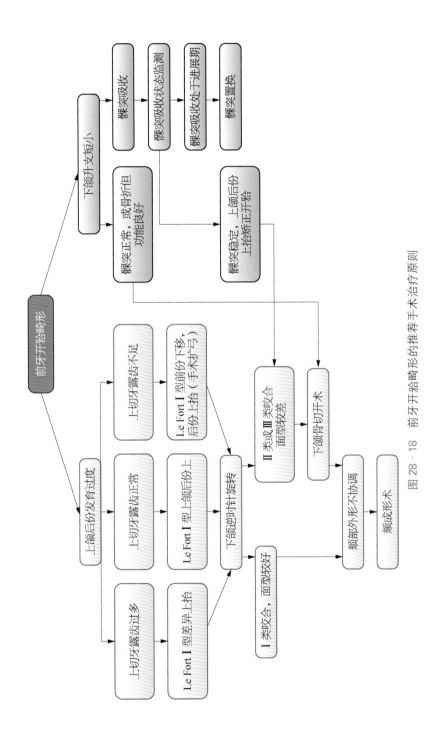

图 28-18　前牙开殆畸形的推荐手术治疗原则

（郑广森　蔡伟鑫　张　雷　译）

参考文献

［1］ Lentini-Oliveira D，Carvalho FR，Qingsong Y，Junjie L，Saconato H，Machado MA，Prado LB，Prado GF. Orthodontic and orthopaedic treatment for anterior open bite in children. Cochrane Database Syst Rev. 2007 Apr 18；（2）：CD005515. Review.

［2］ Haryett RD，Hansen FC，Davidson PO. Chronic thumb sucking. Am J Orthod. 1970；57：164－78.

［3］ Linder-Aronson S，Woodside D. Factors affecting the facial and dental structures in excess face height：malocclusion，etiology，diagnosis，and treatment. Chicago：Quintessence Pub Co；2000，pp. 1－33.

［4］ Proffit WR，Fields HW，Nixon WL. Occlusal forces in normal and long face adults. J Dent Res. 1983；62：566－70.

［5］ Proffit WR，Fields HW. Occlusal forces in normal and long face children. J Dent Res. 1983；62：571－4.

［6］ Turvey TA，Journot V，Epker BN. Correction of anterior bite deformity：a study of tongue function，speech changes，and stability. J Max Fac Surg. 1976；4：93－101.

［7］ McNamara JA. Early intervention in the transverse dimension：is it worth the effort? Am J Orthod Dentofacial Orthop. 2002；121：572－4.

［8］ Sherwood KH，Burch JG，Thomson WJ. Closing open bites by intruding molars with titanium miniplate anchorage. Am J Orthod Dentofacial Orthop. 2002；122：593－600.

［9］ Siato I，Amaki M，Hanada K. Non-surgical treatment of adult open bite using edgewise appliance combined with high-pull headgear and class III elastics. Angle Orthod. 2005；75：277－83.

［10］ Kuroda S，Katayama A，Takano-Yamamoto T. Severe anterior open-bite using titanium screw anchorage. Angle Orthod. 2004；74：558－67.

［11］ Carano A，Siciliani G，Bowman SJ. Treatment of skeletal open bite with a device for rapid molar intrusion：a preliminary report. Angle Orthod. 2005；75：736－46.

［12］ Hamamci N，Basaran G，Sahin S. Non-surgical correction of an adult skeletal class III and open-bite malocclusion. Angle Orthod. 2006；76：527－32.

［13］ Erverdi N，Usumez S，Solak A. New generation open-bite treatment with zygomatic anchorage. Angle Orthod. 2006；76：519－26.

［14］ Kuster R，Ingervall B. The effect of treatment of skeletal open bite with two types of bite-blocks. Eur J Orthod. 1992；14：489－99.

［15］ Mao JJ. Mechanobiology of craniofacial sutures. J Dent Res. 2000；81：810－6.

［16］ Handelman CS，Wang C，BeGole EA，et al. Nonsurgical rapid maxillary expansion in adults：report on 47 cases using the Haas expander. Angle Orthod. 2000；70：129－44.

［17］ de Freitas MR，Beltrao RT，Janson G，et al. Longterm stability of anterior open bite extraction treatment in the permanent dentition. Am J Orthod Dentofacial Orthop. 2004；125：78－87.

［18］ Janson G，Valarelli FP，Henriques JF，et al. Stability of anterior open bite nonextraction treatment in the permanent dentition. Am J Orthod Dentofacial Orthop. 2003；124：265－76.

［19］ Cozza P，Mucedero M，Baccetti T，et al. Early orthodontic treatment of skeletal open-bite malocclusion：a systematic review. Angle Orthod. 2005；75：707－13.

［20］ Behrents RG. Growth in the aging facial skeleton-Monograph ♯17：Craniofacial Growth Series. Ann Arbor：The University of Michigan，Centre for Human Growth and Development，1985.

［21］ Fotis V，Melsen B，Williams S. Vertical control as an important ingredient in the treatment of severe sagittal discrepancies. Am J Orthod. 1984；86：224－32.

［22］ Reyneke JP. Vertical variation in skeletal open bite：a classification for surgical planning. J Dent Ass S Africa. 1988；43：465－72.

［23］ Arnett GW，Bergman RT. Facial keys to orthodontic diagnosis and treatment planning. Part I. Am J Orthod Dentofacial Orthop. 1993；103：299－312.

［24］ Jacobs JD，Bell WH，Williams C，et al. Control of the transverse dimension with surgery and orthodontics. Am J Orthod. 1980；77：284－306.

［25］ Bell WH，Jacobs JD，Quejada JG. Simultaneous repositioning of the maxilla，mandible and chin. Am J Orthod. 1986；89：28－50.

［26］ Koudstaal MJ，Poort LJ，Van der Wal KGH，Wolvius EB，Prahl-Andersen B，Schulten AJ. Surgically assisted rapid maxillary expansion（SRME）：a review of the literature. Int J Oral Maxillofac Surg. 2005；34：709－14.

［27］ Bloomquist DS. Mandibular narrowing：advantage in transverse problems. J Oral Maxillofac Surg. 2004；62：365－8.

［28］ Alexander CD，Bloomquist DS，Wallen TR. Stability of mandibular constriction with a symphyseal osteotomy. Am J Orthod Dentofacial Orthop. 1993；103：15－23.

［29］ Phillips C，Medland WH，Fields HW，et al. Stability of surgical maxillary expansion. Int J Adult Orthodon Orthognath Surg. 1992；7：139－46.

［30］ Profitt WR，Turvey TA，Phillips C. Orthognathic surgery：a hierarchy of stability. Int J Orthod Orthog Surg. 1996；11：191－204.

［31］ Reyneke JP. Rotation the maxillomandibular complex：an alternative surgical design in orthognathic surgery academic dissertation. Tampere，Finland：University of Tampere，Institute of Regenerative Medicine，2006.

［32］ Chemello PD，Wolford LM，Buchang PH. Occlusal plane alteration in orthognathic surgery. Part II：long term stability of results. Am J Orthod Dentofacial Orthop. 1994；104：434－40.

第2部分

第 29 章

前牙开殆的外科矫正：
差异性上颌骨后部上抬

Surgical Correction of Anterior Open Bite：
Differential Posterior Maxillary Impaction

Farhad B. Naini, Andrew Stewart and Daljit S. Gill

"……本质上的差距。"
——William Shakespeare(1564—1616)
《安东尼与克里奥佩特拉》(约 1606)[1]

引言

切牙的垂直向关系有两种极端情况，即前牙开殆(anterior open bite，AOB)和深覆殆。前牙开殆是指当后牙处于咬合位时，上下切牙之间存在一垂直的间隙。

前牙覆殆覆盖的大小可能与骨骼发育、牙齿、环境等因素有关。然而，这些因素分别对牙齿垂直向异常的影响程度并不明确。尽管目前许多临床医师仍然不能确定不同病因在垂直向关系异常的发生发展中的比重，但口腔颌面关系通常被认为是主要因素[2]。

如果前牙开殆的主要病因是高角面型，即上颌平面、咬合平面和下颌平面之间以及与前颅底平面的夹角过大，则称为骨性开殆[3,4]。

对上颌骨垂直发育过度且正在发育的青春期患者采用限制上颌骨垂直发育的治疗方法已在第 3 章进行了讨论。然而，对于上颌骨已停止发育的成年患者，主要有 3 种手术方法来矫正骨性前牙开殆。

上颌骨截骨后退术

上颌骨沿 Le Fort I 型截骨线分段切开，垂直截骨至尖牙或侧切牙远中。前后两截骨段在术前经过模拟的对齐，将在术中分别移动。后截骨段优先就位，以方便下颌骨向前自旋关闭前牙开殆。然后前截骨段调整好垂直高度，获得良好的上颌唇齿关系。具体的手术方法已在第 28 章进行描述。

改良上颌骨 Le Fort I 型截骨后退术

上颌咬合平面绕横轴旋转配合上颌骨的后退调整，允许下颌骨向前自旋关闭前牙开殆。术前正畸使上切牙轻微前倾，以补偿上颌截骨术后上切牙空间上的相对后退。因此，该方法的术前正畸准备与上面提到的上颌骨的截骨后退术显著不同。具体的手术方法将在本章进行描述。

单纯下颌手术

在合适的病例中，双侧下颌骨矢状劈开截骨术后下颌骨远端向前旋转（沿着口闭合的方向）可用于关闭前牙开𬌗。具体的手术方法将在第 30 章进行描述。

理想情况下，手术方案的选择应根据不同患者的症状来决定。例如，上颌骨截骨手术在调整前后截骨段的上颌咬合平面中明显方便。当然外科医师对手术方案的偏好也是一个因素。

诊断和病因学

"凡事皆有因，任何知识，除非知其因，否则便不能或不能完全获得。"

Pür Sina（Latinized Avicenna）（980—1037）

《医学正典》

虽然了解错𬌗畸形和口腔颌面差异的病因学非常关键，但了解前牙开𬌗的病因学意义更为重要，这将直接关系到治疗方案的选择，并从根本上影响治疗的潜在稳定性。应该注意的是，前牙开𬌗本身并不是一项诊断，而是临床症状，前牙开𬌗可存在于多种口腔颌面畸形中，并伴随一系列的潜在病因。

表 29 - 1 列出了引起前牙开𬌗的可能性病因，但应记住，病因可能涉及多种因素多个方面[4]。

表 29 - 1　前牙开𬌗病因及特征表现

病因	临床特征
骨源性：面下 1/3 高度增加（LAFH）	面下 1/3 高度过高（通常是由于上颌后部垂直向发育过度），且中切牙无法完全代偿过高的颌面高度，进而导致前牙开𬌗 通常也会伴有下颌平面角增大及下颌角增大
骨源性：下颌升支高度减小	下颌升支垂直高度不足导致前后向颌面部高度比增加，下颌平面角增大，下颌体顺时针旋转，形成前牙开𬌗
软组织：舌体大小、静息位及舌动度	**舌静息位** 静息状态下舌体位于较前的位置（中切牙之间）会阻碍前牙区垂直向牙槽骨的发育，引起前牙列与后牙列的垂直向位置关系不协调，进而引起前牙开𬌗（图 29 - 1） **后天吞咽模式** 后天形成的异常吞咽模式，如前部口腔的封闭是由下唇或舌与上颌腭部黏膜接触形成；这通常是前牙开𬌗的适应性改变而非导致开𬌗的原因 **舌习惯：内源性舌推力** 这种情况较罕见，通常表现为下列情况[5]： ● 上下颌切牙唇向倾斜 ● 前牙区对称性梭形开𬌗 ● 舌常放置于上下前牙之间 ● 下颌纵𬌗曲线平坦或反向，上颌纵𬌗曲线曲度增大 ● 发声困难（齿音发声不清） 注：这种情况下垂直向颌骨高度关系可能是正常的
鼻通气功能及头部姿势位	由于鼻呼吸道部分阻塞及长期的张口呼吸导致的头部姿势位置的改变（头部向后仰）形成下颌骨向后下退缩、舌下沉以及上下牙弓的后牙过度萌出。这被认为是长脸患者前牙开𬌗的主要原因[6-10]。这些特征曾被认为是"腺样体面容"[11] 注：颌骨和面部垂直向的发育主要是由基因决定的，但环境因素可能加重这种改变
不良习惯：吮指	非进食时的吮吸行为在婴幼儿中很常见，他们从中获得安慰，且这种行为对乳牙列没有影响。但是在恒牙列期仍持续存在吮吸行为并有一定强度，则会造成下列错𬌗畸形： ● 非对称性的前牙开𬌗（图 29 - 2） ● 上颌切牙萌出不足 ● 上颌牙弓缩窄、单侧后牙反𬌗、单侧下颌骨偏斜（图 29 - 3）
病理性	**先天性的髁突骨吸收** 下列明显的危险因素会导致正畸后髁突骨吸收，包括女性下颌退缩畸形伴下𬌗平面角增大；正畸前髁突萎缩表现；以及手术进行了髁突后移位及向前上旋转[12] **神经肌肉情况** 例如大脑麻痹及肌肉萎缩；其中肌肉张力的严重降低可能导致显著的颌骨向后旋转生长和前牙开𬌗 **全身系统疾病** 髁突骨关节病可由系统性红斑狼疮引起
外伤性	双侧髁突骨折，尤其是生长发育期的患者，可能引起颞下颌关节强直
医源性	正畸对后牙𬌗向牵引力过大导致后牙列过度伸长引起前牙开𬌗

(a)

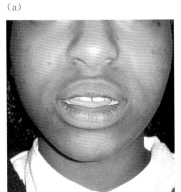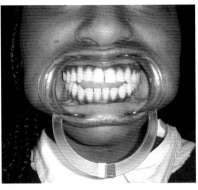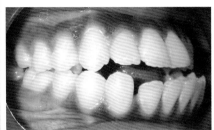

(b)

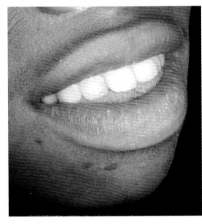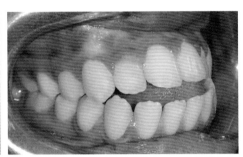

图 29-1　静息状态时，舌体位于较前的位置所导致的前牙萌出受阻高度降低且通常伴有唇向倾斜。(a)一例明显由软组织因素导致的骨性Ⅲ类前牙开𬌗患者。(b)一例明显由软组织因素导致的骨性Ⅰ类前牙开𬌗患者

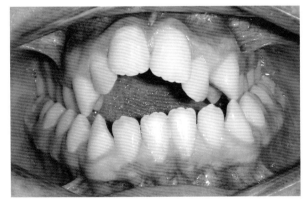

图 29-2　一例因异常吮指习惯导致的前牙开𬌗患者，17岁。此类患者常伴有上颌缩窄，腭盖高拱

症状[4]

前面部高度不足

后面部高度相对正常（即下颌支高度正常）的患者，骨性前牙开𬌗可能由于前面部高度不足（lower anterior face height，LAFH）引起，常与后上颌骨垂直高度过高相关。此类患者的下前面部高将显著高于面中部。若切牙未萌与前面部高度不足程度增加相关，则出现前牙开𬌗（图 29-4）。

前-后面高度比

患者可能表现为前面部高度相对正常，但后面部高度显著降低（即下颌支高度减少）。因此，前后面高度比将显著增加（图 29-5）。

上颌骨、咬合和下颌骨三者平面的相对倾斜度（Sassouni 分析）

面部匀称的上颌骨、咬合和下颌骨三者平面应对称地向枕骨附近（颅骨后部）聚集并相交在大致区域（图 5-54a）。如果颌骨垂直方向上比例失调，则相关平面将不会与其他平面汇聚。若三者平面在枕骨前方汇聚（朝向面部），平面将在前方分叉（图 5-54c）。这种骨性模式与前后面部高度明显不同存在密切关系，并伴前牙开𬌗倾向，Sassouni 将其归类为骨性开𬌗[3,13]。

第29章

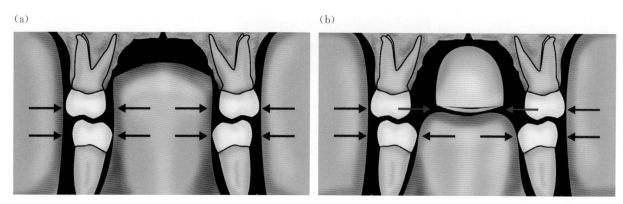

图 29-3　(a)常规患者的示意图,牙齿位于颊部和舌内外动力平衡的位置。(b)长期异常吮指习惯的患者,手指(例如拇指)会使舌因压力而向下移位。由于吮吸颊肌会产生过大的力量,在下颌会被位于牙列之间的舌肌产生的力量抵消,但上颌牙列会因此而变窄

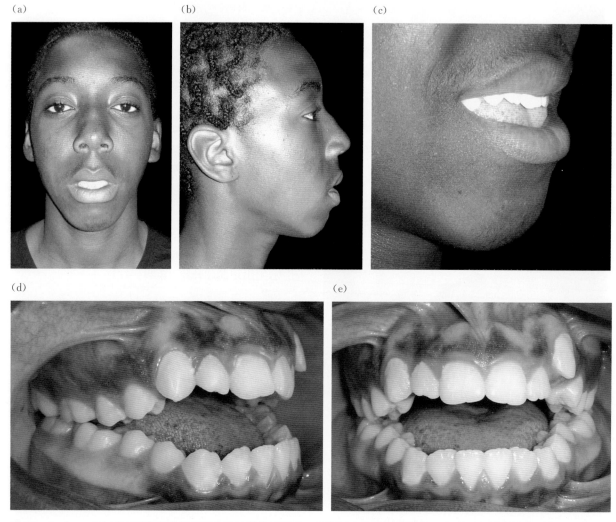

图 29-4　(a~e)由于面下高度增加而导致的骨性前牙开𬌗。下颌升支高度近似正常。上颌后部垂直距离过长,导致下颌向后旋转,颏部相对于面部向下和向后移动

(f) (g)

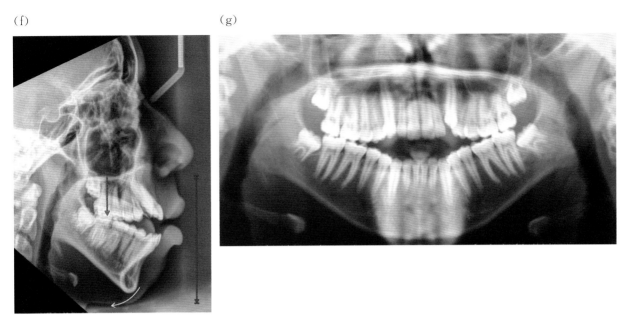

图 29 - 4(续) (f、g)舌有一个自适应而向前的移动

颌骨旋转发育模式

颌骨相对位置和颅颌面复合体的旋转生长模式直接影响垂直骨性差异的形态特征，进而影响以骨性病因为主的前牙开𬌗发育。

双颌后旋转生长异常导致上下颌骨的旋转生长趋异。右视图中，上颌骨向下后方倾斜，上颌𬌗平面也因此以同样方式倾斜，最终上颌骨逆时针旋转，还可导致下颌骨向后生长旋转（向后，顺时针）。Björk的7项结构特征可指明此下颌生长旋转模式（表 29 - 2 和图 29 - 6）。

(a) (b) (c)

(d) (e)

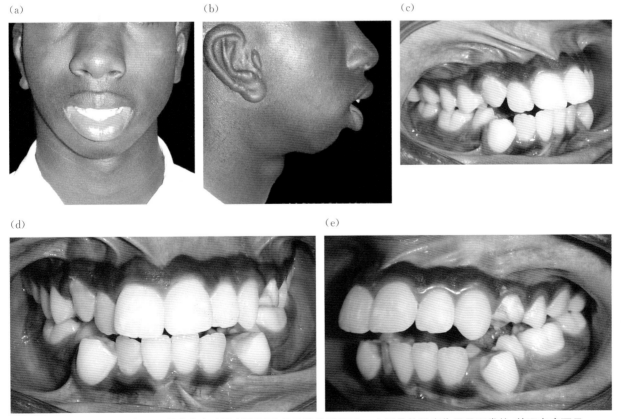

图 29 - 5 (a～e)由于下颌升支高度降低而导致的骨骼前牙开𬌗。上颌骨的垂直位置是正常的，前面高度不足

(f) (g)

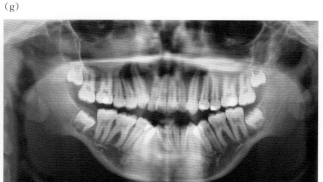

图 29‑5(续) (f、g)下颌骨向后旋转,形态上有明显的前凸

Björk 面型多边形是分析不同颅面角度关系对颌骨矢状面和垂直面影响的有效方法[14]。骨性开𬌗患者可发现前、中颅窝形成钝"鞍角",此角在生命较早期已确定(图 29‑7)。Richardson 比较了 110 例 AOB 患者与相同样本量的深覆𬌗患者(年龄和性别匹配)的颅颌面形态,发现 AOB 患者平均前面部高不足,明显多于深覆𬌗患者[15]。但差异不能直接归因于 Björk 面部多边形线性值的差异,似乎更多地与钝角和关节角相关,即是颅骨形状而不是大小。

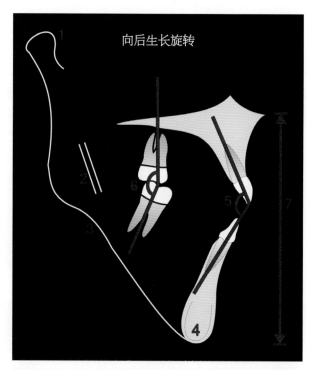

图 29‑6 Björk 的 7 种解剖结构特征,可以用来判断下颌向后旋转的模式(有关数字说明详见表 29‑2)(引自:Naini FB. Facial Aesthetics: Concepts and Clinical Diagnosis. Oxford:Wiley‑Blackwell, 2011;允许出版[20])

向后生长旋转

表 29‑2 Björk 的 7 种解剖结构特征,表明下颌向后旋转的模式(图 29‑6)

解剖标准	下颌向后旋转生长
1. 髁突头的倾斜度	向后
2. 下颌管的弯曲程度	较直
3. 下颌骨下缘形态	下缘较突且有下颌角前切迹
4. 下颌正中联合的倾斜(颏部骨)	后倾,颏部投影减少
5. 上下前牙轴倾角	减少
6. 磨牙及前磨牙轴倾角	减少
7. 面下高度	增加

(a)

(b)

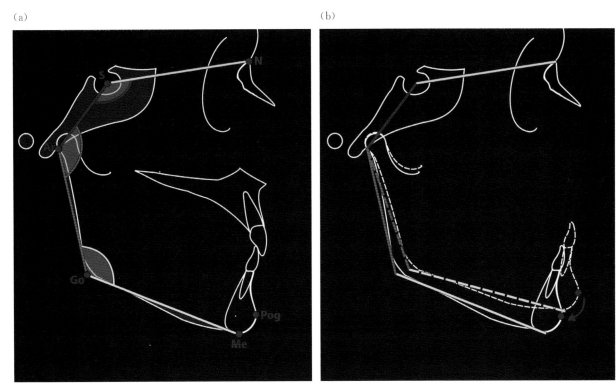

图 29-7　(a)Björk 面型多边形,显示了鞍角、关节角以及下颌角角度。(b)关节角的增加将导致下颌切牙(和颏部)向下和向后移动,并可能导致前牙开殆(引自: Naini FB. Facial Aesthetics: Concepts and Clinical Diagnosis. Oxford: Wiley-Blackwell, 2011; 允许出版[20])

矢状骨基底部关系

矢状面差异可能是原发性的,但存在于骨性 AOB 中,例如下颌矢状发育过度或下颌巨颌或小颌畸形导致的发育缺陷。另外,矢状面差异也可能继发于垂直骨性生长模式,例如正常下颌骨可能由于上颌后垂直发育过度,向下和向后旋转(Ⅰ类旋转至Ⅱ类)。无论哪种方式,上颌骨后部作用将导致下颌骨向前自旋,即若不是因为下颌垂直发育过度,下颌骨将占位于此。下颌矢状位可通过下颌骨再定位进行矫正。

上唇与上颌切牙的关系

上颌切牙暴露的程度在诊断和治疗计划中尤为关键。在骨性前牙开殆中,上颌切牙可能已达到萌出潜力,但面下高度增加而无法与对侧下颌切牙接触。因此,上颌切牙相对于上唇暴露程度可能正常或者增加。在这种情况下,由于上颌切牙相对于上唇已经处于合适位置,任何上颌切牙延长都显得不美观并易复发。正畸前治疗应在不延长上颌切牙的情况下对齐,以及通过抬高上颌后部,下颌向前自旋,关闭开殆(图29-8)。

相反,骨性前牙开殆的病因受其他重要的软组织因素影响,如舌前向静息位可阻碍上颌切牙的萌出。

在正位图上,上颌后牙列将位于前牙列的下方,且上颌牙弓矢状面曲线增加或在上颌后牙列与上颌前牙列之间有明显的垂直台阶。由于舌前向位的限制性作用引起的前牙槽垂直向上颌骨缺陷,通常会导致上颌切牙暴露减少或在极端情况下出现“无齿笑”(图29-9)。此情况可通过预备正畸治疗时延长上颌切牙,使舌体重新适应新的前唇齿关系,达到术后稳定。此外,除了后上颌发育不足外,可能还需要前上颌固定。

鼻唇角

鼻唇角上部和下部应分别评价,因为它们独立变化(图5-12)[16]。骨性前牙开殆的长面型患者,尤其是Ⅱ类患者,鼻唇角趋于钝角,上唇向后倾斜(图29-10)[17]。临床意义是,上颌后部发育不足很可能也需要前移上颌,否则将增加鼻唇角钝角角度的风险。

舌

舌在前牙开殆病因中的作用,必须在诊断和治疗计划中予以考虑。如果存在异常大的舌体,例如Ⅲ类前牙开殆患者(图29-11),或者舌功能异常,前牙开殆的外科矫正易复发。若临床检查时,发现舌体明显增大(例如 Beckwith-Wiedemann 综合征)(真性巨舌

第 2 部 分

(a)　　　　　　　　　　(b)　　　　　　　　　　(c)

(d)　　　　　　　　　　(e)　　　　　　　　　　(f)

(g)　　　　　　　　　　(h)

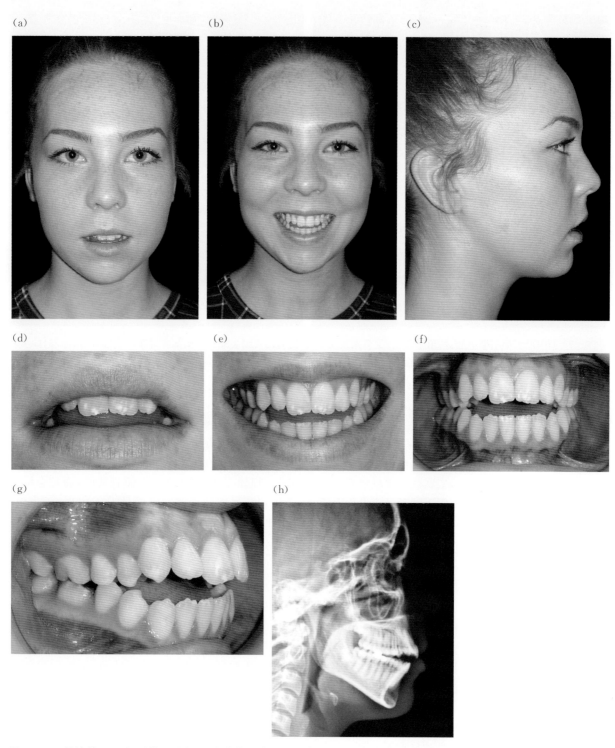

图 29-8　骨性前牙开𬌗,舌位置适宜(口齿清楚),休息和微笑时上唇与切牙关系良好。因此问题在于上颌垂直距向过高以及下颌向后的旋转。头影测量显示上颌后部磨牙根尖与腭部有多余骨质。面下高度略有增加,并有轻度的唇闭合不全情况。正畸治疗应保持上唇与切牙关系,移动上颌后牙

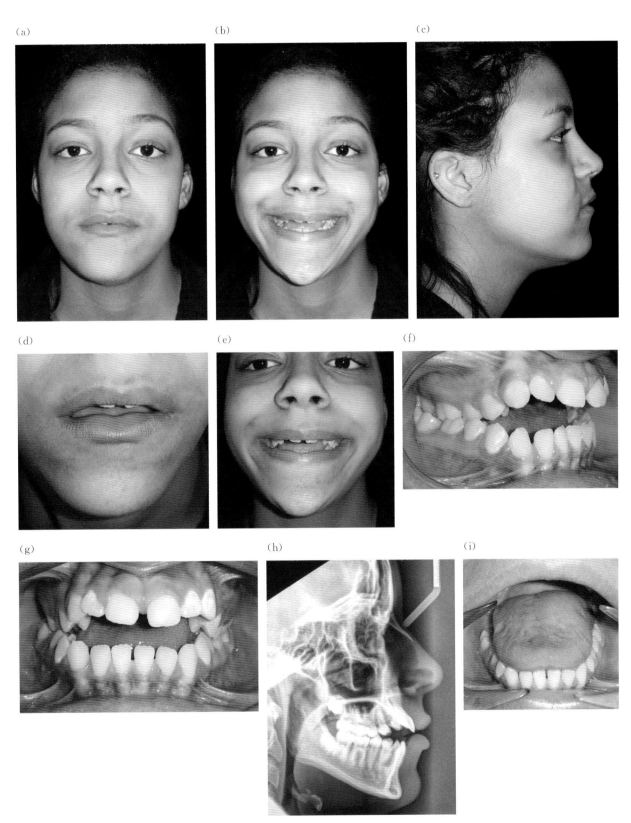

图 29-9 前牙开殆由明显的软组织因素(舌)造成。休息和微笑时上唇与切牙关系不协调,切牙暴露过少。因此矫治过程中应增加切牙的暴露

第29章

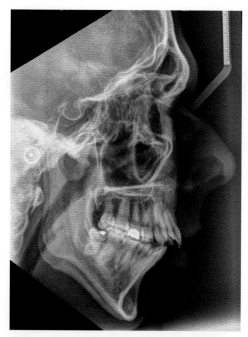

图 29 - 10　一例Ⅱ类患者，面下部高度增加，前牙骨性开𬌗。鼻唇角趋于钝角，上唇后倾

常的面部高度）。这种情况很可能是由于舌神经肌肉控制的潜在异常所致，因此很难纠正，任何治疗都可能很不稳定。然而，在大部分软组织所致的前牙开𬌗患者中，前舌位和非典型吞咽行为与前牙开𬌗相关，通常继发于长期吮指习惯。适应性舌姿势和适应性吞咽模式通常会重新适应正颌手术后新的唇齿关系，一般而言不会限制手术矫正前牙开𬌗。

骨性前牙开𬌗的手术矫正原则

　　骨性前牙开𬌗的手术矫正包括涉及上颌骨差别性缩短手术的患者。这包括骨性前牙开𬌗和上颌垂直发育过度的病例，其上颌后部生长大于上颌前部垂直生长，上颌骨平面向后倾斜。这种情况的治疗包括上颌骨 Le Fort Ⅰ型截骨和不同的上颌骨后段压低等，即上颌骨后段移动比上颌骨前段移动更大，常称为"后段压低（posterior impaction）"。然后下颌骨可以向前自动旋转，因此帮助矫正前面下部的高度。上颌切牙相对上唇的垂直暴露可能是正确的，也可能需要复位。另外，如果有必要，上颌骨前部可能需要向下重新定位。

　　在计划前牙开𬌗手术矫正时，最重要的两个参数是上颌切牙与上唇的关系（唇切牙关系）和 LAFH。AOB 的矫正和 LAFH 的减少都是通过上颌骨后段位置的重新定位和随后的下颌前部自旋来实现的。上颌骨后段压低的程度基本取决于 AOB 的大小和初始 LAFH[4]。

症），可能需要实施舌缩小术（舌体切除缩小术），尽管这种情况并不常见。如果需要，Egyedi 和 Obwegeser（1964）描述了一种有用的技术，涉及前 V 形楔状切除术切除和从前面到轮廓乳头的椭圆形切除（图 29 - 12）[18]。

　　舌运动所致前牙开𬌗极为罕见。这种所谓的内源性舌前伸表现为明显的"S"音发声困难（口齿不清）以及双颌牙槽骨前倾的对称性前牙开𬌗（通常具有正

（a）

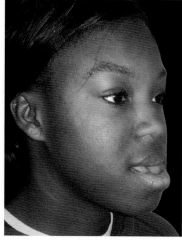
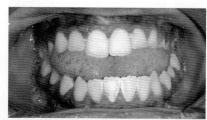
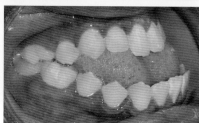
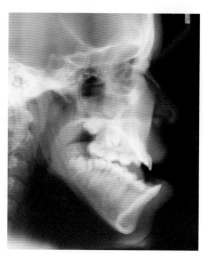

图 29 - 11　女性患者，严重的骨性Ⅲ类错𬌗畸形，前牙开𬌗，舌体较大。(a)治疗前，可见舌体庞大

(b)

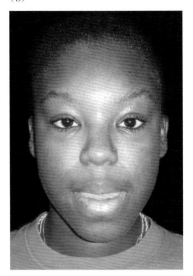 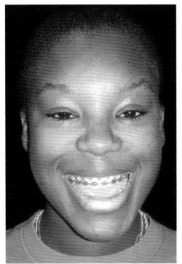 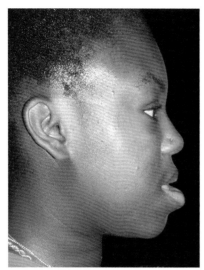

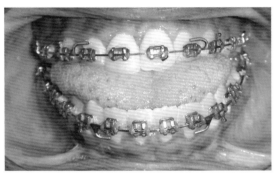 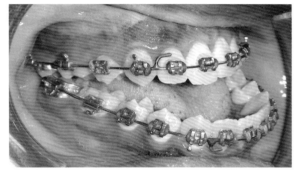

(c)

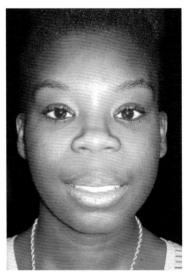 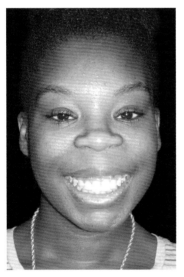 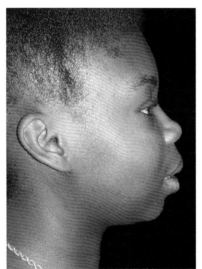

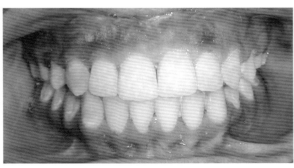

图 29-11(续)　(b)术前视图,牙弓已经被整平,以准备不同的上颌后部压低和前移,以及下颌前部自动旋转和后退。(c)治疗结束。在术后初期,患者曾抱怨舌没有足够的空间,可在几周后改善。患者拒绝通过手术减少舌体大小。术后两年复查咬合关系良好

(a)　　　　　　　　　(b)　　　　　　　　　(c)

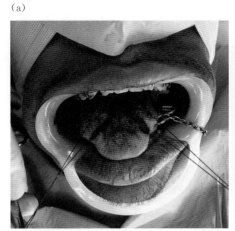 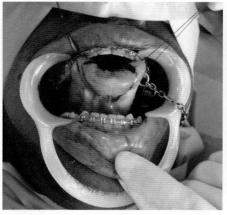 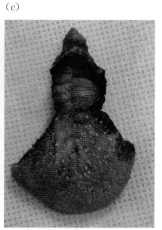

图 29-12　舌切除术

上颌骨前后差异性缩短的上切牙倾斜准备

伴随着不同程度的上颌后部压低,上切牙将向后倾斜。向后倾斜的量在手术计划中是很重要的,因为术前正畸准备中必须有一定程度的后倾的代偿性,这样上颌切牙才会随着手术回到正确的方向[19]。如果上颌切牙在术前正畸中没有建立充分的前倾,手术后上颌切牙会过度后斜。或者,如果在术前正畸中过分前倾,或者没有达到计划的手术上颌后段压低的程度,那么在手术后切牙仍会有一定程度的前倾(图 29-13)。

上切牙倾斜程度的变化取决于上颌骨后段不同的压低程度。然而,这两个变量的比值也取决于上颌骨矢状面长度,并且描述了这三个变量之间的几何关系(图 7-4)[19]。上颌骨的解剖长度通常是指由前鼻棘到后鼻棘的长度。然而,上颌骨的有效长度是从上颌切牙到第一磨牙牙尖,通常从那里测量上颌骨后

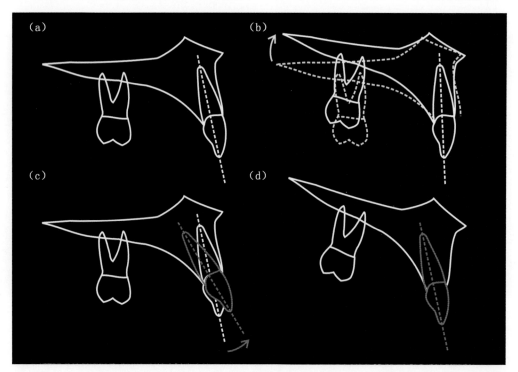

图 29-13　上颌后部差异性压低的切牙倾斜准备。(a)术前上颌切牙位于正常的倾斜位置。(b)随着不同程度的上颌后部差异性压低,上颌切牙呈不同程度的舌倾。图示为过度的倾斜。(c)因此,在术前正畸中必须建立一个切牙唇倾的补偿量。(d)因此,随着上颌后部压低而旋转,上颌门牙将有效地向后倾斜,从而通过手术使其处于正常的倾斜度

段压低程度。例如，如果有效上颌骨长度为 35 mm，后部压低 6 mm 将导致近 10°的上颌骨切牙后倾，如果有效上颌骨长度为 55 mm，则为 6°。压低的差异越大，上颌骨长度越短，上颌骨切牙的倾斜度变化越大[19]。

下颌骨自旋的正畸准备

当下颌骨在生长过程中向后旋转时，下切牙通常会由于下唇的作用而向后倾斜。在准备下颌骨前向自旋时，需要对下颌切牙进行前倾，使其倾斜能有效地随下颌自旋纠正（图 6-14）。这需要经过头影测量制订计划和术前检查。

下颌和颏部矢状位的计划

最后在规划下颌和颏部的矢状位时，除了考虑殆关系外，还需要考虑下颌和颏部的自旋矢状位。在自旋位，如果下颌骨处于良好的矢状位，且咬合是可以接受的，则不需下颌手术，或者可能只需要双侧矢状位劈开截骨。另外，下颌骨可能需要在矢状面向前或向后移动，以改善面部美观外观和（或）咬合。根据颏部软组织的形态和突出程度以及颏唇沟的形态，还需要考虑颏前移或后退成形术，这可能需要考虑作为一个次要的程序。

翼状咬肌韧带

下颌支的伸长与翼状咬肌附着组织（所谓的翼咬肌悬吊）的方向相反，特别是咬肌和翼内肌。由于术后复发的潜在高风险，通常应避免。任何围绕下颌骨第二或第三磨牙区向后下和向前上的枢轴旋转，都可能垂直拉伸肌筋膜吊索，导致前牙开殆复发。只要采取一定的预防措施（见第 30 章），在双侧矢状位劈开截骨并内固定后，轻度前牙开殆（如果没有过度的咬合平面倾斜，可能高达 4 mm）可以采用这种旋转治疗。

大致的经验规则，以协助椅旁规划

为了帮助椅旁的规划，重要的是要反复强调这些指南是基于经验的近似规则，这可能有助于椅旁的初步治疗规划。准确的计划将需要仔细的临床评估、头影测量计划和模型手术，以控制所需的移动量。

上颌切牙随上颌后牙区上抬程度的变化而变化

基于平均上颌骨体长度及前述公式，可以使用如下经验作为椅旁诊断及大致参考：1 mm 后段拉低将引起约 1.5°的上切牙内倾。

AOB 的大小与所需后段上抬程度的关系

每 1.5 mm 的前牙开殆（AOB），大约需要 1 mm

的后段上抬。因此，一个 3 mm 的 AOB 将需要大约 2 mm 的后段上抬（从上颌第一磨牙的颊尖测量）；一个 6 mm 的 AOB 将需要大约 4 mm 的后段上抬等。

术前正畸

术前正畸详见第 12 章。但针对前牙开殆病例，术前正畸在上后牙压低和下颌逆时针旋转中有一些特殊的点需要考虑。

切牙转矩的预备

为压低上后牙和下颌逆时针旋转，切牙转矩需要迎合手术要求，达到一个适合的程度，使得术后能取得一个理想的前牙转矩和邻面接触。前牙需要的转矩可通过术前头颅侧位片，采用 Ballard 类型转换方法（Ballard-type conversion）计算获得（图 29-14）。使用预置转矩和轴倾角的方丝弓矫治系统，大部分的前牙唇倾可通过尖牙预置的近中倾斜的轴倾角实现，这需要小心控制。

整平牙弓

根据前牙开殆的病因和特点，可分为三种情况。

骨性因素为主，伴有轻度软组织因素

此种情况，术前正畸时上下颌殆平面均需要整平。此时，随上颌后牙压低，下颌平面会逆旋，可达到一个相对较好的咬合。这种主要由骨性因素造成的前牙开殆，并伴有一些软组织因素（如舌因素），可允许上前牙的伸长，上前牙伸长有助于整平殆平面，减少术后复发的风险（图 29-15）。

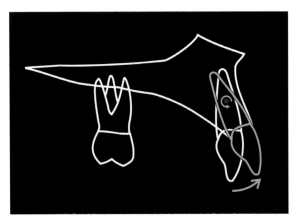

图 29-14　根据术前头颅侧位片计算上切牙所需的唇倾度，使用 Ballard 类型转换方法计算。上切牙以牙根中心为旋转中心旋转，旋转中心位于牙根的中 1/2

(a)

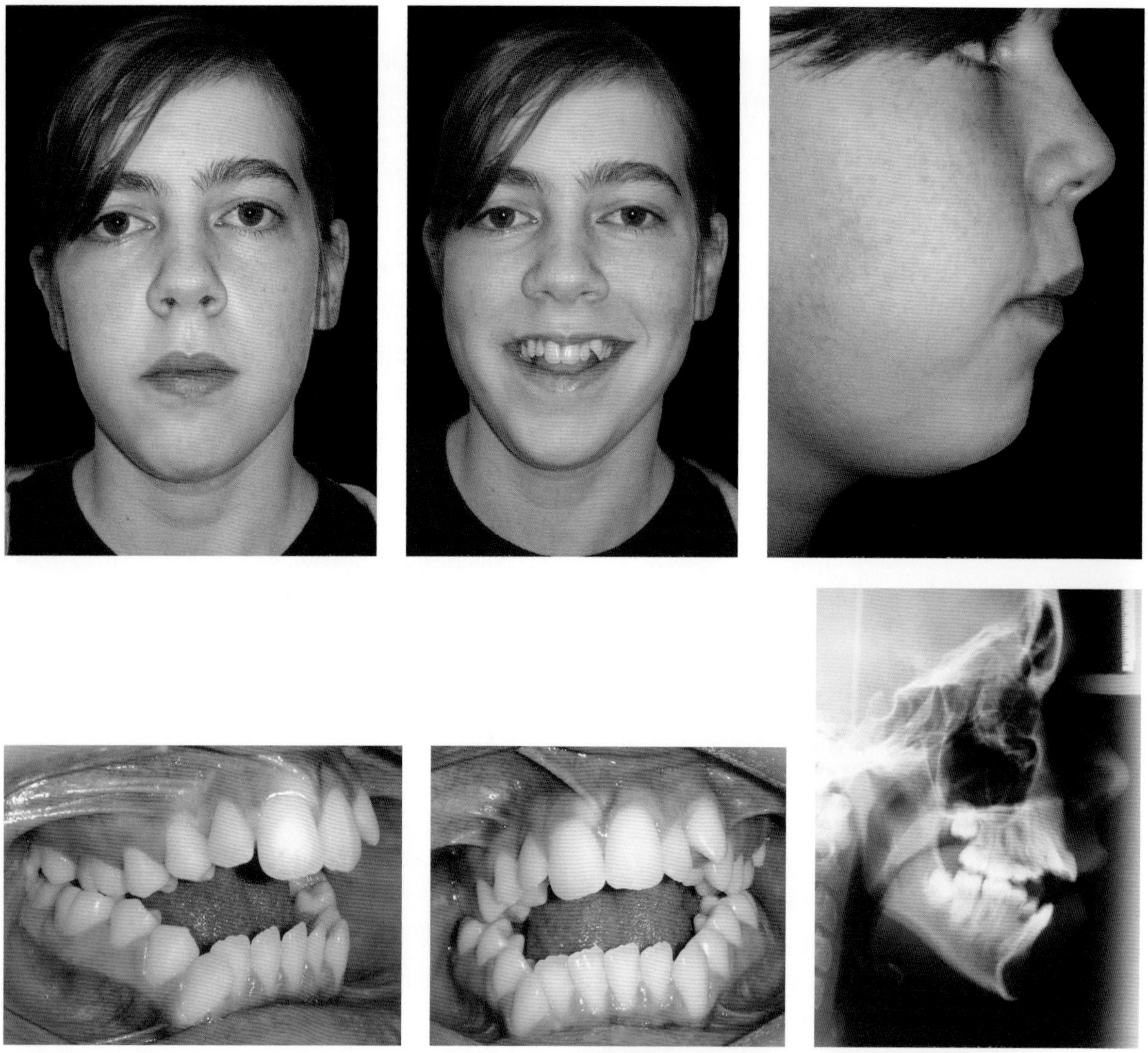

(b)

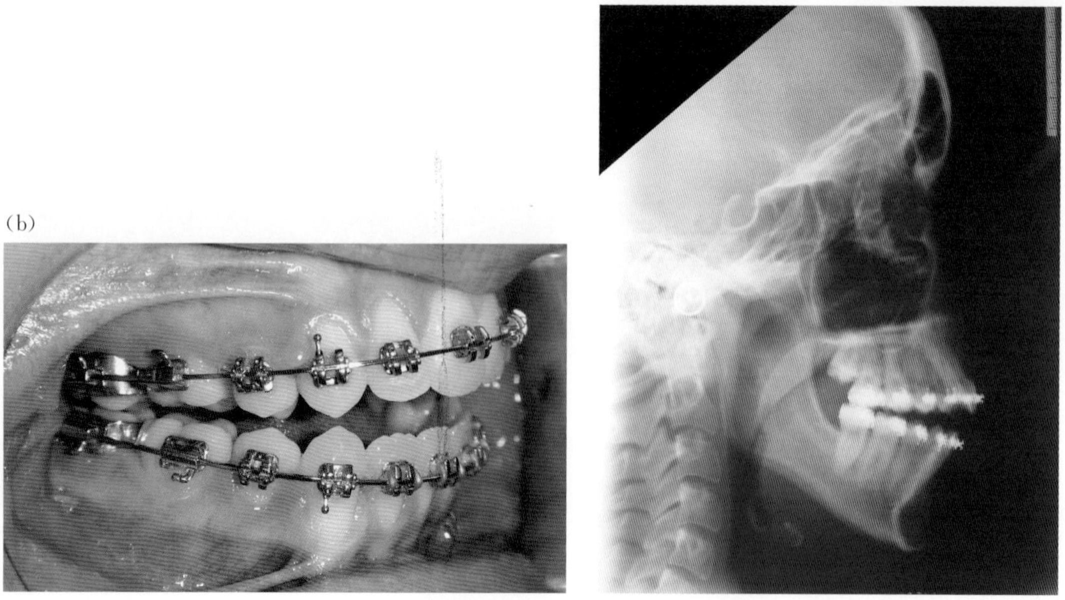

图 29-15　(a)正畸前照片。(b)正畸预备后术前照片,上下颌牙弓整平

(c)

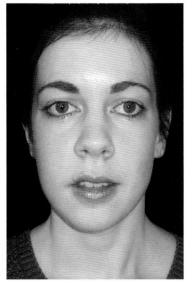
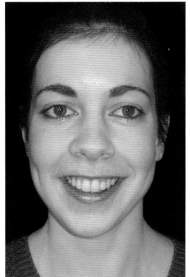
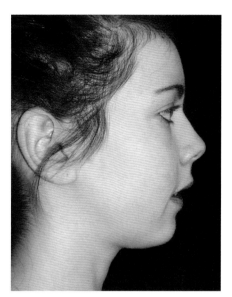

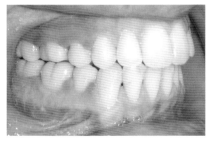
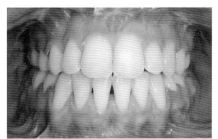
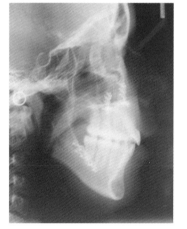

图 29‑15(续)　(c)治疗结束后照片

骨和软组织双重因素

　　如果上颌矢状向𬌗曲线较大，可谨慎使用带曲的上颌弓丝去维持上颌曲线，尽管这样做会导致术后后牙开𬌗（图 29‑16）。但此类病例术前正畸整平𬌗平面会导致上前牙过度压低，增加复发概率。为避免这种情况，可考虑分步整平前牙和后牙段𬌗曲线，并分段式压低上后牙（详见第 28 章）。

骨性因素

　　如单纯由骨性因素导致，没有任何软组织病因，患者会表现出较深的下颌 Spee 曲线和上颌反 Spee 曲线。这通常是由于切牙为代偿增大的前下面高而进行了最大幅度的萌出，但仍不能实现相互接触。这种情况，整平𬌗曲线时应适当压低切牙，术后复发将可能表现为𬌗向萌出。

(a)　　　　　　　　　　　　　　　　　　　　(b)

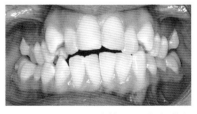
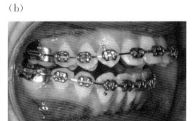

图 29‑16　(a)正畸前照，上颌矢状向𬌗曲线较深。(b)正畸预备后术前照，使用加了曲的上颌弓丝维持上颌矢状向曲线

(c)
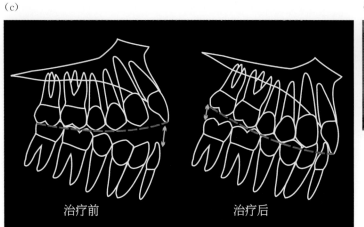

(d)
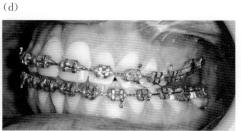

(e)
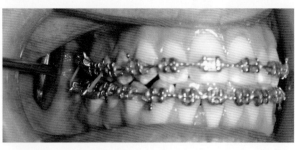
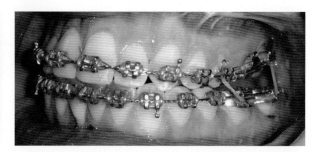

(f)
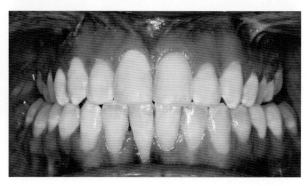

图 29-16(续)　(c)关闭前牙区开𬌗导致后牙区开𬌗。(d)术后照,见关闭前牙区开𬌗导致后牙区开𬌗。(e)上颌放置带曲的方丝弓,后牙区用矩形牵引,伸长上后牙,整平牙弓。(f)治疗结束后照片,患者由于个人原因要求去除托槽,左侧后牙区仍有小开𬌗

上颌𬌗平面倾斜度和微笑弧

微笑弧又称微笑曲线,指正面姿势微笑像时,上切牙切缘及尖牙牙尖连线的曲率与下唇上缘曲率的关系[20]。Le Fort Ⅰ型手术时上颌差异压低(上颌骨顺旋表现为上颌骨后段压低量大,前牙段压低量小),可相对升高上后牙段,使上颌𬌗平面倾斜度加大,有利于改善微笑弧(图 29-17)。

上牙弓宽度不足

骨性前牙开𬌗患者舌常处于口底低位,远离腭穹隆,这将加剧上颌的狭窄。不超过 4～5 mm 的上牙弓宽度不足,正畸扩弓是可以实现的,且不会出现磨牙颊倾、术后咬合问题和宽度复发倾向。此种情况,可将上下颌模型对位到Ⅰ类去评估上颌所需扩弓的宽度。如果所需上颌扩弓量较大,则需要考虑手术辅助快速扩弓,或上颌分段截骨扩宽后段宽度。

手术方式

Le Fort Ⅰ型上颌截骨术在第 22 章中详细介绍。经标准的前庭沟入路切开黏膜和骨膜,暴露上颌骨(图 29-18a),沿 Le Fort Ⅰ型水平,自颧突支柱至梨

(a)　　　　　　　　　　　　　(b)

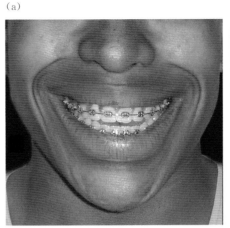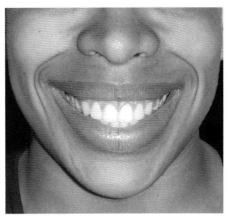

图 29 - 17　(a)术前照片，显示较平坦的微笑曲度(微笑弧)关系。(b)随着上颌后部不同程度压低和上颌𬌗平面倾斜度的增加，使得微笑弧关系得到改善

状孔锯开(图 29 - 18b～d)，然后向后延伸至翼上颌裂。根据术前设计，在截骨线上方、颧突支柱和梨状孔边缘处做标记(图 29 - 18e～g)，这些标记代表上颌骨截骨的位置，也决定了在垂直方向上，上颌骨前后部的截骨量(图 29 - 18h～k)。不同程度的上颌骨后部压低需切除不同大小的楔状骨片(前窄后宽)。

分离鼻中隔与上颌骨，截断鼻外侧壁，分离翼板和上颌骨(图 29 - 18l)，上颌骨向下截断并游离。手术的成功与否在很大程度上取决于对截骨后的上颌骨下部含牙部分与上颌骨上部之间的骨进行细致的分离，以使上颌骨压低或向上复位能够按计划进行。

用骨钩在切牙(鼻腭)管处向下牵引离断的上颌骨，以暴露其上表面(图 29 - 18m)，并移除上、下截骨线之间的楔形骨块(图 29 - 18n)。然后用咬骨钳或磨头去除鼻外侧壁骨质，使其垂直高度降低到鼻底水平(图 29 - 18o)；暴露腭大动脉，并将腭骨的垂直部向下移动到腭大动脉进入上颌骨后部的水平面；移除上颌结节后方和颧骨支柱的上颌骨。颧骨支柱到梨状孔边缘的上颌骨垂直高度决定手术是否与术前计划一致，因此必须保持这个高度固定不变。将截断的上颌骨块从相应部位的上方取出。

鼻中隔后缘也要切除与上颌骨垂直截骨量相匹配的骨，以避免上颌骨过度向上复位引起变形。两侧犁骨自骨膜下剥离至软骨下平面，暴露鼻中隔软骨部，降低鼻中隔高度，与上颌骨相匹配(图 29 - 18p～s)。上颌突构成鼻底中线，由前鼻棘向后延伸至后鼻棘，这也是鼻中隔的位置。用磨头磨除上颌骨突，并在鼻底处形成一个中间沟(图 29 - 18t)，离断的上颌骨复位后，中间沟将与鼻中隔相对应。在缝合黏膜前，用不可吸收线缝合软骨部鼻中隔与前鼻棘(钻

孔)，以此可以防止中线偏倚。

鼻中隔和上颌骨截骨移除后，上颌骨通过咬合导板和暂时颌间固定来复位(图 29 - 18u、v)。上下颌骨位置关系固定后，通过手指按压颏部以调整下颌骨位置。下颌骨抬高时，下颌髁突位于关节窝后位，这时上颌骨含牙部分骨和上部骨均匀接触。如果上颌骨截骨不够，就会出现早接触，这通常是由于上颌结节与翼突支柱之间的干扰所致。这种情况很少出现在Ⅲ类错𬌗合并上颌后缩的患者中，因为这种情况下上颌结节通常前移、远离翼突支柱，使干扰的可能减小。

上颌骨后端骨干扰在Ⅱ类错𬌗合并前牙开𬌗患者中较常见。骨干扰的去除需重新打开上颌骨截骨处，仔细检查并去除骨干扰。截骨处下表面的骨干扰常容易去除，但翼突处的骨干扰常需要磨头处理，有时还需在翼板上打孔。横向截骨是用一个裂隙钻磨除骨，然后用 5 mm 的骨凿分离，翼突支柱不需要切除，只要简单地向后移位就可以实现上颌骨向后部压低。

存在骨干扰时，不能强行上抬上下颌骨以关闭截骨处，这种强行关闭是通过下颌骨髁突在关节窝内的移位来达成的。上颌骨固定、颌间固定去除后，下颌骨后端会由于磨牙的早接触而上下旋转，继而出现前牙开𬌗。

所有骨干扰去除后，下颌骨上抬，上颌骨上下两部分达到均匀骨接触(图 29 - 18w)，并用钛板钛钉固定(图 29 - 18x、y)。固定后需检查上下颌骨与面中线的关系，唇、切牙缘和上颌𬌗平面与瞳孔间连线平行(图 29 - 18z)。与传统插管方法相比，采用颏下插管能避免鼻和上唇的变形，使中线的观察更便捷。如

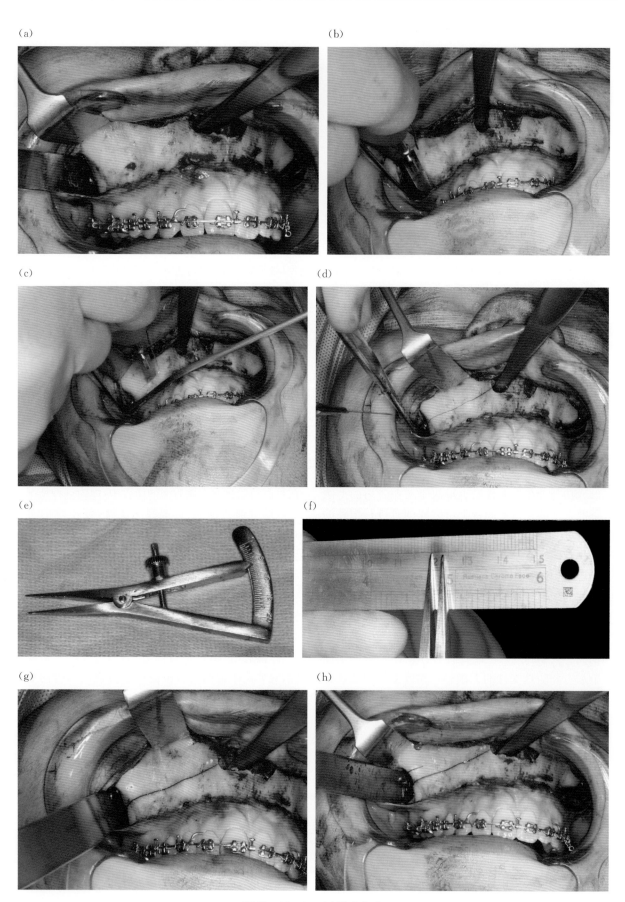

图 29‐18 (a~h)手术方式

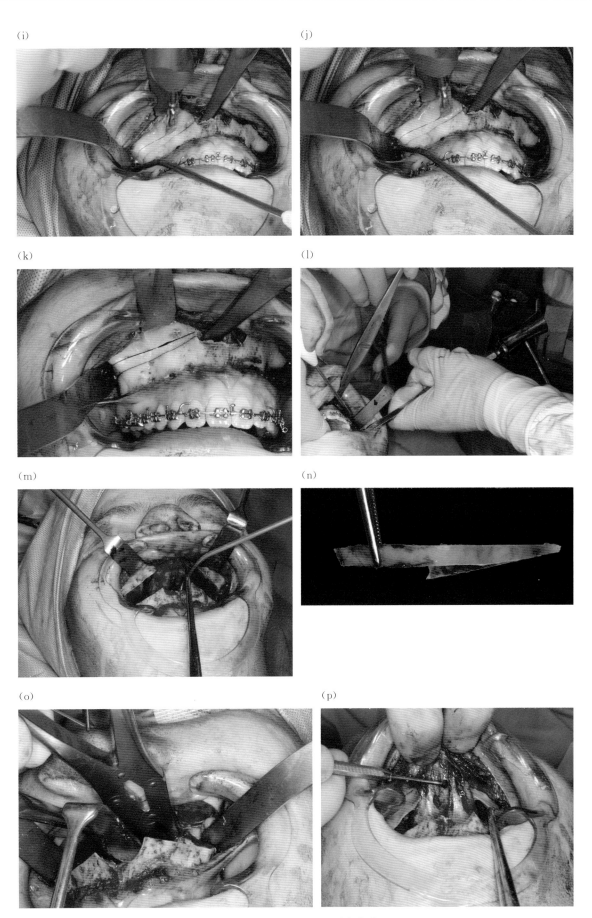

图 29 - 18(续)　(i~p)手术方式

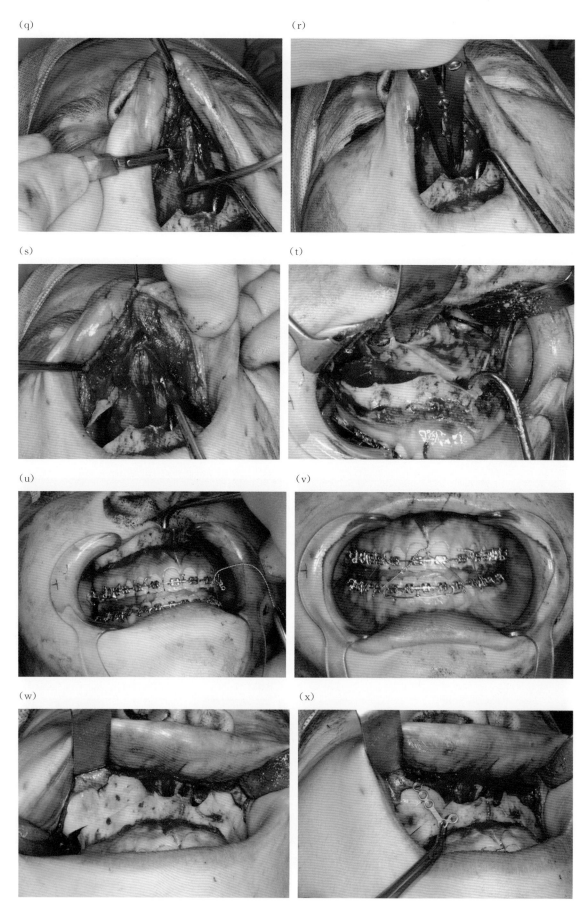

图 29 - 18(续)　(q～x)手术方式

（y）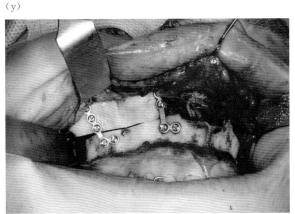 （z）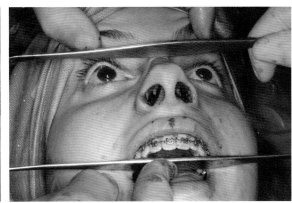

图 29 - 18(续) (y、z)手术方式(完整的解释和描述见正文部分)

果位置不对，则需要重新调整，在完善术前计划和模型辅助下，这种情况比较少见。

在手术中，三个软组织需要修复。鼻中隔软骨部与前鼻棘用不可吸收线缝合避免中线移位。上颌骨切除会增加鼻底宽度，可以通过鼻翼内固定来缩窄，通过辨别缝合鼻底横跨肌肉来实现。之后用可吸收线进行 V-Y 缝合黏膜。如采用颏下插管，可通过截骨前、截骨后、固定后、软组织修复后测量鼻宽来评估截骨、缝合及 V-Y 黏膜修复的效果。

术后正畸

术后正畸在第 12 章中详细描述。术前已整平牙弓的患者，术后咬合关系多趋于正常，只需轻微的咬合调整即可(图 29 - 15)。如果矢状面咬合曲线仍为突出的，术后很可能出现后牙开𬌗。上颌牙弓丝应更换成更有弹性的扁平弓丝(不锈钢方弓丝)，同时后牙橡皮筋采用箱型挂法，以此逐渐向下牵引上颌磨牙(图 29 - 16)。

如果上颌骨在术前或术中已经扩弓，则需要在术后继续保持。在完成正畸矫正后，视情况可以使用带有调节螺丝的改良型 Hawley 固定器。

结束语

有严重前牙开𬌗的患者常常也有强烈的功能和美学上的担忧。前牙开𬌗常为多种病因所致，相关的诊断因素较多、治疗方案和手术方案的多样性以及术后长期的稳定性等，使得前牙开𬌗成为最有挑战性的一类口腔颌面畸形。

(张思恩 郑广森 张 雷 译)

参考文献

[1] Shakespeare W. Antony and Cleopatra (c. 1606). London: New Penguin Shakespeare, 1973.

[2] Naini FB. Facial Type. In: Naini FB. Facial Aesthetics: Concepts and Clinical Diagnosis. Oxford: Wiley-Blackwell, 2011.

[3] Sassouni V. A classification of skeletal facial types. Am J Orthod. 1969;55: 109 - 23.

[4] Naini FB. The Maxilla and Midface. In: Naini FB. Facial Aesthetics: Concepts and Clinical Diagnosis. Oxford: Wiley-Blackwell, 2011.

[5] Ballard CF. Oro-facial behaviour. Public Health. 1961;76: 10 - 18.

[6] Linder-Aronson S. Adenoids. Their effect on mode of breathing and nasal airflow and their relationship to characteristics of the facial skeleton and the dentition. A biometric, rhino-manometric and cephalometro-radiographic study on children with and without adenoids. Acta Otolaryngol (Suppl.)

1970;265: 1 - 132.

[7] Linder-Aronson S. Effects of adenoidectomy on mode of breathing, size of adenoids and nasal airflow. ORL J Otorhi-nolaryngol Relat Spec. 1973;35: 283 - 302.

[8] Linder-Aronson S. The relation between nasorespiratory function and dentofacial morphology. Am J Orthod. 1983; 83: 443 - 4.

[9] Behlfelt K, Linder-Aronson S, Neander P. Posture of the head, the hyoid bone, and the tongue in children with and without enlarged tonsils. Eur J Orthod. 1990;12: 458 - 67.

[10] Woodside DG, Linder-Aronson S, Lundstrom A, McWilliam J. Mandibular and maxillary growth after changed mode of breathing. Am J Orthod Dentofacial Orthop. 1991;100: 1 - 18.

[11] Vig KW. Nasal obstruction and facial growth: the strength of evidence for clinical assumptions. Am J Orthod Dentofacial Orthop. 1998;113: 603 - 11.

第 29 章

[12] Gill DS, El Maaytah M, Naini FB. Risk factors for post-orthognathic condylar resorption: a review. World J Orthod. 2008;9: 21－5.

[13] Naini FB. Cephalometry and Cephalometric Analysis. In: Naini FB. Facial Aesthetics: Concepts and Clinical Diagnosis. Oxford: Wiley-Blackwell, 2011.

[14] Björk A. The face in profile: an anthropological X-ray investigation on Swedish children and conscripts. Svensk Tandl Tidskr. 1947;40(suppl 5B).

[15] Richardson A. A cephalometric investigation of skeletal factors in anterior open bite and deep overbite. Rep Congr Eur J Orthod. 1967: 159－71.

[16] Naini FB. Regional Aesthetic Analysis: The Nose. In: Naini FB. Facial Aesthetics: Concepts and Clinical Diagnosis.

Oxford: Wiley-Blackwell, 2011.

[17] Naini FB, Cobourne MT, McDonald F, Wertheim D. The aesthetic impact of upper lip inclination in orthodontics and orthognathic surgery. Eur J Orthod. 2015;37: 81－6.

[18] Egyedi P, Obwegeser H. Zur operativen zungen-verkleinerung. Dtsch Zahn Mund Kieferhlkd. 1964;41: 16－25.

[19] Naini FB, Hunt NP, Moles DR. The relationship between maxillary length, differential maxillary impaction, and the change in maxillary incisor inclination. Am J Orthod Dento-facial Orthop. 2003;124: 526－9.

[20] Naini FB, Gill DS. Smile Aesthetics. In: Naini FB. Facial Aesthetics: Concepts and Clinical Diagnosis. Oxford: Wiley-Blackwell, 2011.

第 2 部分

第 30 章
下颌截骨术用于前牙开𬌗的手术治疗
Surgical Treatment of Anterior Open Bite with Mandibular Osteotomies

Dale Bloomquist and Don Joondeph

引言

使用下颌截骨术来矫正前牙开𬌗长期以来被认为稳定性不足,尽管目前还没有文献支持。这种不稳定性似乎是以下三个因素导致:首先在应用结扎丝和颌间固定的过程中可能有复发;其次有下颌支矢状劈开前移下颌远端骨段顺时针移动导致复发的报道;再者诸多学者认为术后被拉长的面下高度并不稳定。Denison 在 1989 年的研究清楚地表明,上颌截骨后退手术有明显的复发[1],后来 Hoppenreijs 在 1999 年做了大量的研究也支持了这一观点[2],但这似乎并没有使外科医师失去对这些手术的热情。两项研究都报道了长期随访中前牙无重叠的发生率高达 20%,并且大多数患者术后覆𬌗明显减少。尽管文献充分地证实了上颌截骨后退存在大量的复发,但仍存在一些外科医师坚信他们的手术治疗效果是稳定的。一些正畸方面文献描述了开𬌗 20%～25%的复发率[3-4],但是这混淆了临床医师采用单纯正畸还是正颌正畸联合的治疗方法。尽管作者承认进行这类比较有不足之处,但临床医师对文献粗略的阅读将导致做出不合适的治疗决定。虽然目前很多文献在针对前牙开𬌗的治疗中还存在诸多争议,但经验丰富的临床医师

和研究人员在很多方面也达成了共识。本章将对这些因素进行讨论,特别是关于下颌骨逆旋能否用于治疗前牙开𬌗。

骨性前牙开𬌗的病因

前牙开𬌗的可能病因被分为两类:普遍接受或研究已证实的和未确定或有争议的。前者包括遗传、发育、外伤、病理性、吮指等不良习惯等[5-7]。后者包括气道阻力和肌肉因素[8-11]。关于肌肉因素的分歧主要集中在由舌引发的压力。广泛被认可的是舌前伸继发前牙开𬌗[7,12]。尚不清楚的是舌的姿势和咀嚼肌张力的作用。前牙开𬌗的患者通常咬肌、翼内肌、颞肌的肌肉张力下降[9,12,13],正如本章将进一步讨论的,面部下 1/3 高度增加患者减少开𬌗的手术可能会增加肌肉张力,但并不能完全恢复到正常范围[14,15]。儿童早期气道阻塞是由扁桃体和腺样体增大引起的,这一理论导致许多患儿被转诊接受扁桃体切除术。Trask[11] 在研究患有和不患有过敏性鼻炎的双胞胎时发现,有长期鼻炎的患儿很大程度会表现为面高增加及下颌角圆钝,但是并没有大概率出现前牙开𬌗。

治疗前牙开𬌗的一个关键是根据病因确定单纯

正畸治疗，还是正畸-正颌联合治疗，手术患者还要考虑进行单颌还是双颌手术。正畸医师长期处理的前牙开𬌗，尤其是混合牙列，大多数患者是牙性的，而不是骨性。然而单纯正畸患者还是与骨性前牙开𬌗有相似的外观和头影测量特征，因此有时在鉴别时存在一定难度[16]。Ellis回顾了Ⅱ类和Ⅲ类前牙开𬌗患者的临床特点[17,18]，两类患者均存在前面高增加、陡峭的下颌平面、下颌角升高、上颌平面降低等临床表现。继发于不良吮指习惯的前牙开𬌗患者通常被认为只是牙列改变，而没有颌骨畸形，可单纯正畸治疗[19,20]。然而，有长期吮指习惯的儿童前面高逐渐增加，引起颌骨的问题。对此，正畸医师可以使用生长改良技术来治疗，常常可以取得良好的临床效果。当面部发育成熟时，方案常变得复杂[21]。对于成年患者的前牙开𬌗使用传统正畸来关闭咬合常会引发牙列不稳定，从而导致治疗失败，最常见的两种方式是切牙过度前伸和矫正锁𬌗时后牙颊倾[7]。

手术方案的选择

如前文所述，手术关闭前牙开𬌗传统上限制于顺时针旋转上颌以及压低磨牙；下颌截骨常与上颌截骨术相结合，但仅可矫正前后向，以及不对称畸形。有趣的是双颌手术比单纯上颌手术的稳定性要差[2,22]，原因尚不明确，因为现阶段文献主要主张单纯使用下颌截骨以矫正开𬌗畸形。已知的双颌手术矫正前牙开𬌗复发的可能性较大，自然会劝阻正颌外科医师放弃在治疗中使用双颌逆时针旋转。幸运的是，我们在20世纪80年代后期开始使用下颌双侧矢状截骨术来矫正前牙开𬌗，这远远早于Hoppenreijs[2]关于单独使用上颌Le Fort Ⅰ型截骨以增加稳定性的研究报道。

关于Ⅱ类患者使用逆时针旋转下颌关闭前牙开𬌗的最早报道是在20世纪70年代。Poulton和Ware[23,24]以及之后的McNeill[25]都报道术前开𬌗患者有顺时针复发的情况。他们的文章报道了大多数复发发生在颌间固定的早期，患者在复诊时存在一些前牙深覆盖。Poulton和Ware还提出了两种减少复发的方法：首先是设计一种后牙开𬌗的手术导板，建议患者取消颌间固定后继续佩戴，使得磨牙在肌肉重新适应下颌位后适当伸长，并保持前牙的覆𬌗覆盖。另外一个更直接地减少软组织、肌肉作用的是使用颈托。后期研究未能证明颈托可减少下颌双侧矢状劈开的复发[26]。采用结扎丝和颌间固定相结合的方法

可用于双侧矢状劈开截骨前移的固定，令人惊讶的是目前还没有关于其稳定性的文献报道。MacIntosh[27]在对326例患者进行的回顾性研究中表示在开𬌗患者中有超过30%的复发率。但是他的文章并没有清楚地交待如何判定开𬌗以及对复发标准的把控。Kahnberg[28]研究表明使用下颌升支垂直截骨术（vertical ramus osteotomy，VRO）可成功治疗前牙开𬌗Ⅲ类患者，但是并没有其他学者对他的观点表示赞同。本章只讨论双侧矢状劈开截骨术中远心段逆时针旋转对于开𬌗的治疗效果。临床医师最初认为这是不稳定的技术，尽管少有文献报道。Proffit、Turvey以及Phillips[29]在他们最初发表的"正颌外科稳定性等级"中承认了这个问题。尽管最近基于研究和知名正颌外科专家的文献中有证据表明，这种技术与上颌截骨手术一样稳定，但是反对下颌截骨治疗前牙开𬌗的偏见仍然存在。

Knaup的一篇研究文章可以被视为第一份关于治疗下颌后缩畸形伴开𬌗患者术后稳定性的报道，该文章比较了三颗和四颗双皮质螺钉的固定效果[30]。随后是三篇BSSO下颌后逆旋的文章，其中两篇由Wolford、Chemello、Hilliard以及Buschang撰写[31,32]，第三篇由Rosen[33]撰写。在第一篇由Wolford等撰写的文章中，他们回顾了改变𬌗平面的经验，第二篇更完整地报道了双颌手术中𬌗平面的稳定性。在本章的一些病例中，𬌗平面角常出现降低，与下颌的逆时针旋转上颌后牙压低有所不同。上颌的压低与下颌的自动旋转被广泛认为是稳定的[29]。在Wolford的病例中，上颌磨牙垂直向位置被保持，而切牙伸长，本质上创造出一个前牙开𬌗，再通过下颌截骨关闭开𬌗。Rosen几乎在同一时间发表了一篇回顾性研究的文献，11例患者接受了双颌截骨术，其中应用双侧矢状劈开截骨术矫正下颌后缩畸形，同时发生了前牙开𬌗。他在讨论这些病例时强调的是这种有目的性的骨块移动可以产生令人意想不到的下颌前移[33]。这些作者都在强调下颌体逆时针旋转带来的潜在效果。

我们需要知道的是单纯使用下颌截骨术是否是一个稳定的手术。在双颌手术时上颌可以带来一些代偿性的改变，即帮助阻止了开𬌗的发生。Rosen没有讨论垂直距离，而Wolford等有提到𬌗平面下降的患者术后后牙伸长。不幸的是，这些结果没有分析单纯下颌自旋转和下颌体逆时针旋转。Reitzik[34]第一个评估了单纯下颌截骨应用坚强内固定治疗开𬌗的稳定性，但他使用的是倒"L"形截骨及经皮肤切口的

植骨术。直到 1997 年 Oliveira 及 Bloomquist[35] 才在他们的回顾性研究中评估了 BSSO 中逆时针旋转的远中骨块治疗开殆的稳定性。尽管第一年没有复发，但是大部分患者的下颌平面角顺时针旋转还是有差异。由于这项研究的规模较小，不可能就仅通过下颌截骨关闭开殆的实际用途做出任何明确的声明。Frey 等[36] 用更多的数据发现类似的复发类型，这项多中心研究来源于坚固内固定和钢丝骨性固定。与 Oliveira 相似，他们也发现下颌角下降的患者不仅有复发，也有 B 点到 Y 轴的距离升高，这种升高很小，但是与顺时针旋转下颌的患者之间有差异。尽管这些增加很小，但有统计学意义，而且与推进手术中下颌顺时针旋转的患者在这些测量中看到的变化有所不同。不幸的是，不确定这种复发与开殆是否有临床相关性。有两个问题值得讨论，一是只有较小的颌骨复发段轻微的逆时针旋转被发现，并且只有在 2 年的随访期内有差异；二是在研究的 127 例患者中，只有 6 例患者最初存在前牙开殆的情况。有趣的是，127 例患者中有 70 例患者在手术中发现下颌平面角减少，这使得他们被归入逆时针旋转组。这个悖论可能与当存在垂直向、水平向移动时很难用头影侧位片测量下颌平面角有关，它会被颏下点、下颌角点影响。值得注意的是这项研究声明下颌的逆时针旋转会导致下颌角点下降，而颏部上抬。大多数术者如今避免矢状截骨完全延展至后缘，从而下颌角点可以不受下颌远心端的影响。不同手术技巧和研究设计之间的差异让不同的研究之间的比较变得困难，尤其是治疗前牙开殆这样的病例。不幸的是，这样不利于临床医师做出治疗计划。

近期关于使用双侧矢状劈开截骨术单独关闭前牙开殆的研究来自三个不同的中心[37-39]。虽然这些研究的样本量相对较小，分别只有 12 例、28 例和 31 例患者；而且随访时间相对较短，较大的研究平均为 4.5 年，较小的仅为 1 年；但手术的稳定性似乎非常好，开殆的最大复发率为 10%。不幸的是，并没有直接比较上颌与下颌截骨在治疗前牙开殆之间的差异。然而根据已有报道的研究显示下颌骨手术是非常有利的，为双侧矢状劈开截骨术的使用提供了证据。这种可能似乎也得到了近期两篇文献的支持，一篇是手术矫正的系统综述[40]，另一篇是单独对正畸和前牙开殆手术矫正的荟萃分析[3]。然而，这两篇报道的作者都警告说，回顾这一领域的文献存在不足的情况，并告诫不要基于文献对治疗效果进行直接比较。

近来的研究表明双侧矢状劈开截骨术后逆旋下颌对治疗前牙开殆越来越被认可。正如前面提到的，Wolford 和 Rosen 等带头描述了这种下颌旋转结合上颌截骨关闭前牙开殆的方法。最近，Reyneke[7,41]、Gunson 和 Arnett[42] 以及 Van Sickles[43] 的文章讨论了他们使用这一手术的经验和适应证。当所有的术者强调下颌的逆时针旋转比顺时针获得的外观改善更多时，只有 Reyneke[7] 确定其他标准来做决策。他设计一个表格治疗开殆畸形，需要下降下颌支时采用下颌截骨术，升高面中高时采用上颌截骨术（见第 28 章）。然而，在这篇文章和其他支持逆时针旋转殆平面的文章中，强调了这种下颌旋转潜在的美学效果，特别是突显了颏部的形态。此外殆平面逆时针旋转的另外一个好处是通过上颌前移治疗阻塞性睡眠呼吸暂停(obstructive sleep apnoea, OSA)。Wolford 提到随着咬合平面角的减小，口咽气道的前后径增加[31]，直到 2012 年 Van Sickles 的文章才将 OSA 列为双颌手术中下颌逆时针旋转的适应证[43]。事实上，我们发现这个旋转对不适宜传统双颌前移的颌面畸形效果显著(图 30-1 和图 30-2)。最好的病例是对于轻微前牙深覆殆，在美观上上颌不能过度移动的患者。随着对 OSA 的治疗的开展，越来越多年轻、消瘦和存在其他健康问题的患者被该术式治疗(图 30-3)。大多数患者是下颌后缩，并且因正畸或牙列代偿而有轻微的前牙深覆殆，尽管下牙列可以考虑拔除前磨牙，但由于之前的正畸拔牙史或一些成年患者不愿意佩戴各类矫治器，因而不适宜于单纯正畸。故意通过上颌平面逆时针旋转引起开殆，而再通过下颌移动来关闭，可以引起下颌比较大的移动。气道受到的积极改善归功于上颌后份的下移，鼻咽腔扩大。然而这个类型的移动对于颌面外科医师来说并不合理，因为它们违反了降低复发率的基本原则。因为有文献显示大范围的下颌前移旋转来治疗开殆，升高面高，特别是后面高的稳定性不佳。本章已讨论过单纯下颌截骨治疗前牙开殆的相对稳定性。不幸的是只有一篇文章，注重于双颌手术中殆平面的逆时针旋转，并与传统的双颌手术进行比较。Reyneke[44] 对下颌体部逆时针旋转患者与由于下颌的自旋转使得前面高降低患者以及由于双颌的顺时针旋转使得下面高升高的患者进行了比较。在这 88 个病例的回顾性研究中，殆平面逆时针旋转的 41 个病例前后向、垂直向复发与另外两个传统组没有差异。接下来的问题是，术中的哪些操作带来了良好的稳定性？

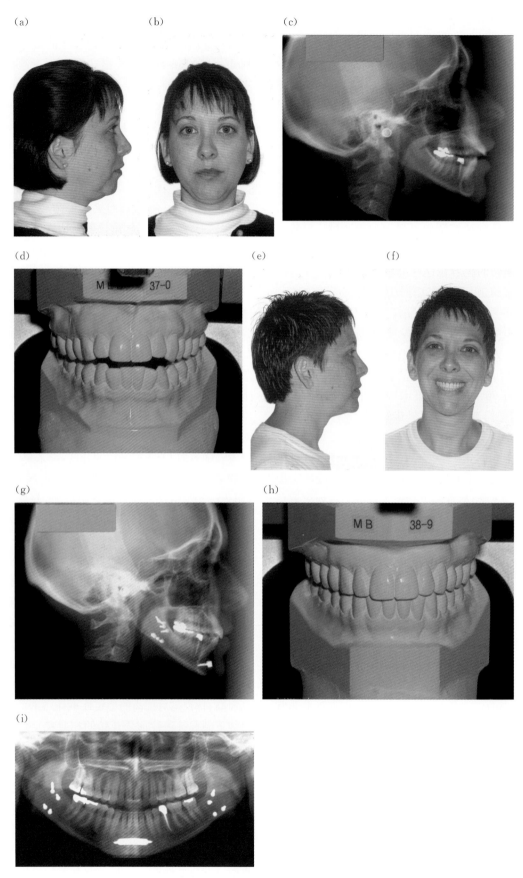

(a) (b) (c)

(d) (e) (f)

(g) (h)

(i)

图 30 - 1　(a~d)下颌后缩伴前牙开𬌗患者的治疗前记录。(e~i)正畸一年后记录

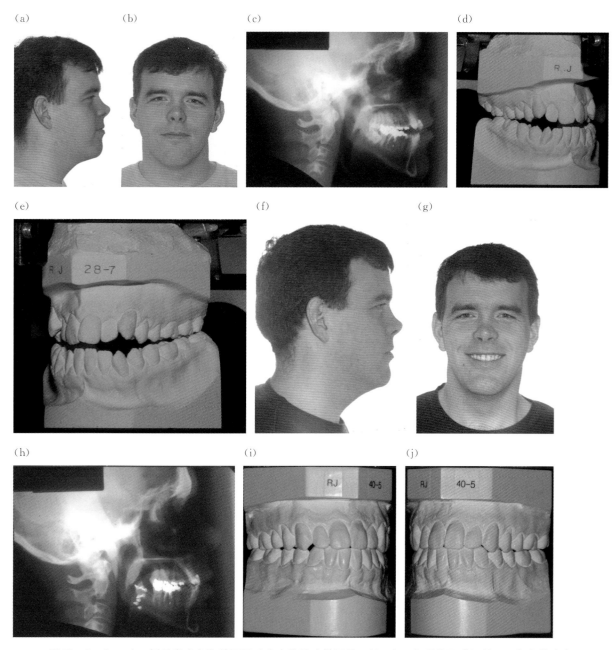

图 30 - 2　(a～e)一例Ⅰ类咬合和前牙开殆患者的治疗前记录。(f～j)10 年后的正畸记录显示稳定的治疗

下颌逆旋后的稳定方法

自从 BSSO 和 Le Fort Ⅰ型截骨被发明以来,在正颌手术中最有意义的发现是坚强内固定。它的优点不仅能使患者早期功能锻炼,更增加了稳定性。这种稳定性的增加在对前牙开殆患者的矫治过程中得到了很好的体现[2,36]。目前问题是在矫正前牙开殆的过程中需要什么类型和数量的内固定以稳定下颌骨。我们找到了一项可以回答这一问题的研究。Knaup[30]比较了 3 个和 4 个皮质钉在大范围移动中

的差异,发现这两种固定类型仅在下颌骨逆旋的固定中存在差异。在前面提到的四项研究中,每侧使用 4 个螺钉的方法就是指这种方法(图 30 - 1)。固定方法的提出,包括大固定导板、金属线固定、延迟弹性牵引时间,可以获得好的稳定性。这些技术的使用基于下颌大幅度前移中的研究,但主要还是来源于医师的经验。

术者减少复发的主要目标是抵消掉引发术后改变的可能病因。两种被普遍接受的病因,一是神经肌肉失衡,二是软组织压力。最初被怀疑的肌肉因素包括翼下颌韧带、舌骨上肌群被拉长。而另外一个神经

第30章

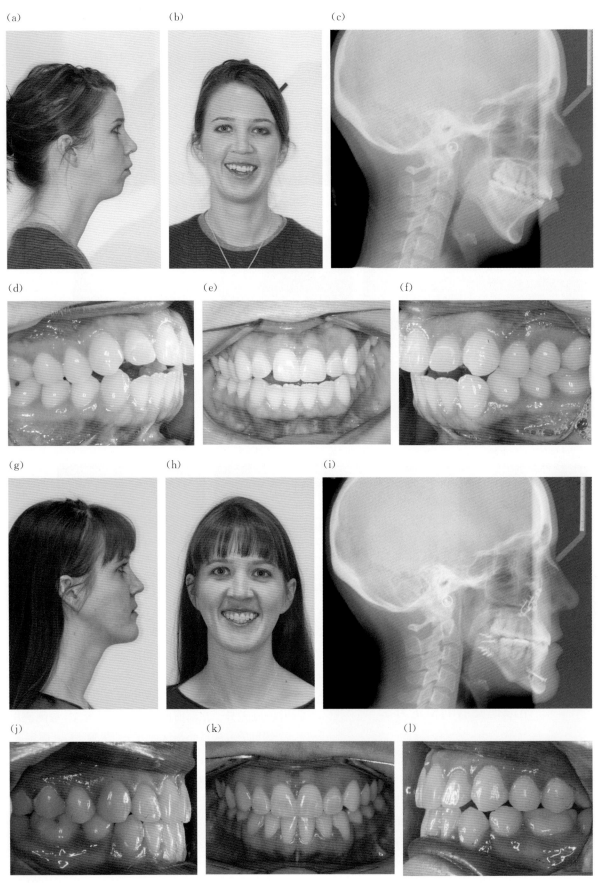

(a)　　　　(b)　　　　(c)
(d)　　　　(e)　　　　(f)
(g)　　　　(h)　　　　(i)
(j)　　　　(k)　　　　(l)

图 30-3　(a~f)阻塞性睡眠障碍、下颌后缩、前牙开𬌗患者的术前记录。(g~l)经历术前前磨牙拔除,上颌逆时针旋转,BSSO 解决前牙开𬌗及下颌前移,颏成形后患者术后记录

肌肉的原因,正如之前病因学所讨论的还包括咬肌、翼内肌、颞肌的肌张力减弱。所以,一个可能的冲突在于咀嚼肌活动引起复发。有人会怀疑如果肌肉张力在开𬌗中减弱,如果开𬌗病例肌张力弱,这些肌肉的拉长可能有较小的后果。而另一方面,手术后一周如果肌肉张力保持不变,其他相反的作用力比如牙的萌出,舌骨上肌群、其他颌下软组织的压力可引起开𬌗的复发。这个悖论在多数病例中并不相关。这是由于矢状劈开的后缘没有延伸至升支后缘,而是像Dal Pont[45]所描述的那样,或者像Epker[46]所主张的那样。这些肌肉主要保持附着在近心端,只是被下颌体部逆时针旋转稍微拉长[7]。这个例外只发生在劈开延伸到整个后缘,尤其是上颌后缘下降时。在这种情况下Wolford[31]及Reyneke[7]建议将翼下颌韧带切开。最后在远心骨端的近心端蝶下颌韧带的附着也建议被剥离,但是这一操作一定要小心,切忌损伤下牙槽神经和血管。而舌骨上肌群对于复发的作用仍然未知[26,47]。

一个有趣的现象是,不管畸形的矫正是由于上颌顺时针,还是下颌逆时针旋转,矫正前牙开𬌗不稳定性手术术后复发的改变是一样的。这些改变包括前面高增加,磨牙伸长引起上颌𬌗平面的逆时针旋转,以及下颌平面角的升高。这些与文献报道的两种术式治疗前牙开𬌗的复发率一致。一个可能的病因是先前就存在咀嚼肌肌张力减弱。有研究发现,用上颌截骨来关闭开𬌗在一些患者中可以升高肌肉张力[48]。然而可以预料到一些患者只有几乎一点或完全没有肌肉张力的改善,就像前面提到的那样,相反的作用力可能会导致复发。由于目前还不太清楚这些力的影响,我们认为需要鼓励研究改善张力的可能性。设计良好的、随机的、前瞻性的研究也需要在截骨设计和固定技术两方面加以强调。毫无疑问的是固定方法、神经肌肉平衡和软组织压力等多种因素对下颌骨截骨术矫正前牙开𬌗的稳定性都存在着或多或少的影响。可以确定的是,移动越多,复发的可能越大,临床医师需要接受的是,个体的生理极限具有不确定性,这个极限是我们术者、正畸医师需要克服的。我们建议一些特殊的手术步骤可以用来减少复发的风险。对外科医师来说,最重要的是在决定哪种手术技术最适合某个患者时,要使用什么样的标准。基于目前没有确凿的证据表明何种治疗方法在治疗前牙开𬌗时具有优越性,那么我们心中的答案应该是明确的——美学(图30-2)。因此,我们强烈建议考虑将下颌骨的逆时针旋转作为一个可接受的选择用于纠正前牙开𬌗。

(欧发荣　郑广森　张　雷　译)

参考文献

[1] Denison T, Kokich V, Shapiro P. Stability of maxillary surgery in openbite versus nonopenbite malocclusions. Angle Orthod. 1989;59; 5 - 10.

[2] Hoppenreijs TJM, Freihofer HPM, Stoelinga PJW, et al. Skeletal and dento-alveolar stability of Le Fort I intrusion osteotomies and bimaxillary osteotomies in anterior open bite deformities. Int J Oral Maxillofac Surg. 1997;26: 161 - 75.

[3] Greenlee GM, Huang GJ, Chen SS-H, Chen J, Koepsell T, Hujoel P. Stability of treatment for anterior open-bite maloc-clusion; a meta-analysis. Am J Orthod Dentofacial Orthop. 2011;139; 154 - 69.

[4] Huang GJ. Long-term stability of anterior open-bite therapy; A review. Semin Orthod. 2002;8; 162 - 172.

[5] Kwon HJ, Bevis RR, Waite DE. Apertognathia (open bite) and its surgical management. Int J Oral Surg. 1984;13; 278 - 89.

[6] Otuyemi, OD; Noar J. Anterior Open-bite; A Review. Saudi Dent J. 1997;9; 149 - 57.

[7] Reyneke JP, Ferretti C. Anterior open bite correction by Le Fort I or bilateral sagittal split osteotomy. Oral Maxillofac Surg Clin North Am. 2007;19; 321 - 38.

[8] Turvey TA, Journot V, Epker BN. Correction of anterior open bite deformity; A study of tongue function, speech changes, and stability. J Maxillofac Surg. 1976;4; 93 - 101.

[9] Ciccone de Faria T dos S, Hallak Regalo SC, Thomazinho A, Vitti M, de Felício CM. Masticatory muscle activity in children with a skeletal or dentoalveolar open bite. Eur J Orthod. 2010;32; 453 - 8.

[10] Solow B, Siersbæk-Nielsen S, Greve E. Airway adequacy, head posture, and craniofacial morphology. Am J Orthod. 1984;86; 214 - 23.

[11] Trask GM, Shapiro GG, Shapiro PA. The effects of perennial allergic rhinitis on dental and skeletal development; A comparison of sibling pairs. Am J Orthod Dentofac Orthop. 1987;92; 286 - 93.

[12] Proffit WR; Fields HW; Nixon WL. Occlusal forces in normal- and long-face adults. J Dent Res. 1983;62; 566 - 70.

[13] Proffit WR; Fields HW. Occlusal forces in normal- and long-face children. J Dent Res. 1983;62; 571 - 4.

[14] Proffit WR, Turvey TA, Fields HW, Phillips C. The effect of orthognathic surgery on occlusal force. J Oral Maxillofac Surg. 1989;47; 457 - 63.

[15] Breuel W, Krause M, Schneider M, Harzer W. Genetic stretching factors in masseter muscle after orthognathic surgery. Br J Oral Maxillofac Surg. 2013;51; 530 - 5.

[16] Arat ZM; Akcam MO; Esenlik E; Arat FE. Inconsistencies in the differential diagnosis of open bite. Angle Orthod. 2008;78; 415 - 9.

[17] Ellis E, McNamara JA, Lawrence TM. Components of adult Class II open-bite malocclusion. J Oral Maxillofac Surg. 1985;43; 92 - 105.

[18] Ellis E, McNamara JA. Components of adult Class III open-bite malocclusion. Am J Orthod. 1984;86: 277 - 90.

[19] MC Iz-III. Prevalence and factors associated with anterior open bite in 2 - 5 year old children in Benin city, Nigeria. African Heal Sci. 2012;12: 446 - 51.

[20] Lentinie-Oliveira DA, Carvalho FR, Ye Q, Luo J, Saconato H, Machado MAC, Prado LBF, Prado GF. Orthodontic and orthopaedic treatment for anterior open bite in children (Review). Cochrane Libr. 2007;18(2).

[21] Phelan A, Franchi L, Baccetti T, Darendeliler MA, McNamara JA. Longitudinal growth changes in subjects with open-bite tendency: a retrospective study. Am J Orthod Dentofacial Orthop. 2014;145: 28 - 35.

[22] Proffit WR, Bailey LJ, Phillips C, Turvey TA. Long-term stability of surgical open-bite correction by Le Fort I osteotomy. Angle Orthod. 2000;70: 112 - 7.

[23] Poulton DR, Ware WH. Surgical-orthodontic treatment of severe mandibular retrusion. Am J Orthod. 1971;59: 244 - 65.

[24] Poulton DR, Ware WH. Surgical-orthodontic treatment of severe mandibular retrusion (Part II). Am J Orthod. 1973; 63: 237 - 55.

[25] McNeill RHJSR. Skeletal relapse during intermaxillary fixation. J Oral Surg (Chic). 1973;31: 212 - 27.

[26] Schendel, Stephen; Epker B. Results after mandibular advancement surgery: an analysis of 87 cases. J Oral Surg (Chic). 1980;38: 265 - 82.

[27] MacIntosh RB. Experience with the sagittal osteotomy of the mandibular ramus: A 13-year review. J Maxillofac Surg. 1981;9: 151 - 65.

[28] Kahnberg K-E, Widmark G. Surgical treatment of the open bite deformity. Int J Oral Maxillofac Surg. 1988;17: 45 - 8.

[29] Proffit W, Turvey T, Phillips C. Orthognathic surgery: A hierarchy of stability. Int J Adult Orthodonitics Orthognath Surg. 1996;11: 191 - 204.

[30] Knaup C, Wallen T, Bloomquist D. Linear and rotational changes in large mandibular advancements using three or four fixation screws. Int J Adult Orthodont Orthognath Surg. 1993;8: 245 - 63.

[31] Wolford LM, Chemello PD, Hilliard FW. Occlusal plane alteration in orthognathic surgery. J Oral Maxillofac Surg. 1993;51: 730 - 40.

[32] Chemello PD, Wolford LM, Buschang PH. Occlusal plane alteration in orthognathic surgery — Part II: Long-term stability of results. Am J Orthod Dentofac Orthop. 1994; 106: 434 - 40.

[33] Rosen H. Occlusal plane rotation: aesthetic enhancement in mandibular micrognathia. Plast Reconstr Surg. 1993;91: 1231 - 40.

[34] Reitzik M, Barer PG, Wainwright WM, Lim B. The surgical treatment of skeletal anterior open-bite deformities with rigid internal fixation in the mandible. Am J Orthod Dentofac Orthop. 1990;97: 52 - 7.

[35] Oliveira J, Bloomquist D. The stability of the use of bilateral sagittal split osteotomy in the closure of anterior open bite. J Adult Orthod Orthognath Surg. 1997;12: 101 - 8.

[36] Frey DR, Hatch JP, Van Sickels JE, Dolce C, Rugh JD. Alteration of the mandibular plane during sagittal split advancement: short- and long-term stability. Oral Surg Oral Med Oral Pathol Oral Radiol Endod. 2007;104: 160 - 9.

[37] Bisase B, Johnson P, Stacey M. Closure of the anterior open bite using mandibular sagittal split osteotomy. Br J Oral Maxillofac Surg. 2010;48: 352 - 5.

[38] Stansbury CD, Evans C, Miloro M, BeGole E, Morris DE. Stability of open bite correction with sagittal split osteotomy and closing rotation of the mandible. J Oral Maxillofac Surg. 2010;68: 149 - 59.

[39] Fontes AM, Joondeph DR, Bloomquist DS, Greenlee GM, Wallen TR, Huang GJ. Long-term stability of anterior open-bite closure with bilateral sagittal split osteotomy. Am J Orthod Dentofacial Orthop. 2012;142: 792 - 800.

[40] Solano-Hernández B, Antonarakis GS, Scolozzi P, Kiliaridis S. Combined orthodontic and orthognathic surgical treatment for the correction of skeletal anterior open-bite malocclusion: a systematic review on vertical stability. J Oral Maxillofac Surg. 2013;71: 98 - 109.

[41] Reyneke, JP; Bryant, RS; Suuronen, R; Becker P. Postoperative skeletal stability following clockwise and counter-clockwise rotation of the maxillomandibular complex compared to conventional orthognathic treatment. Br J Oral Maxillofac Surg. 2007;45: 56 - 64.

[42] Gunson MJ, Arnett GW, Milam SB. Pathophysiology and pharmacologic control of osseous mandibular condylar resorption. J Oral Maxillofac Surg. 2012;70: 1918 - 34.

[43] Van Sickles J, Wallender A. Closure of anterior open bites with mandibular surgery: advantages and disadvantages of this approach. Oral Maxillofac Surg. 2012;16: 361 - 7.

[44] Reyneke JP, Bryant RS, Suuronen R, Becker PJ. Postoperative skeletal stability following clockwise and counter-clockwise rotation of the maxillomandibular complex compared to conventional orthognathic treatment. Br J Oral Maxillofac Surg. 2007;45: 56 - 64.

[45] Dal Pont G. Retromolar osteotomy for the correction of prognathism. J Oral Surg (Chic). 1961;19: 42 - 7.

[46] Epker B. Modifications of the sagittal split osteotomy of the mandible. J Oral Surg (Chic). 1977;35: 157 - 9.

[47] Ellis E, Carlson DS. Stability two years after mandibular advancement with and without suprahyoid myotomy: An experimental study. J Oral Maxillofac Surg. 1983;41: 426 - 37.

[48] Hunt NP, Cunningham SJ. The influence of orthognathic surgery on occlusal force in patients with vertical facial deformities. Int J Oral Maxillofac Surg. 1997;26: 87 - 91.

第2部分

第 31 章
上下颌骨整体旋转

Rotation of the Maxillomandibular Complex

Johan P. Reyneke

引言

作为传统正颌方法的替代方案,旋转上下颌复合体(maxillomandibular complex,MMC)来治疗 II 类低角病例的方法曾被称为"殆平面旋转"或"殆平面控制(manipulation of the occlusal plane)"[1]。由于对上述用词可能存在混淆,以及传统治疗设计与旋转上下颌骨体的手术治疗设计的差异,有必要对这两种治疗方法的原则进行讨论和阐述。许多口腔颌面畸形可以通过传统的正颌治疗来矫正[2,3]。然而,传统治疗原则并不总能实现最佳的美学效果。在这种情况下,应考虑其他可替代的治疗设计,如上下颌骨复合体的旋转。

传统矫治设计原则

许多口腔颌面部畸形可以通过单颌手术重置下颌骨或上颌骨的位置完成矫正。下颌骨位置沿着上颌殆平面(未手术)的前移或后退完成重置;上颌骨位置是沿着下颌殆平面(未手术)的前徙或后退(很少)完成重置。外科医师也可通过上抬或下降上颌骨来改变面下部的高度。矫治上颌骨垂直发育过度需要上抬上颌骨,而对于上颌骨垂直发育不足者,则需要下降上颌骨。上抬上颌骨将导致下颌骨逆时针旋转,下降上颌骨则导致下颌骨顺时针旋转。下颌骨将围绕髁突进行旋转,咬合平面也因旋转发生变化(图 31 - 1 和图 31 - 2)[4]。因此,下颌骨和下颌平面在旋转后的位置将决定最终的殆平面角度。然而,由于下颌骨围

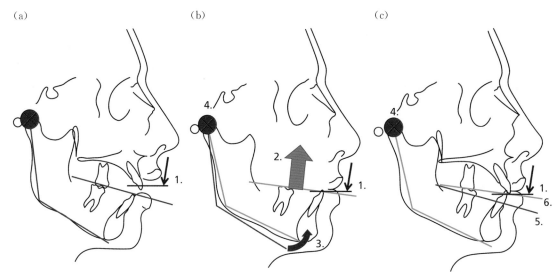

(a)　　　　　　　　　(b)　　　　　　　　　(c)

图31-1　传统矫治方案。(a)头影测量图示矫治上颌骨垂直发育过度患者，需要上抬上颌骨。上切牙的理想高度用线和箭头(1)表示。(b)上抬上颌骨(箭头2)将导致下颌骨逆时针针旋转(箭头3)，直到建立理想咬合。旋转中心在髁突(4)。(c)由于下颌骨逆时针旋转，咬合平面由(5)变为(6)，在新的位置上建立理想的咬合和软组织关系

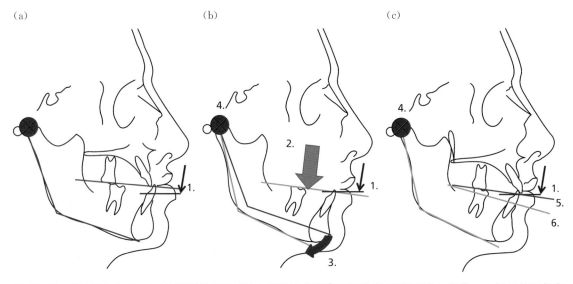

(a)　　　　　　　　　(b)　　　　　　　　　(c)

图31-2　传统矫治方案。(a)头影测量图示矫治上颌骨垂直发育不足患者，需要下降上颌骨。上切牙的理想高度用线和箭头(1)表示。(b)下降上颌骨(箭头2)将导致下颌骨顺时针旋转(箭头3)，直至建立理想的咬合。旋转中心在髁突(4)。(c)由于下颌骨顺时针旋转，咬合平面由(5)变为(6)，在新的位置上建立理想的咬合和软组织关系

绕髁突向前(逆时针方向)和向后(顺时针方向)旋转的结果，前面高的变化对上下颌骨的水平关系也有显著影响。下颌切牙的前后位置变化需要在术前充分考虑，对于范围较小的前后位置差异可以通过前徙或后退上颌骨进行矫治，但是后退上颌骨常常会影响面容，因此临床上很少应用该方法。图31-3展示了一个上颌骨垂直发育过度患者进行传统矫治治疗的病例。上颌骨向上移动，下颌骨沿髁突进行逆时针旋转，改变咬合平面同时下切牙前移。当下颌骨旋转导

致大的前后向不协调时，应考虑行双颌手术，结合下颌手术来解决这种不调。

当矫正治疗需要对双颌进行手术时，最终𬌗平面由自旋后的下颌𬌗平面决定时，在制订治疗计划时，上述治疗原则仍然适用。

然而，坚持传统的治疗方法不可能达到最佳的美学效果，尤其是在高下颌平面角的情况下。在这种情况下，美学上的缺陷可以通过旋转MMC来克服，也称为改变或操纵咬合平面。然而，后两种说法并不恰

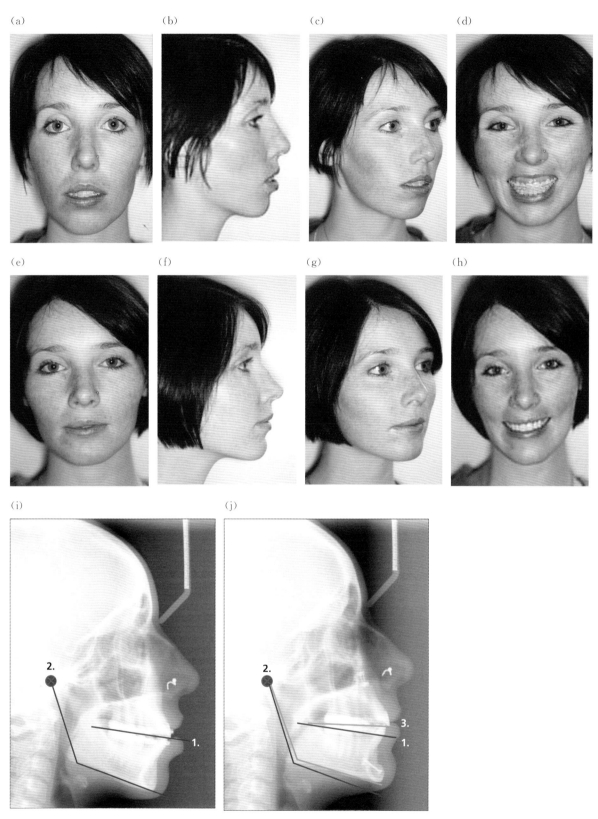

图 31-3　对 1 例上颌骨垂直发育过度伴小颌畸形的患者采用传统治疗方案进行矫治。(a)正面观。(b)侧面观。(c)45°观。(d)微笑。上颌骨上抬和颏成形术后的矫治效果见图 e～图 h。术前(i)和术后(j)头颅侧位片示下颌骨沿髁突(2)发生逆时针旋转,咬合平面由(1)变为(3)

(a)　　　　　　　　　　　　(b)

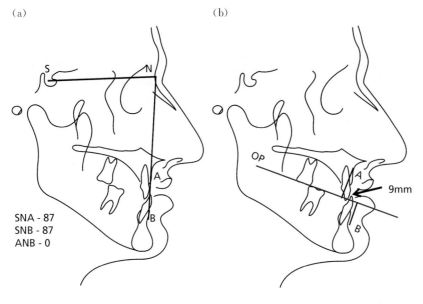

SNA - 87
SNB - 87
ANB - 0

9mm

图 31-4　由于𬌗平面角较高，Steiner 和 WITS 头影测量分析结果相矛盾。(a)中，Steiner 分析显示上、下颌骨前后位轻度差异(ANB 角 0°)。(b)图示 Wits 分析中上、下颌骨前后位高度差异(A、B 点在𬌗平面上距离 9mm)

(a)　　　　　　　　　　　　(b)

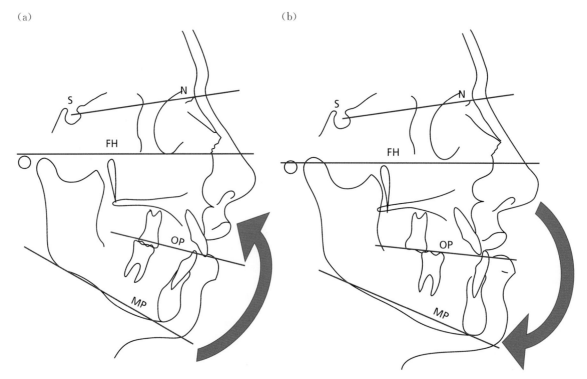

图 31-5　高角(a)及低角(b)对脸型影响的示意图。MMC 逆时针旋转(箭头)将会增加下颌前移(a)，顺时针旋转(箭头)则会增加面型凸度(b)

当[1]。𬌗平面角度的改变是上下颌骨复合体旋转的结果，但绝不是试图将异常的𬌗平面角矫正至头颅测量限定的更正常的角度。𬌗平面角在面部美学和头颅测量评估中起着重要的作用(图 31-4)。

上下颌复合体旋转治疗设计原则

通过双颌手术，外科医师顺时针或逆时针方向旋转 MMC，可减少面下部突出(顺时针方向)或增加面下部突出(逆时针方向)。通过旋转 MMC 受益的面型有：高𬌗平面或下颌平面角、窄面型、长面型、低𬌗平面或下颌平面角、宽面型及短面型[8]。

前颅底长度、颅底陡度、咬合面夹角是影响面部垂直和前后向关系的主要因素。图 31-5 很好地说明了高或低𬌗平面角对上颌骨性顶端基部、下颌骨和颅底以及彼此之间的头影测量关系的重要影响，因

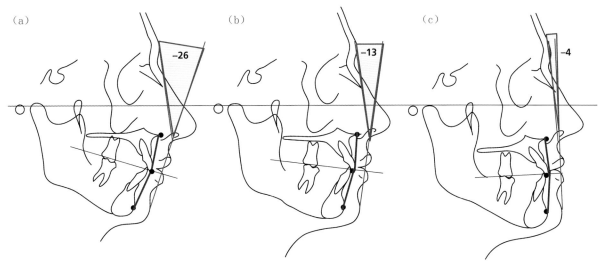

图31-6 以上三张图,前鼻棘(ANS)、切牙切缘及颏前点的位置关系是相同的,但是由于𬌗平面角度的不同,导致面型凸度的变化。(a)高角导致凸面型(面部轮廓角度为−26°)。(b)正常𬌗平面为直线型面型(面部轮廓角度为−13°)。(c)低角导致凹面型(面部轮廓角度为−4°)

此在正颌正畸诊断和治疗过程中,𬌗平面应被着重考虑[8]。双颌手术时,重要软组织标志点,如鼻中隔下点(Subnasale,Sn)、上唇位置及其与上切牙的位置关系、软组织颏前点的相互关系直接取决于其基部的牙齿与骨组织位置(前鼻棘,上切牙和骨组织颏前点)。影响美学效果的关键因素:①颌骨垂直向发育不足,垂直向发育过度及深覆颌、开𬌗影响前鼻棘、上切牙切缘与颏前点之间的垂直关系。②前鼻棘、上切牙切缘及颏前点的前后关系由牙和骨前后向关系决定(Ⅰ、Ⅱ、Ⅲ类)。在一些高角和低角的面型中,硬组织标志点如前鼻棘、切牙切缘、颏前点可能相互关系正常,然而,患者仍可能是过于凹凸的面型,图31-6显示了上述硬组织标志物的相互关系相同,但是由于三例患者的咬合平面角度不同,面部轮廓仍在较大差异。

上下颌复合体旋转的几何结构及形象化

为了更好地理解MMC旋转概念及治疗选择,形象化的三角形被用来构建MMC。图31-7为Ⅰ分类的软硬组织相对正常患者的头影测量图。我们连接前鼻棘(ANS)、后鼻棘(PNS)和颏前点形成三角形,被称为MMC三角。此三角有助于预测和理解由于MMC的重新定位导致整体颌平面改变所带来的软硬组织变化。MMC可沿着ANS、PNS和Pog发生顺时针或逆时针旋转,同样依据患者美观要求,MMC也可沿颧骨基底(buttress,BT)、上切牙切缘或任何这个三角的边进行旋转(图31-7)[7-9]。

通过研究40名成人干颅骨标本,Reyneke[8]发现上颌骨平均长度(ANS至PNS连线代表MMC水平边)为47.6mm,平均面高(ANS到Pog连线代表MMC垂直边)为66.5mm(图31-8a)。ANS-PNS/ANS-Pog比为1∶1.4。正因为MMC三角的水平边比垂直边短,使得术者在旋转过程中获得了40%的"齿轮传动"效果。沿着PNS水平边(Le FortⅠ型截骨线)小幅度旋转可导致垂直边下缘多40%的改变(图31-8b)。

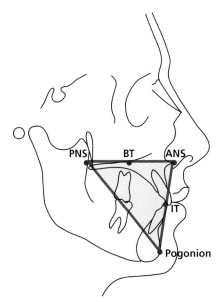

图31-7 为了增加对治疗效果的形象化,并促进对MMC旋转的理解,通过连接前鼻棘(ANS)、后鼻棘(PNS)及颏前点构建三角,其他的可旋转的点有颧骨基底(BT)和切牙顶端(IT)

利用上下颌复合体三角模型的适应证和设计方法

美学治疗效果的把控

许多Ⅲ类错殆畸形需要前移上颌骨并后退下颌骨。由于手术矫正的结果,面部轮廓将由凹形变为直形。上下颌骨复合体顺时针旋转将增大面部轮廓的变化,而逆时针旋转将限制这种变化。Ⅱ类错殆畸形通常需要双颌手术,即上颌骨向上移,下颌骨前移。MMC的逆时针旋转将允许术者增加下颌骨前移,从而加强矫正。顺时针旋转则会限制下颌前移。因此,可以通过MMC顺时针或逆时针旋转来控制面部的凸度(图31-8)。

另外一个需要重点考虑的是如何选择MMC旋转原点,这将导致治疗效果差异。通过改变MMC旋转原点,将可以实现不同的软组织效果。为便于描述,我们将ANS、上切牙尖(incisor tip, IT)、Pog、PNS和BT作为旋转点,但是在实际手术过程中,任何解剖点都可以被作为旋转点来达到最佳的美学效果(图31-7)。旋转点和旋转方向的选择主要取决于

每个病例的美学要求,治疗方案可以通过头影描绘图来制订和预测。

正颌手术和正畸治疗相统一

正颌外科基本治疗原则要求早期明确骨性发育异常为患者错殆畸形的病因,并在治疗计划中予以考虑。一些轻至中度的骨骼发育畸形可以通过牙齿正畸补偿或干涉生长发育来治疗,但是对于中度至重度的骨骼发育异常,以及牙齿代偿后导致的面部发育不平衡,单纯通过保守治疗,可能会有无法接受的面型和不良功能,且术后稳定性差而导致术后复发。

口腔颌面畸形的早期诊断可以让正畸医师和外科医师准确地进行牙齿去代偿和排齐整平牙列以达到最佳美学和功能的治疗结果。选择正畸正颌联合治疗需考虑以下因素:患者因素、正畸医师的治疗经验、正畸医师对正颌手术的经验、手术条件以及经济因素。一些案例常常只进行单纯正畸治疗来代偿口腔颌面畸形,但是在治疗过程中或治疗结束后会出现较差的美学效果。在这个阶段,许多患者可能无法接受牙齿去代偿、可能的额外拔牙和长期正畸治疗。在这些病例中,应考虑MMC旋转来改变治疗结果。图31-10病例1a-病例1所示病例就是其中的一个例子。

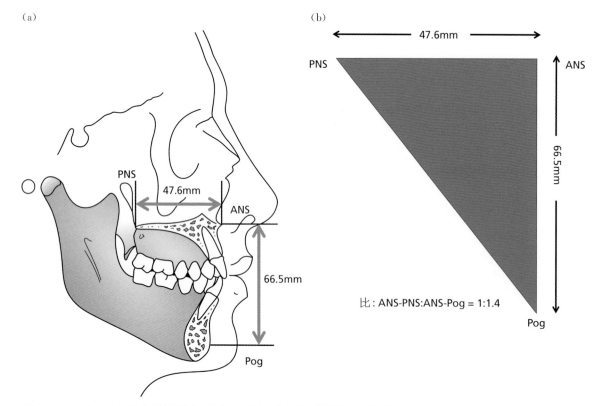

(a)　　　　　　　　　　　　　(b)

图31-8　(a)20个干燥人类颅骨测量得出上颌骨平均长度(前鼻棘至后鼻棘代表MMC三角的水平边)为47.6mm,平均面高(前鼻棘到颏前点代表MMC三角的垂直边)为66.5mm。(b)如果比较MMC垂直边和水平边,比例为66.5:47.6=1:1.4。前面高比上颌骨长度多出40%

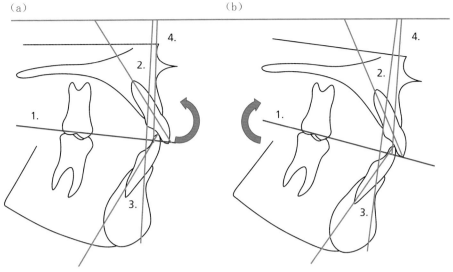

图31-9 (a)MMC逆时针旋转时：(1)颌平面角度减小；(2)上切牙倾斜度角度增加；(3)下切牙倾斜度减小，ANB角减小。(b)MMC顺时针旋转时：(1)颌平面角度增加；(2)上切牙倾斜度角度减小；(3)下切牙倾斜度增加，ANB角增加

正畸治疗的注意事项

计划进行MMC手术旋转的病例，它们的正畸准备与所有正畸病例相同。船平面改变会间接导致切牙倾斜度的改变（表31-1至表31-7）。在高角患者中，MMC逆时针旋转，术后常常会导致船平面角减小，上切牙倾斜度增大及下切牙倾斜度减小。但是当MMC进行顺时针旋转后，情况正好相反（图31-9）。虽然这些变化相对较小，但是我们希望预期的切牙倾斜度改变与船平面角改变相协调[9]。

旋转点和旋转方向

凸面型要求逆时针旋转，凹面型要求顺时针旋转。通过改变MMC的旋转点，可以控制美学效果。在所有正畸手术病例的治疗计划中，在计划MMC旋转之前，必须先建立上切牙和上唇理想的垂直和前后关系。

顺时针旋转上下颌复合体

顺时针旋转MMC通常用于治疗凹面型和低角患者，但这并不是唯一方法。病例1、2和3显示MMC顺时针旋转，以及通过改变旋转点实现的美学变化。

以ANS为旋转中心

上颌骨后端向上移位，将使上颌骨沿ANS顺时针旋转，下颌骨也因此一同旋转（通过双侧下颌升支矢状劈开术）。预期的软硬组织变化见表31-1和图31-10病例1a。病例1为骨性三类错船畸形，为了弥补骨组织畸形，调整咬合通过正畸补偿完成。患者还存在上颌骨发育过度，需手术重定位上颌骨，但自旋会导致下颌更加突出，因此通过将上颌骨后端向上移位，MMC顺时针旋转，从而减小下颌的突度。为了增加下颌骨前后向纠正的程度，采用了ANS作为旋转点（图31-10病例1a）。

病例1

该患者于12岁首次就诊，诊断为重度骨性Ⅲ类错船畸形，下颌骨前突（图31-10病例1b～d）。正畸治疗开始于14岁，由于骨骼畸形，牙齿发生了轻微的代偿（图31-10病例1e～h）。患者担忧她下颌突出及需要用力才能合上嘴唇的状态。头影测量结果分析发现：①骨性Ⅲ类错船畸形。②上颌垂直向发育过度。③巨颏畸形。④下颌前后向发育过度。⑤凹面型（图31-10病例1i）。在获得理想的切牙关系后，演示MMC顺时针旋转。为了最大限度的下颌后退，ANS被用作了旋转点（图31-10病例1j）。术后预测显示上颌骨重定位（前部后方）、下颌骨后拉及颏部重定位良好（图31-10病例1k）。患者手术年龄17岁，软组织和咬合均得到改善（图31-10病例1l～o）。

第2部分

表 31－1　以 ANS 为旋转点进行 MMC 旋转(图 31－10 病例 1a)

牙齿改变

颌平面角度	增加
上切牙角度	轻微减小
上颌切牙尖	无改变

骨骼改变

后面高	减小
上颌相对 ANS 位置	前移
颏前点	后退

软组织改变

鼻中隔下点	前移
面型(面部轮廓角)	增加
上唇支撑	无改变
下颌凸度	增加
鼻旁丰满度	增加
鼻唇角	增加
前面高	无改变
颏颈长度	减小

(a)

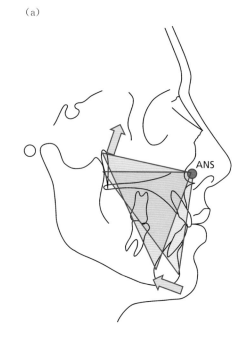

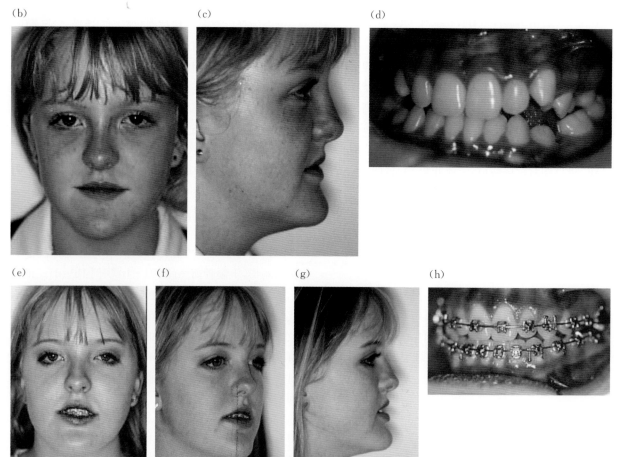

图 31－10　病例 1。(a) MMC 沿 ANS 顺时针旋转。在 MMC 三角垂直边上选择旋转点，可以增加下颌后退的程度。表 31－1 总结了预期的牙齿、骨骼和软组织的变化。(b)正面观。(c)侧面观。(d)12 岁的咬合关系。(e)术前正面照。(f)术前 3/4 侧面照。(g)术前侧面照。(h)术前咬合关系

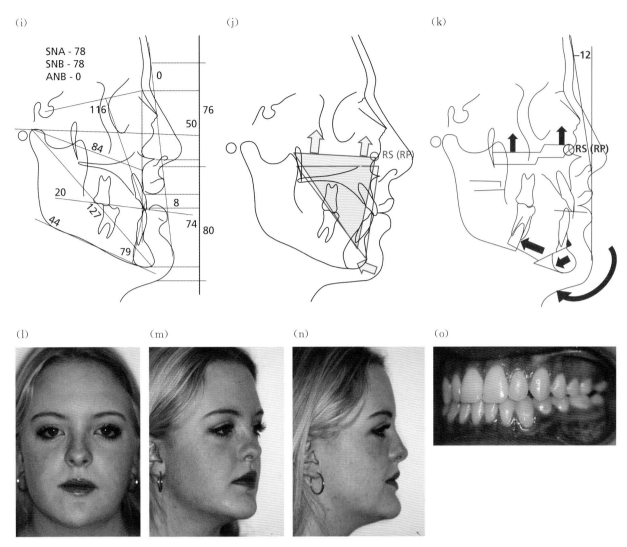

图 31-10 病例 1(续)。(i)病例 1 的头影测量分析。(j)手术美学目标受到术前轻度Ⅲ类错殆畸形的限制。MMC 演示显示,矫正上颌骨垂直发育过度,重新定位上颌骨位置,通过顺时针旋转 MMC,可以改善面部的严重凸度。ANS 被选择为旋转点以使下颌骨最大化的后退。(k)最终的虚拟手术显示了需要进行手术移动及预期的软组织结果。上颌骨需要上移去改正上切牙与上唇的关系,上颌骨后端需要上移的比前端更多,旋转点会落在 ANS。下颌骨会随着上颌骨的旋转而旋转,从而后退,颏成形术缩小颏部显示可以获得良好下颌角角度。术后观。(l)正面观。(m)45°观。(n)侧面观以及咬合(o)

病例 2

一例 32 岁的患者咨询了她的正畸医师,主诉是咬合不舒服,自觉颏部看起来太强壮。她的软硬组织问题包括:①Ⅱ类深覆殆。②低殆平面角和下颌平面角,短宽面型。③颏部前突。④凹面型(图 31-10 病例 2b~e)。侧位头影测量分析证实临床检查结果(图 31-10 病例 2f)。该病例的美学目标:上颌骨前移结合下颌和颏部后退,然而此手术操作会受到Ⅱ类深覆殆的限制(图 31-10 病例 2g)。MMC 概念证明通过选择切牙作为旋转点顺时针旋转来纠正软硬组织问题的可行性(图 31-10 病例 2h)。术后观测结果表明,通过上颌骨前移和重定位,获得了满意的软组织和咬合。通过双侧下颌升支矢状劈开术下颌骨旋转,而颏部前突可通过颏部成形术来改善(图 31-10 病例 2i)。治疗后软组织和咬合情况如图 31-10 病例 2j~m 所示。

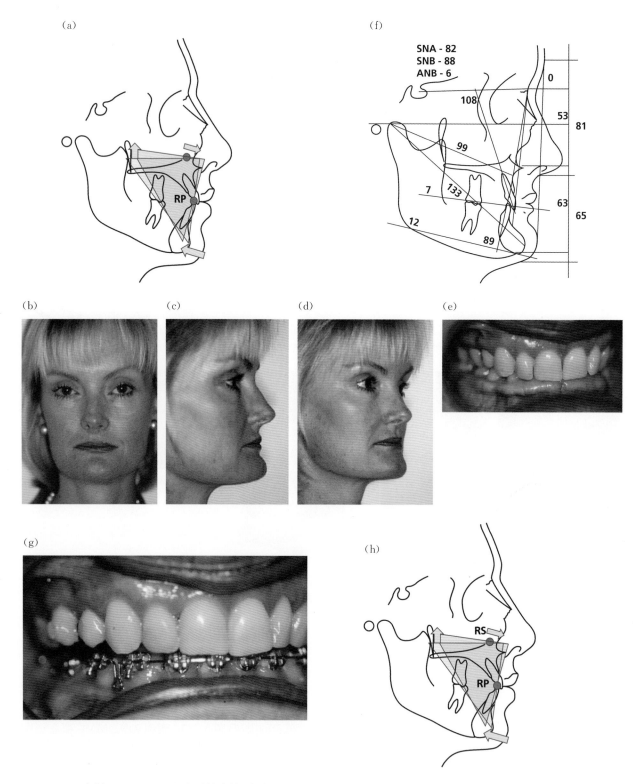

图 31-10　病例 2。(a) MMC 沿顺时针旋转,旋转中点在切牙尖端(IT)。外科医师可通过这一方案增加上颌和下颌后凸程度。牙齿、骨骼和软组织的变化总结在表 31-2 中。治疗前(b)正面观。(c)侧面观。(d)45°观。(e)咬合。患者有Ⅱ类深覆𬌗,但却表现为凹面型、重度颏部前突和下颌角方圆。(f) 治疗前头影测量分析。(g) 术前咬合。(h) MMC 三角试验表明通过将 MMC 以切牙尖(IT)为旋转点(RP)进行顺时针旋转,外科医师将能够推进上颌骨并将下颌骨后拉。手术时旋转点在前上颌(RS)。颏部前突可以通过颏部成形复位术来矫正

(i)

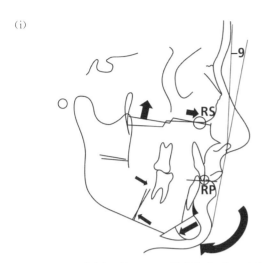

图31-10 病例2(续)。(i)最终的术后面型达到了手术计划目标和预期的软组织外形。该手术应达到上颌后部的良好再定位以及上颌的前移。手术时旋转点在Le Fort Ⅰ型截骨线前部后7mm处。旋转之后是下颌骨的后退。颏部畸形将通过颏成形后退术矫正,注意不要消去颏唇沟。治疗后(j)正面观。(k)侧面观。(l)45°观。(m)咬合

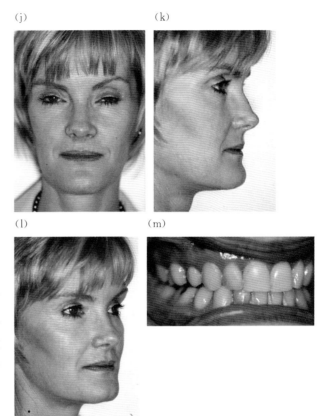

(j) (k)
(l) (m)

以上切牙尖为旋转中心

旋转点向下移动到上颌切牙切缘后,顺时针旋转将导致上颌向前移动和下颌后退。预期的和软硬组织变化总结见表31-2和图31-10病例2。病例2中dolicoprosopic面型,鼻、下颌前突以及不足的唇部支持,需要上颌前移和下颌骨后退。Ⅱ类错𬌗、深覆𬌗、低𬌗平面和低下颌平面倾斜度限制了手术矫治。以切牙尖端为旋转点的MMC顺时针旋转,使外科医师得以获得更好的美学效果(图31-10病例2)。病例3为上颌垂直过度,需要对上颌骨进行重新定位。然而,在上颌骨重新定位后,下颌骨的自旋会增加下颌的突出度,并有向凹面型发展的强烈趋势。顺时针旋转MMC,使上颌骨的旋转点在切牙切缘上方8mm处,从而获得一个更加凸出的面部轮廓。这说明了在旋转MMC之前,需要通过上颌骨的重新定位纠正上切牙与唇关系(图31-10病例3)。

病例3

一例17岁女性患者于15岁开始正畸治疗。拔除四颗第一前磨牙,放置固定矫治器。在这个阶段没有考虑做正颌手术。在正畸治疗的最后阶段,患者对她的面型不满意,并抱怨露龈笑。患者被转诊至口腔外科会诊。除了Ⅰ类错𬌗,诊断还包括:①上下颌牙列前突倾向。②上颌骨垂直过度。③低𬌗平面角。

表31-2 MMC的顺时针旋转,以切牙尖端为旋转点(图31-10病例2a)

口腔改变	
𬌗平面	增大
上颌切牙尖	不变
上切牙倾斜	减小
骨改变	
颏前点	后缩
上颌前鼻棘点	升高
上颌骨后部高度	降低
软组织改变	
鼻下点	升高
上唇支撑	不变
面部凸度(面部轮廓角)	增加
下颌突度	减小
鼻翼丰满度	增加
鼻唇角	增大
上面部高度	不变
颏颈长度	缩短

④下面部高度增加。⑤唇间隙增大。⑥上唇短。⑦直偏凹的面型(图31-10病例3a~e)。传统的外科治疗计划需要对上颌骨向上重定位,但是下颌骨的自旋(髁突向上和向前旋转)将进一步增加面部的凹度(图31-10病例3f)。MMC顺时针旋转伴随着上颌骨向上移动(图31-10病例3g)。头颅定位测量显示,通过选择上切牙上方8mm的旋转点,可以获得

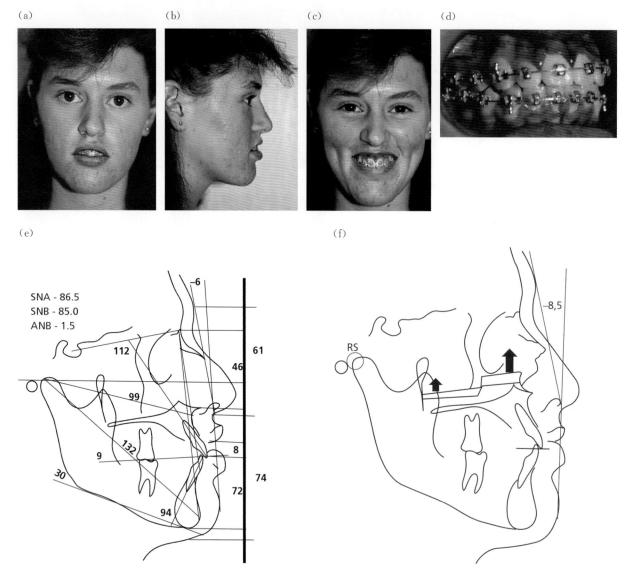

(a) (b) (c) (d)

(e) (f)

SNA - 86.5
SNB - 85.0
ANB - 1.5

-6
112
46
61
99
8
132
9
74
30
72
94

RS
-8,5

图31-10 病例3。术前(a)正面观。(b)侧面观。(c)露龈笑。(d)咬合。(e)术前头影测量分析。(f)传统的外科治疗目标是优先复位上颌骨,下颌骨再适应性旋转(旋转点稍位于髁突后方),也就预示着其美观性会随着下颌突度的增加而降低

可接受的面部轮廓(图31-10病例3h)。治疗后的软组织和咬合如图31-10病例3i~l所示。

以颏前点为旋转中心

以颏前点为旋转点,顺时针旋转MMC,使上颌、上唇和下切牙在保持下颌位置的同时向前旋转。表31-3总结了预期的硬组织和软组织变化,如图31-10病例4所示。病例4表现的是Ⅲ类骨性关系及Ⅱ类磨牙关系。美学治疗的要求是需要上颌骨和

下颌骨均向前移动。顺时针旋转MMC将有助于矫正,通过移动低于颏前点正上方的旋转点,上颌前移增强,下颌退缩受限,改善美观效果(图31-10病例2)。

病例4

这例20岁的女性患者在进行了12个月的牙齿正畸矫正后,接受了Ⅱ类错𬌗的外科治疗。患者主诉为下颌和鼻子突出。临床和头影测量评估显示:①Ⅱ类错𬌗畸形。②低𬌗平面和下颌平面角。③直偏

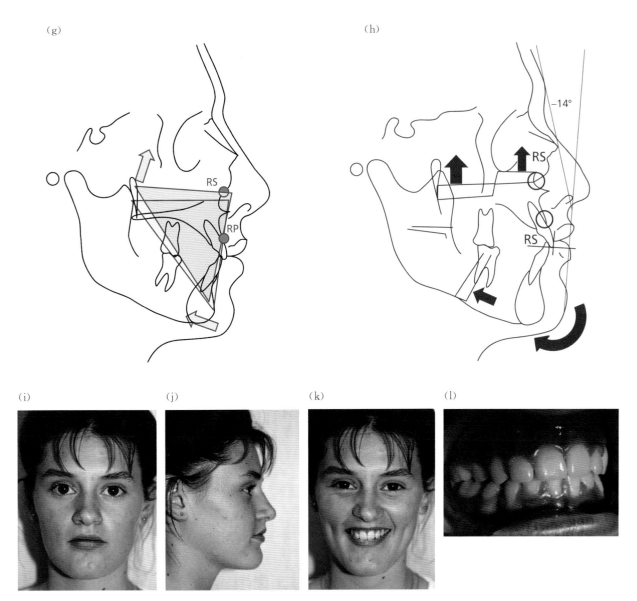

图 31-10　病例 3(续)。(g) MMC 试验表明,上颌优先复位后,使 MMC 发生顺时针旋转,可使外科医师将下颌骨放回原位,从而改善面部凸度。为了增加下颌骨移动量,将上切牙上方 8 mm 处作为旋转点。(h) 最终的手术治疗是客观地显示手术矫正计划和期待的软组织结果。上颌骨将被首先重新定位,多在后部而不是前部。下颌骨将随之旋转并向后移动。手术时的旋转点将位于 Le Fort Ⅰ 型截骨线(RS)的前部。治疗后的软组织和咬合如图 31-10 病例 3i~l 所示。治疗后正面照(i)、侧面照(j)、笑脸照(k)、咬合照(l)

凹的侧面形。④颏部突出。⑤唇支撑不足。⑥突出的鼻子(相对)(图 31-10 病例 4a~f)。虽然下颌骨手术可纠正她的错𬌗,但并不能改善其侧面形。B 点为旋转点,通过顺时针旋转 MMC,可以改善外形(图 31-10 病例 4g)。由头颅测量目标来确定治疗设计(图 31-10 病例 4h)。治疗后的软组织和咬合如图 31-10 病例 4i 所示。

以 ANS 后点为旋转中心(例如颧突支柱或 PNS)

通过将旋转点移动到 ANS 后部,垂直分量被引入到变化中。沿 ANS 后部任意点顺时针旋转 MMC 将增加前面部高度,并增加上唇下方上切牙的暴露量。表 31-4 总结了预期的硬组织和软组织变化,如图 31-10 病例 4n 所示。

表 31-3　以颏前点为旋转点,顺时针旋转 MMC(图 31-10
病例 3)

(a)

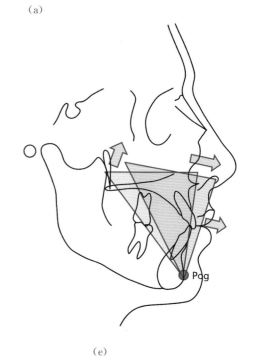

牙齿改变	
殆平面	增大
上切牙牙尖	前移
上切牙倾斜	减小
颌骨改变	
颏前点位置	无改变
上颌骨 ANS	前移
上颌后高度	降低
软组织改变	
鼻下点	前移
上唇支撑	增大
面部凸度(面部轮廓角)	增大
下颌突度	无改变
鼻翼丰满度	增大
鼻唇角	增大
上面部高度	无改变
颏颈长度	减小

(b)　　　　　(c)　　　　　(d)　　　　　(e)

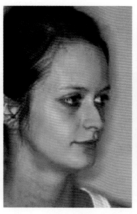 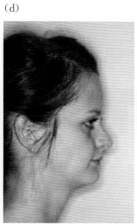 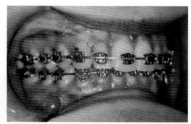

(f)　　　　　　　　　　　　　　　　(g)

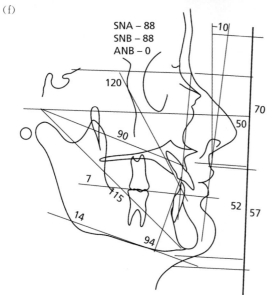 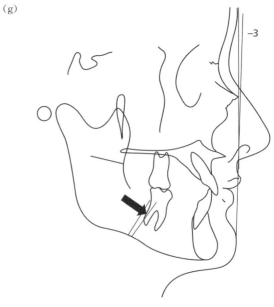

图 31-10　病例 4。(a) MMC 顺时针旋转,旋转点位于颏前点。表 31-3 总结了牙齿、骨骼和软组织的变化。治疗前正面
照(b)、侧向 1/3 面部照(c)、侧面照(d)、咬合照(e)。(f) 病例 4 的头影测量分析。(g) 根据常规治疗设计的手术视觉治疗
目标。外形呈直线(面部轮廓角 -3°),下颌骨过于突出

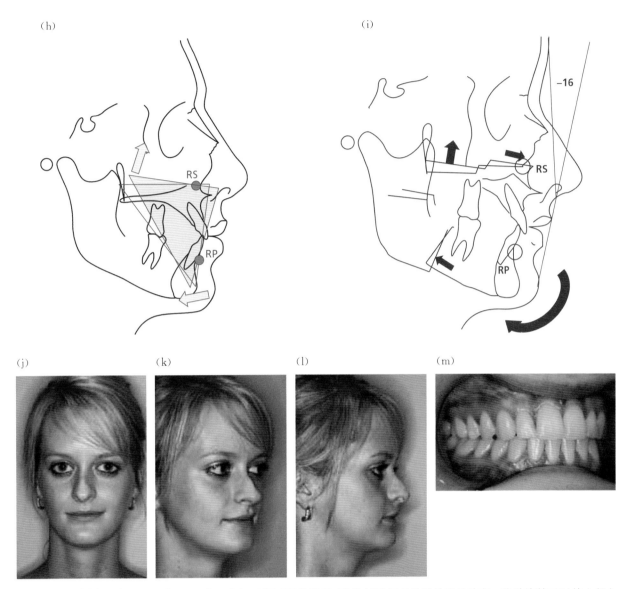

图31-10 病例4(续)。(h)当MMC在B点(RP)顺时针旋转时,MMC试验显示美学效果的改变。这种旋转可以使上颌向前,下颌轻微向后倾斜可以矫正下颌突出。(i)最终手术治疗目标表明手术旋转点位于Le Fort Ⅰ型截骨术线(RS)的前端。手术方案表明上颌骨后段应在上颌骨整体推进的同时进行优先复位。下颌骨会随着这一移动而后退。治疗后(j)正面观、(k)3/4面观、(l)侧面观、(m)咬合照

逆时针旋转上下颌复合体

MMC逆时针旋转通常,但并不绝对是严重凸面型,高下颌角及殆平面角患者的适应证。

以ANS为旋转中心

MMC以ANS为原点逆时针旋转需要上颌骨后份下降。下颌骨(通过双侧下颌升支矢状劈开术)随着上颌骨旋转而旋转,下颌骨前移增加。预期出现的软硬组织变化总结见表31-5,治疗效果如图31-11

病例5a所示。

以颧突为中心发生旋转

当旋转点位于ANS后方时,上颌后部将下降,而上颌前部和上切牙将上抬。表31-6和图31-11病例5b说明并总结了预期的软硬组织变化。

以PNS为中心发生旋转

以PNS为中心的旋转经常被用于最大化前移下颌骨。上颌骨的前部向上移动而上颌骨后部的高度基本不变。预期出现的软硬组织的改变总结见表

（n）

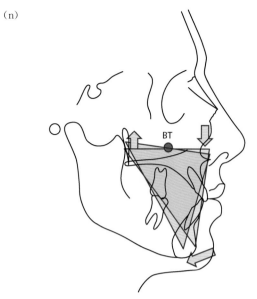

图 31-10　病例4（续）。（n）MMC 以颧上颌支柱（BT）为中心顺时针旋转。牙齿、骨骼及软组织的改变见表31-4

表 31-4　MMC 顺时针旋转（旋转中心位于 ANS 后方）（图 31-10 病例 4a）

牙齿的改变	
咬合平面角	增加
上前牙切端	向下＋轻微内收
上切牙倾斜角	减小
骨骼的改变	
颏前点的位置	向下＋轻微后退
ANS 点	向下＋轻微后退
下颌平面角	增加
上颌骨后方的高度（RP 在 Pog）	减少
软组织的改变	
鼻下点	没有改变
上唇支撑	轻微减少
面部突度（面部轮廓角）	增加
下颌突度	减少
鼻旁突度	没有改变
鼻唇角	增加
前面高	增加
颏颈长度	减少

表 31-5　MMC 逆时针旋转（旋转中心位于 ANS 点）（图 31-11 病例 5a）

牙齿的改变	
咬合平面角	减少
上前牙切端	向前
上切牙倾斜角	减少
骨骼的改变	
颏前点的位置	向前
ANS 点	不变
下颌平面角	减少
上颌骨后方的高度（RP 在 Pog）	增加
软组织的改变	
鼻下点	没有改变
上唇支撑	增加
面部突度（面部轮廓角）	减少
下颌突度	增加
鼻旁突度	没有改变
鼻唇角	减少
前面高	没有改变
颏颈长度	增加

表 31-6　MMC 逆时针旋转，旋转中心位于颧上颌支柱（图 31-11 病例 5b）

牙齿的改变	
咬合平面角	减少
上前牙切端	向上、向前
上切牙倾斜角	减少
骨骼的改变	
颏前点的位置	向上、向前
ANS 点	向上
下颌平面角	减少
上颌骨后方的高度（RP 在 Pog）	增加
软组织的改变	
鼻下点	向前
上唇支撑	增加
面部突度（面部轮廓角）	减少
下颌突度	增加
鼻旁突度	增加
鼻唇角	减少
前面高	减少
颏颈长度	增加

31-7，并展示于图 31-11 病例 5c。病例 5 中存在严重凸面型，需要大量下颌前移，而以 PNS 为中心的旋转 MMC 经常被用于最大化前移下颌骨（图 31-11 病例 5c）。

病例 5
这例 19 岁男性患者的术前正畸治疗包括拔除下

颌第一前磨牙、整平牙弓、使上下牙弓匹配。术前诊断为：①严重Ⅱ类错𬌗畸形，伴有前牙开𬌗倾向。②严重凸面型。③上颌垂直向发育过度。④小颏。⑤上下颌骨前后向发育不足（图 31-11 病例 5a～c）。头影测量分析证实临床的软硬组织评估结果（图 31-11 病例 5d）。根据传统治疗原则，模拟手术结果

表 31 - 7　MMC 逆时针旋转,旋转中心位于 PNS 点(图 31 - 11 病例 5c)

牙齿的改变	
咬合平面角	减少
上前牙切端	向上、向前
上切牙倾斜角	增加
骨骼的改变	
颏前点的位置	向上、向前
ANS 点	向上
下颌平面角	减少
上颌骨后方的高度(RP 在 Pog)	没有改变
软组织的改变	
鼻下点	向前
上唇支撑	增加
面部突度(面部轮廓角)	减少
下颌突度	增加
鼻旁突度	增加
鼻唇角	减少
前面高	减少
颏颈长度	增加

(b)

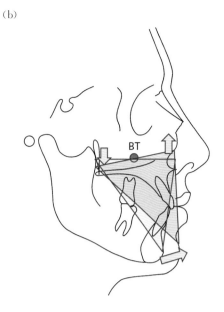

(a)

(c)

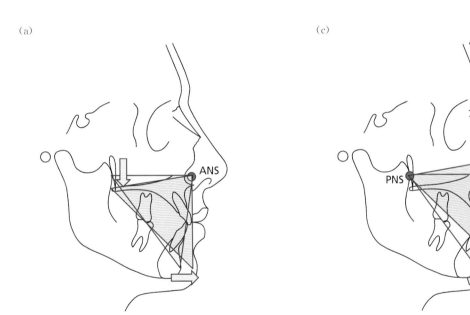

图 31 - 11　病例 5。(a) MMC 以 ANS 为中心发生逆时针旋转。需要上颌骨后份进行下降。预期出现的软硬组织的改变总结见表 31 - 5。(b) MMC 以颧上颌支柱 BT 发生逆时针旋转。上颌骨前部向上,后部向下。预期出现的软硬组织的改变总结见表 31 - 6。(c) 以 PNS 点为中心逆时针旋转 MMC。这种设计可以最大化前移下颌骨。牙齿、骨骼、软组织的改变总结见表 31 - 7

显示侧面观仍为凸面型(面部轮廓角为 - 18°)(图 31 - 11 病例 5e)。以颧支柱远中点为原点行逆时针旋转的原则概括在图 31 - 11/病例 5f 中,预期的结果总结见表 31 - 6 和表 31 - 7。通过逆时针旋转 MMC,治疗结果显示将旋转点向前移动到 PNS 点前 10 mm

后,手术医师能使下颌骨获得更多前移(面部轮廓角为 - 11°)(图 31 - 11 病例 5g)。最终方案为:向上移动上颌骨,外科旋转点 RS 位于 PNS 前 10 mm 处,下颌前移、颏部前移。治疗效果展示如图 31 - 11 病例 5h~j 所示。

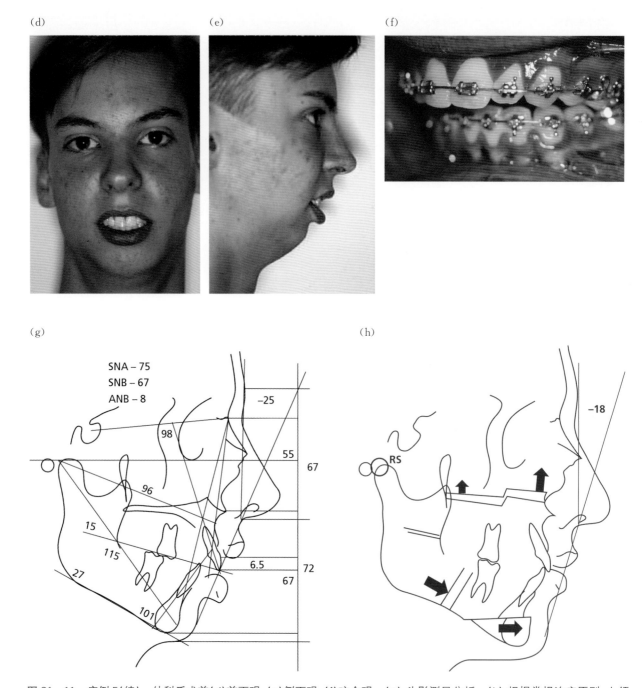

图 31-11　病例 5(续)。外科手术前(d)前面观、(e)侧面观、(f)咬合观。(g)头影测量分析。(h)根据常规治疗原则,上颌骨向上重新定位后,下颌骨围绕髁突后方一点自由旋转,之后行颏前移术改善颏部外形和角度。此治疗计划不能很好地解决严重的凸面型

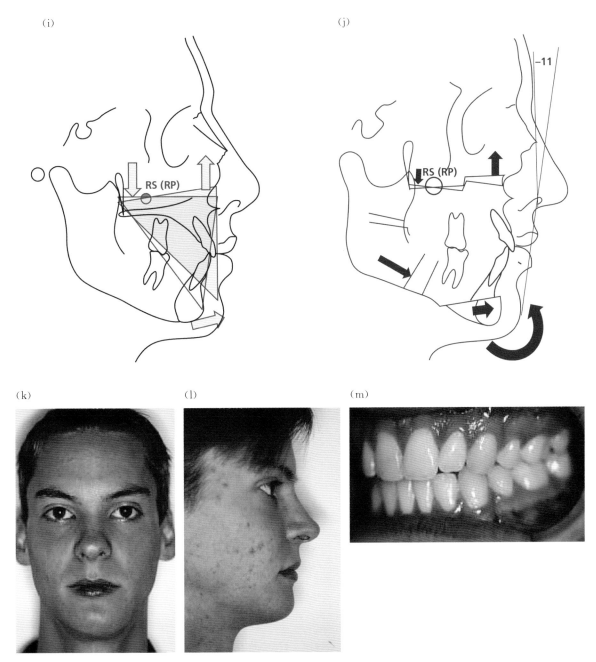

图 31-11 病例5(续)。(i) MMC 概念的治疗表明,与传统的治疗计划相比,旋转点位于 PNS 正前方的 MMC 逆时针旋转可以使外科医师更有效地前移下颌骨。(j) 最终头影测量显示使用 MMC 旋转原则能获得预期的软硬组织治疗效果。以 PNS 点前 10mm 的一点行逆时针旋转,上颌骨前部向前上方向重新定位。在这种情况下,计划的旋转点(RP)就能和术中的旋转点(RS)相重合。随后下颌骨发生前移及逆时针旋转,最终以颏前移术获得美学上的颏部外形(面凸角为-11°)。治疗后(k)正面观、(l)侧面观和(m)咬合

头影测量可视化手术治疗目标的逐步实现

MMC 旋转的头影测量可视化手术治疗目标(visual treatment objective,VTO)技术与传统正颌治疗设计不同。

图 31-12a 是处于正畸掩饰性治疗中的骨性Ⅲ类患者的头影测量分析。凹面型(面凸角为0°),上颌骨前后向发育不足,下颌前后向及垂直向发育过度。通过拔除上颌第一前磨牙,唇倾上前牙和舌倾下前牙的正畸方法代偿骨骼异常。表现为前牙对刃、磨牙Ⅰ类和尖牙Ⅲ类关系。对于外科手术需要足够的软硬组织不调来说,相对小的牙性不调并不满足正颌手术的要求。尽管根据常规治疗原则的手术矫正可以实现

功能性咬合,但是肯定达不到平衡的面部美学效果(图 31 - 12b)。通过逐步实施外科可视化目标的方式,顺时针旋转 MMC 得到的治疗效果可被逐步验证。

步骤 1(图 31 - 12c)。在头影测量描图过程中,用一张干净的乙酸纤维描图纸,在纸上构建 Le Fort

Ⅰ型、下颌骨矢状劈开及颏成形截骨线,这些被称为原始描图(original tracing,OT)。

步骤 2(图 31 - 12d)。在 OT 上再铺一块干净的描图纸,并用红色描出所有术中不变动的硬组织结构,包括 Le Fort Ⅰ型截骨线上方以及矢状劈开截骨

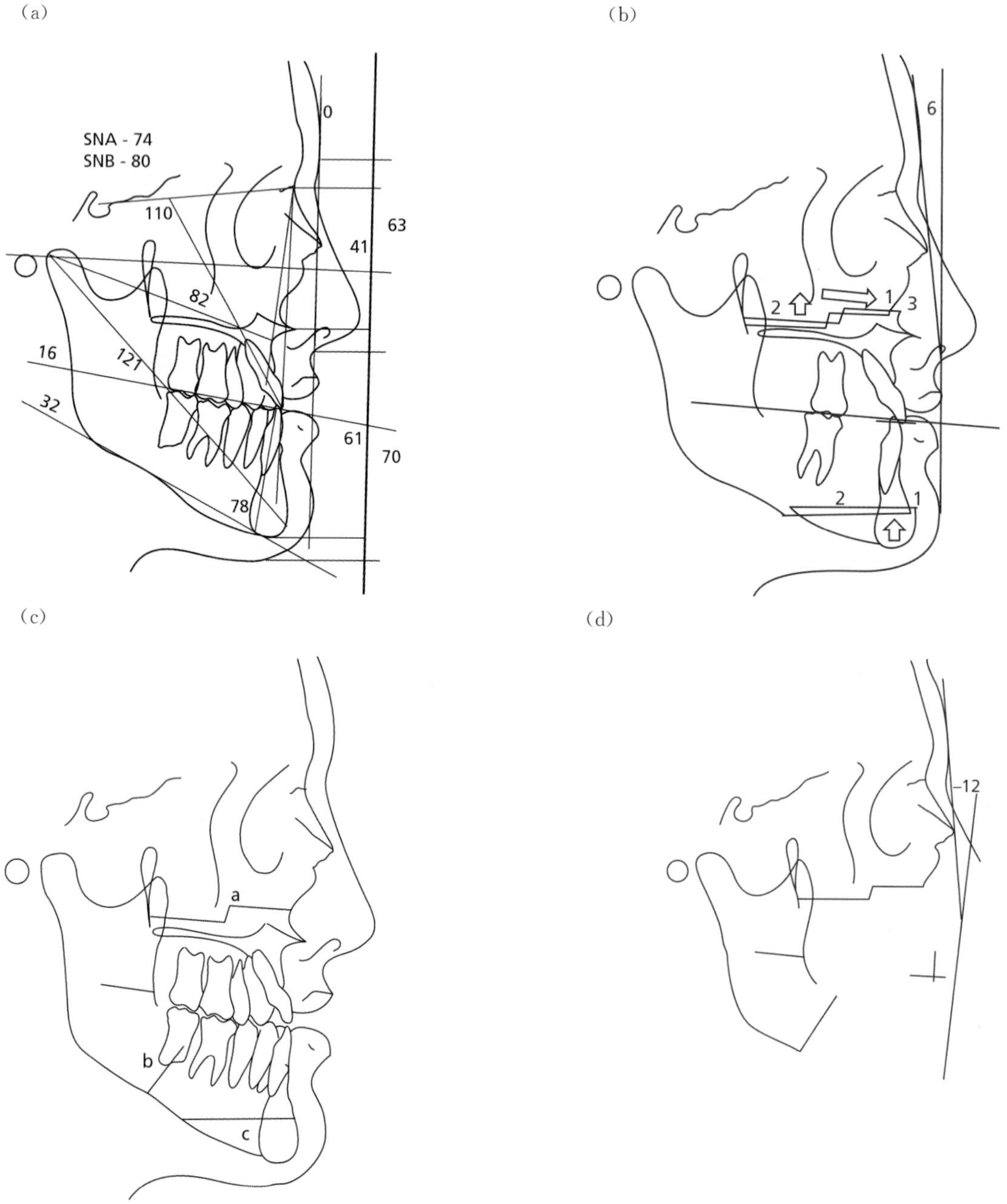

(a)

(b)

(c)

(d)

图 31 - 12　(a) 骨性Ⅲ类患者的头影测量分析。因骨骼发育不平衡影响牙列,下颌前突而上唇支撑不足使其表现为凹面型。(b) 常规治疗方法的手术可视化治疗目标。由于牙齿代偿,手术矫正只能限于上颌前移和颏成形术缩小颏部,预测的软组织结果不令人满意,并且使患者面型变为直面型(面凸交角为 6°)。(c) 在头影测量分析上放置一块干净的乙酸纸,并描出所有软硬组织结构。在纸上构建 Le Fort Ⅰ型(a)、下颌矢状劈开截骨术(b)和颏成形术(c)截骨线。此描图称为原始描图(OT)。(d) 测试使用 MMC 旋转的治疗效果。在 OT 上放置一张干净的描图纸,并用红色铅笔描出术中不会改变的所有软硬组织结构。建立适当的面凸角(即 - 12°)作为设计标准。理想上颌切牙位置用切牙表面的理想前后位置的垂直线和切牙尖端的理想垂直位置的水平线表示。理想的上颌切牙位置标准由垂直线(理想的上颌切牙唇面前后位置)和水平线(表示理想的切缘垂直位置)表示。该描图方法称为预测描图(PT)

线后方的所有结构。软组织描图止于鼻尖上部。使用面凸角、理想的覆𬌗覆盖关系、Holdaway 的 H 线等头影测量参数标出患者理想的软硬组织位置，此被称为预测描图（prediction tracing，PT）。

步骤 3（图 31－12e）。MMC 描图的建立。从 OT 上取下 PT 并在 OT 上铺一块干净的描图纸。描记在 Le Fort Ⅰ型截骨线下方的上颌骨牙骨质段，然后将描图纸向左移动，使上下牙齿处于设计后咬合状态。因为之前拔除了上颌第一前磨牙，所以可获得理想的切牙关系和Ⅰ类尖牙关系，但磨牙关系为Ⅱ类。此时在矢状劈开截骨线前方和颏成形术截骨线上方描出下颌骨牙骨质段，这种方式称为 MMC 描图（maxillomandibular complex tracing，MMCT）。

步骤 4（图 31－12f）。在 MMCT 上标记重要的软组织标志（鼻下点、颏前点和上唇缘点）。因为颏成形术可改善颏部形态，所以应在 MMCT 上预测出颏成形术后理想下颌和软组织的形态。这例患者拟行颏部垂直向降低及轻度前移。应记住关于颏成形术的两个重要原则：①颏部外形比颏前点的位置更重要。②颏成形术不能代替下颌骨手术。下颌发育不足或过度不能通过颏成形术来达到理想颏前点的位置，这将导致术后不美观。

步骤 5（图 31－12g 和 h）。将 PT 放在 OT 上使所有描图标记重合。在 OT 和 PT 之间滑动 MMCT，也可旋转和调整以符合步骤 2 中 PT 标记的理想位置。与所有正颌病例设计一样，上切牙位置很关键，

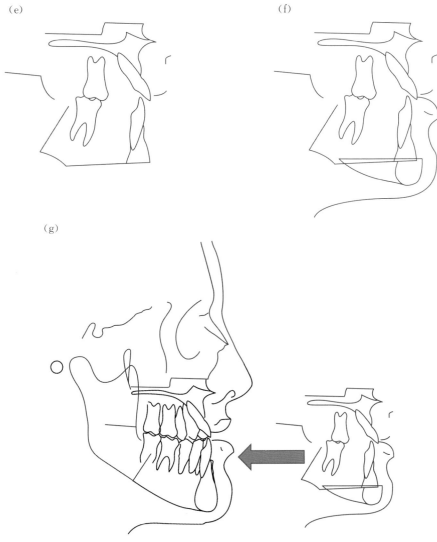

(e)   (f)

(g)

图 31－12(续) （e) MMC 描图。使用干净的描图纸，首先描出 Le Fort Ⅰ型截骨线下方的上颌骨和牙齿以及 Le Fort 截骨线。移动描图纸以获得最佳的咬合关系，并在垂直矢状劈开截骨线的前方和颏成形术截骨线上方描出下颌骨的骨骼和牙齿。在图上标记鼻下点和上唇缘点。此描图法称为 MMC 描图(MMCT)。(f) 在 MMCT 上绘制理想的颏部形状并相应地调整颏成形术，软组织变化与硬组织变化比例为 1/1 或 10/9。(g) MMCT 介于 OT 和 PT 之间

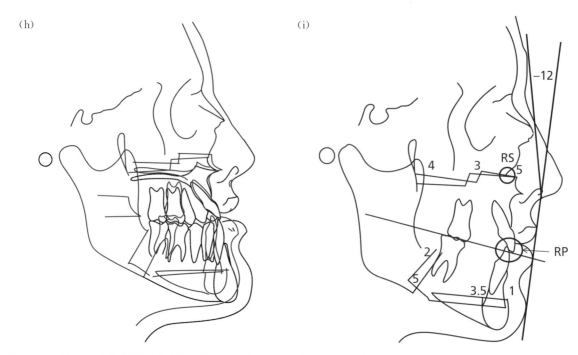

图 31 - 12(续)　(h) 根据设计的上切牙位置和理想面凸角(鼻下点和颏前点)旋转 MMCT。(i) 用红色铅笔沿着上颌骨和下颌骨的所有硬组织和软组织结构完成描记。确认 Le Fort Ⅰ 型截骨线上的旋转点与术中旋转点一致。测量可能出现的上下颌骨移动。通过 MMC 顺时针旋转(面凸角 - 12°)来改善面部轮廓

需首先定位。由于这个病例存在面部凹陷,所以将 MMCT 顺时针方向旋转。该病例需要比常规治疗设计更多的上颌前移和下颌后缩来补偿咬合(图 31 - 12b)。为了增加上颌前移以及下颌后退,以切牙切缘为旋转点,按顺时针方向旋转 MMCT,直至鼻下点和颏前点(在步骤 3 中标记)重合或与步骤 2 中在 OT 上构建的"理想"头影测量最接近。

　　步骤 6(图 31 - 12i)。描绘上下颌骨和牙齿来预测软组织的变化。围绕髁突旋转下颌骨近中骨段(下颌支),使下颌骨近端和远端骨段的下缘对齐。听起来,这种方法似乎与 MMC 旋转概念相矛盾,但将近心端少量旋转以补偿垂直变化,并对齐下颌骨下缘是很有必要的。随后手术后的改变需要测量和记录。

　　步骤 7(图 31 - 12i)。旋转点的相关性。很显然,手术时不可能随意围绕,诸如颏前点、ANS、切牙切缘等点来旋转 MMC。这名患者,手术中是以上颌切牙切缘(RP)为旋转点。然而,术中 MMC 实际旋转点与术前设计并不相同。术中旋转点是通过 Le Fort Ⅰ 型截骨线(OT 和 PT)与手术治疗目标上的交叉点来确定的。在此病例中,旋转点位于 RS, Le Fort Ⅰ 型截骨线上的前接触点。

将头影测量预测旋转点与手术旋转点协调
　　在完成外科可视化治疗目标后,MMCT 可以围

绕任何点旋转,ANS 后方或下方,此外,MMC 可以顺时针或逆时针旋转以实现最佳的面部协调。计划的旋转点被称为 RP 点。一旦完成最终的头影测量治疗目标,计划的移动距离需要被测量并记录。此阶段,标记 OT 上的 Le Fort Ⅰ 型截骨线和 PT 上的截骨线交叉点,即 RS 点,使之可在模型外科和制作中间𬌗板时指导外科医师,同时还可作为术中检测准确性的参考点。在特殊情况下,例如在非常大的上颌骨下降时,这条线不会与 PT 相交,所以外科医师术中需依赖于中间𬌗板。

上颌下颌复合体顺时针和逆时针旋转后的稳定性

　　关于 MMC 顺时针或逆时针旋转后骨骼稳定性的文献数据很少。以往认为,双侧下颌矢状劈开术后下颌逆时针旋转,骨骼稳定性较差[10-12]。推断原因可能是下颌逆时针旋转会导致下颌骨后部高度增加,因此会不可避免地拉伸翼内肌和咬肌,从而导致复发。如果按照 1955 年 Trauner 和 Obwegeser[13] 和 1961 年的 Dal Pont[14](图 31 - 13)描述的方法进行截骨,复发必然会发生。然而,根据现代正颌外科技术行下颌双侧矢状劈开截骨时,远端截骨会在下颌后缘和下缘附近发生劈裂(图 31 - 14)[15]。下颌骨远心骨

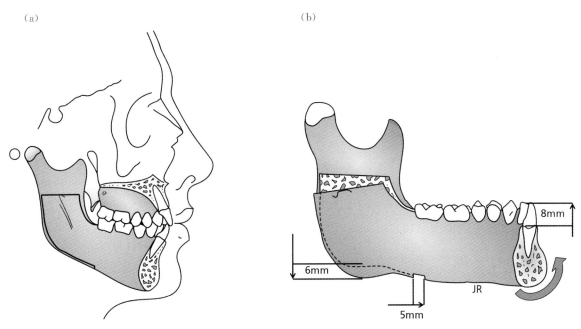

图 31‑13　（a）当按照 Trauner 和 Obwegeser[13] 所述进行矢状分裂下颌骨截骨术时,水平截骨术向后移至下颌支的后缘。然后将下颌骨沿着升支的下边缘和后边缘分开,以便在上方与水平截骨术相遇。（b）当根据 Trauner 和 Obwegeser[13] 进行截骨术并且远端节段逆时针旋转时,下颌骨的后部高度增加。这肯定会拉伸翼咬肌悬带。在该图中,下颌骨的远端部分前进5mm,切牙逆时针旋转8mm。下颌支高度增加6mm

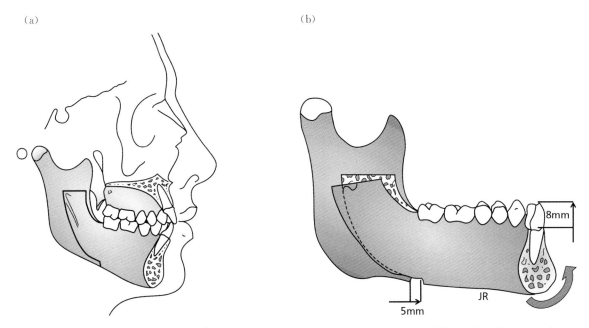

图 31‑14　（a）Epker 描述的"短分裂"技术[15] 水平截骨术刚好经过下颌支内侧的舌侧。内侧截骨术将向前和向下分开,远低于下颌骨的后缘。此裂与垂直截骨术的舌侧重合。（b）下颌骨远端段的运动如图 31‑13b 所示(前移5mm,切牙逆时针旋转8mm)。下颌后部高度没有明显增加

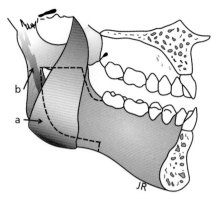

图 31-15　根据 Beukes 和 Reyneke[19] 的观察，翼内肌(a)和茎突下颌韧带(b)的附着可能影响近端节段的控制和长期骨骼稳定性。他们建议在手术过程中从下颌角的内侧剥离肌肉和韧带

段逆时针旋转不影响下颌后部高度，因此对术后稳定性没有影响。随后研究发现，下颌骨逆时针旋转后长期术后稳定性与顺时针旋转或常规下颌前移手术相当[16-18]。Beukes 和 Reyneke 发现翼内肌和茎突下颌韧带可能影响下颌骨前移后的术后稳定性，建议在手术过程中剥离肌肉和韧带附着（图 31-15）[19]。对于下颌骨的逆时针旋转，这似乎也是有利的。

MMC 旋转是一种有价值的手术设计，可改善正颌外科手术的美学效果。当传统的治疗计划不能提供令人满意的美容治疗结果时，MMC 的旋转应被视为替代治疗设计。

（王育新　夏成万　张　雷　译）

参考文献

[1] McCollum AGH，Reyneke JP，Wolford LM. An alternative for the correction of the Class II low angle mandibular plane angle，Oral Surg Oral Med Oral Pathol. 1989;67：231-41.

[2] Wolford LM，Hilliard F，Dugan DJ. Surgical treatment objective：a systematic approach to the prediction tracing. St Louis，1985，Mosby.

[3] Reyneke JP. Essentials in Orthognathic Surgery. （2nd Ed.）Chapter 3，Diagnoses and treatment planning. Carol Stream，IL：Quintessence Publishing，2010.

[4] Nattestad A，Vedlofte P. Mandibular autorotation in orthognathic surgery：a new method of locating the center of mandibular rotation and determining the consequence in orthognathic surgery. J Craniomaxillofac Surg. 1992;20：163-70.

[5] Reyneke JP. Rotation of the maxillomandibular complex. In：Fonseca RJ，Marciani R，Turvey TA （Eds.）. Oral and Maxillofacial Surgery. 2nd Ed. Vol III，Elsevier，2009.

[6] Reyneke JP，Evans WG：Surgical manipulation of the occlusal plane. Int J Adult Orthodon Orthognath Surg. 1990;5：99-110.

[7] Reyneke JP. Surgical manipulation of the occlusal plane：new concepts in geometry. Int J Adult Orthodon Orthognath Surg. 1998;13：307-16.

[8] Reyneke JP. Rotation of the maxillomandibular complex：an alternative in orthognathic treatment planning，Academic dissertation. Acta Univ Tamperensis. 2006;142：35.

[9] Reyneke JP. Surgical cephalometric prediction tracing for the alteration of the occlusal plane by means of the rotation of the maxillomandibular complex. Int J Adult Orthodon Orthognath Surg. 1999;14：55-64.

[10] Schendel SA，Epker BN. Results after mandibular advancement surgery：an analysis of 87 cases. J Oral Surg. 1980;38：265-82.

[11] Proffit WR，Turvey TA，Phillips C. Orthognathic surgery：a hierarchy of stability. Int J Adult Orthodon Orthognath Surg. 1996;1：191-204.

[12] Van Sickels JE，Larsen AJ，Thrash WJ. A retrospective study of relapse in rigidly fixated sagittal split osteotomies：contributing factors. Am J Orthod Dentofacial Orthop. 1988;93：413-8.

[13] Trauner R，Obwegwser H. Zur Operationstechnik bei der Proggenia und anderen Unterfieferanomalien. Dtsch Zahn Mund Kieferhlkd. 1955;23：11-25.

[14] Dal Pont G. Retromolar osteotomy for correction of prognathism. J Oral Surg. 1961;19：42-7.

[15] Epker BN. Modification in the sagittal osteotomy of the mandible. J Oral Surg. 1977;35：157-9.

[16] Chemello PD，Wolford LM，Buschang PH. Occlusal plane alteration in orthognathic surgery — Part II：Long term stability of results. Am J Orthod Dentofacial Orthop. 1994;106：434-40.

[17] Rosen HM. Occlusal plane rotation：aesthetic enhancement in mandibular microgenia. Plast Reconstruct Surg. 1993;91：1231-40.

[18] Reyneke JP，Bryant RS，Suuronen R，Becker PJ. Postoperative skeletal stability following clockwise and counter clockwise rotation of the maxillomandibular complex compared to conventional orthognathic treatment. Brit J Oral Maxfac Surg. 2006;45：56-64.

[19] Beukes J，Reyneke JP. Medial pterygoid muscle and stylomandibular ligament：the effects on postoperative stability. Int J Oral Maxillofac Surg. 2013;42：43-8.

第 32 章
低角患者的特殊考虑因素
Specific Considerations in the 'Low Angle' Patient

Declan Millett

引言

定义

"低角"是指下颌平面角减小的患者(mandibular plane angle，MPA。相对于水平面，并且几乎与真正的水平面平行)，通常与面下部高度(lower facial height，LFH)降低和深覆𬌗相关。虽然这些特征在骨性Ⅱ类患者中更常见，但是它们也可能在骨性Ⅲ类或Ⅰ类患者中出现。

病因和影响

髁突发育方向和程度、颞窝发育、上颌骨的垂直生长及牙齿萌出决定了垂直向的面部生长。LFH 降低的个体表现为面后部高度的生长幅度比骨缝及上下颌骨牙槽嵴更多；同样明显的是，这些患者下颌髁突向上和向前增长多，而后牙萌出较少，以及上颌垂直向生长减少。所有这些都导致了下颌骨的向前旋转生长(图 32 - 1)。

上述生长方式导致覆𬌗加深，致使上前牙扇形展开及牙周破坏。深覆𬌗(尤其是上切牙舌倾)与磨牙

(a)

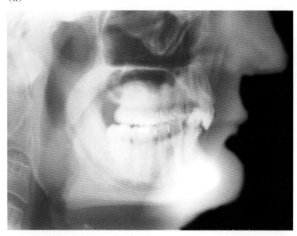

(b)

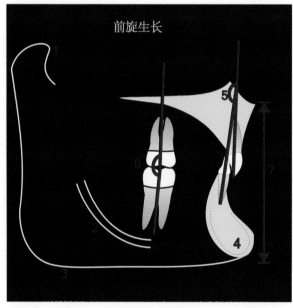

图 32-1　Bjork 诊断下颌骨前旋生长的七个结构标志：(1)髁突向前倾斜，(2)下颌管弯曲度增加，(3)下颌角凹陷缺失，(4)下颌正中联合向前倾斜，下颌突出增加，(5)上下切牙轴角增加，(6)磨牙轴角增加，(7)面下部高度减少。(a)图显示头颅侧位片。(b)示意图（引自：Naini FB. Facial Aesthetics：Concepts and Clinical Diagnosis. Oxford：Wiley-Blackwell，2011. Chapter 19, pp.298-9)

症、颞下颌关节紊乱症状和体征之间的关系或者作为颞下颌关节紊乱的危险因素尚存在争议。

低角案例的共同特征

表 32-1 和图 32-2 展示了骨性Ⅰ、Ⅱ、Ⅲ类低角患者。

其他特征

与对照组相比，超过 40% 的深覆𬌗成年人发现颈椎(C₂、C₃)融合及颈柱的形态学改变。

表 32-1　Ⅰ类、Ⅱ类及Ⅲ类短面的相关临床面部特征及前后基牙关系

Ⅰ类	下颌前突 前牙和后牙槽高度减少 上下切牙多为舌倾(双齿槽前突)
Ⅱ类	最常见的前后向关系 下颌骨后退缩 颏部软组织冗余 上唇高度通常正常 圆钝的鼻唇角(NLA) 尖锐的颏唇沟 圆钝的颏颈角
Ⅲ类	下颌骨前突 上唇短(或高度正常，但有点被过度闭合的下颌骨压缩/"压扁") 尖锐的鼻唇角(NLA)(主要由于上唇倾斜) 圆钝的颏唇角

注：a-p＝前后轴
所有的共同特征是薄而有力的嘴唇、深 Spee 曲线和深覆𬌗。

病例评估和治疗规划

一般情况

系统地评估案例是必不可少的，包括通过适当的心理评估来评估患者的担忧，临床口外、口内检查，头影测量和研究模型评估，以及根据需要进行的特别检查。这些内容已在第 5 章和第 6 章提及。本章主要针对低角患者进行特别阐述。

低角患者的临床和头影测量评估

许多临床和头影测量参数可以通过分析垂直面部形态进行评估。前者主要是软组织因素，而后者提供关于硬组织骨骼和牙齿信息。

临床(图 32-3)和头影测量(图 32-7)必须在患者处于自然头位(natural head position，NHP)时进行评估，比如放松并直视前方一个遥远物体的位置。这允许真正的垂直和水平向面部美学分析(见第 5 章)，并且是标准化、可重复的方式。所有其他参考线的斜度，包括 Frankfort 的改良使用，都受到生物变异的影响，可能会在面部骨骼有差异的地方给出不准确的描述。

全面部、正面及侧面均应进行评估。较短的面下部高度可能会伴随Ⅰ类、Ⅱ类或Ⅲ类错𬌗畸形，其中原因可能是由于垂直向上下颌骨发育不足导致下颌骨过度闭合或垂直向牙槽突发育不足。因此评估侧面观需使下颌骨处于后退休息位(图 32-4)。

脸部比例评估较线性和角度测量相比更为重要。在面部比例评估中，必须考虑患者的种族、性别和年

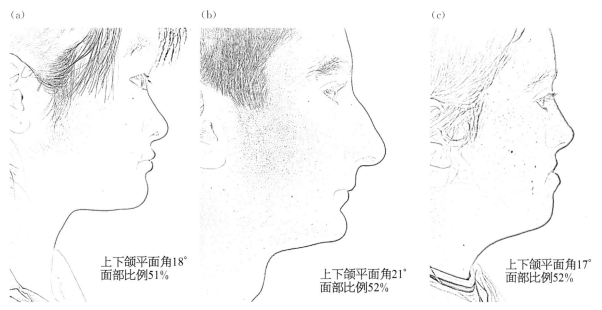

(a) (b) (c)

上下颌平面角18°
面部比例51%

上下颌平面角21°
面部比例52%

上下颌平面角17°
面部比例52%

图 32-2 低下颌平面角与(a) I 类、(b) II 类和(c) III 类骨性关系

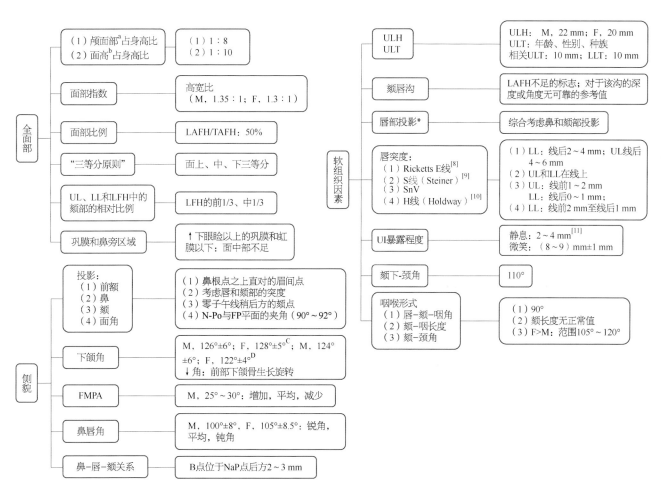

图 32-3 分析垂直面部形态的全脸、轮廓和软组织临床评估。ᵃ 头顶至颏底;ᵇ 发际至颏底;M,男性;F,女性;TAFH,总前面高;LAFH,下前面高;UL,上唇;LL,下唇;LFH,下面高;↑,增加;* 关联评估;N-Pog,鼻根-颏前点;FP,眼耳平面;C,英国;D,美国;NaP,鼻根点垂线;ULH,上唇高;ULT,上唇厚;LLT,下唇厚;SnV,通过鼻中隔下点的真性垂线;UI,上中切牙

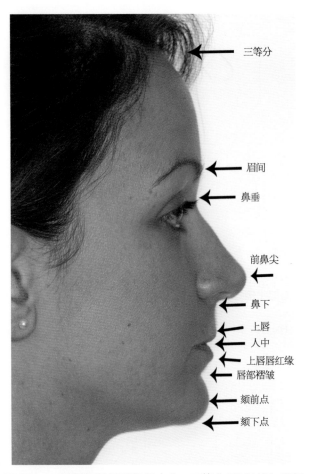

图 32-4 侧视软组织面部标志物：三等分（发际线）；眉间（前额最突出的部分）；鼻垂（前额与鼻子之间的最深凹陷）；前鼻尖（鼻尖）；鼻下（鼻底与上唇的交界处）；上唇（上唇唇红缘）；人中（唇间中裂）；上唇唇红缘（下唇唇红边缘）；唇部褶皱（下唇和颏部之间最深的凹陷）；颏前点（颏部最突出的点）；颏下点（颏部最下的点）

龄，以帮助确定面部哪个部分超出了正常范围。理想值应仅作为参考（见第5章）。

颞下颌关节的考虑因素

应注意开闭口时出现的咔哒声、捻发音、张口型异常、偏斜或错位等任何相关的症状。正畸-外科联合治疗错𬌗畸形并不能保证改善颞下颌关节疾病。一般来说，如果除了上颌和（或）下颌手术外，还需要进行颞下颌关节手术，那么应该将颞下颌关节手术推迟到确定了新的关节和咬合位置之后（见第35章）。

软组织因素和唇部肌肉组织

除了图32-2所示的因素外，还应评估肌张力。短面患者主要是Ⅱ型肌肉纤维为主，具有强壮的闭颌肌肉；这可能导致上颌骨下降后骨间植骨的吸收。必须事先告知患者这种治疗方法。

牙周考虑

由于深覆𬌗与牙周病有关，特别是在口腔卫生欠佳的情况下。在行正畸治疗前，必须先治疗牙周情况，并稳定牙周状况，制订维持牙周健康的治疗计划。有限的和低水平的证据表明，牙龈退缩与前牙舌倾无明显关系，但不包括经正颌手术治疗的病例。然而，当存在以下部分或全部情况时，切牙唇倾可能导致牙龈萎缩：治疗前牙龈萎缩、口腔卫生不良、牙龈炎和（或）薄型牙龈。如果下切牙周围有一小段附着的牙龈，并且不需要拔除，可以考虑牙龈移植。此外，在骨成形术前或在其他前庭截骨切口附近的牙齿上可能需要植骨，特别是在后牙的牙龈明显萎缩的情况下，以避免愈合时切口线收缩引起的萎缩。但是，应该记

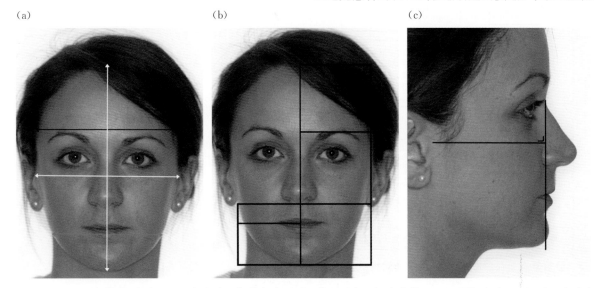

(a)　　　　　　　　　(b)　　　　　　　　　(c)

图 32-5 （a）面部指数（高宽比）；面部高度和颧骨宽度（白色；约为垂直面部高度的70%）；颞部宽度（黑色）和下颌角间宽度（蓝色）：分别为颧骨宽度的80%～85%和70%～75%。（b）垂直面部比例显示面部1/3的比例以及面下1/3的比例；面下部高度通常略大于面中部1/3，常见于男性。（c）零子午线（通过软组织鼻根点的垂线）

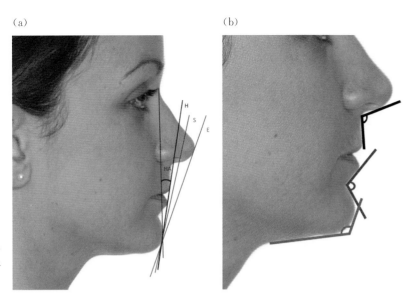

（a）　　　　　　　　（b）

图 32 - 6　侧面线：Ricketts E 线、S 线、H 线和 Holdaway 角；软组织角度：鼻唇角、颏唇角、颏与颏下角

住，在这些情况下牙龈萎缩的问题主要是由于缺少牙槽骨；因此，在切牙失代偿之前放置牙龈及骨移植物并不一定能减少退缩。

修复方面的考虑

功能性修复应在治疗过程中保持患者舒适性，并在术后完成最终的咬合重建。

头颅测量评估

图 32 - 7[12-16]和表 32 - 2[29-31] 分别给出了需要考虑的方面，包括英国和美国人群标准的垂直骨高度和牙槽高度的测量结果。线、角度以及软组织的整体评

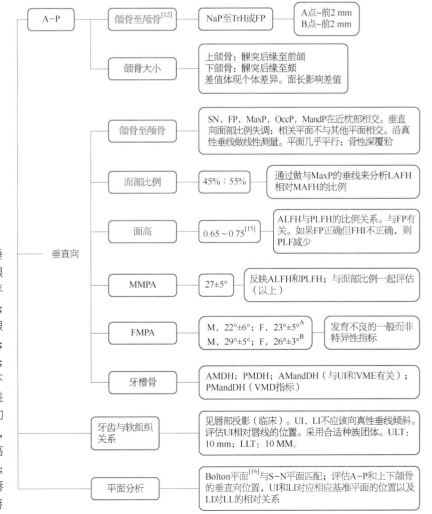

图 32 - 7　头影测量评估，协助分析垂直面部形态。A - P，前后向；NaP，鼻根点垂线；TrH，真性水平面；FP，眼耳平面；MaxP，上颌平面；OccP，殆平面；MandP，下颌平面；SN，蝶鞍点 - 鼻根点；LAFH，下前面高；MAFH，中前面高；ALFH，前下面高；PLFH，后下面高；MMPA，上下颌平面角；FMPA，眼耳 - 下颌平面角；M，男；F，女；A，英国；B，美国；AMDH，前上颌牙高度；UI，上中切牙；VME，垂直向上颌发育过度；PMDH，后上颌牙高度；AMandDH，前下颌牙高度；VMD，垂直向上颌发育不足；PMandDH，后下颌牙高度；ULT，上唇厚；LLT，下唇厚；LI，下中切牙；LL，下唇

表32-2 英美人群的标准骨与牙槽垂直距离与角度头影测量数据

线性	范围	标准值			
		英国[a]		美国[b]	
		mm	mm	mm	mm
全面高	N-Me	121±7	112±6	137±8	123±5
上面高	N-ANS	54±2	51±2	60±4	56±2
面中高	N MaxP 垂直距离	53±2	50±3	无	无
下面高	ANS-Me	68±6	63±5	80±6	69±5
下面高	Me MaxP 垂直距离	67±6	61±5	76±6	67±4
蝶鞍点-上牙槽座点		86±4	78±3	99±5	91±6
蝶鞍点-下颌角点		129±5	117±4	144±7	131±5
后面中高	S-PNS	50±2	45±2	56±4	51±5
后面高	S-Go	80±4	72±4	88±6	79±4
下后面高	Ar-Go	49±4	44±4	54±4	50±4
前上颌牙列高	UI 与 MaxP 垂直距离	28±3	27±3	33±3	30±3
后上颌牙列高	U6 近中牙尖与 MaxP 垂直距离	27±3	24±3	28±3	25±2
前下颌牙列高	LI 到 MandP 垂直距离	40±3	38±3	49±3	42±3
后下颌牙列高	L6 近中牙尖与 MandP 垂直距离	34±3	33±3	38±3	33±3
角度		°	°	°	°
N-Sn-Gn		66±5	68±4	67±4	66±4
SN 与眶耳平面夹角(Po-Or)		10±3	11±3	3±4	5±3
SN 与上颌平面夹角(ANS-PNS)		6±2	7±3	7±3	8±2
SN 与功能性咬合平面夹角		15±6	19±3	14±4	15±3
SN 与下颌平面夹角(Go-Me)		32±7	34±6	33±5	31±3
SN 与升支后缘夹角(Ar-Go)		89±6	89±4	89±5	89±4
眶耳平面与下颌平面夹角(FMPA)	反映垂直方向的问题	22±6	23±5	29±5	26±3
上下颌平面夹角(MMPA)	反映 ALFH 和 PLFH	26±7	26±5	26±5	23±4

注:引自 Naini FB. Facial Aesthetics: Concepts and Diagnosis. Oxford: Wiley-Blackwell, 2011.[29];[a] 英国数据源自 Bhatia 和 Leighton[30];[b] 美国数据源自 Riolo 等[31];N,鼻根点;Me,颏下点;ANS,前鼻棘;MaxP,上颌平面;Go,下颌角点;S,蝶鞍点;PNS,后鼻棘;Ar,关节点;UI,上中切牙点;U6,上颌第一磨牙;LI,下切牙点;MandP,下颌平面;SN,下鼻点;Po,耳点;Or,眶点;* 同时也适用于评估颏部骨性高度,但是受到下切牙点倾斜角度及萌出高度的影响;L6,下颌第一磨牙;ALFH,前下面高;PLFH,后下面高。

估模式应重点考虑。首先,绘制和评估 Sassouni 水平面的关系可以立即识别上颌和(或)下颌骨的旋转以及垂直向的比例问题[14]。然后,颌骨前后关系和上下牙列相对于各自基部的相对位置可以使用

McNamara 分析中的过鼻根点垂线或模板叠加(如 Bolton16)进行评估。最后可以考虑线性测量,如面部高度、上颌和下颌长度或其他特定测量项目(图32-8)。

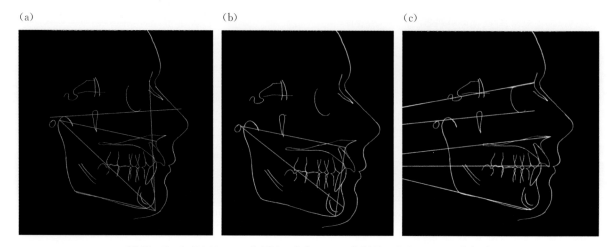

(a)   (b)   (c)

图 32-8 (a)McNamara 分析法。(b)Harvold 分析法。(c)Sassouni 分析法

治疗计划

治疗计划是一项团队间的跨学科活动，以确保达到最佳治疗效果。在确定了需要矫正的口腔颌面区域后，面部软组织美学平衡所需执行的治疗计划应被概括；然后为了取得面部美学平衡所需要的手术移动应在最终设计正畸计划之前完成（见第6章）。

在低角的病例中，必须特别注意在不增加颏部突度和舌骨上肌肉组织尽可能最小伸展的情况下延长面下部[32]。垂直向重新定位下颌骨、评估其对侧面观的影响是治疗计划中软组织分析的关键[1]。对于制订二维计划，头影测量应在患者处于自然头部位置（natural head position，NHP）的情况下进行检查。需要注意确保Ⅱ类低角患者没有前倾的姿势，下颌骨处于后退接触位。对于Ⅲ类下颌发育过度和上颌骨发育不足的患者，应在咬合蜡片的帮助下，将下颌骨保持在静止位置记录图像，并要求患者说"N"或"密西西比"，把嘴唇弄湿，轻轻地放在一起[33,34]（图32-9）。

垂直向每打开1mm会减少颏部突度1mm。理想情况下，应在摄片同时或摄片后立即拍摄数字专业照片，借助蜡片可使拍摄时软组织位于同一位置，然后使用专有软件叠加影像用于制订方案[1,32]。按顺序，结合所需及实际的失代偿来实现目标覆盖，先确定上颌和上切牙位置；然后考虑下颌和下切牙位置结合必要的上颌和（或）下颌旋转以优化咬合和降低面部高度。最后，考虑颏部和需要进行前后和（或）垂直手术改变以产生最佳的面型，然后考虑鼻整形重新形成鼻部形态。Ⅱ类短面型患者得益于下面高度的增加和后缩下颌的前移。再次利用下颌骨位置前移实现Ⅰ类切牙关系的数字照片，以帮助确定最终治疗计划（图32-10）。

预测手术结果

计算机图像预测使得患者能够从每个治疗方案中查看治疗后的结果，并且与正畸医师和外科医师讨论，从而向患者提供关于知情决策所需的信息。相较于正面观，患者表示更加容易接受更精确的侧面观的展示。虽然可以使用3D预测软件，但可以进一步整合锥形束计算机断层扫描（cone beam computed Tomography，CBCT）和3D立体摄影测量图像以提高准确度。

正畸治疗

序列治疗

虽然对于某些特殊的患者，在没有任何正畸干预或者仅接受术后正畸的情况下，同样可以获得满意的面型及咬合关系。但是当前普遍实践表明，术前、围手术期及术后均需要正畸治疗的参与。

(a)　　　　　　　　　　　(b)

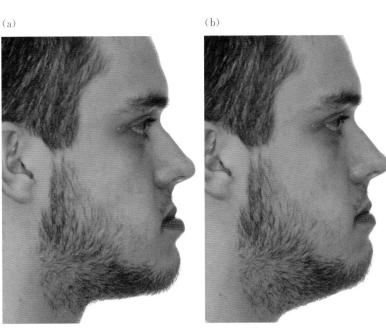

图32-9　Ⅲ类深覆盖错𬌗畸形外观。(a)牙尖交错位。(b)下颌骨旋转并通过咬蜡片保持在息止颌位；在此位置时进行手术设计的头影测量及影像记录

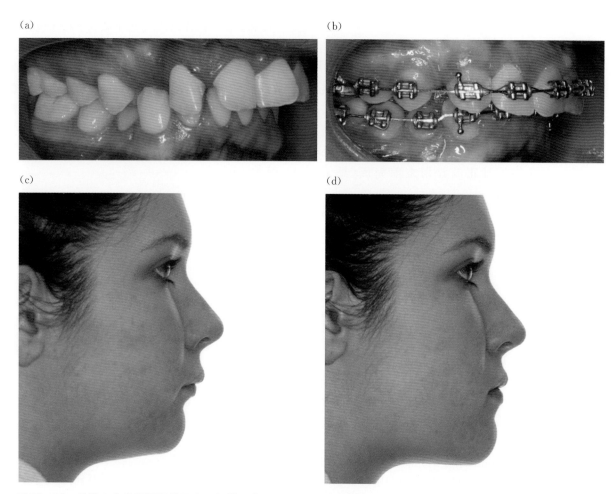

图 32-10 Ⅱ类 1 分类伴深覆盖及小下颌错𬌗畸形。(a)治疗前右侧咬合。(b)弯制台阶的 19×25 不锈钢弓丝保持增加的 Spee 曲线。(c)治疗前外观。(d)调整下颌至Ⅰ类咬合关系来辅助手术设计

表 32-3 在Ⅱ类深覆𬌗病例中，下面高对下牙弓平整的影响

下面高	下牙切缘至颏底的距离	对下牙弓平整的影响
短	正常或增加	具有一定 Spee 曲线的连续不锈钢丝，或在前牙段弯制台阶术后伸长后牙
正常	增加	术前使用片断弓(前后分段弓丝)压低切牙，或少数情况下使用根尖下截骨

术前正畸治疗

术前正畸治疗的目的是使牙弓整体或分段排齐，将切牙定位在所需的前后垂直位置，并协调牙弓宽度。切牙位置决定了下颌骨可以向前移动的距离，并决定了手术后的面部高度。所预期的最终面高决定了是否通过切牙压入或前磨牙伸长来平整加深的 Spee 曲线(表 32-3)。

深覆𬌗患者下牙弓 Spee 曲线过大，有时上牙弓反补偿曲线也会加深，因此必须整平 Spee 曲线以获得最佳的咬合效果。通过伸长牙齿去整平𬌗曲线是在术后使用连续弓丝完成的，而压低矫正在手术前完成，最好的方法是使用片段弓技术。由于下牙弓的矫治需要下切牙唇侧移动，特别是当有明显的 Spee 曲线且伴有切牙拥挤的情况下，多需拔除前磨牙。少数情况下，需要拔除上颌前磨牙来为切牙内收提供足够的空间，因为常需要扩大上颌牙弓使之与前移后的下颌牙弓协调。在成人，通过正畸扩弓方式增加磨牙间的牙弓宽度>4 mm 是无法实现的，这就需要手术辅助扩张来提供最佳的颊侧咬合关系。在Ⅲ类深覆盖病例中，需要拔除上颌第一和(或)下颌第二前磨牙来达到预期的去代偿(图 32-11)。

使用 018 英寸或 022 英寸槽沟的方丝弓矫治器是一种选择；也可以选择适用全尺寸方丝的自锁系统去稳定咬合。磨牙上不应黏结颊管，而应使用有颊管的带环去放置辅助弓丝和在带环上焊接舌/腭附件便于术后弹性牵引使用。然而，对于存在牙周疾病的牙

(a)　(c)

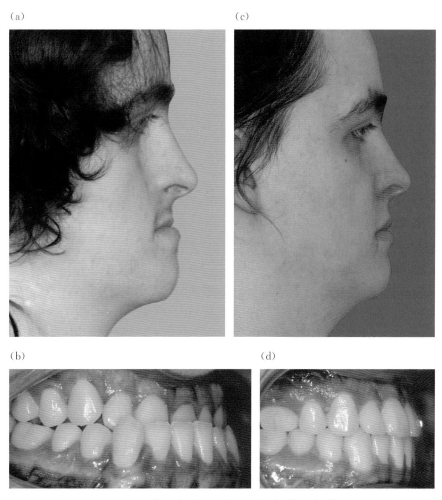

(b)　(d)

图 32‑11　采用 Le Fort Ⅰ型截骨术使上颌骨上下移动、植骨、轻微 BSSO 后退治疗Ⅲ类深覆盖错𬌗畸形。术前(a)外观及(b)右侧咬合；术后(c)外观及(d)右侧咬合

列来说，全黏结装置是必要的。金属托槽比陶瓷托槽更受青睐，因为陶瓷托槽有断裂的风险；如果使用陶瓷托槽，它们应该被限制在上颌牙列唇侧。对于正畸弹性牵引装置，可考虑使用带集成钩的托槽。对于准备在术中实行临时颌间固定时，需事先把牵引钩连接到弓丝上。虽然隐形矫治或舌侧矫正器也可用于术前正畸，但手术前必须放置某种形式的唇附着体(见第 12 章)。

当通过下切牙舌倾和上切牙唇倾实现去代偿时，由于下切牙的冠舌向转矩为－6°，而上切牙的根腭向转矩增加，MBT 托槽可能较其他方案更具有优势。如拟行颌骨前部截骨术，可以使用对侧尖牙托槽来翻转同侧尖牙，使尖牙与前磨牙之间产生间隙以利于手术操作。术后，尖牙与前磨牙应被矫正至正确位置。

初始排齐牙列通常根据牙列拥挤的程度选择不同超弹性镍钛弓丝。因为对于大多数Ⅱ类患者，下牙弓平整是通过术后伸长牙列来完成的。之后，随着下牙弓 Spee 曲线会逐渐增大，上牙弓随着序列使用圆丝和方丝逐渐平整。牙弓协调和最终前后向切牙位置的确定应依靠较低台阶的粗弓丝，以维持增加的 Spee 曲线(图 32‑10d)。在适用的情况下，建议保留少量(1～2 mm)下前磨牙拔除间隙，以避免在术后牙列整平过程中下切牙位置向前偏移。

术前需压低前牙时，可采用片段弓技术，使用前后分段的弓丝分别平整，压入力通过压低辅弓传递。另一种选择是使用多用途弓，利用磨牙压低切牙，避免颊向移动。同时需要腭和(或)舌弓成一支抗钉以增强支抗，当完成平整后，可使用硬弓丝保持切牙前后向位置，并关闭磨牙拔除间隙以协调牙弓。在手术前，刚性弓丝上(通常为 019×025 英寸对应 022 槽沟)应通过弯制或焊接方法安置附件，以利于术中颌间固定。

术前计划

完成所有必要的正畸牙齿移动后，在术前计划中应做完整记录(表 32‑4)。

第2部分

表 32 - 4　术前记录

记录内容	
影像学资料	头颅侧位片[a1]
	全景片
	头颅定位正位片 (如上颌缩窄或不对称畸形存在)
面部照片[a]	侧貌,3/4 侧貌
	正面静息及微笑照
	口内照 (前牙区咬合相,双侧磨牙颊侧咬合相,上牙列及下牙列𬌗相)[c]
上下颌模型[a] (带或不带面弓)[b]	

注 : CBCT : 锥形束 CT。

[a] 锥形束 CT 扫描可得到面部及牙列 3D 影像,可用于手术方案制订 (见第 8 章)。

[a] 被动稳定弓丝结扎至少 4 周后,可于正颌术前 1～2 周拆除。[b] 如果上颌需要进行手术,需要增加上半可调𬌗架的石膏模型,如果仅下颌进行手术则不需要。

[c] 当术后需要调整咬合平面时,𬌗板在前磨牙区域需要比其他区域更厚,同时应注意保持口腔卫生与下颌运动之间协调,应当尽量轻柔而不造成𬌗板断裂,且按照术前石膏模型确定的咬合关系进行调整[a1]。

[a1] 通过术前头颅侧位片及数字化影像或 CBCT,可实现术前模拟以评估术后侧貌。最终手术方案可通过石膏模型或 CBCT 影像资料进行预判,并且在制作𬌗板之前最好由正畸医师及正颌医师共同确定。有必要的话,咬合板可进行微调,以利于后期修复治疗。

术后正畸

术后保留终末𬌗板的时间各团队间不尽相同。合理的做法是将其保留至患者术后 1 周在正颌正畸联合门诊接受检查之前。但是如果𬌗板是用来维持术后上颌扩弓,那么扩大 1 mm 的不锈钢丝可以取代𬌗板维持上颌扩弓状态。术后建议软食 6～8 周,术后 1 周逐渐增加开口、闭口及侧方颌运动的程度,目的是术后 2 个月使颌功能恢复至正常。

术后 1 周,如在术后应用弹性牵引和𬌗板来矫正咬合,则需将两者取出后检查术后咬合状态。如果𬌗板在术中被原位结扎,则需要下颌无移位且能获得稳定和一致的闭合运动途径。在随后的 6 周时间内,应继续使用中等强度的弹性牵引。轻度的咬合紊乱可通过调整弹性牵引的方向和力量来矫正。当检查骨愈合良好后可行术后正畸治疗。此阶段目标是达到理想咬合,时间通常在 4～6 个月。下面所描述的方法适用于Ⅱ类深覆𬌗矫正。Ⅰ类和Ⅲ类患者术后咬合调整的方法需轻度调整,但指导原则不变。

下颌前移术后,在下牙弓将被整平的位置,正常情况下只有切牙和两侧终末磨牙的咬合接触,这就是所谓的"三点接触"。侧方开𬌗可能带有轻微的反𬌗倾向,影响颊侧的牙齿功能。在某些病例中,术前下

牙弓排齐后还留有拔牙间隙。不出意外的是,由于手术创伤和下颌活动减少,术后最大咬合力减少,但在术后 1 年内稳步增加。

当通过伸长的方式进行整平时,必须将刚性的稳定性弓丝改为工作弓丝以便于开始进行咬合调整;在去除咬合板的同时就可以进行,如果合适的话,或许可以在仅戴用较轻弹性牵引的阶段就直接更换工作弓丝。具体地说,牙齿移动的类型及程度决定了弓丝的选择。这通常意味着在上颌弓使用接近全尺寸的 TMA 方丝,在下颌弓使用 0.016 英寸不锈钢圆丝。为了关闭侧方开𬌗,在开始牵引的时候,颊侧牙齿应全天戴用轻力的箱型牵引,然后逐渐减少佩戴时间至仅夜间戴用,通常在第 3 个月停止牵引 (见第 12 章)。弹力牵引方向应该有助于 (牙齿、颌骨) 前后位置的纠正,在牙齿咬合位置稳定之前不应去掉牵引。当存在反𬌗倾向时,可将不锈钢扩弓辅弓 (0.036 或 0.040 英寸) 置于口外弓颊管内,将其前部松松地固定于中切牙和侧切牙之间;这可与常用的柔性弓丝和牵引一起使用。最后的精细调整可能需要硬方丝。

保持

矫治器去除之后,正畸正颌患者的保持与非手术深覆𬌗病例相似。对于Ⅱ类深覆𬌗病例,建议上颌戴用带有前部平导的哈雷保持器,下颌戴用真空塑形保持器,长期夜间佩戴。对于Ⅰ类和Ⅲ类深覆𬌗病例,戴用上、下真空塑形保持器可能就足够了,同样建议长期夜间佩戴。然而,如果曾经做过上颌骨手术扩弓并使用横腭杆固定牙齿,在正畸治疗完成期间,横腭杆在术后第一年应保持原位。或者建议全天戴用覆盖腭部 Hawley 保持器至少 6 个月,之后改为长期短时间戴用。随着骨骼和牙齿关系的确定,可以制作最终的修复体和赝复体。为了适应最终的修复体,可能需要对保持器进行调整或更换。

建议术后 1 年、2 年和 5 年进行复查,并在每个阶段进行适当的临床记录,以方便审计和研究。需要一个与众不同的召回计划表来监测所有的术后并发症。

关于手术

表 32 - 5 给出了Ⅱ类下颌后缩患者增加前下面高的手术治疗方法,以及Ⅰ类和Ⅲ类低角患者 (增加前下面高的) 的手术方法。外科手术的细节在本书的相关章节中提供。在所有手术中都需铭记,稍微短一

表 32－5　手术方法及手术程序用于矫正因下颌发育不足的Ⅱ类低角病例、Ⅰ类和Ⅲ类低角病例

手术方法	注　解
Ⅱ类　双侧矢状劈开截骨（BSSO）前移下颌骨（图 32－12）	口内入路 允许下颌延长和面下部高度增加 下颌附丽肌肉长度最小改变 可行坚固内固定术 可预测的结果
Ⅱ类　下颌骨下缘截骨术和双侧下颌骨矢状劈开截骨术 增加颏部垂直高度（骨间隙植骨或不植骨）（图 32－13）	提供额外的下颌延长 控制过多的垂直向或前后向颏部突度 骨移动与软组织改变的比例为 1∶1；坚固固定的长期稳定性 拉紧舌骨上肌群改善颏颈角 颏神经损伤可能和下颌侧方台阶，特别是前移＞5mm
Ⅱ类　下颌骨下缘截骨术和双侧下颌骨矢状劈开术和颏充填术	少有应用 颏部肥大和不足的 LL，下缘的前后向不足也许能改善唇部功能，但是需要颏充填术去改善美学效果
Ⅱ类　下颌全根尖下截骨前移术（见第 39 章）	仅需要有限前移；有利于齿槽段的多向移动；相对颏突度减少来说颏唇沟变平；投影相对减少；减少行颏成形术的需要
Ⅱ类　口外入路下颌前移	严重不对称畸形 下颌延长＞12mm
Ⅱ类　牵张成骨术	下颌不对称需行大幅度前移的综合征患者
Ⅱ类　上颌手术联合下颌前移（图 32－14）	主要需要 SARPE 行上颌弓（＞4mm） Le Fort Ⅰ型截骨将上颌骨前部而非后部下降，使上切牙露齿增加
Ⅱ类　上/下颌骨前部截骨（图 32－15）	下降下颌前部牙骨质段矫正过大的 Spee 曲线，矫正对于去代偿无法解决下颌切牙的轴倾；促进下颌骨前后向移动 上抬上颌前部牙骨质段矫正伴有露龈笑的垂直向发育过度
Ⅱ类　下颌骨劈开术（图 32－15）	允许下颌骨前部牙骨质段和下颌骨下缘向下移动，缩短下颌骨前部高度但有切牙牙根损伤的风险；余类似于前段下颌前部截骨术（见上）
Ⅱ类　仅包括骨间骨移植术的下颌骨下缘截骨	仅对于Ⅱ类错𬌗及轻度垂直向发育不足的患者，其掩饰性正畸治疗能获得患者接受的治疗效果 允许颏部的垂直向和（或）前后向的再定位来改善侧貌
Ⅰ类　上颌骨下降伴有骨间骨移植术*	上颌骨垂直高度不足
Ⅲ类　Le Fort Ⅰ型截骨**，上颌仅向前，向下移动	上颌骨垂直高度不足 下颌骨向下向后旋转，通常可避免下颌骨手术
Ⅲ类　Le Fort Ⅰ型截骨**向前下移动上颌骨，双侧下颌骨矢状劈开术后退（图 32－11）	上颌骨垂直高度不足和下颌骨发育过度

注：LFH，下面部高度；RIF，坚固内固定术；a－p，前后向；LL，下唇；SARPE，手术辅助快速扩张术；UI，上切牙；UL，上唇；LI，下切牙；VME，垂直向发育过度；* 如果 UL 高度在正常范围内，上颌骨应向下移动，以便在静止状态下可以上颌露齿达到 2～4mm，保持≥2～3mm 的息止间隙。随之发生下颌骨旋转将减少颏部突度，但是颏部重新定位需要评估是否需要/不需要针对颏颈部区域的附加手术去得到最佳的面部美学效果。** U1 静息状态和微笑时露齿程度决定了上颌骨下降的幅度。

点的脸比"长"脸更可取。因此，与其错将患者做成短面型，也比将短面型做成长面型可取。手术前至少 6 个月应将下颌第三磨牙拔除，因为它们通常占据放置螺钉所需的最佳位置。

通过双侧矢状劈开截骨术（bilateral sagittal split osteotomy，BSSO）来前移并前下旋转下颌骨是治疗下颌后缩的常用手术方法。因为对于短面患者，需仔细考虑颏部的位置，除了下颌向前移动外，颏部可能需要同期垂直向下移动。通过下颌在升支内的旋转和颏部的向下移动增加前面高；随着下颌角的上移，升颌肌群得到了放松。为了减少颏部的突度，可能需

要同时进行颏成形术。对于面高稍短、中度深覆𬌗、颏部前突的患者，可以考虑根尖下截骨。通过向下移动上颌骨来解决短面问题并不常见。我们需要暴露上切牙，但上颌骨后部的向下移动会拉伸翼咬韧带造成不稳定，所以应该旋转上颌骨仅使上前牙向下移动。通常情况下，如果上下颌骨后缩伴随短面型，就需要双颌手术旋转上下𬌗平面（图 32－14；见第 31 章）；通过减少下颌角突度，优化上下牙列的唇向位置改善面部轮廓和微笑美学。

上颌骨向下移动或下颌根尖下截骨延长下颌后牙，使下颌骨向下和向后旋转。短面型患者行下颌根

(a)　　　　　　　　　　　(c)

(b)　　　　　　　　　　　(d)

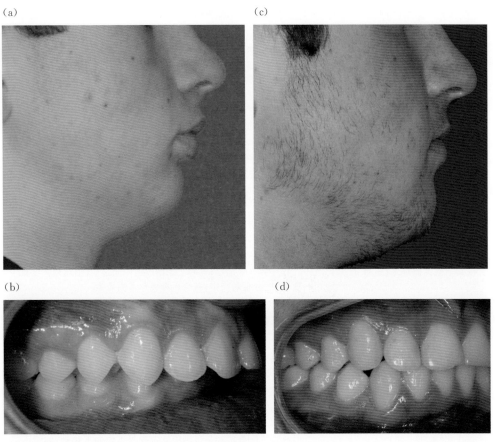

图 32 - 12　Ⅱ类Ⅰ亚类错𬌗畸形,患者深覆𬌗,面下部高度不足,采用 BSSO 前移下颌治疗。治疗前轮廓(a)和右侧咬合(b)。治疗后轮廓(c)和右侧咬合(d)

(a)　　　　　　　　　　　(c)

(b)　　　　　　　　　　　(d)

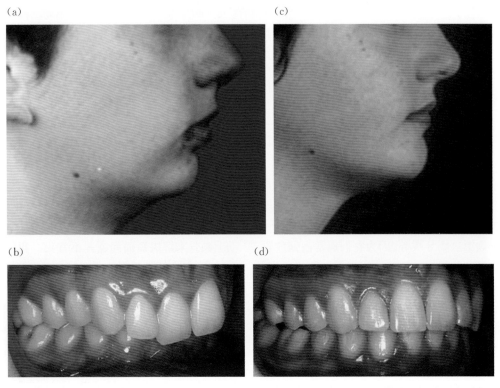

图 32 - 13　Ⅱ类Ⅱ亚类错𬌗畸形,患者创伤性深覆𬌗,面下部高度不足,采用 SSRO 下颌前移和颏成形术增加面下部高度。治疗前轮廓(a)和右颊部咬合(b)。治疗后轮廓(c)和右颊部咬合(d)

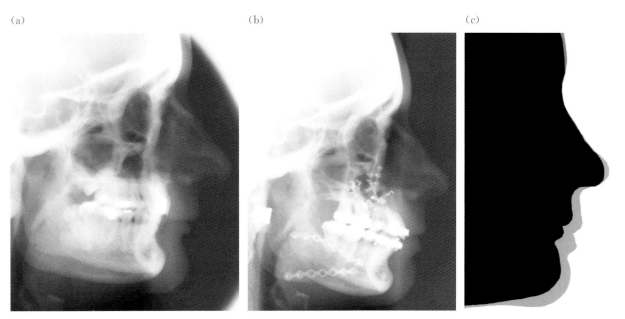

（a）　　　　　　　　　　（b）　　　　　　　　　　（c）

图 32 - 14　头颅定位侧位片(a)治疗前和(b)治疗后叠加,(c)Ⅱ类 2 分类类错𬌗畸形,伴有上切牙缺失和面下部高度不足,采用 Le Fort Ⅰ型截骨前移下降、骨间隙行骨移植物和 BSSO 下颌前移

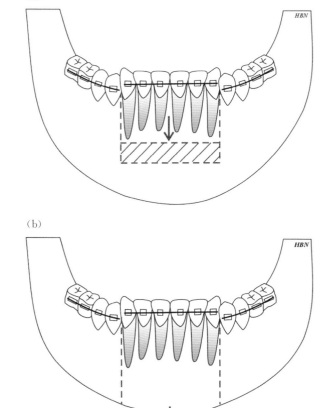

图 32 - 15　根尖下截骨术骨段下降下前牙骨段(a)和下颌骨体部截骨术下降下前牙骨段(b)的图示。引自: Naini FB, Gill DS, Sharma A, Tredwin C. The aetiology, diagnosis and management of deep overbite. Dental Update 2006;33: 326 - 36[44,45]

尖下截骨前移下颌牙列后,其强大咬合力常常会使深覆𬌗复发(见第 39 章)。升高后牙来增加面部高度,在调整阶段其高度常常会在一定程度上丧失。

严重下颌骨后缩患者可能会养成前移下颌骨的习惯。这可能会影响外科医师在手术中正确放置髁突位置,髁突位置不正确会直接影响咬合结果,这必须在术前向患者解释清楚。在手术前 4~6 周,建议使用𬌗板治疗来建立髁突的中性关系,消除下颌姿势位的(不良)习惯。

附加手术

除了颏成形术(表 32 - 5),还可通过其他治疗方法进一步改善正颌术后面部外形。

鼻整形术

在下颌和(或)上颌手术后立即进行,或单独手术,鼻整形术可调整背部轮廓、鼻尖形状或鼻翼底部宽度,达到下颌-鼻的最佳协调。然而,面下部高度增加可能会降低鼻相对面部的凸度。这可以使用 Rees 美学平面进行检查,该平面在侧视图标记为连接鼻尖和上唇的连线。连线正常情况下应通过或靠近颏前点。

下颌骨重塑

在东亚女性人群中,下颌骨重塑被用于将低角(被认为粗糙和不吸引人)方脸变为细长的椭圆形面下部轮廓(被认为更女性化和更吸引人)。根据不同的面部特征,常采用三种手术方法:下颌骨V线骨切除术、下颌外侧皮质骨切除术、颏成形及嵌体植骨术。

植入物改善面部轮廓

如果存在鼻旁区凹陷,利用患者的骨、冻干的尸体骨头或异体材料进行的覆盖骨增量术可以增加软组织的丰满度,改善面部轮廓。

唇和颏下手术

隆唇手术可改善面部突度,通常与正颌手术分开完成。"露龈笑"可以考虑用V-Y缝合方法关闭唇及颊部黏膜创口和延长上唇。尽管下颌前移和颏成形术改善了颏下形态,但当老年人的颏下组织出现下垂时,可能需要进行颏下脂肪切除术和筋膜拉紧提升术。

术后稳定性和有效性证据

患者年龄、髁突位置、前移程度、下颌平面角、下颌剩余生长潜力、肌肉和软组织力量以及手术技巧等因素均影响复发。从短期和长期来看,当维持或增加前面部高度时,用BSSO前移下颌骨似乎非常有效,但BSSO向后移动似乎不够稳定。短期内,骨骼稳定性与双皮质螺钉(钛、不锈钢、生物可吸收)或微型板相关。头影测量对B点位置进行分析,发现BSSO使用微型钛板坚固内固定术的短期复发率为1.5%~18%,而长期复发率为1.5%~8.9%。下颌前移6~

7mm时水平向复发的可能性更大,而在下颌平面角度较低的患者,其垂直向复发的可能性更大。

通过下颌角上旋及颏部下降尽量减少下颌前移产生的软组织拉伸,此时下颌骨稳定性最大。然而,上颌骨下降导致下颌骨向下和向后运动不利于术后下颌骨稳定性,但BSSO后退下颌骨可以在一定程度上克服此问题。原因是下颌骨后退使闭口时下颌骨对上颌骨施加的咬合力下降。由于上颌骨骨间内部结构缓慢重塑和趋于刚性,羟基磷灰石骨间植骨是目前首选的增加下降后上颌骨稳定性的方法[52,53]。由于腭黏膜为非弹性软组织,所以SARPE是最不稳定的正颌手术方法(见第18和36章)。

由于对BSSO前移下颌骨的研究主要是回顾性研究,且其设计较简单,加上缺乏标准化的结果测量方法,因此对短期和长期软组织轮廓变化仍缺乏可靠的数据。对坚固内固定的BSSO前移术(不包括颏成形术或上颌手术)的短期和长期结果评价,需要进行前瞻性或随机临床试验。

致谢

感谢Niamh Kelly女士在图片和目录上的宝贵帮助。感谢S. McMorrow博士、D. Morris博士、E. Salloum博士、D. Counihan博士、T. McSwiney博士、A. Downing博士和F. Naini博士对临床图像和插图的支持。

(章 茜 王育新 张 雷 译)

参考文献

[1] Turley PK. Orthodontic management of the short face patient. Semin Orthod. 1996;2: 138 - 53.

[2] Bjork A. Facial growth in man studies with the aid of metallic implants. Acta Odontol Scand. 1955;13: 9 - 54.

[3] Turley PK. An American Board of Orthodontics case report. The surgical-orthodontic management of a Class I malocclusion with excessive overbite and periodontal bone loss. Am J Orthod Dentofacial Orthop. 1993;104: 402 - 10.

[4] Lobbezoo E, Ahlberg J, Manfredini D, Winocour. Are bruxism and the bite causally related? J Oral Rehab. 2012; 39: 489 - 501.

[5] John MT, Hirsch C, Drangsholt MT, Mancl LA, Setz JM. Over-bite and overjet are not related to self-report of temperomandibular disorder symptoms. J Dent Res. 2002; 91: 164 - 9.

[6] Sonnensen L, Svensson P. Temperomandibular disorders and psychological status in adult patients with deep bite. Eur J Orthod. 2008;30: 621 - 9.

[7] Sonnensen L, Kjaer I. Cervical vertebral body fusions in patients with skeletal deep bite. Eur J Orthod. 2007;29:

464 - 70.

[8] Ricketts RM. A foundation for cephalometric communication. Am J Orthod. 1960;46: 330 - 57.

[9] Steiner CC. Cephalometrics for you and me. Am J Orthod. 1953;39: 729 - 55.

[10] Holdaway RA. A soft tissue cephalometric analysis and its use in orthodontic treatment planning. Part 1. Am J Orthod. 1983;84: 1 - 28.

[11] Vig RG, Brundo GC. The kinetics of anterior tooth display. J Prosthet Dent. 1978;39: 502 - 4.

[12] McNamara JA. A method of cephalometric evaluation. Am J Orthod. 1984;86: 449 - 69.

[13] Harvold EP. The Activator in Orthodontics. St Louis: The CV Mosby Co., 1974.

[14] Sassouni V. A roentgenographic cephalometric analysis of cephalo-facio-dental relationships. Am J Orthod. 1955;41: 735 - 64.

[15] Horn A. Facial height index. Am J Orthod Dentofacial Orthop. 1992;102: 180 - 6.

[16] Broadbent BH Sr, Broadbent BH Jr, Golden WH. Bolton

Standards of Dentofacial Developmental Growth. St Louis: Mosby, 1975.

[17] Cooke MS, Wei SH. The reproducibility of natural head posture: a methodological study. Am J Orthod Dentofacial Orthop. 1988;93: 280-8.

[18] Downs WB. Analysis of the dentofacial profile. Angle Orthod. 1956;26: 509-19.

[19] Naini FB. The Frankfort plane and head positioning in facial aesthetic analysis — The perpetuation of a myth. JAMA Facial Plast Surg. 2013;15: 333-4.

[20] Luther F, Layton S, McDonald F. Orthodontics for treating temporomandibular joint (TMJ) disorders. Cochrane Database Syst Rev. 2010: Jul 7: CD006541.

[21] Sciote JJ, Rowlerson AM, Hopper C, Hunt NP. Fibre type classification and myosin isoforms in the human masseter muscle. J Neurol Sci. 1994;126: 15-24.

[22] Hunt N, Shah R, Sinanan A, Lewis M. Northcroft Memorial Lecture 2005: muscling in on malocclusions: current concepts on the role of muscles in the aetiology and treatment of malocclusion. J Orthod. 2006;33: 187-97.

[23] Wessberg GA, Epker BN. Surgical inferior repositioning of the maxilla: Treatment considerations and comprehensive management. J Oral Surg Oral Med Oral Path. 1981;52: 349-56.

[24] Nasry HA, Barclay SC. Periodontal lesions associated with deep traumatic overbite. Br Dent J. 2006;200: 557-61.

[25] Joss-Vassalli I, Grebenstein C, Topouzelis N, Sculean A, Katsaros C. Orthodontic therapy and gingival recession: a systematic review. Orthod Craniofac Res. 2010;13: 127-41.

[26] Flores-Mir C. Does orthodontic treatment lead to gingival recession? Evid-Based Dent. 2011;12: 20.

[27] Proffit WR, White RP. Surgical-Orthodontic Treatment. St Louis: Mosby, 1991.

[28] Proffit WR, Fields HW. Contemporary Orthodontics (3rd Ed.) St Louis: Mosby, 1999.

[29] Naini FB. Facial Aesthetics: Concepts and Clinical Diagnosis. Oxford: Wiley-Blackwell, 2011.

[30] Bhatia SN, Leighton BC. A Manual of Facial Growth: a Computer analysis of Longitudinal Cephalometric Growth Data. Oxford: Oxford University Press, 1993.

[31] Riolo M, Moyers RE, McNamara J, Hunter WS. An Atlas of Craniofacial Growth. Ann Arbor, MI: University of Michigan Centre for Human Growth and Development, 1974.

[32] Watted N, Bill JS, Witt EA. therapeutic concept for the combined orthodontic surgical correction of angle Class II deformities with short-face syndrome: surgical lengthening of the lower face. Clin Orthod Res. 2000;3: 78-93.

[33] Zachrisson BU. Aesthetics factors involved in anterior tooth display and the smile: vertical dimension. J Clin Orthod. 1998;32: 432-45.

[34] Ayoub A, Khambay B, Benington P, Green L, Moos K, Walker F. Handbook of Orthognathic Treatment — A team approach. Oxford: Wiley-Blackwell, 2013.

[35] Smith JD, Thomas PM, Proffit WR. A comparison of current prediction imaging programs. Am J Orthod Dentofacial Orthop. 2004;125: 527-36.

[36] Phillips C, Kiyak HA, Bloomquist D, Turvey TA. Perceptions of recovery and satisfaction in the short term after orthognathic surgery. J Oral Maxillofac Surg. 2004;62: 535-44.

[37] Swennen GR, Mollemans W, Schutyser F. Three-dimensional treatment planning of orthognathic surgery in the era of virtual imaging J Oral Maxillofac Surg. 2009;67: 2080-92.

[38] Popat H, Richmond S, Drage NA. New developments in: three-dimensional planning for orthognathic surgery. J Orthod. 2010;37: 62-71.

[39] Cevidanes LHC, Tucker S, Styner M, Kim H, Chapuis J, Reyes M, et al. Three-dimensional surgical simulation. Am J Orthod Dentofacial Orthop. 2010;138: 361-71.

[40] Hunt NP, Cunningham SJ. The influence of orthognathic surgery on occlusal force in patients with vertical facial deformities. Int J Oral Maxillofac Surg. 1997;26: 87-91.

[41] Grunheid T, Langenbach GEJ, Korfage JAM, Zentner A, van Eijden TMGJ. The adaptive response of jaw muscles to varying functional demands. Eur J Orthod. 2009;31: 596-612.

[42] Johnston DJ, Hunt O, Johnston CD, Burden DJ, Stevenson M, Hepper P. The influence of lower face vertical proportion on facial attractiveness Eur J Orthod. 2005;27: 349-54.

[43] Naini FB, Cobourne MT, McDonald F, Donaldson AN. The influence of craniofacial to standing height proportion on perceived attractiveness. Int J Oral Maxillofac Surg. 2008;37: 877-85.

[44] Naini FB, Gill DS, Sharma A, Tredwin C. The aetiology, diagnosis and management of deep overbite. Dental Update 2006;33: 326-36.

[45] Naini FB. Deep overbite malocclusion. In: Gill DS, Naini FB (Eds.). Orthodontics: Principles and Practice. Oxford: Wiley-Blackwell, 2011.

[46] Rees TD. Aesthetic Plastic Surgery. Vol 2. Toronto: WB Saunders, 1980.

[47] Hsu Y-C, Li J, Hu J, Luo E, Hsu MS, Zhu S. Correction of square jaw with low angles using mandibular 'V-line' ostectomy combined with outer cortex ostectomy. Oral Surg Oral Med Oral Path Oral Radiol Endod. 2010;109: 197-202.

[48] Li J, Hsu Y, Khadka A, Hu J, Wang Q, Wang D. Surgical designs and techniques for mandibular contouring based on categorisation of square face with low gonial angle in orientals. J Plast Reconstruct Surg. 2012;65: e1-e8.

[49] Proffit WR, Turvey TA, Phillips C. The hierarchy of stability and predictability of orthognathic surgery with rigid fixation: an update and extension. Head Face Med. 2007; 3: 21.

[50] Joss CU, Vassalli IM. Stability after bilateral sagittal split osteotomy advancement surgery with rigid internal fixation. J Oral Maxillofac Surg. 2009;67: 301-13.

[51] Joss CU, Joss-Vassalli IM, Kiliaridis S, Kuijpers-Jagtman AM. Soft tissue profile changes after bilateral sagittal split osteotomy for mandibular advancement: a systematic review. J Oral Maxillofac Surg. 2010;68: 1260-9.

[52] Rosen H. Aesthetic refinements in genioplasty: the role of the labio-mental fold. Plast Reconstruct Surg. 1991;88: 760-7.

[53] Wolford LM, Moenning JE. Diagnosis and treatment planning for mandibular subapical osteotomies with new surgical modifications. Oral Surg Oral Med Oral Pathol. 1989;68: 541-50.

第 33 章
颏成形术
Osseous Genioplasty

Ali Totonchi，Sima Molavi and Bahman Guyuron

引言

　　颏部的位置、形状和大小是面下 1/3 美观和颏唇沟形态的决定因素，此区域对面部的协调美观至关重要，需引起重视。在本章，我们将讨论颏部的解剖特征，评估面下部美学的方法，以及如何制订正确的方案以矫正颏部畸形。

解剖特征

骨

　　颏部的骨性结构包括下颌骨前部和正中联合，中线处的骨嵴代表胎儿时期左右下颌骨融合。在骨嵴的末端分为两部分，形成一个凸起的三角形区域，称为颏隆突。下颌骨体上，在第一、二前磨牙之间有颏孔。在颏隆突下缘有一表面粗糙的小凹陷，称为二腹肌窝。颏隆突上方是牙槽段，包括了整个下颌牙弓前部。牙槽段中最深的牙槽窝为尖牙，从尖牙咬合面到牙根约 25.5 mm（图 33-1）。

肌肉

颏部前方肌肉

● 降口角肌，起于下颌骨外斜线，与其他肌肉汇聚成束止于口角。此肌肉负责张口以及表达悲伤的情绪，由面神经下颌缘支支配。

● 降下唇肌，又称下唇方肌，是四边形肌肉，起于下颌骨外斜线，止于下唇和颏部的皮肤，作用是在咀嚼时降下唇，由面神经下颌缘支支配。

● 颏肌，呈圆锥状，起于下颌骨侧切牙及中切牙的下颌切迹窝处，止于颏部皮肤。它抬高并突出下唇，由面神经下颌缘支支配。

下颌骨舌侧相关肌肉

● 二腹肌前腹部，向前延伸并附着于下颌骨联合的尾部边缘，靠近中部。由下颌神经的下颌舌骨肌神经支配，后腹部由面神经支配。此肌肉的作用是拉下颌骨向下，并拉舌骨向前上。

● 下颌舌骨肌，为扁平、三角形的薄层肌肉，起于下颌舌骨线，它位于二腹肌的前腹深处并向后内侧延伸，附着于舌骨的下缘。下颌舌骨肌受下颌神经的下颌舌骨肌支支配。作用是上抬口底和升高、前移舌

(a)   (b)

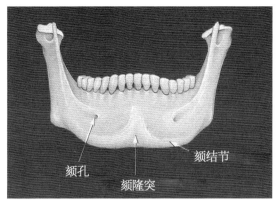

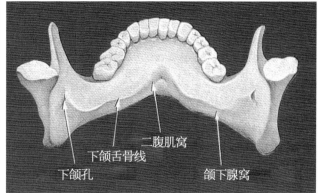

图 33-1　下颌骨的前、后面观(引自：Genioplasty. Guyuron B. Little, Brown and Company, 1990)

骨，或下降下颌骨。

  颏舌骨肌，为深层肌肉，位于下颌舌骨肌上方中线的两侧。起于下颌骨颏联合后方的颏下棘，止于舌骨体前面，受舌下神经的支配。作用是提升舌骨，或者舌骨固定时下拉下颌骨。

  颏舌肌，与水平面平行的一组肌肉。起于下颌体颏棘，呈扇形向后上方，下纤维通过薄薄一层腱膜止于舌骨上面，中上纤维分布舌体。其作用伸舌尖向前，其运动神经是舌下神经的一个分支(图33-2)。

神经

  下牙槽神经是源于三叉神经第三支的一种感觉神经。走行于下颌管内，终支穿出颏孔为颏神经，颏神经在降口角肌下分为三支。一支走行至颏部皮肤，另两支向上走行至下唇黏膜和皮肤(图33-3)。皮神经前段是颏部感觉神经的另一来源，它起源于第二、第三颈椎根部，环绕胸锁乳突肌的后缘，然后斜向前延伸，深入到颈外静脉，到达肌肉的前缘。它在颈阔肌下面分成上升和下降的分支。升支向上延伸至下颌下区域。

血供

  面动脉的唇动脉分支是颏部皮肤和肌肉的主要血供来源。下牙槽动脉是上颌动脉的分支，为下颌骨的主要血供。其穿行于骨及下颌管内，在颏孔处分为两支。骨膜和所附着的肌肉也为下颌骨供血，因此有必要保留肌肉，以便在下牙槽动脉损伤时减少远心段骨块坏死缺血的概率(图33-4)。

  血液主要流向唇部、面部以及外部的上颌静脉，也通过颏静脉流向翼丛、后部和前部的面静脉以及颈静脉。颏部后面的血液经舌下静脉汇至舌静脉。

(a)   (b)

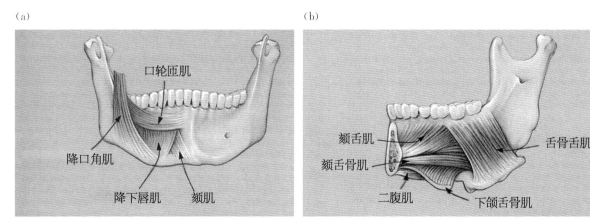

图 33-2　颏部肌肉的前、后面观(引自：Genioplasty. Guyuron B. Little, Brown and Company, 1990)

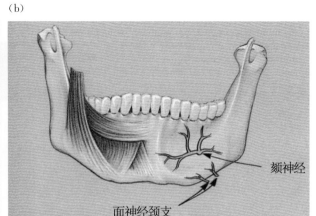

(a)　　　　　　　　　　　　　　　　　(b)

图 33-3　下牙槽神经及颏神经(引自：Genioplasty. Guyuron B. Little, Brown and Company, 1990)

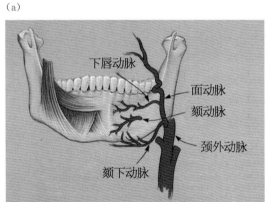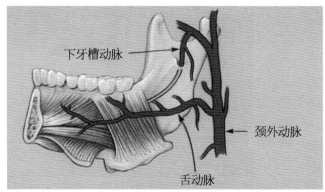

(a)　　　　　　　　　　　　　　　　　(b)

图 33-4　颏部区域的血供(引自：Genioplasty. Guyuron B. Little, Brown and Company, 1990)

患者评估

临床检查

对患者的评估从详细的病史、就医史和手术史开始。尽管我们不打算在本章中详细讨论面部分析(见第5章)，但在聚焦于颏部前仍然需要进行全面部分析。颏部应是下颌角向面中线的优美过渡，形成了男性颏部的双高亮区与女性颏部的单高亮区。临床检查和相片分析都可以用于评估颏部畸形。应检查患者整个面部是否有美观上的不协调。单纯颏部偏斜或下颌畸形都会引起颏部不对称。在面下1/3正面观检查时，首要关注的应该是嘴唇和正中联合。除了面瘫，正中联合线处的任何变形通常都表明骨骼不对称。因此，单用颏成形可能不合适。如果口裂是水平的，咬合平面不偏，但颏部偏斜，这种不对称为单纯的颏部畸形。然而，如果口裂平面或者咬合平面偏斜，或上下颌中线不齐，则说明下颌偏斜或上下颌整体偏斜。再次强调的是，当上下颌骨位置偏斜时，任何单纯矫正颏部不对称的手术都不会产生理想的美学效果。

原尺寸的面部相片分析，再加上临床检查，可以确定颏部前移的毫米数，从而达到美观的效果。硬组织头影测量与原尺寸相片的软组织分析都是必要的，其有助于手术的详细规划，并可提高预测性。如0.5～1.0mm的微小差异都会对面部协调产生显著影响[1]。

颏部的前突可以从面部照片来评估。颏部最突出的部分为颏前点。在理想的颏部侧貌中，上下唇最突点的连线会碰到颏前点，称为Riedel线。

面中线是一条连接眉间至颏部正中的假想线，它把颏部分为两个相等的部分。在确定颏部畸形程度时，需要测量水平和垂直向的数据。颏部美观的主要决定因素是突度、对称性和垂直高度。全面型评估的第一步是将脸三等分，在正面原尺寸相片上有四条水平线：一条穿过发际线，一条穿过眉间，一条穿过鼻下点,最后一条穿过颏部最下点,即颏下点。为了评估垂直向尺寸,使用穿过口裂点的线分割面下 1/3(见第 5 章)。颏下点至口裂点的垂直距离应该是口裂点至鼻下点距离的两倍。通过眉间点和鼻尖点的垂线决定了颏部的不对称程度。颏部的突度由侧貌进行评估。在侧貌上有几种评价颏部突度的方法,最实用的是 Riedel 线。该线连接上下唇最突点并进行延长。理想的颏部其颏前点应在该线上,以达到颏唇部的协调平衡。颏唇沟可能是易被忽视的面部特征之一。一般来说女性深约 4 mm,男性约 6 mm。

下颌弓的形状也很重要。宽大的下颌弓常常是由于宽大的下颌体造成,因此需要颏部截骨来加以调整。

俯视图和仰视图有助于评估鼻、颏部形态以及颧弓突度,特别是对轻微不对称的患者。

颏成形离不开口腔检查。上前牙唇齿关系的不协调揭示了潜在的颌骨异常。在唇部放松时,至少应有 2.0~2.5 mm 的切牙露齿量。而大笑时应露出整个牙冠。应注意任何多余露龈及露齿不足表明上颌骨及上唇的异常。口内检查最重要的是咬合,其对手术计划起到决定作用。在颏成形之前,应根除任何明显的牙周病。临床检查和颏部形态分析能使手术计划更精准,而为了获得最佳手术效果,这是必需的。

患者及术式选择

通常,考虑行美容外科手术的患者应符合适应证,并且没有任何可能导致并发症或影响疗效的疾病。

颏部畸形分为七大类(表 33 - 1):①巨颏,可以是水平、垂直方向或两者都有。②小颏,可以是水平、垂直向或两者皆有。③同时伴有不同方向上的巨颏或小颏。④颏部不对称。⑤假性巨颏。⑥假性小颏。⑦女巫样颏部畸形。

颏部不对称可以是在同一平面上偏向一侧,也可能是有旋转性不对称(顺时针或逆时针),也可能缩短或增加了面部高度。在假性巨颏中,颏部比正常大,这是由于过多的软组织,而骨骼的大小可能是正常的。这种情况可在移除了颏植入物的患者中见到。造成假性小颏的原因是患者的正常下颌顺时针旋转,导致"长脸"畸形。女巫样颏部畸形指颏部的软组织下垂,通常见于长时间佩戴义齿的无牙颌患者或单纯由于增龄性改变导致。Guyuron 等[2]评估了 2879 例患者,684 例患者有颏部畸形伴咬合正常,其中 24.9%

表 33 - 1　颏部畸形的分类

Ⅰ	巨颏
	● 矢状向
	● 垂直向
	● 水平、垂直向都有
Ⅱ	小颏
	● 矢状向
	● 垂直向
	● 水平、垂直向都有
Ⅲ	巨颏伴小颏
	● 垂直向过度伴矢状向不足
	● 矢状向过度伴垂直向不足
Ⅳ	不对称颏
	● 面下高度正常
	● 面下高度短
	● 面下高度长
Ⅴ	假性巨颏
Ⅵ	假性小颏
Ⅶ	女巫样颏

为Ⅰ类,63.6% 为Ⅱ类,7.9% 为Ⅲ类,0.6% 为Ⅳ类,0.73% 为Ⅴ类,0.4% 为Ⅵ类,1.9% 为Ⅶ类。

通常巨颏和不对称颏患者不适合行异体植入成形术,截骨术基本都能获得可预测的改善和理想的外形效果。因此,小颏患者是异体植入性颏成形术的适应证,并且该组患者中,年龄较大(50 岁以上)的轻度至中度小颏畸形患者是该类手术效果最明显的群体,其他颏部畸形可以用颏成形术取得良好效果。

在有水平、垂直向或偏斜的巨颏患者中,可截除一段骨并重新摆正颏部。极少数情况下,对于水平向的巨颏,可以使用大的磨钻来修整颏部形态(图 33 - 5 至图 33 - 7)。应注意的是,截骨术和去骨术患者的软组织反应是存在显著差异的(表 33 - 2)。可以改变截骨术的切开角度来同时解决有矢状向、垂直向发育过度的颏部畸形(图 33 - 8)。

在纠正小颏畸形时有更多的术式可选。在本章中我们聚焦于截骨术。滑动水平截骨术,其截骨线位于颏孔下 4~5 mm(图 33 - 9)。对于同时有矢状向不足垂直向过度的颏部畸形,截骨线切断前缘和下缘,通过前移该骨块,可以缩短面高。水平阶梯型截骨也是一种选择,这更适合于下颌平面陡峭的高角型病例或需要明显的颏前徙患者。该术式进行了两次截骨,并将这些骨块叠加(图 33 - 9 至图 33 - 11)。对于严重垂直向不足的颏部,可以在截骨线之间进行植骨,或如果骨缝在 4~5 mm 内可以不植骨。如果患者有垂直向不足和矢状向过度,截骨后以颏部骨块尾部为旋转中心,顺时针旋转骨块可以解决此类问题。

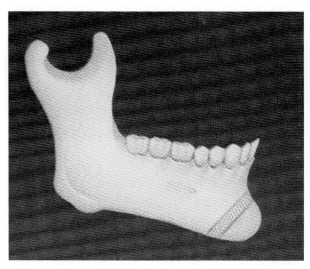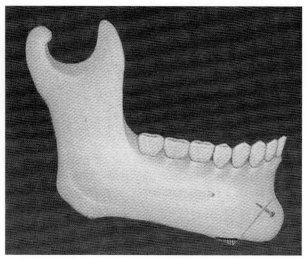

图 33 - 5　仅矢状向过量的缩短治疗(引自：Genioplasty. Guyuron B. Little, Brown and Company, 1990)

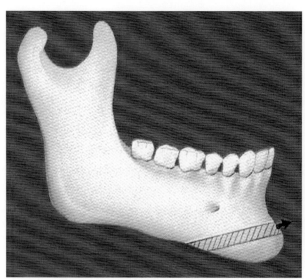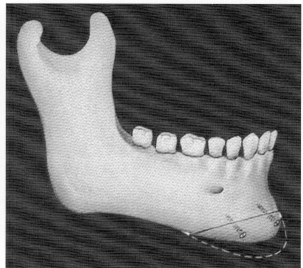

图 33 - 6　仅垂直向过量的缩短治疗(引自：Genioplasty. Guyuron B. Little, Brown and Company, 1990)

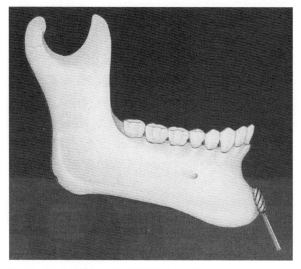

图 33 - 7　使用磨头缩短颏部(引自：Genioplasty. Guyuron B. Little, Brown and Company, 1990)

表 33 - 2　软组织随骨改变量

截骨术	后退	0.9/1.0
	垂直向缩短	0.8/1.0
	前移	0.9/1.0
骨切除术	矢状向	0.25/1.0
	垂直向	0.5/1.0
假体隆颏	假体	0.8/1.0

　　如前所述,颏部不对称最好通过截骨术来进行矫正,只要这种不对称仅限于颏部。对于垂直向正常的单纯的颏部不对称,楔形截骨后可将长侧的一节移至短侧。如果楔形截骨后面部高度较小,可以在短侧进行植骨。如果整个面部高度过高,可以从长侧去除楔形物。有时,不对称是由于矢状向的位移,这可以通过水平截骨术并在矢状向上进行重新滑动定位。

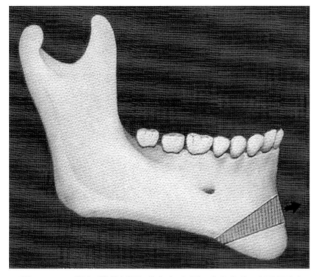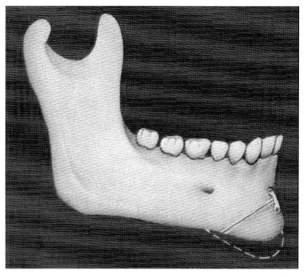

图 33-8　斜向截骨以同时改变水平、垂直向颏畸形(引自：Genioplasty. Guyuron B. Little, Brown and Company, 1990)

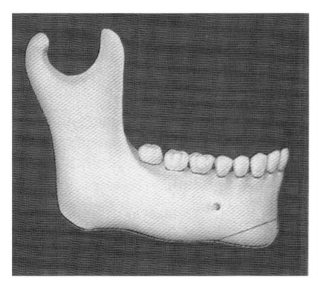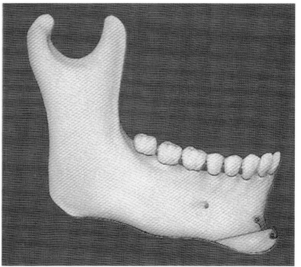

图 33-9　矢状向颏截骨术(引自：Genioplasty. Guyuron B. Little, Brown and Company, 1990)

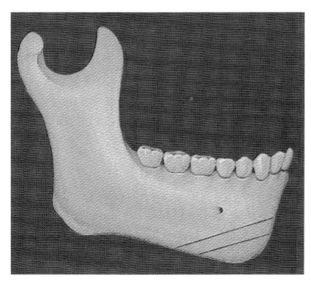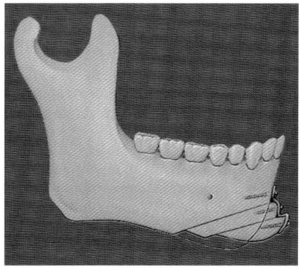

图 33-10　矢状向分量段截骨术(引自：Genioplasty. Guyuron B. Little, Brown and Company, 1990)

第33章

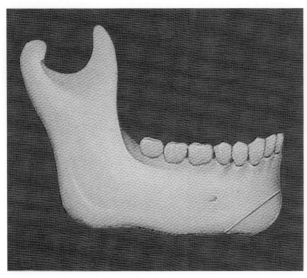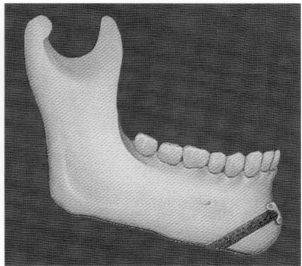

图33-11 斜向截骨向前向下移动并植骨,以同时增加矢状向及垂直向颏部量(引自:Genioplasty. Guyuron B. Little, Brown and Company, 1990)

假性巨颏,或软组织过量,应通过颏下区域的椭圆形切口切除多余软组织,包括皮肤和皮下组织,但不应破坏颏肌。假性小颏,该类患者需要行正颌手术以矫正下颌骨位置。女巫样颏部畸形应通过椭圆形切口切除多余组织,并联合脂肪移植治疗颏下褶皱。

手术技巧

颏成形术通常需要全麻并气管插管。在注射了含1/10万肾上腺素的局麻药后,为防牙龈退缩,应在龈沟的唇侧做8~10 mm切口,切开黏膜、颏肌,直至骨膜。接着解剖暴露颏部下缘及颏神经(图33-12a~c)。如果计划进行骨去除术,则需使用椭圆形球钻磨除多余骨骼,常常是一侧精确磨除后,再将另一侧修整(图33-13)。如果计划进行截骨术,则使用矢状锯(图33-14a~g)。颏成形术与其他手术相结

合的术前术后对比如图33-15至图33-17所示。

术后并发症

颏成形术后,诸如伤口开裂或感染的并发症较少见。如果出现上述情况,需要排出血肿以防感染。截骨线应离咬合平面至少30.5 mm以防牙髓受损。牙龈向根方退缩将导致牙根的暴露,导致牙齿敏感,这是非常痛苦的。应保证切口至龈缘有足够距离以防止牙龈退缩。超过50%的颏成形患者术后可出现不同程度的感觉丧失,其原因通常是术中对颏神经的牵拉,但术中也可能撕裂神经。软组织下垂常常是由于颏成形时过度的去骨。下唇的收缩紧张现象常常是神经肌肉未完全修复。手术也可能导致其他并发症,如不对称、过矫正、矫正不足等。正确的计划、精确的术中操作和细致的关创可以最大限度减少并发症和令人不悦的术后效果。

(a)　　　　　　　　　　(b)　　　　　　　　　　(c)

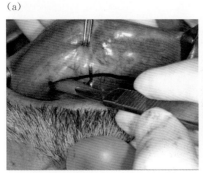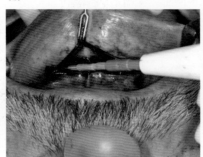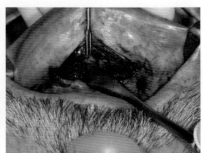

图33-12 (a~c)暴露颏部(引自:Genioplasty. Guyuron B. Little, Brown and Company, 1990)

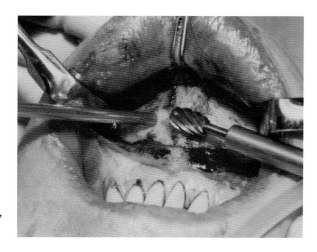

图 33 - 13　截骨术(引自：Genioplasty. Guyuron B. Little, Brown and Company，1990)

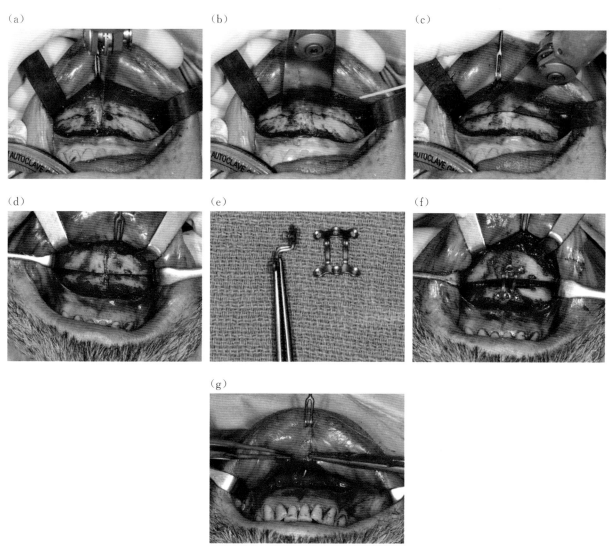

图 33 - 14　(a～g)截骨后滑动骨块并固定(引自：Genioplasty. Guyuron B. Little, Brown and Company，1990)

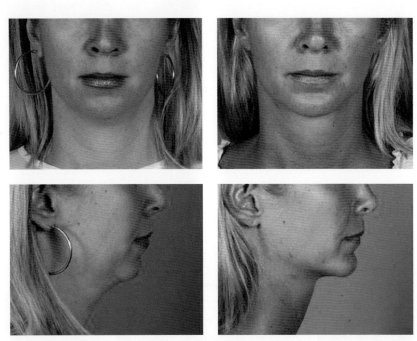

图 33‑15　患者矢状向小颌畸形，行颏前移成形术、二期鼻整形及颏下脂肪切除术。左为术前，右为术后（引自：Genioplasty. Guyuron B. Little，Brown and Company，1990）

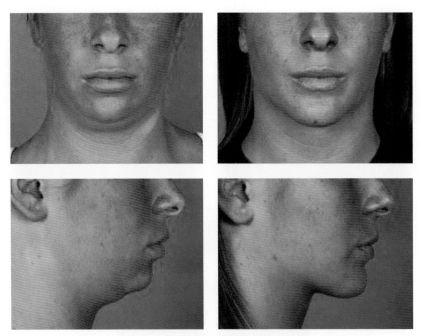

图 33‑16　患者矢状向及垂直向小颌畸形，行颏成形术及颏下脂肪切除术。左为术前，右为术后（引自：Genioplasty. Guyuron B. Little，Brown and Company，1990）

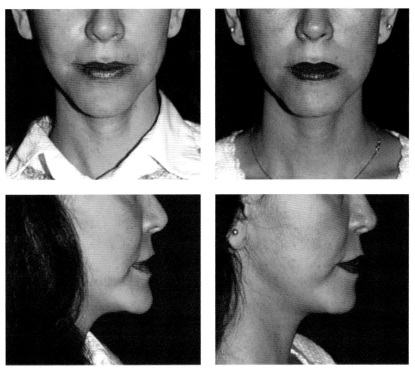

图 33-17 患者巨颏,行颏部缩窄术。左为术前,右为术后(引自:Genioplasty. Guyuron B. Little, Brown and Company, 1990)

（何东明　于洪波　译）

参考文献

[1] Guyuron B. Precision rhinoplasty. Part 1: the role of the life size photographs and soft tissue cephalometric analysis. Plast Reconstr Surg. 1988;81: 489 - 99.

[2] Guyuron B，Michelow BJ，Willis L. Practical classification of chin deformities. Aesthetic Plast Surg. 1995;19: 257 - 64.

[3] Guyuron B. Genioplasty. Boston: Little, Brown and Company, 1990.

[4] Guyuron B，Eriksson E，Persing JA. Plastic Surgery, Indications and Practice. Saunders and Elsevier, 2009.

第 34 章
上下颌骨的不对称畸形
Asymmetries of the Maxilla and Mandible

Farhad B. Naini, Mehmet Manisali and Daljit S. Gill

> "对称的原理起源于比例,因此只有在成比例的人体结构中才会产生对称的和谐。"
>
> ——Vitruvius(公元前 1 世纪)[1]
>
> 罗马建筑家

引言

从字面意思上来说,"对称"一词代表着"在度量上相似"。它起源于古法语中的"symmétrie"(如今为symétrie)、拉丁语中的"symmetria"、希腊语中的"summetria",以及英语中的"súmmetros"。该词由前缀"sym"(意为相似)以及后缀"metron"(意为度量)构成。

对称可以被定义为分界线或正中面两侧对应部分的形状、大小及相对位置的协调一致。而不对称则被认为是缺乏或丧失了对称性[2]。将此概念推及到人体面部,则不对称表现为面部左右两侧的不平衡或不成比例。值得注意的是,没有人的面部展现出完美的双侧对称,因而对于一般人而言,面部一定程度的不对称是正常并且可接受的。然而,超过一般限度的不对称则会引起注意,并对容貌吸引力产生负面影响[3]。严重的面部不对称还同临床上抑郁、自卑以及其他影响生活质量的健康问题相关,如神经衰弱症及自卑感等[4]。

针对影响下颌骨及颏点的不同类型的不对称畸形(即水平向、垂直向及水平-垂直联合向)对于容貌吸引力的研究表明,超过 10 mm 的下颌骨/颏点的不对称被认为是严重的,而当不对称在 5 mm 或以内时,则常常无手术矫正的必要[3]。不对称畸形的程度超过 10 mm 越多,则越容易被发觉,超过 10 mm 的不对称一般会使得患者希望得到矫正治疗。另外,同半侧下颌伸长畸形相似(见下文),水平向的不对称畸形被认为是影响面下 1/3 美观性最严重的一种畸形,尽管当不对称程度加重时,各种类型的畸形都会影响面部容貌吸引力。此外,术前正畸的患者及正畸医师通常较一般非专业人员对于不对称更为敏感挑剔。当患者的下颌或颏点偏斜在 5 mm 以内时,其通过手术矫正不对称的诉求很微弱,而当不对称达到 10 mm 以上时,其治疗诉求会明显上升,并且随着不对称程度的加重而增加。对一组照片进行打分时,面部双侧对称的照片得分最高,而明显的下颌骨或颏部偏斜者的照片得分最低。因此,在临床上尽可能地获得双侧面部对称的结果常常是追求的治疗目的。

严重的全面部及颅颌面不对称畸形的病因和治疗将在第 57 章详细探讨。本章旨在就影响面中部/上颌骨下半部分以及面下 1/3 的不对称畸形的临床诊断和治疗进行阐述。

病因和分类

面部不对称可能由于颅颌面复合体中诸骨或其表面软组织的大小、形状或相对位置的差异引起[2]。由于影响面部诸骨及软组织的病因学因素广泛多样,加之形态学上的表现各异,因此长期以来面部不对称畸形都没有一个合理的分类。这也正解释了为何现存有多种不对称畸形的分类系统。其中一个现行有效的分类系统将面部不对称畸形的病因宽泛地分为三大类:先天性、发育性及获得性(表 34 - 1)[3,5,6]。

上颌骨不对称畸形的分类

针对发育性上颌骨不对称畸形的一个简明分类可基于病因和形态学特征(表 34 - 2)。上颌骨不对称畸形可分为原发性和继发性,前者归因于遗传性的上

表 34 - 1　面部不对称畸形的病因学分类

病因		举　例	
先天性(出生前)	畸形[I]	唇腭裂(单侧) 半侧颜面发育不全 半侧颜面增生 斜头畸形	
	形变[II]	宫腔内发育晚期由于头部侧屈导致肩部压迫一侧下颌骨引起的下颌变形	
	干扰[III]	罕见面裂	
发育性(出生后)	内源性颌骨发育畸形	半侧下颌伸长畸形 半侧下颌肥大畸形 单侧髁突肥大畸形	
	继发性颌骨发育畸形	半侧颜面萎缩(Parry Romberg 综合征) 胸锁乳突肌性斜颈(图 34 - 1) Duchenne 肌营养不良 脑性麻痹	
	功能性	下颌偏侧移位	
获得性	创伤性	髁突外伤	
		上颌骨/面部外伤	
	病理性	髁突吸收	青少年类风湿性关节炎
			成人类风湿性关节炎
		感染/炎症	
		囊肿	
		肿瘤	

注:I:畸形指由于内源性发育障碍(如单侧唇裂)引起的器官、器官的一部分或机体更广范围内的形态异常。发育障碍在胚胎发育过程中发生的时间越早,其引起的畸形就越复杂。

　　II:形变指由于非干扰性的机械力作用引起的机体部分形态或位置异常。

　　III:干扰指由于原本正常的发育过程受到了干扰引起的器官、器官的一部分或机体更广范围内的形态异常。

(a)
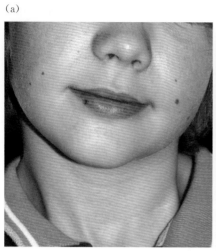

(b)
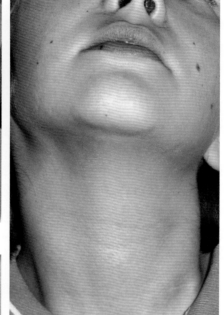

(c)
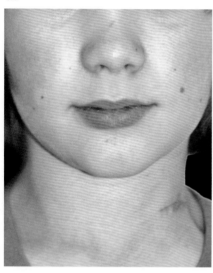

图 34‑1 （a、b）左侧胸锁乳突肌性斜颈。（c）术后照

表 34‑2 发育性上颌骨不对称畸形的分类

发育性上颌骨不对称畸形	类型	代表特征
原发性（如由于遗传性上颌骨发育差异引起）	垂直向	• 不常见 • 通常伴随全面部不对称畸形或颅颌面综合征如半侧颜面发育不全等（图34‑2） • 发病年龄可能相对较早 • 可能由于一侧发育过度、一侧发育不足或两者皆有引起 • 双侧眶下孔几乎确定不在同一水平位置，眶下平面横向倾斜 • 通常伴有垂直向眼眶异位以及眼眶平面横向倾斜
	水平向	• 上颌骨和（或）下颌骨牙槽突向左侧或右侧平移（图34‑3） • 伴随严重的全面部不对称畸形 • 罕见
继发性（如由于代偿下颌骨或牙槽突的发育差异引起）	垂直向	半侧下颌肥大畸形导致一侧开𬌗以及同侧上颌牙槽骨垂直向代偿（牙齿过度萌出）一例（图34‑4）
	水平向	由于以下原因导致的上颌牙列中线偏斜： • 局部牙槽骨的发育差异，如由于牙列拥挤引起的切牙侧向漂移，或一侧牙弓中段的强直引起越隔纤维牵拉切牙 • 上颌骨围绕垂直轴旋转（罕见）

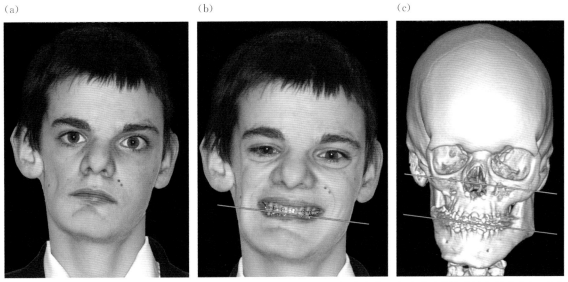

图 34-2　(a)患者患有半侧颜面发育不全及全面部不对称畸形。(b)上颌咬合平面向患者左侧倾斜(左低右高)。(c)上颌骨整体垂直向不对称,眶下孔不在同一垂直向位置,伴有眶下平面的偏斜(引自: Naini FB. Facial Aesthetics: Concepts and Clinical Diagnosis. Oxford: Wiley-Blackwell, 2011; 允许出版[16])

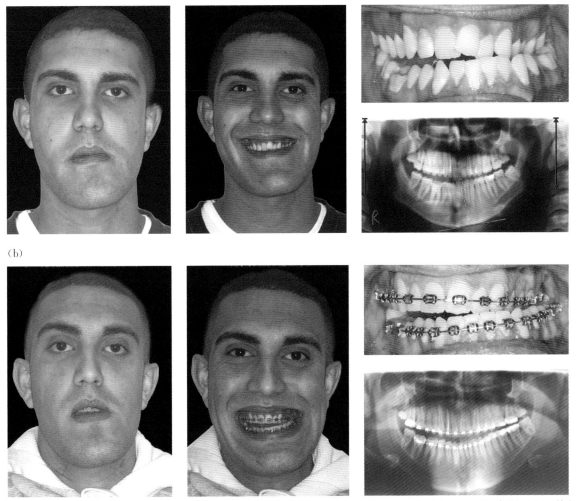

图 34-3　(a)严重的全面部不对称畸形,患者上颌骨向右侧偏移,但横向倾斜轻微。患者右侧下颌骨半侧肥大及伸长畸形。(b)术前照。上颌骨整体向左移动,并矫正轻微的倾斜。采用不对称性下颌骨后退截骨术以改善下颌骨、颏点及咬合平面的不对称畸形

第 34 章

(c)

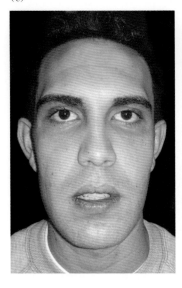
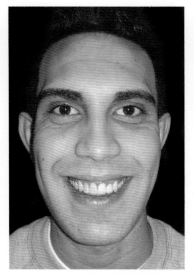
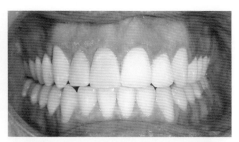
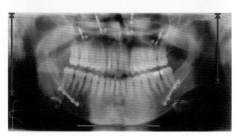

图 34 - 3(续) (c)术后照

颌骨发育差异,而后者则是由于代偿下颌骨或牙槽突的发育差异引起。

下颌骨不对称畸形的分类

见表 34 - 1,下颌骨不对称畸形可被划分为发育性、功能性、创伤性和病理性。严重的面部不对称可能由下颌骨局部的生长模式异常引起。在临床上将真性不对称性下颌骨发育过度同相对性发育过度区分至关重要,后者多是由一侧的生长发育迟缓或抑制引起。在这种情况下,由于受累侧下颌骨生长发育缺乏,正常侧的下颌骨反而显得肥大。导致一侧下颌骨生长发育障碍的原因包括童年时期的颞下颌关节创伤引起同侧的下颌骨发育迟缓,或一侧的纤维结构不良等病理性因素。

既往学者针对内源性颌骨发育异常导致的下颌骨不对称畸形的分类获得了一定成功,这些分类包括 Rushton(1944)[7]、Waldron 等(1946)[8]、Cernea

(a)

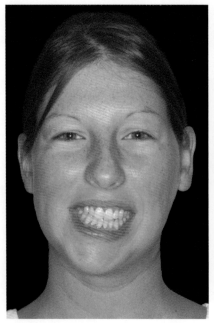
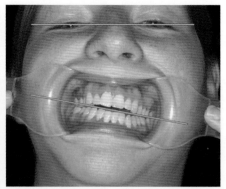
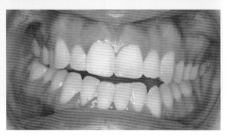

图 34 - 4 (a)患者左侧下颌支高度增加,右侧下颌支高度降低,引起上颌牙列过度萌出,上颌咬合平面向左倾斜(左低右高)

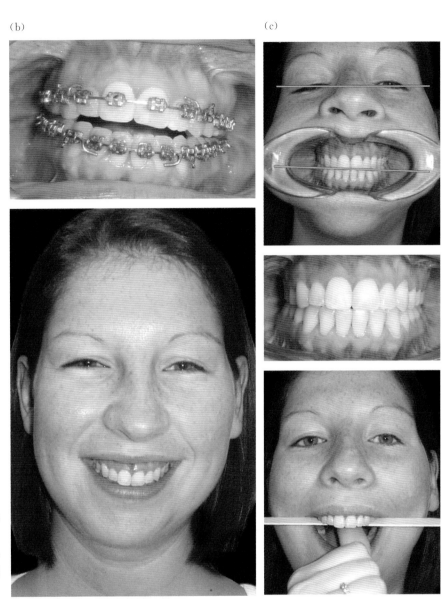

图 34-4(续)　(b)术前照：维持横向倾斜。(c)通过在 Le Fort Ⅰ型截骨水平抬高左侧上颌骨，降低右侧上颌骨以矫正上颌的横向倾斜

(1948)[9]、Gottlieb（1951）[10]、Hinds（1960）[11]、Rowe(1960)[12] 以及 Bruce 和 Hayward(1968)[13] 等。不过这些数目繁多的分类方法表明，提出一个适当的、全面的、使用方便的分类仍然存在相当的难度。

尽管如此，Obwegeser 和 Makek 在他们 1986 年的一篇经典论著[14] 中将下颌骨不对称畸形分为三大类（Obwegeser 分类）。

• 半侧下颌肥大畸形（hemimandibular hyperplasia，HH）。

• 半侧下颌伸长畸形（hemimandibular elongation，HE）。

• HH 和 HE 的混合型。

后续针对一侧髁突在正常生长发育停止后的肥大畸形，又增加了新的一组分类。

延伸阅读

发育性下颌骨不对称畸形的确切病因未知。但 Obwegeser 和 Makek[14] 认为这些发育畸形的背后机制在于髁突头的软骨区。临床上通过对快速进展的不对称畸形患者进行高位髁突切除后，其异常的生长发育停止，这一现象印证了该假说。

Obwegeser 分类明确了三种类型的髁突过度活跃现象，这其中的两种会引起髁突肥大，而单纯的半侧下颌伸长畸形并不会引起髁突肥大。

第 34 章

● 单侧髁突肥大畸形。

面下 1/3 的不对称畸形可由下颌骨不同方向上的不对称性过度生长引起,包括主要由垂直向过度生长引起的半侧下颌肥大畸形,主要由水平向过度生长引起的半侧下颌伸长畸形,以及两者的组合(图 34 - 5)(表 34 - 3)[15]。

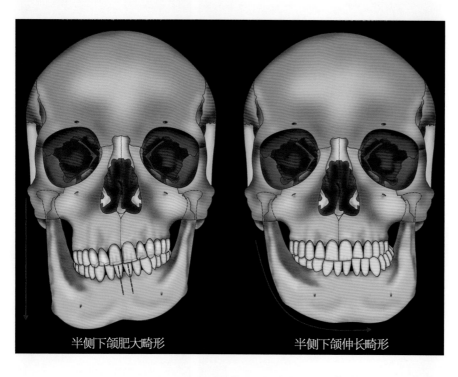

半侧下颌肥大畸形　　　　　　　半侧下颌伸长畸形

图 34 - 5 半侧下颌肥大畸形及半侧下颌伸长畸形(表 34 - 3)(引自: Naini FB. Facial Aesthetics: Concepts and Clinical Diagnosis. Oxford: Wiley-Blackwell, 2011;允许出版[16])

表 34 - 3 半侧下颌肥大畸形及半侧下颌伸长畸形的对比(图 34 - 5)[15]

半侧下颌肥大畸形(HH)	半侧下颌伸长畸形(HE)
一侧下颌骨三维方向上的增大(因此又称为半侧下颌增生畸形),终止于正中联合处	一侧下颌骨水平方向上的增大,以下颌体部为主
不对称性过度生长主要发生在垂直方向(图 34-6)	不对称性过度生长主要发生在水平方向(图 34-7)
受累侧髁突增大	受累侧髁突体积正常,但由于单侧髁突活跃性增加,受累侧下颌骨伸长
受累侧升支垂直高度增加	两侧面高相同
下颌下缘在受累侧明显向下弯曲	下颌下缘无弯曲
下颌管向下弯曲接近下颌下缘	下颌管无向下弯曲
下颌体在受累侧的骨组织高度增加(即根尖到下颌下缘的距离增加)	正常骨组织高度
牙列中线大多一致,但下颌切牙向受累侧倾斜角度异常	下颌牙列中线及颏点向健侧倾斜,下颌切牙角度正常
下颌咬合平面在受累侧向下倾斜(图 34-8),伴随上颌牙槽骨的过度萌出而导致上颌咬合平面横向倾斜	上下颌咬合平面无倾斜
无后牙反𬌗	健侧后牙反𬌗
受累侧可能出现侧方开𬌗(取决于上颌牙槽骨代偿程度是否能够同增加的升支垂直高度一致;以及舌能否在后牙咬合时找到息止位)	无侧方开𬌗
颏部可能位于中线,但伴随颏平面的横向倾斜导致受累侧更低	颏部偏向健侧,颏平面无倾斜保持水平
一侧下面高增大引起口裂倾斜,受累侧口角向下移位但无侧向移位	口裂无倾斜,但下唇向健侧水平向移位
严重病例中单侧骨组织改变引发下面部典型的"螺旋样"旋转	面下部无旋转,仅有颏部和下唇向健侧水平向移位

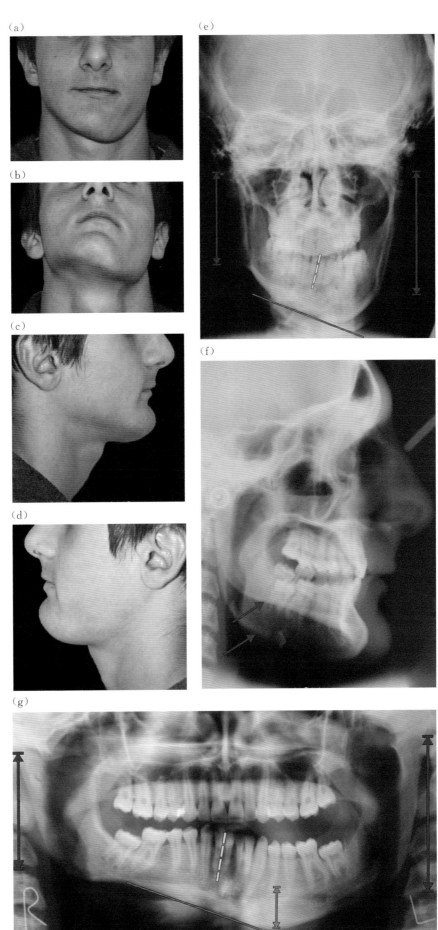

图 34-6　左侧半侧下颌肥大畸形

(a)

(b)

(c)

(d)

(e)

(f)

(g)

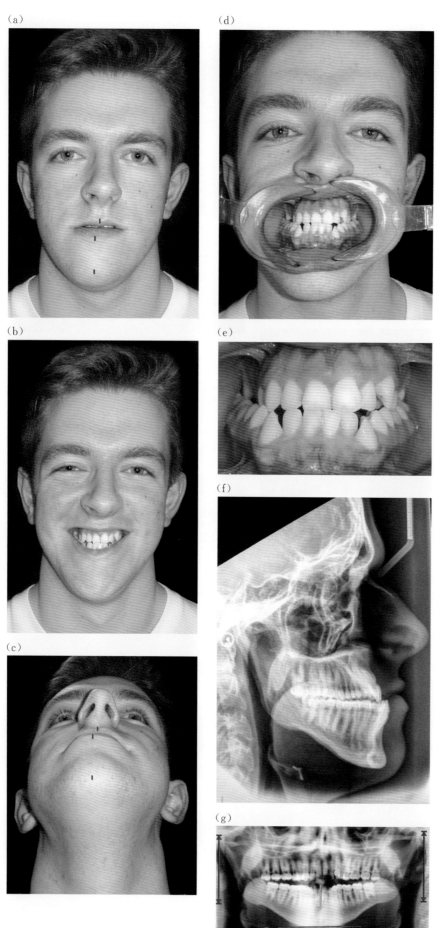

图 34‐7　左侧半侧下颌伸长畸形

(a)

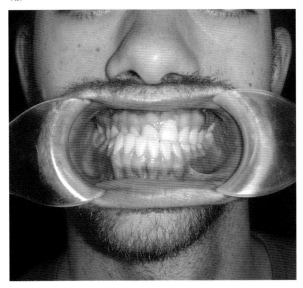

(b)

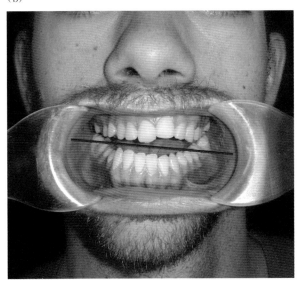

(c)

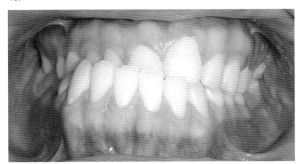

图 34-8　下颌𬌗平面在患侧(左侧)向下倾斜

临床检查

在开始临床检查之前,需要先进行详细的患者病史收集(见第 5 章)。然而,对于明显的面部不对称患者,还需关注一些其他问题,特别是以下方面。

* **面部不对称是在何时发现的(即大约的发病年龄)?**

患者的父母或家属或许能够帮助回答这个问题。通过查找和比对患者自身不同年龄阶段的照片也有助于临床医师进行评估。如果不对称畸形是近期发现的,提示其有可能还在进展阶段,需要后期的进一步观察研究。

* **不对称畸形是否处于进展阶段？　或是已经稳定了一段时间?**

* **如果处于进展阶段,患者的身高是否还在增长?**

发育性颌骨畸形倾向于随着身高增长发育的停止而停止。如果不确定患者是否仍处于生长发育阶段,间隔适当时间(如 1 年)连续拍摄头颅侧位定位片是必要的。

* **患者是否有面部不对称畸形的家族史?**

* **患者是否有颌骨或面部外伤史?**

在评估颅颌面结构对称性时,临床检查具有以下三个方面的目的[16]。

* **定性分析(视诊、人相学)**:明确面部不对称的位置[骨组织和(或)软组织]。

* **定量分析(人体测量学和头影测量学)**:客观定量面部不对称的程度。

经过完善的临床检查后,第三步在于:

* **颅颌面生长发育评估**:远期预测颅颌面复合体后续生长发育的位置、量度和方向。

> **延伸阅读**
>
> 尽管临床照片具有协助诊断的作用,并且是重要的医学法律记录,但它们不能作为临床综合评估的替代[16]。

临床检查应首先从正面开始,进而从不同角度、利用不同诊断记录评估面部对称性。针对颅颌面不对称畸形的综合诊断已有论述(参见 *Facial Aesthetics:Concepts and Clinical Diagnosis*)[16],而这其中同颌骨不对称畸形最相关的内容总结于表 34-4。在临床检查时,患者应处于自然头位(natural head position,NHP)。考虑到为了减小面部不对称对于美观的影响,患者头位可能围绕矢状轴左右倾斜而处于代偿性位置[16],故必要时临床医师也可对患者的头位进行细微的手动调整。

表34－4　综合评估上颌骨、下颌骨及相关结构对称性的方法

临床检查	
正面观	<ul><li>视觉上评估双侧面部结构相对于上水平线的大致垂直距离(图34－9)</li><li>视觉上评估双侧面部结构相对于面中线的大致水平距离</li><li>用记号笔标记面中部结构：软组织眉间点、鼻根点、鼻缝点、鼻突点、上唇中点、下唇中点及颏前点。评估它们各自之间及同面中线之间的相对位置(图5－32)</li><li>评估水平参考线各自之间及同真实水平面之间的相对倾斜度(图34－10)：<ul><li>瞳孔连线</li><li>口角连线</li><li>上颌咬合平面：利用木质压舌板或口镜柄协助评估(图34－11)，分别放置于切牙区、尖牙区、前磨牙及磨牙区评估</li><li>下颌咬合平面：评估方法类似于上颌咬合平面(图34－12)</li><li>颏下平面</li></ul></li><li>在正畸牵颊器(图34－13)或拍照牵颊器(图34－14)牵拉下从正面评估上下颌咬合平面</li><li>评估双侧上颌切牙和尖牙在静态及动态(如微笑、讲话等)时相对于上唇的暴露情况</li><li>评估中线处的面高及双侧的颏部、下颌下缘及下颌角</li><li>评估下唇及颏部是否有侧向偏移(代表着类似半侧下颌伸长畸形的水平向下颌骨不对称)(图34－15)，以及下唇是否同上唇对齐一致</li></ul>
侧面观	评估下颌下缘的轮廓
颏下观	<ul><li>评估下颌体及鼻底的对称性</li><li>评估下唇相对于上唇及颏部的水平位置(图34－16)</li></ul>
动态临床检查	下颌侧向移位 评估有无后牙反𬌗，特别是一侧后牙反𬌗——如果存在后牙反𬌗，检查下颌有无侧向偏斜(功能性移位)以明确是否部分或全部的不对称是位置性的(图34－17)。临床上通过将弯曲的示指指节置于患者颏下，拇指置于患者颏隆突以控制下颌的咬合运动。嘱患者放松，舌尖卷起伸向咽喉，然后轻压下颌上下移动，以保持髁突处于颞骨关节窝内的后退位。寻找首要的早接触点，询问患者自觉的早接触区域。建立该早接触后，嘱患者咬合，便能够明显观察到下颌骨的移位 面部动态不对称 一侧的提肌较对侧强，使得微笑时一侧上唇抬高更多，产生不对称微笑。这容易被误认为是上颌咬合平面的倾斜引起
上颌牙列中线	应同上唇人中间对齐，在评估上颌牙列中线时，参考以下指标：<ul><li>中线整体左/右偏移距离(毫米)</li><li>切牙近远中向角度及其同上颌咬合平面的关系(即切牙近远中向角度是否会发生自我纠正以代偿面部不对称)(图34－18)</li></ul>
下颌牙列中线	评估下颌牙列中线相对以下结构的关系：<ul><li>上颌牙列中线</li><li>下颌体</li><li>颏部：即下颌牙列中线是同颏部中点一致</li></ul>评估以下指标：<ul><li>中线整体左/右偏移距离(毫米)</li><li>切牙近远中向角度及其同下颌咬合平面的关系(即切牙近远中向角度是否会发生自我纠正以代偿面部不对称)</li></ul>
人体测量学——投影测量学评估	
头颅后前位定位片	在任意一对双侧标记点处做正中矢状平面的平行线，评估它们之间的相对定位以明确有无横向颌骨不对称畸形(图34－19) 做水平参考线以评估垂直向口腔颌面不对称(图34－20) 三角分析：用于比较左右两侧面部骨组织(图34－21) 注意：以上方法也可用于三维图像，如三维重建CT等
头颅侧位片	评估双侧结构缺乏重叠的情况。特别是两侧下颌下缘垂直向的显著位置差异提示下颌骨不对称畸形，如半侧下颌肥大畸形等(图34－6f)
全景片	利用观察及对比双侧测量指标的方法评估两侧髁突、下颌升支及下颌体的形态和相对高度(图34－6g)。评估有无髁突吸收等退行性病变

（续表）

三维分析	
研究模型	分别从船面观评估上下颌牙弓形态，可以采用将透明刻度尺放在腭中缝上方中线处的方法以直观观察牙弓形态 这有助于监测生长发育期患者的咬合改变
面部软组织扫描	将连续的扫描结果重叠有助于监测不对称生长，但该方法还需进一步完善
CT	适用于严重的不对称畸形，特别是全面部或颅颌面不对称畸形（图34-22） 可能需要对比水平及垂直参考平面的相对关系（类似头颅后前位投影测量分析方法），并比较三叉神经各孔之间的相对位置关系[2] 由CT数据生成的立体光刻模型有助于复杂病例的诊断和手术设计

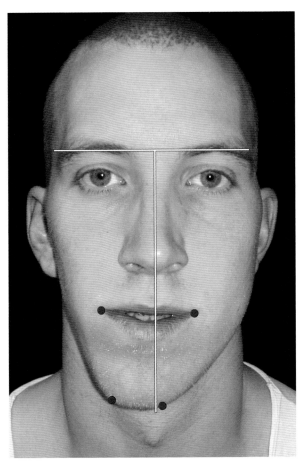

图34-9 视觉上评估双侧面部结构相对于上水平线的大致垂直距离，以及双侧面部结构相对于面中线的大致水平距离

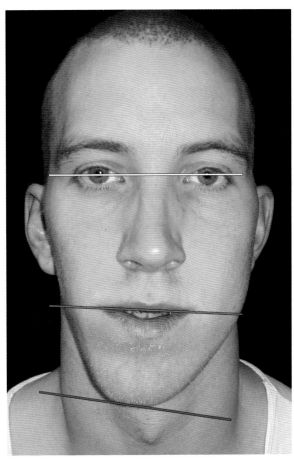

图34-10 评估各水平参考线如瞳孔连线、口角连线及颏下平面之间以及同真实水平面之间的相对倾斜度

(a)　　　　　　　　　　　(b)

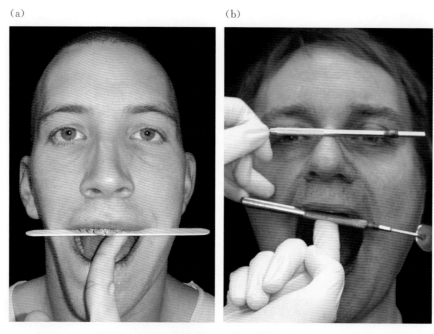

图 34－11　利用(a)木质压舌板或(b)口镜柄评估上颌咬合平面的横向倾斜

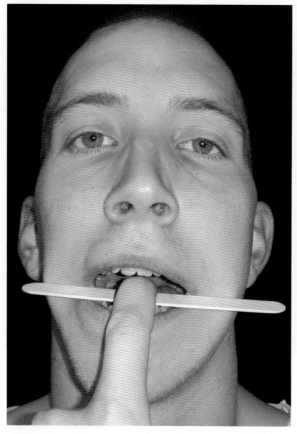

图 34－12　利用木质压舌板或口镜柄评估下颌咬合平面的横向倾斜

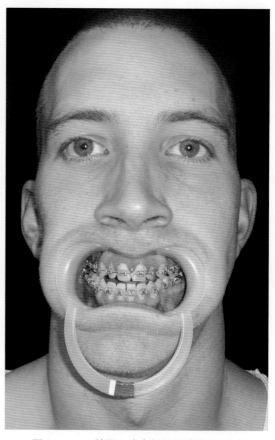

图 34－13　利用正畸牵颊器评估咬合平面

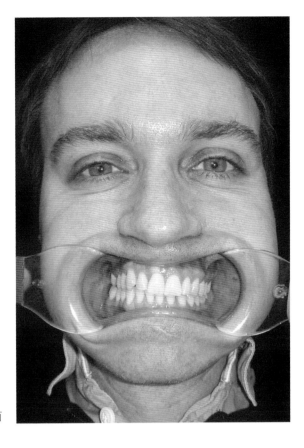

图 34-14　利用拍照牵颊器评估咬合平面

（a）

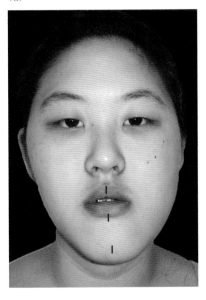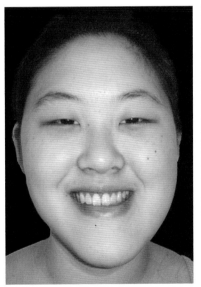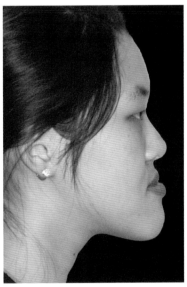

第34章

（b）

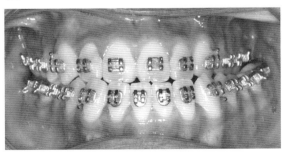

图 34-15　（a)患者右侧半侧下颌延长畸形,颏点及下唇向左侧偏斜。侧面照可见明显的Ⅲ类骨性发育异常。(b)术前正畸排齐整平牙列,下颌牙列中线同颏部中线对齐一致

（c）

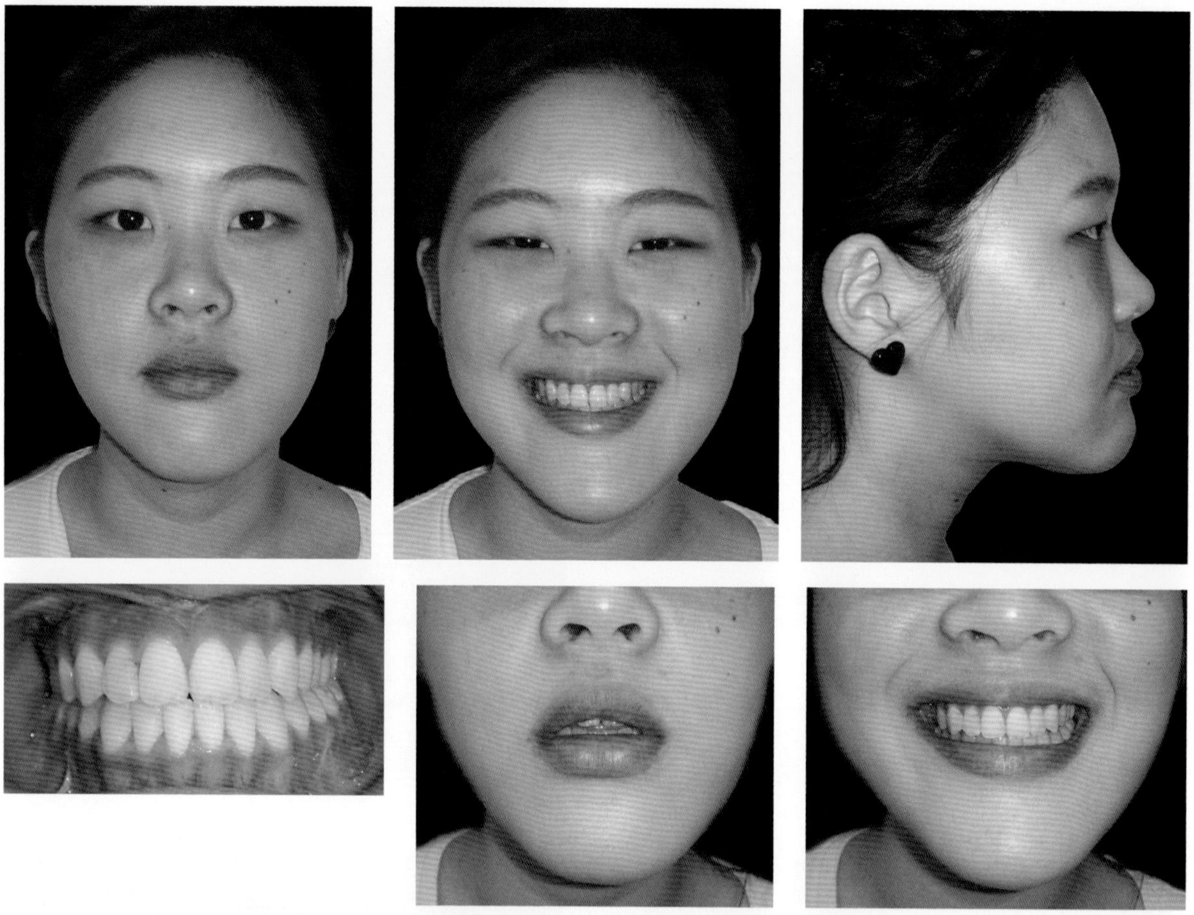

图34-15(续)　（c)通过双颌手术,前移上颌骨,不对称性后退下颌骨改善下唇及颏部相对于上唇及面部整体的对称性

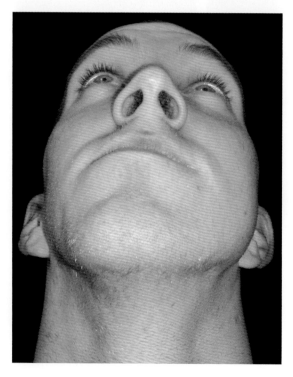

图34-16　颏下观评估下唇相对于上唇及颏部的水平向位置

(a)　　　　　　　　　　　(b)　　　　　　　　　　　(c)

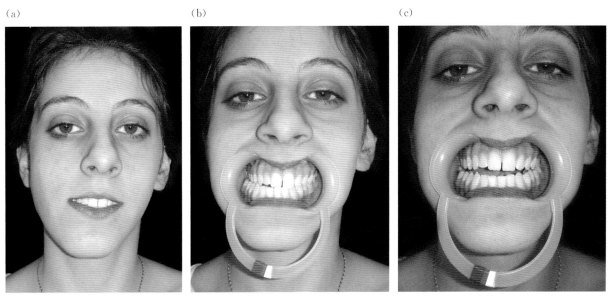

图 34‑17　(a)患者左侧半侧下颌延长畸形,右侧半侧下颌肥大畸形,其颏点和下颌牙列向右水平向偏倚。(b)正中𬌗时牙列咬合。注意比对(c)中下颌未偏移时的位置,可见患者下颌向右偏斜

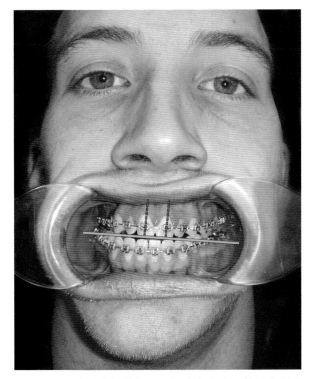

图 34‑18　应注意评估切牙近远中向角度及其同上颌咬合平面的关系,关键在于判断切牙近远中向角度是否会发生自我纠正以代偿面部不对称,以及是否需要术前正畸矫正切牙角度

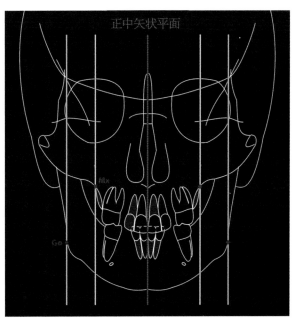

图 34‑19　在任意一对双侧标记点处做正中矢状平面的平行线,评估它们之间的相对定位以明确有无横向颌骨不对称畸形。Mx,上颌点;Go,下颌角点 (引自: Naini FB. Facial Aesthetics: Concepts and Clinical Diagnosis. Oxford: Wiley-Blackwell, 2011; 允许出版[16])

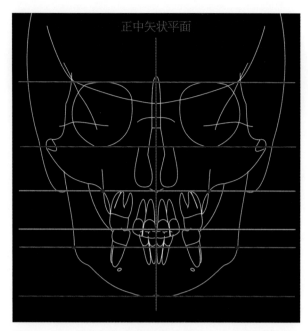

图 34 - 20　做水平参考线以评估垂直向口腔颌面不对称（引自：Naini FB. Facial Aesthetics：Concepts and Clinical Diagnosis. Oxford：Wiley-Blackwell, 2011；允许出版[16]）

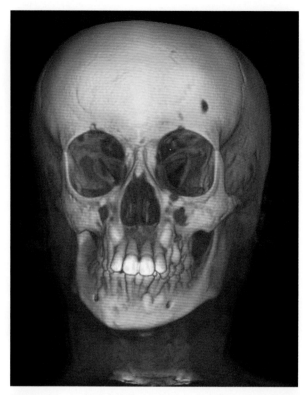

图 34 - 22　一例半侧颜面发育不全患者的三维 CT 成像（引自：Courtesy of Dr Jacques Treil）

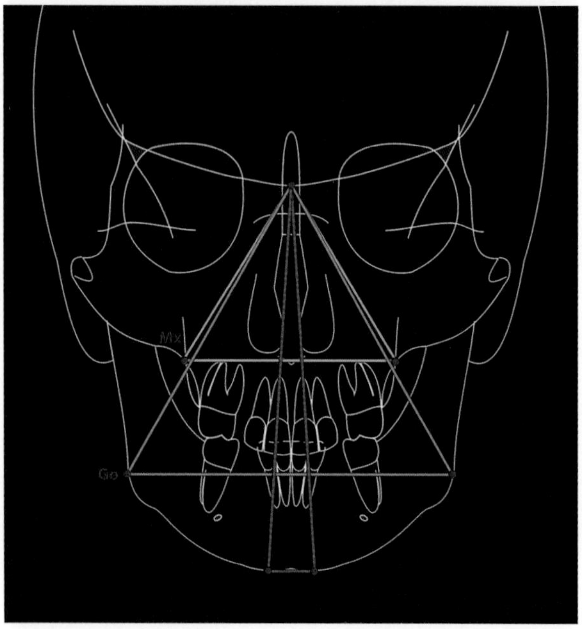

设计手术矫正上下颌骨不对称畸形时的原则

在设计正颌手术矫正上下颌骨不对称畸形时，需要遵循一些原则（表 34 - 5[16]）。

对患者预期的管理已在第 5 章阐述。不过，对于严重口腔颌面不对称畸形的患者，告知他们以下事项

图 34 - 21　"三角分析"意为对上颌、下颌及颏部三角进行分析。比较三角形左右两侧边能够提示相对于颅底的横向倾斜，而比较三角形左右两半的底边则能够提示不对称性及左右两侧体积的差异（假设患者头位无绕垂直轴方向的旋转）（引自：Naini FB. Facial Aesthetics：Concepts and Clinical Diagnosis. Oxford：Wiley-Blackwell, 2011；允许出版[16]）

表 34 - 5　设计手术矫正上下颌骨不对称畸形时的原则

- 确定不对称畸形的位置和水平
- 确定不对称畸形的类型和程度
- 确定不对称畸形累及的组织
- 矫正横向倾斜
  - 上颌咬合平面
  - 下颌咬合平面
  - 颏下平面
- 维持或改善上颌切牙露齿情况
- 维持或改善下面高
- 维持或改善矢状向颌骨关系
- 矫正中线
  - 上颌牙列中线
  - 下颌牙列中线
  - 颏部中点
- 改善咬合关系

非常关键。

- 术后并不能达到完美的对称。
- 一定程度的不对称是不可避免的。
- 矫正面部某一区域的不对称畸形有可能会使其他区域的不对称表现得更为明显。

确定不对称畸形的位置和水平（即面部 1/3 区域）

当调整好患者的头位，去除代偿因素使得处于自然头位（NHP）时，有必要对各面 1/3 部分进行评价以明确不对称畸形发生的水平（即面上、中或下 1/3）和确切位置（图 34-23）。相对于颅颌面畸形的患者，大部分口腔颌面畸形患者的面上 1/3 并不受累，其瞳孔间连线大致和真实水平面平行。面中部的不对称畸形常常累及鼻部及颧部。上颌骨的不对称畸形通常继发于下颌骨的不对称畸形。颏部的不对称畸形也同下颌骨的不对称畸形相关，并且通常随着下颌骨的摆正而改正。然而，单纯的颏部不对称，或是颏部不对称较下颌骨更为严重，则需要配合颏成形术以矫正不对称畸形。通过依次遮盖面部不同区域有助于判断面部不对称畸形发生的水平和位置（图 6-27a）。

确定不对称畸形的类型和程度

在确定不对称畸形的水平和位置后，还需要尽可能地确定不对称畸形是由于一侧生长过度、一侧生长

(a)

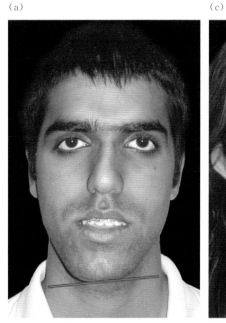

(c)

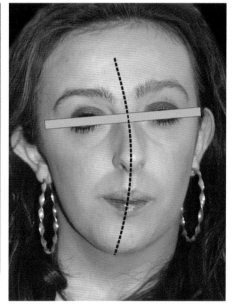

(b)

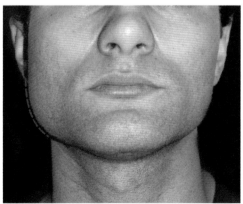

图 34-23　确定不对称畸形的位置和水平。(a)下颌骨及颏部不对称畸形，颏下平面横向倾斜。(b)下颌角区不对称畸形，表现为患者右侧下颌角隆起更为明显。(c)全面部不对称畸形，包括垂直向眼眶异位。大体上，面部不对称发生的位置越高，越难以通过手术改善

不足或两者兼有引起的。决定生长过度或不足的主要标准在于整体的面部美观性，以及颅颌面相对于患者身高的体积大小。通过将患者的人体测量及头影测量数值，以及面部各部分的相对关系同其相关年龄、性别及种族人群的正常值相比，有助于进行不对称畸形程度的定量分析。

这一信息同设计治疗方案密切相关。需要谨记骨组织扩张后的软组织效应较骨组织减少后的软组织效应容易预测。因此，在改善面部对称性时，宁可选择对相对发育不足处的骨组织进行扩张或软组织填充。或者，如果肥大侧体积明显增加，可以选择部分缩小该侧体积，配合部分增加对侧组织的体积，以获得更为确切的治疗效果。

确定不对称畸形累及的组织

确定面部不对称畸形是由骨组织引起（例如骨性下颌骨不对称畸形），抑或是软组织引起（例如半侧颜面萎缩）具有重要的意义。这样一来便能够确定矫正不对称畸形需要多少口腔颌面的摆正或刚性相容性材料的软组织填充，另外需要多少柔性材料的软组织填充，如脂肪移植等（参见第 51 章）。

接下来的四个部分，即评价并设计矫正横向倾斜，维持或改善上颌切牙露齿情况，维持或改善下面高，维持或改善矢状向颌骨关系，并不会被独立评估，而是需要整体同时考量。基于此，在设计手术方案时需要就以下问题做出决定。

• 需要通过手术对单颌还是双颌进行摆正位置？

• 相对于空间上的三个平面以及三个旋转轴，手术中需要实现怎样的颌骨移动（方向和距离）？

• 为了实现理想的术后效果，需要怎样的手术方法？

矫正横向倾斜

上颌咬合平面

在设计手术方案时，确定是否需要手术矫正上颌咬合平面横向倾斜或许是重要的决定之一。如果存在明显的倾斜，则还需要确定手术矫正是通过抬高垂直向低位的一侧，或是降低对侧，抑或是两者兼有来实现。这一决定主要取决于静息及动态下上颌切牙及尖牙相对于上唇的露齿情况和美学参数，并参考下面高的比例和术后稳定性。

如果切牙和尖牙露齿减少，降低单侧的下颌骨是合适的手术选择。不过，该方法需要骨组织移植，并牵拉肌筋膜组织，可能对手术稳定性产生影响。另外，如果拟同期行上颌骨前移或后退以矫正矢状向颌骨关系时，其带来的切牙露齿的改变也应考虑到术前设计中。

下颌咬合平面

上颌咬合平面的倾斜常常继发于下颌咬合平面的不对称。在这种情况下，下颌咬合平面倾斜的程度通常和上颌相一致。通过正面观对双颌复合体的恰当旋转，能够矫正上下颌咬合平面的倾斜。

颏下平面

如果颏部的不对称畸形继发于下颌骨的不对称，则随着下颌骨的摆正，颏下平面的偏斜也能一并得到矫正。但是，如果颏部存在额外的不对称，则可能还需要辅助颏成形术以矫正偏斜。

其他一些可能表现出横向倾斜的结构还包括下颌下缘及下颌角。在术前设计时也需要对这些结构进行评估，但其矫正可能涉及其他治疗手段，如填充或去骨等方法。

维持或改善上颌切牙露齿情况

在之前讨论过的正颌手术方案设计的各方面因素中（参见第 6 章），上颌切牙相对于上唇的关系在手术方案设计中起到了基石的作用。矫正上颌咬合平面倾斜，改善下面高以及下颌骨矢状向的重新定位都应围绕这一基石进行设计。

维持或改善下面高比例

这同手术设计矫正下颌咬合平面偏斜时下降上颌骨相关。

维持或改善上颌骨、下颌骨及颏部矢状向关系

上颌骨、下颌骨及颏部的矢状向设计在前已有叙述（参见第 5、6 章）。如前所述，在设计上颌骨矢状向位置时，需要谨记前移或后退上颌骨对上切牙露齿情况的影响。

矫正中线（相对于面中线）

上颌牙列中线、下颌牙列中线及颏部中线应同面部中线对齐一致。如果上下牙列中线之间不一致，或同面中线不一致，则应明确牙列中线同面部中线的偏移程度，切牙的角度以及同颌骨畸形的关系。切牙近远中向的倾斜通常是牙齿代偿颌骨不对称畸形的表现。应通过正畸将切牙倾斜的角度调整到同颌骨倾斜相对应的程度，这样一来通过手术摆正颌骨后，切牙的倾斜也一并得到了纠正。

上颌牙列中线

上颌牙列中线的偏移常常是口腔颌面畸形，如牙

列拥挤的表现。因此,矫正上颌牙列中线需要通过正畸治疗。然而,矫正中线偏移时的牙齿移动需要间隙,如果无拔牙的其他必需适应证,则可以通过将下颌骨围绕垂直轴旋转以纠正达 3~4 mm 的上颌牙列中线偏斜。不建议对上颌进行更大角度的旋转,因其可能对后牙咬合关系造成不利影响。

下颌牙列中线

下颌牙列中线应当同下颌体对齐,这样一来随着摆正下颌骨,下颌牙列中线的偏斜也随之纠正。当颏部和下颌体对称一致时,下颌牙列中线也应同颏部中点对齐。

颏部中线

颏部中线应当同下颌体中线及下颌牙列中线对齐。单纯的颏部不对称可通过颏成形术摆正。

改善咬合关系

改善咬合关系应作为整体治疗方案的一部分。矫正不对称畸形通常涉及颌骨三个平面方向上的移位,并应考虑到其对于拟建的咬合关系的影响。

正畸准备

术前正畸在前面章节已有详细叙述(参见第 12 章)。但对于手术矫正颌骨不对称畸形的术前正畸,还有几点特殊的考量需要临床医师注意。

对于不对称畸形的患者,术前正畸的首要目的在于去除牙列代偿,使得牙列和咬合关系的不对称同颌骨的不对称匹配,以便在手术纠正颌骨不对称畸形的同时一并矫正牙列和咬合的不对称。通过手动模拟工作模型的咬合,能够判断上下颌骨牙弓宽度的最佳匹配协调程度,以确定是否有扩弓或缩弓的必要。正如前文所述,术前正畸应根据手术方式调整牙列中线,并调整切牙角度以匹配咬合平面围绕矢状轴的旋转。如果不行上颌手术,则常常需要通过拔牙为矫正上颌牙列中线的偏移创造间隙。临床上常常拔除拟移动方向的第一前磨牙。不过,考虑到对称性的原则,最好避免单独拔除上颌牙齿,因其会造成牙弓宽度的缩窄,对上下牙弓的匹配造成困难。这点在上颌骨相对于下颌骨缩小的 Ⅲ 类不对称畸形患者身上体现得尤为明显。

对于不对称畸形患者,协调上下牙弓有可能涉及上颌一侧的扩弓或者缩弓,这可以通过使用匹配的不锈钢方丝,或配合交互牵引来实现。

其他方面的术前正畸的目标在第 12 章有很好的阐述。

术前模型外科

对于模型外科而言,患者的不对称畸形带来了一系列独特的挑战,因而需要有一些特殊的考量。其中需要遵循的最重要的原则是应根据临床的实际情况确定手术移动的方向和距离。不应仅仅根据上𬌗架后的模型来确定手术方式。如果在外耳道平面水平存在垂直方向的不平衡,则面弓记录转移时应避免使用外耳道,或仅使用单侧外耳道以维持面弓相对于真实水平面的平行关系。

手术技巧

Le Fort Ⅰ 型截骨术及下颌矢状骨劈开术分别在第 22 章和第 24 章论述,而颏成形术可参考第 33 章。不过,在手术矫正上下颌骨不对称畸形时,具体的手术方法有一些调整和细微差别。根据患者不对称畸形的复杂程度不同,需对标准的截骨术、轮廓修整术及软组织充填或缩积进行调整,以实现个性化的手术方式(见第 51 章)。

以 Le Fort Ⅰ 型截骨术为例,该术式能够实现上颌咬合平面的整平以及根据术前设计实现上颌骨相对于三个平面的移动。在整平上颌咬合平面横向倾斜时,具体是通过抬高一侧上颌骨、降低对侧上颌骨,或是两者皆有,取决于上颌切牙/尖牙露齿程度以及下面高情况(即美学性及稳定性)。

手术对下颌的重新定位通常需要双侧下颌矢状劈开截骨术(bilateral sagittal split osteotomy,BSSO)。Reyneke 强调手术医师及团队在 BSSO 后移动下颌骨时应始终具有"髁突意识"[17]。当试图采用长距离后退或前移下颌骨,特别是对可旋转的远中骨段(含有牙齿及牙槽突)进行长距离后退或前移以矫正下颌不对称畸形时,可能会使得近中骨段固定于远中骨段时带来髁突在颞骨关节窝内的扭转、旋转或移位(图 34-24)。这一效应会加重下颌骨的旋转,形成 V 形下颌骨。Tucker 和 Thomas[18] 提出若干防范该问题的方法。

- 对远中骨段最远处的部分进行轮廓修正,以容许近中骨段同远中骨段适合而无支点效应,避免髁突的扭转或旋转(图 34-25a)。常规的拉力螺钉或位置螺钉可用于此法的内固定。
- 利用一小块骨组织作为楔子或垫片以保持骨劈开位点前方的间隙,避免在拧紧常规拉力螺钉时

(a)

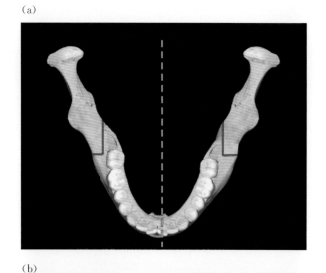

(b)

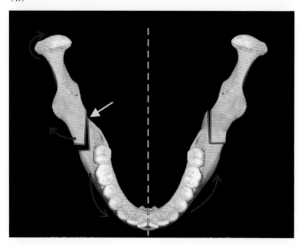

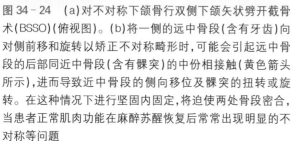

图 34-24　(a)对不对称下颌骨行双侧下颌矢状劈开截骨术(BSSO)(俯视图)。(b)将一侧的远中骨段(含有牙齿)向对侧前移和旋转以矫正不对称畸形时,可能会引起远中骨段的后部同近中骨段(含有髁突)的中份相接触(黄色箭头所示),进而导致近中骨段的侧向移位及髁突的扭转或旋转。在这种情况下进行坚固内固定,将迫使两处骨段密合,当患者正常肌肉功能在麻醉苏醒恢复后常常出现明显的不对称等问题

(a)

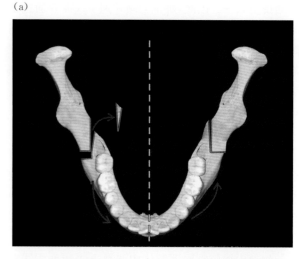

(b)　　　　　　　(c)

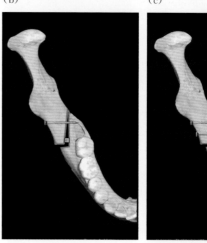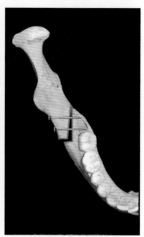

图 34-25　针对图 34-24 中描述的问题,有三种方法可以避免:(a)在内固定前对远中骨段的后部进行修整,去除部分骨质,以使得近远中骨段被动密合,避免髁突的侧向扭转/旋转或在颞骨关节窝内的移位。(b)利用一小块骨组织作为楔子或垫片以保持骨劈开位点前方的间隙,避免在拧紧常规拉力螺钉时的髁突移位。(c)在近中骨段的前部放置位置螺钉以保持骨间距离(引自 Tucker 和 Thomas[18])

的髁突移位(图 34-25b)。

　　• 使用位置螺钉时利用内外侧的骨皮质,同时保持骨劈开片段之间的骨间隙,防止支点效应以及髁突的侧向扭转或旋转(图 34-25c)。

　　非对称性的颏成形术(图 2-69d)以及骨组织/软组织充填或缩积术(见第 51 章)可选择作为二期治疗手段。

术后正畸

　　不对称畸形患者术后的实际咬合关系同术前设

计的咬合关系相比会有轻微差异,且相对于单纯的矢状向和垂直向异常的患者要更大。在这种情况下,还需通过术后正畸牙列代偿轻度的骨性错𬌗畸形。对于部分术后牙列和中线并非同术前设计一般协调对称的患者,不对称地使用颌间弹性牵引是必要的,即一侧Ⅱ类牵引及对侧Ⅲ类牵引(图 12-63k)。必要时也需配合夜间佩戴前牙区交互弹性牵引。弹性牵引应保持轻力,以避免不必要的牙齿垂直向伸长及咬合平面的横向旋转。术后也可能伴有小范围后牙或侧方开𬌗,需配合在弹性弓丝上使用轻力垂直牵引以伸长牙齿,矫正开𬌗。

病例报道

病例1(图34-26)

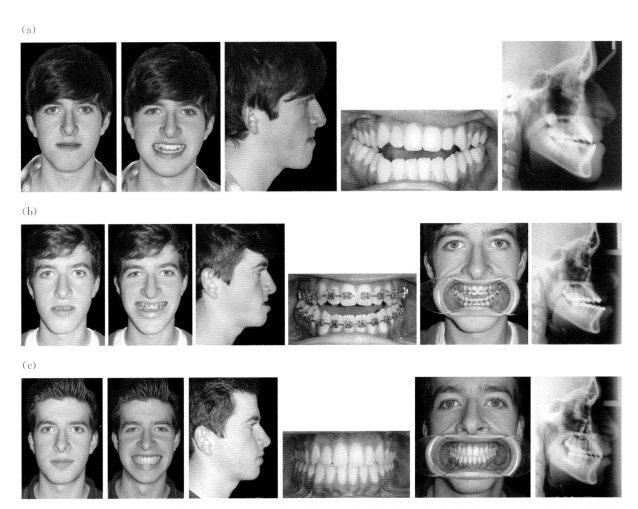

图34-26 (a)患者表现为严重的骨性Ⅲ类畸形(由于上颌后缩、下颌前突引起)以及前牙开𬌗,其左侧半侧下颌伸长畸形,颏点和下颌牙列中线偏向右侧。(b)术前照。计划行上颌后段分块抬高和上颌前移,下颌自动向前旋转,并行下颌不对称性后退。(c)治疗后照片

病例 2(图 34 - 27)

(a)

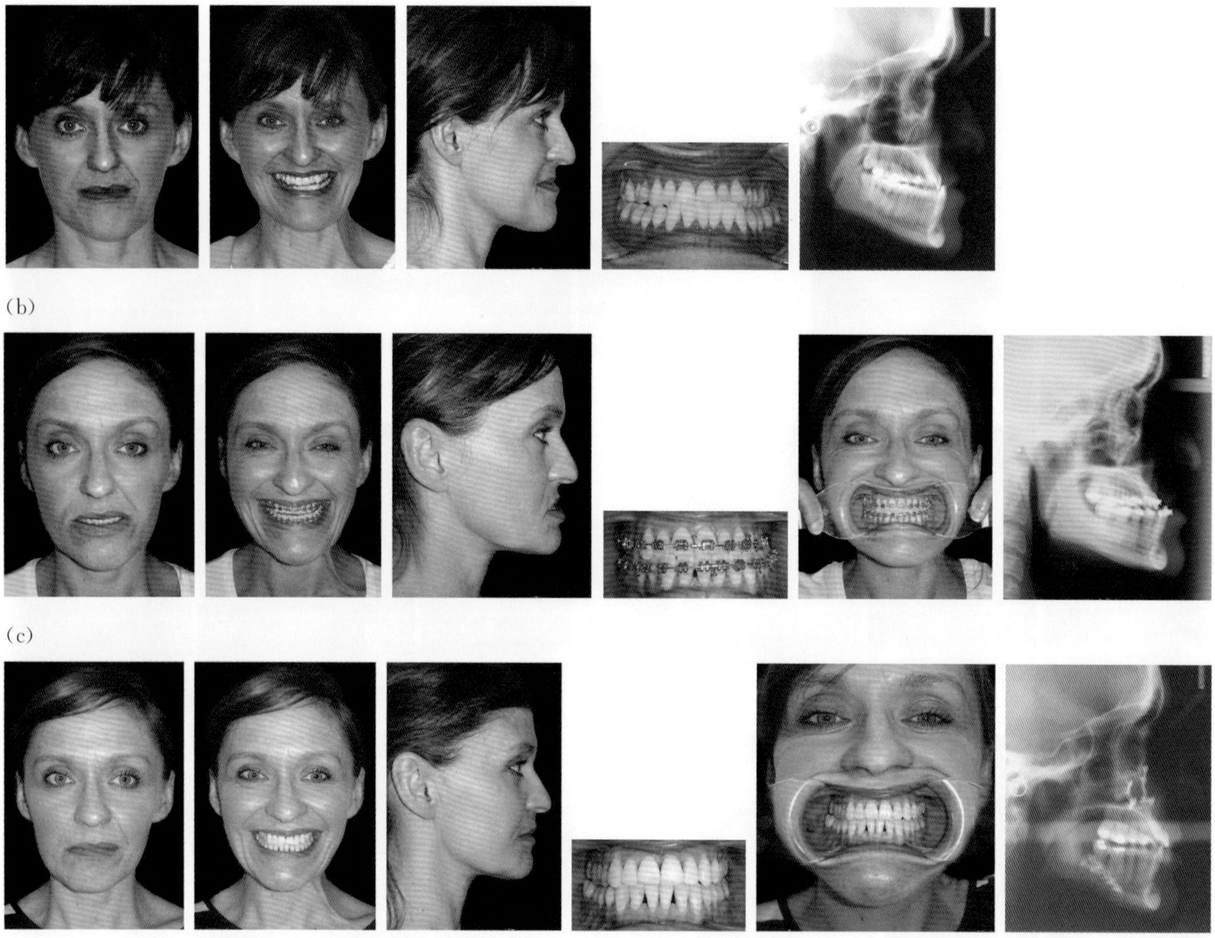

(b)

(c)

图 34 - 27　(a)患者表现为严重的骨性Ⅲ类畸形(由于上颌后缩、下颌前突引起),其右半侧下颌伸长畸形,颏点及下颌牙列中线偏向左侧。(b)术前照。手术方案为上颌前移(2/3)及下颌不对称性后退(1/3)。(c)治疗后照片

病例 3(图 34 - 28)

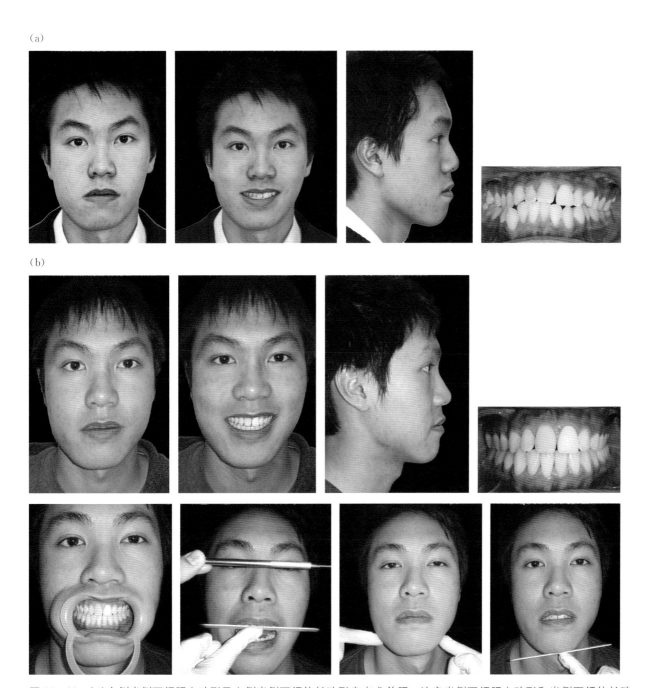

图 34 - 28　(a)右侧半侧下颌肥大畸形及左侧半侧下颌伸长畸形患者术前照。注意半侧下颌肥大畸形和半侧下颌伸长畸形可能累及下颌骨的两侧。(b)采用双颌手术矫正不对称畸形后,颏部中点同中线对齐,咬合平面倾斜纠正。但术后患者右侧下颌下缘仍低于左侧,其颏下平面横向倾斜。针对该颏部不对称畸形拟行二期颏成形术矫正,患者拒绝

第
34
章

病例 4(图 34 – 29)

(a)

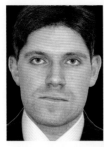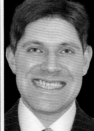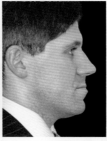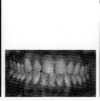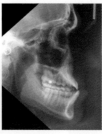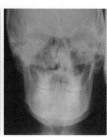

(b)

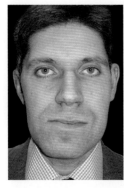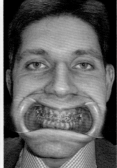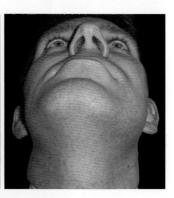

(c)

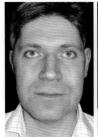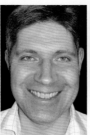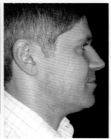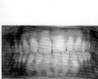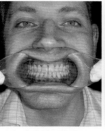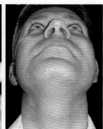

图 34-29　(a)患者左侧半侧下颌肥大畸形合并伸长畸形。患者左侧下颌升支高度升高,上颌咬合平面倾斜,左低右高(半侧下颌肥大畸形表现)。其左侧下颌体长度增加,颏点和下颌牙列中线偏向右侧(半侧下颌伸长畸形表现)。患者轻度骨性Ⅲ类错𬌗畸形。(b)术前照。术前维持原有的上下颌咬合平面倾斜。通过抬高左侧上颌骨,降低右侧上颌骨以矫正上颌咬合平面倾斜,同时轻度前移上颌骨。采用双侧下颌矢状劈开截骨术,非对称性地后退下颌骨,通过围绕矢状轴和垂直轴旋转远中骨段(含有牙列的下颌骨部分)以矫正下颌咬合平面的倾斜和颏点的偏斜。(c)治疗后照片

结束语

　　颌骨不对称畸形的诊断、方案设计和手术治疗是正颌外科中具有挑战性的部分之一。有两个要点应谨记。首先,手术医师并不能够通过外科手术创造出完美对称的面部。因此,手术治疗应注重改善不对称畸形,而非完全纠正它。其次,手术移动硬组织后对于面部软组织轮廓外形的影响目前难以预测。基于这个因素,正颌外科医师也应对诸如软组织充填和移植等辅助性手术方法有透彻的了解和熟悉。

(陈启铭　于洪波　译)

参考文献

[1] Vitruvius. The Ten Books on Architecture (c. 25 BC). Trans. Morgan MH. Mineola, NY: Dover Publications, 1960.

[2] Naini FB. Facial Symmetry and Asymmetry. In: Naini FB.

Facial Aesthetics: Concepts and Clinical Diagnosis. Oxford: Wiley-Blackwell, 2011.

[3] Naini FB, Donaldson AN, McDonald F, Cobourne MT. Assessing the influence of asymmetry affecting the mandible and chin point on perceived attractiveness in the orthognathic patient, clinician, and layperson. J Oral Maxillofac Surg. 2012;70: 192-206.

[4] Shackelford TK, Larsen RJ. Facial asymmetry as an indicator of psychological, emotional, and physiological distress. J Personal Soc Psychol. 1997;72: 456-66.

[5] Cohen MM Jr. Perspectives on craniofacial asymmetry 1. The biology of asymmetry. Internat J Oral Maxillofac Surg. 1995;24: 2-7.

[6] Cohen MM Jr. Perspectives on craniofacial asymmetry 3. Common and/or well-known causes of asymmetry. Internat J Oral Maxillofac Surg. 1995;24: 127-33.

[7] Rushton MA. Growth at the mandibular condyle in relation to some deformities. Br Dent J. 1944;76: 57-68.

[8] Waldron CW, Peterson RG, Waldron CA. Surgical treatment of mandibular prognathism. J Oral Surg (Chic). 1946;4: 61-88.

[9] Cernea P. Les déviations mandibulaires d'origine epiphysaire. Rev Stomatol. 1948;49: 388-413.

[10] Gottlieb OP. Hyperplasia of the mandibular condyle. J Oral Surg. 1951;9: 118-35.

[11] Hinds EC, Reid LC, Burch RJ. Classification and management of mandibular asymmetry. Am J Surg. 1960;100: 825-34.

[12] Rowe NL. Aetiology, clinical features and treatment of mandibular deformity. Brit Dent J. 1960;108: 41-64.

[13] Bruce RA, Hayward JR. Condylar hyperplasia and mandibular asymmetry. J Oral Surg. 1968;26: 281-90.

[14] Obwegeser HL, Makek MS. Hemimandibular hyperplasia-hemimandibular elongation. J Maxillofac Surg. 1986;14: 183-208.

[15] Naini FB. Regional Aesthetic Analysis: The Mandible. In: Naini FB. Facial Aesthetics: Concepts and Clinical Diagnosis. Oxford: Wiley-Blackwell, 2011.

[16] Naini FB. Facial Aesthetics: Concepts and Clinical Diagnosis. Oxford: Wiley-Blackwell, 2011.

[17] Reyneke JP. Essentials of Orthognathic Surgery (2nd Ed.). Hanover Park, IL: Quintessence Publishing, 2010.

[18] Tucker MR, Thomas PM. Rigid fixation for orthognathic surgery: Current perspectives and controversies. In: Melsen B. (Ed.) Current Controversies in Orthodontics. Chicago, IL: Quintessence Publishing, 1991.

第34章

第 35 章
正颌患者颞下颌关节置换术
Temporomandibular Joint Replacement
Surgery in the Orthognathic Patient

N. Shaun Matthews, Jonas Osher and Martyn T. Cobourne

引言

    作为一名正颌外科医师,对颞下颌关节(temporomandibular joint,TMJ)的病变进行诊断和治疗是非常重要的。颞下颌关节是正颌手术的基础,稳定、健康的颞下颌关节是确保正颌手术效果满意的重要因素。病变的 TMJ 会影响功能、美观和稳定性。当单纯的颞下颌关节手术干预不能纠正颌面畸形,或者因为正在进展的 TMJ 病变使正颌手术的稳定性存在不确定性,又或者 TMJ 损坏严重,甚至无法挽救时,应该考虑进行 TMJ 置换。

TMJ 重建的历史

    颞下颌关节重建术有着悠久的历史,从 19 世纪中叶开始使用异体移植物,到 20 世纪早期向自体移植发展。

异体移植

最早的 TMJ 重建可以追溯到 1840 年,当时纽约外科医师 Carnochan 首次在 TMJ 强直患者的关节表面之间放置了假体材料(木头)。此后,在 20 世纪 30 至 40 年代,不同的外科医师在移除切下的髁突后,使用不同的材料作为植入物。在 20 世纪 60 年代,Robinson 首次使用关节假体矫正关节强直,植入物包括一个不锈钢关节窝。在 20 世纪 60 年代中期,Christensen 设计了第一个包括关节窝和髁状突的人工颞下颌关节假体,并于 1973 年进行了第一个全关节置换手术。在过去的 30 年里,许多假体系统得到了发展,但临床效果普遍不佳。目前,只有三个系统的假体得到了批准和许可。分别是 TMJ Implants(Christensen)、TMJ Concepts 和 Biomet Lorenz。Christensen 系统的假体材料最初是由丙烯酸和钴铬合金制成;然后将其修改成钴铬合金。这种"金属对金属"的设计具有优异的耐磨性,但约 10% 的患者对金属过敏产生异物反应,或由于高强度的摩擦导致植入物松动。TMJ Concepts 和 Biomet Lorenz 系统的假体更新了设计,采用了"金属对塑料"的设计。关节窝组件由超高分子聚乙烯(Ultra-High Molecular Weight PolyEthylene, UHMWPE)制成;超高分子聚乙烯是全髋关节置换术的金标准。这种材料具有低得多的摩擦系数和更高的耐磨性。髁状突假体的材料通常采用钴、铬或钼合金(如果患者对钴铬合金过敏,则使用钛)[1,2]。

自体移植

跖骨于 1909 年被首次运用于髁状突重建。后来在 1920 年,有了第一例肋软骨移植修复。1956 年,Sarat 采用了具有活跃生长能力的肋骨、肋软骨移植。这种具有生长潜力和重塑能力的移植物对儿童特别有益。另外一个值得关注的自体组织是胸锁关节移植。胸锁关节移植最初是连同胸锁乳突肌蒂皮瓣一同实现移植,之后,在 20 世纪 90 年代早期,Wolford 报道了使用游离的一部分胸骨锁骨移植重建颞下颌关节。

自体还是异体

最被广泛接受的自体骨移植技术是肋骨、肋软骨移植。这种移植物的优点在于它的生物相容性和生长潜力,这使得它成为生长期骨缺损修复理想的选择。其缺点是存在骨折、供体区并发症(可能包括气胸、疼痛、瘢痕)以及在恢复过程中需要坚固的颌间固定等风险。不利于早期功能训练和物理治疗。移植肋骨、肋软骨也可能存在不良的生物学行为,包括过度生长、吸收,特别是复发性强直。

异体材料置换可以使关节的正常解剖结构得到更准确的复制,避免供体部位的损伤,缩短手术时间,术后即刻功能锻炼和物理治疗。其缺点包括费用高、潜在的材料磨损、长期稳定性等,尤其是对儿童而言,植入物不会随着儿童的生长而生长。从骨科全关节置换术的数据来看,患者常常被告知植入物可能在 10～15 年后失效。

对比研究表明,自体和异体材料重建均能显著改善患者的症状。然而,采用异体材料移植治疗的患者预后更为理想,长期并发症更少。因此,异体材料重建在大多数情况下是首选。重点提到的是,肋骨、肋软骨移植的生长潜力使其成为儿童颞下颌关节重建的首选治疗方法[3,4]。

颞下颌关节置换指南

TMJ 全关节置换术的指导原则比骨科全关节置换术更严格。2008 年[5],英国国家健康与临床研究所(National Institute for Health and Clinical Excellence, NICE)和英国口腔颌面外科学医师协会已对其进行了概述。见表 35-1。

表 35-1　异体材料 TMJ 关节置换术适应证和禁忌证

适应证
- 饮食评分<5/10(流质饮食评分 0 分,普食评分 10 分)
- 开口受限(<35 mm)
- 咬合紊乱(开𬌗或后缩)
- 髁突吸收过度,下颌支高度降低
- 疼痛评分>5(满分 10 分)(结合其他评分)
- 其他生活质量问题

禁忌证
- 局部感染
- 严重的免疫损害
- 严重的并发症(美国麻醉师学会)

颞下颌关节重建的手术设计

颞下颌关节重建可以通过多种不同的方式进行。在过去,重建分为两个步骤:首先是髁突切除和间隔置入;然后是二期手术关节重建。目前,更多选择髁突切除、关节重建一次性完成的手术方案,不仅节省了时间和费用,而且降低了多次手术的风险和并发症。

传统的外科手术计划已经涉及了快速原型技术,使用计算机断层扫描(computerized tomographic, CT)数据还原制作光固化模型。这些模型用于进行

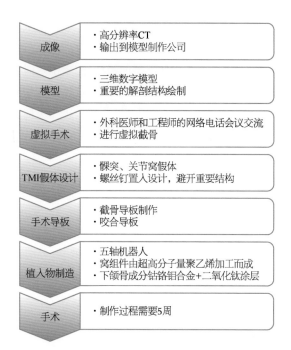

成像	·高分辨率CT ·输出到模型制作公司
模型	·三维数字模型 ·重要的解剖结构绘制
虚拟手术	·外科医师和工程师的网络电话会议交流 ·进行虚拟截骨
TMJ假体设计	·髁突、关节窝假体 ·螺丝钉置入设计，避开重要结构
手术导板	·截骨导板制作 ·咬合导板
植入物制造	·五轴机器人 ·窝组件由超高分子量聚乙烯加工而成 ·下颌骨成分钴铬钼合金+二氧化钛涂层
手术	·制作过程需要5周

图 35 - 1　颞下颌关节置换术虚拟规划与制造过程时间表

模型手术，在模型上制作假体，或选择合适的假体。然而，这种手工的模型外科费时费力。

作者偏好的技术是虚拟手术计划（图35-1）。通过计算机辅助设计（computer-aided design，CAD）和计算机辅助制造（computer-aided manufacturing，CAM）技术，外科医师可以进行虚拟截骨并将骨段移动到所需的位置，就像在手术中那样。整个颞下颌关节置换术以及正颌关节截骨术可以同时在同一虚拟模型上进行规划。

虚拟设计

采用高分辨率 CT 进行面部骨骼扫描（层厚 1.25 mm 或以下）。然后将 DICOM（digital imaging and communications in medicine）格式数据输出到建模公司进行三维数字模型的处理和创建，包括对下颌神经血管束和上颌动脉的解剖绘制。模型是 1：1 的比例，代表真实的患者解剖。然后使用虚拟手术计划软件进行虚拟手术。虚拟截骨包括髁突切除、上颌或下颌截骨，反复试验直至达到最佳结果。虚拟手术是通过外科医师和建模公司的生物医学工程师之间的网络进行交流的。三维计算机模型的建立让医师能直观地观察颌骨解剖、骨块移动、假体植入位置和最终手术效果，并预判潜在的问题或并发症。因为重要结构和重要解剖实现可视化，可安全设计截骨部位及螺钉位置、螺钉深度、避免损伤颅中窝、上颌动脉、下牙神经和牙根。在计算机上可以反复地修改手术计

划以选择最合适的方案（图35-2）。

虚拟手术开始，首先是建模公司的工程师进行 TMJ 假体设计。假体是根据患者个体化的模型设计的。关节窝组件由 UHMWPE 制成，最小厚度为 3 mm。完美地贴合颅底骨组织，在颧弓上有一个凸出的边缘，有至少 4 个螺钉孔用于连接固定。下颌髁状突假体与下颌支的颊面实现解剖吻合，至少有 5 个螺钉孔固定。所有螺钉孔的位置被设计避开重要的结构，螺钉位置定位在最结实的骨组织上。并为每个螺钉孔提供深度测量，确保双皮质固定。

一旦工程师设计完成并得到验证，接下来人工关节和外科导板（截骨导板和咬合导板）的制造就开始了。使用五轴机器人进行人工关节和外科导板的制作，原材料被切割到精确的尺寸和长度。通过计算机数控编程，五轴机器人将一块 UHMWPE 磨制出患者特定的关节窝轮廓，将一块钴铬钼合金制作出患者特定的下颌髁突形态。人工关节制作完成后，要仔细检查关节面间的适应性。人工关节的内侧骨接触面进行二氧化钛喷涂，有利于促进人工关节与下颌骨结合。然后将人工关节消毒、包装并运送给外科医师。从最初的 CT 扫描到人工关节的运送，整个计划过程通常需要 5 周。

外科手术

对患者进行术前精心准备是预防手术部位感染（surgical site infection，SSI）的关键。SSI 的发生率约为 1.5%，应采取一些预防措施以防止其发生。这些措施包括围手术期和术后抗生素预防性使用，可以使用克林霉素或阿莫西林，在手术前一晚用温和的洗发水洗头发，手术前将头发扎起，切口周围备皮。术中用碘伏进行皮肤准备，用碘伏冲洗外耳道，并用敷料封闭外耳道。

Leonard 纽扣，IMF 螺钉或拱杆的应用

在皮肤准备和最终无菌铺巾之前，应完成口腔内操作，如颌间固定（图35-3）。口腔也应该使用黏胶薄膜与手术部位隔离。植入物在最终置入前应浸泡在抗生素溶液中。

经耳前入路显露髁突

颞浅动脉结扎，以其作为参考切开耳前软组织直至颧弓根。仔细解剖髁突颈部内侧的软组织，避免 TMJ 手术中最常见的颌内动脉及其分支出血（及脑膜中动脉、颞深动脉）。这对于多次手术的患者尤其

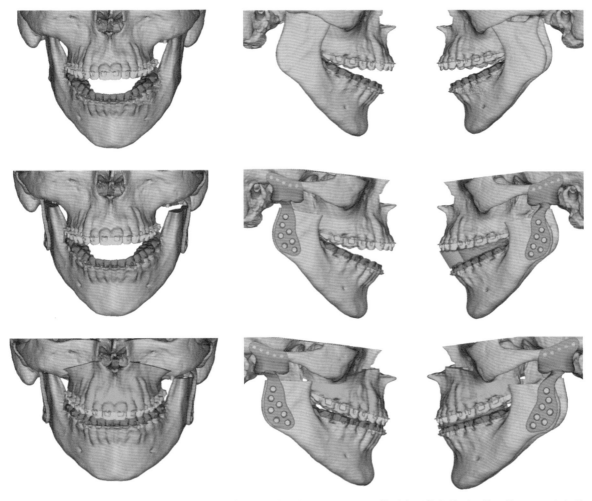

图 35-2　三维数字模型。第一排显示了术前模型。第二排显示了 TMJ 置换手术后数字模型。第三排显示了上颌骨截骨前移后的最终数字模型

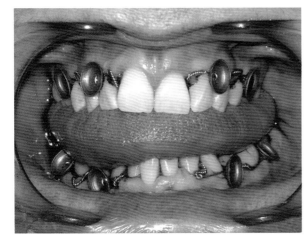

图 35-3　Leonard 纽扣的应用

重要，因为瘢痕和纤维化可能使这些血管移位或更接近截骨部位。

经下颌后入路显露下颌支

下颌后切口主要是胸锁乳突肌前的垂直切口。

这使得在下颌假体放置时整个下颌升支的视野更好，并可以快速显露颈外动脉，必要时结扎血管以控制髁状突颈和下颌升支内侧的大出血。在截骨之前完成上、下切口的充分解剖暴露是非常重要的，以便在手术过程中能够获得更好的视野和控制可能发生的来自颈外动脉分支的大出血。

髁状突切除

定制的截骨导板放置在下颌支上，使其与升支后缘紧密贴合，并用螺丝钉固定。使用摆动锯进行髁突和喙突切除。

关节窝的准备

如果需要，关节窝的预备可以使用一个定制的安装在颧弓上的截骨导板，以去除多余的骨头。切除关节间隙内的所有软组织。然后用抗生素（克林霉素）盐水对关节间隙进行彻底冲洗。

颌间固定

使用定制的咬合导板定位咬合关系，并用结扎丝

第
35
章

进行颌间固定。

预植入试验

尝试将假体放置到植入位置并确保用于固定的孔洞是相对应的,进行贴合度评估。然后仔细检查假体的稳定性和适合性。

假体植入

植入物用螺钉置入相应的螺丝孔进行固定。并在移除颌间固定评估关节组件的运动功能之前,再一次评估其是否适合。

创口关闭

分层缝合创面;不需要放置引流。

正颌手术

在耳前手术部位切口关闭并缝合后,如果需要进一步手术,可以通过标准化的正颌程序来矫正上、下颌位置。

与正颌患者相关的 TMJ 病理

有许多不同的疾病可以影响颞下颌关节,这可能需要考虑对这些正颌患者进行特殊的颞下颌关节手术(包括全关节置换术)。表 35-2 所示的所有情况均可导致口腔颌面畸形,包括髁突吸收、颞下颌关节强直或髁突过度增大。它们可能都与颞下颌关节功能障碍和严重疼痛症状有关。

表 35-2　影响颞下颌关节的病理情况

退行性变	退行性骨关节炎	髁突的吸收
系统性疾病	系统性关节病 ● 风湿性 ● 银屑病 ● 系统性红斑狼疮 ● 青少年特发性关节炎 ● 强直性脊柱炎	髁突的吸收 强直
特发性髁突吸收	特发性髁突的吸收 髁突骨折	髁突的吸收 强直
创伤		髁突的吸收 发育障碍
感染	感染性关节炎 中耳感染	髁突的吸收 强直
医源性	关节内类固醇使用	髁突吸收
肿瘤	骨软骨瘤 骨肉瘤 软骨肉瘤	髁突的过度生长

髁突吸收

系统性关节病、退行性骨性关节炎、髁突外伤、关节内使用类固醇和特发性髁突吸收等 TMJ 相关疾病均可发生髁突吸收。它可以是单侧的或双侧的,不对称的或对称的。吸收的程度可能不同,在严重的情况下,甚至可以吸收到下颌切迹,造成咬合紊乱以及 TMJ 疼痛和功能障碍等。

关节强直

颞下颌关节强直是由关节周围的骨性或纤维性粘连导致功能丧失和张口困难。功能的丧失意味着患者可能只能进行流质饮食。如果这种疾病的过程发生在儿童时期,强直一侧的下颌骨生长发育将受到破坏。由此可能造成严重的颌面不对称畸形。

髁突增生

骨软骨瘤是常见的骨良性肿瘤之一。它们占所有原发性骨肿瘤的 8%～15%。通常发生在长而扁平的骨的干骺端,但很少发生在颌面部区域,颌面部骨软骨瘤常与喙突或髁突有关。畸形的发生通常包括下颌骨不对称引起的患侧面部过长,对侧锁𬌗与健侧反𬌗,伴随 TMJ 功能障碍[6]。

颞下颌关节的恶性肿瘤也可能造成明显的颌面畸形。颞下颌关节骨肉瘤和软骨肉瘤极为罕见。骨肉瘤约占所有原发性恶性骨肿瘤的 30%。超过一半的骨肉瘤发生在四肢的长骨中,尤其是在膝盖和骨盆的骨中。颌骨骨肉瘤是一种罕见的恶性肿瘤,占所有骨肉瘤病例的 5%～10%。软骨肉瘤也是一种罕见的软骨组织恶性肿瘤,在头颈部的发病率为 5%～12%。上颌、鼻窦和鼻旁窦是最常见的发生部位,但颞下颌关节软骨肉瘤极为罕见[7,8]。

术前准备

病史

了解完整的病史是避免错误诊断的基础。既要了解既往的关节创伤、手术或感染史(包括颞下颌关节和中耳感染),以及既往的正畸或正颌治疗史,还应明确以往关节内使用类固醇的病史。必须对病史进行系统回顾,特别是对皮肤损伤和肌肉骨骼症状进行评估。

体格检查

全身检查应包括发现任何皮肤病变和其他关节病变,这可能表明未诊断的系统性关节病。全身检查也是评估全身麻醉是否合适的必要条件。除了颞下颌关节外，还应进行牙颌畸形的正颌评估，包括先前颌骨外伤情况和先前 TMJ 手术情况评估。

辅助检查

在手术之前，需要进行大量的辅助检查。

* 血液检查：关节疾病的系统性检验应包括炎症标志物（ESR 和 CRP）和类风湿筛查（类风湿因子和抗核抗体）。

* 影像学检查：平片（OPT，头颅侧位片），横断面（CT 或锥形束 CT 或 MRI）和放射性同位素扫描（骨扫描或 PET CT）。

* 模型研究。

* 光固化成形模型。

如果疾病是进展性的，进行序列成像（平片或骨扫描）和连续的牙列模型分析是重要的。这将有助于确定疾病进展何时停止。

应用处理

所有颞下颌关节病的治疗目的都是：

* 减少或消除疼痛。

* 提供一个可预测的、稳定的结果，并且不再有进一步的关节损伤。

* 优化关节功能。

* 改善咬合。

* 改善面部美学。

稳定性是所有治疗方案制订时应该重点考虑的。有许多 TMJ 病变是进行性的，治疗的目标就是清除病变。当单纯正颌手术不能纠正颌面畸形时，或正颌手术的稳定性因正在进展的颞下颌关节病变而存在不确定时，或者颞下颌关节功能障碍症状非常严重时，应考虑行颞下颌关节置换术。所以当病变严重到颞下颌关节无法挽救时，必须考虑关节置换术。并且颞下颌关节置换、正颌外科手术可以同期一次手术完成[9]。

典型病例

病例 1：特发性髁突吸收（idiopathic condylar resorption，ICR）

女性，30 岁，来自附近一家医院的正畸科，经历 18 个月的上、下固定矫治器治疗，矫正进行性前牙开𬌗（anterior open bite，AOB）。治疗不成功，她出现了进行性开𬌗和颞下颌关节功能障碍。既往无颌骨外伤、关节或中耳感染史，也无关节内类固醇使用史。病史提示特发性髁突吸收。

体格检查结果显示为 II¹ 类错𬌗，上颌-下颌平面角（maxillary mandibular plane angle，MMPA）增大，后面高度降低，AOB 为 8 mm。连续全景片显示双侧髁突渐进性缩小（图 35 - 4）。

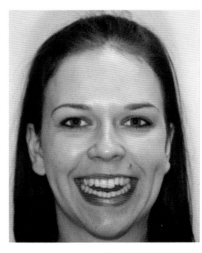
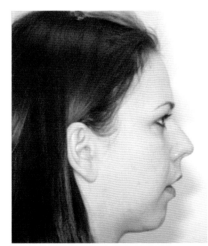
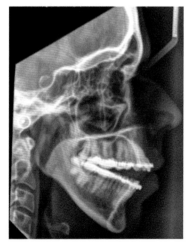
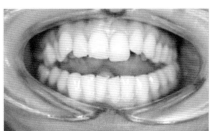
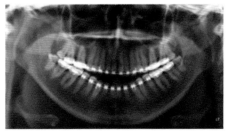

图 35 - 4　病例 1。术前口外、口内照，全景及侧位头影颅骨 X 线片

590

双侧全颞下颌关节置换术联合上颌骨 Le Fort Ⅰ型截骨术，手术顺利，无并发症。手术过程的细节如图 35-5 所示。随访 1 年，患者获得稳定的Ⅰ类咬合关系。最大张口 38 mm，未见 TMJ 功能障碍症状（图 35-6）。

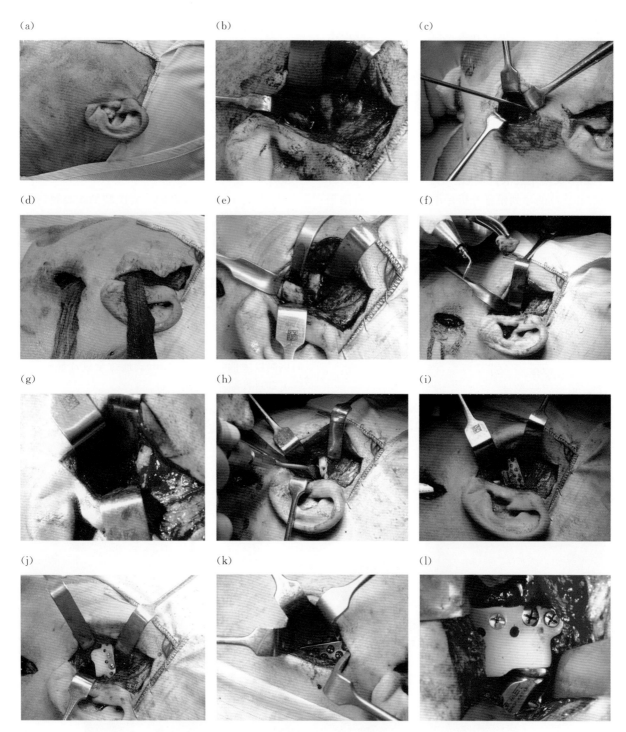

图 35-5　手术方法。(a)耳前切口。(b)经耳前切口显露髁突。(c)下颌支经下颌后切口显露。(d)耳前和下颌后切口联通。(e~g)髁突切除术。(h)关节窝预备。(i)预植入试验。(j~l)最后植入

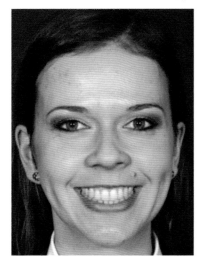
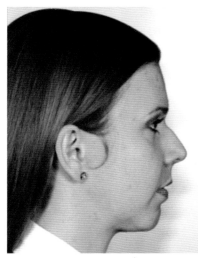
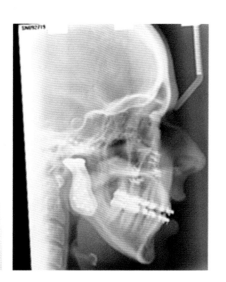
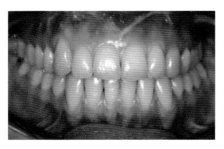
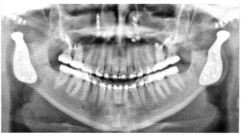

图 35-6 病例 1。术后口外、口内照，全景片及侧位片

ICR 的诊断和治疗具有挑战性。文献中讨论了许多不同的治疗策略。大多数不处理颞下颌关节内的疾病过程，而是集中精力恢复咬合、骨骼差异和（或）面部不协调。这些治疗有很高的复发率，并且不能控制颞下颌关节功能障碍的症状。那些治疗颞下颌关节疾病的策略要么需要不止一次手术，要么需要从供体部位获取移植物，这两种方法都会增加患者的潜在损伤。通过使用异体全颞下颌关节置换术，可以一次性解决与 ICR 相关的许多问题。

病例 2：医源性错𬌗

病例 2 是一名 31 岁女性，既往有正颌外科手术史，手术后出现明显的颞下颌关节功能障碍。患者10 年前曾行双侧下颌切迹下垂直截骨。之前的手术导致了双侧髁突脱离关节窝和持续的咬合错乱。起初，使用咬合垫进行保守治疗，这在短期内缓解了疼痛症状。然而，两个髁突仍远离关节窝，患者逐渐感到越来越多的疼痛和功能障碍。

在表现上，她抱怨有严重的疼痛，尤其是右侧疼痛。Ⅲ类错𬌗、5 mm AOB 和张口下颌向右偏斜，最大张口为 32 mm（图 35-7）。计划行双侧全颞下颌关节置换术，并行 Le Fort Ⅰ型上颌截骨术，前移 5 mm（图 35-8）。手术顺利，无并发症。术后获得稳定的

Ⅰ类咬合关系、下颌运动自如、完全解决疼痛以及良好的功能和外观（图 35-9）。在 2 年的随访中，这些结果得到了维持，长期的疼痛得到了缓解。

病例 3：创伤后面部不对称

病例 3 是一名 36 岁女性，主诉面部不对称及颞下颌关节功能障碍。左下颌髁突在 18 年前的一次交通事故中骨折，当时接受了保守治疗。检查发现，Ⅰ类错𬌗及下颌左偏，并造成反𬌗和中线移位。颌骨影像学显示左侧下颌骨髁突明显过度生长和畸形，表现为前次骨折部位的骨重塑和过退化。在髁下区和髁突骨折碎片之间有一个假关节形成并融合到关节窝。

在正畸去代偿后，我们计划行左侧全颞下颌关节置换术，同时行右侧矢状劈开术和下颌向右旋转以纠正横向骨骼差异（图 35-10）。手术无并发症。随访2 年，Ⅰ类咬合关系稳定，无 TMJ 功能障碍症状（图35-11）。

致谢

我们非常感谢 Thushala Ubaya 和 David Young 分别为病例 1 和 2 进行牙齿矫正治疗。

第 **35** 章

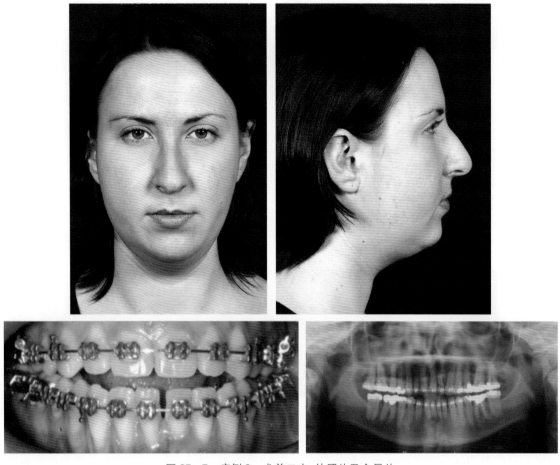

图 35 - 7　病例 2。术前口内、外照片及全景片

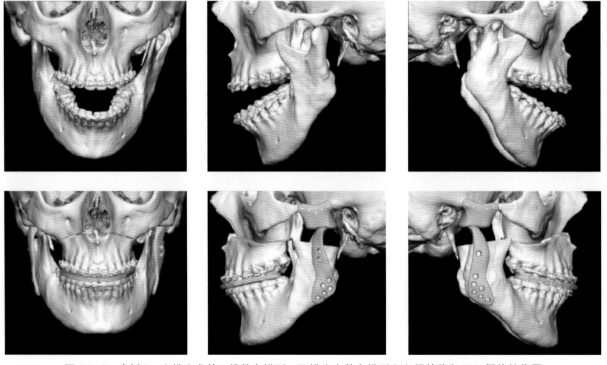

图 35 - 8　病例 2。上排为术前三维数字模型。下排为在数字模型上上颌前移和 TMJ 假体的位置

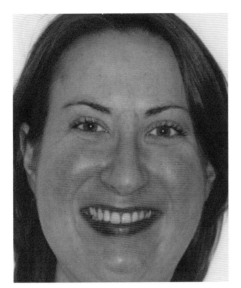
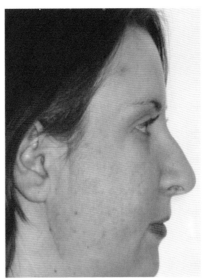

图 35‑9　病例 2。术后口外照

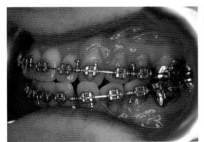
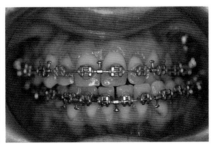
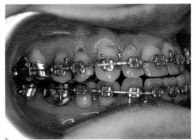

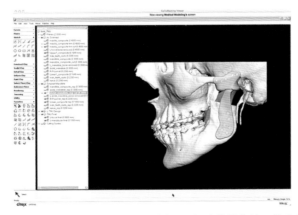

图 35‑10　病例 3。术前口内照。左侧颞下颌关节假体植入的虚拟规划

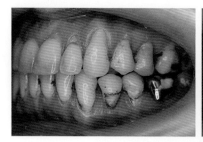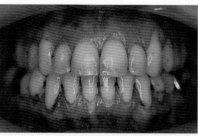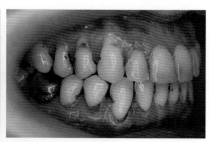

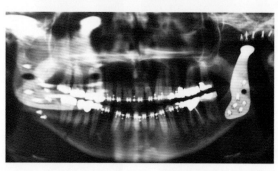

图 35 - 11　病例 3。术后口内照。显示左侧 TMJ 假体的全景片

（习伟宏　于洪波　译）

参考文献

［1］ Driemel O，Ach T，Müller-Richter UD，et al. Historical development of alloplastic temporomandibular joint replacement before 1945. Int J Oral Maxillofac Surg. 2009;38：301 - 7.

［2］ Driemel O，Braun S，Müller-Richter UD，et al. Historical development of alloplastic temporomandibular joint replacement after 1945 and state of the art. Int J Oral Maxillofac Surg. 2009;38：909 - 20.

［3］ Saeed N，Hensher R，McLeod N，et al. Reconstruction of the temporomandibular joint autogenous compared with alloplastic. Br J Oral Maxillofac Surg. 2002;40：296 - 9.

［4］ Giannakopoulos HE，Sinn DP，Quinn PD. Biomet Microfixation Temporomandibular Joint Replacement System：a 3-year follow-up study of patients treated during 1995 to 2005. J Oral Maxillofac Surg. 2012;70：787 - 94.

［5］ Sidebottom AJ. Guidelines for the replacement of temporomandibular joints in the United Kingdom. Br J Oral Maxillofac Surg. 2008;46：146 - 7.

［6］ Morey-Mas M，Caubet-Biayna J，Iriarte-Ortabe J. Osteochondroma of the temporomandibular joint treated by means of condylectomy and immediate reconstruction with a total stock prosthesis. J Oral Maxillofac Res. 2010;1(4)：e4.

［7］ Dos Santos D，Cavalcanti M. Osteosarcoma of the temporomandibular joint：report of 2 cases. Oral Surg Oral Med Oral Pathol Oral Radiol Endod. 2002;94：641 - 7.

［8］ Abu-Serriah M，Ahluwalia K，Shah K，et al. A novel approach to chondrosarcoma of the glenoid fossa of the temporomandibular joint：A Case Report. Oral Maxillofac Surg. 2013;71：208 - 13.

［9］ Wolford LM，Karras S，Mehra P. Concomitant temporomandibular joint and orthognathic surgery：a preliminary report. J Oral Maxillofac Surg. 2002;60：356 - 62.

第 2 部分

第 36 章
手术辅助上颌骨快速扩弓
Surgically Assisted Rapid Maxillary Expansion

Nigel Taylor and Paul Johnson

引言

牙弓宽度不协调是成人和青少年错𬌗畸形常见的一种特征,同时在颌面畸形患者以及唇腭裂患者中也广泛存在。据报道,在接受正畸会诊的患者中,8%～18%存在上颌横向发育不足[1]。矫正横向牙弓是牙弓匹配计划中的关键因素,并与垂直高度的矫正密切相关。评估不足是常见原因,一个合适的术前评估包括确诊以及纠正导致横向发育不足的原因。大多数的横向发育不足是由上颌骨狭窄所导致。一个正常的上颌骨可能与宽大的下颌骨相匹配,有时候,一个狭窄的上颌骨与一个宽大的下颌骨牙弓相匹配。上颌骨扩弓对协调牙弓和改善舌体空间十分重要。需要考虑的关键问题是如何在横向控制的同时利用最少的步骤得到一致且稳定的上颌扩弓效果[2]。这些年来出现了大量的技术,从活动矫治器到手术辅助的扩弓和分段截骨术。

第一篇报道利用扩弓来改善狭窄的上颌牙弓的文章由 Angell(图 12 - 33)发表于 1860 年 San Francisco Medical Press 发行的 *Dental Cosmos* 上[3]。Angell 所提出的上颌快速扩弓(rapid maxillary expansion,RME)的力学原理如今仍被正畸医师们广泛应用于儿童和青少年的治疗中[4]。正畸医师们使用一系列的固定矫治器和活动矫治器来扩大牙弓。现有的报道中对描述牙齿扩张的程度可能会有所不同。1999 年一篇 Cochrane 综述报道了 1970—1997 年关于后牙反𬌗的正畸矫正的随机对照试验和病例对照试验。该报道确定了 12 项符合选择标准的病例,最终得出的结论是,没有证据能证明某项扩张技术更有优势[5]。扩弓的作用在其他文献中进行了回顾分析[6]。

Schiffman 和 Tuncay(2001)[7]的荟萃分析基于协定的纳入标准对 1987—1999 年的 5 000 篇文章进行回顾,挑选出 6 篇研究进行最终分析。扩弓后的平均距离是 6.0 mm,一年后降至 2.4 mm。此外,他们得出的结论是,现有的数据不足以支持牙弓扩张可以产生超出正常增长所达到的有用扩张的观点。这个结论是难以让人信服的,因为 Petren 等[8]发现正畸医师的许多病例都能很好地达到牙弓扩张效果。通常认为,正畸治疗可以仅通过正畸力将上弓扩大约 5 mm[9]。

Corbridge 等报道了使用四周扩弓簧治疗的 73 例病例,收集了他们扩弓前后的锥形束计算机断层扫描(cone beam computed tomography,CBCT)资料。有趣的是,使用四周扩弓簧的上颌骨扩张导致了腭骨厚度的增加和颊侧骨板厚度的减少,其中 30% 的受试者在一侧或两侧显示颊侧骨板减少或缺失。这一发现意味着,如果仅通过正畸技术实现显著扩张,未来的牙周附着可能会受到影响[10]。Goddard(1893)和 Black(1893)[4]的文中都指出支持 RME 的使用。然而,RME 在 20 世纪中叶并不受欢迎,直到 Korkhaus(1956)[11]重新引进美国以及 20 世纪 60 年代 Haas 进一步发展了该技术和扩张器。Timms(1981)[12]报道了使用标准 RME 有 30%～50% 的复发率,主张过度扩张以利于应对扩弓治疗后的颌骨改变。

许多临床医师已经认识到在成年人中使用 RME 进行扩弓的局限性。例如上颌骨两半部未分开、支抗牙倾斜[13]、伸长[14]、不均匀扩张、牙根吸收[15,16]、复发和由牙齿被推动穿过颊侧皮质导致附着丧失引起的牙周问题[17,18]。Capelozza 等(1996)[19]指出在未进行手术的成人中使用 RME 可以适度扩弓。Handelman 等(2009)报道了成年人中有效的 RME 治疗伴有部分颊侧附着丧失[20]。骨龄在病例选择中是一个重要因素[21],它可能与生理年龄不符,这可以解释为什么 RME 在成年人病例报道中可以成功,以及 RME 可能在骨骼成熟过早的年轻患者中不成功。

腭中缝被认为是阻抗扩张的主要区域。Brown 在 1938 年首次提出了在腭中缝劈开时采用手术辅助腭扩展技术(surgical assisted rapid palatal expansion technique,SARPE)。Haas[2,23]描述了为了正畸,利用中线分裂以增加上颌骨宽度,并且认为在青少年进行 RME 治疗期间,由于颧骨支撑的强度导致上颌半部以倾斜的方式发生分离。Issacson[24]证明面部骨骼随着老化和成熟而提供更多的抗扩张性。这些研究人员得出结论,阻力的主要部位不是腭中缝,而是上颌与颧骨联合。1975 年的 Lines[25]和 1976 年的 Bell 以及 Epker[26]支持这个观点。此外,Wertz[27]总结阻力的主要部位是颧弓。Shetty 等(1994)[28]总结使用光弹法的研究,随着患者年龄的增长,腭中缝和

上颌骨周围骨缝的阻力区域变得更加明确,因此如果要在成人中实现骨骼扩张,需要考虑释放这些区域阻力。对阻力区域的确定促进各种截骨术的发展,进一步利用 RME 矫治器通过牙齿向上颌半部施加力来促进上颌骨扩张。Bell(1982)[29,30]提倡松解骨质结构以避免成人患者中 RME 的许多并发症,并描述了手术和正畸治疗相结合以扩张成人患者的上颌骨。在成人患者中扩张上颌骨的两种主要方法是手术扩张,采用节段性手术作为 Le Fort Ⅰ 型截骨术或 SARPE 的一部分,有时被称为外科辅助上颌骨快速扩弓(surgically assisted rapid maxillary expansion,SARME),其中抗性区域在应用牵张器扩弓之前已经松解。前面已经描述了从咬合覆盖夹板、带环以及最近直接向腭骨施加力的骨传导装置的一系列器具。本章将通过评估管理技术和方案,考虑手术促进扩展的适应证和理由。

上颌骨快速扩弓

在非手术快速上颌扩弓期间,矫治器通过带环黏接到磨牙和前磨牙上或者通过铬合金或丙烯酸黏合矫治器完全覆盖在牙面上。完全包裹可以减少牙齿倾斜;然而,这项技术与带环矫治器相比已经不受欢迎(图 36-1)。使用螺旋扩弓器施加横向力,目的是实现快速扩张以打开腭中缝。治疗的目的是实现骨性扩弓而不是牙性扩弓,并尽量减少磨牙颊向倾斜。据报道矫治力介于 2～10 kg,通过一天 2 次旋转螺丝 0.25 mm 可获得每天 0.5 mm 的扩张。使用 RME 的理想时间段是生长高峰期或者通常低于 15 岁[6,31],2005 年 Lagravere 等[32]的系统回顾研究确认了在青春期前的患者中可以实现最佳的非手术扩弓,

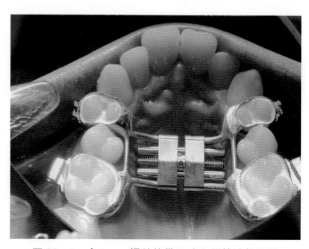

图 36-1　含 hyrax 螺丝的带环式上颌快速扩弓器

长期扩弓效果稳定,这种扩弓占总扩弓的25%。普遍认为骨骼未完全成熟的患者长期稳定性更好,而骨骼成熟患者长期上颌骨扩弓的临床意义受到质疑。该综述确认了长期随机对照研究的必要性,并警告说,这些证据仅来自非随机对照试验。在所纳入的研究中,对照病例不理想并缺乏误差评估是欠缺不足的[32]。

Proffit[33]描述了外科正畸治疗的稳定性等级,表明通过扩弓矫正上颌骨宽度是最不稳定的。横向控制是治疗计划需要考虑的关键因素之一。手术前准备的基本原则包括牙弓协调。因此,如果牙弓非常狭窄且不适合正畸治疗,则应考虑分块手术或者SARPE。Moss于1968年[34]提出,单纯快速上颌骨扩弓或与手术相结合的适应证取决于患者的年龄和腭中缝的状况,而不是上下颌关系。已经对15~35岁的男性腭中缝闭合进行了研究[35]。Haas于1980年[36]提出非手术快速上颌骨扩张的6项指征:①绝对和相对上颌骨横向不足。②鼻腔狭窄。③Ⅲ类错殆畸形。④成年唇腭裂患者。⑤上颌骨前后向不足。⑥个别牙弓长度问题。

当儿童和青少年中出现上颌牙弓狭窄,可能考虑未来行正颌外科手术时,仔细评估牙弓宽度和协调是十分重要的。青春前期的患者正畸扩弓是必须考虑的,以减少后期横向矫正的需要。Sokuco等[37]在2009年比较了使用黏合丙烯酸RME上颌扩弓器扩弓的RME和SARPE患者病例。他们得出结论,RME和SARPE都可获得同样的牙槽骨扩弓稳定性,这一点得到了其他研究者们的支持[38]。该研究证实,RME和SARPE扩弓可以表现出相同的稳定性。由于样本量过小,有人会认为在手术病例的某些患者进行非手术扩弓更为合适。然而,有必要记住腭中缝发育成熟后,骨性快速腭扩弓通过牙齿倾斜和牙槽骨扭曲实现,并不是真正的骨骼移动。Altug在2006年[39]和在2010年[40]的一项后续研究中得出结论,RME和SARPE的长期稳定性相似,均伴有50%的骨性复发和30%的牙性复发。因此,似乎对于年轻患者考虑非手术快速扩张以纠正横向不调是合理的。RME被认为是治疗气道和鼻腔问题的非常有效的措施[6,9]。因此,可以通过非手术RME达到的益处都应该可以通过SARPE实现。此外,Magnusson等[41]在2013年对鼻腔的三维计算机断层扫描分析中,报道了SARPE后鼻腔发生明显扩大。

当患者在早期完成RME后,重要的是确定所完成的非手术牙弓扩弓是否充分,或者是否需要手术来实现进一步矫正横向不调。临床检查可以发现在之前的扩弓中颊侧骨段和切牙已经颊向展出,表明潜在横向差异显示了显著牙性代偿。触诊尖牙上方唇侧前庭沟是评估尖牙之间区域实际宽度的重要手段。通过全景片评估骨骼宽度也是有帮助的,并且对于确认之前的牙性代偿也是重要的[42]。然而,后前位片在许多中心并非常规使用。Angelieri等(2013)[43]描述了通过CBCT而不是按生理年龄来评估腭中缝成熟程度的技术。这些研究结果为非手术或手术方法之间进行更精确计划提供了可能,并且可以解释为什么在年龄较大的患者中非手术扩弓是非常成功的。

治疗计划——上颌骨扩弓的手术选择

SARPE可被视为牵张成骨的一种变异。Codvilla描述了1905年对短股骨的牵张成骨术,1990年Ilizarov[38,44]描述了一组骨科患者截骨术后逐步加力来牵张成骨延长下肢。在骨皮质切开术和5天潜伏期后,通过牵张器施加力以分离骨段,从而允许新骨小梁沉积,然后矿化。初期骨痂形成但时间太短,还不足以稳定。5~7天时胶原纤维形成并沿着牵张力方向排列。之后,通过从皮质开始的膜内骨化的方式导致新骨形成,后期硬骨形成。重要的是,牵张不能过快,否则新骨难以形成;如果牵张太慢,则会发生过早的骨形成,从而限制扩弓。牵张的作用是促进新骨形成以分离截开的骨段。牵张成骨的原则可以应用于上颌骨。SARPE可以促进手术扩弓,并且保持牙弓完整,也可以在更少拔牙的情况下早期进行。

Marchetti[45]比较了用于成年患者中通过SARPE和节段性Le Fort Ⅰ型截骨术进行上颌扩弓的长期稳定性。尽管两种扩弓方式的总体扩张量是不同的,但在SARPE病例中发现了更高的复发率。SARPE病例中的切牙间和磨牙间的距离平均增加8.5 mm和7.0 mm,而Le Fort Ⅰ型截骨扩弓仅为2.75 mm和3.75 mm[45]。Chamberland等在2011年[46]一项纳入38例患者的前瞻性研究中记录了短期和长期稳定性数据。与7.6 mm的扩弓量相比,SARPE有24%的复发率(2.83 mm)。平均3.6 mm的骨性扩弓被认为是适度且稳定的,牙性扩弓的复发是由于后牙的舌向移动[46]。

当在单一手术中实现三维矫正时,上颌骨分块截骨术是一项有用的技术。30%~40%的复发与骨段血供风险有关。Marchetti等[47]比较了SARPE和Le Fort Ⅰ型分段截骨术的稳定性,并描述了SARPE可以实现更大扩张,但复发率更高。Kretschmer 等[48]报道了三骨段式 Le Fort Ⅰ型截骨术的稳定性,并得出结论,在上颌基底部的扩弓是相当稳定的,复发率为 10%,但在牙槽骨的复发率为 60%,这些不良改变可能是牙性扩弓中上颌腭侧牙龈的牵拉所致。当超过 8 mm 扩弓时,SARPE 被认为在矫治横向宽度上比分块截骨术更稳定。

SARPE 扩弓主要是位于尖牙区域,磨牙之间较少,而 Le Fort Ⅰ型分块截骨术在磨牙间比切牙间产生更多扩弓量。牙弓长度不调和上切牙垂直向与矢状向位置可接受的患者非常适合 SARPE。Le Fort Ⅰ型截骨术需要切断前部来有效移动切牙。此外,V形牙弓也非常适合 SARPE 治疗,因为这种扩弓将以更大的比例增加尖牙间宽度。SARPE 在正畸计划早期进行,并且能够在牙弓扩宽时创造间隙以缓解牙列拥挤。这就减少了拔牙的需要。分段截骨的病例需要术前排齐牙齿以矫正牙弓长度,所以可能需要拔牙[9]。

当 SARPE 包含在治疗计划中时,如果后续需要正颌手术,则患者需要两次全身麻醉,而 Le Fort Ⅰ型分块截骨术可以在一次全身麻醉下完成所有手术步骤。早期正颌手术处理整个上颌骨比处理分块上颌骨更加有利。任何拔牙术,例如拔除第三磨牙,都可以在 SARPE 时进行。

Suri 等提出了 SARPE 的适应证[49]如下。

* 增加牙弓长度。
* 矫治重度反𬌗。
* 上颌牙弓扩宽。
* 非拔牙病例创造间隙缓解拥挤。
* 唇腭裂患者扩宽牙弓。
* 克服 RME 失败时的腭中缝阻力。

SARPE 已被证明可通过增加鼻腔容积来改善鼻通气[50]。

SARPE 的患者选择和病例评估

临床评价、影像学评估和评估弓形和对称性的研究模型分析用以评价不调的程度。鼻旁区扁平的面部外观通常与横向宽度不调相关。V形牙弓或具有上腭高拱的牙弓常是横向不调的指征(图 36-2～图 36-4),牙弓狭窄也可能与下颌骨移位有关。上切牙的照片、研究模型和活力测试是评估过程的重要部分。牙周附着评价对于颊侧牙龈状况评估特别重要。中切牙根部之间牙龈和牙槽骨必须是健康的。如果

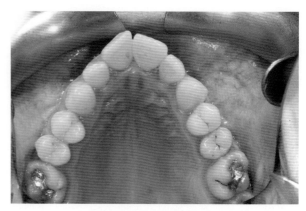

图 36-2 窄 V 形牙弓

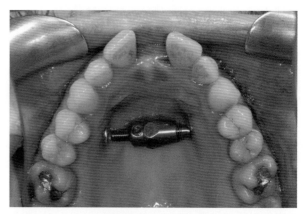

图 36-3 TPD 口内像

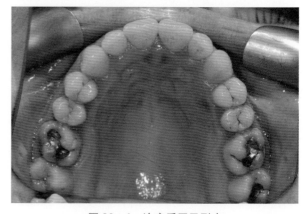

图 36-4 治疗后牙弓形态

计划正颌手术矫正,完整的模型分析很重要,以评价在矫正后的位置上是否存在真正的或明显的不调。这一评价在计划矫正骨性Ⅲ类错𬌗时尤为重要。在 SARPE 之前必须拍摄前部咬合片,以确保上切牙根部之间存在间隙,以便安全手术进入。有些情况下术前需要使用正畸矫治器在牙根之间创造间隙。前部咬合片用于评估上颌骨缝的不足是众所周知的[51]。在上颌分离之前确定牙根邻近和中切牙根完整性是非常重要的[52]。Betts 等[42]建议拍摄后前位片通过

头部测量标志点从冠状面角度来评估上下牙弓间的不调程度。但测量标志点远离牙弓，这些方法尚未被广泛接受。

SARPE 步骤

术前正畸考量

确定扩弓量多少是很重要的。也必须考虑可能的治疗后改变，因为即使骨性扩弓能够维持，牙齿也可能改变。当上牙弓狭窄时，下颌前磨牙和磨牙可能舌向倾斜，从而掩盖真实存在的不调。在 SARPE 之前对下颌磨牙去代偿是有帮助的，这样有助于更准确地评估上颌牙弓所需的真实扩弓量。作者们倾向使用带环式固定扩弓器，将它在术前黏结。这一典型设计与现代黏结在磨牙和前磨牙上的 RME 扩弓器相同。检查螺丝是否正常运行并正确定位非常重要。了解螺纹和旋转计划也很重要，因为不同的螺钉设计可能会有所不同（图 36-5）。

SARPE 外科手术技术评价

关于手术技术并没有达成一致意见。每种方法的各种技术已被提出，包括从梨状边缘到翼上颌连接的皮质切开术、腭中缝截骨术、伴或不伴翼上颌连接离断的旁正中腭部截骨术。据报道，松解腭中缝可增加动度并预防鼻中隔偏离。

Koudstaal[53]（2005）回顾了已提出的不同手术术式。这在上颌骨截骨的程度上有所不同[54,55]。有两种主要技术，其中 1984 年 Glassman 等[55] 提出的相对保守技术是仅在上颌骨的侧壁和前壁进行截

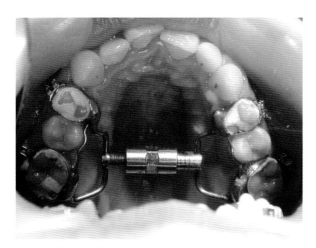

图 36-5　含超级螺丝的带环式上颌快速扩弓器

骨[12,55,56]，这种方法创伤小，但易复发，牙周问题和意外骨折风险大。Lehman 等（1989）[57] 报道了 56 例使用保守方法治疗的病例的稳定性，随访时间为 1~12 年。损伤更大的技术使得上颌骨两段分开距离更大，并且并发症风险更低[54]。Anttila（2004）[58] 报道了年龄超过 16 岁通过微创技术治疗的 20 例患者，建议年龄稍长的患者进行更大规模的截骨术[7]。这种损伤更大的方法有助于实现更有利和更安全的扩弓。

翼腭板是阻力的重要部位，翼上颌骨离断影响上颌骨分开的模式。对于不同的手术技术，应用有限元模型来分析面中部颅骨应力发现为了保护颅底翼上颌骨离断是有效的。Pereira 等[59] 报道了 18~53 岁的 70 例成年患者，进行了 Le Fort Ⅰ 型次全截骨术和翼上颌骨离断术。手术扩弓后的 CBCT 显示，尽管所有病例都实现了横向上颌骨不调的完全矫正，但 2/3 的病例并没有从前鼻棘到后鼻棘的全腭离断。

作者倾向在全身麻醉下进行"微型 Le Fort Ⅰ 型截骨术"方法，以便上颌骨充分游离，从而减少上颌扩弓所需的施加在牙齿上的力量，以获得更好的上颌骨两半分离。从第一磨牙至第一前磨牙做上颌颊部前庭沟切口，用往复锯进行从梨状孔到翼上颌连接处颊侧骨切开。使用骨凿进行翼上颌连接离断和鼻中隔与上颌骨的分离。然后在上切牙牙根部之间放置一根薄骨凿，劈开腭部，再用宽的骨凿向后扩展。扩弓矫治器激活以确保上颌骨两半有足够的可移动性，黏膜切口使用可吸收缝合线缝合。

全身并发症

SARPE 通常被认为是低风险手术[9]。然而也有严重并发症的报道[60]。Ho 等[61] 回顾了连续 85 例患者，报道了接受 Le Fort Ⅰ 型截骨术的患者中 27% 有并发症，其中 14% 有分块截骨术的并发症，如口鼻瘘或牙髓失活。还描述了其他疾病和更长的手术[61]。在手术前确定任何合并症或禁忌证均需要完整的病史。任何外科手术出血和感染都是可能的，但在 SARPE 后很少发生。翼板离断时有可能术中出血。腭降动脉不应该受损，因为鼻腔侧壁保持完整，也不像 Le Fort Ⅰ 型截骨术中的上颌骨折断下降。也有颅底损伤、颅内出血和眼部并发症的病例报道[53]。术后即刻扩弓疼痛和鼻中隔偏曲也可能出现。Williams 等（2012 年）报道了 4 年期 120 例 SARPE 患者有 33% 的并发症风险。大多数并发症是轻微的，可以通过局部治疗处理，但 15% 需要额外治疗。

最常见的并发症是扩弓不对称或扩弓不足,这些情况出现在 13% 的病例中[62]。

牙齿并发症

当使用牙支持式矫治器时,SARPE 的牙齿并发症包括非手术 RME 所描述的并发症[15,16,63]。牙周韧带挤压、颊侧牙根吸收和颊侧骨板穿通仍然存在风险。当扩弓矫治器附着在牙齿上,一些牙齿倾斜和牙齿伸长可能发生,但可以通过覆盖镀铬矫治器或黏接矫治器将这些并发症发生的可能降到最低。带环矫治器很方便,能够很容易转换为固定矫治器,这样在 SARPE 病例中更多使用带环矫治器。丙烯酸黏结式矫治器也有脱落、扩弓复发的风险,并且不推荐用于手术扩弓。

SARPE 中最常见的牙齿或牙周并发症主要累及上颌中切牙。报道的风险包括牙齿变色、牙龈退缩和牙槽骨丧失,在 Garib 等 2005 年[52] 报道的 15% 病例中出现,在 2006 年,Garib[64,65] 使用 CT 评估当前磨牙和磨牙接触颊侧骨板时牙根再吸收区域。在矫治器黏固到位之前检查螺钉是否有用并且是否在正确的位置也很重要。与 RME 矫治器设计有关的问题很少,但是矫治器松脱、螺丝滑丝和锁死是可能的。

术后管理和矫治器激活

手术后有 3~5 天潜伏期。这种方法对患者来说更舒适,并且遵循牵张成骨的原则,这样有利于骨痂形成。然而不能推迟牵张到稳固期开始。扩展程序从每天 0.25 mm 至 1 mm 不等。作者提出早晚各旋转 1/4 圈(0.25mm)以获得每天 0.5mm 的扩弓效果。其他螺丝有不同的螺纹,但目标应该是每天扩弓 0.5mm。

2~3 天扩弓后,应采用前部咬合片评估上颌骨段是否对称分离(图 36-6)。应特别注意两个中切牙的上颌骨板是否完好无损。Cureton 和 Cuenin[52] 提出,扩弓速度取决于牙槽骨骨折的对称性和牙龈乳头与牙龈的健康状况(图 36-7)。这些学者建议扩弓计划必须与腭部裂开质量相匹配,因为过快扩弓会导致中切牙之间的错位愈合或附着损失。解决这些并发症的策略也已经被描述[52]。

在扩张后期,患者的不适感通常很小,尽管鼻根和眶后区张力较大也有报道。在中切牙之间形成间隙,也像传统的非手术快速上颌扩弓一样。这应该是对称的。不对称扩张应该值得研究。

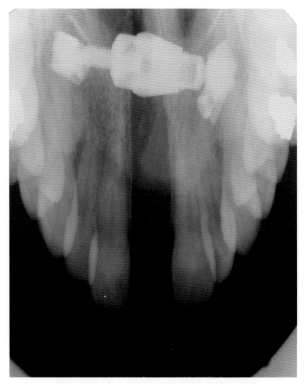

图 36-6　TPD 扩弓后上颌对称性分离

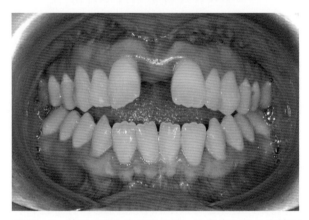

图 36-7　扩弓后产生中切牙间隙。注意中切牙之间健康牙龈组织

每次复诊都应检查牙齿健康状况和色泽。一些触痛和轻微动度是可以接受的,但是明显动度或变色表明需要进行影像学检查。

在中切牙之间可出现粉红色外观的未成熟角化组织。但这一组织不应该是灰色,灰色表明中切牙周围可能附着损失。

关于是否应该进行过度扩弓存在很多争议。据报道 SARPE 的复发率为 5%~25%[38,66],其中 Bays 和 Greco[67] 报道复发率低于 10%,这意味着过度扩弓不是必需的。Seeberger 等[68](2011)报道当使用牙支持式扩弓器时过度扩弓。当考虑治疗计划中过矫正时,这就与分离腭中缝的手术技术有关,并且团队必须知道哪些骨缝已被松解。有许多手术技术,并且大家认为翼上颌连接离断后,过矫正不需要,而保守的手术方案会残留更多的阻力并影响扩弓的质量和模式。

许多扩弓后处理方法包括从不保持到保持 12 个月[53,55,69,70,71]。腭中缝咬合片的光密度测量显示 SARPE 后 3 个月后并没有完全愈合,通常观点认为在 3 个月时扩弓处的稳固并未完全成熟。在扩弓 3 个月后,可以用横腭杆代替牙支持式上颌扩弓器,提高患者的舒适度,并过渡到正畸治疗。

骨支持式矫治器

传统 SARPE 使用 RME 牙矫治器通过牙齿对上颌骨两半施加侧向力。牙矫治器的不足已有详细记载[29,70,72]。如果可以将力直接施加到骨上而不是通过牙齿,则可以消除牙周膜压迫的风险,也降低牙根吸收、骨开窗和骨段不良倾斜的风险。此外,骨支持式矫治器可以用作保持器,直接在骨骼上施加保持力,而不干扰正畸治疗。Mommaerts[66](1999)描述了一种直接放置在前磨牙区域附着在腭部穹隆上的骨支持式矫治器,称之为 Trans Palatal Distractor (TPD)。在手术过程中不需要进行翼上颌连接分离,并且前段扩弓更大,与后段呈 3∶2 的比例[66]。后来 Matteini 和 Mommaerts[72] 研究了将 TPD 放置在第一磨牙水平的影响,也进行翼上颌连接分离以获得平行上颌骨扩弓。在一项纳入 20 例连续患者的前瞻性研究中,翼上颌连接离断和施加力后的阻力变化是通过放置 TPD 后平均平行扩张来实现的。骨支持式矫治器的设计各不相同,包括 Surgitech TPD[66](图 36-3)、Magdenburg 腭牵引器[73]、Martin 快速腭扩弓器(图 36-8)(KLS Martin Group)、鹿特丹腭牵引器[74](KLS Martin Group)和 MDO-R 设备 (Orthognathics,LTD,Zurich,Switzerland)。作者使用 Surgitech ® 提供的 TPD 治疗了大多数病例。不同的牵张器之间螺钉的螺距不同,因此了解生产厂家的指南非常重要。TPD 有三种颜色,每转到下一种颜色就产生 0.33 mm 的扩弓。鹿特丹牵张器的设计就像一个微型千斤顶,适用于非常狭窄的牙弓。逐步激活所实现的牵张在逐渐减少,并且为了按计划实现扩弓,需要一个复杂的时间表。

Koudstaal 等[75] 于 2009 年进行了一项前瞻性随机临床试验,研究了骨支持式与牙支持式的手术辅助病例的稳定性、倾斜性和复发。23 例骨支持式病例

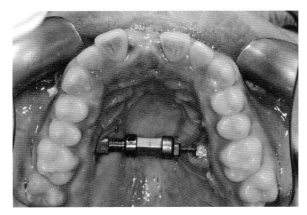

图 36-8 Martin 牵张器

和 19 例牙支持式病例无显著差异。横向扩弓在尖牙、前磨牙和磨牙水平上相当。复发不显著并且横向宽度得以保持。另外发现上颌骨轻微向下移动。两组均发生牙骨段倾斜,但这不影响复发[76]。Verstraaten 等(2010)[77] 报道了纳入 10 项研究骨支持式研究的系统评价,并得出结论:支持使用骨支持式牵张器的证据有限。在这项文献回顾中样本量小,使用技术不同使得研究成果有很大的局限性。

并发症

Ramieri 等[78](2005)检查了 29 例患者,报道的困难主要与器械有关。骨支持式 SARPE 扩弓器的大多数困难在于牵张器松脱、黏膜炎症和溃疡。正中截骨术后也有较小的牙周和牙齿损伤的报道。Neyt 等[79] 回顾了使用 TPD 治疗的 57 例病例,并得出结论:所有病例都实现了扩弓,但扩弓器松动是患者不适的主要原因。正确放置扩弓器对于扳手可以转动激活螺钉非常重要。Koudstaal 等(2009)[75] 描述了动度增加、牙髓活力丧失、牙齿变色、牙龈退缩和牙根外吸收。

SARPE 实现扩弓稳定性的依据

在 Vilani 等(2012)[80] 报道的一项荟萃分析中选择了 7 项具有中等研究质量的研究,最终纳入 5 项研究,报道了使用伴有或不伴有翼上颌连接离断的不同技术产生了不同程度的扩弓。研究发现 SARPE 使上颌牙槽宽度、尖牙间宽度和磨牙间宽度实现了长期稳定增加。Byloff 和 Mossaz 在 2004 年[81] 报道了磨牙间扩弓 9 mm,尖牙间扩弓 5 mm,最终 75% 的扩弓得以存留。这些学者得出结论,SARPE 通过上颌两半侧向旋转并少量平移以获得上颌骨骨性扩弓。

Koudstaal 等[75]（2009）在一项比较骨支持式和牙支持式扩弓器的研究中探索了治疗稳定性和复发率，认为两组之间没有显著差异。牙列水平的扩弓在 12 个月时仍稳定，并不认为过矫正是需要的。Magnusson 等[82]（2009）评估了长期稳定性并得出结论，SARPE 在治疗后 6 年基本稳定，在治疗后 3 年内扩弓丧失最显著。

结束语

使用数字模型、影像学检查和 CBCT 改进病例评估和监测将更好地理解病例选择和管理。应用软件评估牙弓大小和牙弓形态的数字化模型能够模拟扩弓并且提供更可预测的效果。CBCT 的引入可以创建图像，使临床医师可以进行真正的三维评估[83]、更精确的手术设计[43]。

目前手术技术、牵引器设计、牵引方案和复发尚未达成共识。显然，手术路径和技术会影响结果，直至大型研究报道出来前，决策的不确定性仍然存在。SARPE 是横向处理的重要技术，改进的评估手段和牵张器设计将提高患者的可接受程度和治疗结果。

（程　杰　于洪波　译）

参考文献

［1］ Da Silva Filho OG，do Prado Montes LA，Torelly LF. Rapid maxillary expansion in the deciduous and mixed dentition evaluated through posteroanterior cephalometric analysis. Am J Orthod Dentofac Orthop. 1995;107：268 – 75.

［2］ Pogrel MA，Kaban LB，Vargervik K，Baumrind S. Surgically assisted rapid maxillary expansion in adults. Int J Adult Orthodon Orthognath Surg. 1992;7：37 – 41.

［3］ Angell EH. Treatment of irregularity of permanent adult teeth. Dent Cosm. 1860;1：540 – 54.

［4］ Timms DJ. The dawn of rapid maxillary expansion. Angle Orthod. 1999;69：247 – 50.

［5］ Harrison J，Ashby D. Orthodontic treatment for posterior crossbites. Cochrane Database Syst Rev. 2001；CD000979.

［6］ Bishara S，Staley R. Maxillary expansion：clinical implications. Am J Orthod Dentofac Orthop.1987;91：3 – 14.

［7］ Schiffman PH，Tuncay OC. Maxillary expansion：a meta analysis. Clin Orthod Res. 2001;4：86 – 96.

［8］ Petrén S，Bjerklin K，Bondemark L. Stability of unilateral posterior crossbite correction in the mixed dentition：a randomized clinical trial with a 3-year follow-up. Am J Orthod Dentofac Orthop.2011;139：e73 – e81.

［9］ Silverstein K，Quinn P. Surgically-assisted rapid palatal expansion for management of transverse maxillary deficiency. J Oral Maxillofac Surg. 1997;55(7)：725 – 7.

［10］ Corbridge JK，Campbell PM，Taylor R，Ceen RF，Buschang PH. Transverse dentoalveolar changes after slow maxillary expansion. Am J Orthod Dentofac Orthop.2011;140：317 – 25.

［11］ Haas A. Palatal expansion：just the beginning of dentofacial orthopedics. Am J Orthod. 1970;57：219 – 55.

［12］ Timms DJ，Vero D. The relationship of rapid maxillary expansion to surgery with special reference to midpalatal synostosis. Br J Oral Surg. 1981;19：180 – 96.

［13］ Timms DJ. A study of basal movement with rapid maxillary expansion. Am J Orthod. 1980;77：500 – 7.

［14］ Isaacson R，Murphy T. Some Effects Of Rapid Maxillary Expansion In Cleft Lip And Palate Patients. Angle Orthod. 1964;34：143 – 54.

［15］ Barber A，Sims M. Rapid maxillary expansion and external root resorption in man：a scanning electron microscope study. Am J Orthod. 1981;79：630 – 52.

［16］ Langford SR. Root resorption extremes resulting from clinical RME. Am J Orthod. 1982;81：371 – 7.

［17］ Pinto P，Mommaerts M. Immediate postexpansion changes following the use of the transpalatal distractor. J Oral Maxillofac Surg. 2001;59：994 – 1000.

［18］ Greenbaum KR，Zachrisson BU. The effect of palatal expansion therapy on the periodontal supporting tissues. Am J Orthod. 1982;81：12 – 21.

［19］ Capelozza Filho L，Cardoso Neto J，Da Silva Filho OG，Ursi WJ. Non-surgically assisted rapid maxillary expansion in adults. Int J Adult Orthodon Orthognath Surg. 1996;11：57 – 66；discussion 67 – 70.

［20］ Handelman CS，Wang L，BeGole EA，Haas A. Nonsurgical rapid maxillary expansion in adults：report on 47 cases using the Haas expander. Angle Orthod. 2000;70：129 – 44.

［21］ Melsen B. Palatal growth studied on human autopsy material. Am J Orthod. 1975;68：42 – 54.

［22］ Haas A. Rapid expansion of the maxillary dental arch and nasal cavity by opening the midpalatal suture. Angle Orthod. 1961;31：73 – 90.

［23］ Haas A. The treatment of maxillary deficiency by opening the midpalatal suture. Angle Orthod. 1965;35：200 – 17.

［24］ Zimring J，Isaacson R. Forces produced by rapid maxillary expansion：III. Forces present during retention. Angle Orthod. 1965;35：178 – 86.

［25］ Lines P. Adult rapid maxillary expansion with corticotomy. Am J Orthod. 1975;67：44 – 56.

［26］ Bell W，Epker B. Surgical-orthodontic expansion of the maxilla. Am J Orthod. 1976;70：517 – 28.

［27］ Wertz RA. Skeletal and dental changes accompanying rapid midpalatal suture opening. Am J Orthod. 1970;58：41 – 66.

［28］ Shetty V，Caridad J. Biomechanical rationale for surgical-orthodontic expansion of the adult maxilla. J Oral Maxillofac Surg. 1994;52：750 – 1.

［29］ Jacobs JD，Bell WH，Williams CE，Kennedy JW. Control of the transverse dimension with surgery and orthodontics. Am J Orthod. 1980;77：284 – 306.

［30］ Bell R. A review of maxillary expansion in relation to rate of expansion and patient's age. Am J Orthod. 1982;81：32 – 7.

［31］ Melsen B. Palatal growth studied on human autopsy material. A histologic microradiographic study. Am J Orthod. 1975;68：42 – 54.

［32］ Lagravere MO，Major PW，Flores-Mir C. Long-term skeletal changes with rapid maxillary expansion：a systematic review.

Angle Orthod. 2005;75: 1046 – 52.

[33] Bailey L, Tanya J, Cevidanes LHS, Proffit WR. Stability and predictability of orthognathic surgery. Am J Orthod Dentofacial Orthop. 2004;126: 273 – 7.

[34] Moss JP. Rapid expansion of the maxillary arch. II. Indications for rapid expansion. JPO J Pr Orthod. 1968;2: 215 – 23.

[35] Persson M, Thilander B. Palatal suture closure in man from 15 to 35 years of age. Am J Orthod. 1977;72: 42 – 52.

[36] Haas A. Long-term posttreatment evaluation of rapid palatal expansion. Angle Orthod. 1980;50: 189 – 217.

[37] Sokucu O, Kosger HH, Bicakci AA, Babacan H. Stability in dental changes in RME and SARME: a 2-year follow-up. Angle Orthod. 2009;79: 207 – 13.

[38] Berger JL, Pangrazio-Kulbersh V, Borgula T, Kaczynski R. Stability of orthopedic and surgically assisted rapid palatal expansion over time. Am J Orthod Dentofac Orthop. 1998; 114: 638 – 45.

[39] Altug-Ataç A T, Karasu H, Aytac D. Surgically assisted rapid maxillary expansion compared with orthopedic rapid maxillary expansion. Angle Orthod. 2006;76: 353 – 9.

[40] Kurt G, Altug-Ataç AT, Ataç MS, Karasu HA. Stability of surgically assisted rapid maxillary expansion and orthopedic maxillary expansion after 3 years' follow-up. Angle Orthod. 2010;80: 425 – 31.

[41] Magnusson A, Bjerklin K, Kim H, Nilsson P, Marcusson A. Three-dimensional computed tomographic analysis of changes to the external features of the nose after surgically assisted rapid maxillary expansion and orthodontic treatment: A prospective longitudinal study. Am J Orthod Dentofac Orthop. 2013;144: 404 – 13.

[42] Betts N, Vanarsdall R. Diagnosis and treatment of transverse maxillary deficiency. Int J Adult Orthognath Surg Orthognath Surg. 1995;10: 75 – 96.

[43] Angelieri F, Cevidanes LHS, Franchi L, Gonçalves JR, Benavides E, McNamara JA. Midpalatal suture maturation: classification method for individual assessment before rapid maxillary expansion. Am J Orthod Dentofacial Orthop. 2013;144: 759 – 69.

[44] Illizarov G. Clinical application of the tension-stress effect for limb lengthening. Clin Orthop Relat Res. 1990;250: 8 – 26.

[45] Marchetti C, Pironi M, Bianchi A, Musci A. Surgically assisted rapid palatal expansion vs. segmental Le Fort I osteotomy: transverse stability over a 2-year period. J Craniomaxillofac Surg. 2009;37: 74 – 8.

[46] Chamberland S, Proffit WR. Short-term and long-term stability of surgically assisted rapid palatal expansion revisited. Am J Orthod Dentofac Orthop. American Association of Orthodontists; 2011;139: 815 – 822.e1.

[47] Marchetti C, Pironi M, Bianchi A, Musci A. Surgically assisted rapid palatal expansion vs. segmental Le Fort I osteotomy: Transverse stability over a 2-year period. J Cranio-Maxillofacial Surg. 2009;37: 74 – 8.

[48] Kretschmer WB, Baciut G, Baciut M, Zoder W, Wangerin K. Transverse stability of 3-piece Le Fort I osteotomies. J Oral Maxillofac Surg. 2011;69: 861 – 9.

[49] Suri L, Taneja P. Surgically assisted rapid palatal expansion: a literature review. Am J Orthod Dentofac Orthop. 2008;133: 290 – 302.

[50] Wriedt S, Kunkel M, Zentner A, Wahlmann U-W. Surgically assisted rapid palatal expansion an acoustic rhinomet-

ric, morphometric and sonographic investigation. J Orofac Orthop/Fortschritte der Kieferorthopädie. 2001;62: 107 – 15.

[51] Lehman JA, Haas AJ, Haas DG. Surgical orthodontic correction of transverse maxillary deficiency: a simplified approach. Plast Reconstr Surg. 1984;73: 62 – 8.

[52] Cureton S, Cuenin M. Surgically assisted rapid palatal expansion: orthodontic preparation for clinical success. Am J Orthod Dentofac Orthop. 1999;116: 46 – 59.

[53] Koudstaal M, Poort L. Surgically assisted rapid maxillary expansion (SARME): a review of the literature. Int J Oral Maxillofac Surg. 2005;34: 709 – 14.

[54] Bell WH, Epker BN. Surgical-orthodontic expansion of the maxilla. Am J Orthod. Elsevier, 1976;70: 517 – 28.

[55] Glassman AS, Nahigian SJ, Medway JM, Aronowitz HI. Conservative surgical orthodontic adult rapid palatal expansion: Sixteen cases. Am J Orthod. 1984;86: 207 – 13.

[56] Schimming R, Feller K. Surgical and orthodontic rapid palatal expansion in adults using Glassman's technique: retrospective study. Br J Oral Maxillofac Surg. 2000;38: 66 – 9.

[57] Lehman JA, Haas A. Surgical-orthodontic correction of transvers. Clin Plast Surg. 1989;16: 749 – 55.

[58] Anttila A, Finne K, Keski-Nisula K, Somppi M, Panula K, Peltomäki T. Feasibility and long-term stability of surgically assisted rapid maxillary expansion with lateral osteotomy. Eur J Orthod. 2004;31: 142 – 9.

[59] Pereira MD, Prado GPR, Abramoff MMF, Aloise AC, Masako Ferreira L. Classification of midpalatal suture opening after surgically assisted rapid maxillary expansion using computed tomography. Oral Surg Oral Med Oral Pathol Oral Radiol Endod. 2010;110: 41 – 5.

[60] Lanigan D, Mintz S. Complications of surgically assisted rapid palatal expansion: review of the literature and report of a case. J Oral Maxillofac Surg. 2002;60: 104 – 10.

[61] Ho MW, Boyle MA, Cooper JC, Dodd MD, Richardson D. Surgical complications of segmental Le Fort I osteotomy. Br J Oral Maxillofac Surg. 2011;49: 562 – 6.

[62] Williams BJD, Currimbhoy S, Silva A, O'Ryan FS. Complications following surgically assisted rapid palatal expansion: a retrospective cohort study. J Oral Maxillofac Surg 2012;70: 2394 – 402.

[63] Alpern MC, Yurosko JJ. Surgically assisted rapid palatal expansion. Am J Orthod Dentofacial Orthop. 2008; 133: 786.

[64] Garib DG, Henriques JFC, Janson G, de Freitas MR, Fernandes AY. Periodontal effects of rapid maxillary expansion with tooth-tissue-borne and tooth-borne expanders: a computed tomography evaluation. Am J Orthod Dentofacial Orthop. 2006;129: 749 – 58.

[65] Garib D, Henriques J, Janson G. Rapid maxillary expansion-tooth tissue-borne versus tooth-borne expanders: a computed tomography evaluation of dentoskeletal effects. Angle Orthod. 2005;75: 548 – 57.

[66] Mommaerts MY. Transpalatal distraction as a method of maxillary expansion. Br J Oral Maxillofac Surg. 1999;37: 268 – 72.

[67] Bays RA, Greco JM. Surgically assisted rapid palatal expansion: an outpatient technique with long-term stability. J oral Maxillofac Surg Off J Am Assoc Oral Maxillofac Surg. 1992;50: 110 – 113; discussion 114 – 115.

[68] Seeberger R, Kater W, Schulte-Geers M, Davids R, Freier

K, Thiele O. Changes after surgically-assisted maxillary expansion (SARME) to the dentoalveolar, palatal and nasal structures by using tooth-borne distraction devices. Br J Oral Maxillofac Surg. 2011;49: 381 – 5.

[69] Mossaz CF, Byloff FK, Richter M. Unilateral and bilateral corticotomies for correction of maxillary transverse discrepancies. Eur J Orthod. 1992;14: 110 – 6.

[70] Northway WM, Meade JB. Surgically assisted rapid maxillary expansion: a comparison of technique, response, and stability. Angle Orthod. 1997;67: 309 – 20.

[71] Kraut R. Surgically assisted rapid maxillary expansion by opening the midpalatal suture. J Oral Maxillofac Surg. 1984;42: 651 – 5.

[72] Matteini C, Mommaerts M. Posterior transpalatal distraction with pterygoid disjunction: a short-term model study. Am J Orthod Dentofac Orthop. 2001;120: 498 – 502.

[73] Gerlach K, Zahl C. Transversal palatal expansion using a palatal distractor. J Orofac Orthop. 2003;64: 443 – 9.

[74] Koudstaal M, Wal K Van der. The Rotterdam Palatal Distractor: introduction of the new bone-borne device and report of the pilot study. Int J Oral Maxillofac Surg. 2006; 35: 31 – 5.

[75] Koudstaal MJ, Smeets JBJ, Kleinrensink G-J, Schulten AJM, Van Der Wal KGH. Relapse and stability of surgically assisted rapid maxillary expansion: an anatomic biomechanical study. J Oral Maxillofac Surg. 2009;67: 10 – 4.

[76] Koudstaal MJ, Wolvius EB, Schulten AJM, Hop WCJ, Van Der Wal KGH. Stability, tipping and relapse of bone-borne versus tooth-borne surgically assisted rapid maxillary expansion: a prospective randomized patient trial. Int J Oral Maxillofac Surg. 2009;38: 308 – 15.

[77] Verstraaten J, Kuijpers-Jagtman AM, Mommaerts MY, Bergé SJ, Nada RM, Schols JGJH. A systematic review of the effects of bone-borne surgical assisted rapid maxillary expansion. J Craniomaxillofacial Surg. 2010;38: 166 – 74.

[78] Ramieri G, Spada M, Austa M. Transverse maxillary distraction with a bone-anchored appliance: dento-periodontal effects and clinical and radiological results. Int J Oral Maxillofac Surg. 2005;34: 357 – 63.

[79] Neyt N, Mommaerts M. Problems, obstacles and complications with transpalatal distraction in non-congenital deformities. J Craniomaxillofac Surg. 2002;30: 139 – 43.

[80] Vilani GNL, Mattos CT, De Oliveira Ruellas AC, Maia LC. Long-term dental and skeletal changes in patients submitted to surgically assisted rapid maxillary expansion: a meta-analysis. Oral Surg Oral Med Oral Pathol Oral Radiol. 2012;114: 689 – 97.

[81] Byloff FK, Mossaz CF. Skeletal and dental changes following surgically assisted rapid palatal expansion. Eur J Orthod. 2004;26: 403 – 9.

[82] Magnusson A, Bjerklin K, Nilsson P, Marcusson A. Surgically assisted rapid maxillary expansion: long-term stability. Eur J Orthod. 2009;31: 142 – 9.

[83] Macchi A, Carrafiello G, Cacciafesta V, Norcini A. Three-dimensional digital modeling and setup. Am J Orthod Dentofac Orthop. 2006;129: 605 – 10.

第 37 章
下颌骨正中截骨
Mandibular Midline Osteotomy

Dale Bloomquist and Don Joondeph

引言

正畸医师矫形扩展上颌骨宽度或外科医师行上颌骨切开术是纠正正颌手术患者颌骨横向不匹配的经典手段。对于上颌骨缝尚未完全闭合依然有生长潜力的年轻患者来说,上颌骨快速扩弓可以替代传统截骨手术。然而,对于上下颌骨宽度不调的成年患者,较难通过正畸手段来解决问题:大多数非手术治疗的方法基本只能使牙齿和牙槽骨产生倾斜。这种治疗在较小幅度的扩弓中是有效的,但对于较大幅度的扩弓常常是不稳定的。外科手术则为这一问题提供了四种可能的方法:骨皮质切开术、外科辅助上颌骨快速扩弓术(surgically assisted rapid palatal expansion,SARPE)、上颌骨 Le Fort Ⅰ 型分块截骨术以及下颌骨正中截骨术联合双侧下颌支矢状劈开截骨术(bilateral sagittal split osteotomies,BSSO)。单纯皮质骨切开术或伴植骨术是相对较新的治疗方法,但其长期稳定性尚未得到验证[1]。只有明确了该方式的长久稳定后,该手术的实施才会逐渐变得普遍。而通过一些文献的回顾,证明了外科辅助上颌骨快速扩弓术有 5%~30% 的复发率,这其中不同的手术技巧和研究方法也导致了不同的结果[2,3]。上颌骨 Le Fort

Ⅰ 型分块截骨术是治疗颌骨宽度不调最常见、最古老的方法,但在 North Carolina 关于稳定性等级的研究中,这被列为不稳定的手术步骤之一[4]。以上三种手术各有其适用的范围,外科医师也会根据不同情形有所偏好。需要注意的是,这三种方法都会有确切的复发趋势。下颌骨正中截骨术是外科纠正颌骨宽度不调的最后一个选择。与其他手术方式不同,该手术的复发趋势只在西雅图的华盛顿大学的相关研究中被讨论提及[5-7]。这引起我们的思考:手术的不稳定性是否应该被作为选择该手术的考虑因素之一。因此,尽管我们会研究手术的复发,但我们也依然需要考虑使用该手术带来的好处。

由于下颌骨正中截骨术缩弓联合 BSSO 只在华盛顿大学的相关研究中有所提及,甚至只是一个研究的后续想法[8],所以该术式显然在正颌外科中没有被充分开发和利用。尽管该术式不被重视的原因尚不清楚,但也引起了诸多的考虑:对手术操作的不熟悉、对复发的考量、对颞下颌关节的影响以及没有直接改善骨性问题。因此在本章中,我们将对这些问题进行回顾。

文献回顾

尽管很多外科医师把下颌骨正中截骨纠正牙弓

宽度不调当作是较新的技术，但 Bell 在 1976 年便已提出了这一技术。在这一区域内的截骨术在更早的年代已经被报道，但缺少足够的适应证来进行这种手术。Bell 仅在一例下颌骨后退并扩弓的病例中提到了这种手术操作，并认为这是在下颌支矢状劈开截骨术和颏成形手术中的一个较为次要的附加手术。Brusati[9] 最早提出了该手术的重要价值，并明确了该手术的适应证和局限性。在坚固内固定技术产生之后，Alexander[5] 最先提出了下颌骨正中截骨的应用并评估了其稳定性。他指出在统计学上该手术没有出现显著的复发，且出现复发的人数和下颌骨产生持续变窄的人数基本相同。值得指出的是，在 15 项这方面的研究中，只有 1 例患者出现了 2 mm 的复发。如果用 North Carolina 在正颌手术稳定性研究中的标准进行比较，这个成果是非常显著的。2 mm 之内的复发常被认为是不显著的[10]。因此 Alexander 提出的 7% 潜在临床显著复发相比上颌骨分块截骨术是十分有优势的。Pitts[6] 之后进行了更大量的远期观察，同样没有发现临床显著复发。值得提出的是，没有任何研究出现复发到后牙反殆的情况。

另外，很多临床医师担忧下颌骨正中截骨对颞下颌关节存在潜在不利影响。Alexander 和 Pitts 均评估了颞下颌关节的情况，他们通过问卷调查了术前和术后最终状态患者的下颌骨移动情况。Alexander 指出下颌骨的侧方运动有轻微的减少，除此之外，其他学者也没有发现患者产生明显的关节症状。Joondeph[7] 通过影像学测量比较了下颌骨前移伴或不伴正中截骨手术后角度和线性的变化，与很多外科医师预计的不同，同时进行正中截骨缩弓患者的髁突发生的旋转和侧向移动更少。然而，考虑到骨块移动的机制，这个结果并不令人意外。由于下颌骨的形态呈"V"形，所以当远心骨端前移纠正下颌后缩时，近心端骨块会产生侧向展开，即使外科医师尽量减少这种变化，这样的旋转还是会发生。Joondeph 同时使用了患者问卷调查表来比较颞下颌关节的症状，在两种治疗方式间没有明显的区别。

对于切牙和其牙周组织的损伤也是临床医师关注的问题之一。Alexander 和 Pitts 的研究表明在截骨两边均没有证据表明对这些组织产生了损伤。当然，这些研究都是单中心的，而且均是由同一名外科医师进行操作。这也产生了一个新的问题：当经验不足的外科医师进行操作时，并发症和稳定性是否能保持现有的水平。尽管目前的研究显示出正中截骨的成功，但研究者们也表明存在导致后牙反殆的明显

复发或是导致牙周袋形成的局部感染。幸运的是，这些并发症罕见，亦有相关的技术可以最大限度地改善这些问题。

在介绍相关手术技巧前需要考虑的最后一个问题是关于进行该手术纠正牙弓宽度不调时的患者选择标准。由于在临床指南中对于诊断牙弓宽度不调的病因较为含糊，导致选择合适的手术方式的标准存在困难。就目前公认正确的观点而言，牙弓宽度的绝对不匹配归结于上颌骨的狭窄。因此，正畸和外科医师都发明了相关技术来解决这一颌骨的问题。研究者们对于上颌骨狭窄的诊断的描述多数建立在主观的临床表现上[8,11]，包括尖圆狭窄的上颌牙弓形态、上颌骨后牙段的 Wilson 曲线、高拱的上腭、"过大的颊部空间"以及最简单、最常说的比下颌骨更窄的牙弓。对于客观描述上颌骨狭窄的尝试之一建立在头颅正位片上。Ricketts 建立了在影像学上评估上颌骨宽度的测量方法[12,13]，但这种方法很少被使用，主要由于以下这些原因：较少的研究来制订标准、参考点的可变性、头位的可变性以及和一般方法的相关性。因此大部分临床医师仍旧依赖于自己的临床印象来判断上颌是否狭窄。同样的，上颌骨宽度的增加也基本来源于医师的印象。相当客观地说，下颌骨宽度的增加是很少发生的，除非下颌骨出现了空间三个方向上的过度生长。而下颌骨狭窄可以独立于其他方向上的变化而单独发生。

接受上颌骨狭窄这一诊断是较为武断的结论后，临床医师需要评估误诊之后的结果。Vanarsdall[11] 作为一名使用正位片进行头影测量诊断的拥护者，着重强调了若没有诊断出上颌骨狭窄，容易在治疗中产生更大的牙周风险以及影响正畸的稳定性。而在美学评估上，临床医师也会担心留下了过宽的颊部空间。最主要的原因在于轻微的上颌骨狭窄不会造成美学以及功能上的问题。因此，针对适度的或者轻微的牙弓宽度不调去修改诊断，在生物学上并不必要。针对这些病例的治疗方案会变得更加贴近实践总结。而在下颌支矢状劈开截骨术同期行下颌骨正中截骨术，也多因为这些原因而实施。我们并不坚持认为使用正中截骨术需要绝对的下颌骨过宽这一诊断，在使用该术式时，多数是因为没有别的可行的上颌骨手术来解决牙弓宽度的轻微不调[14]（图 37-1）。实际上，我们许多行牙弓宽度不调的患者仅仅在第二磨牙的位置有不足 5 mm 的差距。尽管正畸医师可以通过适度地转动后牙来解决轻微的牙弓宽度不调，但手术的方式可以减少产生后牙反殆的风险。对于 Wilson

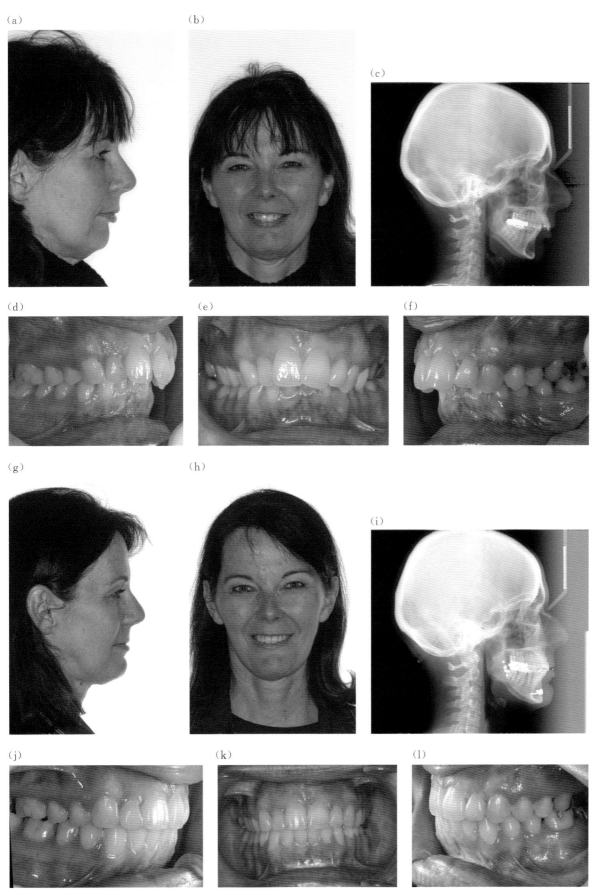

图 37-1 (a~f)下颌后缩伴上颌牙弓狭窄患者的术前记录。(g~l)用正畸轻度扩弓并行下颌骨矢状劈开截骨术同期正中截骨患者的最终记录

曲线过大的患者,牙齿的代偿治疗常常是无法实现的。

技术要点

下颌骨正中截骨术在技术上比较简单,手术时间常常不会超过 10~15 分钟。但即便是简单的过程,我们也发现了一些重要的步骤来减少术中和术后的问题。为了达到更好的治疗效果,术前正畸和手术技巧一样重要。下切牙并不需要分开,但是中切牙的牙根需要相互平行且与𬌗平面垂直。这样可以帮助外科医师安全地从下颌骨下缘到根尖水平做双皮质骨切开并切入牙槽骨。而在根尖点以上的部分,应该只从唇侧骨进行切割。然后可以在基骨水平的切口中置入细骨凿,稍微施加压力完成剩余骨的分离。通过研究中的根尖片显示,骨质的分离会累及一侧牙周膜,但正如前文提到那样,这并不会引起牙周问题。

在准备下颌中线截骨术中,最重要的正畸步骤是在手术前缩窄下颌弓丝。我们在早期的经验中发现,复发的原因之一是方丝的内部记忆。外科医师可以通过告知正畸医师在第二磨牙远端的计划收缩量,以减少复发。手术前 5 天内可以将钢丝收紧,同时放置手术牵引钩。我们曾尝试在手术时切断弓丝,但这导致正中截骨的不稳定,尤其是在垂直截骨时。所有的口腔和颌面外科医师都知道正中联合区骨折双钢板联合固定的重要性,但通常在正中截骨手术中只使用单接骨板,因为弓丝在固定中起到了较好的"张力"接骨板的作用。手术中可以使用两个接骨板进行固定,但是并非必要,这需要更大的骨暴露范围,还需要剥离颏肌附着。由于手术后数周内患者口腔内操作范围较小,因此手术后再进行弓丝的缩窄通常是不切实际的。

外科手术前的模型外科手术通常由外科医师完成,需要像上颌骨扩弓手术一样包括横向的过度矫治,这样做既考虑到可能发生的任何复发,也可以减少 Alexander 在研究中提到的骨块舌侧倾斜。手术时首先完成下颌矢状劈开截骨,然后以通常的方式使用𬌗板和颌间结扎暂时固定远心骨段。虽然牙列可能不能够完全匹配𬌗板,但这种稳定在完成正中截骨时是非常有益的。如前所述,手术本身是简单的,可以在最小的骨面暴露下完成。骨的切割常常使用往复锯进行,并在牙根尖谨慎的切割。最安全的方法是简单地从牙槽骨水平的颊侧皮质骨切开,在截骨过程中,通过旋转锋利的骨凿来完成最后的骨切开。然后将两个下颌骨段的牙齿完全固定在𬌗板上,并通过颌间结扎钢丝固定。然后,用一个无压力的 2 mm 四孔钛板进行弯制并适当过度纠正,以适应并跨越整个截骨区。不需要将钛板置于下颌下缘,只需置于根尖以下约 5 mm 处即可。由于暴露面很小,因此不需要对包括颏肌在内的软组织进行重新悬吊,伤口可以在黏膜处闭合。然后进行矢状劈开截骨术后骨段的固定并完成手术。不需要唇外的支撑敷料,术后护理与标准的双侧下颌骨矢状劈开截骨术一样。

这种技术的一系列改变可用于进行水平截骨颏成形术以增加或减少颏突度的病例。在这种情况下,先进行水平截骨,然后在中切牙之间进行垂直截骨。下部的骨段用来固定中线截骨术,在中线两侧各放置两颗双皮质螺钉。颏前移时,从下部骨段打入下颌骨体部骨段;颏后退时从体部打入下部骨段。

结束语

下颌骨中线截骨术与双侧下颌支矢状劈开截骨术是一种简单实用的正颌手术技术。我们发现,在该手术经验较少的情况下,这种手术方法也成为外科医师和正畸医师的标准治疗方法。此手术的优势是显著减少了上颌截骨手术的创伤、风险、成本和复发,同时也矫正了面部横向的骨性畸形。

(张天嘉　于洪波　译)

参考文献

[1] Mathews DP, Kokich VG. Accelerating tooth movement: the case against corticotomy-induced orthodontics. Am J Orthod Dentofacial Orthop. 2013;144: 5 - 13.

[2] Bays RA, Greco JM. Surgically assisted rapid palatal expansion: An outpatient technique with long-term stability. J Oral Maxillofac Surg. 1992;50: 110 - 3.

[3] Chamberland S, Proffit WR. Closer look at the stability of surgically assisted rapid palatal expansion. J Oral Maxillofac Surg. 2008;66: 1895 - 900.

[4] Proffit, W; Turvey, T; Phillips C. Orthognathic surgery: A hierarchy of stability. Int J Adult Orthodonitics Orthognath Surg. 1996;11: 191 - 204.

[5] Alexander CD, Bloomquist DS, Wallen TR. Stability of mandibular constriction with a symphyseal osteotomy. Am J Orthod Dentofacial Orthop. 1993;103: 15 - 23.

[6] Pitts A. Mandibular midline osteotomy: long term stability, periodontal status, and TMJ function (Master's thesis). University of Washington, Seattle, 1996.

[7] Joondeph D. Temporomandibular effects of mandibular constriction, 1994.

第2部分

［8］ Jacobs JD, Bell WH, Williams CE, Kennedy JW. Control of the transverse dimension with surgery and orthodontics. Am J Orthod. 1980;77: 284 – 306.

［9］ Brusati, R; Sesenna, E; Mannucci, N; Gamoietti R. The midline mandibular osteotomy-ostectomy in the correction of dentofacial deformities. Int J Adult Orthodon Orthognath Surg. 1987;2: 37 – 50.

［10］ Proffit, WR; Turvey, TA; Phillips C. The hierarchy of stability and predictability in orthognathic surgery with rigid fixation: an update and extension. Head Face Med. 2007;

3: 1 – 11.

［11］ Vanarsdall RL. Transverse dimension and long-term stability. Semin Orthod. 1999;5: 171 – 80.

［12］ Ricketts RM. Cephalometric synthesis. Am J Orthod. 1960; 46: 647 – 73.

［13］ Ricketts RM. Perspectives in the clinical application of cephalometrics. Angle Orthod. 1981;51: 115 – 50.

［14］ Bloomquist D. Mandibular narrowing: advantage in transverse problems. J Oral Maxillofac Surg. 2004;62: 365 – 8.

第
37
章

第 38 章
上颌分块截骨术
Segmental Surgery of the Maxilla

Jocelyn M. Shand and Andrew A. Heggie

引言

随着术前正畸巧妙程度的增加,上颌骨分块截骨术的适应证一直在变化。1921 年欧洲报道了第一例上颌分块截骨术,在那个时期,该术式独立出现[1]。随着正颌手术的技巧方法不断累积革新,以及正畸技术的不断发展,上颌骨分块截骨术与其他术式同时在正颌手术中实施,纠正颌骨咬合异常。

上颌骨血供是影响上颌分块截骨术术式发展的主要因素。20 世纪 20 年代,Wassmund 描述了一期手术中唇侧黏骨膜蒂上颌骨"后退"截骨术[2,3],Axhausen 进一步提出隧道入路[4]。Schuchardt 报道了两期上颌骨分块截骨术,一期手术中腭侧截骨,几周后颊侧入路移动骨块[5,6]。1962 年,Wunderer 改良 Wassmund 上颌骨截骨术,腭侧黏骨膜切口为其主要入路[7]。该改良式扩大了手术视野范围,同时保持较广泛的颊侧血管蒂维持上颌骨血供。Obwegeser 介绍了他使用该术式纠正上颌发育不足中的经验[8]。他发现完全离断骨块才能解除阻力获得良好的就位。

Bell 和 Fonseca 构建猿类颌骨截骨模型,通过标志点研究颌骨愈合及血管化。研究表明腭侧和唇颊侧黏骨膜蒂可以为离断骨块提供足够的血供,切断腭大血管束也不会对上颌骨、牙及其周围软组织的血供造成显著影响[9-11]。经过几年的发展,该术式已经成为上颌骨手术的主流术式,并获得了稳定可靠的结果。随着手术技术的发展,上颌骨分块截骨术已成为上颌骨 Le Fort Ⅰ型截骨术的一部分,在上颌骨下降折断后,进一步将上颌骨分成若干块,扩弓或协调牙弓。现在已极少使用早期分块截骨的术式,仅在某些特殊的情形下使用。Schuchardt 提出上颌骨后段截骨术[5,6],随后 Kufner 介绍了一期手术完成该上颌骨后段分块截骨术[12]。West 和 Epker 认为上颌骨后段分块截骨术的适应证包括单侧上颌后牙反𬌗,部分上颌骨伸长[13]。

本章主要介绍上颌骨 Le Fort Ⅰ型截骨术联合上颌骨分块截骨术的术式要点。

治疗计划

上颌骨分块截骨术的适应证主要包括上颌骨前

部矢状向发育不协调，以及上颌分块扩弓可治疗的上颌骨后段宽度不调。相反的，上颌骨牙弓过宽则相对不易通过上颌正中分块缩弓治疗。上颌前后段咬合平面不同很难通过正畸的手段治疗，单纯正畸治疗牵拉前牙有较高的复发风险。对于需要分块的患者，术前正畸可分段排齐牙列。分块截骨手术中，前突的上颌骨前部骨块后退，可用于关闭拔牙间隙。

正颌正畸联合治疗开始前，应判断患者是否有上颌骨分块截骨的必要，对于分块的患者，正畸需配合手术方案排牙。在截骨的部位，邻牙牙根保持平行或者分根，防止出现牙根表面或牙髓损伤。工作模可用于模拟咬合关系，成为连接外科医师与正畸医师的纽带，两者合作共同完成术前方案设计。X线全景片可观察牙根方向，有助于手术前的正畸治疗。有研究认为截骨对牙周有一定影响，截骨部位距离牙根应保持大于3 mm，以减少手术对牙根的损伤[14]。分块截骨的截骨位置是由协调牙弓的需要决定，一般位于上颌中线区，或是侧切牙、尖牙、第一前磨牙区域（旁正中区域）。

分块截骨术也存在一定的手术并发症。手术并发症包括牙龈退缩，牙周袋形成，因牙髓损伤甚至牙髓坏死所造成的牙体变色。在极少数情况下，可能会出现区域性缺血伴牙齿脱落、牙槽骨及软组织的萎缩。

对于唇腭裂的患者，尤其是双侧唇腭裂患者，分块截骨术的适应证必须谨慎把握。腭裂术后，腭部血供会发生变化。分块截骨术会增加缺血坏死的风险。对存在上颌骨宽度不调的唇腭裂患者，术前正畸过程中可考虑手术辅助或无手术辅助的上颌快速扩弓，如使用Hyrax扩弓矫治器，减少上颌骨宽度不足，降低Le Fort Ⅰ型截骨术中对上颌骨分块的需要。

手术方法

Le Fort Ⅰ型上颌分块截骨术

常规术区浸润麻醉（加肾上腺素），预防血肿及术后疼痛，行双侧上颌第一磨牙间黏骨膜切口。保留颊侧血管蒂，以增加上颌骨血供。剥离黏骨膜，暴露上颌骨前壁、侧壁，显露并保护眶下血管神经束。向后潜行剥离至翼上颌连接，保护颊侧血供。向前继续剥离前鼻嵴、鼻中隔黏骨膜。沿常规Le Fort Ⅰ型截骨区域截骨，用裂钻或往复锯截开颧牙槽嵴至梨状孔间的上颌骨前壁。在离断上颌骨前，在需分块区域的牙

间行垂直截骨，例如中切牙间，垂直截骨线与Le Fort Ⅰ型的水平截骨线相交。使用新的裂钻或锯片自上而下切开全层骨质，在靠近牙龈乳头处仅切开单层骨皮质，并小心保护牙间牙龈乳头。弯骨凿于上颌结节或翼上颌连接处离断上颌后缘。直骨凿向后下方分离双侧上颌骨侧壁，注意使用骨膜剥离子保护鼻黏膜。当骨凿与腭板接触后，可听辨出骨密度的改变。鼻中隔骨凿置于前鼻嵴上方，紧贴鼻基底部向后离断鼻中隔。

上颌骨下降折断，根据手术医师的偏好，使用骨凿、脑压板或手指确定是否存在阻力。在折断上颌骨后可以看到双侧的腭降血管束。用咬骨钳和"梨形"钻去除骨干扰及骨尖。可在腭板中央行马蹄形截骨，并通过骨凿分离骨块。正中或旁正中的截骨线与腭板截骨线相连接，并通过骨凿完成骨劈开，分离牙骨块（图38-1 a～c）。如果术中拔牙分块，拔牙后需要用裂钻去除部分骨，以便术中关闭间隙。去除腭板及牙槽嵴的骨干扰时应小心避免邻牙牙根的损伤。分块截骨术具有一定难度，手术过程中需要小心操作（图38-2a、b）。

上颌骨块活动后，需放置腭护板稳定邻牙（图38-3）。为了防止鼻中隔的变形，需要去除部分鼻中隔软骨，保护并缝合撕裂的黏膜。戴入殆板，颌间结扎（图38-4）。确定上下颌骨复合体在垂直向的位置，充分去除骨干扰后，迷你钛板加螺钉固定上颌骨。固定钛板应尽量跨越分块区域（图38-5）。解除颌间结扎，去除殆板，检查咬合。不干扰咬合的腭护板需原位留置6周后再取出。鼻唇角的形态通过鼻翼基底缝合获得（2-0可吸收线），缝线穿过鼻嵴正中连接双侧鼻翼。黏骨膜瓣在中线处根据上唇的长度决定使用垂直缝合或"V-Y"缝合，缝合一般选用可吸收3-0或4-0缝线。

上颌骨前部分块截骨术

上颌骨前部根尖下或上颌骨分块截骨术可用于上颌前突或台阶样上颌殆平面等特殊情形。

上颌骨前部截骨术常常需要配合拔牙，例如拔除前磨牙，截骨线穿过拔牙窝，并配合前部牙槽骨段后退或前移。在前部牙槽骨段旋转的过程中可能会出现骨干扰，这个时候需要去除骨干扰完成骨块准确就位。Wassmund和Wunderer法的设计要点就是在骨块移动时能够保证血供。Wassmund法可以保留更多的颊侧和腭侧黏骨膜血供，但其操作过程复杂困难。

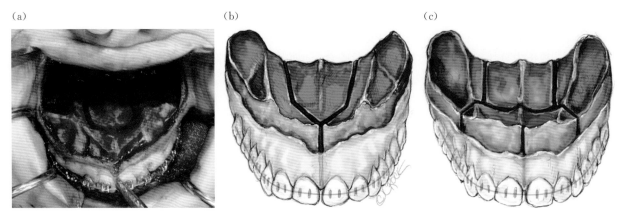

图 38-1 (a)上颌 Le Fort Ⅰ型截骨下降折断后进行马蹄形截骨。(b)腭部截骨术加正中截骨术。(c)腭部截骨术加旁正中截骨术

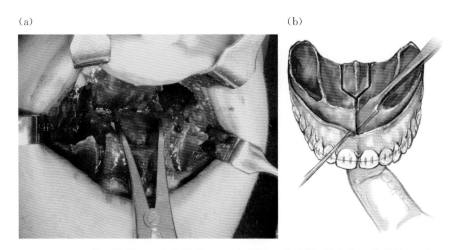

图 38-2 (a)撑开器撑开上颌骨骨块。(b)上颌骨正中分块,骨凿位于截骨线,手指置于腭侧黏膜处

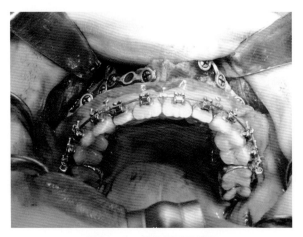

图 38-3 腭护板置于腭部

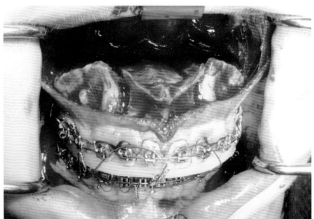

图 38-4 颌间接扎固定骨块

Wassmund 法

双侧尖牙和前磨牙间,从牙龈边缘至鼻底的垂直截骨区局部浸润麻醉并切开。骨膜剥离子分离黏骨膜,并潜行分离梨状孔边缘(图 38-6a)。腭侧上颌骨前部的牙龈切口位于切牙和第二前磨牙之间的区域,潜行分离并翻开腭骨膜(图 38-6b)。如果术中需要拔除前磨牙,应于此时拔牙。裂钻或往复锯截骨,并保证牙周骨质不被破坏。截骨线由牙槽骨区域向上

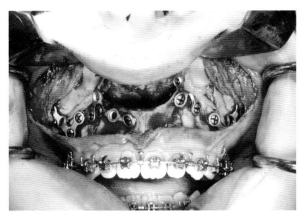

图 38-5 钛板螺钉固定上颌分块骨块

延伸至鼻侧壁(图 38-7a)。从中线到牙槽骨区域潜行分离双侧腭侧骨板并截开。这个步骤是该术式最复杂的步骤,其中部分截骨并非直视下完成。中线区黏骨膜可以切开,可用于暴露骨的中线(图 38-7b)。骨凿最终完成骨块的离断和活动。腭板、唇侧、鼻侧

骨的去除由上颌前部骨块向上向后移动的距离决定。中线区域,通过唇颊侧切口暴露鼻中隔,并通过鼻中隔骨凿凿断鼻嵴。去除了骨干扰,佩戴殆板并用迷你钛板钛钉于牙根上方固定。

Wunderer 法

Wunderer 法颊侧切口切开方法同 Wassmund 法,截骨也是类似的从鼻底至牙槽嵴顶。如果需术中拔牙,此时应拔除。在腭侧,前部区域全层切开黏骨膜并向后翻瓣,暴露截骨区。裂钻或往复锯从一侧牙槽骨向另一侧截骨(图 38-8)。骨凿彻底活动骨块,并向上方旋转,使鼻中隔与骨块分离。根据移动的距离决定需要去除的骨量。根据咬合决定是否需要正中分块截骨,截骨完成后戴入殆板,颌间接扎,坚固内固定。最后去除颌间结扎,检查咬合,缝合创口。

上颌骨后部分块截骨术

局部浸润麻醉后,行前庭沟切口,切口暴露上颌

(a)　　　　　　　　　　　　(b)

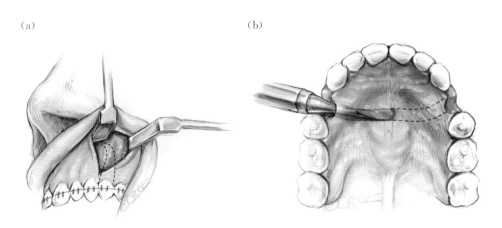

图 38-6 (a)上颌骨颊侧显露,以及截骨轮廓线。(b)剥离子潜行分离颊侧骨膜

(a)　　　　　　　　　　　　(b)

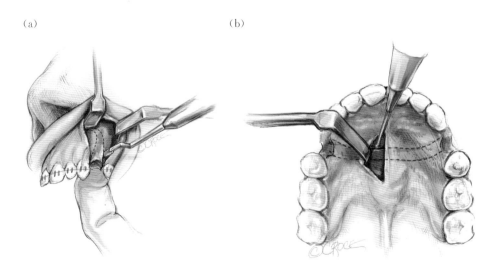

图 38-7 (a)在拔牙区进行上颌骨颊侧截骨及去骨。(b)腭部正中切口暴露骨面完成腭部截骨

第 38 章

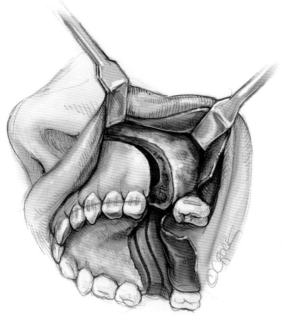

图38-8　腭部切口,翻瓣后显露截骨区腭板及需要去除的骨质

骨前壁和侧壁,包括颧牙槽嵴。骨膜剥离子向下分离截骨区域,或者暴露拟拔牙区。裂钻或往复锯水平截骨,然后在牙根间或拔牙区垂直截骨(图38-9)。弯骨凿从上颌结节或翼上颌连接区域离断上颌骨后段,并且水平截开硬腭。如果骨凿无法充分离断上颌骨后段骨块,需要在腭部正中增加一辅助切口暴露腭板,直视下截骨,并去除相应骨质。向前向上去除相应骨质后,戴入殆板,颌间结扎。迷你钛板加螺钉固定,去除颌间结扎,检查咬合,可吸收线关创。

病例报道

　　患者为23岁女性,诊断为骨性Ⅱ类错殆伴上颌前突、上颌矢状向发育过度。她静态露齿较多,鼻唇

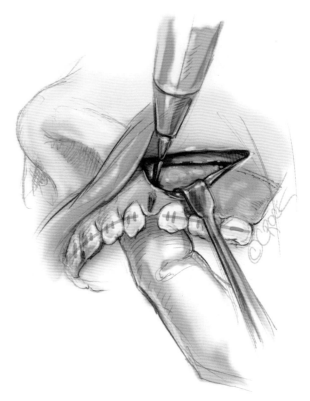

图38-9　显露上颌后部颊侧水平及垂直截骨线

角较锐。术前正畸11个月,术前面型及咬合照片显示她存在一定的骨发育不协调(图38-10a～c,图38-11)。她的正颌术式包括上颌Le Fort I型截骨上抬和上颌骨前部骨块后退。术中拔除双侧第一前磨牙,后退上颌前部骨块解决上颌前突。下颌前移、颏成形用于协调脸型。术后照片拍摄于正颌术后12个月拆除矫治器并更换舌腭侧保持器后(图38-12a～c,图38-13)。

致谢

　　我们感谢Beth Croce的医学绘图(© Beth Coce, Bioperspective.com)

(a)　　　　　　　　(b)　　　　　　　　(c)

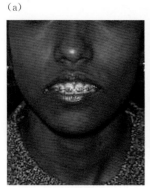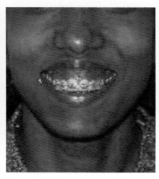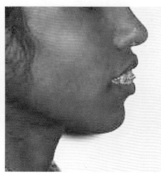

图38-10　(a)术前静息状态正面照,患者上颌骨垂直向发育过度。(b)术前微笑正面照。(c)术前侧面照片,患者上颌前突鼻唇角呈锐角

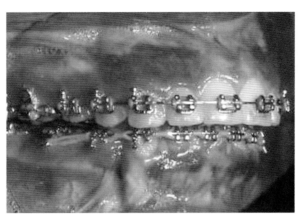

图 38 - 11 术前咬合照片

（a）   （b）   （c）

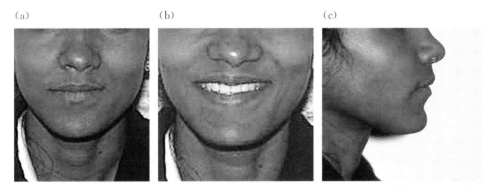

图 38 - 12 (a)正颌术后一年,正面静息状态照片。(b)正颌术后一年,正面微笑照片。(c)侧面照片,患者面型协调性增加,不再开唇露齿

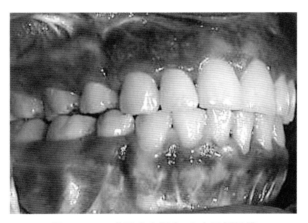

图 38 - 13 术后咬合照片,患者已拆托槽

（柳稚旭 于洪波 译）

参考文献

[1] Cohn-Stock G. Die Chirurgische-Immediatre-Julierung der Kiefer speziell die Chirurgische Behandlung der Prognathie. Vjischer Zahnheilk，Berlin. 1921;37：320.

[2] Wassmund M. Frakturen und Luxationen des Gesichtsschadels. Berlin，1927.

[3] Wassmund M. From：Lehrbuch der Praktische Chiurgie des

[4] Axhausen G. Zur Bedandlung veralteter disloziert geheitter Oberkieferbruche，Dstch Zahn Mund Kieferheilk. 1937;1：334 - 9.

[5] Schuchardt K. Chirurgie fur offense Bisses. In Bier A，Braun

Mundes und der Kiefer 1939 Joh Ambrosius Barth，Leipzig 1926;1：277.

A，Kummel H （editors） Chirurgische Operationslehre. Leipzig：Aufl band 1954；7：2.

［6］Schuchardt K. Experiences with the surgical treatment of deformities of the jaws：prognathia，micrognathia and open-bite. In Wallace AG（Ed.），Second Congress of International Society of Plastic Surgeons，Livingstone，London 1959.

［7］Wunderer S. Die prognathie operation mittels frontal gestiltem maxilla fragment. Osterreich Zeitschr Stomatol. 1962；59：98 – 102.

［8］Obwegeser H. Surgical correction of small or retrodisplaced maxillae. Plast Reconstruct Surg. 1969；44：351 – 65.

［9］Bell WH. Revascularisation and bone healing after anterior maxillary osteotomy：a study using adult rhesus monkeys. J Oral Surg. 1969；27：249 – 55.

［10］Bell WH，Fonseca RJ，Kennedy JW，et al. Bone healing and revascularization after total maxillary osteotomy. J Oral Surg. 1975；33：253 – 60.

［11］Bell WH. Le Forte I osteotomy for correction of maxillary deformity. J Oral Surg. 1975；33：412 – 26.

［12］Kufner J. Experience with a modified procedure for correction of open bite. In：Walker RV（Ed.）. Transactions of the Third International Congress on Oral Surgery. E & S Living-stone，London. 1970；18：18 – 23.

［13］West RA，Epker BN. Posterior maxillary surgery：its place in the treatment of dentofacial deformities. J Oral Surg. 1972；30：562 – 731.

［14］Dorfman H，Turvey TA. Alterations in osseous crestal height following interdental osteotomies. Oral Surg. 1979；48：120 – 5.

第
2
部
分

第 39 章
下颌全牙列根尖下截骨术
Total Subapical Mandibular Osteotomy

Jonathan Sandler, Alison Murray and Peter Doyle

引言

　　大部分成年的Ⅱ类 1 分类患者,如果充分改善咬合,常常需要正颌正畸联合治疗。

　　最常用的下颌骨前移手术是下颌骨矢状劈开术,该术式在 1957 年被提出(见第 1、2 章)[1]。该术式适用于大部分骨性Ⅱ类错𬌗畸形的Ⅱ类 1 分类患者,这类患者有不同程度的下颌后缩畸形。当存在颌骨垂直向发育不协调时,该术式常与 Le Fort Ⅰ型截骨术联合使用。

　　对于小部分覆盖较大的患者,其软组织和骨的颏前点位置靠前。对于这些患者,下颌骨矢状劈开前移远心骨段获得正常覆𬌗覆盖的同时,可能造成颏前突,影响面部美观。

　　对上述患者,可通过颏成形后退缩短颏部,但该术式具有一定缺点。颏部的最终位置具有不确定性,颏部的软组织可出现较大移位。

　　为了完全矫正这些错𬌗畸形,另外一种方案是保持下颌骨的位置和形态,仅前移下颌牙槽骨矫正深覆盖。

手术发展史

　　下颌骨全牙列根尖下截骨是 MacIntosh 在 1974 年提出的(图 2 - 27)[2]。他认为这项术式是下颌骨前牙区根尖下截骨术的拓展术式。

　　这项手术的主要适应证是儿童期出现的开𬌗畸形[2],例如,从磨牙至前牙区的开𬌗,此类开𬌗常常从儿童期出现。另一手术适应证是下颌骨矢状劈开术后复发,咬合关系紊乱。最后一项适应证是髁突发育不良或短小畸形。

　　该术式要点包括在下颌第三磨牙区域口外入路垂直截骨。一例儿童开𬌗病例显示该术式对解决前牙开𬌗的重要作用。另外两例病例报道的作者表示,他仅完成过 7 例类似病例。

　　治疗Ⅱ类 2 分类伴下颌颏部发育过度的病例,并随访[5]。作者认为传统的下颌骨前移会造成颏部前突影响美观,对于这些患者,他们仅仅需要牙列前移。在 3.5 小时的手术结束后,患者获得良好的咬合,面型也有所改善,包括原有的深颏唇沟获得了明显改善。

　　在早期的报道中,下牙槽神经血管束损伤是该术式的主要并发症,因此建议小心操作保护相关结构。

另有报道介绍了一例Ⅱ类2分类患者,下颌骨矢状劈开前移下颌骨4mm,在此基础上进行下颌全牙列根尖下截骨前移4mm,控制颏部的前移距离为4mm,最大限度地改善脸型[6]。作者列出可能出现的术后并发症,包括下颌牙牙髓失活,以及神经损伤。作者认为该术式缺少安全性的报道限制了其在矢状劈开效果不明确甚至效果不佳患者中的应用。

一例Parry-Romberg综合征患者,通过使用超声骨刀及计算机辅助设计/计算机辅助打印手术导板进行下颌全牙列根尖下截骨,并获得令人满意的术后效果[7]。作者认为手术的不足之处包括手术难度较大、手术时间较长。超声骨刀可以保护周围神经,避免切断神经,降低手术风险。

全牙列根尖下截骨术手术适应证包括[8]:深覆盖伴下颌骨颏部前突、下颌牙槽突垂直发育不足、侧方开𬌗、髁突发育不良、儿童开𬌗、矢状劈开前移下颌骨术后复发。

相关作者提出了下颌全牙列截骨手术的改良方法:先行下颌骨矢状劈开术,从下颌小舌至距离颏孔2cm处显露下牙槽神经。由于已行矢状劈开,可观察到下牙槽神经血管束,顺着血管束方向,于距离颏孔2cm处平行截骨去除骨皮质,彻底暴露神经血管。这样可以大大简化该耗时复杂的手术步骤。下颌支固定,使下颌骨维持于原始的位置,然后仅前移游离的下颌牙-牙槽骨段。

最初两例全牙列根尖下截骨案例都由Chesterfield Royal医院完成[9]。两个病例均表现为Ⅱ类1分类的下颌后缩,但是其下颌颏部位置靠前,

前移下颌后无法获得良好的美学效果。上述两例病例均存在8~10mm的深覆盖,并通过前移全下颌牙列纠正咬合。最终,两例患者都获得了良好咬合,并改善了面部美观。

病例1

17岁女性患者,诊断为骨性Ⅱ类错𬌗,Ⅱ类1分类,覆盖为11mm,双侧后牙、尖牙均为Ⅱ类𬌗关系(图39-1a~c)。

她的上下唇均位于E线后方2mm,鼻唇角为122°。她的颏部位置适宜,术前模拟发现前移下颌骨后会影响她面部美观。

术前拔除埋伏阻生的下颌第三磨牙,并进行了16个月的术前正畸。通过下颌全牙列根尖下截骨术前移下颌牙-牙槽骨段,匹配咬合改善深覆盖(图39-2a、b)。术后行6个月正畸治疗。获得了良好的功能咬合,她的PAR分数从47降至14,获得了70.2%的提高。患者对术后面型的改变满意(图39-3a~c)。

病例2

30岁女性患者,诊断为骨性Ⅱ类错𬌗,Ⅱ类1分类,上下颌后缩,ANB角为6°,覆盖9mm,双侧磨牙及尖牙为Ⅱ类𬌗关系(图39-4a~c)。她之前已拔除4颗前磨牙,但并未进行正畸治疗。她的上唇位于E线后方,鼻唇角为132°。她的下切牙角度为100°,颏部位置靠前。

(a) 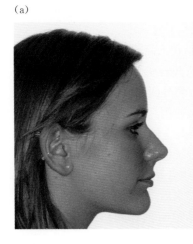 (b) 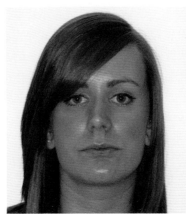 (c)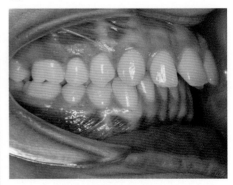

图39-1　(a~c)术前照片

(a) (b)

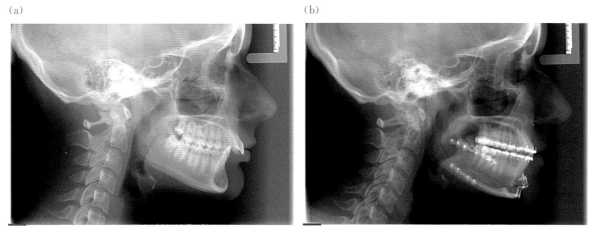

图 39－2　(a)术前头颅定位侧位片。(b)治疗结束时头颅定位侧位片

(a) (b) (c)

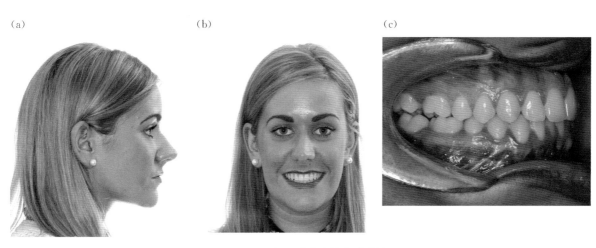

图 39－3　(a～c)治疗结束时照片

由于上唇位置靠后，鼻唇角偏钝角，她不适合后退上颌前牙。考虑下颌颏部位置靠前，不建议她前移下颌骨。最佳的治疗方法是希望能改善面部美观的同时改善咬合，因此为她设计了下颌全牙列根尖下截骨前移术（图 39－5 a、b）。

术前正畸 24 个月，术后正畸 5 个月。术后评估发现，PAR 评分从 46 降到 4，降低了 91%。该患者对术后咬合及面型满意（图 39－6a～c）。

(a) (b) (c)

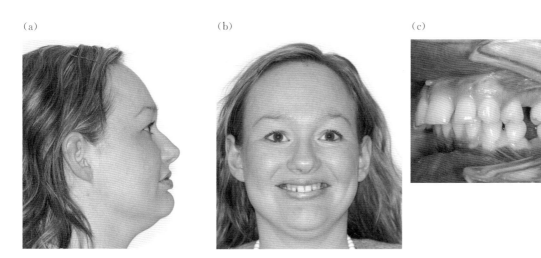

图 39－4　(a～c)术前照片

(a)

(b)

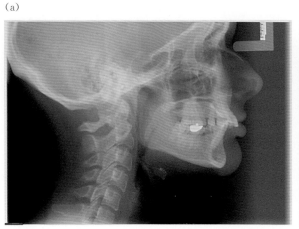
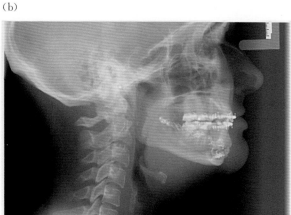

图 39-5　(a)术前头颅定位侧位片。(b)治疗结束时头颅定位侧位片

(a)

(b)

(c)

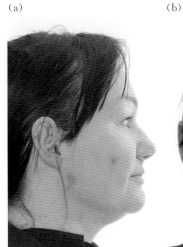
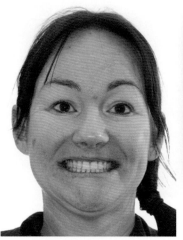
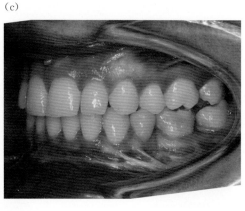

图 39-6　(a～c)治疗结束时照片

讨论

通过文献回顾我们发现下颌全牙列根尖下截骨手术适用于Ⅱ类 1 分类患者[5,6],以及前牙开𬌗的病例[2,10]。我们已经成功完成 4 例Ⅱ类 1 分类患者治疗,其他更严重的颌骨畸形也通过使用该术式获得改善。

作者们都认为手术时间较长,并存在神经损伤的风险,缺血导致的牙髓神经失活,甚至下颌牙槽骨段缺血坏死,虽然相关并发症并未被报道。改良的该项手术技术可以直视下牙槽神经血管术,减少手术意外发生率。

与此相对的是,由于下颌骨下缘完整,大部分的肌肉附丽没有被剥离,术后并发症发生率降低。术后肿胀程度较矢状劈开明显改善,患者术后舒适感增加,并且无张口受限。

在一项涉及 40 例Ⅱ类 1 分类患者的研究中,研究者对术后稳定性进行了分析[11]。这些患者分为两组,一组实施常规双侧下颌骨矢状劈开并前移下颌骨,另一组进行下颌全牙列根尖下截骨术。所有 40 例患者均由同一名外科医师和正畸医师进行治疗,治疗措施的选择是由正畸医师的临床诊断所决定,这必然会给治疗带来一定的偏差。两种手术方式都取得了稳定的长期效果,因此如果颏唇沟是患者的一项治疗目标,作者建议采用下颌全牙列根尖下截骨术。

结束语

下颌全牙列根尖下截骨术是纠正小部分颏部位置正常但下颌牙槽突后缩的Ⅱ类患者的出色且稳定

的解决方案。该术式较传统术式操作更复杂，手术时间更长。对于经验不足的外科医师，暂时不应尝试此种术式，但是随着实践和发展，该术式将会获得改良，

降低其难度和时耗。患者则可以从术后舒适度、较少的术后并发症，及更协调美观的面形中获利。

（柳稚旭　于洪波　译）

参考文献

[1] Trauner R，Obwegeser H. Surgical correction of mandibular prognathism and retrognathia with consideration of genioplasty. 1. Surgical procedures to correct mandibular prognathism and reshaping of the chin. Oral Surg Oral Med Oral Pathol. 1957;10：677-89.

[2] MacIntosh RB. Total mandibular alveolar osteotomy：encouraging experiences with an infrequently indicated procedure. J Maxillofac Surg. 1974;2：210-18.

[3] Hofer O. Operation der prognathie und mikrogenie. Deutsche Zahn Mund Kiefer. 1942;9：121.

[4] Köle H. Surgical operations on the alveolar ridge to correct occlusal deformities. Oral Surg Oral Med Oral Pathol. 1959;12：277-88.

[5] Murray RB. Mandibular sagittal subapical osteotomy：A case study. Am J Orthod. 1980;77：469-85.

[6] Eliadis T，Hegdvedt AK. Orthodontic-surgical correction of a Class II，division 2 malocclusion. Am J Orthod Dentofacial Orthop. 1996;110：351-7.

[7] Scolozzi P，Herzog G. Total mandibular subapical osteotomy and Le Fort I osteotomy using piezosurgery and computer-aided designed and manufactured surgical splints：a favorable combination of three techniques in the management of severe mouth asymmetry in Parry-Romberg syndrome. J Oral Maxillofac Surg. 2014;72：991-9.

[8] Mohammed-Ali R，Schache A，Walsh S，Sneddon K. Total mandibular subapical osteotomy：modification of the technique. Br J Oral Maxillofac Surg. 2009;47：629-30.

[9] Boye T，Doyle P，McKeown F，Sandler J. Total subapical mandibular osteotomy to correct class 2 division 1 dentofacial deformity. J Cranio-Maxillofac Surg. 2012;40：238-42.

[10] Pangrazio-Kulbersch V，MacIntosh RB. Total mandibular alveolar osteotomy：An alternative choice to other surgical procedures. Am J Orthod. 1985;87：319-37.

[11] Pangrazio-Kulbersch V，Berger JL，Kaczynski R，Shunock M. Stability of skeletal Class II correction with two surgical techniques：the sagittal split ramus osteotomy and the total mandibular subapical alveolar osteotomy. Am J Orthod Dentofacial Orthop. 2001;120：134-43.

第39章

第 40 章
内镜在上下颌正颌手术中的应用
Endoscopy in Maxillary and Mandibular Orthognathic Surgery

Katherine P. Klein, Natalie N. Tung and Maria J. Troulis

引言

以患者利益为中心和节省医疗成本的理念,推动了微创性外科手术的发展[1-3]。近年来研究报道用"新的和改进的"微创手术,取代传统的创伤性外科手术,反映了患者对"最先进的医疗服务"的兴趣和需求。因微创手术具有诸多优点,国内外学者对这一领域的兴趣不断增长。

微创手术的目标主要是减少对软硬组织的创伤,从而使患者更快康复。借助于内镜直接的视觉入路以及照明和放大的功能,可以改善手术视野,尽可能少地分离周围组织[3]。减少对软硬组织的操作,可最大限度地减少大量出血和肿胀的风险,降低术后并发症的发生率,从而减轻患者的疼痛,缩短住院的时间,使患者早日恢复正常工作[1-3]。

外科医师越来越多地使用内镜来实现微创手术的目标[1]。现代内镜技术在常规外科手术中的应用可以追溯到 19 世纪初,1918 年,Takagi 实施了第一例内镜手术[4]。自此之后,多个外科专业(尤其是妇科、泌尿外科和耳鼻喉科)的创新为推动内镜设备及其外科应用和技术的发展做出了巨大的贡献[5]。随着医疗技术的不断发展,患者对微创手术和"最先进"

的医疗服务"的需求不断增加,内镜已经成为许多外科专家必备的医疗设备[1-5]。

与其他领域相比,使用内镜技术进行颅颌面骨骼的手术及其重建是一个新兴发展的领域[1-3,6]。目前使用内镜的颌面外科手术包括:颅颌面部创伤的治疗(尤其是用于下颌骨髁突骨折修复[7]和眶底重建[8,9])、阻塞性涎腺疾病[10]、颅颌面畸形[1,3,5]、上颌窦疾病[5]、三叉神经损伤[5]、面部年轻化和提拉[11],以及颞下颌关节(temporomandibular joint,TMJ)疾病[4,5]。

本章将介绍内镜(微创性手术)正颌手术的主要流程。另外,本章还将讨论内镜正颌手术术前正畸的治疗原则,以及内镜手术的未来发展方向。

上颌骨正颌手术

对于正颌外科手术,内镜已用于下颌骨手术,但是却很少用于上颌骨手术。Le Fort Ⅰ型截骨术是用于矫正口腔颌面畸形常见的正颌外科术式之一,但是却很少有研究报道内镜在 Le Fort Ⅰ型截骨术中的应用。Le Fort Ⅰ型截骨术主要用于解决上颌骨矢状向、冠状向和垂直向的畸形。传统术式采用龈颊沟水平切口,在鼻外侧壁、上颌骨前后壁和翼上颌连接处

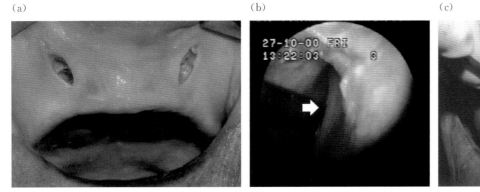

(a)　　　　　　　　　　　(b)　　　　　　　　　　　(c)

图 40-1　内镜辅助下微创切口的 Le Fort Ⅰ型截骨术。(a)前部双侧垂直切口。(b)内镜下分离周围软组织。(c)离断上颌骨(引自：Reprinted with permission from Rohner D，Yeow V，Hammer B. Endoscopically assisted Le Fort I osteotomy. J Cranio-Maxillofac Surg. 2001;29：360-65[12])

进行截骨。2001 年，Rohner 等首次描述了使用内镜技术通过微创性垂直切口进行 Le Fort Ⅰ型截骨[12] (图 40-1)。此项技术首先在六具尸体上成功实施，然后在临床上应用于两例患者。为了保留唇颊黏膜，他们使用了四个垂直切口，分别位于鼻旁和前庭后方。然后，他们使用一个 2.7 mm 直径 30°角的内镜在直视下进行上颌骨手术，并用微型钛板对离断的骨块进行坚固内固定。离断上颌骨后，将内镜插入截骨间隙，以确认腭降动脉完好无损。内镜技术的一个主要优点是在直视下进行翼上颌连接的分离，而传统手术进行此步操作时常常使用盲探的方式[12]。总体来讲，这项技术保证了腭降动脉的完整性，减少了出血及术后水肿[12]。但是与传统的开放性手术相比，总的手术时间要长约 30 分钟。

2002 年，在另一篇报道中，Wiltfang 和 Kessler 同样在内镜辅助下对 4 具尸体进行 Le Fort Ⅰ型截骨术，随后对 3 例患者进行上颌骨横向和矢状向畸形的矫正[13]。通过一个小的垂直向前庭沟切口进入上颌骨后，用钻针打孔进入上颌窦形成可视化入路，使得内镜可以从内部暴露上颌窦并准确识别内部解剖标志。两例患者的上颌骨从矢状面切开进行横向扩张，另一例患者放置了埋入式牵引器以矫正矢状向发育不全，从而无须离断上颌骨。

为了更好地控制出血、感染和其他并发症的发生，2009 年，Taylor 等报道了使用超声骨刀对四具尸体进行内镜辅助下的上颌 Le Fort Ⅰ型截骨术[14]。他们使用两个 1 cm 大小的垂直向龈颊沟切口进入上颌骨，在内镜的辅助下，用超声骨刀在上颌窦内完成截骨。此项技术保留了上颌骨骨膜的完整性，因此保留了其中的血供。他们认为使用超声骨刀在内镜辅助下行 Le Fort Ⅰ型截骨术的优点包括：①改善了手

术视野，有助于提高截骨术的准确性，并减少对周围结构的损伤。②尽可能小地影响知名血管以及骨膜和黏膜的血供。③使用超声刀减少失血量。④通过小切口尽可能地减少上颌骨的暴露，可以减少术后水肿、疼痛和感染。

Pedroletti 等在回顾口腔颌面外科内镜技术时指出，内镜的另一个优点是，它可以作为一种辅助手段来教授手术过程和解剖学，同时避免受训者出现手术并发症[5]。此外，手术室工作人员可以在屏幕上看到手术过程的各个要点。

下颌骨正颌手术

不同于内镜用于上颌手术的局限性，它在下颌骨的应用更为广泛，包括下颌骨骨折的切开复位和内固定以及下颌骨正颌外科手术[1,5,7,15]。

矢状劈开截骨术是常见的下颌手术之一，通常用于下颌骨的前移、后退或旋转，分别来治疗下颌骨矢状向发育不全、下颌前突或下颌骨不对称畸形。该手术潜在并发症包括：截骨不充分导致的意外骨折、下牙槽神经留在近心骨段，或者因下颌骨下缘截骨不充分导致的颊侧骨板的骨折[16,17]。水平截骨线应位于下颌小舌的上方，并终止于下颌支的后方，仅穿通下颌支的舌侧骨皮质。2008 年，Kim 和 McCain 描述了内镜用于显示下颌小舌，以促进软组织和下牙槽神经的保护以及形成恰当的截骨角度[18]。他们还进一步使用内镜以明确下颌骨下缘截骨是否充分，以避免颊侧骨板的意外骨折。

垂直截骨术(vertical ramus osteotomy，VRO)通常用于下颌骨后退，以矫正下颌骨发育过度或下颌前突畸形。该术式的并发症包括：因截骨线太靠前，进

第 40 章

入下颌骨时容易损伤下牙槽神经；因切断下牙槽、咬肌或上颌动脉而出血；因截骨线太靠后而导致的截骨不彻底[1-3]。内镜的使用可以改善手术视野，从而减少并发症的发生。VRO可通过口外或口内（intraoral approach；IVRO）入路进行[3]。IVRO具有降低下牙槽神经感觉异常风险的独特优势，但是不能进行坚固内固定，因此需要患者进行上下颌结扎固定（maxillomandibular fixation，MMF）[3]。

2007年，Robiony等报道在正颌手术中将内镜用于口内路径垂直截骨术（intraoral vertical ramus osteotomy，IVRO）[19]。在下颌支前缘下1/3水平行口内切口，沿外斜线至第二磨牙处，随后翻开并保留从下颌支下缘到下颌切迹的骨膜。然后使用45°Hopkins内镜在直视下识别下颌支相关解剖标志并预估下颌孔的位置，使用电钻在内镜直视下完成截骨。

在2001年，我们首次报道了内镜辅助下口外路径垂直截骨术（extraoral vertical ramus osteotomy，EVRO），具有良好的临床效果，这一结果与后续于2004年由Troulis和Kaban的回顾性研究一致。该项回顾性研究包括13例患者和23侧下颌骨[3]。所有病例均通过1.5cm的下颌下切口完成（图40-2）。每侧下颌骨手术平均为37分钟。EVRO的显著优势包括：①下颌后退完成后可进行坚固内固定，无须上下颌结扎固定。②下颌后退并进行坚固内固定后，可以给无症状的第三磨牙留出空间，这些磨牙与下牙槽神经关系紧密。③在直视下进行截骨手术，有利于教学。④与IVRO相比，水肿更少（来自动物模型的初步结果）[3]。迄今为止，共有53例患者成功接受EVRO并进行坚固内固定以纠正下颌骨前突[20]（图

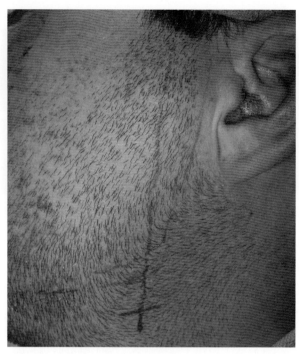

图40-2　孔雀石绿标记的下颌标志点及1.5cm长的下颌下切口

40-3）。其并发症发生率很低，30例患者的住院时间少于1天，2例患者的住院时间少于2天[21]。

微创手术的另外一个应用是髁突切除术和肋软骨移植重建升支-髁突复合体（ramus-condyle unit，RCU），用以治疗髁突吸收。这种治疗方式已经在有外伤史、类风湿性关节炎、系统性红斑狼疮、类固醇使用史和肿瘤等患者中有过报道[22]。这种病症没有明确的病因，表现为自发性髁突吸收，可导致后面高降低，下颌后缩畸形以及下颌骨逆时针旋转引起的进行性前牙开𬌗。传统的髁突切除和肋软骨移植

(a)　　　　　　　　　　　　　　　(b)

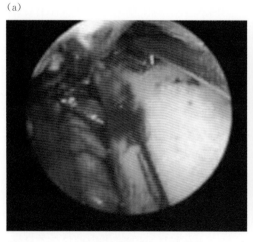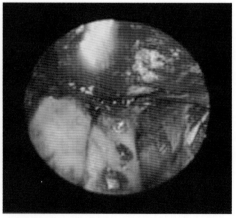

图40-3　(a)使用无菌铅笔标记截骨线。(b)对近心骨段和远心骨段行坚固内固定，可见骨重叠

（costochondral graft，CCG）主要采用耳前和下颌下切口。随着内镜的使用，可通过 1.5 cm 长的微创下颌下切口建立升支-髁突复合体的手术入路，这与 EVRO 的手术入路相似[1,2]。对于髁突切除术，内镜的使用可以很好地显示髁突头和髁突颈部，便于将其与邻近的软组织分离，而后从下颌切迹到下颌支后缘完成髁突切除。获得 CCG 后，再次使用内镜直视关节盘，然后将 CCG 放入关节窝内，并用小钛板固定。钛板的螺钉可以经切口放置，也可以穿皮放置[1,2]。2004 年，Troulis、Williams 和 Kaban 等在回顾性分析中报道共有 10 例患者（n = 17 侧）成功接受了内镜下髁突切除术和肋软骨重建术[23]。所有下颌下瘢痕均取得满意的美学评价，并且没有面神经下颌缘支和下牙槽神经的损伤。平均每侧手术时间 52 分钟，所有患者的平均住院时间为 2.5 天。到目前为止，共有 30 例患者接受了这种手术，用于治疗自发性髁突吸收或关节退行性病变，没有远期后遗症的发生，并且在长期随访中活动良好[20]（图 40-4 和图 40-5）。

最后，内镜下高位髁突切除联合垂直截骨术可用于治疗下颌骨不对称伴髁突增生，而髁突增生为最常见的后天获得性畸形。患者通常出生时下颌骨对称，青春期发育后，由于下颌骨髁突生长中心的异常，导致下颌骨不对称[22]。此类疾病通常有两种生长模式，垂直型（患侧开𬌗）和旋转型（颏点偏斜）。对于这种情况，标准的高位髁突切除术通过耳前切口，切除增生的髁突，保留正常的髁突残端。与此对比，使用内镜辅助髁突切除术联合 VRO，只需在下颌下做 1.5 cm 长的小切口，进行 VRO 并切除整个近心骨段。到目前为止，已有 7 例患者接受这种手术[20]。

内镜正颌手术的正畸治疗

与传统的正颌手术相似，内视镜下的正颌技术也需要在三维方向上协调牙弓以优化治疗结果。微创手术既不能减少术前正畸准备的需要，也不需要多余的术前正畸准备。

如果不进行适当的术前正畸，就不能有效地进行正颌手术[24~30]。只有当牙齿处于去代偿的最佳位置时，才可以在手术中达到理想的骨骼和咬合目标。虽然一些临床医师提倡"手术优先"（在正畸之前完成手术），但几乎没有支持性研究证实这种做法的正确性（除了牵张成骨病例，本章不讨论）。进行术前正畸的三个主要原因包括：①术前牙齿去代偿，协调潜在的牙齿和骨骼畸形。②围手术期稳定牙齿及基骨。

③在保持正颌手术效果的同时，可进行必要的术后正畸[24]。

术前正畸治疗的目标包括：沿基骨弓排齐牙列，使切牙在前后向和垂直向位于术前设计的位置，整平并在三维方向上协调上下牙弓。这些目标的成功实现将使其潜在的颌骨畸形更加明显。

沿基骨弓排齐牙列是术前正畸的第一步，在手术和非手术患者中，将牙齿移动到牙弓中适当的位置（牙根决定）的原则都是正确的。对于标准的方丝弓矫正器，初始弓丝应该是圆丝，相对于托槽尺寸较小，并且具有很强的弹性，这些金属丝特性最大限度地减少了牙根的意外移动。Potts 等对正颌手术患者进行评估，以确定其术前正畸治疗期间的牙齿去补偿情况。研究结果发现，只有 56% 的上颌切牙和 36% 的下颌切牙达到了充分的去代偿[18]。这一研究结果应得到特别的注意，因 Proffit 等、Potts 等、Burden 等和 Jang 等提出切牙的去代偿和正颌手术的成功之间有着密切的联系[29-32]。

上颌牙弓的整平取决于术前设计的目标，如果上颌整块移动，上颌牙齿应该像传统非手术正畸治疗那样被整平。如果上颌骨分块移动是手术计划的一部分，牙齿应该被分段整平。

术前下颌牙弓的整平取决于预期的最终面高。上下颌切牙处于理想的覆𬌗覆盖关系，可以形成三维咬合关系，并可增加垂直面高。手术后，前磨牙将通过弓丝和弹性牵引拉出，这种牙齿移动将有助于保持手术中增加的垂直面部高度。

术后正畸的目标是精细调整咬合关系。当外科医师认为骨块已经稳定愈合，便可以开始术后正畸治疗，一般情况是术后 3~8 周。拆除𬌗板的计划需要外科医师和正畸医师共同制订，一旦𬌗板被拆除，便可放置正畸附件，比如圆丝（如 0.016 的不锈钢弓丝）。患者常常感觉只有几颗牙齿在接触，并且很难找到最佳的咬合位置。因此，一旦𬌗板拆除应立即进行弹力牵引。弹性有助于移动牙齿，达到最理想的咬合状态，更重要的是，有助于解除患者在一个单纯"方便"的位置咬合的冲动，而非维持在外科医师努力实现的基于髁突的、由上下颌骨位置关系决定的咬合关系。

通常患者要进行 6 个月的术后正畸，所以应尽一切努力提高正畸效率。手术患者的保持器佩戴与非手术患者并没有特殊的区别，前 6 个月保持器应整天佩戴，而后终生夜间佩戴。唯一的例外是上颌骨分块的患者，为了良好的愈合及其稳定性，应该一年后再拆除腭弓。

第 40 章

(a)

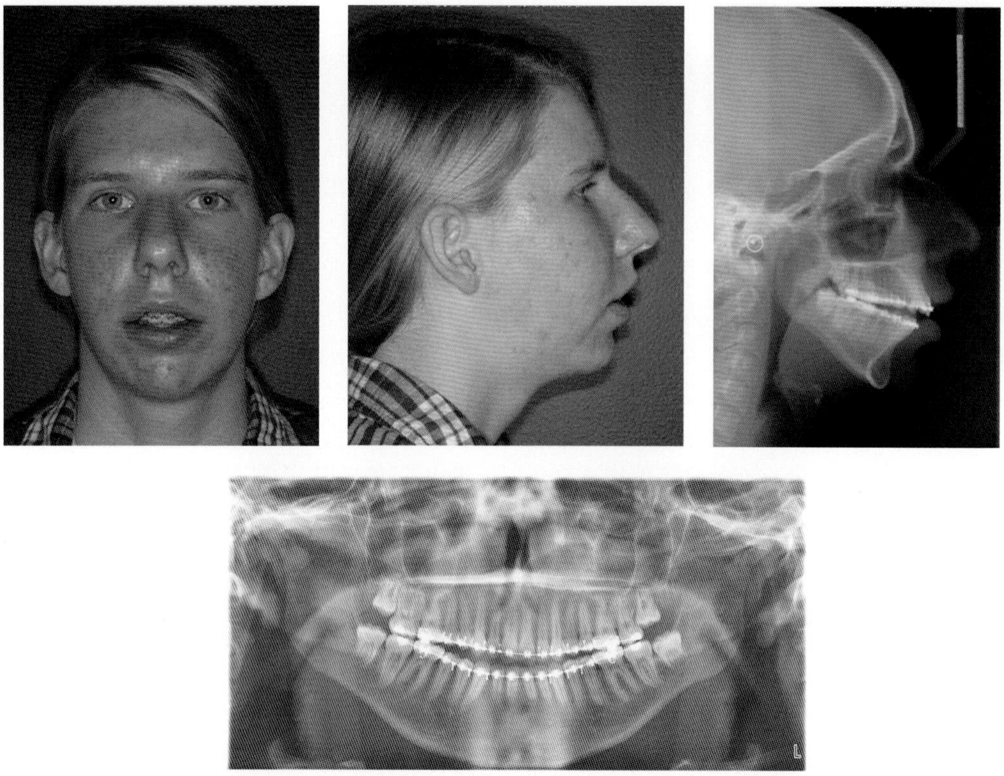

(b)

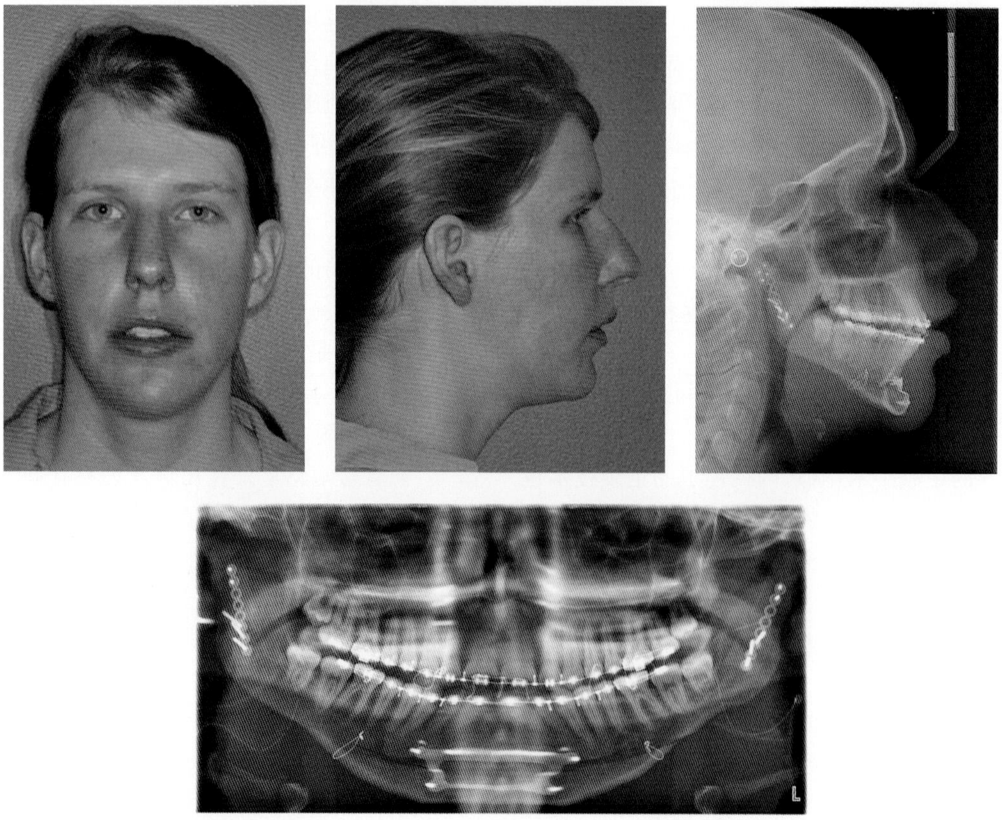

图 40-4　17 岁,女性,下颌后缩伴有髁突进行性吸收,下颌骨顺时针旋转。诊断:双侧髁突自发性吸收,下颌骨发育不足,前牙开𬌗,小下颌。治疗:内镜下髁突切除术联合肋软骨移植术前移下颌骨和颏部。(a)术前二维照片,头颅侧位片,全景片。(b)术后二维照片,头颅侧位片,全景片

(a)

(b)

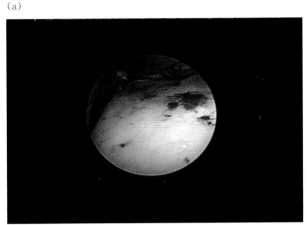
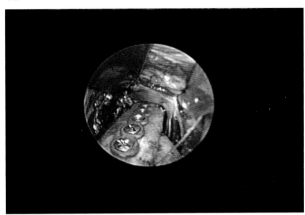

图 40-5 术中内镜照片。(a)髁突切除术。(b)左侧肋软骨移植术

未来的发展方向

鉴于微创手术的发展趋势及其对患者的吸引力，正畸医师需要提高对内镜下正颌外科手术的认识，这可能会鼓励对正畸-外科联合治疗犹豫不决的患者接受治疗。另外，对于正在接受培训的口腔颌面外科医师来说，内镜手术的学习曲线比较陡峭，增加对这些技术的接触将有助于在未来的口腔颌面外科中增加这些技术的使用。最后，考虑到内镜在上颌骨手术中的局限性，主要报道于尸体和极少数患者中，应该寻求更好的术式并应用，以推广常规内镜在上颌骨正颌手术中的使用。

（祁　磊　于洪波　译）

参考文献

［1］ Troulis MJ，Nahlieli O，Castano F，Kaban LB. Minimally invasive orthognathic surgery: endoscopic vertical ramus osteotomy. Int J Oral Maxillofac Surg. 2000;29: 239 - 42.

［2］ Troulis MJ，Kaban LB. Endoscopic approach to the ramus condyle unit: clinical applications. J Oral Maxillofac Surg. 2001;59: 503 - 9.

［3］ Troulis MJ，Kaban LB. Endoscopic vertical ramus osteotomy: early clinical result. J Oral Maxillofac Surg. 2004;62: 824 - 8.

［4］ McCain JP，Williams L. Principles and practice of temporomandibular joint arthroscopy. St. Louis: Mosby, 1996, pp. 1 - 11.

［5］ Pedroletti F，Johnson B，McCain J. Endoscopic techniques in oral and maxillofacial surgery. Oral Maxillofacial Surg Clin N Am. 2010;22: 169 - 82.

［6］ Troulis MJ，Perrott DH，Kaban LB. Endoscopic mandibular osteotomy, placement and activation of a semi-buried distractor. J Oral Maxillofac Surg. 1999;57: 1110 - 13.

［7］ Troulis MJ. Endoscopic open reduction and internal rigid fixation of subcondylar fractures. J Oral Maxillofac Surg. 2004;62: 1269 - 71.

［8］ Saunders CJ，Whetzel TP，Stokes RB, et al. Transantral endoscopic orbital floor reconstruction: a cadaver and clinical study. Plast Reconstr Surg. 1997;100: 575 - 81.

［9］ Strong EB. Endoscopic repair of orbital blow-out fractures. Facial Plast Surg. 2004;20: 223 - 30.

［10］ Nahlieli O，Shacham R，Bar T, et al. Endoscopic mechanical retrieval of sialoliths. Oral Surg Oral Med Oral Pathol Oral Radiol Endoc. 2003;95: 396 - 402.

［11］ Papel ID，Lee E. The male facelift: considerations and techniques. Facial Plast Surg. 1996;12: 257 - 63.

［12］ Rohner D，Yeow V，Hammer B. Endoscopically assisted Le Fort I osteotomy. J Cranio-Maxillofac Surg. 2001;29: 360 - 65.

［13］ Wiltfang J，Kessler P. Endoscopically assisted Le Fort I osteotomy to correct transverse and sagittal discrepancies of the maxilla. J Oral Maxillofac Surg. 2002;60: 1142 - 5.

［14］ Taylor JA，Maercks RA，Jones DC，Gordon CB. Endoscopically assisted Le Fort I osteotomy using an ultrasonic scalpel: a feasibility study in cadavers. J Oral Maxillofac Surg. 2009;67: 1420 - 4.

［15］ Troulis MJ，Ramirez JL，Kaban LB. Endoscopic approach for mandibular orthognathic surgery. Facial Plast Surg Clin North Am. 2006;14: 45 - 50.

［16］ Turvey TA. Intraoperative complications of sagittal osteotomy of the mandibular ramus. J Oral Maxillofac Surg. 1985;43: 504 - 9.

［17］ MacIntosh RB. Experience with the sagittal osteotomy of the mandibular ramus: a 13 year review. J Oral Maxillofac Surg. 1981;8: 151 - 65.

［18］ Kim K，McCain JP. Use of the endoscope in bisagittal split osteotomy. J Oral Maxillofac Surg. 2008;66: 1773 - 5.

［19］ Robiony M，Polini F，Costa F，Sembronio S，Zerman N，Politi M. Endoscopically assisted intraoral vertical ramus osteotomy and piezoelectric surgery in mandibular prognathism. J Oral Maxillofac Surg. 2007;65: 2119 - 24.

［20］ Troulis MJ and Kaban LB. Endoscopic Reconstruction of Ramus Condyle Unit. In: Troulis MJ (Ed.) Minimally Invasive

第40章

Maxillofacial Surgery. Shelton，CT：People's Medical Publishing House，2013：1 - 17.

［21］ Papadaki ME，Kaban LB，Troulis MJ. Endoscopic vertical ramus osteotomy：a long-term prospective study. Int J Oral Maxillofac Surg. 2014；43：305 - 10.

［22］ Kaban LB. Acquired abnormalities of the temporomandibular joint. In：Kaban LB and Troulis MJ（Eds.）. Pediatric oral and maxillofacial surgery. Philadelphia，PA：Elsevier，2004，pp. 340 - 75.

［23］ Troulis MJ，Williams WB，Kaban LB. Endoscopic mandibular condylectomy and reconstruction：early clinical results. J Oral Maxillofac Surg. 2004；62：460 - 65.

［24］ Proffit WR，White RP，Sarver DM. Contemporary treatment of Dentofacial deformity. St Louis：Mosby，2003.

［25］ Proffit WR，Fields HW，Sarver DM. Contemporary orthodontics. St Louis：Mosby，2007.

［26］ Potts B，Fields HW，Shanker S，Vig KWL，Beck FM. Dental and skeletal outcomes for Class II surgical-orthodontic treatment：A comparison between novice and experienced clinicians. Am J Orthod Dentofacial Orthop. 2011；139：305 - 15.

［27］ Troy BA，Shanker S，Fields HW，Vig K，Johnston W. Comparison of incisor inclination in patients with Class III malocclusion treated with orthognathic surgery or orthodontic camouflage. Am J Orthod Dentofacial Orthop. 2009；135：146. e1 - 146. e9.

［28］ Potts B，Shanker S，Fields HW，Vig KWL，Beck FM. Dental and skeletal changes associated with Class II surgical-orthodontic treatment. Am J Orthod Dentofacial Orthop. 2009；135：566. 31 - 566. e7.

［29］ Proffit WR，Phillips C，Douvartzidis N. A comparison of outcomes of orthodontic and surgical-orthodontic treatment of Class II malocclusion in adults. Am J Orthod Dentofacial Orthop. 1992；101：556 - 65.

［30］ Burden D，Johnston C，Kennedy D，Harradine N，Stevenson M. A cephalometric study of Class II malocclusion treated with mandibular surgery. Am J Orthod Dentofacial Orthop. 2007；131：7. e1 - 8.

［31］ Jang JC，Fields HW，Vig KWL，Beck FM. Controversies in timing of orthodontic treatment. Semin Orthod. 2005；11：112 - 8.

［32］ Potts B，Shanker S，Beck FM，Vig KW. Predictors of dentoalveloar outcome of presurgical orthodontic change ［abstract 128］. J Dent Res 2004；83（Spec Iss A）.

第 2 部 分

第 41 章
正颌外科医师在面部女性化手术中的作用
The Role of the Orthognathic Surgeon
in Facial Feminization Surgery

Keith Altman

引言

面部女性化手术(facial feminization surgery, FFS)是为了使面部呈现女性化而进行的一系列复杂的手术。此类手术大多是在由男性转变为女性的变性患者中进行的。然而,也有少数女性为了使面部呈现女性化而接受这种手术。

这类手术范围包括前额缩小、眶缘轮廓修整、头皮推进、眉提升、鼻整形、颊部填充、去除双颊脂肪垫、下颌角切削、咬肌复位、颏成形、唇提升及上唇真皮移植和甲状腺切除等。

FFS 是由美国加州旧金山的 Douglas Ousterhout 博士在 20 世纪 80 年代和 90 年代开展并推广的。他在旧金山大学的阿特金森(Atkinson)头骨收藏中心研究了数百个干燥的头骨,并观察了男性和女性在额部的不同特征[1]。基于这些发现,他开展了各种修整

前额轮廓从而使之女性化的外科手术。

在面部女性化手术中,与正颌外科医师相关的具体术式包括前额缩小术、眶缘轮廓修整术、颊部填充术、鼻整形术、下颌角切削术和颏成形术。

男性和女性的面部美学

对于外科医师来说,了解男性和女性面部的基本差异是至关重要的。女性化的面部特征是从棱角分明转变成更加圆润的形态。在面部女性化的过程中,重要的是要意识到面部的大小必须与身体的其他部分成比例[2]。所有的正颌外科医师都应该意识到"三庭五眼"在面部比例中的重要性。

通过对女性面部的分析,不难发现女性面部形状更多地呈现出心形,或一个以两侧颧骨最高点的连线为底、以颏点为顶点的倒三角形。

女性的面部柔软,多为圆形或椭圆形,具有柔和、

圆滑、弯曲的线条。男性的面部则更方更有棱角,下颚和颏部强壮,与 M 形发际线相连(图 41-1)。男性的颏部和下颌通常比女性长 20%,从侧面观则更加明显[3]。

男性的前额可能表现出前突状,其原因可能是额窦较大或是眶上嵴较厚。值得注意的是,男性在眉间形成的前额和鼻子的夹角通常是锐角,而女性则是钝角(图 41-2)。

(a)   (b)

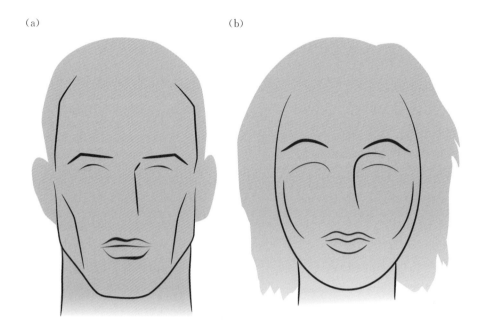

图 41-1   (a、b)线条图,展示了男性和女性面部的差异。男性面部呈方形、棱角分明,线条锐利,下颚有力;女性面部呈弧形、圆形、椭圆形、心形,线条流畅,整体较小(引自:Altman K. Facial feminization surgery:current state of the art. Copyright C 2012 International Association of Oral and Maxillofacial Surgeons. 允许出版)

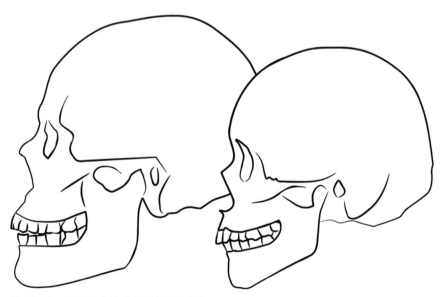

图 41-2   男性和女性前额的差异(引自:Altman K. Facial feminization surgery:current state of the art. Copyright C 2012 International Association of Oral and Maxillofacial Surgeons. 允许出版)

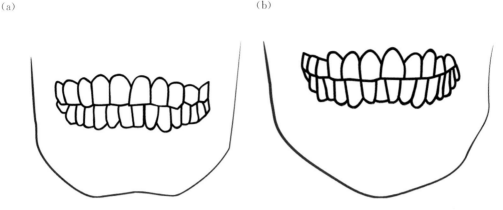

(a)　　　　　　　　　　　　　　　　　(b)

图 41-3　(a、b)男女颏部的差异(引自：Altman K. Facial feminization surgery：current state of the art. Copyright C 2012 International Association of Oral and Maxillofacial Surgeons. 允许出版)

第 41 章

女性的鼻子常常更小、更短，鼻梁和鼻翼基底较窄，鼻尖上翘，使得鼻唇角较钝。

男性的脸颊平坦，而女性的脸颊较为突出。由于女性颊部较高，并且有时伴随脸颊下方凹陷，使得这一特征更加明显。

男性的额部通常又长又方又有棱角，而女性的额部则更短更窄更尖(图 41-3)。

由于咬肌的附丽，男性的下颌骨在闭口时下颌角较突，并且由于外斜线较厚、咬肌发达，这一突起常较女性明显。

正颌外科医师尤其关注的外科手术

正颌外科相关的 FFS 手术主要有：前额缩小术、眼眶外形修整术、鼻整形术、颊部充填术、下颌角切削术和颏成形术。

根据患者特殊的面部需求，可以单独或同时进行下文叙述的 FFS 术式及其他未叙述的治疗程序。

前额缩小术

Ousterhout 根据前额的形状分为不同的三组[1]。

第一组：患者有轻度至中度眉间过度突出及异常隆起。没有额窦，或者额窦前骨的厚度较大，以至于骨量减少不会侵犯或损伤窦腔。为了达到所需的轮廓，只需使用丙烯酸圆头锉即可实现前额缩小。

第二组：在第二组病例中，眉毛正常，轻度或中度突出，额窦前有厚骨。此时额前骨质可以像第一组患者那样减少，但可缩小程度较小。当额部突起减少

时，可能会出现前额凹陷，这可能需要用骨黏固剂进行填充。

第三组：患者额头过度丰满，要求额窦前壁向后收至靠后的位置。为了达到这一目的，必须对额窦前骨壁进行截骨、重塑和微型钛板固定成骨。

必须认识到的是额窦并非对称的结构，两侧大小不一致。在眉间区，额窦和鼻之间形成的锐角必须转变为一个圆钝的角度，以达到符合女性化特征的目的。因此，对于第三组患者来说，位于眉间和鼻根部上方的额窦前壁精确的截骨术是非常必要的。根据作者的经验，目前采取前额缩小术的人群主要为第三组病例。

设计方案

通过 CT 或锥形束 CT(conebeam CT，CBCT)来精确测量额窦的大小，从而设计实施截骨手术(图 41-4)。

在第一个例子中，有必要评估额窦的存在与否，它的大小和是否存在不对称的情况，因为几乎所有额窦都是不对称的。此外，必须排除额窦病变。

应用 CBCT 在冠状面、矢状面和轴向面额窦进行评估。在多数情况下，前壁的厚度平均为 2～3 mm。第三组患者手术的主要测量数据来自扫描的轴向和矢状面。同时对前壁从最上方到眉间的垂直距离与水平宽度进行测量并记录。因为这些测量数据都将成为前壁截骨时标记骨切割量的基础。此外，在设计截骨线的过程中必须注意额窦中线到每个窦腔边缘的距离，并要考虑到额窦不对称的情况。

手术步骤

所有病例均通过冠状皮瓣进入额部。皮瓣设计主要取决于是否需要迁移头皮修正发际线。如果需

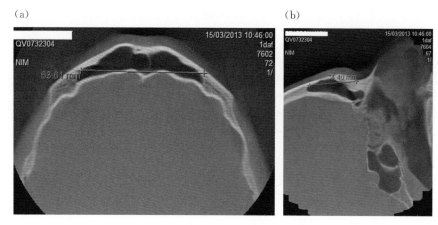

图 41 - 4　(a、b)额窦锥形束 CT 扫描显示术前设计测量

要,那么就做一个 trichophytic 切口(与毛前切口相反)[4,5],并延伸到太阳穴和耳朵上方的发际线(图 41-5)。如果不需要头皮前移,则使用头皮后方的标准冠状切口。

头皮内注射标准肿胀液使皮瓣抬高,避免损伤面神经额支,面神经的损伤是很少见的。在距眉间上方 4~5 cm 处的骨膜下进行剥离,暴露整个额部至眉间,包括额骨颧突及眶上缘,每侧眶顶剥离 1 cm 深度。为了暴露整个眶上边缘,在剥离眶上神经时需要暴露出眶上孔,应对其提供额外的保护。

在第一组和第二组的情况下,常使用丙烯酸圆头锉配合快速电机减少隆起。此外,如果需要的话,额骨的颧突也可进行轮廓修整。第二组患者可能需要添加骨黏固剂。Ousterhout 描述了最初在第二组患者治疗中使用甲基丙烯酸甲酯内嵌种植体[6],现在骨黏固剂的使用已经取代了这一方式。

第三组均需行额窦前壁截骨。在设计上,根据已知的 CT 扫描数据以及鼻窦的不对称性,在骨面标出截骨线的尺寸。

切口采用 Toller 分裂钻或矢状面锯,以大于 45°的角度斜向骨面,且始终面向额窦,以确保正确的定位。一旦切口完成,使用尖刀将前壁与前额分离,应小心翼翼,避免造成骨板骨折。在试图抬高骨板之前,必须首先分离额窦中隔。

检查窦腔上部显露的硬脑膜,窦内衬虽然常被撕裂,但应当保留。修剪骨间隔,用盐水冲洗骨片。

前壁骨板经过适当的修剪后,以"嵌插缝合"的方式将其下侧面置于向后的位置,这非常有效地消除了额部的隆起,此时不需要精确的对位,因为在触摸前额皮肤时无法识别不足之处。在某些情况下,需要对过大的前壁进行横向截骨,以防止其上边缘突出在额骨边缘以外,形成异常的轮廓。

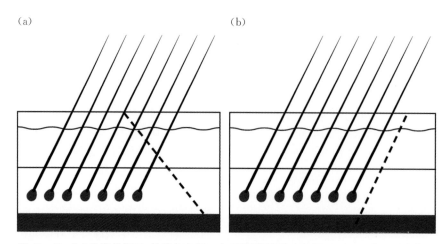

图 41 - 5　(a)毛发状切口;注意切向切口与毛囊的关系。(b)Pre-trichial 切口;注意毛囊平行切口的关系(引自:Altman K. Facial feminization surgery: current state of the art. Copyright C 2012 International Association of Oral and Maxillofacial Surgeons. 允许出版)

骨板固定采用1.3mm迷你钛板内固定,采用三个X形板和短螺钉固定。

眶缘轮廓修整会导致更大的眼眶周长[8]。眶缘轮廓修整应在眶缘的上外侧区域进行。在眶顶约1cm处切开眶内骨膜,显露出待操作的骨区。应用丙烯酸锉对眶缘进行简单的磨削,以获得一个合适的轮廓。

前额缩小术通常与头皮和眉毛提升同时进行。

头皮闭合时,在骨板上缝合骨膜,以确保血管再生。一些学者主张保留骨膜覆盖在骨板上,并在盖骨下平面进行剥离。在使用加压技术使骨板平整的情况下,保留骨膜可能是有用的。通常情况下,骨膜也可以用来缝合骨板,而不使用迷你接骨板成骨[9]。

将负压引流管放置在颅周软组织下,并将其末尾两端开孔,以防止移位和被头皮夹穿刺[10]。将头皮夹置于头发内,沿毛屑切口使用5/0单丝缝合。头皮在张力下不能缝合,这一点很重要。

用头巾包扎24小时,负压引流48小时后取出。拔除引流管后可进行正常洗发。缝线和夹子在7~10天内拆除。

术后给予适当的抗生素,并指导患者10天内不要擤鼻涕,否则可能会将空气引入额窦,导致气肿和可能的感染。

前额缩小术的并发症包括眶上神经损伤,导致前额和头皮麻醉。这些神经很少受到损伤,发生永久性前额麻木的可能极小。然而,由于冠状头皮切口所在的位置,所有患者都会出现位于头皮远端及顶部的头皮麻木,几个月后,受影响区域的面积逐渐减小。在极少的情况下,面神经的额叶分支会发生牵拉性麻痹,导致额叶无力。额窦感染也很少发生。在少数情况下,前壁截骨可能导致后壁小部分损伤,导致硬脑膜暴露。硬脑膜撕裂是不常见的,但硬脑膜暴露后一定要观察是否有硬脑膜撕裂。如果硬脑膜撕裂,可以缝合,或使用Surgicel®和Tisseel®封闭暴露的硬脑膜区域。

患者通常会有眼睑瘀伤和水肿,并伴有一些球结膜水肿。也可能出现骨吸收导致前壁完全丧失的严重并发症,造成不可估量的风险。

头皮部位主要的并发症可能是增厚或拉伸的瘢痕和休止期脱发(严重脱发)[5]。后者多见于头皮薄、血供较稀者。患者可能会报告,术后几周他们的梳子上有更多的头发,这一现象在术后6个月可能会自然恢复。

鼻整形术

在大多数情况下,女性化鼻整形术的目的是通过鼻骨内骨折来减少鼻背部的隆起和缩小鼻桥。女性鼻子的背部一般是直的,但有些人可能会要求鼻的背部更弯曲或微微翘起。可以在鼻梁处切除皮肤以缩小鼻孔的孔径。重要的是要认识到,鼻必须与面部形态相匹配,因为不论女性化的小鼻子多么完美,与一张大的脸庞匹配起来都是那么的格格不入。本章将不再赘述鼻整形术的标准技术,因为它们在标准教科书上有很好的描述。

鼻整形术通常与前额缩小术相结合,两者相辅相成。如果在唇提升术中使用开放的技术,那么鼻小柱皮瓣从鼻底向上提起,合并唇提升皮肤切除,而不是从正常的小柱中部区域。

图41-6和图41-7显示了两例接受第三类前额和鼻整形手术的患者,包括一部分作为FFS的其他手术。

(a)   (b)   (c)   (d)

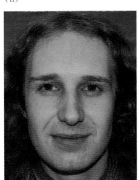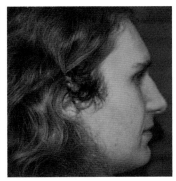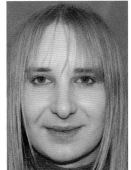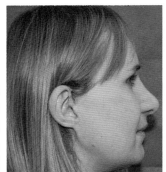

图41-6 (a、b)前额缩小、眉毛提升、鼻整形、颊部充填、下颌角和颧骨修整术正侧面视图。(c、d)术后3个月复查(引自:Altman K. Facial feminization surgery: current state of the art. Copyright C 2012 International Association of Oral and Maxillofacial Surgeons. 允许出版)

(a)　　　　　　　(b)　　　　　　　(c)　　　　　　　(d)

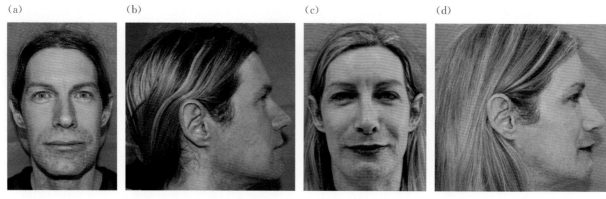

图 41-7　(a、b)前额缩小、眉毛提升、鼻整形、颊部充填、下颌角和颧骨修整术正侧面视图。(c、d)术后 3 个月复查

鼻整形术的一般和特殊并发症也在该主题的标准教科书中有很好的介绍。

颊部充填术

颊部充填术是一项重要的女性化手术。脸颊和颏部之间有一个三角形,颏点形成了三角形的顶点,脸颊外侧点的连线形成了三角形的底部,代表了脸部下 2/3 的女性形象。这可以通过填充术获得[11]。

Medpor® (Stryker Corporation, Newnan, GA, USA)高密度聚乙烯植入物可以满足不同的颧骨形状和尺寸。它们可以通过口腔入路到达需要的部位。在打开单个包装之前,可使用硅胶材质的尺寸测定器,以确保使用准确的尺寸。另外,填充物可以进一步研磨,以满足个性化需要。

手术步骤

在充分的局部麻醉后,在放入充填物之前必须剥离出相应大小的空间,这包括对颧弓部位的剥离,以确保植入体可以被动地附着在下方的骨面上,因为其边缘菲薄。实现植入物的对称性是具有挑战性的。植入前将充填物浸入合适的抗生素溶液中,当操作者对美观和尺寸表示认可后,为了防止移位和旋转,每侧用至少两颗长 6.0mm、直径 2.0mm 的钛螺钉固定于骨内。脸颊填充物在一定程度上也可以提升颧脂肪垫。

用 3/0 Vicryl Rapide 缝线(Ethicon Inc.)关闭口腔黏膜。

颊部填充术的并发症包括不正确的大小、位置和两侧的不对称。对于皮肤较薄的人来说,必须小心谨慎,因为无论填充的位置多么合适,他们的脸颊看起来都不是很美观。

有时种植体覆盖在颧弓上菲薄的边缘可能显得

突出,则需要矫正。在填充前应仔细剥离颧弓以避免这种并发症。感染非常罕见,可能需要摘除充填体。最后,可能发生眶下神经分布区域的麻木,但通常是暂时的。

下颌角切削术

有棱角的下颌骨是一个非常男性化的特征,所以在很多女性化手术中,下颌骨需要做轮廓修整。

下颌骨突出的男性特征包括明显的下颌角。它通常太方,口周肌肉咬肌的体积常常是导致下颌骨宽度过突的原因。

设计方案

需要一个正位全景体层摄影片(orthopantomogram, OPT),用以评估下颌角和颏部形态。

根据临床评估,下颌骨的宽度、下颌角及其边缘都很容易观测到。咬肌体积也可以在临床上确定。

除了临床评估外,OPT 还可以用于评估下颌角的大小以及是否需要截骨或缩小。两侧下颌角通常大小不一,切除的范围是预先通过 X 线片确定,尽管由于手术部位的难以到达和充分可视化,在手术中很难精确再现。

手术步骤

手术采用局部麻醉,通过口腔入路,切口从外斜线高位到第一下颌磨牙区域。使得下颌角和下颌体能够充分暴露,在剥离过程中要格外小心翼肌及其附着。在充分暴露下颌角下颌体及升支时,要格外小心,防止意外的肌肉或血管损伤造成出血。在这个过程中,如发生意外,可能造成面部的动脉和静脉血管的撕裂损伤。

合理的切削是必不可少的。皮质骨减少后,常显露松质骨,用高速丙烯酸锉减少下颌角和外斜线的过度突出至颏孔（图 41-8）。必须注意不要暴露磨牙区域的牙根，也不要暴露下颌管，避免损伤下牙槽神经。

过于突出的下颌角可能需要用往复式和摆动锯截骨，使得这一区域更加圆润、柔和，虽然较小的突度可以使用丙烯酸锉来减小[13]（图 41-9）。这是一个复杂的程序，因为存在操作空间的不足以及视野不开阔的情况。重要的是一定要确保下颌角的切削范围不可过大，以免影响外观。

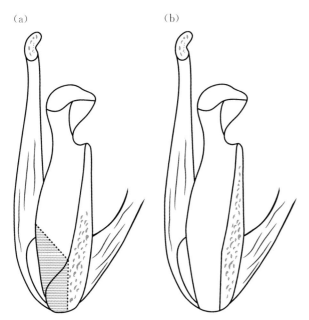

图 41-8 （a、b）通过减少下颌角的宽度，以及术后的结果（阴影表示需要轮廓的区域）（引自：Altman K. Facial feminization surgery：current state of the art. Copyright C 2012 International Association of Oral and Maxillofacial Surgeons. 允许出版）

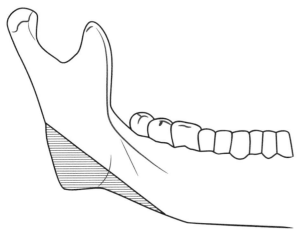

图 41-9 下颌骨角切削和截骨（阴影）（引自：Altman K. Facial feminization surgery：current state of the art. Copyright C 2012 International Association of Oral and Maxillofacial Surgeons. 允许出版）

一旦用锯子切开，用弯曲的骨刀完成截骨。由于翼内肌额附着体，常常会导致碎片向内侧弹起。可以通过手指按压将其复位至下颌骨颊侧，在那里可以很容易地将其从肌肉上分离并移除。最后用钻头把下颌骨下缘磨平。如果需要，可以通过咬肌前内侧切除来进一步缩小宽度[12,14]。

咬肌萎缩被认为是由于广泛的肌肉剥离导致下颌角减少造成的结果。这种效果是有利的，这一点在接受了下颌支矢状劈开截骨术的患者中也有描述[15]。

需要进行充分止血，并将 Yeates 引流管置于内部，无须缝合并在 24 小时后取出。使用 3/0 Vicryl Rapide 缝线闭合黏膜（Ethicon Inc.）。在某些情况下可能需要使用外部加压。

术后患者可能会出现明显的肿胀、瘀伤和疼痛。最初的肿胀持续 2～3 周，完全消退至少需要 6 个月。可能会引起下牙槽神经感觉障碍，但这通常是暂时的。此外，面神经的下颌缘支可能会因为手术中使用的牵拉而暂时面瘫。伤口愈合时间很长，可能会导致颊部食物堆积，并产生瘢痕。

颏成形术

女性化颏成形术的目的是缩小男性化的颏部。通常还需要缩短颏部的垂直高度[3]。颏截骨术通常比单纯的轮廓修整效果好得多，虽然有时也需要准备额外的轮廓修整术。

设计方案
临床上对颏成形术的评估是根据中线阻断移除以缩小颏点和其他需要的垂直距离的改变。采用 OPT 来评估牙根与术区的关系和其他相关的疾病。

手术步骤
手术采用局部麻醉，前庭沟做切口至第一磨牙区并剥离骨膜，露出颏部和下颌骨下缘。这个切口可以连接一个带角的部分。找到颏神经并予以充分的剥离和保护，广泛暴露颏部和下颌骨下缘。用矢状面锯和往复式锯进行截骨，垂直截骨的范围是通过根据需要减少的垂直高度决定，并通过移动骨段至预定的位置来实现的。

缩小颏部的方法很简单，就是通过对预定的颏部中间部分骨块进行截骨并移除。剩下的两部分颏部集中在中线位置，用 1.3 mm X 形钛微板和另外两个位于两侧的 3 孔迷你钛板予以固定，以稳定骨块（图 41－10 和图 41－11）。如果需要的话，颏后方的宽度可以进一步缩小，方法是将成形术碎片的尾端固定在中间的位置。用 3/0 Vicryl Rapide 缝线（Ethicon Inc.）缝合颏肌和口腔黏膜。

颏成形术的并发症主要包括因神经损伤引起的唇、颏部疼痛、肿胀、瘀青和感觉障碍。

讨论

正颌外科医师在面部女性化过程中的作用是有限的，因为这一领域的面部手术专业程度较高，理想情况下，参与该手术的正颌外科医师应该是多学科团队的一部分。

FFS 汇集了广泛的颅颌面外科技术，其唯一目标是将男性化的面孔转变为女性化的面孔。虽然有些效果可能是女性化过程的副产品，但并没有美化或恢复青春的主观尝试。FFS 的主要目的是使患者在日常社会中以女性的身份存在，并尽可能地融入社会。

虽然世界变性人健康专业协会（World Professional Association for Transgender Health，WPATH）的文献中对变性人的护理标准有很好的描述，但很少有关于 FFS 的专门论述[16]。

Ousterhout 是 FFS 的先驱。他在旧金山大学的阿特金森头骨收藏中心对数百具干燥的头骨进行了人类学研究，确定了区分男性和女性头骨的基本特征和各自的特点[1]。

他的发现使得面部和颅骨上那些易于女性化的区域的手术技术得以发展。

大多数跨性别女性在接受 FFS 手术之前通常会在这个角色上生活很长一段时间，这通常是她们接受的第一次变性手术。这对她们来说很重要，因为她们需要融入到日常社会中去，而通过对她们的容貌进行改变是必不可少的。作者通常会在术前对患者进行几次会诊。大多数患者对 FFS 非常了解，并且对这方面进行了很好的研究。此外，一些人还从一个有关 FFS 的网站上获得了一些照片，这些照片显示了他们的各个方面在手术后可能会有什么样的改变。

所有患者均拍照并获得详细的知情同意书。

大多数跨性别患者服用各种激素，包括雌激素如雌二醇、促性腺激素类似物和抗雄激素如环丙肾上腺素。螺内酯常因其抑制睾酮的特性而被列为处方药。接受 FFS 的患者不会停止激素治疗，但需要对该过程进行全面的静脉血栓栓塞评估和预防。

(a)　　　　　　　　(b)

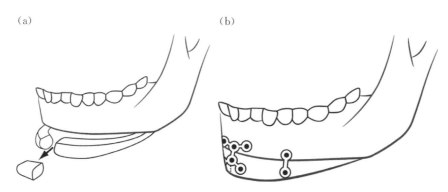

图 41－10　（a、b）颏部宽度缩小和固定（引自：Altman K. Facial feminization surgery：current state of the art. Copyright C 2012 International Association of Oral and Maxillofacial Surgeons. 允许出版）

(a)　　　　　　　　(b)

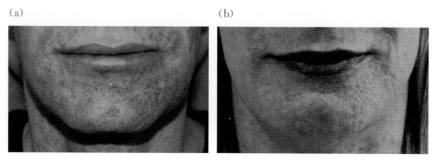

图 41－11　（a）术前下颌宽角照片。（b）术后 3 个月照片

第 **41** 章

在临床疗效方面,目前还没有关于这方面护理的大型研究,但是作者的经验表明,患者总体上对这些程序有很高的满意度。与普通人群相比,跨性别女性与心理健康相关的生活质量有所降低。FFS 与性别重置手术一起被证实可以对患者精神健康相关的生活质量进行改善[17]。

(王晓宇 于洪波 译)

参考文献

[1] Ousterhout DK. Feminization of the Forehead: Contour Changing to Improve Female Aesthetics. Plast Reconstr Surg. 1987;79: 701 - 11.

[2] Kolar JC. Anthropological guidelines for aesthetic craniofacial surgery. In: Aesthetic Contouring of the Craniofacial Skeleton. Ousterhout DK (Ed.) Boston/Toronto/London: Little, Brown and Company, 1991: 20 - 21.

[3] Ousterhout DK. Feminization of the chin: A review of 485 consecutive cases. In: Craniofacial Surgery (vol. 10). Salyer, K (Ed.): Bologna, Italy. Medimond International Proceedings 2003: 461 - 3.

[4] Marten TJ. Hairline lowering during foreheadoplasty. Plast Reconstr Surg. 1999;103: 224 - 36.

[5] Ramirez AL, Ende KH, Kabaker SS. Correction of the high female hairline. Arch Facial Plast Surg. 2009;11: 84 - 90.

[6] Ousterhout DK, Zlotolow IM. Aesthetic improvement of the forehead utilizing methylmethacrylate onlay implants. Aesth Plast Surg. 1990;14: 281 - 6.

[7] Komuro Y, Nishida M, Imazawa T, Koga Y, Yanai A. Combined frontal bone reshaping and forehead lift for frontal sinus hypertrophy. Aesth Plast Surg. 1999;23: 361 - 3.

[8] Flowers RS. Orbital rim contouring. In: Aesthetic Contouring of the Craniofacial Skeleton. Ousterhout DK (Ed.): Boston/Toronto/London: Little, Brown and Company 1991: 243 - 56.

[9] Rehman K-U, Johnston C, Monaghan A, Dover S. Management of the giant frontal sinus — A simple method to improve cosmesis. Br J Oral Maxillofac Surg. 2009;47: 54 - 5.

[10] Hodges S, Altman K. Simple manoeuvre to help stabilize drains when closing a coronal flap. Br J Oral Maxillofac Surg. 2009;47: 162.

[11] Binder WJ. Submalar augmentation: An alloplastic method for aesthetic contouring of the midface. In: Aesthetic Contouring of the Craniofacial Skeleton. Ousterhout DK (Ed.): Boston/Toronto/London: Little, Brown and Company: 1991: 347 - 70.

[12] Ousterhout DK. Feminization of the mandibular body: A review of 688 consecutive cases. In: Craniofacial Surgery (vol. 11). David DJ (Ed.): Bologna, Italy: Medimond International Proceedings 2005: 135 - 7.

[13] Chen X, Lin J, Shen J, Zhou Y, Wu X, Xu Y. Modification of square face in men. Arch Facial Plast Surg. 2011;13: 244 - 46.

[14] Lorenz HP, Schendel SA. Facial bone sculpturing. In: Maxillofacial Surgery Vol. I. Ward Booth P, Hausamen J-E, Schendel SA (Eds.). London: Churchill Livingstone: 1999: 1441 - 56.

[15] Chai G, Zhang Y, Zhu M, Xiaofei M, Zheyuan Y, Xiongzheng M, Zuoliang Q. Evaluation of dynamic morphologic changes in the masseter muscle in patients undergoing mandibular angle sagittal split osteotomy: A report of 130 cases. Arch Facial Plast Surg. 2011;13: 301 - 4.

[16] Coleman E, Bockting W, Botzer M, et al. Standards of Care for the Health of Transsexual, Transgender, and Gender-Nonconforming People, Version 7. Int J Transgend. 2011; 13: 165 - 232.

[17] Ainsworth, TA, Spiegel, JH. Quality of life of individuals with and without facial feminization surgery or gender reassignment surgery. Qual Life Res. 2010;19: 1019 - 24.

第 42 章
正颌外科手术时机的选择："手术优先"的概念
Contemporary Approach to Surgical Timing in Orthognathic Surgery: The 'Surgery First' Concept

Federico Hernández-Alfaro and Raquel Guijarro-Martínez

引言

在过去 10 年中,正颌外科的治疗理念发生了重大变化[1],这是外科、内科和正畸领域重大进展的自然结果。在手术方面,技术能力、内固定系统的改进以及对软硬组织的深入理解,降低了手术并发症的比例,重新定义了手术的界限,并促进了微创手术技术的发展。在医学方面,控制性降压的常规使用,以及后续出血的减少使得正颌外科手术成为安全有效的治疗手段,并且可以在门诊进行[2]。在正畸领域,骨支抗系统[3-6]、生物学治疗如牙间骨皮质切开术[7-15]的广泛应用,使得支抗控制达到新的阶段,大大提高了正畸效率,也缩短了治疗时间[8,9,12]。

此外,正颌外科患者的"原型"也在不断发展。过去矫正咬合错乱是唯一的治疗目标。当前在很多患者中,无论是否存在咬合错乱,希望改善面部美学已经成为主要治疗动机。而且在大众对手术安全和可预测性的理解支持下,成人患者接受正畸或正颌正畸联合治疗的数量稳定增加,这些患者通常伴随牙周问题和工作时间上的限制[16];一些患者在正畸代偿治疗后因外观不满意而选择手术治疗;还有一些患者由于睡眠呼吸障碍(sleep-disordered breathing, SDB),保守治疗无效,不能或不愿接受常规的术前矫正。所有这些新患者的诉求促进了对传统的正颌外科时间方案的重新考虑[1]。

手术优先

概念

传统的正颌治疗包括术前正畸准备、正颌手术本身以及术后正畸治疗。特别是这些治疗常需术前正畸治疗 15~24 个月[17-19],术后正畸常常持续 7~12 个月[17,19]。不幸的是,临床医师对正畸治疗时间的预估常常过于乐观[19,21,22]。这一不准确的评估对于患者总体治疗满意度有不良影响,特别是很大比例患者认为矫治器影响美观、疼痛、治疗时间长。另外,临床经验显示,常规术前牙齿排列、协调牙弓、切牙去代偿常会延长治疗时间,且对患者无任何益处[23]。此外,骨性Ⅲ类患者中,术前切牙轴向调整会加大前牙反覆

(a)

(b)

(c)

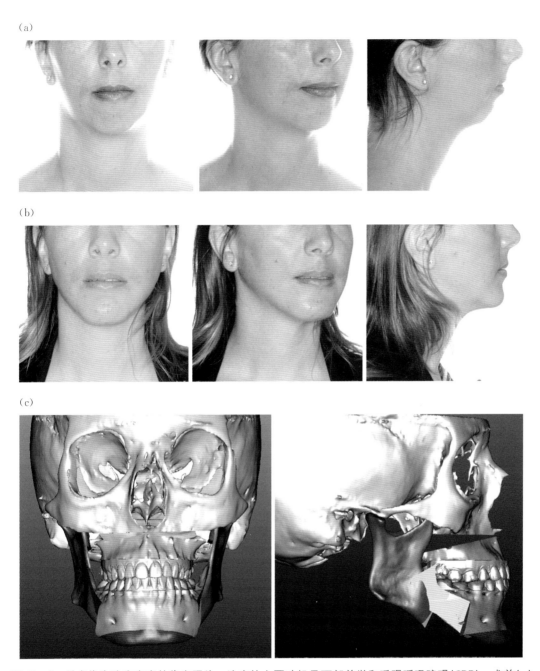

图 42-1　手术优先治疗患者的临床照片。治疗的主要动机是面部美学和睡眠呼吸障碍(SDB)。术前(a)和术后 1 年(b)双颌手术伴逆时针旋转(c)

盖,因此加重前突面型,也加重了面部不协调[16]。

　　作为传统方法的替代方案就是所谓的"手术优先"。即在没有术前正畸治疗的情况下进行正颌外科手术,术后进行常规的牙齿正畸排列。尽管被许多人认为这是一个革命性理念,但它的首次提出可以追溯到 1988 年,当时 Behrman 和 Behrman[24] 提出如果颌骨矫正到适当的位置上,那么周围软组织将促进术后牙齿移动并减少术后正畸治疗时间。他们通过以"先建造房屋然后移动家具"的方式类比阐述他们的观点。然而,直到 20 年后,才有文献报道首次通过"手

术优先"治疗的单颌[23,25,26]、双颌手术[16]病例。

　　近年来,这一手术治疗方式的新趋势稳步受到欢迎,其原因如下。

　　(1)第一步是矫正骨性基础[16,27]。这意味着一开始就解决了患者主诉,即美学问题。即刻美学改善和功能呼吸对患者后续正畸治疗的依从性有正面效果,也提高了患者对整体治疗的满意度(图 42-1)[1,16,28]。此外,骨性基础的矫正降低了正畸治疗难度,由于手术本身可以降低部分牙性代偿,并且潜在干扰正畸牙移动的软组织不平衡可能得以去除[26,28,29]。最后

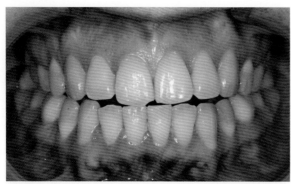
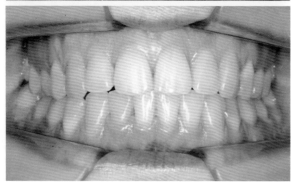

图 42 - 2　图 42 - 1 患者术前口内咬合（上图）和术后 1 年口内咬合（下图）

患者可以自己约诊手术时间，而无须完全结束牙弓整平、去代偿过程。

（2）与传统方法相比，正畸治疗和总体治疗时间明显缩短[1,16,23,25~28]。文献报道中绝大部分病例平均治疗时间为 45 周[1]。正畸效率的改善可能是局部加速现象（regional acceleratory phenomenon，RAP）[12-14,16,26,29,30] 所导致的术后骨区短暂脱矿和颌骨位置矫正后的更为有利的软组织张力[23,28,29]。

（3）在矫正选择标准方面，与传统治疗方法相比，手术优先方案并不会影响最终咬合，也不会导致更高的复发率（图 42 - 2）[28,31,32]。

纳入标准

当满足以下选择标准时，可以考虑手术优先治疗。

● 骨性错𬌗需要正畸治疗的患者，且无须拔牙。

● 治疗睡眠呼吸障碍或改善面部美为主要动机的患者。

● 正畸治疗需要由官方认可的，并且具有正颌外科广泛经验的正畸医师完成。

排除标准

无论出现以下哪一种情况，更倾向于放弃手术优先治疗方案而选择其他治疗。

● 活跃性牙周病。

● 活跃性颞下颌关节病。

● 重度拥挤需要拔牙矫正。

● 严重不对称伴有三维方向牙代偿。

● 上颌横向不调，需要预先行手术辅助的腭部快速扩弓（surgically-assisted rapid palatal expansion，SARPE）。

● 骨性 II² 类患者，前牙深覆𬌗。

● 正畸医师的外科经验不足。

在正颌外科手术过程中，活跃性牙周病和颞下颌关节疾病都是潜在不利因素。然而由于手术优先治疗方法的特殊性，需要相当技巧的正畸治疗，术后初期咬合不稳定，这些都是极端风险的情况[28]。

排除标准中的第 3～6 条指的是以下错𬌗畸形情况，必须满足以下要求：前牙排列整齐至轻度拥挤，Spee 曲线平坦或较浅，切牙唇倾度正常至轻度唇倾或舌倾[28,33]此外，重度的不对称、面部中线偏移和横向不调、需要两阶段的正颌手术，这对术后咬合准确预估带来了很大的困难[28]。这些病例中，传统治疗方案是最安全和最可靠的选择。

最后，传统治疗方法对于缺乏正颌外科手术经验的正畸医师来说比较合适[16,28]。事实上对于手术优先治疗方法来说，并不会导致更大的技术难度，而正畸治疗可能是非常困难的。第一，患者基础的咬合并不能作为治疗目标设计的指导[16]。为了制订有效的治疗计划，必须在三维方向上对颌骨畸形进行密切评估。正畸医师必须具有足够的经验，来准确预测正畸治疗牙齿移动的程度和限度。第二，正畸治疗必须尽快进行，以便利用 RAP 所提供的治疗窗口[12-14,16,26,29,30]。因此正畸医师需要密切随访患者，正畸的复诊频率要比传统治疗法更加频繁，事实上每次弓丝更换的时间大约为 2 周[16,28]。第三，术后即刻咬合通常是不稳定的，尤其是在上颌骨分块截骨的病例，终末𬌗板常需在口内固定 2～3 周。一旦终末𬌗板拆除，正畸治疗必须开始。最后，正畸医师必须具备使用临时支抗装置如微型种植钉和小型钛板的经验[23,25,28]。这些装置在提供正畸支抗力方面发挥重要作用，而不需要牙齿过度负荷[16]，这有助于弥补手术不足或术后复发[23]。

诊断流程

诊断的第一步是正颌正畸团队对患者详细的谈话和全面的临床评估，必须特别记录患者的主诉、转诊情况、正畸治疗史、基础疾病、牙周状况、颞下颌关节症状和咬合情况。

然后使用锥形束计算机断层扫描（cone-beam computed tomography，CBCT）进行影像学评估，利用数字化扫描仪扫描口内牙弓。随后，利用CBCT数据内STL文件和口内牙弓扫描数据进行融合，获得具有精确骨和牙组织的增强虚拟颅骨模型。这一方法已在其他地方得到验证和详细描述[34]。虽然有其他获得增强颅骨模型的方法[35-45]，但牙齿解剖与数字化印模进行配准后，不需要传统牙印模，不需要使用标记点，也减少了中间步骤，因此减少了误差累积的风险，并且没有电离辐射[34]。

术前设计

外科医师对手术方案进行虚拟模拟之前，正畸医师须在颅骨模型上预估必要的牙齿移动。这就是所谓的"三维虚拟正畸设计"。正畸医师必须能够准确地预见正畸治疗结束后每颗牙齿的位置和轴向。这是外科医师模拟颌骨矫正之前的关键步骤。因为患者当前的咬合不能作为颌骨重新定位的参考（图42-3）。

随后进行手术结果模拟，制订上颌或下颌优先的个性化治疗方案，获取临时性上下颌间关系，随后利用CAD/CAM技术制作中间𬌗板。终末𬌗板可以用同样的方式制作，或者可以通过传统方法获得。

手术方案

除了术前一周进行托槽黏接，并不需要其他术前正畸准备，第一根软丝在术后第一次正畸复诊时入槽。若在术前入槽，则必须在术前24小时内放置，以免任何可能的牙齿移动，导致𬌗板不精确。

手术以标准方案按术前计划进行，但对手术优先方式有一些细节需注意。

应用临时支抗装置

临时支抗装置在提供正畸力方面起关键作用，避免牙齿本身过度负荷[16]。这一点在手术优先患者中尤其重要，由于术后正畸牙齿移动要求较高，术后咬合可能不稳定，并且许多成年患者的牙周状况常常不理想。

做手术切口之前植入穿黏膜螺钉（1.5mm或2.0mm），这有助于在手术期间进行颌间固定，避免术后牙齿过度负荷。四个螺钉固定于上颌尖牙和第一双尖牙之间，其中位于上颌骨的螺钉须在颌骨不被分割的位置。此外，当涉及上颌骨分块时，在第二前磨牙和第一磨牙之间放置四个额外的螺钉以辅助横向和纵向控制（图42-4）[28]。最后，通过以下方式可以实现对前牙开𬌗患者术后覆𬌗的最佳控制：在切牙中间放置两个螺钉，让上颌骨前份游离，不用钛板固定（图42-5）。

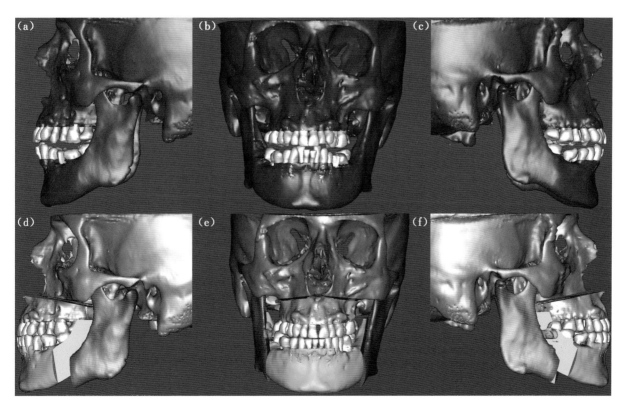

图42-3　诊断检查：基础情况（a～c）。模拟正畸、正颌手术（d～f）。本病例采用先下颌后上颌的双颌手术，其中上下颌均前移，咬合平面逆时针旋转

牙间骨皮质切开

除了常规的上下颌骨截骨术之外，由于 RAP 的原因，可以行牙间骨皮质切除术以加速术后正畸牙齿移动[8,12,30,46]。与 RAP 初始阶段一致，骨皮质切开术加速正畸似乎包含了局部脱矿的过程，覆盖根部突出部分的薄骨层去矿化，然后在正畸治疗完成后再矿化[13,14]。

从技术上讲，这些骨皮质切开术是在牙根之间沿着牙槽骨的长轴切开骨皮质，并且止于牙槽嵴顶稍下方。为了减少损伤牙根的风险，优先选择超声骨刀进行手术[8,12,15]。切口从颊侧皮质骨板全层切开，一旦达到髓质骨就停止。换句话说，并不像其他治疗方式中进行盒式骨切开术[4,47]，而是严格地造成选择性骨损伤，从而激活 RAP 的生物学过程（图 42-6）。

如果无法通过正颌手术本身的切口进入目标牙，则可以选择内镜辅助下的隧道入路[8]。即在每个牙

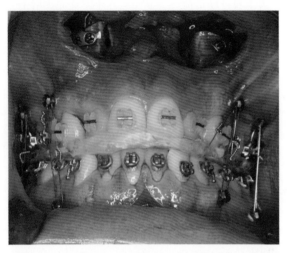

图 42-4　手术方案：使用临时支抗装置（Ⅰ）。含上颌骨分块的双颌手术。利用 8 个 2.0mm 穿黏膜螺钉进行术中颌间固定和术后咬合稳定

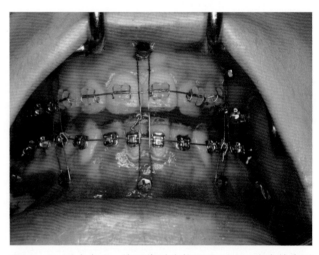

图 42-5　手术方案：使用临时支抗装置（Ⅱ）。患者伴有重度开𬌗，采用含上颌骨分块的双颌手术。上颌骨前段未固定，在中切牙之间增加了两个螺钉以辅助术后开𬌗治疗

(a)　　　　　　　　　　　　　(b)

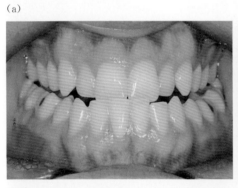

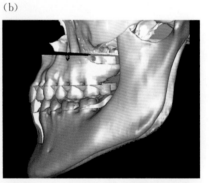

(c)　　　　　　　　　　　　　(d)

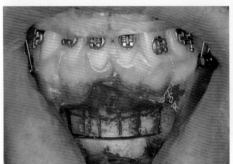

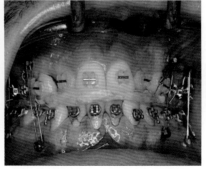

图 42-6　手术方案：行牙间骨皮质切除术（Ⅰ）。上颌采用分块手术，下颌采用根尖下截骨术去除前牙代偿。术前咬合（a）、模拟下颌根尖下截骨术（b）和术中图（c）。在下颌前牙之间行骨皮质切开术（c）。8 个临时螺钉辅助横向和垂直向稳定（d）

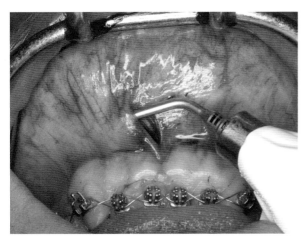

图42-7 手术方案：行骨皮质切除术(Ⅱ)。如果无法通过正颌手术切口到达目标手术区，则可使用内镜辅助的隧道入路技术。牙冠方向作为外部参考，内镜作为内部原位视角。在单纯下颌后退术的病例中，可利用垂直正中切口接近上颌前牙术区

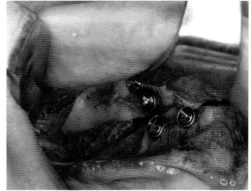

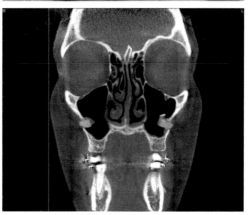

图42-8 手术方案：通过开放式入路选择性植骨。为了稳定术中上颌骨所做的大幅度逆时针旋转，将人工骨代用品放置于截骨缝隙中(上图)。术后影像学检查(下图)

弓骨膜下做1～3个颊侧垂直切口(5～10 mm)形成骨膜下隧道(图42-7)。在熟练操作情况下，单一近中切口允许进入6颗前牙，并且单个远中切口允许进入一个象限内的前磨牙和磨牙。该简化入路是基于超声骨刀成角设计的工作端以及内镜辅助下骨皮质切开设计和深度的精确控制。

选择性骨增量

为了最大限度地提高骨稳定性并加速骨愈合，一旦截骨间隙大于3 mm，都应进行植骨，植骨材料根据医师喜好可来源于正颌截骨术中取出的骨和(或)人工骨代用品，这在上颌骨行分块术和术中明显逆时针旋转时尤为重要(图42-8)。同样，影像学上直接或间接发现骨皮质较薄或骨开裂的区域(在内镜辅助下通过隧道入路)也应行预防性植骨(图42-9)。

术后咬合板固定

为了最大限度地增加术后稳定性，一些作者提出在所有手术优先治疗的病例中常规使用咬合板[23]。尽管如此，与传统方法治疗的病例相比，并没有文献记录显示手术优先治疗方法有更高的复发率[31,32]。经过长期病例分析后，Hernández-Alfaro等在术后没有常规使用粭板的情况下，并没有观察到更大的不稳定性；仅在上颌骨分块截骨的情况下，术后利用终末粭板与0.12 mm牙间线环结扎固定了2周[28]。

术后正畸

为了利用RAP，正畸牙排列应在术后不超过2周开始。临时骨支抗在术后第一个月内特别有用，正畸矫治器早期负荷可能导致牙齿并不所需的

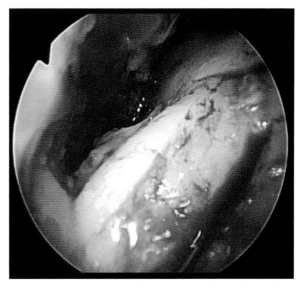

图42-9 手术方案：通过内镜辅助的方法选择性植骨。术区出血证实了皮质切开深度达到了骨松质。在本病例中，检测到尖牙颊侧骨开裂，并在内镜辅助下植骨

伸长[28]。

每隔2～3周更换弓丝。因此，严格的正畸随访计划十分必要。事实上，虽然与传统治疗方案相比，

总治疗时间明显缩短,但两者在正畸复诊的平均次数上很相似[1,28]。Hernández-Alfaro 等发现传统治疗方案的平均治疗时间为 97.5 周,而手术优先为 45.3 周,但正畸预约的平均次数分别为 29 次和 21 次[1]。

定义适当的手术时机

Hernández-Alfaro 和 Guijarro-Martínez 在 3 年内对所有行正颌外科手术的病例做回顾性分析发现,有相当数量的患者没有归类为"黑或白"(即传统方法与手术优先方法)[1]。相反,患者是在正畸治疗时间轴上的不同时刻进行了手术。为了定义并将适当的外科手术时机进行分类,作者描述了以下几类。

- 手术优先。
- 早期手术。
- 后期手术。
- 最后手术。
- 单纯手术。
- 非手术。

"后期手术"是正颌外科的传统方案,即术前正畸-正颌手术-术后正畸这一传统流程。尽管传统方法存在一些弊端,例如正畸时间较长,牙齿去代偿导致的美学恶化,手术治疗时机完全取决于正畸治疗的进度,但该方法依然是目前实现咬合正常最可预测的治疗计划。因此,当无法准确预估患者最终的三维牙齿位置,或正畸牙齿移动比较复杂,或当患者手术主要动机是获得完美的咬合关系时应首先考虑该方案[1]。同样地,当外科医师或正畸医师在正颌外科、手术辅助正畸治疗以及使用临时支抗等方面经验不足时也应该选择这一方案。

当患者无法完全满足"手术优先"的纳入标准时,或患者因个人因素需要延期手术时,我们可以选择"早期手术"方案。对于第一种情况,患者通常希望改善外观,或是存在睡眠呼吸障碍同时伴有重度牙列拥挤需拔牙矫治、中线偏移,或存在骨性不对称的三维牙性代偿。在这些病例中,患者术前需要进行简单的正畸治疗。一旦关闭了必要的拔牙间隙,去除了横向代偿,即可进行手术,而不必彻底去代偿和整平牙列。另一个早期手术的指征是,患者符合手术优先标准,但因为个人因素需要推迟手术(学业、职业或私人因素)。在确定手术日期之前,正畸治疗可以预测部分牙齿移动。在这类病例中,治疗方案、手术本身以及术后正畸与手术优先治疗模式以相同的方式进行。换句话说,虚拟治疗计划包括模拟截骨和三维正畸设

计;术中常规的颌面部截骨术之后,进行牙间骨皮质切开术以进一步加强 RAP,植入微螺钉以进行术中颌间固定以及术后的正畸牵引;正畸治疗在术后 2 周开始,并且需要较高的专业技术水平[1]。

"最后手术"治疗模式包括在过去拒绝正颌手术,经过掩饰性正畸治疗后得到了稳定的功能性咬合关系,但是对面部美观不满意,想进行手术治疗的患者。存在两种情况:①咬合关系不理想需要进行一定程度的正畸治疗。在这种情况下,可以遵循上述几种方案中的一种:"手术优先""早期手术"或"后期手术"。②咬合关系稳定,具有功能性,且是 I 类关系。在这种情况下,一种方式是开始标准的去代偿治疗,恢复正畸前上下颌骨不调,通过"后期手术"矫正。但是,再正畸治疗需要花费大量的时间,且牙槽骨损伤和牙根吸收的风险常会成为限制因素,很多患者也不愿意在完成了之前治疗的情况下再进行另一段长时间的正畸治疗。一个可供选择的就是所谓的"最后手术"方案,通过上下颌骨复合体的顺、逆时针旋转来纠正𬌗平面的偏斜,从而恢复面部协调,同时保持了术前的咬合关系不变。通过该方案可重新调整先前掩饰性正畸治疗导致的错误牙轴倾斜,尤其是 II、III 类患者的前牙过度扭转。这一方案不需要进行术后正畸治疗[1]。

"单纯手术"方案是指直接手术治疗,无须术前术后正畸。它与"最后手术"概念的区别在于,单纯手术的患者过去从未接受过正畸治疗。这一方案仅存在于以下三种特殊情况:①患者主诉是面部美观,并且经模型确认咬合关系稳定且具有功能性。②局部或全口无牙颌患者,正畸治疗对最终效果无任何帮助,而需要进行口腔修复和手术治疗。③睡眠呼吸障碍的患者,常常出现阻塞性睡眠呼吸暂停,但拥有稳定的咬合,其治疗目的完全是功能性的(呼吸),或无法接受额外的正畸治疗(图 42 - 10)。在"最后手术"方案中,手术设计要求维持术前咬合。通过上下颌骨复合体旋转-水平移动,达到美观要求和增加气道容积。

最后,"非手术"这一类是指口腔颌面畸形患者不接受正颌手术仅进行正畸治疗。

Hernández-Alfaro 和 Guijarro-Martínez 通过对已报道的共计 362 例正颌手术进行统计发现,最常用的方案是"后期手术"(72%),即传统手术时机和方式[1]。对于"手术优先""早期手术"和"最后手术"的患者来说,最常见的治疗动机是面部美观,而对于"后期手术"患者来说,主要目标则是达到最佳咬合关系。接受单纯手术的患者是为了改善其睡眠呼吸障碍,其

(a)
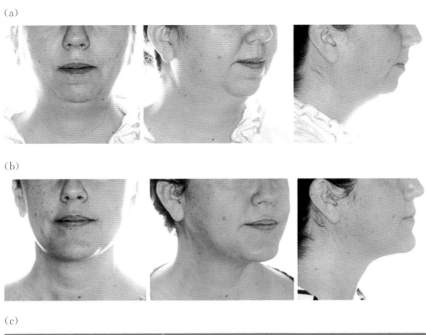

(b)

(c)
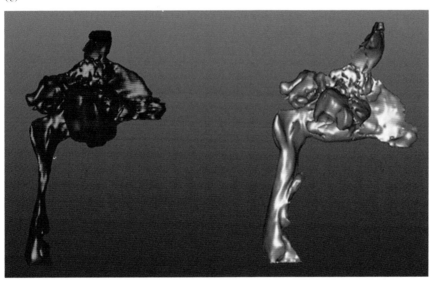

图 42 - 10　手术优先治疗的患者在术前(a)、术后(b)的临床照片。在上下颌骨前移及
逆时针旋转术后(c),气道容积明显增加,并维持了术前咬合

次是改善美观。至于整体治疗时间而言,"后期手术"
方案需要比"早期手术"和"手术优先"方案分别平均
多38 周和52.2 周的正畸时间。但三者在正畸复诊
总次数上相差无几:手术优先 21 次,早期手术 28
次,后期手术 29 次[1]。

需要强调的是,手术优先和早期手术治疗模式需
要高度专业的正畸专业技术,而最后手术和单纯手术
意味着更高要求的外科手术方案[1]。术中需要精确
的颌骨重新定位,以矫治患者的美学和呼吸问题,同
时还要维持术前咬合关系不变。任何细微的手术误
差或者骨性复发都会引起术后正畸难以纠正的咬合
干扰。因此,只有专业的正畸医师才能处理手术优先

和早期手术病例,同样只有专业的正颌外科医师才能
参与制订最后手术和单纯手术方案。

图 42 - 11 总结了上述治疗模式中患者的动机、
治疗方案、正颌正畸处理以及技术特点。图 42 - 12
展示了简单的选择手术时机的法则。

21 世纪的正颌外科医师不应再把正颌外科手术
的时机看作是适用于所有患者和所有治疗环境的不
变教条。相反,口腔颌面畸形的现代矫正应当针对各
种患者、正畸医师、正颌外科医师的情况进行综合分
析。最终目标应是在尽可能实现最佳的临床效果(包
括面部美观、咬合和气道方面)的同时降低患者的病
痛和经济成本。

第
42
章

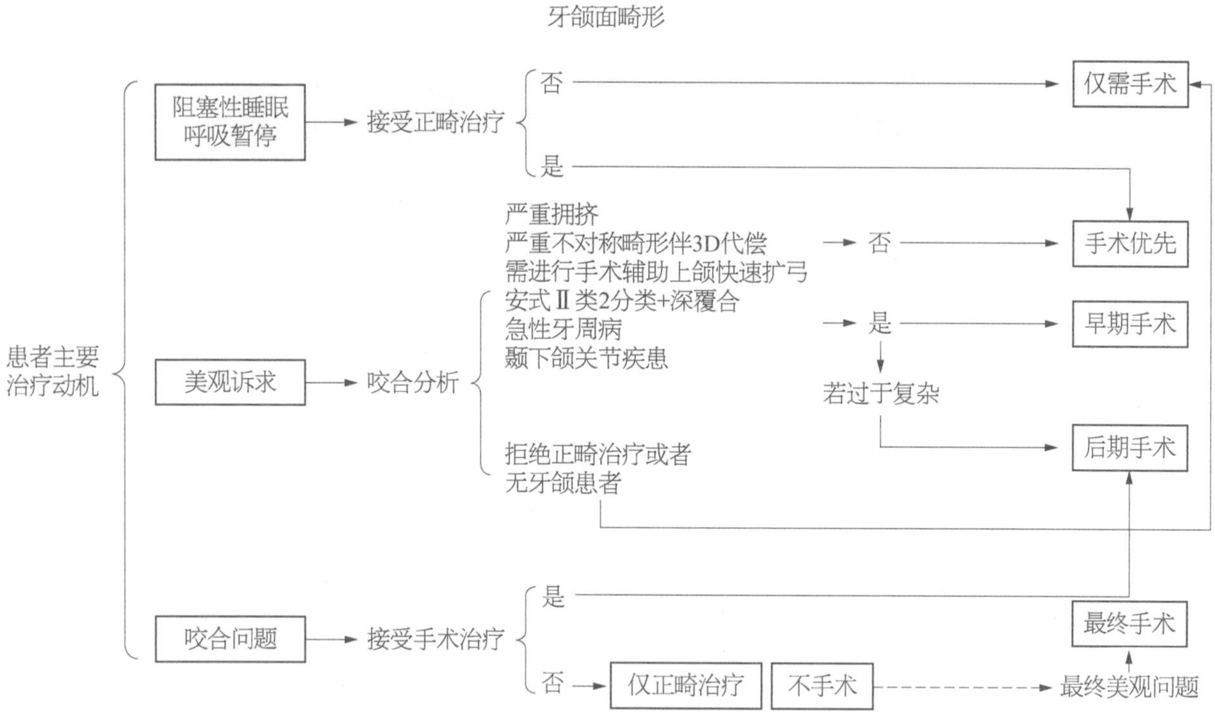

牙颌面畸形

引自：Herninder Alfaro F，Guijarro-Martiner R. On a definition of the appropriate timing for surgical intervention in orthognathic surgery. Int J Oral Maxillolac Surg 2014；43［7］：846－55.

图 42-11　总结每种手术时机的特点，包括患者动机、治疗计划、正畸和手术处理以及技术特殊性

项目	手术优先	早期手术	后期手术	最终手术	仅需手术	不手术
美观诉求	***	***	**	***	***	—
咬合问题	*	**	***	—	—	***
呼吸问题	***	***	—	***	***	—
3D 虚拟正畸	***	***	*	—	—	*
患者决定时机	***	**	***	***	***	NA
术前正畸	—	*	**	***	—	NA
使用临时支抗（微螺钉）	***	***	***	***	***	*
骨皮质切开术局部加速现象	***	***	***	—	—	*
正畸复杂性	***	***	*	NA	NA	***
手术复杂性	**	**	*	***	***	NA

引自：Herninder Alfaro F，Guijarro-Martiner R. On a definition of the appropriate timing for surgical intervention in orthognathic surgery. Int J Oral Maxillolac Surg 2014；43［7］：846－55.

图 42-12　根据患者不同情况选择手术时机的法则

（程　杰　于洪波　译）

参考文献

［1］ Hernandez-Alfaro F，Guijarro-Martinez R. On a definition of the appropriate timing for surgical intervention in orthognathic surgery. Int J Oral Maxillofac Surg. 2014；43：846－55.

［2］ Cangemi CF，Jr. Administration of general anesthesia for out-patient orthognathic surgical procedures. J Oral Maxillofac Surg. 2011；69：798－807.

［3］ Yao CC，Lai EH，Chang JZ，Chen I，Chen YJ. Comparison of

treatment outcomes between skeletal anchorage and extraoral anchorage in adults with maxillary dentoalveolar protrusion. Am J Orthod Dentofacial Orthop. 2008;134: 615 – 24.

[4] Chung KR, Kim SH, Lee BS. Speedy surgical-orthodontic treatment with temporary anchorage devices as an alternative to orthognathic surgery. Am J Orthod Dentofacial Orthop. 2009;135: 787 – 98.

[5] Mimura H. Treatment of severe bimaxillary protrusion with miniscrew anchorage: treatment and complications. Aust Orthod J. 2008;24: 156 – 63.

[6] Upadhyay M, Yadav S, Nanda R. Vertical-dimension control during en-masse retraction with mini-implant anchorage. Am J Orthod Dentofacial Orthop. 2010;138: 96 – 108.

[7] Baloul SS, Gerstenfeld LC, Morgan EF, Carvalho RS, Van Dyke TE, Kantarci A. Mechanism of action and morphologic changes in the alveolar bone in response to selective alveolar decortication-facilitated tooth movement. Am J Orthod Dentofacial Orthop. 2011;139(4 Suppl): S83 – 101.

[8] Hernández-Alfaro F, Guijarro-Martínez R. Endoscopically assisted tunnel approach for minimally invasive corticotomies: a preliminary report. J Periodontol. 2012;83: 574 – 80.

[9] Iino S, Sakoda S, Ito G, Nishimori T, Ikeda T, Miyawaki S. Acceleration of orthodontic tooth movement by alveolar corticotomy in the dog. Am J Orthod Dentofacial Orthop. 2007;131: 448 e1 – 8.

[10] Kim SH, Kim I, Jeong DM, Chung KR, Zadeh H. Corticotomy-assisted decompensation for augmentation of the mandibular anterior ridge. Am J Orthod Dentofacial Orthop. 2011;140: 720 – 31.

[11] Sebaoun JD, Kantarci A, Turner JW, Carvalho RS, Van Dyke TE, Ferguson DJ. Modeling of trabecular bone and lamina dura following selective alveolar decortication in rats. J Periodontol. 2008;79: 1679 – 88.

[12] Strippoli J, Aknin JJ. Accelerated tooth movement by alveolar corticotomy or piezocision. Orthod Fr. 2012;83: 155 – 64.

[13] Wilcko MT, Wilcko WM, Pulver JJ, Bissada NF, Bouquot JE. Accelerated osteogenic orthodontics technique: a 1-stage surgically facilitated rapid orthodontic technique with alveolar augmentation. J Oral Maxillofac Surg. 2009;67: 2149 – 59.

[14] Wilcko WM, Wilcko T, Bouquot JE, Ferguson DJ. Rapid orthodontics with alveolar reshaping: two case reports of decrowding. Int J Periodontics Restorative Dent. 2001;21: 9 – 19.

[15] Dibart S, Sebaoun JD, Surmenian J. Piezocision: a minimally invasive, periodontally accelerated orthodontic tooth movement procedure. Compend Contin Educ Dent. 2009;30: 342 – 4,6,8 – 50.

[16] Hernández-Alfaro F, Guijarro-Martínez R, Molina-Coral A, Badia-Escriche C. "Surgery first" in bimaxillary orthognathic surgery. J Oral Maxillofac Surg. 2011;69: e201 – 7.

[17] Diaz PM, Garcia RG, Gias LN, Aguirre-Jaime A, Perez JS, de la Plata MM, et al. Time used for orthodontic surgical treatment of dentofacial deformities in white patients. J Oral Maxillofac Surg. 2010;68: 88 – 92.

[18] Dowling PA, Espeland L, Krogstad O, Stenvik A, Kelly A. Duration of orthodontic treatment involving orthognathic surgery. Int J Adult Orthodon Orthognath Surg. 1999;14: 146 – 52.

[19] Luther F, Morris DO, Hart C. Orthodontic preparation for orthognathic surgery: how long does it take and why? A retrospective study. Br J Oral Maxillofac Surg. 2003;41: 401 – 6.

[20] Cunningham SJ, Hunt NP, Feinmann C. Perceptions of outcome following orthognathic surgery. Br J Oral Maxillofac Surg. 1996;34: 210 – 3.

[21] Flanary CM, Alexander JM. Patient responses to the orthognathic surgical experience: factors leading to dissatisfaction. J Oral Maxillofac Surg. 1983;41: 770 – 4.

[22] Nurminen L, Pietila T, Vinkka-Puhakka H. Motivation for and satisfaction with orthodontic-surgical treatment: a retrospective study of 28 patients. Eur J Orthod. 1999;21: 79 – 87.

[23] Nagasaka H, Sugawara J, Kawamura H, Nanda R. 'Surgery first' skeletal Class III correction using the Skeletal Anchorage System. J Clin Orthod. 2009;43: 97 – 105.

[24] Behrman SJ, Behrman DA. Oral surgeons' considerations in surgical orthodontic treatment. Dent Clin North Am. 1988; 32: 481 – 507.

[25] Sugawara J, Aymach Z, Nagasaka DH, Kawamura H, Nanda R. 'Surgery first' orthognathics to correct a skeletal class II malocclusion with an impinging bite. J Clin Orthod. 2010;44: 429 – 38.

[26] Villegas C, Uribe F, Sugawara J, Nanda R. Expedited correction of significant dentofacial asymmetry using a 'surgery first' approach. J Clin Orthod. 2010;44: 97 – 103.

[27] Villegas C, Janakiraman N, Uribe F, Nanda R. Rotation of the maxillomandibular complex to enhance esthetics using a 'surgery first' approach. J Clin Orthod. 2012;46: 85 – 91.

[28] Hernández Alfaro F, Guijarro-Martínez R, Peiró-Guijarro MA. Surgery First in Orthognathic Surgery: What have we learned? A Comprehensive Workflow based on 45 Consecutive Cases. J Oral Maxillofac Surg. 2014;72: 376 – 90.

[29] Liou EJ, Chen PH, Wang YC, Yu CC, Huang CS, Chen YR. Surgery-first accelerated orthognathic surgery: postoperative rapid orthodontic tooth movement. J Oral Maxillofac Surg. 2011;69: 781 – 5.

[30] Sebaoun JD, Ferguson DJ, Wilcko MT, Wilcko WM. Alveolar osteotomy and rapid orthodontic treatments. Orthod Fr. 2007;78: 217 – 25.

[31] Ko EW, Hsu SS, Hsieh HY, Wang YC, Huang CS, Chen YR. Comparison of progressive cephalometric changes and post-surgical stability of skeletal Class III correction with and without presurgical orthodontic treatment. J Oral Maxillofac Surg. 2011;69: 1469 – 77.

[32] Wang YC, Ko EW, Huang CS, Chen YR, Takano-Yamamoto T. Comparison of transverse dimensional changes in surgical skeletal Class III patients with and without presurgical orthodontics. J Oral Maxillofac Surg. 2010;68: 1807 – 12.

[33] Liou EJ, Chen PH, Wang YC, Yu CC, Huang CS, Chen YR. Surgery-first accelerated orthognathic surgery: orthodontic guidelines and setup for model surgery. J Oral Maxillofac Surg. 2011;69: 771 – 80.

[34] Hernández Alfaro F, Guijarro-Martínez R. New protocol for three-dimensional surgical planning and CAD/CAM splint generation in orthognathic surgery: an in vitro and in vivo study. Int J Oral Maxillofac Surg. 2013;42: 1547 – 56.

[35] Swennen GR, Mollemans W, De Clercq C, Abeloos J, Lamoral P, Lippens F, et al. A cone-beam computed tomography triple scan procedure to obtain a three-dimensional augmented virtual skull model appropriate for orthognathic

第42章

surgery planning. J Craniofac Surg. 2009;20: 297 - 307.

[36] Gateno J, Xia J, Teichgraeber JF, Rosen A. A new technique for the creation of a computerized composite skull model. J Oral Maxillofac Surg. 2003;61: 222 - 7.

[37] Nkenke E, Zachow S, Benz M, Maier T, Veit K, Kramer M, et al. Fusion of computed tomography data and optical 3D images of the dentition for streak artefact correction in the simulation of orthognathic surgery. Dentomaxillofac Radiol. 2004;33: 226 - 32.

[38] Plooij JM, Maal TJ, Haers P, Borstlap WA, Kuijpers-Jagtman AM, Berge SJ. Digital three-dimensional image fusion processes for planning and evaluating orthodontics and orthognathic surgery. A systematic review. Int J Oral Maxillofac Surg. 2011;40: 341 - 52.

[39] Swennen GR, Barth EL, Eulzer C, Schutyser F. The use of a new 3D splint and double CT scan procedure to obtain an accurate anatomic virtual augmented model of the skull. Int J Oral Maxillofac Surg. 2007;36: 146 - 52.

[40] Swennen GR, Mollemans W, Schutyser F. Three-dimensional treatment planning of orthognathic surgery in the era of virtual imaging. J Oral Maxillofac Surg. 2009;67: 2080 - 92.

[41] Swennen GR, Mommaerts MY, Abeloos J, De Clercq C, Lamoral P, Neyt N, et al. The use of a wax bite wafer and a double computed tomography scan procedure to obtain a three-dimensional augmented virtual skull model. J Cranio-fac Surg. 2007;18: 533 - 9.

[42] Swennen GR, Mommaerts MY, Abeloos J, De Clercq C, Lamoral P, Neyt N, et al. A cone-beam CT based technique to augment the 3D virtual skull model with a detailed dental surface. Int J Oral Maxillofac Surg. 2009;38: 48 - 57.

[43] Swennen GR, Schutyser F. Three-dimensional virtual approach to diagnosis and treatment planning of maxillofacial deformity. In: Bell WH, Guerrero CA (Eds). Distraction osteogenesis of the facial skeleton. Hamilton: BC Decker, 2007, pp. 55 - 80.

[44] Xia J, Samman N, Yeung RW, Shen SG, Wang D, Ip HH, et al. Three-dimensional virtual reality surgical planning and simulation workbench for orthognathic surgery. Int J Adult Orthodon Orthognath Surg. 2000;15: 265 - 82.

[45] Xia JJ, Gateno J, Teichgraeber JF. New clinical protocol to evaluate craniomaxillofacial deformity and plan surgical correction. J Oral Maxillofac Surg. 2009;67: 2093 - 106.

[46] Frost HM. The biology of fracture healing. An overview for clinicians. Part I. Clin Orthop Relat Res. 1989;248: 283 - 93.

[47] Chung KR, Mitsugi M, Lee BS, Kanno T, Lee W, Kim SH. Speedy surgical orthodontic treatment with skeletal anchorage in adults — sagittal correction and open bite correction. J Oral Maxillofac Surg. 2009;67: 2130 - 48.

第 2 部分

第 43 章
神经外科入路手术：颌面外科医师的作用
Neurosurgical Access Surgery:
The Role of the Orthognathic Surgeon

Helen Witherow, Daniel Archer and Simon Stapleton

引言

  本章旨在概述应用于颅底手术的面部截骨术。颅底外科手术是一种高度专业化的多学科协作手术，其目标是诊治涉及颅底的各种罕见的良性和恶性病变。病变可能发生于颅骨或脑内，也可从身体的其他部位转移而来，又或者直接从咽旁、鼻腔、鼻旁窦、咽部或眼眶部蔓延而来。

  治疗颅底病变的原则和方法同治疗其他部位的相似病变有一定的区别。对于恶性病变，由于其同脑和颅底等重要结构相毗邻，因此传统的 en bloc 整块切除会导致高致残率而无法实施[1]；对于良性病变，由于其增大后会压迫重要结构，从而造成致命的后果。

  目前大量先进技术运用于颅底外科，以最大限度地降低致残率，保留原有功能，减少瘢痕和畸形。内镜手术、显微手术、术中计算机辅助导航系统和介入放射学等的进展，以及放射治疗技术的提高，如调强放疗或质子治疗，使得开放性颅面入路手术越来越少被使用。

  由匹茨堡的耳鼻喉科医师 Carl H. Snyderman 开发和推广的内镜手术方法[2]改进了颅底手术，减少了许多开放手术所产生的不良后果。内镜方法目前是治疗中央颅底结构病变的主要方法，包括垂体腺瘤，以及修复前颅窝的脑脊液漏；内镜同样可以帮助搜集早期诊断信息。但是有些情况下，实施开放手术仍是必要的。当肿瘤侵犯面部软组织或者富含血供时，从中线入路的内镜手术是无法运用的。内镜手术的相对禁忌证包括病变延伸至眶尖或侧向侵入颞下窝和外侧翼颌间隙。

选择合适的手术方式取决于病变的性质及其解剖部位。有时为切除病变,采用开放手术是必要的。

经面部入路到达颅底和颈椎,需要进行上颌骨、颧骨和下颌骨的截骨,以及软组织的精细重建和悬吊。同时各种正颌手术、美容手术、面部畸形和创伤手术技巧的发展可以进一步改良颅底手术。颌面外科医师可以在颅底手术过程中开展各类面部截骨术,因此是神经外科医师的理想合作伙伴。

颅底手术史

上述各种颅底手术技术的描述不仅反映了获得理想术区暴露的困难程度,同时也说明了对颅底手术感兴趣的医师们来自各个专业领域。在 20 世纪 80 年代中期,人们认识到多学科合作对于发展颅底外科至关重要。1992 年 5 月 28 日,英国颅底外科协会(The British Skull Base Society,BSBS)在伦敦皇家 Marsden 医院举行了首次会议。参会者由从事颅底外科工作的不同学科的医师组成,包括颌面外科医师、耳鼻喉科医师和神经外科医师。创始人包括 David Uttley,Richard 'Dick' Haskell、Daniel Archer、Anne Moore、Iain Hutchinson 和 Tony Bell。BSBS 旨在通过支持英国颅底外科的多学科协作,提高颅底外科的临床诊治标准,促进基于循证的临床治疗,鼓励教育、培训和研究。

在此之后,欧洲和国际会议迅速举办并具有相同目标,即鼓励多学科协作改善患者的治疗。

颅底解剖

颅底是个复杂的解剖区域,全面了解颅底结构对于降低病残率/病死率和优化患者治疗至关重要。

同时如何选择合适的治疗手段,也需要对颅底疾患的病理和解剖位置有充分的理解。

颅底

颅底在解剖学上分为前、中、后三部分;而从手术入路划分,以双侧颞骨颈内动脉管外口为界,颅底分成中央区域和左右外侧区(图 43 - 1)。

前颅底

前颅窝容纳额叶与嗅球部;前颅底起自额骨的后壁,并包含额骨的后壁,向后延伸至前床突和蝶骨平台,后者构成蝶窦顶壁。前颅底的侧壁由额骨构成;

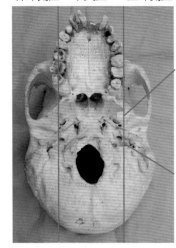

右外侧区　中央区　左外侧区

前外侧部分

中外侧部分

后外侧部分

图 43 - 1　图示以手术入路划分,颅底分成中央区域和左右外侧区,外侧区可进一步分成前、中和后三部分

其底壁的大部分由额骨眶板构成,而筛骨构成底壁的中央部分。额窦在出生时不存在,但在 8 岁时充分发育,青春期时定型。额窦是个重要结构,其后壁一旦被破坏,就会带来潜在的感染风险。如果外伤或手术造成额窦横断,则需要通过额窦颅骨化以达到安全目的,即去除窦后壁使大脑扩张填充到此区域,并且剥除所有额窦黏膜和闭塞鼻额管。

筛板位于前颅底的中央,其中有嗅丝通过。筛骨的顶部即筛凹,其内侧菲薄,外侧较厚,这在经筛入路至颅底时非常重要。

大脑镰附着于鸡冠部和盲孔部,后者位于鸡冠前方并沟通引流鼻部静脉至上矢状窦。

视交叉位于中线的后方,前床突构成视神经管的顶壁,并且是视神经和海绵窦上段颈内动脉的标志。

前颅底向下同眼眶和鼻旁窦相通,是感染和恶性肿瘤蔓延的通路。

许多重要结构穿过眼眶后部;眶上裂内有动眼神经、滑车神经、展神经、眼神经和眼静脉穿过;内侧视神经管内有视神经和眼动脉。眼眶内侧壁上的筛后孔是重要的解剖标志,其内有筛后动脉穿过,并位于视神经孔前方 5 mm 处。

眶下裂内有静脉通过,其后部有三叉神经上颌支穿过,并且眶下裂与颞下窝相通。

颅中窝

颅中窝内重要结构包括颞叶、脑垂体、三叉神经节、颈内动脉颅内段、海绵窦及其内容物等,以及岩浅大神经。

颅中窝的前界由蝶骨大翼和上方的蝶骨小翼构

成,后界为枕骨和蝶骨组成的斜坡。

斜坡自枕骨大孔延伸至蝶窦,它也是颈内动脉喙侧与尾侧之间的手术安全区域。

颅中窝的外侧壁由蝶骨组成;底壁的前部由蝶骨大翼构成,后部由颞骨岩部构成。蝶骨体形成的颅中窝中央部位构成蝶鞍。蝶鞍由三部分组成:前部为鞍结节,其后方为垂体窝,最后方是鞍背部。颈内动脉穿过岩尖进入海绵窦,位于"S"形浅沟内。

脑膜中动脉行走于颅中窝的底壁和外侧骨壁内侧面,并形成浅沟;额骨、蝶骨大翼、颞骨鳞部和顶骨相互融合形成翼点。此处的骨壁菲薄,如发生骨折易造成脑膜中动脉的损伤。翼点前方钻孔并行颞部开颅可以暴露大脑外侧裂进入颅中窝。

颅中窝后方有一浅沟位于颞骨岩嵴上,它代表了岩窦。三叉神经半月节在 Meckel 囊内,其位于岩上窦的最前方和内侧部分,同时也在颈内动脉入海绵窦处的上方。

颅中窝的后外侧是弓状隆起,反映上半规管的位置,它是经颅中窝入路寻找内听道的重要解剖标志。弓状隆起外侧是覆盖中耳的鼓室被盖和乳突被盖,被盖部的骨质很薄,它将硬脑膜与中耳和乳突腔分隔开。

颅中窝的前方是上颌窦的后壁,外侧是颞下窝。

颞下窝解剖

颞下窝的边界前方是上颌窦后壁,下方是咽旁间隙,外侧是下颌骨,内侧是翼外板,上方是蝶骨大翼,后方由茎突、颈动脉鞘和髁突构成。颞下窝内的肌肉包括颞肌、翼外肌和翼内肌等,这些肌肉的血供来自上颌动脉,其在手术过程中应尽可能保留。腮腺的深叶也位于颞下窝内。

翼板最前部构成翼上颌裂,而上颌动脉位于此裂的高位,至少距离翼板下缘 1.5 cm。三叉神经上颌支穿过圆孔进入颞下窝,圆孔也是翼外板根部的重要标志。卵圆孔位于紧邻圆孔的后方,棘孔位于更后方。

颈内动脉在蝶骨棘的内侧垂直上行,并进入颅中窝。

蝶窦位于颅中窝的内侧,是垂体手术入路的安全途径,其下方是斜坡,手术要点是不要破坏蝶窦侧壁,因为视神经和颈内动脉均位于此处。

后颅底

后颅底由枕骨、蝶骨和颞骨组成,在中线形成斜坡构成后颅底的中央部分。

后颅窝容纳中脑、脑桥、延髓和小脑半球;上矢状窦、横窦、乙状窦和岩下窦在颅底骨板上形成骨槽。

内听道内走行第Ⅶ和Ⅷ对脑神经以及中间神经。

颈静脉孔内走行第Ⅸ、Ⅹ和Ⅺ对脑神经。舌下神经经颈静脉孔内侧的舌下神经孔出颅。

以下结构穿过枕大孔:延髓、齿突韧带与覆膜、副神经、椎动脉和脊髓后动脉。

神经外科医师可以通过自己的途径进入后颅底,然而颌面外科医师可以通过中线入路到达脑干前方。

病理学

对颅底手术治疗的病变进行全面描述不属于本章的范围。然而,通常需要颌面外科医师协助神经外科医师进行截骨手术的常见病变包括:蝶骨翼脑膜瘤、脊索瘤、相对良性的软骨肉瘤、肉芽肿、巨细胞肿瘤、前颅底外伤合并额窦眶顶和鼻筛部损伤、上颈椎病变、侵犯鼻旁窦、眼眶、鼻腔和口咽部的原发性和继发性恶性肿瘤。

听神经瘤以及垂体肿瘤、副神经节瘤和前颅底脑脊液漏等通常由神经外科医师和耳鼻喉科医师治疗。

动脉瘤和其他血管畸形通常由介入放射科医师和神经外科医师治疗。

然而,正如之前所强调的那样,为了达到最佳的治疗效果,有时需要将手术由闭合转换为开放术式,因此需要多学科协作的环境,并有良好的沟通和必需的专业知识。

各类入路截骨术

颅底中央区包括蝶窦、斜坡和上颈椎,而外侧区由部分蝶骨大翼、颞骨岩部下方和后颅窝组成。外侧区可进一步分为前部、中部和后部。中间部分包含内听道和颈内动脉管;后段包含枕骨大孔、颈静脉孔和颈内静脉;以上两部分均无法通过穿面部手术入路到达。然而颅底中央区域可以经口到达,而外侧区则可经口外显露。各种基于这个入路的截骨术可用于切除更广泛的肿瘤。

过去许多截骨术都涉及硬腭和软腭的切开,经常导致腭功能障碍、鼻咽反流和言语问题,因此我们建议尽量避免使用此项技术,抑或不再使用它。

基于同样的原因,面部脱套入路由于对面部和鼻部发育有显著影响,因此也不讨论。

需要实施截骨术后到达的颅底区域如图 43 - 2 所示；而最适合到达这些区域的截骨术列于表 43 - 1。

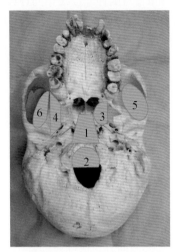

1 斜坡
2 上颈椎
3 内侧翼–上颌后区
4 外侧翼–上颌后区
5 颞下窝
6 中颅窝

图 43 - 2　图示颅底需要截骨进入的解剖区域

表 43 - 1　最适合到达下列颅底区域的开放手术入路

斜坡/蝶骨	Le Fort Ⅰ型截骨，半侧上颌骨切除术
上颈椎	软腭牵开 ± 腭中份截骨，旁正中下颌骨截骨
内侧翼–上颌后区	旁正中下颌骨截骨，旁正中下颌骨截骨 + 颈椎后伸，半侧颞颌上颌骨截骨术
外侧翼–上颌后区	颞颌骨截骨术，半侧颞颌上颌骨截骨术，旁正中下颌骨截骨 + 颈椎后伸
颞下窝	颞颌骨截骨术（颈部血管控制），半侧颞颌上颌骨截骨术
中颅窝	颞颌骨截骨术
前颅窝/眶顶/前颅窝脑脊液鼻漏/额窦问题	前方开颅 ± 去除眶上带

到达前颅底的入路通过前方开颅和移除眶上带来实现，这将在后文讨论。

通用技术/一般技术

冠状皮瓣

冠状皮瓣是神经外科手术的"主力"入路，可以完美地到达颧弓、额眶带、眼眶和眉间区域。翻起皮瓣可能会发生两种特殊的并发症，这些都与手术操作相关。第一个是面神经额支的损伤，面神经的额支支配额肌，负责抬起眉毛。在老年患者中，这种功能对于防止眉毛及眼睑下垂特别重要。严重上睑下垂可引发视力问题，是需要纠正的。第二个并发症是颞部凹陷，这是一个美容问题而不是功能性问题。它产生的原因如下。

- 颞肌的损伤和萎缩。
- 分隔颞深筋膜的浅层和深层之间的脂肪垫萎缩。
- 颞深筋膜分离后，未能充分悬吊。

三个因素均可能导致颞部塌陷，但第三个原因，未能正确地悬吊颞深筋膜，可能是最重要的。

切口：冠状切口有多种设计（图 43 - 3），这取决于患者有无头发。对于秃顶的患者，可以在偏后方做一个切口，但是技术上更耗时，因为翻起足够的皮瓣才能到达鼻筛区域和眶侧壁。Tessier 法是在眉间区域做一骨膜和帽状腱膜垂直切口，获得进入鼻筛区域的通路。

最基本冠状皮瓣切口是在前方的发际线之后，自一侧耳前区域到另一个耳前的直切口，以提供直接暴露额骨的方式。

隐蔽切口[3]设计用于在闭合切口时帮助定位，但尖角处会出现坏死。波浪线切口可以良好地定位并避免切口变得明显，湿发时也不会像直线切口那样，

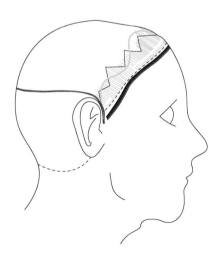

蓝色——传统直线切口，在发际线后方

橙色——后切口，适用男性秃发患者

绿色——波浪形切口，易于关闭，可防止湿发时头发明显分开

红色——锯齿形，隐蔽切口，易于关闭，但伤口尖端可能出现坏死

图 43 - 3　图示冠状切口的各种设计

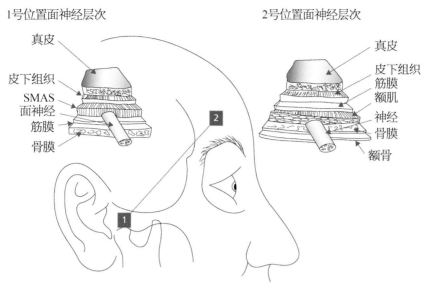

1号位置面神经层次　　　　　　　2号位置面神经层次

真皮　　　　　　　　　　　　　　　　　　　真皮
　　　　　　　　　　　　　　　　　　　　　皮下组织
皮下组织　　　　　　　　　　　　　　　　　筋膜
SMAS　　　　　　　　　　　　　　　　　　额肌
面神经　　　　　　　　　　　　　　　　　　神经
筋膜　　　　　　　　　　　　　　　　　　　骨膜
骨膜　　　　　　　　　　　　　　　　　　　额骨

图 43 - 4　Pitanguy 线显示面神经额支穿过颧弓时的位置,在耳屏前 0.3 cm 处,眶上缘上方 1.5 cm 处,进入浅层支配额肌

头发被明显分开。手术没有必要剃掉头发,可以通过梳理头发或者用皮筋捆扎头发,显露切口处。

理解面神经额支跨过颧弓支配额肌的局部解剖,可有效避免术中对其损伤。图 43 - 4 显示额支神经最容易损伤的部位。Pitanguy 线自耳屏下方约 0.5 cm 处穿过颧弓到达眼眶外侧上方 1.5 cm 额肌处,神经走行在颞顶筋膜(颞浅筋膜)内,位于颞深筋膜浅层的浅处。颞深筋膜的浅层和深层在颧弓上方约 1.5 cm 处融合在一起;在这个区域里,两层筋膜被脂肪垫隔开。

Bramley-Al-Khayat 方法(图 43 - 5)旨在保护额支神经[4]。

锐性解剖自紧邻耳屏的耳前区域颧骨根处开始,到达骨膜下,贴着颧弓在脂肪垫内分离是安全的,脂肪垫位于颞深筋膜的深浅层之间。与颧弓呈 45°夹角,做颞深筋膜浅层切口,并达到眶上缘上方 1.5 cm 处。由于额支神经走行在额肌和骨膜之间,所以在该区域强调骨膜下分离非常重要。额支神经走行于骨膜非常浅表的位置,分离时非常容易切穿骨膜损伤神经,因此必须在骨膜下进行分离,暴露颧弓和眼眶侧壁。当关闭冠状皮瓣时要悬吊被切开的颞深筋膜浅层,否则会导致颞部凹陷。

颅骨骨瓣

切除肿瘤后,会留有颅骨缺损。2 岁之前,由于硬脑膜本身会诱导成骨,因此在此年龄段的颅骨缺损可以由自身的新生骨修复。

对于成人,颅骨缺损可以用自体骨或者异种材料修复;而在幼儿中,由于骨骼仍在发育生长,应使用自体骨修复。

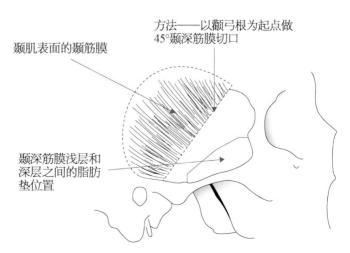

方法——以颧弓根为起点做 45°颞深筋膜切口

颞肌表面的颞筋膜

颞深筋膜浅层和深层之间的脂肪垫位置

图 43 - 5　Bramley-Al-Khayat 方法保护面神经额支

第 43 章

通常可使用颅骨劈裂技术获取自体骨，最简单的方法是采取全层开颅术后，用线锯或者磨钻分离颅骨内外板。另一种替代方法是单纯获取颅骨外板，以避免在中线处损伤矢状窦或者在翼点骨缝交汇处因骨折损伤脑膜中动脉。

前颅底前部的手术入路和额窦的治疗（移除额带）

该方法可用于改良切除累及额部区域肿瘤的手术入路，特别是眶顶手术/颅筛手术或前颅底前部缺损需要修复的情况，有时也适用于累及额窦的外伤。

应该指出的是，治疗额窦创伤的传统观点在过去几年中已经发生了变化。传统的教导意见是，如果额窦的后壁移位大于后壁的厚度，那么额窦应该被颅骨化以"保持鼻窦安全"，这一观点基于1990年发表的论文，其预测严重危及生命的并发症的风险发生率在10年间超过80%[5]；然而，最近的大型研究表明更保守的方法更合适[6]，仅在后壁严重移位、持续性脑脊液漏或其他有开放手术指征的情况下才应该运用额窦颅骨化。前方开颅术和颅骨化手术的并发症包括额叶退缩、嗅觉缺失和脑脊液漏，所以实施手术应平衡损益。

技术

局麻药联合肾上腺素局部浸润皮下组织后，使用标准冠状切口翻开，如果需要修复前颅底缺损或额窦损伤时，应制备基底部在前方的骨膜瓣。

冠状皮瓣向前翻起，眶上和滑车上神经从眶上缘的切迹内分离或者在眶上孔处进行小型截骨术后游离。继续沿眶缘解剖，应保持在骨膜下平面剥离以防止损伤眶内容物很重要。在滑车神经下方眶顶内侧面上的骨膜下剥离，可以避免影响冠状皮瓣关闭术后滑车神经的重新附着。眼眶外侧面的分离可以延续至眶下缘和眶下裂隙，必须注意识别眶外侧壁上两支细小的颧骨血管，用双极将它们电凝。

内侧的解剖也应在骨膜下平面，通常剥离鼻额缝时会比较困难，垂直切开此处骨膜和帽状腱膜并将瓣翻向下（Tessier法）跨过鼻梁。由于内眦韧带的附着，冠状瓣无法再进一步往下分离；部分剥离前内眦韧带是可以的；但不应剥离后泪嵴附着的后韧带；还应注意不要损伤位于前和后泪嵴之间的鼻泪囊。

前方开颅术实施后，抬起硬脑膜，牵起额叶并保护之。

可以设计截骨范围以最佳方式暴露眶顶部。截骨术应预先设计，以便于精确复位骨瓣。通常游离骨

瓣很少会有血管化的问题，但必须保证额窦安全，包括使用额窦颅骨化、去除额窦后壁、剥除额窦黏膜、用自体骨闭塞鼻额管和骨膜瓣覆盖额窦等，并让大脑延展到该区域，如果不这样做可能会导致额窦不安全，以及感染和黏液囊肿等并发症。

颅底中央区的手术入路

颅底中央区手术入路可分为经鼻（内镜），Le Fort Ⅰ型截骨折断下降，经口入路联合或不联合软腭牵开及下颌骨劈开截骨术。离断上颌骨和软腭可以提供良好的通路，但是在有些情况下会产生吞咽不良的问题。

经口入路通过伸展头部并用橡胶导管牵开软腭允许进入中线处的斜坡下1/3至C1/2，其优点是它是硬膜外入路。Le Fort Ⅰ型截骨术可以获得良好通路到达蝶窦和斜坡上中部，但很难到达C2。

如果采用颏下插管的Le Fort Ⅰ型截骨术，将上颌骨进一步下移1cm，即能够到达C2（参见第22章中的颏下插管部分）。

因为存在术后留有致残率/吞咽问题和鼻咽功能不全的可能，应尽量避免切开硬腭和软腭。如不得已要切开，软腭应该用S形切口至腭垂侧方，以减少瘢痕形成和软腭缩短的风险，这仍可能导致腭咽功能不全。如果上颌骨被截开，则后咽壁可以自犁骨后壁分离至杓状软骨。

然而也可以通过下唇和下颌骨切开术来实现前方对C1/2~C4的暴露，其比垂直截开上颌骨具有更少的功能性问题。

Le Fort Ⅰ型截骨术

使用这种技术，手术通路的上界是筛窦和蝶窦，向下可以到达斜坡、枕骨大孔和C1的前弓，颏下插管技术（见第22章的完整描述）允许获得更低位置的暴露。

Le Fort Ⅰ型截骨术在正颌外科手术中是大家熟知的，其历史发展已在第2章中描述。Archer描述了其在治疗基底动脉瘤中的应用[9]。

它通过改良后同时也可被应用为颅底中央区域入路的方式之一[10-12]。其改良方式主要是在标准的Le Fort Ⅰ型截骨术基础上加以对窦内壁、侧鼻壁、鼻甲和鼻中隔下部切除来进入中央室。与此同时，配合使用Archer改良后的腭裂/Dingman开口器可提供有效的分离牵拉作用以进入中央室。

改良后的Le Fort Ⅰ型截骨术适用良、恶性肿瘤的治疗，其中包括脑膜瘤、脊索瘤、神经胶质瘤等，以

及颅颈畸形和上颈椎的退行性疾病等如上颈椎脱位的治疗。

技术

对颊黏膜进行局部浸润性麻醉后采用预先设计的厚度为 2 mm 的定位板对梨状孔进行预弯，以确保快速、准确地重新定位上颌骨。准备完毕后以传统方式进行截骨（见第 22 章）。其中上颌骨截骨线方向朝下，移除鼻黏膜以暴露鼻中隔。与此同时，移除下鼻甲可有效暴露解剖结构及提高手术效率。其血供到达远端，为此在切除之前使用单极或双极电凝是减少术中出血的有效方式。但需注意的是在移除过程中，鼻中隔软骨不应被破坏。其中梨骨中隔下部需切除，但由于梨骨嵴位于中线，并标志着蝶窦的下部范围，因此是需要保留的。相对的尾部是斜坡。

分离完毕后放置改良腭裂开口器以便于进入斜坡和蝶骨的中央部。开口器的上凸缘应位于较厚颧骨承重支上，以防止上颌骨骨折。下凸缘放置在上颚的上方。开口器侧支外展面颊。需注意的是当打开张口器时不要夹住嘴唇或舌。截骨于咽后壁垂直切入骨骼，同时将咽后壁软组织提升。放置长咽部牵开器以保护咽壁的软组织。其中，中部区域是安全的手术区域。然而，咽鼓管开口位于中线的任一侧的上方，术中应尽量避开。此外，颈内动脉垂直走行，横向于咽鼓管，术中也应避免损伤。

关闭咽后壁同样具有挑战性。其中，J 形针（W9437 4 0 Coated Vicryl 缝合线/Ethicon）和长持针器以及 Negus 缝合器联合使用可降低关闭难度。

上颌骨被预镀板和螺钉替代，颊侧切口用可吸收的缝合线封闭。

咽部切口应在最初的 48 小时内得到保护；48 小时后建议软食 4 周。围手术期应静脉内给予广谱抗生素，术后口服 5 天。

经下颌入路到颅底中央区

这是一种有效扩大从斜坡底部到杓状软骨中央入路的技术。其中，舌可以被切开以提供稍优的效果，然而，这并不是必需的，因为舌可以通过截骨切口向下移位。而有效使用 Archer 改良的腭裂开口器可以提供更广阔的入路。

在这种入路选择中，首先考虑的应是气管切开术是否有必要。如果口底和舌在术中需要被切开，那么建议进行气管切开。然而，如果不需要进行口底或舌切开的前提下便可进入，如通过唇下颌骨切开术和最

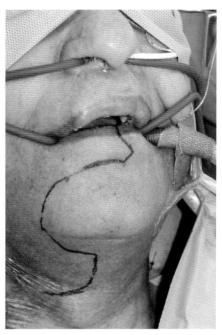

图 43 - 6　经下颌入路到颅底中央区。放置 Foley 导管牵开软腭。皮肤切口已标记

小程度的口底切除便可进入，那么单独口腔插管就足够了。除此之外，口插管可以使舌向下移位，保持入路通畅。

在经下颌入路的手术中，可以使用许多不同的切口来实现唇切开后的良好美学效果。但需注意的是，唇红必须在手术结束时准确地定位及对合。术前制作包括用于重新定位的凹口的中线全厚切口是很重要的（图 43 - 6）。切口线可以垂直穿过颏部或在其周围走行。然后继续从下颌骨向下延伸至舌骨，并且在较为松弛的皮肤张力线处横向延伸穿过颈部。切口应位于下颌缘以下至少 2 cm 处，以保护面神经的下颌缘支。颈阔肌牵开可暴露下颌下腺和口底肌肉。如果需要控制颈部下方的主要血管，则牵开胸锁乳突肌并仔细辨认颈静脉、颈内动脉和颈外动脉，并绕过它们。

经牙龈以阶梯方式切开，使得黏膜的闭合处与骨切口处于不同的水平。这确保了即使伤口裂开截骨线也不暴露。

截骨切口预先放置有两个连接片，以帮助重新定位（图 43 - 7）。在切牙顶端水平以下骨骼中的截骨后形成的阶梯有助于重新定位和提高稳定性（图 43 - 8）。切牙之间的截骨可以使用通过颊侧骨皮质的精细钻孔和牙齿之间的细骨凿来完成切割。

口底的切割可以位于两个下颌下腺导管开口之间的中线，并且在必要情况下，可以在中央继续通过

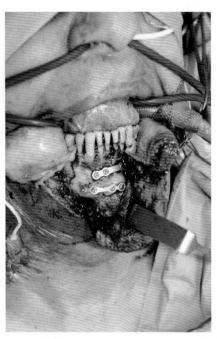

图 43-7　在下颌骨处预置 2 mm 钛板和 4 mm 螺钉。黏膜切口与锯骨位置应不在相同位置

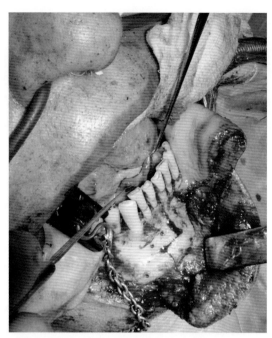

图 43-8　用合适的电锯和骨凿切割骨头做下颌骨阶梯状截骨，阶梯式切口可提高稳定性。在骨切割之前，要将舌黏膜小心地抬高

舌（相对无血管），或者可以在侧方（图 43-9）。切口位于下颌下腺导管的外侧与颌下腺的内侧之间。在此需要注意的是保护在第一磨牙水平处穿过下颌下腺导管的舌神经。

下颌骨可被谨慎地扩大分离，但气管插管会伴随下颌骨移动而向下移位，为此需要小心确保气管插管处于固定位。气管插管可以固定至下颌骨下缘或缝合到皮肤上。无论使用哪种技术，气管插管须保持稳固固定，因为意外脱管可能导致术中死亡。

Archer 或者其他改良腭裂张口器的放置使会厌的尖端缩回。与此同时，使用橡胶导管进一步牵开软腭能够提供更广阔的入路条件。因此，可以通过穿过

咽部肌肉中线的垂直切口实现从斜坡底部到 C3/4 的进入。斜坡上的骨膜可以横向分离到斜坡旁沟，这可以有效保护颈内动脉和相关的脑神经。

术后关创需要额外的小心谨慎。如果没有进行气管切开，细致的止血是必不可少的。应使用几根间断的缝合线封闭口底，以便排出血液。将下颌骨用连接板连接固定并缝合牙龈和唇。最后放置引流管引流及鼻胃管进行术后鼻饲。留置的所有管道均需稳固固定，因为术后的管道更换非常困难，并且可能损伤缝合好的咽后壁。与此同时，胃管鼻饲可保护咽后壁，而且术后须保持良好的口腔卫生，建议每日氯己定清洁口腔。

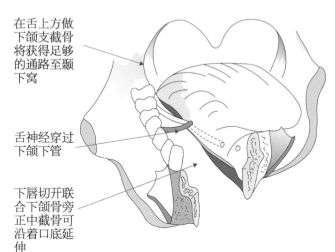

在舌上方做下颌支截骨将获得足够的通路至颞下窝

舌神经穿过下颌下管

下唇切开联合下颌骨旁正中截骨可沿着口底延伸

图 43-9　图示必要情况下口底侧向扩展，以及舌神经与下颌下管的关系

术后应仔细关闭创口，达到令人满意的美容效果。

进入双侧侧方区/颞下窝/颅中窝[13]

经颧颞骨入路/额颧截骨术（图 43-10）

通过额颧截骨术能到达蝶骨翼、眶侧壁，也可以结合颞骨开颅术进入中颅窝[14-16]。这种截骨术的另一个优点是它能够治疗突眼，去除侧壁在矫正突眼方面非常有效。

首先，翻起冠状皮瓣（如上所述）。用 Bramley-Al-Kayat 法保护面神经的额支。从颧骨根到眼眶侧壁、眶下缘和眶下裂仔细分离暴露颧骨。注意留意及保护截骨中的侧壁上颌面动脉（颈内动脉于面部的唯一分支）。

放置牵开器以保护眼眶内容物。在截骨术之前，使用 1.5 mm 的迷你板预置于颧额骨和颧骨根部。截骨术用精细摆锯完成。颧骨于咬肌蒂稍下截骨（图 43-11）。

在此入路中颞肌需被分离（图 43-12），重新缝合肌肉于颞肌缘上并同时悬吊颞深筋膜可有效阻止颞部凹陷。

额-颧部解剖正面观。2处切口的演示

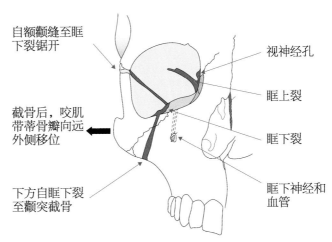

图 43-10 图示额颧截骨术的截骨方式

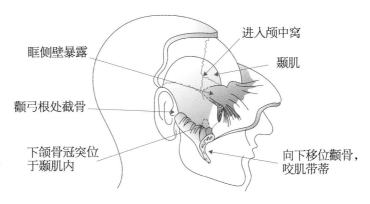

图 43-11 图示颧骨截骨术颧骨移位方式，咬肌带蒂

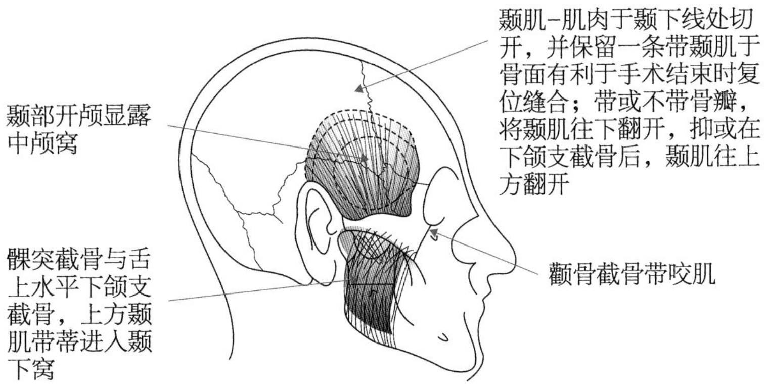

图 43-12 图示不同截骨术到达颞下窝和开颅进入颅中窝

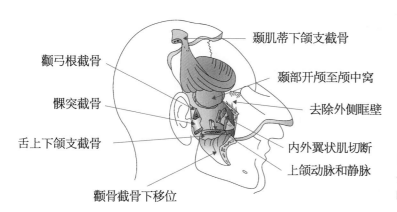

颞肌蒂下颌支截骨
颧弓根截骨
颞部开颅至颅中窝
髁突截骨
去除外侧眶壁
舌上下颌支截骨
内外翼状肌切断
上颌动脉和静脉
颧骨截骨下移位

图 43‑13　图示联合运用额颧截骨术、颞部开颅术以及下颌支和髁突截骨，到达颅中窝、眶外侧和颞下窝

进行颞骨开颅术时，如果需要，可以制作颞肌带蒂皮瓣，或者可以作为游离骨瓣移除后进入中颅窝。

进入上颌后区域：颞下窝

上颌后区（颞下窝和翼‑上颌间隙）是最难进入的区域。

在实施额颧截骨术后，颞肌会阻挡颞下窝；通过经口内切口分离冠突和颞肌，再提起颞肌后，有利于进入颞下窝。当颞上嵴带蒂的颞肌被翻开后，颞下窝就可以被显露（图 43‑13）。

另外一种方法是在耳前延长冠状切口，并用在颧弓下方松解咬肌蒂。在截骨术之前对下颌骨进行预置钛板处理对于预防术后咬合不正是非常重要的。将下颌支在舌以上平面分离（保护下牙槽神经），并进行髁突截骨，然后可将冠突向后抬起。髁突切开术可防止髁突脱位，这是首选提倡的。

然而，这种技术存在的问题之一是如何保护血管安全，特别是上颌动脉的保护。在这一问题上优选采用经颈入路暴露颈部血管。

控制颈部血管

在下颌骨下缘下方约 2 cm 颈部折痕处做一个切口（以避免损伤面神经下缘支），自乳突一直延伸至颏下区域。切口的后 1/3 位于胸锁乳突肌（sterno-cleidomastoid muscle，SCM）上方。切开皮肤和颈阔肌，胸锁乳突肌的前缘暴露并向后牵开。通过触诊识别颈动脉鞘。继续平行于颈动脉长轴解剖，并且小心地将颈动脉与鞘内其他内容物分开。颈内静脉、舌下神经袢和迷走神经向后牵开。建议围绕颈总动脉放置橡皮圈。进一步自颈总动脉分叉处向上分离颈内外动脉。通常颈外动脉于颈内动脉之前，而且位置更表浅。通常颈内动脉不会在颈部产生分支。重要的是要至少确定颈外动脉两根分支，以明确辨别颈内外动脉，然后环绕血管放置橡皮圈以便于控制它们。

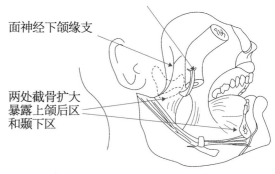

舌神经和下齿槽神经
面神经下颌缘支
两处截骨扩大暴露上颌后区和颞下区

图 43‑14　图示扩大下颌支截骨如何增加手术暴露范围

进入上颌后区域：翼状间隙

经口‑下颌暂时离断外展技术（图 43‑14）

使用上述的旁矢状下颌骨切开技术，切口沿着口底延伸到上颌沟，允许进入上颌窦、翼腭窝和颞下窝。为使入路更方便，可以采用冠突截骨，冠突可以被去除或复位。应该牢记如果要重新回置冠突，要用钢丝捆扎或粗线牢固缝合来重建。

为使入路更有效，应将唇部切口延伸到颈部。提升筋膜下皮瓣，将茎突舌骨肌和二腹肌分开，并与下颌下腺一并向上牵开，再将下颌舌骨肌平行于下颌骨进行分离。面部动脉和静脉分离后向上牵开，此操作可以保护面神经。

通过口内入路到达下颌支中部，并在下颌小舌上方进行截骨术，从而保留下牙槽神经。然后可以将下颌向上摆动以暴露翼‑上颌骨后区。

在截骨术前必须进行仔细的预设计，以确保准确切割及复位固定。

颊部血管蒂的半侧上颌骨截骨术（图 43‑15 和图 43‑16）

该入路可进入颅底中央室、斜坡和蝶骨、内和外侧上颌后间隙和颞下窝等。它采取分解面中部血管化复合单元的原则。此技术由 Curoni 和 Hernández

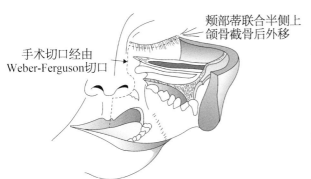

半侧上颌骨截骨到达颞下窝和上颌后区

颊部蒂联合半侧上颌骨截骨后外移

手术切口经由 Weber-Ferguson切口

图 43-15　图示半侧上颌骨截骨术

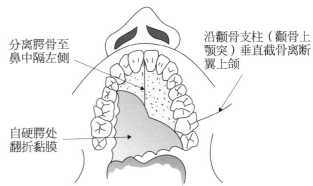

沿颧骨支柱（颧骨上颌突）垂直截骨离断翼上颌

分离腭骨至鼻中隔左侧

自硬腭处翻折黏膜

图 43-16　图示半侧上颌骨截骨术中腭瓣翻折

Altemir[17]推广，目前已有许多不同的改良方法。

这种截骨术通过 Weber-Ferguson 口外切口进行。经典的 Weber-Ferguson 切口开始于内眦内侧及上方约 1 cm 处，经内眦内侧，同时将腭部黏膜从结节部翻起至对侧前磨牙。重要的是要通过保护腭大动脉以保持腭黏膜的血流，这可以通过将骨管打开来游离动脉实现。从眶底和面颊处切开软组织，以便进行截骨术，与此同时还要自前方切口至垂直支柱处切口做一软组织下隧道，其重点是保持面颊蒂以确保维持截骨块的血供。

沿颧骨支柱（颧骨上颌突）垂直截骨，当翼上颌离断后，将软组织向后分离进入翼上颌裂。翻起鼻黏膜后，使用锯和磨钻进行截骨，在上切牙之间将上颌骨和全层硬腭截开。鼻中隔和犁骨用骨凿凿断。细骨凿用于完成上切牙之间的截骨，这降低了上切牙损坏的可能性。高位的 Le Fort Ⅰ 型截骨是横向自鼻外壁穿过眶下缘，此时眶下神经不可避免地受损，用手术刀将其分开。在软组织蒂下方继续横截直至颧骨处的隧道。

在截骨术之前进行预制处理有利于骨精确重新复位。用骨凿将上颌骨与翼板分开，并且用 7 mm 骨凿截开外侧鼻壁。然后将半上颌骨横向断裂，在脸颊的软组织上带蒂。结束时仔细缝合软组织以获得良好的美观效果。在手术结束时放置鼻胃管是有用的。

该手术的并发症之一是由于眶下神经的破坏而永久丧失脸颊感觉，然而与之相比，这是相对较小的并发症，是这种有效的入路方式可以接受的结果。

并发症

任何手术的并发症均可分为局部或全身的，或是早期的、中期的和晚期的并发症。术中损伤邻近颅腔

和颅底的重要结构意味着并发症可能导致严重后果，包括失明、脑损伤和死亡等。因此决定何时进行手术治疗以及何时保守治疗是较重要、困难的问题之一。

内镜手术的发展通过减少面部开放手术以及经鼻修复脑脊液漏最大限度上降低了病残率。

并发症包括与经颅截骨术相关的特殊并发症，如咬合问题、骨愈合不良，以及面神经额支损伤继发症状、颞部凹陷和张口困难等。

在任何涉及颞肌的手术术后，张口困难是常见的并发症。但张口困难的症状通常会随着时间的推移而得到改善。坚持积极的物理康复治疗如张口训练等对持续性张口困难的患者是非常有效的。

咬合问题和骨愈合不良是非常罕见的，并且可通过使用预制迷你钛板，仔细规划截骨和软组织缝合，最大限度防止其出现问题。理想情况下，该软组织切口与截骨位置处于不同的水平，以便一旦切口发生破裂，不会出现截骨线或钛板外露。除此之外，术中用冷水冲洗，避免电锯和磨钻对骨质的热损伤也是非常重要的。术后保持良好的口腔卫生有利于术后恢复。

在围手术期中，氯己定漱口水通常应用于 Le Fort Ⅰ 型截骨术和经口下颌骨截骨术。术后应予以两次以上静脉用广谱抗生素，口服抗生素 5 天。

在以上并发症中，需要进一步讨论的两种并发症分别是颞部凹陷，以及继发于面神经额支损伤的眉下垂。

并发症的Ⅱ期修复

颞部凹陷

其原因已在前文讨论过，一旦发生，可使用许多技术来改善外观。治疗策略取决于许多因素，如是否同时存在面神经额支损伤和眉下垂，以及颅骨成形术

第43章

后缺损处是否还存在颞肌;皮肤的厚度以及对该区域的放射治疗也是重要的考虑因素。

科尔曼脂肪注射

这是一种从腹部或大腿内侧吸出自体脂肪然后对凹陷部位填充的常用技术[18]。取出脂肪后将其离心并除去血清和油脂,于多个不同层次及多个不同部位分别进行少量注射。相对惰性的脂肪细胞从周围组织获得新的血液供应。因此,此法仅适用于软组织完全覆盖颅骨修补部位的情况。

这种技术的主要优点是无须再做切口,使用的材料是自体组织。如果脂肪随着时间流逝而减少的话,则可以重复注射。然而,脂肪注射结果是不可预测的,而且这是需要全身麻醉才能进行的。

硅胶植入

定制植入物可以通过根据缺损情况直接塑形或使用CT扫描的3D数据来制作。硅树脂可以制成各种硬度并且可以模仿肌肉。一旦用缝合线或螺钉固定,它就很稳定并且很少引起其他并发问题。但植入物周围通常会形成纤维囊,这也意味着必要时取出假体简单易行。这种植入法需要开放手术,且植入物应被颞肌覆盖。

眉下垂的治疗

面神经额支受损的主要并发症是眉下垂及眉下垂导致的视力问题,特别是在老年患者中这种问题尤为常见。提眉术可以分为开放性的或者是非开放性的[19]。手术方式的选择取决于各种因素。如果已经完成颅骨修补而且以前实施过颧骨截骨术,则内镜下难以进行操作和分离,并且固定更成问题。如果发际线本身偏高,则内镜下行提眉术是禁忌证,因为这种技术可能会提升发际线。

开放式提眉术允许直接放置植入物,在眼眶周围的骨膜下解剖更易进行,并允许将松弛的前额头皮直接固定到骨骼上并且能够去除多余的皮肤。这种技术的缺点是它是开放的并且它将暴露颅骨修补处。如果去除了过多的皮肤条带将发生切口部位上的张力,存在伤口破裂和颅骨修补暴露的风险,导致将需要去除修补材料。

直接提眉术是最古老、最简单的技术,面部神经受损的风险很小。适用于轻度上睑下垂和眉毛浓密的患者。然而,它在眉毛上方留下了明显的瘢痕。中前部提升涉及将切口线放置在突出的水平皮肤折痕内。在患有面神经额支瘫的患者中,这种水平瘢痕将模仿皮肤褶皱并且可能是有益的。根据需要缩短腱膜并切除多余的皮肤组织。层次的仔细修复很重要。冠状前额提升传统上是开放式的,但现在通常使用放置在发际线中的3～5个小切口进行内镜检查。解剖层次是在骨膜下平面。然而在颞前线外侧,应在颞顶筋膜深面与颞深筋膜表面之间进行解剖,以避免损伤面神经的额支。仔细辨认及保护眶上和滑车神经。使用弯头骨膜剥离子在多个水平上水平切开骨膜。在眉间区域的中央,将骨膜切开,皱眉肌及降眉间肌暴露并分离,然后提起眉头并用螺丝固定。内镜方法比开放式冠状技术减少毛发缺失、感觉异常和瘢痕。然而,它不应该用于高发际和眉下垂患者,因为术后发际线会更高。

内镜下提眉术的相对禁忌证是先前开颅手术的部位会留有骨缺损导致内镜下分离困难。开放式提眉术可以实现更安全的解剖。然而,开放性提眉术后在颅骨修补处置缝合切口,可能增加伤口破裂以及颅骨修补物外露须去除的风险。为了降低这种风险,应该仔细缝合两层,并避免伤口张力过高。

（程志华　王旭东　译）

参考文献

[1] Ganly I, Patel SG, Singh B, Kraus DH, Bridger PG, et al. Craniofacial resection for malignant paranasal sinus tumours: Report of an international collaborative study. Head Neck. 2005;27: 575 - 84.

[2] Snyderman CH, Carrau RL, Kassam AB, Zanation A, Prevedello D, Gargener P, Mintz A. Endoscopic skull base surgery: principles of endonasal oncological surgery. J Surg Oncol. 2008;97: 658 - 64.

[3] Munro IR, Fearon JA. The coronal incision revisited. Plast Reconstr Surg. 1994;93: 185 - 7.

[4] Al-Kayat A, Bramley P. A modified pre-auricular approach to the temporomandibular joint and malar arch. Br J Oral Surg. 1979;17: 91 - 103.

[5] Eljamel MS, Foy PM. Acute traumatic CSF fistulae: the risk of intracranial infection. Br J Neurosurg. 1990;4: 381 - 5.

[6] Choi M, Li Y, Shapiro SA, Havlik RJ, Flores RL. A 10-year review of frontal sinus fractures: clinical outcomes of conservative management of posterior table fractures. Plast Reconstr Surg. 2012;130: 399 - 406.

[7] Grime PD, Haskell R, Robertson I, Gullan R. Transfacial access for neurosurgical procedures: an extended role for the maxillofacial surgeon. I. The upper cervical spine and clivus. Int J Oral Maxillofac Surg. 1991;20: 285 - 90.

[8] Drommer RB. The History of the Le Fort I osteotomy. J Maxillofac Surg. 1986;14: 119 - 22.

[9] Archer DJ, Young S, Uttley D. Basilar aneurysms, a new transclival approach via maxillotomy. J Neurosurg. 1987;

67：54－8.

[10] Uttley D，Moore A，Archer DJ. Surgical management of midline skull base tumors：a new approach. J Neurosurg. 1989；71；705－10.

[11] James D，Crockard HA. Surgical access to the base of the skull and upper cervical spine by extended maxillotomy. Neurosurgery. 1991；29；411－6.

[12] Roy S，Patel PK，Tomita T. The Le Fort I transmaxillary approach to skull base tumors. Clin Plast Surg. 2007；34；575－83.

[13] Grime PD，Haskell R，Robertson I，Gullan R. Transfacial access for neurosurgical procedures：an extended role for the maxillofacial surgeon. II. Middle cranial fossa, infratemporal fossa and pterygoid space. Int J Oral Maxillofac Surg. 1991；20；291－5.

[14] Uttley D，Archer DJ，Marsh HT. Improved actions of lesions to the central skull base by mobilization of the zygoma：experience with 54 cases. Neurosurgery. 1991；28；99－103.

[15] Neil-Dwyer G，Sharr M，Haskell R，Currie D，Hosseini M. Zygomaticotemporal approach to the basis cranii and basilar artery. Neurosurgery. 1988；23；20－2.

[16] Hamlyn PJ，Meredith AP，Archer DJ. A further approach to the infra-temporal fossa. J Laryngol Otol. 1986；100；675－8.

[17] Altemir HF. Transfacial access to the retromaxillary area. J. Max Fac Surg. 1986；14；165－70.

[18] Pu LL，Coleman SR，Cui X，Ferguson RE Jr，Vasconez HC. Autologous fat grafts harvested and refined by the Coleman technique：a comparative study. Plast Reconstr Surg. 2008；122；932－7.

[19] Withey S，Witherow H，Waterhouse N. One hundred cases of endoscopic brow lift. Br J Plast Surg. 2002；55；20－4.

第
43
章

第 44 章
阻塞性睡眠呼吸暂停综合征
Obstructive Sleep Apnoea Syndrome

Ashraf Messiha, Ben Gurney and Piet Haers

引言

阻塞性睡眠呼吸暂停综合征(obstructive sleep apnoea syndrome,OSAS)是一种威胁生命的慢性疾病,在人群中发病率为 5%[1],目前越来越多的患者为此寻求治疗。通过一系列详细检查判断疾病的严重程度,为患者制订适合的治疗方案尤其重要。

阻塞性睡眠呼吸暂停综合征并不是由临床医师发现。1837 年,作家 Charles Dickens 首次描述了阻塞性睡眠呼吸暂停综合征(图 44-1)。在《匹克威克外传》中,Charles Dickens 描述了一例典型的睡眠呼吸暂停综合征患者:一位名叫乔伊的胖胖红脸男孩,他打鼾并且可能患有心力衰竭[2]。当时,这种症状被认定为匹克威克综合征(Pickwickian syndrome)。在

20 世纪之前,睡眠呼吸暂停综合征不被认为是临床疾病。

文献描述阻塞性睡眠呼吸暂停综合征是在快速眼动睡眠期产生的症状与体征。临床上,鉴别阻塞性睡眠呼吸暂停综合征与睡眠障碍性呼吸(sleep disordered breathing,SDB)以及上气道阻力综合征(upper airway resistance syndrome,UARS)非常重要。

睡眠障碍性呼吸涵盖了一系列睡眠相关的气道阻力增加的呼吸异常,包括单纯鼾症(snoring)、上气道阻力综合征以及睡眠呼吸暂停综合征等。许多临床医师认为睡眠障碍性呼吸是一系列疾病的总称。

这种理念认为打鼾并不是正常现象,而是睡眠障碍性呼吸的首要临床表现。患者的疾病状态可能渐进性发展。例如,随着体重增加,最终发展成匹克威克综合征(阻塞性睡眠呼吸暂停综合征);或者随着乙

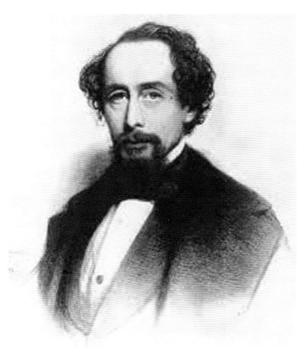

图 44‐1　Charles Dickens(1812—1870)

醇摄入或镇静药使用,单纯鼾症患者可能转化成睡眠呼吸暂停症患者。

睡眠呼吸障碍是一组以患者睡眠时正常的呼吸模式中断为特征的疾病状态[3]。

睡眠呼吸障碍的病因为睡眠时吸气阶段气道压力异常增加(图 44‐2)。三个主要因素可导致此发生:气道壁的顺应性增加、气道周围软组织过多以及气道半径缩小。

睡眠障碍性呼吸可分为:

* 单纯鼾症。
* 上气道阻力综合征。
* 睡眠呼吸暂停综合征。

因此,临床医师应该知道此疾病性质是代表一系

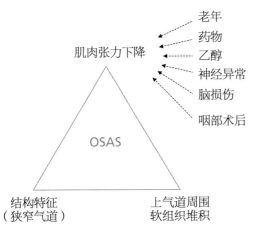

图 44‐2　引起阻塞性睡眠呼吸暂停综合征的因素

列的关联症状,患者可能治疗睡眠障碍性呼吸的一些症状而忽略其他的症状。

阻塞性睡眠呼吸暂停综合征是以快速眼动睡眠期反复的呼吸暂停为特征的,导致患者即使用力也无法呼吸。阻塞性睡眠呼吸暂停综合征通常合并血氧饱和度下降,白天困倦,可持续 20～40 秒,通常会被配偶发现其打鼾及相关症状。

1976 年,Guilleminault、Tilkian 和 Dement 第一次以疾病形式描述阻塞性睡眠呼吸暂停综合征[4]。1992 年,Guilleminault 描述了上气道阻力综合征[5]。阻塞性睡眠呼吸暂停综合征患者表现为不明原因的日间困倦、睡眠不佳以及严重打鼾。一些患者会出现无法集中精神、心情变化、易怒以及焦虑等。

多导睡眠监测(polysomnography,PSG)是诊断与区分睡眠障碍性呼吸的金标准。多导睡眠监测会检测数个参数,如:心率、呼吸频率、噪声、鼻腔气流、胸廓与腹壁运动、肢体运动、血氧饱和度、眼外肌运动以及脑电图。

呼吸紊乱指数(respiratory disturbance index,RDI)是指 1 小时内呼吸暂停与低通气事件发生的总和。呼吸暂停是指气流完全停止 10 秒或以上。低通气是指同一个体睡眠状态下较清醒安静状态下潮气量减少 50％或以上[6]。

根据呼吸暂停‐低通气指数(apnoea-hypopnea index,AHI)或呼吸紊乱指数,睡眠呼吸暂停综合征可分为 3 个阶段。

* 轻度,AHI 5～15 次/小时。
* 中度,AHI 15～30 次/小时。
* 重度,AHI>30 次/小时。

更深入的分类系统包括 Vicini 描述的基于纤维喉镜检查(flexible endoscopy,FNE)的半客观上气道分类:鼻腔、口咽、下咽(nose,oropharynx,hypopharynx,NOH)检查[7]。0～5 分代表堵塞程度,0 分代表正常,5 分代表完全堵塞。

每例患者会得到一个"堵塞评分"(例如,N2O1H1 较 N3O2H3 为轻)。NOH 评估较为快速、便捷,方便交流,评分与 AHI 有良好的相关性。它可被用作多导睡眠监测前的筛查手段。NOH 分类考虑了 3 个可能出现堵塞的部位。为了让阻塞性睡眠障碍性呼吸患者得到更适合的治疗,精准地定位及评估堵塞部位是必须的。

PCAV 风险评分

在我们的临床实践中,我们建立了自己的危险评

第44章

表 44‐1　PCAV[患者风险(patient risks，P)、临床分析(clinical analysis，C)、解剖测量(anatomical measurements，A)以及容积分析(volumetric analysis，V)]

评分	患者风险	临床分析评分	解剖测量	三维容积分析
1	中年	AHI>5	颏颈距<36 mm	鼻咽中气道狭窄
2	孕妇	ESS>10	颏颈角>110°	口咽中气道狭窄
3	绝经妇女	SACS>15	E线为锐角提示下颌后缩	喉咽中气道狭窄
4	镇静剂	睡眠时血氧饱和度下降	颈围增加，>38 cm	舌根肥大
5	吸烟者	Mallampati 评分 3~4	下颌后缩	扁桃体肿大
6	超重者/BMI>35 kg/m²	NOH 分级	上颌后缩	
7	颅颌面综合征		水平向缩窄	
8	上呼吸道手术		后面高缩短	
9	高血压		高角面型	
10	2 型糖尿病			
	总分＝10	总分＝6	总分＝9	总分＝5

分指数 PCAV，即患者风险(patient risks，P)、临床分析(clinical analysis，C)、解剖测量(anatomical measurements，A)以及气道容积分析(volumetric analysis，V)(表 44‐1)。这个指数综合了上述 4 个影响气道的因素。其优点在于动态综合患者风险因素、临床检查以及影像学检查。它是主观的评分，最严重者为 30 分。

患者风险

我们将进行详细的病史询问以评估其严重程度评分，最为严重者为 10 分。例如一名超重、嗜烟酒的中年男性的风险评分为 4 分。

临床检查

患者将接受 PSG 这一诊断睡眠呼吸暂停综合征的基础检查[8]，以评估 AHI 指数。PSG 可研究患者呼吸暂停的特点。AHI 报道可评判患者睡眠呼吸暂停的严重分级。AHI 小于 5 为正常，而睡眠呼吸暂停中，AHI 5~15 为轻度，AHI 15~30 为中度，AHI 30 以上为重度。

呼吸暂停可伴有血氧饱和度下降以及血 CO_2 浓度升高。在中枢性睡眠呼吸暂停，患者的呼吸运动停止，而在阻塞性睡眠呼吸暂停患者中，吸气运动持续，且幅度更大。气流检测发现，在鼻与口的通气增加甚至过度增加。胸廓肌肉以及膈肌的强烈收缩使患者整个身体猛烈摆动甚至挣扎。

一个睡眠事件可以是呼吸暂停，至少 10 秒的完全停止通气，亦可以是低通气，至少 10 秒的 50% 通气下降，或至少 30% 的通气下降伴血氧饱和度下降或睡眠觉醒[6]。一项随机对照研究结果表明，在阻塞性睡眠呼吸暂停综合征的高危人群中，使用家用的血氧测量计(一个无创血氧饱和度监测方法)可以较传统 PSG 更便捷地获得临床证据，且结果无差异[9]。

使用 Epworth 睡眠障碍评分(Epworth sleepiness scale，ESS)可筛选出高危人群。这个测量用简短的问卷评估日间的嗜睡程度，对于诊断睡眠障碍非常有用。1991 年，Murray Johns 医师在澳大利亚墨尔本的 Epworth 医院首次对它进行介绍[10]。

这个问卷设定 8 个不同日常生活的场所，让受查者自己评估其在该场所能入睡的可能性，根据可能性从低到高计分 0~3。8 个场景的分数相加获得总分。0~9 认为是正常，10~24 就有寻求专科医师诊治的适应证。例如，11~15 分提示轻到中度睡眠呼吸暂停，而 16 分以上提示重度呼吸暂停或嗜睡症。此问卷的某些问题更能预测某些类型的睡眠障碍，虽然准确的诊断需要更深入的检测[11]。此外，我们使用一项更深入的评估，睡眠呼吸暂停临床评分(sleep apnoea clinical score，SACS)，它已被证明有效，对阻塞性睡眠呼吸暂停综合征有很好的预测性[12]。

我们 PCAV 危险评分指数的目的是，如果患者 AHI 大于 5，ESS 大于 10，SACS 大于 15 以及睡眠中血氧饱和度下降至 Mallampati 评分 3~4 分，临床上使用 PCAV 危险评分指数进行分级最高达 5 分。在此临床分级的基础下，患者再进行纤维喉镜检查，并进行 NOH 分级，可以定位阻塞部位，并对其进行严重程度评估。

解剖学测量

第三项测量是解剖学分析。一个重要的测量参数是颈部直径或颈围。过短的颈-颏距离,过钝的颏颈角,过锐的E线(从鼻最前点至颏的连线),后缩的下颌,后缩的上颌,颌骨宽度不足,后面高过短,下颌平面角过大,这些因素叠加最高计为9分。这个评分提供了一个客观测量气道周围软硬组织的分级。

气道容量测量

最后,我们利用3D容量测定仪对容量缺陷进行评估。利用测量仪可以找到气道狭窄部位,以及分割出其他感兴趣部位。这里占了总评分30分里面的5分(表44-1,图44-3至图44-7)。

上段、中段、下段狭窄区域会导致气道塌陷。这可以指导我们进行上颌前移改善上段气道,下颌前移改善中段气道,或颏成形使颏部及颏舌肌前移改善下段气道(图44-8)。

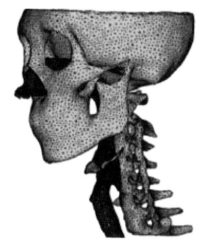

图44-3 狭窄气道的三维重建(紫色)

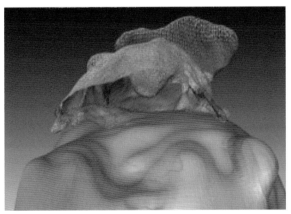

图44-4 舌根(粉红色)与其上方的软腭和腭垂的口内观

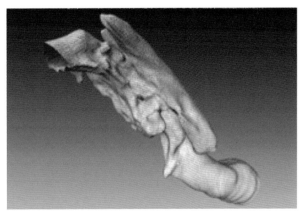

图44-5 后鼻间隙至喉水平的气道体积重建

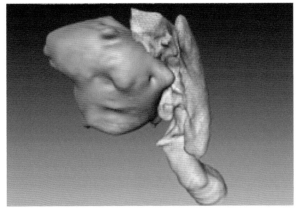

图44-6 舌体积与气道容积的关系

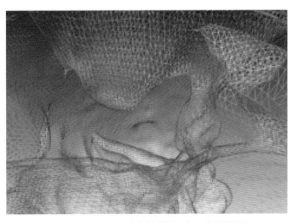

图44-7 经口观察软腭(上)与会厌(下)

(a)   (b)

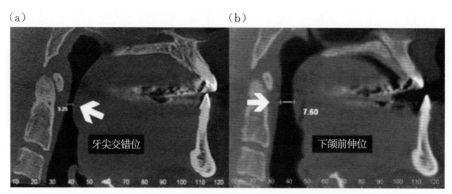

图 44-8 后气道间隙的 CT 矢状位图像：(a)牙尖交错位和(b)下颌前伸位

病理生理

在快速眼动睡眠期，咽喉及颈部肌肉松弛，因此周围软组织塌陷。上气道越狭窄的部位越容易发生阻塞，从轻度打鼾至完全塌陷阻塞都可出现(图44-9)。

气道完全塌陷阻塞，气流减少至血氧饱和度下降，这将诱发一系列的神经觉醒机制。其中有两个神经敏感区能受血氧饱和度改变而改变，一是海马体，二是右额叶皮质。

近期研究表明阻塞性睡眠呼吸暂停综合征患者海马体萎缩，并同时影响记忆与空间感[13]。相当大比例的阻塞性睡眠呼吸暂停综合征患者即使用持续气道正压治疗多年后，海马体的改变仍不能逆转[14]。因此，临床医师必须在可导致神经不可逆损伤的低氧血症出现之前，去诊治这种状态。

治疗计划

治疗计划是复杂的，成功结果取决于系统的术前准备工作、手术方案选择、术后处理。首先，需要对阻塞性睡眠呼吸暂停综合征患者进行完整的病史采集与体格检查，通过侧位头影测量片评估后部气道空间(侧位片上正常值为 11 mm±2 mm，但并非仰卧位拍摄)，还需要拍摄三维椎体束 CT，以及牙模分析。

Wolford 总结出了一些提示潜在气道阻塞的临床与影像学特征[15]。

- 下颌后缩。
- 上颌后缩。
- 上颌后部垂直向不足。
- 舌后位。
- 𬌗平面陡峭。
- 下颌平面陡峭。
- 颏颈连线短和减小的 PAS。
- 鼻腔气道阻塞(鼻孔狭窄、鼻小柱宽大、鼻甲肥大、鼻中隔偏曲、鼻息肉、鼻咽部腺样体组织、鼻后孔高度不足、狭窄的鼻道、外鼻畸形)。
- 口咽异常(软腭与腭垂过长、腭咽弓后移、腺样体肥大、扁桃体肥大、巨舌症)。

双颌前移手术(maxillomandibular advancement，MMA)包括上颌 Le Fort Ⅰ型截骨前移以及双侧下颌支矢状劈开前移。1986 年，该术式由 Riley 首次报道与舌骨悬吊术一起治疗阻塞性睡眠呼吸暂停综合征[16]。2012 年，Holty 与 Guilleminault 的荟萃分析结果表明，术后 AHI 从 63.9 次/小时下降至 9.5 次/小时(P＜0.001)，手术成功率达 86%，治愈率达43.2%。研究结果表明，几个因素使治疗更容易获得成功：年龄较小(45 岁以下)，体重较轻，AHI 较小，后气道间隙增加超过 11.6 mm，上颌前移量大于 10 mm，下颌前移量大于 11.3 mm[17]。Pirklbauer 等的系统综述结果推荐双颌前移手术治疗阻塞性睡眠呼吸暂停综合征，证据级别为循证医学 A 与 B 级[18]。在此基础上，作者实施双颌前移手术至少 10 mm，并实施颏成形前移使颏部中线区域舌侧骨板与下颌骨唇颊侧骨板重叠。

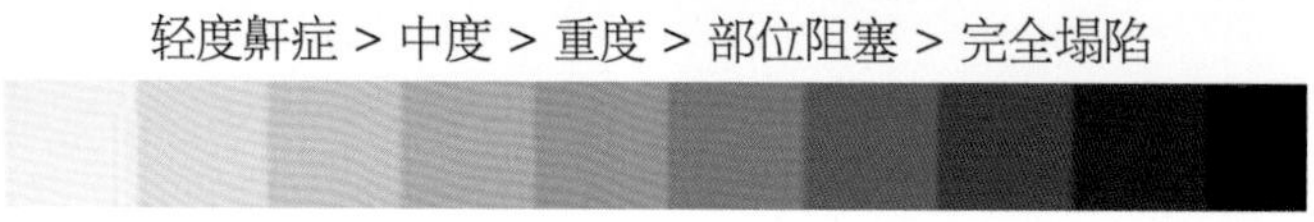

轻度鼾症 ＞ 中度 ＞ 重度 ＞ 部位阻塞 ＞ 完全塌陷

图 44-9 障碍性睡眠呼吸的阻塞程度

术前准备

作者的术前准备包括：

* 阻塞性睡眠呼吸暂停综合征主观的风险评分。
* PSG。
* 影像学资料：全景片，头颅侧位定位片，颅底至气管分叉段的气道 MRI 三维重建。
* 上𬌗架的牙科模型。
* 麻醉评估。
* 临床照片：正面、左右侧面、左右侧面 45°、仰视位、侧下唇颏颈位。

本章的目的只为介绍手术技巧。

如前所提及，我们会利用颅底至气管分叉段气道软组织的 3D MRI、侧位头影定位片、全景片以及研究模型来评估气道阻塞的部位。第二次预约将为患者安排一次多学科会诊。这次会诊的参与者包括外科医师、正畸医师、睡眠技师、语音治疗师以及一名内科医师。我们也会让经常合作的麻醉师出席。我们仍然在调整我们多学科治疗团队的成员。例如，为达到更好的治疗效果，我们强烈建议患者进行生活方式干预，包括戒烟、减肥、限酒。这个重要的角色最好是一名负责生活方式干预的专科护士。

正畸医师在颌面部骨骼矫形手术中的作用已经在此教科书中详细讲解。作者建议双颌前移手术以及颏成形前移手术。对合并错𬌗畸形的患者会进行术前畸形评估。考虑到患者严重疾病状态以及时间限制，我们对绝大部分患者采用手术优先的双颌前移手术。因此，为达到上下颌骨整体前移纠正气道塌陷的目的而遗留的错𬌗畸形亦可被接受。

正畸医师常规在手术之前先安装上弓丝以及牵引钩。或者外科医师在手术中使用牙弓夹板亦可，然而，这将增加手术时间。因此，前者更易被接受。

治疗计划中的手术方式选择

外科手段首要关注矫正狭窄或塌陷的鼻咽或口咽水平的气道。

这些治疗包括：

* 手术或激光辅助的腭垂成形术（surgical or laser assisted uvuloplasty，SUPP 或 LAUP）。
* 腭垂腭咽成形术（uvulopalatopharyngoplasty，UPPP）。
* 经腭前移（transpalatal advancement）。
* 软腭硬化剂注射。

* 软腭射频减容（radiofrequency tissue volume reduction，RFTVR）。
* 软腭柱植入术（soft palatal pillar implantation）。

与阑尾炎行阑尾切除术单病单治不同，阻塞性睡眠呼吸暂停综合征的治疗非常复杂，上述的手术方式很少能获得满意的效果。临床医师因不满上述技术而开始寻求下咽部手术。首次治疗倡导软组织手术以矫正气道塌陷。

这些治疗包括：颏成形前移、舌骨悬吊、舌骨前移、舌根减容。

1983 年，下颌支矢状劈开前移术首次用于治疗阻塞性睡眠呼吸暂停综合征[19]。一两年后，同样的作者倡导上颌前移术[16]。目前的双颌前移以及颏成形手术可以改善咽腔气道并取得良好的治疗效果，某些临床病例成功率超过 90%[20]。在过去 30 年间，越来越多的循证医学证据表明，与阻塞性睡眠呼吸暂停综合征的金治疗方案持续气道正压（continuous positive airway pressure，CPAP）比较，双颌前移手术的治疗效果明显。这一治疗方式的远期疗效证据在不断累积，这需要我们更多地关注（表 44-2）。

手术技巧

治疗阻塞性睡眠呼吸暂停综合征的双颌前移手术遵循传统正颌外科的标准原则，但外科医师需要注意到许多额外因素。以往报道，成功的治疗需要的下颌前移量平均为 12 mm[21]，如此大幅度的下颌前移需要外科医师在术中采取必要的措施以确保手术的可行性以及稳定性。步骤如下。

围手术期

经鼻气管插管，仰卧位，降压麻醉，术中抗生素与糖皮质激素的使用都是麻醉相关的考虑因素。

上颌骨

对于阻塞性睡眠呼吸暂停综合征病例，使用外标记点非常有用。通常使用克氏针或螺丝放置于鼻根点以测量前移量，确保颌骨充分前移。以圆规测量参考点至上中切牙切点或托槽点可以让外科医师更精准地定位上颌骨。对于阻塞性睡眠呼吸暂停综合征患者，上颌前移量至少 5 mm，甚至更多[21]。因此，自体骨移植或同种异体骨移植的可能性需要在手术前考虑到，并签署手术同意书。

上颌骨截骨与移动后血供受损非常罕见[22]，但由于阻塞性睡眠呼吸暂停综合征患者的前移量大，因

表 44-2　双颌前移手术治疗阻塞性睡眠呼吸暂停综合征的临床证据汇总

作者	年/杂志	研究类型	描述	结果
Sommer JU	2012/HNO	荟萃分析	12 项随机对照研究	有限的双颌前移效果
Prinsell JR	2012/JOMS	综述	比较双颌前移手术,腭垂-腭、咽成形术,多个层次水平手术,持续气道正压	MMA 与辅助治疗降低 AHI 92.1%;单独 MMA 降低 88.4%;非 MMA 手术降低 53.0%;CPAP 降低 89.9%
Pirklbauer K	2011/JOMS	系统综述	Pubmed 综述,1 113 篇引用,101 篇文献,39 项研究	只有 5 项研究>2b 级证据,大部分为 4 级证据。MMA 的推荐度为级别 A 至 B
Randerath WJ	2011/Eur Respir J	综述	欧洲呼吸学会多学科工作组综述	MMA 与 CPAP 对于拒绝保守治疗的患者同等有效,可推荐为单一治疗
Vicini C	2010 Am K Otolaryngol	随机对照研究	样本量为 50	CPAP 降低 AHI 88%,MMA 降低 AHI 86%,无统计学差异,但均为有效治疗
Caples SM	2010/Sleep	荟萃分析	系统综述 AHI 下降为主要终点	各种治疗手术对于降低 AHI:MMA(87%)、UP3(33%)、LAUP(32%)、RFA(40%)
Holty JE	2010/Sleep Med Review	荟萃分析	53 项研究,627 例患者	MMA 术后平均 AHI 降低(63.9∼9.5)± 10.7 次/小时;86.0%有效率;43.2% AHI<5;63% AHI<10
Pirsig W	2000/Eur Arch Otorhinolaryng	系统综述	大于 3 年的远期效果	CPAP,MMA,气管切开,扁桃体切除为治疗阻塞性睡眠呼吸暂停综合征的最有效手段

此可能较常规病例更容易出现血供受损。在利多卡因肾上腺素注射液局部浸润后,在双侧上颌第一磨牙相对应前庭沟顶切开以保留宽阔的非角化黏膜蒂,保证上颌牙槽的血供。常规剥离骨膜,暴露眶下神经、梨状孔、前鼻棘,剥离鼻底黏骨膜。

利用往复锯在双侧上颌骨颧牙槽嵴水平截骨,并注意要离开上颌牙根一定距离。阻生的上颌第三磨牙不会阻碍截骨,并在截骨下降断离上颌骨之后拔除。靠近鼻外侧壁截骨时注意保持锯刃竖直以避免经鼻气管导管的损伤。将锯刃反转后,在颧牙槽嵴外侧处截骨应尽量向后延伸。如果计划上颌骨上抬,需要行额外截骨或楔形截骨。翼上颌连接的离断关键在于上颌骨后部的分离,使用上把弯的翼突凿在翼上颌连接处并向内下方向。向下的轻敲可避免骨裂延伸至颅底以及损伤脑神经的风险。然后截骨断离鼻中隔与鼻外侧壁。

可使用手指下压的力量断离上颌骨;骨撑开器械可以在鼻上颌支柱与颧上颌支柱处完全断离上颌骨。

对于阻塞性睡眠呼吸暂停综合征患者,完全松解上颌骨非常关键,但在下一步操作前,必须检查断离的上颌骨唇侧牙龈颜色。如果牙龈是紫红色的,继续小心操作相对比较安全,但如果牙龈变苍白,提示上颌骨段血供不良,手术必须暂停,等待血供恢复才可以继续操作。

在此阶段,需要把患者放平,手术台放低,外科医师站在头位。使用 Rowe/Tessier 钳剥离器,可以离断所有骨性结构,并轻柔地松解上颌骨后部软组织以便充分前移。操作必须小心以免撕裂腭侧或颊侧软组织,撕裂的软组织会随着剥离迅速扩大,因此必须仔细检查。此阶段腭降神经血管束也应该仔细检查有无出血,如果出血可以钳夹或电凝以保证安全,但保留腭降神经血管束有明显的好处。如有需要,血管收缩剂浸润翼外肌可起到止血效果。

佩戴中间咬合板后,用钢丝或橡皮链进行颌间固定。以 Rongeurs 咬骨钳或磨头去除所有的骨性干扰至关重要。上颌前移通常会伴有垂直向缩短,但仍需要非常仔细地视诊与触诊骨连接处以判断是否需要去骨。上颌骨支柱部位必须在新位置建立良好的骨接触,外参考点检查垂直距离改变,同时考虑是否需要骨移植。牢记上颌骨上抬之后需要修整鼻中隔软骨以避免其弯曲变形。根据治疗计划,如需要上颌分段截骨可在此阶段进行。

作者推荐使用 4 块 L 形厚度至少 1.5 mm 的钛板固定上颌骨,亦可以在鼻上颌支柱使用直钛板而在颧上颌支柱使用 L 形钛板。

下颌骨

对于阻塞性睡眠呼吸暂停综合征患者,双侧下颌支矢状劈开术是最常规的下颌前移方法,而且同时可以解决多种其他问题,对远心骨段实施最大限度的控制,并且对咀嚼肌群影响最小,因此,在大幅度移动的情况下,按照双侧下颌支矢状劈开术的设计进行截骨是非常值得的。颊侧的垂直截骨线可以尽量向前延伸,使远心骨段与近心骨段之间的接触面积增大,以便于下颌前移量达 12~15 mm。下颌前移量主要受外貌协调以及上颌前移量的限制。

所有接受双颌前移手术的阻塞性睡眠呼吸暂停综合征患者都需要行髂骨移植的准备。一些作者更倾向于使用双颌逆时针旋转手术替代双颌前移手术。从一些患者的反馈以及临床观察得知,接受大幅度双颌前移手术的阻塞性睡眠呼吸暂停综合征患者会出现鼻基底轻微的臃肿、鼻尖向头侧旋转、鼻背鞍座畸形、上唇曲线消失。在鼻唇美学的方面,双颌逆时针旋转手术更优于双颌前移手术。

作者更倾向于使用可控的骨劈开技术。下颌支颊侧黏膜做切口,在下颌支内侧骨膜下剥离暴露下颌小舌,利用磨钻与摆动锯在下颌小舌上方的下颌支内侧骨皮质进行截骨,截骨线转至下颌支前缘并向下延伸至下颌第一、第二磨牙颊侧骨皮质。必须充分地切开下颌下缘增厚的骨皮质以便于截骨线前部的骨劈开,骨劈开会向后延伸。外科医师必须小心遇到青枝骨折,特别是在下颌支后缘,因此下颌支后缘的骨劈开必须充分以保证远心骨段的自由移动。当骨劈开完成后,充分地剥离咬肌与翼内肌附着是非常关键的。使用 J 形剥离器进行剥离可使下颌骨充分前移与逆时针旋转,并适当过矫正减少复发。近心骨段也需要在没有肌肉牵扯的状态下被动就位。

使用终末咬合板与颌间结扎,在固定之前必须把近心骨段的髁突推至关节窝,但也不要过度不然会导致髁突吸收。

作者倾向于使用钛板固定,使用带桥 2.0 适形接骨板、6 mm 螺钉固定,垂直截骨线两侧分别置入 2 颗螺丝。使用至少 3 颗双皮质螺钉固定是一个备选的固定方案,螺钉位置可以都在下颌骨上缘,或在下牙槽神经孔上方植入 2 颗,下方植入 1 颗。螺钉植入必须使用穿颊入路,使之与骨面取得合适的角度。采用

双皮质螺钉固定时必须保证髁突在关节窝的正确位置,避免其外侧、下方、前方移位。如有发生,在去除颌间固定后可见下颌骨会偏斜至一侧(如果髁突向外侧移位,下颌骨中线会向同侧偏斜)。

颏部

舌肌群的松弛可导致睡眠时上气道下部阻塞[23]。颏舌肌与颏舌骨肌在下颌骨正中联合内侧骨皮质的颏结节与颏下棘附着。作为单一术式的颏部块状截骨前移颏舌肌对治疗阻塞性睡眠呼吸暂停综合征有一定的效果[24],但受限于有限的截骨侧向扩展[25]。颏成形可与双颌前移手术同时进行,使颏舌肌与颏舌骨肌得到额外的前移量,并起到舌骨悬吊作用,可在不影响外貌的情况下实现最大幅度的颌骨移动。此外,这是一个简单的辅助操作,可使治疗效果最大化同时不增加并发症发生率。

作者倾向于使用水平滑行颏成形术以保证肌肉附着的完整并实现最大幅度前移。通过双侧下颌尖牙间的前庭沟切口入路,切口可以更偏唇侧以保证下前牙根部有宽蒂的黏膜覆盖。水平向切开颏肌并保留肌袖有利于肌肉再附着。非常小心地保留并保护颏神经,时刻谨记下牙槽神经在出颏孔前位于其前下方。在截骨线上方及下方标记颏部中线可帮助把握骨块移动方向。可利用钻或往复锯进行截骨。颏部骨块前移并使用预弯的直角颏成形板固定,作者倾向于使用 2.0 mm 厚的接骨板。亦可用 3 颗 2.0 直径的长螺钉做双皮质固定作为备选的固定方法。作者认为以螺钉固定准确地植入颏部与下颌骨重叠的骨皮质非常困难。

创口关闭

上唇创口的缝合需要特殊的考量:如有需要可行 V-Y 或双重 V-Y 推进延长上唇,鼻翼间缝合避免上颌大幅度前移后鼻翼变宽。以 3/0 可吸收缝线连续缝合。当关闭颏成形切口时,缝合颏肌后再严密地缝合黏膜以避免创口裂开以及预防颏部下垂。

术后处理

术后患者需要在配备一对一护士的重症护理病房进行 12 小时的密切观察。头高位、冰敷、降温、糖皮质激素处方药物减少肿胀。我们推荐强力的弹性颌间牵引预防术后开颌。

新进展

虽然作者不是常规使用,但是现在很多外科医师倾向于使用超声骨刀进行截骨。这项技术虽然更费

时，但截骨线能更好控制同时可避免损伤软组织、神经、牙周膜等。

病例报道

一名 55 岁的男士表现出困倦、日间嗜睡、打鼾。他的 BMI 指数为 28.3 kg/m²，没有发现其他方面的健康问题。睡眠监测显示 AHI 为 9 次/小时，血氧饱和度下降为 7.3 次/小时，提示轻度的阻塞性睡眠呼吸暂停综合征。他的 ESS 评分为 14。专科检查发现，患者为骨性 Ⅱ¹ 类面型，覆盖为 4 mm。下颌后缩，颏颈角为钝角（图 44 - 10 与图 44 - 11），面部对称。

他在接受下颌前移的装置后，鼾声减轻，情况改善，但他无法耐受长期夜间装置佩戴，因此寻求手术。

术前正畸包括去代偿、排齐，下颌前磨牙减数以增加术前覆盖。患者接受双颌前移以及颏成形前移（图 44 - 12 和图 44 - 13）。下颌前移量达 11 mm，上颌前移 7 mm。厚度 2.0 mm 的钛板固定下颌，厚度 1.5 mm 的钛板固定上颌，长度 18 mm 螺钉双皮质固定颏部。采用上下颌牙弓夹板进行术中颌间固定。

患者术后平稳恢复，患者对于功能与外貌的结果都表示满意。术后 6 个月，患者 ESS 评分降至 2。睡眠监测显示 AHI 为 3.1 次/分（下降 65.5% 并治愈），血氧饱和度下降为 4 次/小时。气道间隙由术后

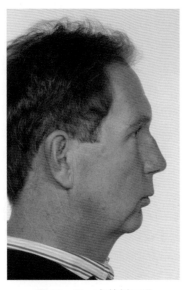

图 44 - 10　术前侧面观

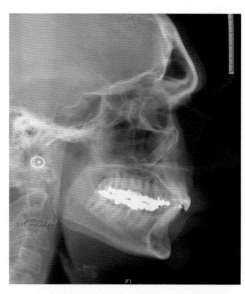

图 44 - 11　侧位头影测量定位片显示后气道间隙为 3.15 mm

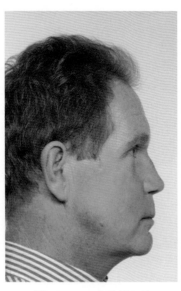

图 44 - 12　术后侧面观

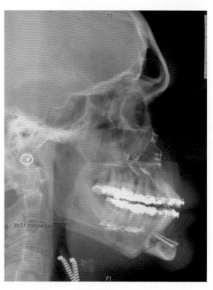

图 44 - 13　术后侧位头影测量定位片

3.1mm 拓宽至 10.51mm。其间未见复发。问卷调查结果显示患者对治疗效果高度满意，并愿意推荐给其他患友。

结束语

双颌前移手术对阻塞性睡眠呼吸暂停综合征的治疗有确切疗效，但必须选择合适的患者。必须谨记

双颌前移手术是一项较大型的手术，不应该被轻视或准备不足。本章重点描述了如何进行阻塞性睡眠呼吸暂停综合征的评估，术前必须采取多学科联合治疗的模式对患者病情进行详细分析与准备。如果用心专注地完成病例，对于此类使人衰弱的疾病状态的治疗效果是非常理想的。

（郑广森　王旭东　译）

参考文献

[1] Stradling JR，Crosby JH. Predictors and prevalence of obstructive sleep apnoea and snoring in 1001 middle aged men. Thorax. 1991;45；85 - 90.

[2] Dickens C. The Posthumous Papers of the Pickwick Club，Containing a Faithful Record of the Perambulations，Perils，Travels，Adventures and Sporting Transactions of the Corresponding Members. Chapman and Hall Publishing，1837.

[3] Sleep-related breathing disorders in adults：recommendations for syndrome definition and measurement techniques in clinical research. The Report of an American Academy of Sleep Medicine Task Force. Sleep. 1999;22；667 - 89.

[4] Guilleminault C，Tilkian A，Dement WC. The sleep apnea syndromes. Ann Rev Med. 1976;27；465 - 84.

[5] Guilleminault C，Stoohs R，Clerk A，Simmons J，Labanowski M. From obstructive sleep apnea syndrome to upper airway resistance syndrome：consistency of daytime sleepiness. Sleep. 1992;15(6 Suppl)；S13 - 6.

[6] De Backer W. Obstructive sleep apnea/hypopnoea syndrome. Panminerva Med. 2013;55；191 - 5.

[7] Vicini C，De Vito A，Benazzo M，Frassineti S，Campanini A，Frasconi P，Mira E. The nose oropharynx hypopharynx and larynx (NOHL) classification：a new system of diagnostic standardized examination for OSAHS patients. Eur Arch Otorhinolaryngol. 2012;269；1297 - 300.

[8] Epstein LJ，Kristo D，Strollo PJ Jr. Adult Obstructive Sleep Apnea Task Force of the American Academy of Sleep Medicine. Clinical guideline for the evaluation，management，and long-term care of obstructive sleep apnea in adults. J Clin Sleep Med. 2009;5；263 - 76.

[9] Antic NA，Buchan C，Esterman A，Hensley M，Naughton MT，Rowland S，Williamson B，Windler S，Eckermann S，McEvoy RD. A randomized controlled trial of nurse-led care for symptomatic moderate-severe obstructive sleep apnea. Am J Respir Crit Care Med. 2009;179；501 - 8.

[10] Johns MW. A new method for measuring daytime sleepiness：the Epworth sleepiness scale. Sleep. 1991;14；540 - 5.

[11] Olaithe M，Skinner TC，Clarke J，Eastwood P，Bucks RS. Can we get more from the Epworth Sleepiness Scale (ESS) than just a single score? A confirmatory factor analysis of the ESS. Sleep Breath. 2013;17；763 - 9.

[12] Gay PC. The value of assessing risk of obstructive sleep apnea in surgical patients：it only takes one. J Clin Sleep Med. 2010;6；473 - 4.

[13] Peng W，Chen R2，Jiang Z1，Xu X1，Wang J1，Li J1，Liu C1. [Correlation between cognitive function and hippocampal atrophy and cerebral white matter lesions in patients with obstructive sleep apnea hypopnea syndrome]. Zhonghua Yi Xue Za Zhi. 2014;94；724 - 8.

[14] Macey PM，Kumar R，Woo MA，Valladares EM，Yan-Go FL，Harper RM. Brain structural changes in obstructive sleep apnea. Sleep. 2008;31；967 - 77.

[15] Wolford LM，Perez D，Stevao E，Perez E. Airway space changes after nasopharyngeal adenoidectomy in conjunction with Le Fort I osteotomy. J Oral Maxillofac Surg. 2012;70；665 - 71.

[16] Riley RW，Powell NB，Guilleminault C，Nino-Murcia G. Maxillary，mandibular，and hyoid advancement：an alternative to tracheostomy in obstructive sleep apnea syndrome. Otolaryngol Head Neck Surg. 1986;94；584 - 8.

[17] Holty JE，Guilleminault C. Maxillomandibular advancement for the treatment of obstructive sleep apnea：a systematic review and meta-analysis. Sleep Med Rev. 2010;14；287 - 97.

[18] Pirklbauer K，Russmueller G，Stiebellehner L，Nell C，Sinko K，Millesi G，Klug C. Maxillomandibular advancement for treatment of obstructive sleep apnea syndrome：a systematic review. J Oral Maxillofac Surg. 2011;69；e165 - 76.

[19] Powell N，Guilleminault C，Riley R，Smith L. Mandibular advancement and obstructive sleep apnea syndrome. Bull Eur Physiopathol Respir. 1983;19；607 - 10.

[20] Prinsell JR. Primary and secondary telegnathic maxillomandibular advancement，with or without adjunctive procedures，for obstructive sleep apnea in adults：a literature review and treatment recommendations. J Oral Maxillofac Surg. 2012;70；1659 - 77.

[21] Mehra P，Wolford LM. Surgical management of obstructive sleep apnea. Proc (Bayl Univ Med Cent). 2000;13；338 - 42.

[22] Lanigan DT，Hey JH，West RA，et al. Aseptic necrosis following maxillary osteotomies：Report of 36 cases. J Oral Maxillofac Surg. 1990;48；142.

[23] Gold AR，Marcus CL，Dipalo F，Gold MS. Upper airway collapsibility during sleep in upper airway resistance syndrome. Chest. 2002;121；1531 - 40.

[24] Riley RW，Guilleminault C，Powell NB，Derman S. Mandibular osteotomy and hyoid bone advancement for obstructive sleep apnea：a case report. Sleep. 1984;7；79 - 82.

[25] Li KK，Riley RW，Powell NB，Troell RJ. Obstructive sleep apnea surgery：genioglossus advancement revisited. J Oral Maxillofac Surg. 2001;59；1181 - 4；discussion 1185.

第**44**章

第 45 章
下颌骨内置式牵引成骨
Mandibular Intraoral Distraction Osteogenesis

Cesar A. Guerrero, Gisela I. Contasti-Bocco and Aura Marina Rodriguez

下颌骨牵引成骨的介绍及历史

　　牵引成骨技术引入之前，下颌骨严重发育不足的患者通常接受正颌手术治疗或正畸合并拔牙治疗[1-5]。在正颌手术移动量大的情况下，术后效果十分有限，经常会出现严重的复发、髁突炎症、颞下颌关节病、睡眠呼吸暂停甚至手术失败。有经验的外科医师都必须了解正颌手术在治疗严重下颌骨发育不足，尤其是综合征型下颌骨发育不足时的局限性。

　　正颌手术在治疗下颌骨横向发育不足时也存在明显的局限。正畸医师使用牙支持式的扩弓装置增加双侧下颌磨牙间距离，但经常出现复发，或者因为将牙齿移动至牙槽骨外导致牙龈吸收，引发严重的牙周问题[5]。口外牵引成骨技术曾广泛应用于下颌骨严重发育不足的治疗，但其存在面部遗留瘢痕及社交不便的问题[6]。口内牵引成骨技术的发展则为患者提供了更为友好和舒适的选择[7-13]。产科医师、儿科医师和儿童牙医能够最早发现并评估下颌骨三维方向上的发育不足，包括对称或非对称性的严重的骨性Ⅱ类错𬌗畸形及前牙区拥挤，并根据目前的技术发展情况给予患者适当的指导。

适应证

　　牵引成骨技术适用于严重下颌骨发育不足（＞10 mm）、颞下颌关节炎、睡眠呼吸暂停综合征、既往正颌手术前移下颌骨后失败、下颌骨解剖结构缺陷（综合征型下颌骨）[14,15]。

禁忌证

　　口内牵引成骨的生物学基础依赖于牵引区域的

血供及骨质和骨量。放疗后区域及严重骨量不足区域不应使用牵引成骨技术，同时这一技术也需要患者及家属的良好配合[14,15]。

下颌骨扩弓术

如图 45-1 和图 45-2 所示。

手术技巧

手术切口位于下颌前庭沟下方 4～6 mm，横向切断口轮匝肌后，切口斜向内侧直达颏肌并暴露颏部正中联合。骨膜对牵引成骨区域的骨愈合至关重要，术中必须要小心地将其剥离后向下颌骨下缘方向翻开，在截骨过程中利用隧道拉钩置于骨膜下保护骨膜（图 45-1m）。使用往复锯完成下颌骨下缘至根尖下部的截骨。下颌中切牙间软组织需小心向牙槽嵴方向剥离，并在牙根间截骨时利用皮肤拉钩牵拉并保护之（图 45-2 d、n）。截骨开始时使用 701 号磨头的直式口腔科手机，牙齿下方的骨皮质最终通过直骨凿凿开。牙根间的截骨位置需要仔细选择，有时需要设计上部在侧切牙与尖牙间、下部在颏正中联合的阶梯状截骨线，以避免术后出现的颏部不对称（图 45-2 n）。同样的，下颌骨正中扩弓大于 8 mm 时需要同期设计颏成形手术，以避免面下 1/3 的增宽影响美观，尤其是对于女性患者非常重要（图 45-1 g）[16-18]。

牙支持式牵引装置最为常用，因为其价格便宜且节省手术时间（图 45-2 e、g、j）。若使用骨支持式牵引装置，则必须在截骨完成前安装好牵引器。术前预弯好的骨支持式牵引器上臂通过 0.024 英尺直径的钢丝与锚定牙绑定，同时双侧下颌骨均通过 2 mm 的穿黏膜双皮质螺钉固定牵引装置下臂。锚固牙周围的绑定钢丝填充丙烯酸树脂以增加其稳定性。两种牵引装置均能达到下颌骨扩弓的效果，但牙支持式牵引装置更为方便术后牵引及拆除[11,15]。

多数患者需要同期颏成形前移及延长颏部以达到理想的下颌骨形态。颏成形可以与下颌骨扩弓同期完成，首先下颌骨扩弓装置扩开双侧下颌骨基骨，然后固定颏部骨块，最后将扩弓装置松开。

牵引开始前，采用 0.026 英尺直径的钢丝将中切牙与相邻侧切牙及尖牙绑定在一起，以防止双侧下颌中切牙被越隔纤维牵拉进入牵引成骨区域。截骨并保留 2 mm 骨间隙后，骨膜、肌肉和黏膜层需用 3-0 慢吸收线严密缝合。牵引一般在术后 7 天开始，速率为每天 1 mm，每天 1 次。达到扩弓距离后，聚丙烯酸树脂固

定牵引螺钉，并建议患者进软食。每厘米牵引距离的稳固期或矿化期一般为 60 天；影像学检查确认成骨后可以取出牵引装置并进行下一步的正畸治疗[15,17,18]。

双侧下颌骨延长术

下颌体后部截骨

此截骨方式适用于下颌骨发育不足但咬合平面正常的情况。尽管很多严重的骨性Ⅱ类患者都会出现较陡的 Spee 曲线伴牙列拥挤，但这种继发畸形一般可以通过正畸治疗、根尖下截骨下降手术或下颌骨扩弓前移来解决前部牙列拥挤或横向发育不足。下颌体部后部截骨的目的是达到理想的尖牙及磨牙Ⅰ类咬合与平坦的咬合平面[19,20]。

正确牵引的方向由恰当的牵引器放置位置决定。在手术设计和牵引器固定时多个变量均要纳入考量。当然，为达到更为理想的功能——美观效果，也可能出现术后调整牵引方向的情况。

正畸和外科医师需要根据患者照片、影像学资料、转移咬合关系至颌架上的牙列模型及临床检查数据来设计牵引器位置，有时还需要颌骨的三维模型。牵引方向要与咬合平面平行，以防止出现牵引后前方或后方的开颌畸形[15]。

此外，因为下颌骨牙弓宽度前窄后宽，牵引器需要在前后固定臂之间预弯一个 5～8 mm 的台阶，才能保证牵引螺杆与牵引方向一致，以补偿牙弓宽度的变化。如果这点在设计时被忽略，双侧牵引器的相互作用力会前移下颌骨，并且使近中部分向后移动（这点可以被强的Ⅱ类弹性牵引所抵消），而且还会使近中部分侧向移动，对颞下颌关节施加有害的应力，引起关节疼痛、功能紊乱甚至器质性损伤；施加于髁突的侧向扭转力同时也可能使固定螺钉松脱、牵引器弯曲[20,21]。

下颌骨牵引的设计要点包括将远中部分前移至理想的Ⅰ类咬合，同时通过强的Ⅱ类弹性牵引抵消近中部分向后移动的应力[单侧施加 8～12 oz（1 oz ＝ 28.35 g）的弹性牵引力][15,20,21]。

手术步骤

沿下颌骨外斜线做 2.5 cm 长的全厚组织切口，向前延伸至第一磨牙的牙槽嵴。骨膜下隧道剥离技术暴露第二、三磨牙间的牙槽嵴及下颌骨下缘骨皮质，在截骨时置入小的隧道拉钩保护软组织。要尽量少地剥离骨膜、肌肉及软组织，以保证该区域的血供。往复锯呈 45°角切开下颌骨下缘的双侧骨皮质，增加

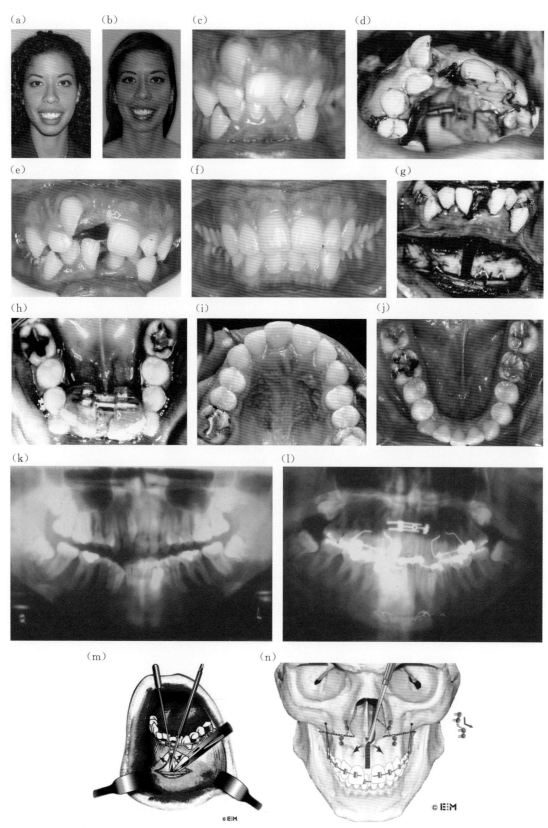

图 45-1　15 岁女性患者,诊断为上下颌骨水平向发育不足,手术方式包括上颌骨 Le Fort Ⅰ型截骨伴正中劈开扩弓(n)、下颌骨扩弓及颏成形(m)。骨膜外牵引器置于双侧下颌骨之间,在钢丝结扎后即可真正扩宽下颌骨基骨。术前及术后正面照片(a、b)。右上中切牙需要空间纳入牙列,而且上颌骨扩弓也需要下颌骨同期扩弓(c、d)。术中照片(c、d)及牵引过程中照片(e、h)。治疗结束后的照片显示咬合关系良好,所有牙齿均纳入牙列,磨牙及切牙均为Ⅰ类关系,因为 Bolton 指数不调的原因,治疗过程中拔除了一个下颌中切牙(f、i、j)。术前(k)及牵引过程中(l)的全景片。总的正颌-正畸联合治疗周期为 16 个月。术后随访 2.5 年照片

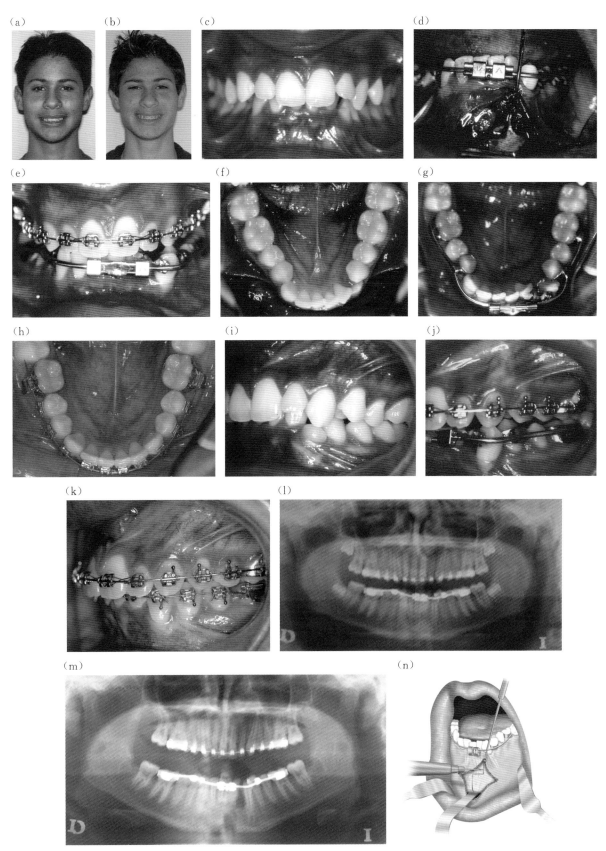

图 45-2　15 岁男性患者,诊断为下颌骨水平向发育不足伴左下尖牙低位阻生,未纳入牙列。术前及术后正位照片(a、b);口内照片:前部(c、e);咬合(f、g、h);颊侧(i、j、k)。术中照片:骨支持式牵引器(d),因为双侧下颌中切牙间隙不够,上部截骨线远离中线。本手术方案不包含颏成形,因此下部截骨线需要转向中线,以防止牵引过程中颏部的不对称(d、n)。全景片:术前(l);牵引完成后(m);牵引器在术后 3 个月后拆除

骨接触面,然后向上切开到下牙槽神经周围 3 mm 左右转为单纯切开颊侧骨皮质。往复锯呈 45°角自上向下切开牙槽嵴至下牙槽神经周围 3～4 mm,截骨时骨膜剥离子置于舌侧软组织与下颌骨之间保护舌神经。截骨时需足量的冲洗水避免骨组织过热。此时,仅环绕下牙槽神经周围的 6 mm 左右的骨质未被切断。牵引器由穿黏膜的双皮质螺钉在下牙槽神经的上方和下方固定,然后剥离的软组织瓣被缝合。若不使用螺钉,也可用牙间钢丝绑定来固定牵引器。从余留的切口内通过小骨凿的扭转力完成下颌骨的完全截断,然后间断缝合关闭切口。创口缝合关闭需要小心谨慎,保证截骨区域上方软组织瓣严密关闭,保证骨膜完整性,避免牵引成骨区域的感染。当需要进行双侧牵引成骨时,完全截骨要放在最后双侧同时进行。若骨宽度足够的话,可以利用下颌支矢状劈开术增大骨接触面积;这种术式的另一个好处是避免下牙槽神经的牵拉,尤其是神经牵拉超过 20%～30% 的时候可引起感觉异常[15,19-21]。

下颌旁正中截骨术

（如图 45 - 3 所示）

下颌旁正中截骨术的适应证包括下颌角区骨量不足,通常合并存在严重的前牙开颌及拥挤,或者是手术设计要求下颌前移幅度过大以至于对下牙槽神经牵拉损伤(图 45 - 3 h、k、n)。下颌旁正中区域有足够的骨储备量,包括超过 3 cm 的骨高度及超过 1 cm 的基骨宽度。下颌旁正中截骨是一种牙间截骨术,有时需要术前正畸调整牙根来创造足够的牙间间隙(图 45 - 3 h)。牵引创造的间隙可以用来排齐整平牙列,或为种植体植入提供空间。对需要下颌前移幅度较大的手术设计,下颌旁正中截骨是理想的术式,因为其截骨线位于颏神经前方,不会对下牙槽神经产生牵拉或损伤(图 45 - 3 c、d)[15,19-21]。

手术步骤

附着龈下方 4～6 mm 做 3 cm 切口,保证切口位于颏神经上方;骨膜下剥离暴露颏神经及下颌骨下缘,置入隧道拉钩。截骨由下颌骨下缘向上达牙根尖水平,足量冲洗水避免骨过热。然后使用 701 号磨头的直式口腔科手机切开牙根间外侧骨皮质,再用直骨凿完成骨段的完全离断。牵引器的下固定脚由下颌骨下缘的双皮质螺钉固定;上固定脚则由钢丝及丙烯酸树脂与牙齿固定以增加稳定性,同时避免螺丝固定

时可能发生的过热及牙根损伤(图 45 - 3 e～g)[15,19-21]。

理想状态下,牵引开始前创口应该完全封闭愈合,避免食物及唾液进入牵引区域引起污染。

牵引策略与其他牵引成骨手术基本相似,但随着牵引间隙的增大,开颌会更加严重,这是在术前计划中就可预知的。患者需要下颌骨下缘的较大前移而牙间仅需要几毫米的间隙;一旦主要的牵引完成,患者需要再次手术调整牵引方向。将牵引器上固定脚的钢丝及丙烯酸树脂去除,仅留下固定脚的双皮质螺钉,使下颌骨产生逆时针旋转从而关闭开颌。牵引器需要预留几毫米的余量,以便最后调整中线及咬合关系(图 45 - 3 i、j)[15,19-21]。

乳牙列期的儿童需要下颌骨延长时,需要术中安装牙弓夹板(Erich 弓),在术后牵引器及稳固期均需要通过牙弓夹板做 II 类弹性牵引,并在术后控制咬合关系。临床医师需要密切监视开口度,避免开口时下颌骨偏斜;而理疗的要求是垂直开口度大于 40 mm[15,19-21]。

在避免损伤牙齿及下牙槽神经的情况下,牵引器由双皮质螺钉坚固内固定。如果不能避免对牙齿及下牙槽神经的损伤,则使用 0.024 英尺直径的钢丝来固定牵引器。

牵引器后方固定螺钉可以通过经皮套筒(穿颊器)来固定,尤其适用于儿童、口裂窄小或垂直截骨线过于朝后的患者[15,19-21]。

牵引策略

术后 7 天为潜伏期,此时 I 型胶原纤维开始生成,软组织早期愈合,术后水肿开始减退。牵引期按照每天牵引 1 mm、每天 1 次的节律开始牵引,直至牵引到预设位置。牵引开始后需要密切随访,防止出现逆时针旋转或双侧不对称牵引引起的下颌中线偏斜。如果需要的话也可以进行不对称牵引来调整下颌中线[15,19]。

重点需要关注颞下颌关节。术前正畸阶段可能会使用方丝弓伴焊接的垂直牵引钩以进行 II 类弹性牵引,术后继续 3 个月的牵引直到肌肉拉长并适应新的位置。

牵引完成后,丙烯酸树脂固定牵引杆并持续整个稳定期。术后影像学检查确认牵引区的成骨情况,以决定何时拆除牵引装置。

牵引期建议食用高蛋白质成分的流质食物,稳定期建议软食。稳定期的时间根据牵引距离的大小从 2 个月至 12 个月不等[15,19,21]。

单侧下颌骨延长术

如图 45 - 4 和图 45 - 5 所示。

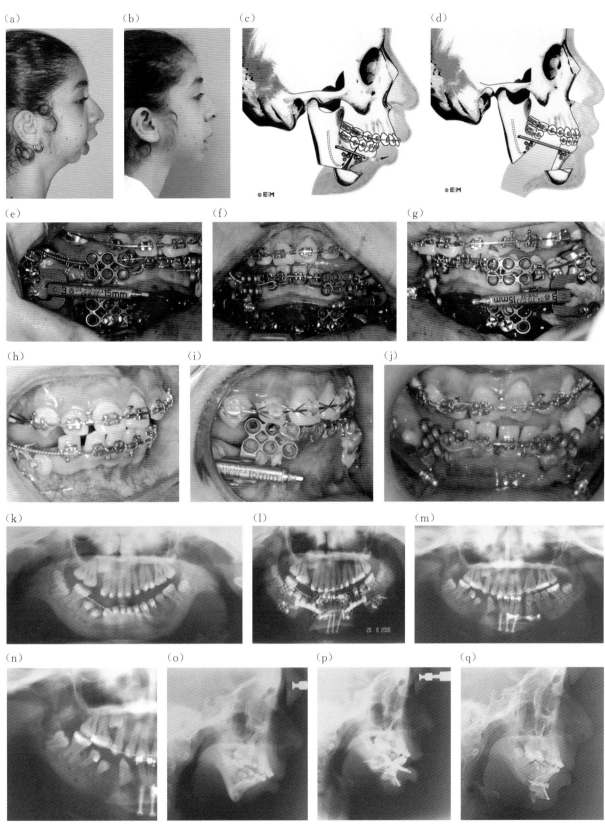

图 45-3　15 岁女性患者,诊断为严重下颌骨发育不足,治疗方式为双侧下颌体部延长,因为下颌角区域骨量不足,截骨方式为双侧下颌旁正中截骨。患者术前及术后 2 年随访的侧面照片(a、b)。手术示意图显示截骨线设计在颏神经前方(c)以避免对颏神经的牵拉和损伤。图(d)显示了完成 15mm 牵引后的效果。术中照片(e~g)。牵引器植入及颏成形同期实施。口内照片:术前(h),牵引期(i),牵引结束后丙烯酸树脂固定牵引器(j)。全景片:术前(k);牵引期结束(l);术后 6 个月拆除牵引器后(m)。可以看到足量的骨形成(n)。侧位片:术前(o);牵引期(p);术后两年随访(q)

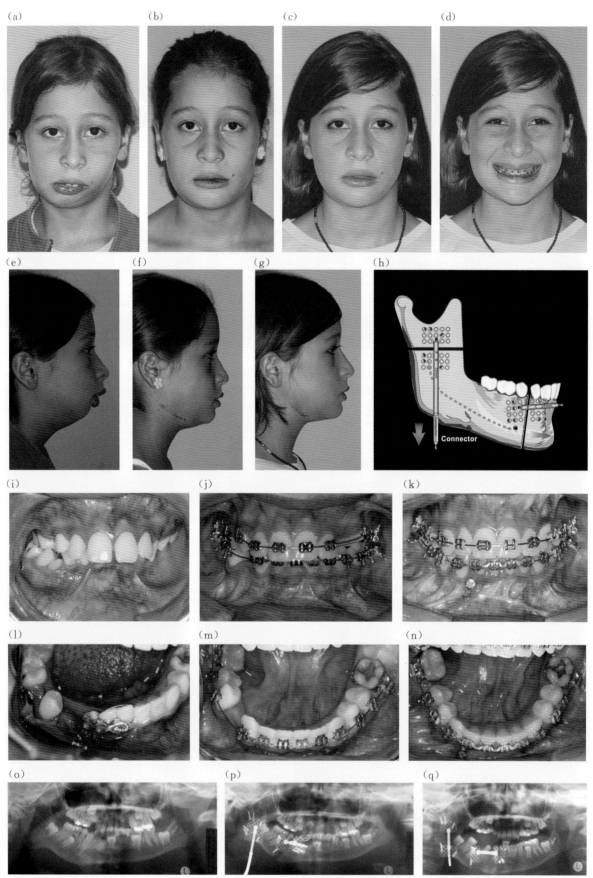

（a）　　　（b）　　　（c）　　　（d）

（e）　　　（f）　　　（g）　　　（h）

（i）　　　（j）　　　（k）

（l）　　　（m）　　　（n）

（o）　　　（p）　　　（q）

图 45 - 4　婴幼儿期髁颈下骨折后的 10 岁儿童，表现为严重的半侧下颌骨发育不足和下颌活动度减小（5mm）。患者接受单侧下颌支及下颌体的牵引成骨术。使用牙弓夹板控制咬合和指导物理治疗。术前及术后 3 年的正侧面照片（a～g）。口内照片：牙弓夹板去除后继续正畸治疗。通过微型螺钉前移右侧下颌磨牙至Ⅰ类咬合来关闭牵引间隙（i～n）。稳固期结束后取出牵引器并行关节成形术。全景片：术前（o），术后一周（p），牵引完成（进入稳固期）（q）

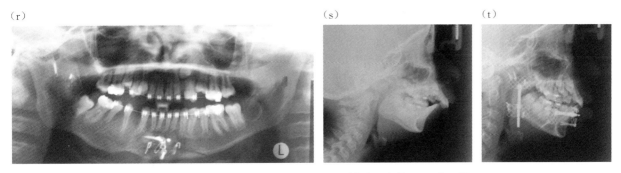

图 45－4(续)　骨重塑期(r)。头影测量侧位片：术前(s)和稳固期(t)

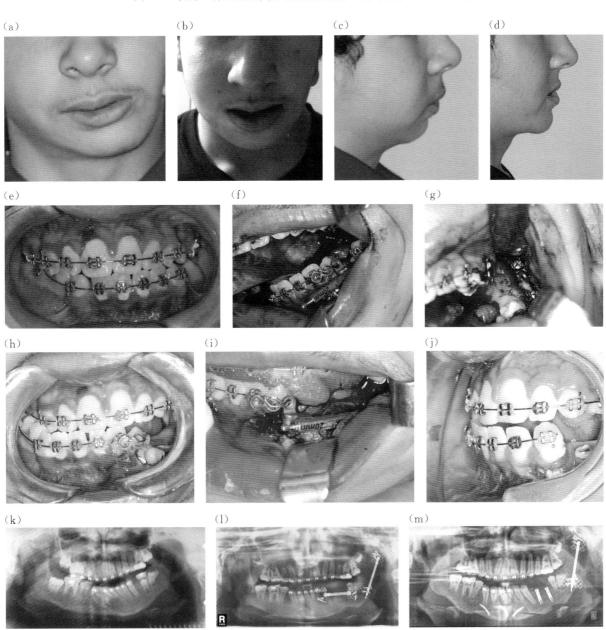

图 45－5　13 岁男性患者,诊断为单侧半侧颅颌面短小,Pruzansky3 型,行口内入路下颌支、体部牵引成骨,总牵引长度 50 mm(30 mm＋20 mm)。术前及术后两年正侧面照片(a～d)。口内牙列照片：术前(e)和术后(j)。术中照片(f、g)：手术除了 2 mm 颌下切口放置升支牵引器牵引杆外,均是口内完成。升支截骨留 10 mm 转移盘,体部截骨的截骨线选择在前磨牙区,避开下牙槽神经入口和出口。牵引至牵引器全部长度(h);牵引器留置 18 个月(i)。牵引器拆除后,植入种植体,下牙槽神经位于截骨线及牵引器的后方(m、p)

第 45 章

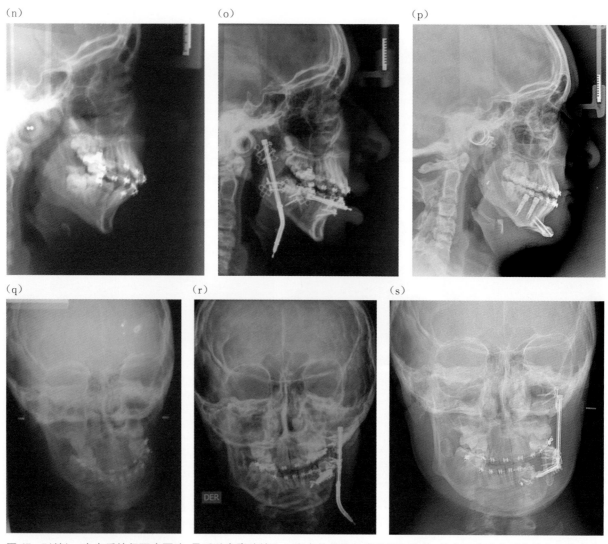

图 45 - 5(续)　患者后续行耳廓再造,最后游离脂肪植入。患者的骨骼长度得到了改善,并在正畸治疗后获得良好的咬合。头颅定位片(n~s)

半侧颜面短小畸形,单侧 Treacher Collins 综合征,或其他类型的半侧小下颌畸形表现为磨牙后区至下颌角区骨量严重不足,不具备进行传统正颌外科手术或牵引成骨手术的条件。这些患者又常常需要下颌骨的大幅度前移。这种情况下建议设计前磨牙间(颏孔前方)的牵引延长下颌骨体部避免神经损伤引起下唇麻木。有些患者可以设计同期下颌支垂直牵引和下颌体部水平牵引(图 45 - 4 和图 45 - 5)[22,23]。

下颌支延长步骤

下颌支延长术中要注意保护颞下颌关节的正常功能。牵引过程中及对翼肌咬肌韧带的牵拉会继发形成对颞下颌关节窝持续的压力,导致关节盘移位、髁突吸收及颞下颌关节炎。在股骨牵引成骨中也有类似的情况发生,骨科医师通常在股骨上用膨胀螺丝固定两个环状结构,另外一个环则穿过胫骨腓骨,环

之间安装固定桩,避免有害应力施加于膝盖,压迫膝关节软骨,产生关节炎[22-24]。

下颌支延长有三种情况:半侧下颌骨发育不足但髁突正常;半侧下颌骨发育不足且髁突形态畸形,与颞下颌关节窝间存在间隙;颞下颌关节强直。不同情况均需要不同的治疗方式以取得对称的下颌骨形态及具有正常功能的颞下颌关节,在此基础上追求美观和稳定的效果。有些病例非常复杂,经历过数次手术失败;临床医师必须尽可能将手术操作一期完成,或者在每个阶段适应证范围的手术操作一期完成[23,24]。

髁突正常的下颌支延长术流程

磨牙后区外侧做 3 cm 切口,骨膜下剥离暴露下颌支外侧面,向上至冠突。下颌小舌上方做水平截骨,避免损伤下牙槽神经血管束。在完全截骨前,将下颌支上部与颧骨体部固定;在上颌骨磨牙区做水平

切口,向上剥离暴露颧骨体部至少可以打 3 颗固定螺钉的区域;定位板的其余部分穿过软组织插入下颌支外侧,其余 3 颗固定螺钉植入冠突区域。

下颌支的截骨在牵引器固定后完成;牵引杆接头通过一个 2 mm 的切口穿出至口外。牵引杆接头能够控制牵引器,在牵引完成后可以移除。牵引器本体留在原位直至影像学检查显示足够的成骨完成。静脉镇静或全身麻醉下口内拆除牵引器,定位板则通过下颌磨牙后区切口及上颌切口暴露颧骨体部后拆除。

David Matthew 发明的一种口外装置可以替代这种口内的固定颧骨体部及下颌支的定位板[22,23]。

颞下颌关节强直的下颌支延长术流程(图 45 - 4)

儿童长期颞下颌关节强直会导致严重的下颌骨生长迟缓及睡眠呼吸暂停。一期手术解除强直,二期手术再改善下颌骨外形和大小的手术方式是错误的,常常导致颞下颌关节再次强直[23]。

颞下颌关节强直的患者(图 45 - 4o)需要两期手术及长期的功能训练来维持颞下颌关节的功能。第一步包括扩大下颌骨体积,方法有下颌支及下颌体部延长、颏成形等。这三种方式都可以增加下颌骨体积,延长下颌骨周围的肌肉。牵引区完全成骨后再拆除牵引器;图片显示骨骼及肌肉在新的位置稳定 6 个月后已成熟,没有出现复发(图 45 - 4h、p、q)。二期手术时通过相同的颌后入路拆除牵引器,同期进行关节成形术,以及必要时行上颌骨 Le Fort Ⅰ型截骨或上颌骨部分截骨来关闭患侧开颌,改善上颌骨偏斜及颏成形术获得理想的面部对称性(对儿童患者来说,可能正畸治疗就已足够)(图 45 - 4f、g、r)。

二期颏成形术减少肌肉拉力对关节成形术区的压迫,避免关节强直的再次发生;增加了下颌骨体积,创造了一个适宜的肌肉拉力环境,增加二期截骨术后的稳定性。

患侧下颌支侧方的骨增量手术可以在面部肌肉愈合稳定后 1 年进行,此时理疗已经结束,正畸装置也已拆除。建议可行下颌角区的假体植入改善外形[23]。

手术步骤

3 cm 皮肤切口的下颌下入路,切开皮肤、颈阔肌及骨膜。充分暴露下颌角及下颌支,显示关节强直区域,往复锯做下颌小舌上方的水平截骨以保护下牙槽神经血管束,隧道拉钩保护前后方的软组织。截骨完成彻底松解后,通过三维头模预弯预成形的牵引器安装至下颌骨,其螺钉长度也是预先测量好的。调整牵引方向,确保与健侧基本一致(图 45 - 4h)。

牵引器通过连接杆暴露于口外下颌下切口处。彻底冲洗分层关闭创口。术中牵开 2～3 mm 以避免过早骨化。此处是牵引成骨的最佳环境,包括完全封闭的牵引腔,宽阔的骨接触面积提供的良好血供,因为下颌下入路的缘故,截骨线是呈 15°～25°斜向角度的,更加增加了骨接触面积。7 天的潜伏期后开始每天 1 mm 的牵引,直至完成预设牵引距离。然后完成影像学检查,拆除牵引杆连接器(图 45 - 4q)。如果连接头是双系统,螺丝刀反向旋转即可拆除牵引杆,从牵引器上抽出。也可在皮下位置切断牵引杆。创口可以用生物胶黏结(Steristrips),在二期手术时对这个瘢痕做美容缝合。内置式牵引器患者可以参加正常活动,没有限制[23]。

通常术后 8～12 个月影像学检查可以观察到成骨完成,此时进行二次手术取出牵引器,同期行颞下颌关节成形术及上颌 Le Fort Ⅰ型截骨(图 45 - 4r)[22,23]。

髁突骨移植延长下颌支并关闭间隙(图 45 - 5)

仔细评估患者资料并制作三维头模后,牵引器在模型上进行修剪、预弯以适应真实的临床状况。牵引器固定至头模,并在头模上模拟手术。螺钉的长度和位置在术前模拟中即可确定。这种模拟手术可以节约手术时间,达到理想的手术效果。

下颌磨牙后区侧方 3 cm 切口暴露下颌体外侧骨面,下颌体内侧及后方的软组织保留以保持血供;这是一种带蒂皮瓣转移,而不是游离皮瓣。往复锯截骨,冲洗要充分。截骨方向与骨面成 15°～20°角以增加骨接触面。完全截骨前,在下颌角区皮肤做 2 mm切口,将牵引杆从口内穿至口外,并利用牵引杆控制牵引器。根据三角原理,在截骨线两侧分别固定 3 颗螺钉,然后完成完全截骨(图 45 - 5 a、b、o)。

第二个牵引器一般放置于下颌部骨体部用以获得水平长度,且需要在下颌支手术结束后放置(图 45 - 5i、l、o、r)[22-24]。

术后注意事项

牵引器在牵引区域成骨完成后拆除,成骨情况通过影像学检查评估,需要考虑影响成骨的各个变量,如患者的年龄、牵引距离、骨质及骨量、是否感染、成骨期是否足够稳定、是否存在系统性疾病。

如果在成骨完成前拆除牵引器,下颌骨周围肌肉将骨段牵拉移位,造成开颌、下颌支前部旋转(近中骨段逆时针旋转)、下颌角消失、颞下颌关节疼痛及功能紊乱。不建议使用颌间弹性牵引关闭开颌,因为颌间弹性牵引会挤压上颌切牙前倾,前牙开颌复发并延长术后正畸治疗时间。最终咬合也不理想,可能出现复发及颞下颌关节紊乱症状。

最佳稳定期一般以每延长 1 cm 需 60 天来计算,超过这一时间即拆除牵引器[15,21]。

口内牵引成骨可以使下颌骨延长并调整咬合关系,维持一个可预测及稳定的咬合习惯;保持颞下颌关节的接触,保存术前解剖结构特征。手术可以增加软硬组织的量,并达到理想的咬合关系。正畸医师需要在术前将牙列整平,并使用粗的方丝弓稳定牙齿位置便于早期术后的颌间强力弹性牵引,避免在牵引器及巩固期颞下颌关节受力。

（孙　昊　于洪波　译）

参考文献

[1] Obwegeser H, Trauner R. Zur Operationstechnik bei der Progenie und anderen Unterkieferanomalien. Dtsch Zahn Mund Kieferheilkd. 1955;23: 1 - 2.

[2] Bell W, Epker B. Surgical-orthodontic expansion of the maxilla. Am J Orthod. 1976;70: 517 - 28.

[3] Epker B. Distraction osteogenesis for mandibular widening. Atlas Oral Maxillofac Surg Clin North Am. 1999;7: 29 - 39.

[4] Schendel S, Wolford L, Epker B. Mandibular deficiency syndrome III. Surgical advancement of the deficient mandible in growing children: treatment results in twelve patients. Oral Surg Oral Med Oral Pathol. 1978;45: 364 - 77.

[5] Little R, Wallen T, Riedel R. Stability and relapse of mandibular anterior alignment — first premolar extraction cases treated by traditional edgewise orthodontics. Am J Orthod. 1981;80: 349 - 65.

[6] Little R, Riedel R, Artun J. An evaluation of changes in mandibular anterior alignment from 10 to 20 years post-retention. Am J Orthod Dentofac Orthop. 1988;93: 423 - 8.

[7] McCarthy J, Schreiber J, Karp N, et al. Lengthening the human mandible by gradual distraction. Plast Reconstr Surg. 1992;89: 1 - 8.

[8] Diner P, Kollar E, Martinez H, Vazquez M. Intraoral distraction for mandibular lengthening — a technical innovation. J Craniomaxillofac Surg. 1996;24: 92 - 5.

[9] Wangerin K, Gropp H. Die intraorale Distraktionsosteotomie des mikrogenen Unterkiefers zur Beseitigung der Atemwegsobstruktion. Dtsch Z Mund Kiefer Gesichtschir. 1994;18: 236.

[10] Chin M, Toth B. Distraction osteogenesis in maxillofacial surgery using internal devices: review of five cases. J Oral Maxillofac Surg. 1996;54: 45 - 4.

[11] Guerrero C. Rapid mandibular expansion. Rev Venez Ortod. 1990;48: 1 - 2.

[12] Triaca A, Minoretti R, Dimai W, et al. Multiaxis intraoral distraction of the mandible. In: Samchukov ML, Cope JB, Cheraskin AM (Eds). Craniofacial distraction osteogenesis. St. Louis Mosby, 2001: 323 - 33.

[13] Razdolsky Y, Dessner S, El-Bialy T. Correction of alveolar ridge deficiency using the ROD-5 distraction device: a case report. In: Samchukov ML, Cope JB, Cherkashin AM (Eds). Craniofacial distraction osteogenesis. St. Louis (MO): Mosby, 2001: 454 - 58.

[14] Guerrero C, Bell W, Dominguez E. Intraoral distraction osteogenesis versus sagittal split osteotomy to lengthen the mandible. In: Arnaud E, Diner PA (Eds). 4th International Congress of Maxillofacial and Craniofacial Distraction, Paris, France, July 2 - 5. Bologna: Monduzzi Editore, 2003: 133 - 8.

[15] Guerrero C, Figueroa F, Bell W, Olmos Y, Rojas A, Gonzalez M. Surgical orthodontics in mandibular lengthening. In: Bell W, Guerrero C. Distraction osteogenesis of the facial skeleton. Hamilton: BC Decker, 2007: 501 - 19.

[16] Guerrero C, Bell W, Contasti G, Rodriguez A. Mandibular widening by intraoral distraction osteogenesis. Br J Oral Maxillofac Surg. 1997;35: 383 - 92.

[17] Guerrero C, Contasti G. Transverse mandibular deficiency. In: Bell WH (Ed.) Modern practice in orthognathic and reconstructive surgery. Philadelphia (PA): W. B. Saunders, 1992: 2383 - 97.

[18] Contasti G, Rodriguez A and Guerrero C. Orthodontic mandibular widening by distraction osteogenesis. Orthod Cyber J. 1998;12.

[19] Gonzalez M, Bell W, Guerrero C, Buschang PH, Samchukov ML. Positional changes and stability of bone segments during simultaneous bilateral mandibular lengthening and widening by distraction osteogenesis. Br J Oral Maxillofac Surg. 2001;39: 169 - 78.

[20] Guerrero C, Bell W, Gonzalez M. Mandibular remodeling: the fifth stage in distraction osteogenesis healing. In: Arnaud E, Diner PA (Eds). 3rd International Congress on Facial Distraction Processes, Paris, France. Bologna: Monduzzi Editore, 2001: 267 - 73.

[21] Guerrero C, Rivera H, Mujica E, Henriquez M, Gonzalez M. Principles of distraction osteogenesis. In: Bagheri S, Bell B, Khan H. Current therapy in oral and maxilofacial surgery. St Louis: Elsevier, 2012: 101 - 11.

[22] Gonzalez M, Guerrero CA, Figueroa F. Predictable mandibular ramus lengthening in TMJ ankylosis. In: Arnaud E, Diner PA (Eds). Proceedings of the 4th International Congress of Maxillofacial and Craniofacial Distraction; 2003 July 2; Paris, France. Bologna, Italy: Monduzzi Editore, 2003: 169 - 74.

[23] Gonzalez M, Egbert M, Guerrero C, Van Sickels J. Vertical and horizontal mandibular lengthening of the ramus and body. Atlas Oral Maxillofac Surg Clin North Am. 2008;16: 215 - 36.

[24] Stucki-McCormick SU. Reconstruction of the mandibular condyle using transport distraction osteogenesis. J Craniofac Surg. 1997;8: 48 - 52.

第2部分

第 46 章
上颌骨内置式牵引成骨
Maxillary Intraoral Distraction Osteogenesis

Cesar A. Guerrero

简介和发展史

　　三维方向上的上颌骨发育不足可能存在于一系列的颅面综合征、颅面裂和特定的临床症状中。这些发育不足可能存在于上颌骨的不同水平，需要进行相应的治疗，例如 Le Fort Ⅰ型水平(略高或略低)、四边形 Le Fort Ⅰ型、Le Fort Ⅱ型、改版 Le Fort Ⅲ型或者 Le Fort Ⅲ型截骨。面前部的组织并不包含在本章内，此章仅涵盖了口内装置。

　　传统的手术有着诸如移动距离有限、需要髂骨植骨、骨的质量和稳定性等多方面缺陷。此外，软组织也可能是限制，特别是唇腭裂和多次手术造成的瘢痕组织。内置式牵引成骨是一种替代手术形式，可以提供更好的稳定性，基于截骨线提供更简单的手术操作和固定装置，减少植骨的需求，并且由于住院时间缩短以及患者可以在 1 周内恢复生活，可以降低治疗成本。这些年来，颅面区域有两种牵引成骨的方法。外置式牵引器，用数个螺钉将一个半环形金属结构固定在颅骨，用金属丝连接面部的板和垂直杆，线圈用来提供前移面中部的前后向力量[1-5]。市场上的不同公司也曾经做出了一些改进，以增强颅骨的稳定性，改进方向控制，改进连接方法等。常见的问题包括：社交的不便、面部瘢痕，更重要的是，所有患者会在牵引巩固期(在移动量大的病例中可能需要长达 1 年)结束前取掉牵引器，因此稳定性会受到影响[2-5]。

　　内置式牵引器是由带有牵引杆的体部和用于骨固定的前后板组成。有多种不同的设计用来改善骨的固位、提供更容易的牵引、方向控制和易于拆除。理解生物学和生物力学是预测性的矫正面部畸形的基础。牵引的流程是基于移动量、患者年龄、骨的质量和数量；轻度或者标准的畸形采用传统手术来矫正[6-12]。很显然，要理想的矫正面部和咬合的畸形需要正畸的参与；需要对手术进行计划，用 3D 模型来进行模型外科。牵引器要进行预弯、预成形，调节到最大牵引量，并根据需要的移动量调整方向。一旦在模型上完成牵引并达到理想咬合，就可以采用合适的方向、牵引器型号(15、20、25 mm 等)和螺丝长度来进行正式的手术。所有这些工作都应该在外科手术前进行，并且在外科组专家的监督下与正畸医师共同讨论完成。外科医师必须明白面中部的最终位置在咬合上必须是稳定的,而且需要在骨稳定达到之前保持稳定,根据各项参数的不同,比如移动的距离、患者年龄、骨的质量和数量等,牵引的巩固期可能需要 3~12 个月[12,13]。牵引装置易用,可以放置在位很长时间仍然保持舒适,患者术后几天即可恢复日常行动[12~14]。

尽管牵引装置被设计成尽量取得最佳的咬合,但一些患者的结果也可能会和治疗计划有所不同。临床医师可能需要后续手段来矫正术后的牵引方向,比如环形垂直前悬吊钢丝,或者在静脉麻醉下改变前部钛板固定位置,但是任何情况下都不能去掉牵引装置并希望靠牵引皮筋来改善或者保持咬合。牵引区域的胶原纤维在巩固期在压力下等待矿化,如果此时装置不稳定或者被去除,纤维将收缩,骨段将变得不稳定,并会发生完全的复发[10,13,16]。

Chin、Guerrero、Salyer、Wangerin 和 Kessler 是发展内置式牵引器或者将商业化已存在的下颌牵引装置应用于上颌骨各个方向水平牵引成骨的先锋人物[17-23]。

适应证

这项技术适用于有严重上颌骨发育不足(大于 10 mm)、睡眠呼吸暂停、既往上颌前移失败、解剖结构不足以采用传统手术或者综合征性的发育不足等患者。

禁忌证

内置式牵引成骨生物学基础是基于血供和骨的质量的外科原则;不应该被用于放射治疗后或者骨质和骨量极差的条件下,并且此种治疗方法需要患者和家属的配合。

上颌骨 Le Fort Ⅰ 型截骨前移

如图 46 - 1 所示。

外科技术
口内牵引技术是治疗上颌骨二维或三维发育不足的理想手段。在特定的软硬组织不足的情况下,不同的牵引成骨方法可以结合以解决继发于外伤或综合征的组织缺损。这种手段去除了需要植骨或外置式装置的必要。选择合适的手术时机和术式避免了对牙齿、神经、唾液腺导管的永久性外科损伤[12-15]。

无论是儿童的弓丝还是混合牙列和恒牙列期的全套正畸都是用来控制术后咬合的。一旦术前正畸达到要求,带有牵引钩的方丝弓就被用来术后应用弹性牵引。

3D 模型可以被用于设计、牵引装置选择和调整;树脂𬌗板可以用于上颌骨折断后的颌间固定;𬌗板可以在牵引装置固定前用于保持上颌骨的位置。临床医师需要保证上颌骨的完全离断,因为在牵引器和固定螺丝上施加过大的力对设备是不利的,可能会使螺丝脱落,造成移动不对称或者产生不稳定[15,24]。

在鼻气管插管和控制性降压全麻下,进行局麻注射后,自一侧前磨牙至对侧前磨牙黏膜肌肉骨膜全层切开;用两把 Molt9 号剥离子向上翻瓣,前至眶下神经,后上通过隧道至翼上颌连接,尽可能保护血供。用卡尺测量尖牙和第一磨牙长度,并在上方 5 mm 处进行截骨(图 46 - 1e)。根据个体情况,不同截骨设计会有差别。仔细地从近中进行解剖分离,将骨膜剥离子插入翻起的鼻腔黏膜和梨状孔边缘之间。仔细分离所有的软组织,以防截骨时损伤。将 Langenbeck-Obwegeser 牵开器放置在眶下神经前后。通过外侧壁的截骨线用骨凿小心地断开上颌窦内侧壁,以防眶周的意外骨折。在上颌结节区域再做一个切口,放置一把弯骨凿用于将上颌结节凿开至腭骨;通过隧道进行操作可以尽可能地保持最佳血供,减少水肿,促进骨的愈合[12-15]。

上颌骨折断并用一把骨膜剥离子从上颌骨后连接处松解;暴露鼻通气道,有必要的话可以进行一定的处理(鼻中隔、鼻甲、偏曲和囊肿的摘除等)。关闭鼻腔黏膜,集中精力放置牵引器。牵引器的放置是很讲究的,有两种方式放置牵引器:或者在向下折断之前将牵引器就位,将螺丝作为上颌骨游离之后的引导,而在之前不拧紧以防最终固定后发生移位。或者在上颌骨游离之后固定牵引器,利用参考线防止移位(图 46 - 1f、g)。无论哪种情况外科医师都需要有一个 3D 模型来预弯、预成形和调整牵引器,测量移动的距离和调整正确的移动方向。牵引器的每块板上都有 3~4 个螺丝固定,来确保稳定。牵引杆应该尽量保持平行(图 46 - 1k、m)。牵引器提供了一种良好且稳定的方式前移上颌骨;在大范围移动中,即使最小的垂直向的差距也可能导致前牙或后牙的开𬌗,对此,许多医师的解决方法是去除牵引器并采用坚固内固定的方法,代价是第二次大的手术和牵引区不成熟骨痂塌陷导致的不稳定[16]。一个替代的解决方案是增加一个控制方向的维度。医师需要将

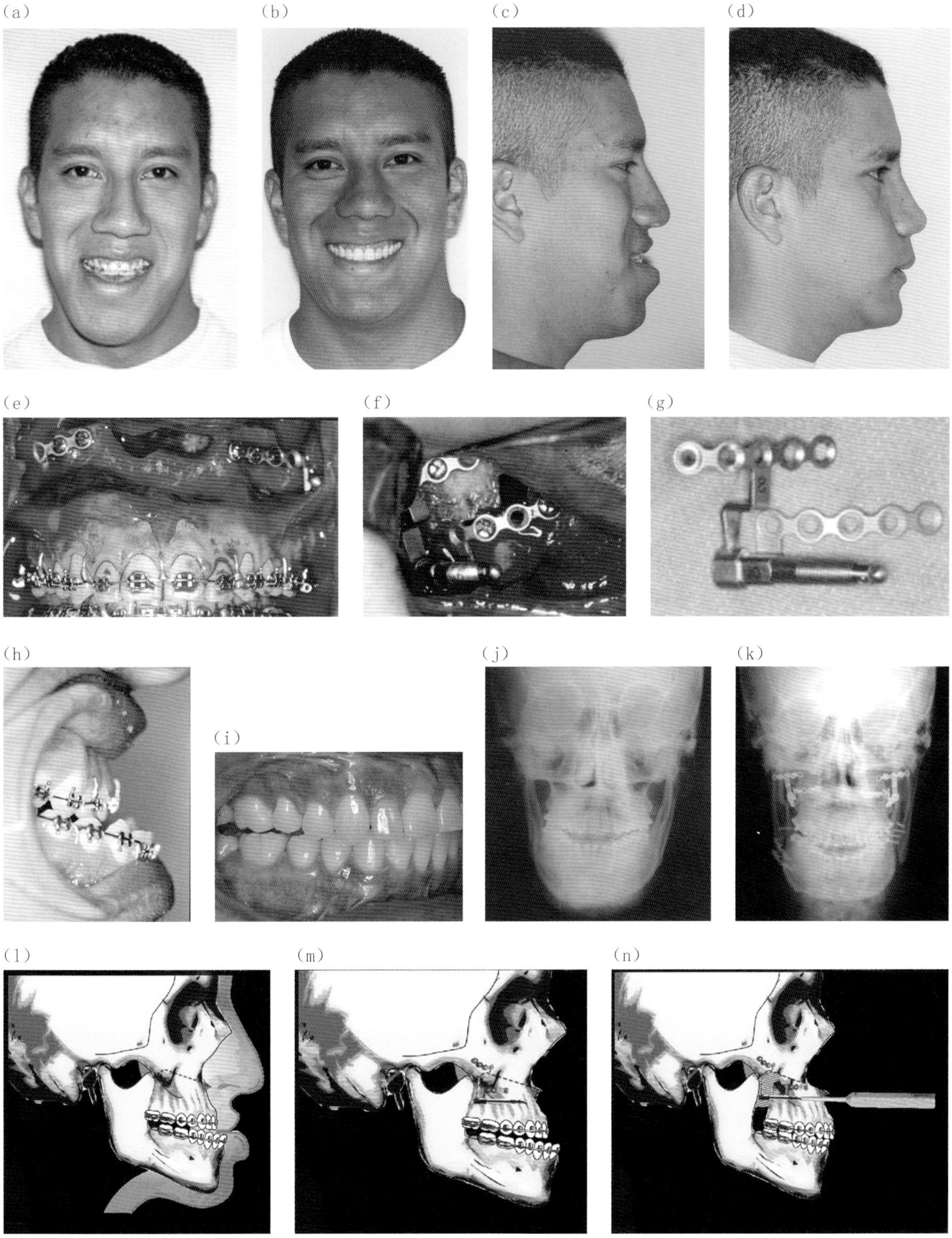

图 46-1 一例严重上颌发育不足的 23 岁男性患者；通过高位 Le Fort Ⅰ型截骨牵引成骨进行上颌前移，并同期颏成形。术前和术后 10 年随访的正侧位照片(a～d)。图示术前侧貌，高位 Le Fort Ⅰ型截骨设计和牵引期(l～n)。口内观：上颌牵引装置(e、f)；牵引器沿着下颌骀平面平行放置，避免发生开骀。术前(j)、术后(k)的头影测量片。术前咬合位(h)和术后 10 年的最终改变(i)

一根 0.024 英尺的标准金属丝在鼻骨区域从左到右穿过皮肤；这根金属丝从洞里穿出并用 Obwegeser 穿针从右侧前部上颌骨皮肤的洞里穿进去并从左侧穿

出，这根金属丝自上颌骨前部出现，环抱上颌骨；在手术时这根金属丝处于松弛状态，但在发生前牙或者后牙开骀的时候可以收紧或者放松[24]。将面部肌肉向前复位移动后小心关闭软组织创口，收窄鼻翼宽度后上唇进行 V-Y 缝合。一旦影像学检查证实矿化完成，牵引器可以在门诊静脉镇静下通过上颌外侧小切口取出[25]。后上方的钛板可以切下并留在原处，用可吸收缝线关闭创口[13]。

唇腭裂患者的上颌骨 Le Fort I 型截骨前移

如图 46-2 所示。

大多数唇腭裂患者在经历了多次手术后都会存在上颌骨三维方向上的发育不足。面对这些问题，医师需要构建一套包括上颌骨增宽、垂直向和前后向移动上颌骨的正畸计划。

其中最重要的一个方面就是把这两部分或者三部分上颌骨，对应单侧或者双侧唇腭裂，转化为一整个部分；一旦完成这一步，剩下的任务就是把上颌骨移动到尽可能好的咬合位置并完成术后正畸；理解旋转（roll）、摆尾（yaw）和仰俯摆动（pitch）是正确定位上颌骨的基础（参见第 5、6 章）。上颌骨水平向的矫正需要在前期通过上颌骨增宽来达到，如上颌骨需要增宽超过 4 mm 或者上颌骨需要轻度增宽伴随着垂直向和前后向的移动时进行[24,26-30]。

外科技巧

在诊断和包括三维模型治疗设计完成后，牵引装置被预弯、预成形并调整；同时制作带有多个孔的腭导板以供殆间钢丝穿过，内部采用金属支架防止手术中导板断裂[24]。导板在模型外科时制作，同时应该考虑轻微的上颌骨增宽。患者采用相同的方式进行手术，唯一的区别是需要制备三个皮瓣，鼻、腭瓣和颊瓣；用于同期的牙槽骨植骨。双侧唇腭裂患者需要左右两侧对称的处理软组织，但是前颌骨的唇侧不能做切口，因为这是前颌骨唯一的血供；可以凿断鼻中隔或者在前颌骨后部分切除，保留前颌骨唇侧的血供（图 46-2 e～g）。

一旦这两块或者三块上颌骨骨段被折断降下后，三维的牙槽骨植骨床准备完毕（图 46-2 h）。鼻腔层和腭层需要严密关闭；小心地将上颌骨骨块用颌间结扎丝固定在树脂殆板上，1 块 2mm 厚的长钛板和 6～8 mm 长的螺钉在牙齿上方的水平将上颌骨固定为一整块（图 46-2 q、r）。正畸的方丝弓、坚固内固定板和树脂殆板提供良好的上颌稳定性，建立了整块的上颌骨，用牵引器和鼻骨前颌骨周围的悬吊 0.024 英尺金属丝固定于面中部[24]。移植骨放置在牙槽裂区域，仔细关闭软组织（图 46-2 h）。牙根暴露在裂隙区是拔牙的指征，以免造成植骨的感染和吸收；牙周韧带也是细菌侵入关闭后的植骨床的一条路径[13,24]。

在启动牵引装置之前等待 7 天。上颌骨每天前移 1 mm，直到尖牙和磨牙取得 I 类咬合关系。没有必要进行过矫正。临床医师一定要等到彻底矿化后再移除牵引器。一旦到达理想的位置，要密切监视中线的位置，有时需要一侧多移动一定距离以保证中线位置。如果发生前牙或后牙开殆，调整前部的垂直悬吊金属丝以控制最终垂直位置。

改良 Le Fort III 型截骨前移

在用 3D 模型进行手术规划后，对牵引装置进行预弯、预成形和调整；患者进行鼻气管插管控制性降压全麻手术。牵引成骨的过程基于三处区域进行骨的矿化；将颧骨一分为二提供了最好的骨矿化的来源，还有翼上颌区域和梨状孔边缘。截骨时进行充分的冲洗以防止过热和骨的延迟愈合[24,26-30]。

对于改良的 Le Fort III 型截骨，从右侧第二前磨牙的颊侧到左侧第二前磨牙颊侧做切口。翻起软组织瓣后显露前部上颌骨，在眶下神经后方显露颧骨。用 Dean 剪刀来剪断咬肌在颧弓的附着，以达到快速且良好的颧弓暴露，一把小的颈部拉钩用来保护软组织，在颧骨体上画参考线。来复锯在尽可能靠近颧额突的地方垂直截开颧骨体。一个附加的结膜内切口用于暴露眶下缘；涂抹大量眼膏后插入眼球保护器。在眶下神经内上方将颧突截开，眶底在眶下缘后方截开并继续向下向斜前方截开防止损伤鼻泪管，在口内完成梨状孔边缘的截骨，后方用弯骨凿截断翼上颌缝或者上颌结节。在翻起鼻腔黏膜后，鼻中隔用球型骨凿自前向后凿断。

用两把宽的弯骨凿放在上颌结节后方使颧上颌复合体移位，使其缓慢渐进式分离；如果有阻力，重新检查截骨线，避免单侧硬拉引起颧骨的继发骨折。如果发生了，需要用 2 块 2 mm 的多孔钛板固定以确保骨的位置和稳定。牵引器的后板固定在颧骨后部，将板弯制成锚状，前板固定在颧骨前份和上颌骨壁。对于牵引器埋在黏膜下的病例，一个可动的连接器连接在牵引杆上用来牵引，减轻面部瘢痕；医师认为上颌位置满意后可以去除连接器；理想情况下连接器可以通过用钥匙顺时针旋转来取下，连接器断开并取下，不需要做切口[26-30]。

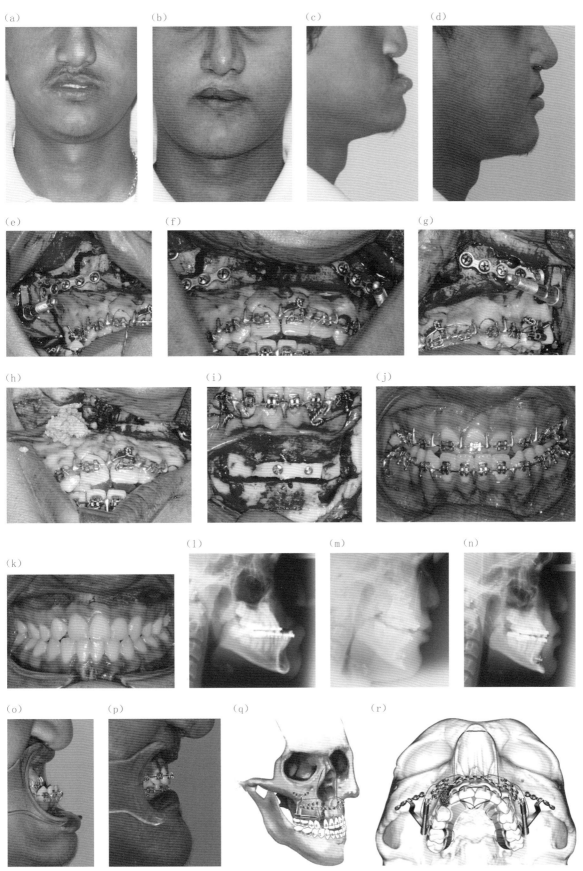

图 46-2 一例严重上颌发育不足的 15 岁单侧唇腭裂患者。进行了高位 Le Fort I 型截骨牵引成骨前移上颌伴根尖下截骨。面部和牙列照片显示了改变，图示同期牙槽突自体骨移植伴上颌骨前移，内置式牵引器和鼻上颌骨环绕钢丝进行的垂直方向控制。腭侧殆板、正畸弓丝和横向坚固内固定将两块上颌骨固定成一整块，用内置式牵引器前移。最终展示 4 年后的变化；整个正畸的时间是 14 个月

颅骨下 Le Fort Ⅲ 型截骨前移

如图 46-3 所示。

第一至第三磨牙处做一条 3 cm 长的切口；切断颧弓处附着的咬肌纤维，暴露颧弓。用一个小的隧道拉钩保护软组织，用来复锯从眶最外侧开始截骨，将颧骨一分为二后继续向下到翼上颌连接；在颧骨体上画参考线。在对侧做同样的操作。然后，做结膜切口截断眶底壁，插入一个眼球保护器，涂抹大量眼膏，截骨线就在眶缘后方泪骨前方（图 46-3 e）。继续用眉

间下方 3 mm 的切口做上方截骨，将鼻骨和额骨及鼻中隔截开（图 46-3 h）。最后剩下的连接是上颌后部，双侧上颌结节或翼上颌连接处用弯骨凿截骨。小心的向前下方逐渐加力以移动面部结构。如果有阻力，就再检查截骨是否完全。用包了纱布的 Rowe 脱位钳放在腭部防止软组织损伤，或者用双侧 Carroll-Girard 螺钉，再结合鼻额截骨线处的直的骨凿来移动面中部（图 46-3 h）。将一枚 10 mm 长螺丝固定在额骨最厚的部位，作为上颌骨前部悬吊钢丝的锚点；在眉间下切口使用 Obwegeser 穿针，一根 0.024 英尺的悬吊钢丝用于术后的方向控制[13,30]。

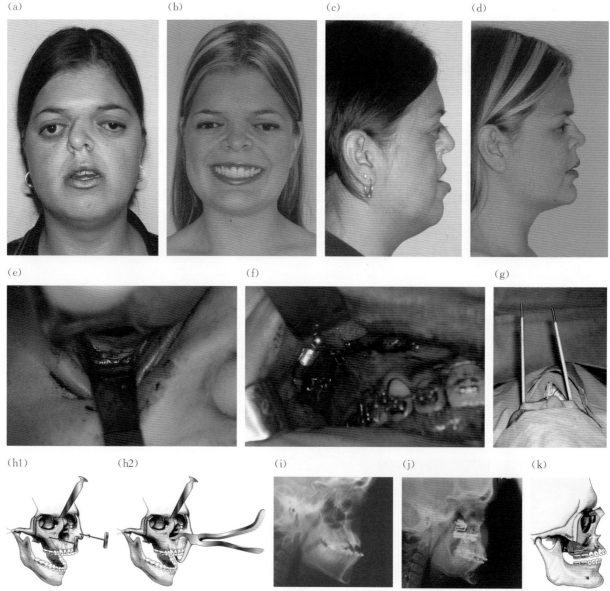

(a)　　　(b)　　　(c)　　　(d)

(e)　　　(f)　　　(g)

(h1)　　　(h2)　　　(i)　　　(j)　　　(k)

图 46-3　一例 16 岁的女性 Crouzon 综合征患者接受了颅骨下的 Le Fort Ⅲ 型截骨上颌骨前移和额成形术。在第二阶段，牵引器被移除，进行了鼻整形和上颌增宽。治疗前和治疗后的正侧面照片（a～d）。做结膜和口内切口，并用金属杆放入口内检查位置（e～h）。图示矿化的区域（k）。术前和术后侧位头影测量片（i、j）

(l) (m)

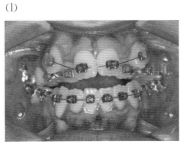
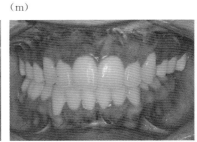

图46－3(续) (l、m)10年后的牙列变化

一旦骨块游离,双侧内置式牵引器就被放置在颧骨上,分别在骨折线的两侧。牵引装置在3D模型上调整,在磨牙水平暴露于口腔,用来进行激活。创口用常规方法关闭(图46－3 f、k)。

牵引流程

等待期为7天,之后每天牵引1mm,直到牵引结束;每1cm牵引量的巩固期为60～90天。一侧的牵引器可能比另外一侧牵引量大,以保证对称性和中线的位置。

术后注意点

患者术后几天即可恢复正常活动。牵引应该在早晨上学或上班之前完成,在牵引期间应该进食流质。一旦面中部在合适的位置后,可以调整悬吊金属丝或者在静脉诱导下调整位置,此后患者可以进食软食。搅拌器是很有用的;对于患者想吃或者家人在准备为患者进食时,应该先进行研磨,放在杯子或汤勺内给患者进食。

在所有牵引完成并经过巩固期后,拍摄X线片确认牵引区域的成骨情况;一旦观察到足够的放射阻射即可在手术室静脉镇静下将牵引装置的前部取下,并检查骨块的活动度,之后决定是否继续拆除牵引器的后部以及前部的悬吊金属丝。

牵引器应该在放射评估确定适当的成骨发生之后进行拆除,需要考虑愈合过程中不同的变量,例如患者年龄、移动量、骨的质量和数量、感染、巩固期的稳定性不足、患者选择不当和一些系统性疾病。

内置式牵引成骨允许用一种可预测和稳定的方式来精确地控制最终的咬合关系。这种方式可以渐进地增加软硬组织的量,直至达到理想的咬合关系。它要求正畸医师术前将咬合关系调整到理想位置并用粗的方丝弓固定,以便于术后早期应用较大力量的颌间弹性牵引,并允许在激活期和巩固期完全不给关节造成压力。

(万　腾　于洪波　译)

参考文献

［1］ Ilizarov G. The tension-stress effect on the genesis and growth of tissues. In:Ilizarov G(Ed.)Transosseous osteosynthesis. Germany:Springer-Verlag,1992;137－255.

［2］ Polley J,Figueroa A. Maxillary distraction osteogenesis with rigid external distraction. Atlas Oral Maxillofac Surg Clin North Am. 1999;7:15－28.

［3］ Figueroa A,Polley J. Management of the severe cleft and syndromic midface hypoplasia. Orthod Craniofac Res. 2007;3:167－79.

［4］ Figueroa A,Polley J:Introduction of a new removable adjustable intraoral maxillary distraction system for correction of maxillary hypoplasia. J Craniofac Surg. 2009;1776－86.

［5］ Ching E,Figueroa A,Polley J. Soft tissue profile changes after maxillary advancement with distraction osteogenesis by use of rigid external distraction device:a 1-year follow-up. J Oral Maxillofac Surg. 2000;58:959－69.

［6］ Ilizarov G. The principles of the Ilizarov methods. Bull Hosp Joint Dis Orthop Inst. 1988;48:1.

［7］ Ilizarov G. The tension-stress effect on the genesis and growth of tissues:Part I. The influence of stability on fixation and soft tissue preservation. Clin Orthop. 1989;238:249－81.

［8］ Ilizarov G. The tension-stress effect on the genesis and growth of tissues:Part II. The influence of the rate and frequency of distraction. Clin Orthop. 1989;239:263－85.

［9］ Samchukov M,Cherkashin A,Makarov M,et al. Muscle adaptation during single and double level tibial lengthening. In:Stein H,Suk S,Leung P,et al.(Eds). SIROT 99 International Research Society of Orthopaedic Surgery and Traumatology,Sydney,Australia,April 16－19,1999. Tel Aviv:Freund Publishing House,1999:460－5.

［10］ Samchukov M,Cope J,Cherkashin A. Craniofacial distraction osteogenesis. St Louis,CV Mosby,2001.

［11］ Bell W,Gonzalez M,Samchukov M,Guerrero C. Intraoral widening and lengthening the mandible by distraction osteogenesis and histogenesis. J Oral Maxillofac Surg. 1999;57:548－62.

［12］ Guerrero C,Bell W,Meza L. Intraoral distraction osteogenesis. Maxillary and mandibular lengthening. Atlas Oral Max-illofac Surg Clin North Am. 1999;7: 111 – 51.

[13] Guerrero C, Gonzalez M, Dominguez E. Bone transport by distraction osteogenesis for maxillomandibular reconstruction. In: Bell W, Guerrero C. Distraction osteogenesis of the facial skeleton. Hamilton: BC Decker, 2007: 501 – 19.

[14] Guerrero C, Bell W. Intraoral distraction. In: McCarthy JG (Ed.) Distraction of the craniofacial skeleton. New York (NY): Springer-Verlag, 1999: 219 – 48.

[15] Guerrero C, Bell W, Gonzalez M, Meza L. Intraoral distraction osteogenesis. In: Fonseca RJ (Ed.) Oral and maxilofacial surgery. Philadelphia (PA): W. B. Saunders, 2000: 343 – 402.

[16] Guerrero C, Rivera H, Mujica E, Henriquez M, Gonzalez M. Principles of distraction osteogenesis. In: Bagheri S, Bell B, Khan H. Current therapy in oral and maxilofacial surgery. St Louis: Elsevier, 2012: 101 – 11.

[17] Chin M, Toth B. Le Fort III advancement with gradual distraction using internal devices. Plast Reconstr Surg. 1997;100: 819 – 30.

[18] Guerrero C. Rapid mandibular expansion. Rev Venez Ortod. 1990;48: 1 – 2.

[19] Wangerin K, Gropp H. Die intraorale Distraktionsosteotomie des mikrogenen Unterkiefers zur Beseitigung der Atemweg-sobstruktion. Dtsch Z Mund Kiefer Gesichtschir. 1994; 18: 236.

[20] Shokirov S, Wangerin K. Transantral distraction device in correction of severe maxillary deformity in cleft patients. Stomatologija. 2011;13: 25 – 32.

[21] Kessler P, Wiltfang J, Schultze-Mosgau S, Hirschfelder U, Neukam FW. Distraction osteogenesis of the maxilla and midface using a subcutaneous device: report of four cases. Br J Oral Maxillofac Surg. 2001;39: 13 – 21.

[22] Cheung LK, Lo J. Distraction of Le Fort II osteotomy by intraoral distractor: a case report. J Oral Maxillofac Surg. 2006;64: 856 – 60.

[23] Gonzalez M, Guerrero C, Ding M. Distraction osteogenesis. In: Bagheri S, Bell B, Khan H. Current therapy in oral and maxillofacial surgery. St Louis: Elsevier, 2012: 658 – 70.

[24] Schendel S, Delaire J. Facial muscles: Form, function and reconstruction in dentofacial deformities. In Bell W, Proffit W, White R (Eds). Surgical Correction in Dentofacial Deformities. Philadelphia, WB Saunders, 1980: 259 – 80.

[25] Guerrero C. Intraoral bone transport in clefting. Oral Max-illofac Surg Clin North Am. 2002;14: 509 – 23.

[26] Guerrero C. Intraoral distraction osteogenesis. In: Selected readings in oral and maxillofacial surgery. Vol 10. Dallas: University of Texas Southwestern Medical Center at Dallas, 2002: 1 – 30.

[27] Guerrero C, Bell W, Gonzalez M, Meza L. Intraoral distraction osteogenesis. In: Fonseca RJ (Ed.) Oral and maxillofacial surgery. Vol 2. Philadelphia (PA): W. B. Saunders, 2000: 359 – 402.

[28] Cohen S, Burstein F, Stewart M, Rathburn M. Maxillary-midface distraction in children with cleft lip and palate: a preliminary report. Plast Reconstr Surg. 1997;99: 1421 – 28.

[29] Guerrero C, Bell W, Gonzalez M, Rojas A. Maxillary advancement combined with posterior palate reposition via distraction osteogenesis: a case report. In: Samchukov ML, Cope JB, Cherkashin AM (Eds). Craniofacial distraction osteogenesis. St. Louis (MO): Mosby, 2001: 531 – 4.

[30] Guerrero C. Maxillary intraoral distraction osteogenesis. In: Arnaud E, Diner PA (Eds). Proceedings of the 3rd International Congress on Facial Distraction Processes; 2001 June 14 – 16; Paris, France. Bologna, Italy: Monduzzi Editore, 2001: 381 – 87.

第 2 篇
辅助手术

Section 2

Adjunctive Surgery

第 47 章
简介：辅助手术
Introduction：Adjunctive Surgery

Foad Nahai

　　过去的一二十年中我们对于面部老化的理解取得了重大进展。我们既往普遍认为面部衰老是组织下垂和皮肤改变的共同结果，但这一认知随着我们发现软硬组织的体积改变而对其产生了质疑。尽管大家都认为光化学改变和皮肤弹性丧失会促进面部皮肤衰老，但是组织紧缩或是下垂究竟哪个起到更大的作用仍存争论。事实上三者均发挥作用，并且每种因素发挥作用因人而异。并非所有面孔都以同样方式衰老，也不是所有面孔都以相同方式年轻化。也不是所有衰老的面孔都需要经过手术或者非手术治疗进行年轻化。

　　准确评估衰老过程中的组织收缩、下垂程度和皮肤质地可以指导我们选择年轻化治疗手段，即采用手术、非手术或两者结合的方法。对面部外观有显著影响的骨骼也需要进行评估。对于软组织重新定位的形态和体积恢复是否足够，以及骨骼是否改变或增加，究竟多少软组织增量能够改善下方骨量不足这些问题，仍无法确定。

　　在清楚了解了面部衰老的同时，注射物的发展导致了我们面部衰老治疗方式的转变。肉毒素和填充物已迅速成为最流行的非手术美容方法。根据 *Aesthetic Surgery Journal* 发表的美容外科国家数据库统计数据显示[1]，非手术美容的数量超过了手术美容的 8 倍。注射治疗为早期面部衰老患者提供了相对安全和有效的选择，也是推迟潜在手术患者治疗时间的替代手段。填充物不仅限于软组织修复，也包括骨骼增量。

　　面部年轻化治疗方法中容积重建是效果最显著

且最具颠覆性的环节。容积重建甚至比 20 世纪 70 年代中期描述的浅肌腱膜系统（superficial muscular aponeurotic system，SMAS）更为重要[2]。SMAS 的提出和描述使我们对其解剖关系及其在面部年轻化治疗中的作用有了更清晰的认识。现今已不断提出许多改良方法，并且都声称优于其他方法。相比于 SMAS，容积重建的应用仍处于起步阶段，许多问题尚未解决。无论是通过手术还是非手术治疗方式实现，所有人都一致认为它是面部年轻化治疗中一个重要组成部分。对于充填物的问题目前集中在选用哪种充填物或者哪个平面，然而关于自体脂肪移植则存在更多问题。问题与争议集中于供体的部位、脂肪的收集和处理方式，移植前准备以及注射脂肪的数量和位置。是否应在手术前或后注射脂肪？关系最密切的问题是有多少脂肪会存活以及我们如何来预测。大多数时候注射脂肪的多少是个重要的问题。而充填物就没有这样的预测问题。尽管我们对于脂肪和脂肪移植的认识取得了长足进步，但做到可以预测它的改变之前仍有很长一段路程。脂肪移植商业化组织声称与干细胞有关，但实际上并没有科学的依据，可能会引发伦理和大众的关注[3,4]。

　　尽管上文提到的关于脂肪移植的许多问题尚未解决，但是，脂肪移植已经成为面部年轻化治疗程序的重要组成部分，无论是作为独立手术或是面部除皱手术的辅助手段。根据每例患者衰老程度的不同，脂肪可注射于颊部、颞部、眼睑、嘴唇、口周或眶周等部位。与年轻化相比，大多数患者颈部轮廓重塑包含通过吸脂或直接切除来使表浅脂肪的体积减小。切除颈阔肌下脂肪和二腹肌以及部分下颌下腺对于更好地重塑颈部形态和下颌骨下缘形态是很重要的。少数情况下，极度消瘦患者或行二期颈部手术的患者可能需要使用脂肪移植。

与面部衰老相关的体积丧失可能不仅限于软组织，也与骨骼有关。骨架是面部外观的基础，骨骼的任何改变都可能会影响面部尺寸和整体外形。面部外观最为显著的改善常来自骨骼的手术，即骨骼的前移、后退或增量。在我们热衷于容积重建时，我们应该充分意识到面部移植充填在这一领域中的优先地位。正颌患者常常问我他们是否需要在正颌手术之前进行面部提升，毫无疑问，她们应该先进行正颌手术和其他骨性手术。骨性治疗将极大地改变面部外形。首先实现良好的骨性基础，然后改善软组织情况。

面部年轻化是从骨骼延伸到皮肤表面。除容积重建、软组织重排以及多余皮肤的悬吊或切除外，一些患者还需要皮肤表面的处理来实现年轻化。激光治疗可作为治疗面部光化改变和皱纹的单独手段，也可和外科手术相结合。

包括面部年轻化在内的面部外观的改变可能涉及下方的骨骼、容积重建、软组织容量的恢复和重排、多余和非弹性皮肤的切除以及皮肤磨削。年轻化的治疗程序必须基于对于这些改变的准确评估。

（程　杰　王旭东　译）

参考文献

［1］ Cosmetic Surgery National Data Bank：Statistics 2013. Aesthet Surg J. 2014；34(1 suppl)：1S‑22S.

［2］ Mitz，V、Peyronie，M. The superficial musculo-aponeurotic system（SMAS）in the parotid and cheek area. Plast. Reconstr. Surg. 1976；58；80‑8.

［3］ Nayar HS，Caplan AL，Eaves FF，Rubin JP. The ethics of stem cell-based aesthetic surgery：attitudes and perceptions of the plastic surgery community. Aesthet Surg J. 2014；34；926‑31.

［4］ Atiyeh BS，Ibrahim AE，Saad DA. Stem cell facelift：between reality and fiction. Aesthet Surg J. 2013；33；334‑38.

第47章

第48章
正颌手术后鼻外形变化及与正颌相关的鼻整形手术
Rhinoplasty and Nasal Changes In Relation to Orthognathic Surgery

Mehmet Manisali and Leila Khamashta-Ledezma

引言

正颌手术和鼻整形术后面部外形的变化都是显著的,在必要的情况下,同个患者通过先后行这两种手术方式来改善面部外形,可以得到卓越的效果(图48-1)。

然而,这两个手术操作的关系远比初次所见复杂。第一,面部轮廓和鼻外形的变化相互衬托,相互影响;当颏点前移时,鼻位置会相对出现变化;同样,鼻背驼峰的去除可以从感观上改变颏部侧貌(图48-2)。

第二,鼻整形术中的某些操作能够改变上、下颌骨之间的相对关系。这一点在通过降低前鼻棘和改变鼻中隔尾侧与鼻翼内侧脚之间的位置关系来治疗紧绷鼻时可以明显体现出来。由此减小的鼻唇角在不改变实际的上下颌骨位置关系的情况下,使骨性Ⅱ类侧貌变为骨性Ⅰ类侧貌(图48-3)。第三,最重要的是,正颌手术后上颌位置的变化会导致鼻外观和功能发生一些变化,其中一些可能是有益的,应该让其出现使术后美学效果更精致。比如在上颌骨发育不足的患者术后鼻翼间距增加从而改善鼻外形,就是一个很好的例子。另外,一些术前即可预期到的将产生不良美学影响的操作应该在手术设计的阶段便进行规避,或者在手术时考虑辅助手术来进行纠正,例如降低前鼻棘。不过,某些情况确实需要二期手术以

(a)

(b)

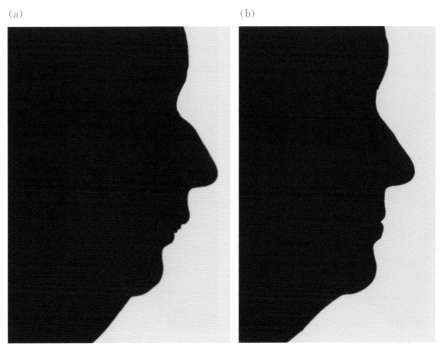

图 48‑1 一例正颌正畸联合治疗后接受鼻部整形术的患者。(a)治疗前。(b)治疗后

(a)

(b)

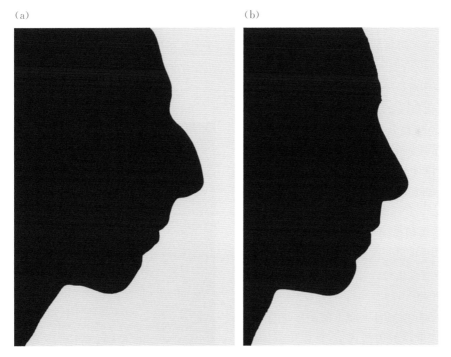

图 48‑2 驼峰切除术后颏部位置感观变化的侧貌图。(a)术前侧貌。(b)术后侧貌

纠正术后出现的鼻部软组织不良变化。

鼻部外形分析

鼻整形术成功的关键是准确、透彻地分析鼻部的畸形，诊断方法应该具有可重复性、可操作性，并且富有条理。

首先需要注意的特征是皮肤的质量。较为厚实的、皮脂腺较为丰富的鼻部皮肤将使得内部鼻软骨的形态无法完全在鼻外形轮廓中得以体现。另外，薄的半透明皮肤将更容易显示出鼻结构的瑕疵和不规则。

第
48
章

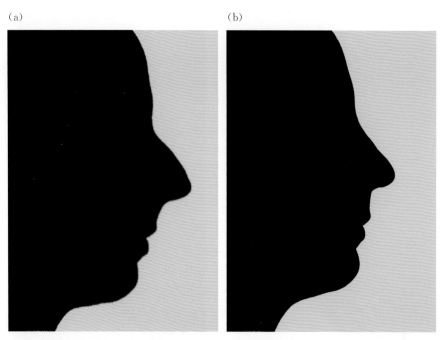

(a)　　　　　　　　　(b)

图 48-3　骨性Ⅱ类面型的患者通过磨除前鼻棘以及调整鼻中隔和鼻翼软骨内侧脚的手术方法减小鼻唇角改善成Ⅰ类骨性面型的侧貌变化。(a)术前侧貌。(b)术后侧貌

在记录皮肤质量的同时,应该记录鼻最具特色的特征。对鼻外形第一印象的描述可能是"突出的驼峰""下垂的尖端"或"弯曲的鼻子"。这些主要是初步描述记录,并且应在对鼻外形的美学评估结束时进行进一步的修正。

鼻外形的评估应该分为临床检查和临床照片记录,记录的方向分别为正面、侧面、仰视和斜视图。从正视图上我们可以评估鼻外形笔直的程度,分析鼻上、中、下部的宽度以及鼻尖的特征(例如球状度)(图48-4)。从正面看,以"飞翔的海鸥"来形容鼻外形的话,则可以直观地表明鼻尖的旋转程度(图48-5)。在正面图的评估中,可以观察眉弓曲线到鼻尖点的美学线,曲线的光滑程度也可以体现出鼻内部骨性结构是否存在畸形(图48-6)。

鼻的侧面观最好按照自上而下的顺序进行评估(图48-7)。应注意鼻额角的评估,是锐角或钝角。鼻根是鼻的起点,有垂直向的高低程度、水平向的深浅程度。鼻背部可以是直的、凹的或凸的。鼻部长度由两个点决定:鼻根点和鼻尖点。鼻根点的高度和鼻尖点旋转的程度将决定鼻部的长度。鼻尖点上方的低点被称为鼻尖上凹陷,被视为女性化特征。鼻尖点位置也可在平面上进行评估,这被称为鼻部投影,它可以是正常的、过度的或不足的。虽然鼻翼-鼻小柱关系在正面观能给予一些诊断线索,但最好从侧面观进行评估。这样可以发现鼻翼、鼻小柱二者其一或

均有位置异常。鼻唇角可以是钝角或锐角,并且容易受到鼻整形术、上颌截骨术和正畸过程中上颌切牙转矩变化的影响。底面观能够评估鼻的三角形态(图48-8)。从这个角度进行评估,鼻小柱高度与鼻翼宽

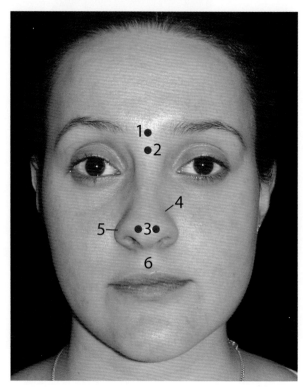

图 48-4　鼻部的正面观。1,软组织眉间点;2,软组织鼻根点;3,鼻尖表现点;4,鼻翼上皱襞;5,鼻翼侧壁;6,人中

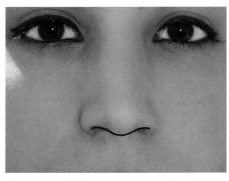 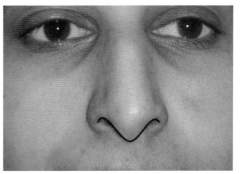

图 48-5　展示"飞翔的海鸥"形态的正面观。可以看到鼻小柱在鼻翼边缘的正下方,从而与鼻翼在正面上组成柔和的"飞翔的海鸥"的外观。如果正面观上的鼻小柱过度暴露,则可能是鼻小柱的过度下突所导致的 (引自：Naini FB. Facial Aesthetics: Concepts and Clinical Diagnosis. Oxford：Wiley-Blackwell, 2011[6]；允许出版)

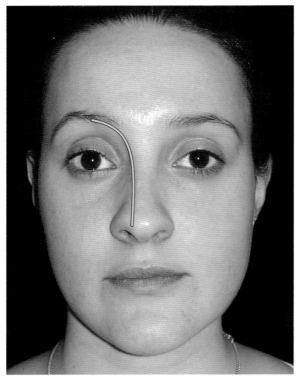

图 48-6　眉毛至鼻尖的美学线

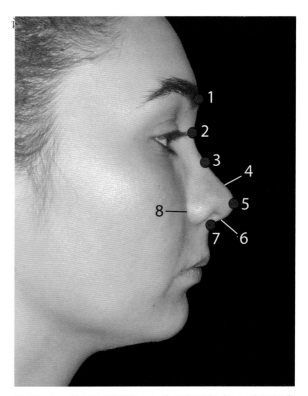

图 48-7　鼻部的侧面观。1,软组织眉间点;2,软组织鼻根点;3,鼻缝点(鼻软骨连接处);4,鼻尖上折;5,鼻前点;6,鼻小柱;7,鼻下点;8,鼻翼-面部沟/连接

度之比约为 2：1。在正面观察到的鼻尖特征,如鼻尖的软骨分离,也可以从仰视图得到确认和更好的描述。也可以评估基底宽度和对称性。如果存在鼻中隔尾侧偏斜,亦可以观察到。斜视通常证实之前评估中收集到的结果。它也有助于发现微小的不对称性。

鼻整形术的基本步骤

本节是为不熟悉鼻整形手术步骤的读者而编写的。理解鼻整形手术的基本步骤能加深对正颌手术的

识。而且一旦完成对鼻外形的分析,对于手术所需要达到的目标就可以明确了。一般来讲,这些手术技术是减少或增加鼻部的骨、软骨或者软组织,或者改变三者的相对位置。比如,如果手术的目标是降低鼻部突出的驼峰,这将需要切除鼻骨(驼峰的骨性部分),以及降低鼻中隔的背侧和上外侧软骨(驼峰的软骨成分)(图 48-9)。相反,如果目的是增加鼻背高度,那么需要鼻中隔软骨、耳软骨或肋软骨移植来实现这一点。

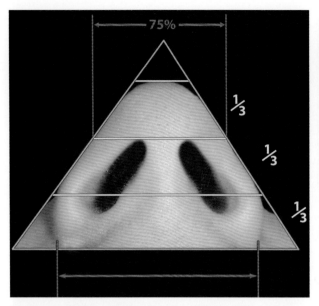

图48-8 底面观：展示了鼻部的三角形态(引自：Naini FB. Facial Aesthetics：Concepts and Clinical Diagnosis. Oxford：Wiley-Blackwell, 2011[6]；允许出版)

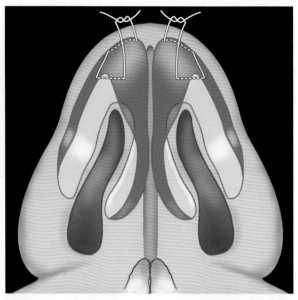

图48-10 鼻翼软骨穹隆缝合示意图(引自：Naini FB. Facial Aesthetics：Concepts and Clinical Diagnosis. Oxford：Wiley-Blackwell, 2011[6]；允许出版)

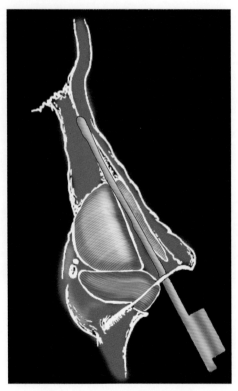

图48-9 鼻背驼峰切除示意图

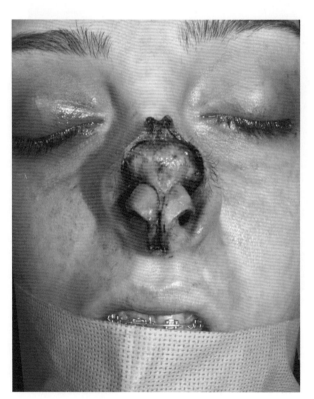

图48-11 鼻尖开放入路

改变鼻支架的位置和形态也是鼻整形中的一种常见操作。在降低鼻背驼峰后,截骨术被用来纠正鼻根过宽的畸形。在某些要改变鼻尖形状的情况下,可以对鼻翼软骨进行缝合而改变其形态(图48-10)。

在罗列出可以应用的手术技术之后(虽然在使用

的过程中手术顺序会有改变),下一步就是确定切口和手术入路。一般情况下,鼻尖开放入路是利用横跨鼻小柱和鼻孔边缘的切口,从而可以获得一个对称和精准的术区暴露来增加或减少鼻部的组织量(图48-11)。另外一种方法是鼻内入路,使用软骨间贯穿

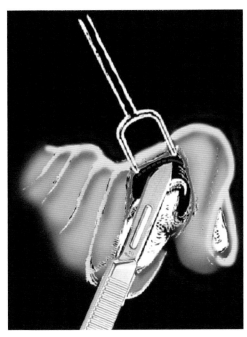

图 48-12 鼻内入路示意图

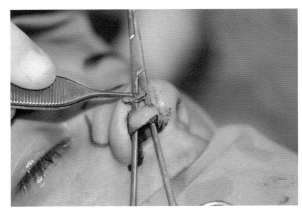

图 48-13 隧道入路的鼻尖修整

切口(图 48-12)。如鼻翼边缘切口附加软骨间贯穿切口即可暴露鼻翼软骨,从而可以进行组织切除和缝合。这种方法被称为隧道入路(图 48-13)。

上颌骨截骨术后的鼻功能改变

在上颌骨截骨术后,鼻腔的解剖结构和体积发生改变;因此,鼻腔气道阻力也会发生变化。在上抬或前移上颌骨后,可以观察到鼻腔气道阻力下降[1]。这种变化很可能是由于鼻孔(外鼻瓣)的扩大和内部瓣的打开。Turvey 等的研究报道,在 52 例上颌扩弓术后的病例中,有 38 例患者的鼻腔气道阻力下降[2]。在 19 例鼻腔气道阻力较高的正颌患者中,17 例患者的术后鼻腔气道阻力值明显下降至正常值。其他研

究也表明,气道阻力初始值较高的患者受益最大[3]。术前快速上颌扩弓、手术辅助快速上颌扩弓或上颌 Le Fort I 型截骨术同期横向扩弓,这三种上颌扩弓后,鼻腔阻力也有所下降。

正颌手术后鼻部的美学形态变化

上颌截骨术后鼻部的外形可能变好也可能变坏,术前对鼻部外形进行准确的测量评估,针对这些结果准确制订治疗方案,才能获得良好的术后效果。在骨性 III 类错殆畸形中,患者常伴有上颌骨发育不全与鼻翼基底部的骨支撑缺乏,导致鼻翼过窄(图 48-14)。因此,在这些病例中适度增宽鼻翼将会获得更好的效果。另外,通常在非洲-加勒比族裔患者中,鼻翼基底本来比较宽大,防止术后鼻翼基底进一步增宽就显得尤为重要。所以在制订手术方案时还要考虑不同的种族因素。

上颌骨截骨术后鼻外形的变化最常出现在鼻翼部,但是根据上颌骨移动方向和移动量的不同,鼻部的其他部分也会发生变化。上颌骨前移后,可能会出现鼻尖角度的旋转、鼻尖上折更明显和鼻背驼峰处变缓。上颌骨上抬后,特别是在同时前移时,鼻翼宽度会增加。因此在上颌骨上抬时一定要注意修整鼻中隔软骨以防止其术后出现偏曲。但是如果在前鼻棘前过度修整鼻中隔软骨或者过度地修整前鼻棘,随着术后瘢痕的出现,鼻小柱退缩。上颌骨前移会轻微地减小鼻唇角,而相对不常用的上颌骨后退可以明显地加大鼻唇角[4]。

鼻翼区域

正颌术后鼻翼基底的增宽是文献中最常报道的术后鼻部变化,无论上颌骨的移动方向和移动量如何,都会出现鼻翼基底的增宽。对此最可能的解释是上颌骨表面骨膜、稳定鼻翼基底的肌肉和韧带均被剥离[5],在上颌骨上抬或前移时更加容易出现术后鼻翼基底的增宽。有些时候上颌骨移动后导致的鼻翼基底距离增加会暴露术前就存在的鼻部不对称,这种不对称通常需要二次手术来矫正(图 48-15)。

鼻尖和鼻尖上区域

鼻尖由鼻部多个解剖结构支撑,鼻中隔、鼻翼软骨的力量、内侧脚在鼻中隔的附着、上外侧软骨与鼻翼软骨的附着、前鼻棘等,都参与了鼻尖的支撑,因此我们有理由认为手术中对于这一部位的剥离、对鼻中

(a) 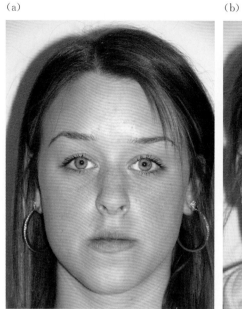 (b)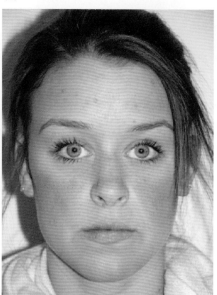

图 48-14 一例上颌发育不足、鼻翼基底骨性支撑不足、鼻翼宽度过小的骨性Ⅲ类患者的照片。第二张照片可以看到通过正颌手术上颌骨的前移增加了鼻翼之间的宽度。(a)术前。(b)术后

(a) 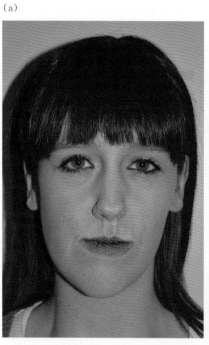 (b)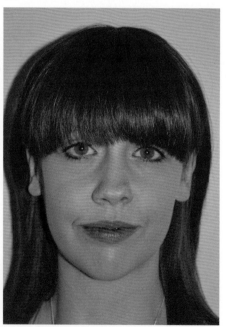

图 48-15 鼻部的不对称在正颌术后更加明显，需要二期手术来纠正。(a)正颌手术前。(b)正颌手术后

隔软骨的修整、对前鼻棘的修剪和上颌骨的移动都会影响到鼻尖部的形态。然而这种相关性并不一定是恒定的，其中相关性最高的是上颌骨的前移与鼻尖的（头侧）旋转（图 48-16）。鼻背较低平、鼻尖发生头侧旋转的短鼻可能会导致过多的鼻孔显露（图 48-17）。

上颌骨上抬之后也会导致鼻尖上抬，而上颌骨下降则会使得鼻尖的支撑减少，而比较少见的上颌骨后退的情况下也会与上颌骨下降有相同的趋势。鼻尖上部的变化和鼻尖部的变化相同，在上颌骨前移和上抬的时候鼻尖上转折更为明显。

(a) (b)

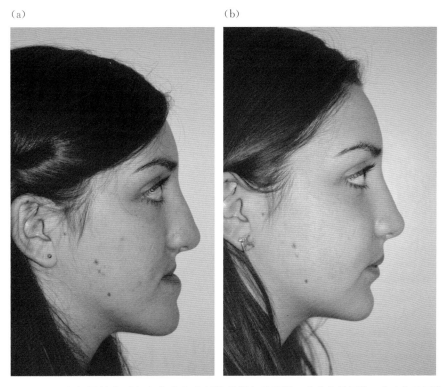

图 48－16 上颌骨前移后鼻尖突度和头侧旋转增加的照片。(a)术前侧貌。(b)术后侧貌

(a) (b)

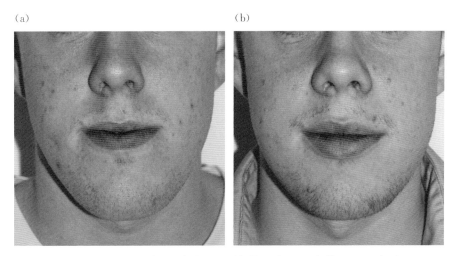

图 48－17 上颌骨前移后鼻孔显露增加的照片。(a)术前照。(b)术后照

鼻唇角

在上颌骨手术后发生的改变是鼻唇部的关系和角度,然而这一变化同时涉及两个部位的变化,即鼻小柱角度(鼻尖上仰的角度)的变化和上唇凸度的变化(图 48－18a)。比如,在上颌骨前移的病例中,上唇前移会导致鼻唇角变小,然而鼻尖的上抬角度在术后的变化中占主导因素又会使得总体鼻唇角变大。而在上颌骨上抬的病例中,会出现鼻唇沟的加深伴随鼻唇角变小。另外上颌骨的下降和后退又会使得鼻唇角变大(图 48－18b),特别是在上颌骨后退量大的病

例,变化会十分明显。

鼻背

上颌 Le Fort I 型截骨术对于鼻背部的直接影响是很小的,通常只是相对于鼻尖的位置而产生的感观上的变化。鼻尖下垂会使得鼻背部更加突出,鼻尖向上旋转会使鼻背的驼峰变得不明显。相反,当鼻背轮廓较低时,上颌骨的前移可能会进一步导致鼻背部的扁平。

鼻小柱

鼻小柱的退缩可能是医源性的,在前鼻棘和鼻中

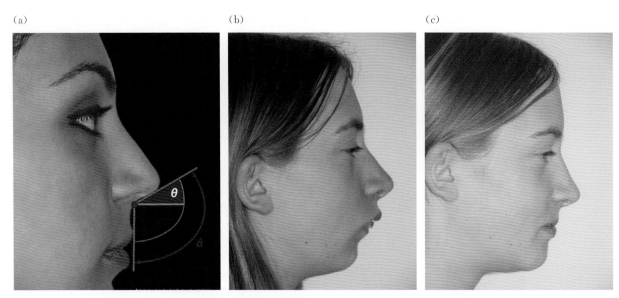

(a) (b) (c)

图 48 - 18　(a)将鼻唇角分为上下两个部分(引自：Naini FB. Facial Aesthetics: Concepts and Clinical Diagnosis. Oxford: Wiley-Blackwell, 2011[6]；允许出版)。(b)术前侧貌。(c)上颌后退以后的术后侧貌显示鼻唇角增加(尤其是下方的部分，比如上唇的倾斜度)

隔尾端被过度修整时容易出现。另外，上颌骨上抬会产生鼻翼-鼻小柱不协调，鼻翼上移会形成悬垂鼻小柱。

鼻中隔

在经历过上颌骨截骨术后的鼻整形患者中，常常可以在鼻中隔软骨下方与上颌骨嵴的连接处看到裂隙状的穿孔，这种情况常常没有临床症状并且比较常见。然而，最常见的问题是上颌骨上抬后对鼻中隔的修剪不足。随后出现的鼻中隔偏曲可能会阻塞鼻腔气道，并导致鼻的不对称(图 48 - 19)。

总而言之，大部分正颌术后鼻部的变化取决于上颌手术中上颌骨移动的方向和移动量，其中有些改变

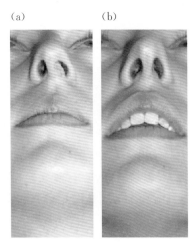

(a) (b)

图 48 - 19　(a)上颌骨上抬手术中鼻中隔修整不足引起的鼻中隔偏斜的照片。(b)二期手术的修整

与术后软组织水肿有关并且会在水肿消失后恢复稳定。然而，尽管鼻外形各部分的术后改变有确定的趋势，但是它们的表现是不同的，而且与组织的顺应性有关。术前对于鼻外形的测量和分析对于正颌手术方案的制订非常重要，成功的关键是准确估计骨组织的矫正量对于鼻外形变化的影响，并且保留对于外形有利的变化而避免影响美观的变化。而且，避免较大的骨组织移动量也至关重要。另外很重要的一点是，对于不同种族的外貌特征可能需要采取不同的策略。

正颌手术中控制鼻部变化的操作

鼻翼基底缝合

鼻翼基底部的缝合最初是由 Millard(1980)在对于唇腭裂患者的治疗中提出的，在那之后，Collins 和 Epker(1982)把这一理念引入正颌手术中，将其作为一种减小正颌术后鼻翼基底增宽程度的手术技巧[7]。目前认为没有在手术中及时复位口周和鼻周的肌肉组织是上颌 Le Fort Ⅰ型截骨术后鼻宽度增大的原因[5]，其他原因包括骨膜剥离、鼻部肌肉连接处的分离、水肿、鼻基底支撑基骨向上或者向前的空间变化[8]。在分析涉及鼻翼基底缝合技术应用的文献时，确定使用了哪种缝合方法尤为重要，因为这一技术自从被提出以来已经出现了许多种改良方法，以及缝合的材料也分为可吸收[9]和不可吸收[7]等许多种类型。经典的鼻翼基底缝合方法是经口内切口，使用不可吸

收的 3-0 缝合线分别锚固于双侧鼻翼下方的纤维肌肉组织和横向的鼻部肌肉组织，同时用力拉拢双侧的线头以确定理想的鼻翼基底宽度，而后于前鼻棘前方打结。一些学者认为利用这种方法人为再定位鼻周肌肉比任由其随机再附着更具可预测性、更加稳定[10]。

也有很多学者认为正颌手术中这种缝合方法是不准确的[11]，特别是在鼻插管存在的情况下，并且可能导致增加上唇长度等不良影响。经鼻气管内插管可能会导致鼻孔变形，从而使得术中估计鼻翼宽度与实施拉拢缝合具有一定的困难性和不准确性。有些外科医师为此选择经颏下气管内插管（见第 22 章）[12]，还有些外科医师会在上颌骨和下颌骨固定后将经鼻的气管内插管改为经口插管[13]。

目前对于鼻翼基底缝合方法是否可以有效减少鼻孔宽大和增宽鼻翼基底这一点仍存在争议，有些人支持这种方法[9,13,14]，同时又有人认为使用这种方法并没有显著变化[15]。为此有一项随机对照试验纳入了 28 例患者（14 例在术中使用了鼻翼基底缝合，14 例没有进行鼻翼基底缝合），术前、术后 1 个月、术后 6 个月分别使用 3D 面部激光扫描进行面部软组织变化的分析，发现缝合与不缝合在缩小鼻翼基底的增宽中只有 0.5 mm 的差异，并无统计学差异，因此对缝合的结论为"收效甚微"[15]。但是本临床试验的研究者也承认由于样本量较小，并且对于测量结果仅仅使用了描述性统计的方法，而且扫描系统也存在一定误差，使得这一结果也有待商榷。另外，在一项回顾性研究中，38 例患者在术中使用了鼻翼基底缝合，17 例患者作为空白对照，统计发现两组患者术后鼻翼增宽的程度是有统计学差异的，在术后至少 6 个月后，实验组患者鼻翼基底增宽量平均为 1.6 mm，对照组为 2.3 mm[9]。

另外一点关于鼻翼基底缝合方法的主要弊端是由于来自上颌骨对于鼻翼软骨外侧脚的压力会导致鼻尖发生不良旋转[16]。鼻翼基底缝合所导致的鼻尖旋转以及鼻唇角增大，已经在一些独立的临床研究中和最近一篇关于这一问题的相关文献系统综述中得到证实[17]。Muradin 和 Rosenberg（2000）提出是由于缝合位于前鼻棘前方而导致鼻翼软骨外侧脚向前上旋转[18]。因此，他们提出缝合时使用可吸收的 2-0 可吸收缝线固定于前鼻棘后方 10 mm 的鼻中隔减少这种影响。他们同时还提出了使用 3-0 可吸收缝线进行黏膜-肌肉-骨膜的 V-Y 缝合，称为 mACVY 缝合。在他们的研究中，31 例正颌患者在手术中进行了 mACVY 缝合[18]，25 例患者术中仅进行常规缝合，这 56 例患者均进行了上颌骨的上抬±前移，其中 13

例患者伴下颌骨后退，43 例患者伴下颌骨前移，在术后 18 个月的头影测量中，两组患者鼻尖在垂直向的变化没有显著差异，但是通过测量患者蝶鞍点-鼻根点-鼻尖点的角度，发现 mACVY 缝合组（2°）较常规缝合组（0.6°）的鼻部水平投影增加，且具有统计学显著性差异。因此作者总结 mACVY 改良缝合没有造成鼻尖向上的旋转[19]。但有趣的是，mACVY 缝合相对于常规缝合使得上唇中点在水平向和垂直向的变化更为明显，造成 mACVY 缝合法的软组织-骨组织变化比例增大的效应。最近的文献系统综述研究了鼻翼基底缝合、V-Y 缝合以及两者结合使用的效果，亦得出了相似的结论[17]。这反过来又会影响上唇的水平位置和鼻唇角的大小。

对于这种缝合方法的长期稳定性亦存在质疑。一般认为术后软组织的水肿要在术后至少 6 个月才会消退[20]，因此评价这些缝合方法有效性和稳定性的研究需要随访患者一年以上。Shoji 等（2012）发现他们的缝合方法至少在术后一年的时间里可以维持鼻翼宽度基本不变，术前术后的临床变化没有统计学意义[13]。另一项前瞻性研究纳入了 36 例患者，通过上颌骨前移、上抬或同时的前移与上抬矫正他们的骨性 II 类错𬌗或骨性 III 类错𬌗畸形，术中经颏下气管内插管使研究者能够更好地测量鼻形态[14]，这些患者进行了经典的鼻翼基底缝合和 V-Y 缝合，分别在术前、术中、术后 3 个月、术后 6 个月和术后 12 个月进行随访测量。研究发现上颌截骨术中鼻翼基底和鼻翼间宽度分别平均增加了 3 mm 和 3.6 mm，通过 3-0 尼龙线缝合适合的张力以取得最好的美学效果是可以使鼻翼基底宽度和鼻翼间宽度的增宽量分别减少至 53%（1.6 mm）和 58%（2.1 mm）。尽管无法将这一研究中每个阶段的数据都进行测量，但是术后一年的测量中发现鼻翼基底宽度和鼻翼间宽度的增宽量分别为 1.7 mm（标准差 1.0）和 2.3 mm（标准差 1.6），研究者认为这一术前术后的测量结果没有临床上的差异，提示缝合方法有较好的中期稳定性[14]。但研究并未使用统计学分析，因而对于显著性的判断依赖于实际临床场景。

缝线材料（比如是否可吸收）也可能对这一步骤的稳定性有一定影响，虽然目前还没有相关的调查或者报道。经典的鼻翼基底缝合方法是使用不可吸收的丝线，然而也有些学者偏向使用可吸收缝线，认为可吸收缝线也可以维持足够长的时间让软组织产生新附着。但也有学者认为软组织并不一定都会产生新的附着和连接。

第48章

目前对于经典的鼻翼基底缝合技术也有几种改良方法,这些方法的原则一般都是增加对鼻翼基底组织的控制性。其中有一种方法是使用将单股 0 号丝线穿入粗针头中,从口内创口进针,在鼻翼沟皮肤上出针,而后从同一点调整方向后再次进针进入口内,这样的方法可以在缝合时带入更多的鼻翼基底组织[21]。提出这一方法的学者们对此进行了一项基于 35 例进行了上颌骨上抬±前移的患者的双盲随机对照试验,研究发现在术后 5 个月的随访时间内,这种口外改良缝合方法相对于传统鼻翼基底缝合方法可以更加有效地维持术后的鼻翼和鼻翼基底宽度,并具有统计学差异($P<0.05$)[21]。在经颌下斜位照片的测量中发现改良口外法和传统口内法术后鼻翼基底分别平均增宽 1.38 mm 和 2.5 mm。Rauso 等(2010)提出了另外一种有着相同目标的改良方法,其使用直针头从口外进针进线后,部分退回到皮下组织后改变方向重新进针进入口腔前庭沟的近中方向,而后将针头中的线抽出,退针后再缝合打结[22]。在一项针对 40 例由同一名主刀医师施行双颌手术的正颌术后患者的前瞻性研究中,患者被随机分为使用改良缝合方法的实验组(20 例)和使用传统缝合方法的对照组(20 例),通过术前和术后 6 个月的鼻宽度的临床测量,发现改良法可以使 14 例患者避免产生术后的鼻翼增宽,而对于传统法只有 3 例患者得以避免[22],但是因为这一研究中没有样本量的计算,对测量结果也没有统计学检验结果,而且术后 6 个月的稳定性也无法完全得到保证,所以其实这一结论也不能完全成立。

最后还有一项回顾性的随机试验,用以测量对比传统缝合方法和改良的经鼻中隔的缝合方法的有效性,经鼻中隔的缝合方法是指固定双侧鼻翼基底组织后缝合打结固定于前鼻棘后方 10 mm 的鼻中隔上[23]。这一研究中,传统组和改良组都分别纳入了 31 例患者,研究者发现在术后 6 个月,传统法患者术后鼻翼基底平均增宽 2.66 mm(标准差 0.8),改良法患者术后鼻翼基底平均增宽 0.145 mm(标准差 2.05),这一结果具有统计学意义($P<0.001$)。但是这一研究中对于改良组的测量数据与传统组的数据差异较大,而且因为没有设置空白对照组(没有进行鼻翼基底缝合的患者),因而很难确定缝合后对于鼻翼基底增宽量的减小程度。

一篇比较传统缝合方法和上述提到的各种改良缝合方法(经鼻中隔法和二次进针法)的系统综述发现改良法对于维持术后鼻翼宽度和鼻翼基底宽度更有效[24]。

梨状孔成形

在上颌 Le Fort Ⅰ型截骨术中有一步可选择的操作是在上颌骨上抬或前移后在梨状孔处去骨恢复梨状孔形态来使鼻翼底及鼻翼周围的软组织变化最小化(见第 22 章)。但是目前尚没有太多文献评价分析关于这一手术操作的效果。

前鼻棘修整/前鼻棘下截骨

为了防止上颌骨前移后鼻尖的向上旋转,可以在手术中去除一部分前鼻棘,虽然目前临床上这样的操作很普遍,但是目前评价这一操作效果的相关文献仍然较少,这可能与难以准确量化磨除的骨量和难以准确定位修整部位有关。而且在前鼻棘被破坏后,侧位片上的定点和测量也难以完成。尽管如此,已经有文献报道前鼻棘修整后鼻尖最前点相对 A 点的移动率从 0.33∶1 降到了 0.25∶1[25]。

另外一种控制鼻部软组织变化的方法是前鼻棘下截骨,这一改良的 Le Fort Ⅰ型截骨方法在上颌骨前移和(或)上抬时,限制鼻尖旋转[26,27]。这一术式背后的原理是在口腔前庭沟做飞鸟形全层切口后,不剥离鼻小柱旁的黏膜-肌肉-骨膜瓣,其他步骤与常规截骨的方法相同[26]。提出这一想法的学者选择 10 例接受上颌骨前移和上抬的患者并且在术中进行前鼻棘下截骨,另外 10 例患者接受常规上颌 Le Fort Ⅰ型截骨术和前鼻棘修整及鼻翼基底缝合,这些患者术后均拍摄了二维照片并进行了相关影像学检查,平均随访时间为 12 个月。他们最后得到的结论是这一方法可以减少鼻翼基底的增宽和鼻尖的旋转,然而这一研究的样本量较小,且没有关于手术中骨移动量的组间差异分析的结果,并且没有进行统计学检验。另外还有一项比较传统 Le Fort Ⅰ型截骨术和前鼻棘下截骨的回顾性研究,实验组接受前鼻棘下截骨术,对照组接受传统的 Le Fort Ⅰ型截骨术、前鼻棘修整、鼻翼基底缝合和 V-Y 缝合,两组都纳入 23 例进行上颌骨前移和上抬的正颌患者,随机分组,分析患者术前和术后 6 个月的头颅定位侧位片的头影测量,结果表明这一改良方法对于减少鼻尖的旋转和投影的作用在两组间并没有明显差异[16]。实验组与对照组比较时通过匹配骨移动量和移动方向能减少偏倚,因而能反映不同方法的真实效果。但是正如上文所讨论过的,鼻翼基底缝合又会对鼻尖变化产生影响,所以这一因素也会导致研究结果的误差。

V-Y 缝合

在各种附加手术操作技术中对上唇长度和高度

有最大影响的就是 V－Y 缝合了。它是由 Schendel 和 Williamson 共同提出的,用以减少上颌 Le Fort Ⅰ 型截骨术后上唇的缩短和变薄[5]。与传统的将上颌前庭沟切口从一侧的第一磨牙到另一侧的第一磨牙进行连续缝合不同的是,V－Y 缝合需要首先在前庭沟切口的上方黏膜向中间推进呈"Y"形。这一方法可以辅助鼻唇部肌肉组织的再附着,从而减少术后上唇变薄和变短的趋势。

目前关于这一技术的研究文献存在一定的争议。在一项回顾性研究中,研究者纳入了 10 例进行了 V－Y 缝合和 8 例进行常规连续缝合的患者,发现两种缝合方法对于上唇高度变化所产生的差异没有统计学意义[28]。然而另外一些样本量更大或者前瞻性的研究却有不同的结论。McCollum 等进行了一项纳入 26 例接受了双颌正颌手术患者的回顾性研究,其中 11 例患者在术中进行了 V－Y 缝合,通过对这些患者头颅定位侧位片的头影测量分析[29],发现相对于普通连续缝合,V－Y 缝合可以使得上唇点额外前移约 25%,并减少了上唇缩短的情况(Stms: UIT 从 0.26:1 变为 0.12:1)[19]。这一结论在另外一项前瞻性研究中也得到了证实,这项研究发现使用 mACVY 缝合的患者术后唇红的厚度相对于使用连续缝合的患者有所增加。除此之外,在 Peled 等进行的一项随机对照试验中发现,就上唇高度增加量而言,使用鼻翼基底缝合和 V－Y 缝合后平均增量为 1.10 mm ± 0.34 mm,相对普通的连续缝合的 -0.79 mm ± 0.45 mm 而言,增加了约 23%,并且具有统计学意义[30]。因此,关于 V－Y 缝合可以减少上唇缩短的作用值得关注,并且需要样本量更大的前瞻性试验以确认其临床效果,这还需要进一步的研究。正如之前所提到的,在上述的研究中,mACVY 缝合方法虽然可以使鼻尖水平向高度增加,但对鼻尖旋转并没有显著作用。但是因为这一组的患者同时接受了鼻翼基底缝合和 V－Y 缝合,因此很难区分究竟是哪种因素导致了这样的效果。所以目前仍缺少对于单一手术技术对于软组织变化的控制作用的研究。

在一项用于评价 V－Y 缝合对于减少上唇变薄的回顾性研究中,研究者对患者术后 12 个月的侧位片进行线性测量[28],用 A－Sn 的距离表示上唇上部,用上颌切牙颈缘到 Ls 的距离表示上唇下部,10 例接受了普通连续缝合的患者作为对照组,8 例接受了 V－Y 缝合的患者作为实验组,在对两组患者的测量分析中发现,两组患者的上唇都有变薄,对照组和实验组患者上唇上部厚度分别平均减少了 0.87 mm 和

0.5 mm,而对照组和实验组患者上唇下部厚度分别平均减少了 1.9 mm 和 1.7 mm[28],尽管在这一研究中 V－Y 缝合法对于上唇高度的稳定性和减少上唇变薄程度体现出了良好的作用,但是研究数据却缺少统计学意义。然而前文提到过的 Peled 等[30]的研究中发现普通缝合法患者上唇下部变薄平均约 1.94 mm,而使用了 V－Y 缝合法的患者上唇变薄平均 1.14 mm,这一差异是具有统计学意义的。

鼻中隔修剪和缝合固定

作为鼻棘修整的替代或者补充,鼻中隔修整可以在上颌骨移动后鼻中隔没有足够解剖空间的情况下避免鼻中隔的弯曲和偏斜。此外,外科医师也可以将鼻中隔缝合固定于周围的解剖组织,并稳定在理想的位置上。将鼻中隔缝合固定在前鼻棘上是一种保证鼻中隔术后稳定性的重要操作,但是要注意的是治疗方案中是否改变上颌骨的位置,因为这样缝合固定之后通常会改变鼻中隔的相对位置。

正颌术后二期的鼻整形手术

在制订正颌手术方案的时候,面部外形的评估和分析中鼻是很重要的因素之一。如果患者计划进行鼻部手术,那么就必须考虑手术的顺序。一般来说,鼻部的手术常常在正颌手术后进行。首先,正如上一节中所讨论的,尽管我们制订正颌手术方案的时候会考虑诸多因素,但是正颌术后难免会出现鼻部外形的变化,将这些术后变化同患者本身的诉求一同考虑并进行纠正,才能取得更好的术后效果。手术一般来说是在正颌术后一年左右软组织水肿基本消退后进行。其次,正颌手术很可能会对经过手术进行精调的鼻产生影响。因此,考虑治疗顺序,鼻整形手术应推迟到正颌手术之后。

上颌骨截骨同期进行鼻整形手术的理念一直备受争议,然而也有学者支持这一观点[31],如果追求完美的手术效果,应避免同期手术。首先,因为正颌术后鼻部外形会发生变化,所以术前的测量评估就会变得不再准确,鼻整形手术中的精细调整无法实现。而且如果整形手术作为二期手术的话,必须在正颌术后的组织水肿消退后进行,在组织完全稳定时手术才能获得更好的手术效果。鼻整形的手术计划非常复杂,应该尽量避免只是为了解决很少几个问题就进行一次手术。其次,一个手术步骤就会需要几小时,同时进行正颌手术与鼻整形手术的情况下,总体手术时间

第 48 章

就会过长。最后,为了美学考虑,麻醉气道管理策略需要改为术中经鼻改经口的气管内插管或直接经颏下气管内插管。因此将整形手术与正颌手术同期进行的观点鲜少被支持。

鼻翼软组织手术

如果正颌术后鼻翼基底的变化影响了美学平衡,并且使得患者的外形变得不自然的话,那么就需要考虑采取鼻翼基底手术了。理想情况下,鼻翼最外侧缘应该位于内眦内侧的垂线上。由于面部形态的差异性,这种情况并不是恒定的,但是它可以作为是否需要进行鼻翼缩窄术的参考标准。此外,对于鼻部本身形态而言,鼻尖宽度和鼻翼宽度的比率也非常重要,如果鼻尖宽度较宽,那么相应地也需要增加鼻翼宽度。鼻尖下小叶的宽度通常约为鼻宽度的75%。

如同 Sheen 所提到的,鼻的两个表面,即皮肤表面和前庭表面,对于鼻宽度的变化和鼻翼基底的形态都有着重要影响[32]。如果这两方面的影响可以分开考虑的话,那么就可以分别很好地维持或者缩窄鼻翼基底宽度或者鼻孔的大小了。

在改变鼻翼基底之前,需要测量分析以下几个区域。

(1) 鼻翼间宽度和可调整的鼻槛量。

(2) 是否存在鼻翼外扩。

(3) 鼻孔形态。

(4) 鼻翼缘的厚度。

鼻翼基底缩窄最好在鼻槛进行,为了解决鼻翼外扩的问题,切口可以延长至鼻翼沟。根据是否需要改变鼻孔形态也可以考虑是否将切口延长至鼻腔内部前庭处。如果鼻翼缘较厚,可以做楔形切口以缩窄之(图48-20)。

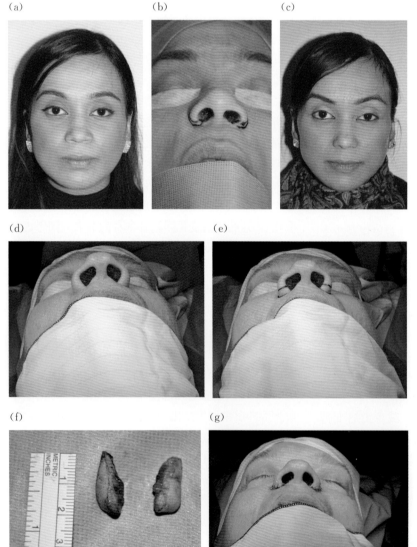

(a)　　　　(b)　　　　(c)

(d)　　　　(e)

(f)　　　　(g)

图48-20　进行鼻翼楔形切除的两个临床案例。(a～c)展示了术前、术中和术后的各个阶段。(d～g)鼻翼切除的术前、术中和术后照片

鼻中隔成形术

对于上颌骨上抬后出现的鼻中隔偏曲,进行鼻中隔成形术是十分必要的,不仅可以改善鼻部气道容积,还可以纠正因为鼻中隔偏曲而出现的鼻部不对称。

鼻小柱退缩

由于过度切除鼻中隔或者过度磨除前鼻棘所造成的鼻小柱退缩可以通过鼻中隔延伸移植物或鼻小柱丰满移植物改善。鼻中隔延伸移植物的长期稳定性较好,但是患者可能会感觉鼻部过于僵硬。

鼻背增高术

对于本来就存在鞍鼻畸形的患者,上颌骨前移后,最好以颞肌筋膜包裹碎软骨进行填充,以改善鼻背形态。此方法可以使鼻背与面部形态看起来比较协调。

结束语

正颌外科医师应该将鼻部的美学和功能分析作为诊断和制订治疗方案的一个重要组成部分,患者也应该被告知正颌术后可能会出现的鼻部形态的变化和相应地应对措施。对于手术顺序来说,鼻部的整形术一般在正颌术后进行。而且避免过大的上颌骨移动量对于减少不必要的鼻部形态变化也非常重要。另外,允许一些鼻形态改变以达到整体的和谐也是一门艺术,例如适度增加鼻翼间宽度,但是一旦发现这种和谐被破坏的时候,就需要在正颌手术同期通过一些辅助手段来使不必要的术后变化降到最小。然而也要充分认识到这些方法的局限性,在必要时仍需要通过二期手术来纠正。在初诊时或正颌术后重新评估后,具备制订完善的鼻整形方案的能力是颌面外科医师的一把利器。虽然正颌手术与鼻整形手术同期实施具有一定吸引力,但因为无法保证手术的准确性和术后的稳定性,应该尽量避免。严格遵循手术顺序来进行治疗才能获得更好的术后效果和面部的和谐性。

(徐昱婷　王旭东　译)

参考文献

[1] Guenthner TA, Sather AH, Kern EB. The effect of Le Fort I maxillary impaction on nasal airway resistance. Am J Orthodont. 1984;85:308.

[2] Turvey TA, Hall DJ, Warren DW. Alterations in nasal airway resistance following superior repositioning of the maxilla. Am J Orthodont. 1984;85:109.

[3] Williams BJD, Isom A, Jilho JRL, O'Ryan F. Nasal Airway Function after maxillary surgery: A prospective cohort study using the nasal obstruction symptom evaluation scale. American Association of Oral and Maxillofacial Surgeons. J Oral Maxillofac Surg. 2013;71:343-50.

[4] Mitchell C, Oeltjen J, Panthaki Z, Thaller SR. Nasolabial Aesthetics. J Craniofac Surg. 2007;18:756-65.

[5] Schendel SA, Williamson LW. Muscle reorientation following superior repositioning of the maxilla. J Oral Maxillofac Surg. 1983;41:235-40.

[6] Naini FB. Regional analysis: The nose. In: Naini FB. Facial Aesthetics: Concepts and Clinical Diagnosis. Oxford: Wiley-Blackwell, 2011.

[7] Collins PC, Epker BN. The alar base cinch: a technique for prevention of alar base flaring secondary to maxillary surgery. Oral Surg Oral Med Oral Pathol. 1982;53:549-53.

[8] Wolford LM. Lip-nasal aesthetics following Le Fort I osteotomy-discussion. Plast Reconstruct Surg. 1988;81:180-2.

[9] Westermark AH, Bystedt H, von Konow L, Sällström KO. Nasolabial morphologies after Le Fort I osteotomy. Internat J Oral Maxillofac Surg. 1991;20:25-30.

[10] Carlotti AEJr, Aschaffenburg PH, Schendel SA. Facial changes associated with surgical advancement of the lip and maxilla. J Oral Maxillofac Surg. 1986;44:593-6.

[11] Rosen HM. Lip-nasal aesthetics following Le Fort I osteotomy.

Plast Reconstruct Surg. 1988;81:171-82.

[12] Chandu A, Witherow H, Stewart A. Submental intubation in orthognathic surgery: initial experience. Br J Oral Maxillofac Surg. 2008;46:561-3.

[13] Shoji T, Muto T, Takahashi M, Akizudi K, Tsuchida Y. The stability of an alar cinch suture after Le Fort I and mandibular osteotomies in Japanese patients with Class III malocclusions. Br J Oral Maxillofac Surg. 2012;50:361-4.

[14] Stewart A, Edler RJ. Efficacy and stability of the alar base cinch suture. B J Oral Maxillofac Surg. 2011;49:623-6.

[15] Howley C, Ali N, Lee R, Cox S. Use of alar base cinch suture in Le Fort I osteotomy: is it effective? Br J Oral Maxillofac Surg. 2011;49:127-30.

[16] Mommaerts MY, Lippens F, Abeloos JVS, Neyt LF. Nasal profile changes after maxillary impaction and advancement surgery. J Oral Maxillofac Surg. 2000;58:470-5.

[17] Khamashta-Ledezma L, Naini FB. Systematic review of changes in maxillary incisor exposure and upper lip position with Le Fort I type osteotomies with or without cinch sutures and/or VY closures. Internat J Oral Maxillofacial Surg. 2014;43:46-61.

[18] Muradin MSM, Rosenberg A. Controlling nasolabial aesthetics after Le Fort I osteotomies: A retrospective study. J Craniomaxillofac Surg. 2000;28:209.

[19] Muradin MSM, Seubring K, Stoelinga PJW, Bilt A, Koole R, Rosenberg AJWP. A prospective study on the effect of modified alar cinch sutures and V-Y closure versus simple closing sutures on nasolabial changes after Le Fort I intrusion and advancement osteotomies. J Oral Maxillofac Surg. 2011;69:870-6.

[20] Stella JP, Streater MR, Epker BN, Sinn DP. Predictability of upper lip soft tissue changes with maxillary advancement.

第
48
章

J Oral Maxillofac Surg. 1989;47: 697 - 703.

[21] Ritto FG, Medeiros PJ, Moraes M, Passeado DBR. Comparative analysis of two different alar base sutures after Le Fort I osteotomy: randomised double-blind controlled trial. Oral Surg Oral Med Oral Pathol Oral Radiol Endodont. 2011; 111: 181 - 9.

[22] Rauso R, Tartaro G, Tozzi U, Colella G, Santagata M. Nasolabial changes after maxillary advancement. J Craniofac Surg. 2011;22: 809 - 12.

[23] Nirvikalpa N, Narayanan V, Wahab A, Ramadorai A. Comparison between the classical and a modified transseptal technique of ala cinching for Le Fort I osteotomies: a prospective randomized controlled trial. Internat J Oral Maxillofac Surg. 2013;42: 49 - 54.

[24] Liu X, Zhu S, Hu J. Modified versus classic alar base sutures after Le Fort I osteotomy: a systematic review. Oral Surg Oral Med Oral Pathol Oral Radiol. 2014;117: 37 - 44.

[25] Freihofer HPJr. Changes in nasal profile after maxillary advancement in cleft and non-cleft patients. J Maxillofac Surg. 1977;5: 20 - 27.

[26] Becelli R, De Ponte FS, Fadda MT, Govoni F, Iannetti G. Subnasal modified Le Fort I for nasolabial aesthetics improvement. J Craniofac Surg. 1996;7: 399 - 402.

[27] Mommaerts MY, Abeloos JV, De Clercq CA, Neyt LF. The effect of the subspinal Le Fort I-type osteotomy on interalar rim width. Int J Adult Orthodon Orthognath Surg. 1997;12: 95 - 100.

[28] Talebzadeh N, Pogrel MA. Upper lip length after V-Y versus continuous closure for Le Fort I level maxillary osteotomy. Oral Surg Oral Med Oral Pathol Oral Radiol Endodont. 2000;90: 144 - 6.

[29] McCollum AGH, Dancaster JT, Evans WG, Becker PJ. Sagittal soft tissue changes related to the surgical corrections of maxillary deficient class III malocclusions. Semin Orthodont. 2009;15: 172 - 84.

[30] Peled M, Ardekian L, Krausz AA, Aizenbud D. Comparing the effects of V-Y advancement versus simple closure on upper lip aesthetics after Le Fort I advancement. J Oral Maxillofac Surg. 2004;62: 315 - 9.

[31] Seah TE, Bellis H, Ilankovan V. Orthognathic patients with nasal deformities: case for simultaneous orthognathic surgery and rhinoplasty. J Oral Maxillofac Surg. 2012;50: 55 - 9.

[32] Sheen JH. Alar Resection and Grafting: Dallas Rhinoplasty. 2nd edn. St Louis, MO: Quality Medical Publishing, 2007.

[33] Warner JP, Chauhan N, Adamson PA. Alar soft-tissue techniques in rhinoplasty: algorithmic approach, quantifiable guidelines, and scar outcomes from a single surgeon experience. Arch Facial Plast Surg. 2010;12: 149 - 58.

第 49 章
面部除皱术
Deep Plane Facelift

Farhad Ardeshirpour, Craig S. Murakami and Wayne F. Larrabee

解剖学

随着年龄的增长，面部各层组织（皮肤、脂肪、肌肉、骨骼）会发生变化，导致面部松弛或下垂。由于胶原蛋白生成的减少和弹性丧失，皮肤变得薄且皱。骨与皮肤间的支撑韧带（如颧皮韧带、下颌-皮肤韧带等）松弛度的增加与重力作用也使软组织下垂[1]。颊脂垫、眼轮匝肌下脂肪、颈部和下颌下脂肪区域会下垂，鼻唇沟会加深。脂肪垫（如颊脂垫）萎缩和骨骼（如眼眶、下颌骨、上颌骨）萎缩也导致体积减小，为软组织下垂或收缩创造了空间。皮肤变薄与软组织下垂后出现面部起伏投射出阴影，形成憔悴、下垂、疲乏的外观。

浅表肌筋膜系统（superficial musculo-aponeurotic system，SMAS）是面部软组织的重要支撑层。从外科角度看，它是颈阔肌向上延伸的纤维-肌肉层（图49-1）。在颧弓上方，SMAS 向上延伸成为颞顶筋膜，尽管这两个层次的组织在胚胎发育时可能来源不同。对于 SMAS 下方的筋膜层收束在颧弓时是连续抑或分离，学界始终有争议[2]。SMAS 在腮腺表面最厚，在颧大肌内侧逐渐变薄[3]。若 SMAS 无法支撑面下部和颈部，会产生双下巴和明显的颈阔肌带。面部提拉皮瓣的大部分血供来自面动脉，也有面横动

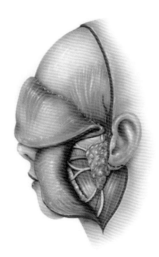

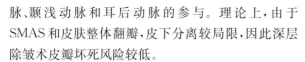

图 49‑1 可以看到 SMAS 与颞顶筋膜和颈阔肌的连续性，也可以看到面神经与咬肌、腮腺导管和颊脂垫的关系（引自：Azizzadeh et al. Saunders, Philadelphia, PA, USA）

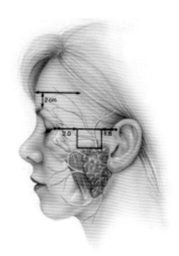

图 49‑2 识别面神经分支的标志点（引自：Azizzadeh et al. Saunders, Philadelphia, PA, USA）

脉、颞浅动脉和耳后动脉的参与。理论上，由于 SMAS 和皮肤整体翻瓣，皮下分离较局限，因此深层除皱术皮瓣坏死风险较低。

　　耳大神经（greater auricular nerve，GAN）支配耳周感觉，它是除皱术中最易受损的神经。利用可扪及的解剖标志可以预测耳大神经的走行。耳大神经位于乳突和下颌角连线的垂直平分线上[4]。

　　运动神经脊副神经（spinal accessory motor nerve，SAN）在胸锁乳突肌（sternocleidomastoid muscle，SCM）前界低于耳大神经 1 cm，在胸锁乳突肌后界高于耳大神经 1 cm[4]。脊副神经在外耳道下方约 6.5 cm。在胸锁乳突肌前，下颌角以下区域，有限的颈阔肌下分离不应遇到脊副神经。然而，在较瘦人群中，在颈后三角区可能出现脊副神经，因此在颈后区域，保证分离层次局限在皮下是非常重要的，以避免损伤该神经。

　　面神经位于腮腺的实质内，其一直在腮腺咬肌筋膜深层走行直至其穿出腮腺。面神经在筋膜平面的位置允许 SMAS 被翻起，而不损伤神经。在深层除皱术中，可以看到面神经的分支位于咬肌表面的薄层筋膜之下。最重要的是不要破坏这层筋膜，避免神经损伤。咬肌皮肤韧带的走行从深到浅，这与面神经纤维的走行方式不同，后者与面部轮廓平行。掌握这些知识可使外科医师在保留神经的同时解剖韧带。

　　面神经额支通常有 3～4 个分支跨过颧弓。最后支位于外耳道前 1.8 cm 处，最前支位于眶骨后缘后约 2 cm 处（图 49‑2）。面神经额支的分支仍保留在颞顶筋膜中，在颧弓骨膜上收束。面神经下颌缘支位

于颈阔肌深部，直到口角外侧约 2 cm 处，在口周肌肉组织下方变浅[2,5]。

术前评估

评估

　　外科医师必须评估患者在生理和心理上承受美容手术的能力。有任何焦虑、抑郁和躯体变形障碍都应推迟手术，直至相关专家进行适当的心理评估。应询问患者对面部外形有何特别想法。外科医师应在术前听取患者的目标和期望，确保可行性。观察患者年轻时的照片可能有助于设定更切合实际的手术目标。例如，许多面部衰老的患者不喜欢深鼻唇沟，但照片可能显示他们年轻时即有较深的鼻唇沟。

　　根据作者经验，单纯依靠面部除皱术很难显著而持久地改善鼻唇沟。即使在颧弓上方做高位 SMAS 切口和上矢状悬吊，鼻唇沟通常也无法改善。实际上，在面部或面中部提拉时，沿 SMAS 的提拉可能会加重鼻唇沟[3]。此外，在皮下层向前内侧分离到鼻唇沟的手术方式对外观的改善也不会持久。由于经常出现长期的术后水肿、结膜水肿和未成功达到患者预期，我们临床实践中已减少了面中部除皱术的应用。我们一直在使用自体脂肪移植和合成填充材料进行鼻唇沟增容手术，并将其与下睑成形术相结合，以解决面中部问题。

　　必须评估皮肤的日晒损伤（如 Glogau 量表）、Fitzpatrick 皮肤类型和皮肤损伤情况。晒伤或接触烟草的患者面部皮肤可能增厚变色。单独的整容手

术不能解决晒伤皮肤产生的口周或眶周的深皱纹,这些需要皮肤磨削术(如激光、化学剥脱、磨皮术)改善。必须评估患者的生活习惯,确定体重变化趋势。如果患者皮下脂肪过多,可能需要进行颏成形术和颈部抽脂。必须对已有的脱发、瘢痕或瘢痕疙瘩进行病史询问和体格检查。

在面部分析过程中,外科医师应注意到面部不对称,并与患者讨论。有严重骨质流失的老年患者或有颧骨、颏部发育不足的患者可能需要同种异体植入物来进行骨增量[6]。

咨询与同意

获取详细的病史和体格检查对于选择合适的除皱术患者和告知他们术后各阶段的预期效果是至关重要的。患者及他们的朋友、家人应了解术后水肿、瘀斑、结膜水肿、血肿/感染等症状。面部除皱术后的疼痛通常不会有问题,大多数患者在使用对乙酰氨基酚和几天的麻醉性镇痛药物(如果需要)后疼痛都会得到较好控制。获得和回顾完整的病史将减少和预防潜在的并发症(见"并发症"),如出血和伤口愈合不良(糖尿病、吸烟、饮酒、高血压、既往放疗史)。抗凝剂(阿司匹林、布洛芬、维生素 E 等)应在术前和术后1周停药。从患者的内科医师或家庭医师那里确认病史是非常重要的。手术前应与麻醉师讨论患者病史中的风险[5]。

知情同意应该是患者和外科医师之间的双向沟通,患者清楚地了解风险和收益。外科医师和患者之间沟通不畅会导致患者愤怒、沮丧和进行法律诉讼。由于整容手术并非必须,如果患者或外科医师仍保留有任何疑虑,外科医师应拒绝继续手术。在签署知情同意的时候,让朋友或家人在场可避免重要信息的遗漏,所有问题均应得到恰当的解答。外科医师可以为

患者提供贴近现实期望的图片作为示例[7]。外科医师应使用与患者有类似特征的示例,与患者再次确认切口位置,以减少意外的发生。

摄影

面部除皱术前后应拍摄标准的术前和术后照片。术前照片可用于检查患者日常可能未发现的面部特征,如面型不对称、非典型发际线和皮肤异常。通常术后患者会忘记或误记术前脸部形态,术前的照片有助于提醒他们以前有瑕疵的部位。面部除皱患者的标准摄影视图包括正面照(微笑和休息)、双侧斜侧面和双侧侧面(Frankfort 平面与地平面平行,颈部屈曲)。头发、珠宝和衣服不应妨碍视线,全颈部应出现在图像中。

外科技巧

麻醉与体位

在我们的实践中,面部除皱术通常在全身麻醉下进行;当然,也可以在镇静下局部麻醉进行。患者处于仰卧位。在诱导麻醉和静脉给予抗生素(头孢氨苄或克林霉素)后,用 27 号针沿计划的颏下和耳周切口线注射含 1:10 万肾上腺素的 1% 利多卡因。然后,使用 0.5% 利多卡因与 1:20 万肾上腺素混合,以 22 号脊髓穿刺针沿面部和颈部行广泛的皮下浸润注射。将眼药膏涂于睑部,然后用无菌敷料(Tegaderm™)封住。面颈部消毒后铺巾。作者会将气管内插管结扎固定到切牙上,以防止头颈部操作时导致意外脱管。

颏下成形术

在颏下褶皱处或略向后方切开皮肤和皮下脂肪(图 49 - 3),可以确保瘢痕隐藏在下颌骨下缘下。在皮

(a)

(b)

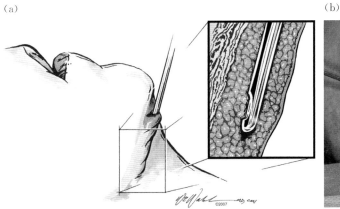
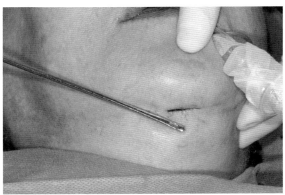

图 49 - 3　经颏下切口分离出皮下隧道,吸脂管口应始终面向颈阔肌(引自:Larrabee et al. [8] People's Medical Publishing House, Shelton, CT, USA)

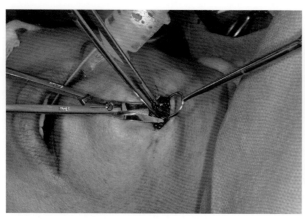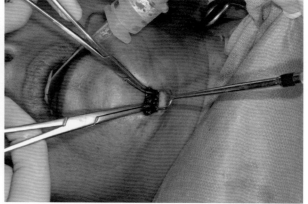

图 49－4 （左）经颏下切口的中线脂肪切除术。（右）颈阔肌前缘的辨认(引自：Larrabee et al. [8] People's Medical Publishing House, Shelton, CT, USA)

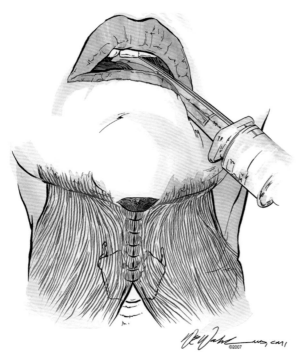

图 49－5 颈阔肌前缘折叠术 (引自：People's Medical Publishing House, Shelton, CT, USA[8])

下层次用剪刀或 23 mm 吸脂套管进行钝性分离(注意：确保套管开口朝向皮肤)。用一把结实的 Mayo 解剖剪、Tressler-Dean 或 Castenare 剪刀直接分离颈部皮下平面。若中线处脂肪过多，在直视下切除 (图 49－4)。用 4－0 聚二氮或聚丙烯缝合线间断缝合折叠颈阔肌前缘(图 49－5)。

皮肤切口

如果患者有高发际线(耳轮脚以上)，沿颞部发际线前缘切开，以防止颞发际线进一步升高(图 49－6)。如果患者发际较低，则在冠状面用 15 号手术刀垂直切开 3 cm，并略微向前弯曲。手术刀沿发际线，顺发根方向斜切，有助于毛发生长掩饰瘢痕。颞部发迹内的切口与发根平行，以避免损伤毛囊。耳轮脚上方的切口是在既有褶皱内进行的，但随后在耳轮脚下方转向耳屏后(注意：对于男性，可以考虑在耳屏前做切口，以避免带毛发的皮肤进入耳道)。切口在耳垂周围弯曲，然后上至耳廓软骨。耳后切口沿着耳廓软骨上升至耳甲艇的水平。在这个水平切口不甚明显，因

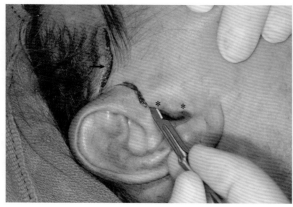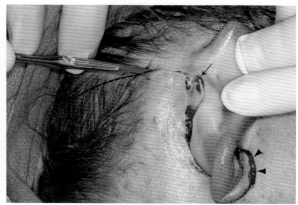

图 49－6 （左）耳前切口。在做耳后切口时应当与耳屏前星号标记的上下边界处形成直角。（右）耳后切口(引自：People's Medical Publishing House, Shelton, CT, USA[8])

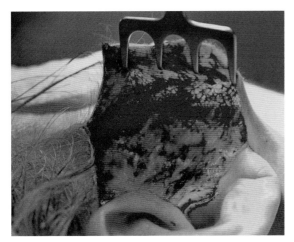

图 49-7 使用反向照明帮助翻起皮瓣（引自：People's Medical Publishing House, Shelton, CT, USA[8]）

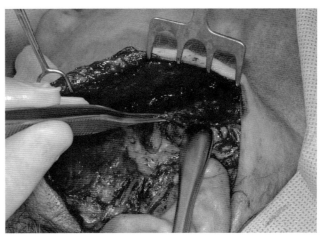

图 49-8 SMAS 的解剖（引自：People's Medical Publishing House, Shelton, CT, USA[8]）

为它跨越了没有毛发的耳后皮肤。切口转至发际线内 1～2 cm，然后在乳突上覆着毛发的头皮内向下弯曲几厘米。

翻瓣

用剪刀、整形镊翻起耳后和颈上皮瓣。在皮瓣翻起过程中，助手应保持皮肤反向牵拉，以便于解剖。顶灯对准皮瓣，以增加通透皮肤的照明（图 49-7）。自皮下层次用剪刀和皮肤拉钩翻起耳垂下和颈部皮瓣，至颈中部。耳前皮下解剖的前界是颧隆突至下颌角的连线。面下部的皮下解剖可沿耳屏与颏下点连线延伸。皮瓣抬高可横断咬肌-皮肤和颧骨-皮肤韧带。在下颌骨下方，皮下解剖与先前颏下区域的皮下解剖相连。在下颌骨水平解剖下颌皮肤韧带。必须注意始终在颈阔肌浅层进行手术，以防止对面神经下颌缘支的损伤。

浅表肌筋膜系统皮瓣

先触诊颧隆突的下外侧面（代表颧大肌的起源），然后从这一点到耳垂下方 2 cm 处（颈阔肌后缘）划出一条线。使用 15 号手术刀切开 SMAS，使用小型牵开器辅助剪刀分离开 SMAS 下皮瓣（图 49-8）。应保留薄的腮腺咬肌筋膜，避免腮腺暴露。透过咬肌表面的筋膜可以看到面神经分支，因此不应解剖咬肌纤维，因为该肌肉位于面神经的下方。大部分的 SMAS 解剖是通过剪刀水平钝性分离完成的，这就形成了多个隧道。然后，细心地将隧道与中间纤维横截面相连。在腮腺前，勺嘴型剥离器有助于安全的解剖（图 49-8）。SMAS 向前翻瓣至颧大肌上缘。继续向前解剖，从颧大肌处分离 SMAS。下方的 SMAS 深层向前解剖到下颌切迹（面动脉通过）。为

避免面神经损伤，用双极电凝细致的止血至关重要。助手应该检查面部有无肌肉抽搐，这表明附近有神经分支。

SMAS 折叠

将耳廓前部完整的 SMAS 折叠于耳前或颞深筋膜上，然后用 3-0 聚对二氧环己酮医用可吸收缝合线固定。耳廓前 SMAS 垂直向上的覆盖量多于向后（图 49-9）。如果有多余的 SMAS，它可以修剪或切割后创造一个皮瓣，转位至耳后。可吸收的带刺 4-0 V-Loc 90（Covidien，Mansfield，MA）缝线连续缝合，以进一步固定皮瓣并消除不规整形态。

皮肤修整

在缝合皮肤之前，必须仔细止血。使用湿纱布清洁皮肤，以确保表面清晰，并检查外形是否有不规则处。Allis 钳用于抓住皮瓣边缘，覆盖耳颞区（图 49-10）。

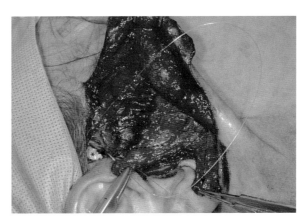

图 49-9 SMAS 的缝合方向。照片展示了将多余的耳前 SMAS 转位到耳后（引自：People's Medical Publishing House, Shelton, CT, USA[8]）

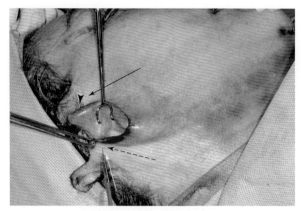

图 49 - 10　关闭皮肤创口的方向 (引自：People's Medical Publishing House, Shelton, CT, USA[8])

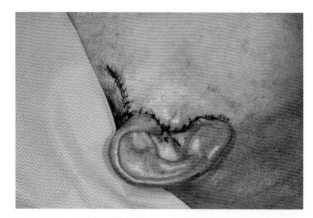

图 49 - 12　皮肤的缝合 (引自：People's Medical Publishing House, Shelton, CT, USA[8])

前部皮瓣自耳屏向耳廓结节方向复位,后部皮瓣以更垂直往上的方向复位。应非常小心地修整并再定位耳后发际线。所有的皮瓣都不应该被绷紧。此时,耳前和耳后的皮瓣覆盖耳垂。利用剪刀沿耳垂上的皮瓣向前下方做保守修剪。接下来,多余的耳廓周围皮肤被保守性修剪(图 49 - 11)。

皮肤缝合

在皮肤闭合之前,对侧面部注射局部麻醉剂以止血。

在深部 5 - 0 聚对二氧环己酮医用可吸收缝合线做数个间断缝合以分散皮肤张力,沿着耳屏前做类似的缝合,以重建耳屏前凹陷。颞部切口用 5 - 0 尼龙缝合线连续锁边缝合,并采用 5 - 0 尼龙简单间断缝合耳前切口(图 49 - 12)。耳屏后切口用 5 - 0 快速吸收肠线简单间断缝合。枕部带毛切口用 U 形钉缝合,耳后切口用 5 - 0 Vicryl Rapide 缝线缝合。连续缝有三个起止点,它们的间隙可以放置引流。

对侧的手术及缝合完成后,用 5 - 0 尼龙缝合线将颏下切口间断缝合。

敷料包扎

平整皮肤,并通过耳后切口间隙排出多余的血液后,清洁面部和头发。莫匹罗星软膏涂抹于切口,敷料覆盖所有面颈部切口线。以魔术贴面罩或 Coban 自黏外科绷带来压缩敷料,确保面部压力均匀。重要的是要包含耳后区,这是最常见的血肿形成的地方。

术后护理

患者术后第二天复诊进行评估和更换敷料。在此之后,一周后返回拆线,如果有其他考虑可能会提前。必须有人护送患者,并在术后当晚观察他们。应教会患者及其家人或朋友如何清洁切口和使用抗菌素软膏。总的来说,在术后第三天之后,不必佩戴面罩,除非患者认为佩戴后更加舒适。患者在更换第一

(a)

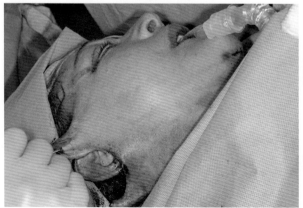

(b)

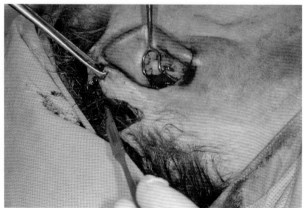

图 49 - 11　耳前和耳后皮肤的修剪和提升(引自：People's Medical Publishing House, Shelton, CT, USA[8])

次敷料后可以洗澡，但必须小心，不要直接在切口上擦洗，只能将脸拍干[8]。

并发症

血肿

血肿是面部除皱术最常见的并发症，各文献报道的发生率为 1%～10%[10]。高血压、剧烈的活动、男性和服用抗凝药物的患者易发生术后血肿。血肿通常出现在最初的 24 小时，但也可以发生在术后 2 周。患者可能出现面部水肿、瘀斑、疼痛和语言困难。较大的血肿可直接压迫气管，因此立即进行颈部减压至关重要，不应延迟。为保证安全，患者可能需要插管。这些患者应被带到手术室进行手术探查、止血和引流（注：拆线前切口上的缝线痕迹有助于清创后切口的对位缝合）。对于小血肿，医师可以尝试拆除少数缝线后手动减压或通过穿刺抽吸。在血肿液化前，穿刺抽吸不容易成功。穿刺抽吸治疗单纯积液更容易成功。血肿清除后，应每天观察患者，以评估血肿有无再发。如果处理得当，血肿患者通常仍有良好的美学效果，但由于长期水肿和瘀斑，恢复时间较长。

瘢痕/皮瓣坏死

通常在术后几个月，在切口周围可能发生纤维化或增生。瘢痕可以通过类固醇注射、按摩和防晒来治疗。患者无形成瘢痕疙瘩的倾向，但如果 6 个月后瘢痕没有改善，可能需要切除。由于头颈部供血良好，皮瓣坏死很少见。翻起皮下皮瓣时应小心，以避免皮瓣穿孔或皮瓣过薄，尤其是有伤口愈合不良风险的患者（如糖尿病患者、吸烟者等）。皮瓣缺损最常见的部位是耳后区。如果面积很小，患者可以放心，随时间推移缺损区域通常会很好地愈合。应该经常在这些地方涂布软膏以保持湿润。坏死区域出现后，应行保守性清创。

脱发

整容后脱发会导致情绪低落。脱发可由直接烧灼或剪刀损伤发根或皮肤张力过大引起。通常术后 6～12 个月头发再生。如果毛发不能生长，可以考虑毛发移植[7]。

面神经损伤

由于局部麻醉药的作用，术后即刻出现轻度的暂时性表情肌力减弱并不罕见。运动神经永久损伤最常见的部位是面神经额支和下颌缘支。颊支损伤有可能是最常见的（虽然没有资料证实），但由于其有多个

分支，并不产生症状。如果超过 50% 的神经直径被切断，神经外膜应该用 8-0 尼龙缝线间断缝合 2～3 针。

感觉丧失

最常见的是耳大神经损伤。神经外膜应用 8-0 尼龙缝线间断缝合 2～3 针。患者的切口周围常出现暂时性面部感觉丧失，一般在 1～6 个月内改善。感觉通常从前到后逐渐恢复。应告诫患者不要在脸上使用发热物品（如暖宝宝等），因为他们可能感觉不到皮肤的热损伤。

腮腺损伤

面部除皱术后发生腮腺囊肿或瘘管是罕见的，如果 SMAS 剥离没有涉及腮腺咬肌筋膜，就不应发生这种情况。如果术中确实发生了腺体损伤，手术必须用 SMAS 皮瓣覆盖所有暴露在外的腮腺区域。术后唾液腺可通过抽吸和加压包扎完成保守治疗。在难治病例中，可以考虑注射甲型肉毒杆菌毒素或抗胆碱药物（格隆溴铵）。患者可能需要手术探查瘘管/腮腺囊肿并切除[10]。

感染

面部除皱术后围手术期感染的发生率低于 1%，原因可能是面部和颈部血管供应丰富。伤口愈合不良风险较高的患者（吸烟者、糖尿病患者、免疫功能受损）感染风险增加。未引流的血肿也增加了感染的风险。必须向患者讲解包括疼痛、肿胀、压痛、发热和红斑在内的体征和症状。围手术期通常使用抗生素预防感染，但不论何时一旦发现感染，抗生素都应该恢复使用。任何受感染的组织应进行细菌培养和保守清创。脓肿应考虑切开引流和系统性抗炎治疗。如果有进行性感染，请传染病专家会诊可能会有所帮助[7]。

颏下畸形

眼镜蛇畸形（cobra deformity）是一种过度吸脂或颏下直接脂肪切除术的并发症，也可能是由于颈阔肌前缘折叠不足所致。如果颏下切口设计不当或切除了过多的颏下皮肤，可能会出现侧方的锥形畸形，这可以通过手术矫正，但应注意术中不要向侧方过度追踪，否则会留下瘢痕[11]。

耳畸形

耳垂畸形（精灵耳）可能是由于切口位置不好、缝合时耳垂定位不准或对齐皮肤时张力过大所致。矫正可能需要 V-Y 缝合以推进皮瓣，将张力留置在较深的组织层内而不是皮肤上[12]。

（徐昱婷　王旭东　译）

参考文献

[1] Alghoul M, Codner MA. Retaining ligaments of the face: review of anatomy and clinical applications. Aesthetic Surg J. 2013;33: 769-82.

[2] Owsley JQ, Agarwal CA. Safely navigating around the facial nerve in three dimensions. Clin Plast Surg. 2008;35: 469-77.

[3] Gassner HG, Rafii A, Young A, Murakami C, Moe KS, Larrabee WF Jr. Surgical anatomy of the face: implications for modern face-lift techniques. Arch Facial Plast Surg. 2008;10: 9-19.

[4] Baring DEC, Johnston A, O'Reilly BF. Identification of the accessory nerve by its relationship to the great auricular nerve. J Laryngol Otol. 2007;121: 892-4.

[5] Honrado CP, Bradley DT, Larrabee WF Jr. Facial Embryology and Anatomy. In: Azizzadeh B, Murphy MR, Johnson CM (Eds). Master techniques in facial rejuvenation. Philadelphia, PA: Saunders/Elsevier, 2007: 17-32.

[6] Shaw RB Jr, Katzel EB, Koltz PF, et al. Aging of the facial skeleton: aesthetic implications and rejuvenation strategies. Plast Reconstr Surg. 2011;127: 374-83.

[7] Sykes JM, Kim J-E, Papel ID. In: Capone RB, Sykes JM (Eds). Complications in Facial Plastic Surgery Prevention and Management. New York: Thieme, 2012.

[8] Larrabee WF, Gassner HG, Walsh WE. Face Lift. In: Larrabee WF, Gassner HG, Walsh WE (Eds). Art and Craft of Facial Rejuvenation Surgery. PMPH-USA, 2013: 1-15.

[9] Larrabee WF, Gassner HG, Walsh WE. Art and Craft of Facial Rejuvenation Surgery. PMPH-USA, 2013.

[10] Baker SR. Rhytidectomy. In: Flint PW, Haughey BH, Niparko JK, et al. (Eds). Cummings Otolaryngology — Head and Neck Surgery. Elsevier Health Sciences, 2010: 405-27.

[11] Perkins S, Dayan S. Rhytidectomy. In: Papel ID (Ed.) Facial Plastic and Reconstructive Surgery. Thieme, 2011: 153-70.

[12] Murakami C, Ambro BT. Rejuvenation of the Lower Face and Neck. In: Snow JB, Wackym PA, Ballenger JJ (Eds). Ballenger's Otorhinolaryngology: Head and Neck Surgery. PMPH-USA, 2009: 749-57.

[13] DeFatta RJ, Williams EF 3rd. Evolution of midface rejuvenation. Arch Facial Plast Surg. 2009;11: 6-12.

第2部分

第 50 章
软组织悬吊
Soft Tissue Resuspension

Alistair R. M. Cobb and Jonathan A. Britto

引言

颅颌面软组织封套悬吊可以用来减少颅颌面部骨膜剥离暴露骨面导致的面部或周围组织下垂。常常需要应用于正颌手术、创伤、重建、整形、眼整形或颅面手术后。

一些外科医师的经验证实,在进行面中部手术后使用内镜钩等器械进行外科固定是非常有效的。皮下注射针可作为缝合的传导工具,它避免了异位固定及其潜在的发病风险。该技术相对直观有效,面部软组织复位也更加个性化和准确。该技术可以根据上颌骨附着的软组织剥离程度,通过手术的方式来调整软组织固定的位置和深度,并改变面部的形态和体积。该技术适用于在面中部以及颅颌面外科手术完成骨固定(必要时)和软组织包膜松解后的关创阶段。

手术技术

将一根 16/18G 的皮下针通过一在面中部选定的穿刺点经皮穿刺至骨膜下平面,该骨膜下平面可经眼睑成形术、结膜成形术、颞部成形术、冠状动脉成形术和上唇下入路暴露或联合暴露。一个典型的例子是患者在接受 Le Fort Ⅰ型手术后,需要恢复的是软组织的上外侧拉力,因此将使用临时入路。入针点作为缝合的操作通道,与骨膜剥离的程度共同作用,决定了面部在被悬吊起时的体积和形状改变。

经皮肤的入针点最初是严格规定的。然而,随着经验的积累,逐渐会采用一种更加个性化的方法来实现最佳的拉力大小和方向。在手术过程中需要特别注意不要阻碍眶下神经、外提唇肌或颧大肌的路径。

首先介绍最初的穿皮肤进针点。面部每侧各有两点:①外眦垂线和通过鼻翼褶皱上方水平线的交点。②在直视状态下通过瞳孔的垂线与鼻翼基底下侧水平线的交点(图 50 - 1)。然而,这些标志点应该根据临床症状和面部运动的需要而改变。在进行双侧手术时,对称的操作手术对于最终结果的对称性十分重要。对于面部容积的重建,颧骨脂肪和眼轮匝肌下脂肪垫(suborbicularis oculi fat pad,SOOF)是该手术的主要脂肪来源。

皮下针经过皮肤(图 50 - 2)达到骨膜下剥离的区域后,穿入一根无色的 3/0 PDS®(聚二噁烷酮)缝线(图 50 - 3),并使缝合线穿出针尾部。然后把针退回到进针点的真皮附近,再次沿着不同轨迹到达骨膜下平面(图 50 - 4,图 50 - 5)。把 PDS® 缝合线绕回骨膜下的动作使缝线"咬"住需要提升的软组织,可随着缝线在垂直方向上提升并固定(图50-6)。"咬"住的软组织部分越表浅,皮肤出现凹痕的可能性就越大。为了防止凹痕产生,应避免在真皮层内绕回缝合线。然而,如果缝合的路径太深,没有足够的组织被"咬"住,悬吊的效果也不太好。软组织"咬入"的轨迹和体积

对软组织的形状和高度影响很大,这在双侧手术中尤为重要。同样的,面中部剥离和软组织游离的程度对面部的形状、高度和对称性也有影响。颧骨脂肪和SOOF的抬高和重新定位会导致面部体积的增大。软组织悬吊的效果仅能在缝线溶解前维持,长期效果

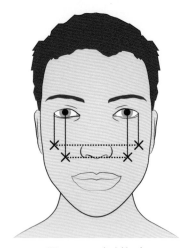

图50-1 解剖标志

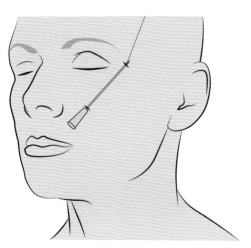

图50-3 将缝线送入皮下针腔内,并充分推送至皮下注射针的另一端,使线能被稳定地拿在手中

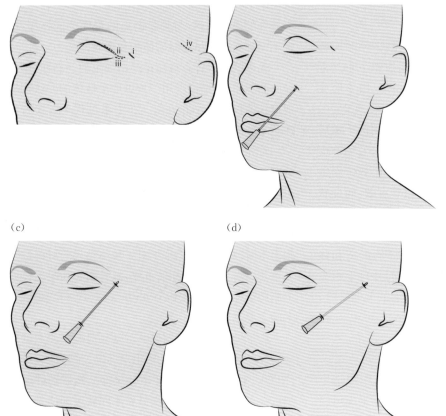

(a)

(b)

(c)

(d)

图50-2 (a)潜在固定部位(ⅰ)上睑外侧成形术切口(ⅱ)外眦切口(ⅲ)颧额部入路,或颞下发际内,(ⅳ)缝合固定在颞深筋膜表面的目标组织。(b)将针依次插入4个解剖标记的点。每一次皮下注射针都是在皮下浅层推进的。(c)缝合线最终露出的地方是皮下注射针在皮肤上穿过的一个小切口,使其与皮下需要固定的组织相连接。(d)所使用的颞下部发际内切口

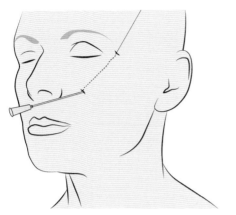

图 50 - 4　将针头撤回至皮下(避免皮肤起皱),然后将皮下注射针头向更深的层次倾斜;捕获的组织通常是 SOOF 和(或)颊脂肪

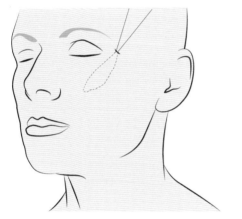

图 50 - 5　皮下注射针向前推入更深的软组织,然后再次从颞部切口穿出,然后从针头处抽出缝线,再退出皮下针。将缝线拉紧,使面部软组织在颧骨表面向后上方产生适度的收缩。最后将缝线在筋膜深层打结

取决于面中部与骨膜下骨面的重新粘连。

使用固定 PDS® 缝线技术取决于其适应证和可行性,目前已广泛应用于外科手术中。对于颅颌面手术中较为宽大的冠状切口入路,PDS® 缝线可以通过颧额突上的钻孔或邻近部位任何需要的部位;而对于经眼睑美容或整形术,固定的软组织可为经睑状体显露的 SOOF 或眉弓部的骨膜中。值得注意的是,外侧 SOOF 可能会在骨膜下升高,并在某些情形,例如在增加颧部隆起的手术中,被固定在更近处,或者它本身可能是在鼻唇沟外侧软组织的近端固定点。此外,在 Le Fort Ⅰ型截骨术中,较常见的入路是通过上颌前庭切口(上唇颊沟入路),近端的固定可以通过颞下部发际内皮肤或两侧眼角皱纹的一个小切口实现,使针可以通过并固定经骨面的深层软组织(图 50 - 3)。

通常每侧只需要一根缝线固定,最多可做 4 次(每侧 2 次)。四根缝线的放置需要确保拉力的方向和大小互相协调,相互调节张力,并确保软组织准确的整体移动。这些缝合线可以通过额缝颧上深入骨质的钻孔固定,也可以通过骨膜或颞深筋膜的浅层来固定[2](图 50 - 6)。这种近端的固定方法可以根据软组织提升方向的需要、手术的性质和手术入路的不同而调整。

讨论

在手术暴露颅颌面上部骨骼后,精确定位软组织的重要性受到了广泛认可[3-5]。不做此手术可能导

（a）　　　　　　　　　　　（b）

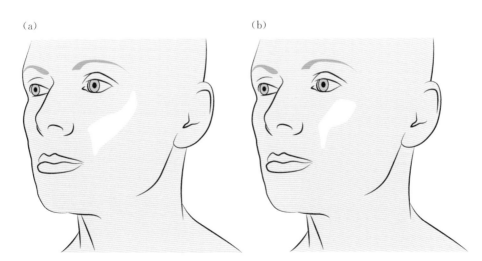

图 50 - 6　在美学应用中,面部软组织体积的提升加强了颧部的清晰度,通过改变光线在颧骨皮肤上的反射模式,改善了眼睑与脸颊的和谐,融合了两者之间的界面。在这个病例中采用眼睑成形术切口入路。(a)术前。(b)术后

第2部分

致面中部下垂、软组织凹陷、颧骨突出、颧骨低平、下眼睑错位或鼻唇褶皱增加等问题。

手术剥离骨膜下组织以暴露面部骨骼,必然导致组织游离,除非重新悬吊,否则组织将沿面部骨骼向下延伸。最初,该方法的重点是使软组织恢复原始位置。然而,随着对该手术可以达到的效果有了更深入的了解,适应证已经扩大到包括改善原始面部形态以实现更多的美学变化。通过 Le Fort I 型正颌手术改善面中部侧貌,应该考虑面中部软组织向上外侧方向重新定位,类似于面中部提升术。将颧部脂肪垫越过颧凸的重新定位以及减轻鼻唇沟,一个更加年轻化的软组织形态可进一步增加面部轮廓的美观。

致谢

感谢 UCL AISC Medical Illustration-ICH/GOS 平面设计工作室的 David Smithson 提供了本文使用的插图。

（张天嘉　王旭东　译）

参考文献

[1] Accioli de Vasconcellos JJ, Britto JA, Henin D, Vacher C. The fascial planes of the temple and face: an en-bloc anatomical study and a plea for consistency. Br J Plast Surg. 2003;56: 623-9.

[2] Frodel JL Jr, Rudderman R. Facial soft tissue resuspension following upper facial skeletal reconstruction. J Craniomaxillofac Trauma. 1996;2: 24-30.

[3] Phillips JH, Gruss JS, Wells MD, Chollet A. Periosteal suspension of the lower eyelid and cheek following subciliary exposure of facial fractures. Plast Reconstr Surg. 1991; 88: 145.

[4] Saltz R. Endoscopic temporal-incision only midface lift is enhanced by Endotine technique. Aesthetic Surg J. 2005; 25: 80-83.

[5] Yaremchuk MJ, Kim WK. Soft-tissue alterations associated with acute, extended open reduction and internal fixation of orbital fractures. J Craniofac Surg. 1992;3: 134.

第 51 章
软组织扩容和脂肪移植
Soft Tissue Augmentation and Fat Grafting

Mehmet Manisali and Rahul Jayaram

引言

正颌手术计划的目的是通过改变面部骨性基础,以达到牙齿和骨骼兼顾美观和功能性的良好关系。但某些情况下,这些骨骼的变换不能通过面部软组织的"封套"而对面部轮廓产生影响。因此,探寻独立控制面部软组织体积和形状的技术是十分必要的。

以下四种情况应考虑进行面部软组织扩容。

　• 疾病的基础病理变化导致的软组织减少(如半侧颜面萎缩)。

　• 正颌手术后不规则的软组织轮廓(如下颌下缘不规则)。

　• 骨性异常的掩饰治疗。

　• 正颌患者软组织增龄性变化的综合管理。

自体脂肪移植是增加面部软组织的主要方式,并有多种不同的方法。也有一些并不常见的技术可以增加软组织量。脂肪瓣移植在微粒脂肪移植技术之前就已经出现,由于供体和受体部位瘢痕的产生以及尺寸不稳定,脂肪瓣移植已经不再被首选使用。

例如取自颞肌的筋膜瓣,在尺寸上是相对稳定的,但能取得的组织量较少,因此只适用于鼻和嘴唇等较小区域的组织增量。人工合成的可注射充填物应用也较为广泛,但组织反应等问题较为普遍。用硅酮和聚醚醚酮(polyetheretherketone, PEEK)制成的人工植入物固定于骨性骨骼表面,也间接地增大了软组织的体积。这些技术可以单独使用,也可以在适当的情况下与脂肪移植和正颌手术联合使用(图51 - 1 和图51 - 2)。最后,使用带血管蒂的游离组织移植技术在重建严重软组织缺损区域中具有一定的作用。

脂肪移植

自体脂肪的许多特性使它成为一种理想的软组织填料:良好的生物相容性、无致畸性以及无致癌性,且价格较为低廉,容易得到足够的软组织量,并在必要时可重复操作。虽然总的来说持续效果较好,但长期结果常常不稳定,甚至无法预测。脂肪移植作为一种主要或辅助的软组织增量手段,在美容和重建外

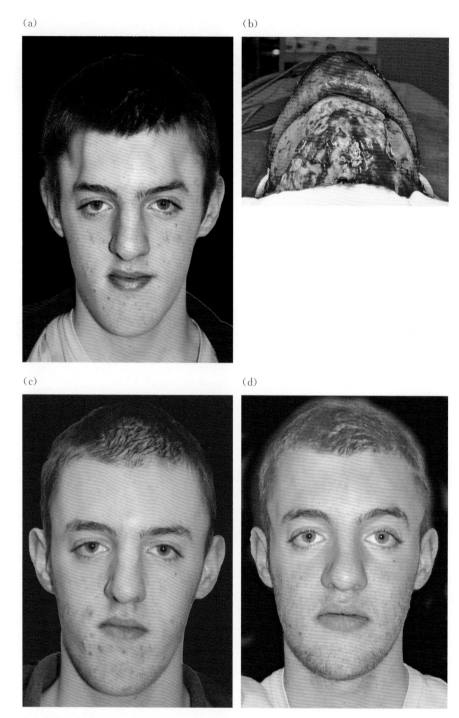

图 51-1　(a)经过治疗的三角头畸形患者的颅面异常,注意太阳穴凹陷以及面部高度增加。(b、c)太阳穴凹陷采用定制硅胶植入物治疗。(d)患者随后接受双颌截骨手术矫正面部过长,并行鼻整形术

科手术中越来越受欢迎。

1893 年,Neuber 首次将脂肪从手臂移植到面部[1]。两年后,Czerny 将脂肪瘤从背部移植到乳房上进行隆胸[2]。1912 年,来自柏林的 Eugene Hollander 报道了两例脂肪移植后萎缩的病例[3]。1926 年,Charles Conrad Miller 报道了 36 例面部和颈部行脂肪注射治疗后产生瘢痕挛缩的病例,并报道了脂肪的

部分萎缩[4]。有趣的是,这项技术之后未被广泛应用。20 世纪 80 年代,随着抽脂术的日益普及,这项技术再次被采用[5]。直至 Coleman 在 1994 年发表了他的著作之后,这项技术的普及程度大大提高,并在今天的软组织扩容技术中保持领先地位[6]。他的技术包含了脂肪的收集、离心分离和静置,获得了更稳定的结果[7]。

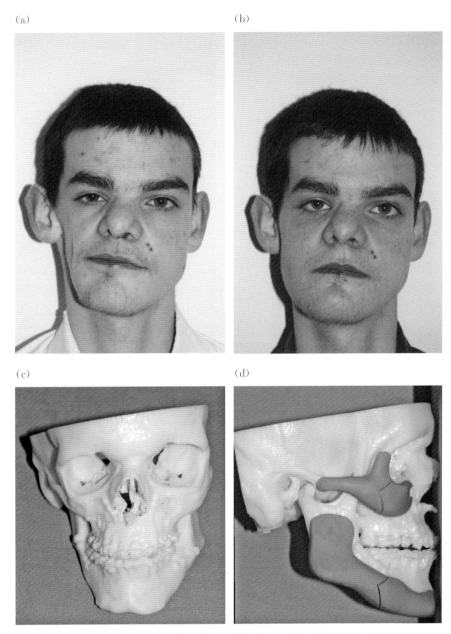

图 51-2　结合正颌外科手术、定制内植体和脂肪移植,矫正面神经萎缩患者复杂的骨骼和软组织畸形

脂肪移植生物学

脂肪在胚胎发育的第四个月形成。脂肪细胞的细胞膜薄而脆弱,脂质含量不同。这些细胞包含了由胶原蛋白和弹性纤维、基质细胞和神经血管结构组成的基质成分。脂肪细胞的每个单房团块都有自己的小血管蒂,并由结缔组织基质支持和包围[8]。这种脂肪组织中的血管基质成分还含有脂肪源性干细胞(adipose derived stem cells,ADSC)、内皮细胞、平滑肌细胞及相关的祖细胞系等多能干细胞。Zuk 等首先清楚地描述了脂肪移植中干细胞的存在[9]。这些

脂肪源性干细胞具有向外胚层、中胚层和内胚层胞系分化的能力。早期研究表明,这些未分化细胞可能在诱导血管生成、减少纤维化、促进伤口愈合和促进脂肪移植的治疗方面具有潜力[10]。

脂肪来源的干细胞也可能与注射脂肪后产生的其他益处有关。Coleman 报道说脂肪移植在凹陷的瘢痕下,不仅改善了凹陷,而且具有软化或完全消除瘢痕的迹象,使其看起来与正常的皮肤相像。脂肪移植也被报道用于治疗放疗后损伤、声带损伤甚至是颅骨的再生。Sultan 等研究小鼠模型,发现放射性皮炎相关的炎症减轻和纤维化减缓[11]。

与成熟脂肪细胞相比,前脂肪细胞在移植后更有

弹性,对氧气和营养的需求更低[12,13]。脂肪移植唯一可能存活的就是前脂肪细胞和脂肪来源的干细胞。成熟脂肪细胞、前脂肪细胞和脂肪来源干细胞的相对比例以及前脂肪细胞和脂肪来源干细胞的存活率的不同可能是造成个体间脂肪移植存活率差异的部分原因[10]。

手术技术

Coleman 脂肪移植技术自报道以来得到了时间的考验,基本保持原来的方法(表51-1和表51-2)。这个过程包括温和地获取脂肪,尽量减少对脂肪的损伤;用离心法对获取的脂肪进行提纯,去除无活性的成分;静置少量的脂肪可以增加脂肪移植的表面积和可用的血管供应[6,7,14]。

脂肪获取

身体多个部位可作为脂肪获取的供区,包括腹部、腰部、臀部、骶骨区、大腿、膝盖内侧和颈部。供区部位的选择取决于可提供的脂肪量、患者以及外科医师的要求。从不同部位获得的脂肪在存活能力上没有显著的差异。Rohrich 等从前腹部、侧腹部、大腿和内侧膝盖等不同供区获取脂肪 5 小时后,发现脂肪组织活力没有差异[15]。

作者常从腹部和大腿内侧获取脂肪。使用碘剂或其他消毒剂对供体和受体部位进行彻底的消毒。然后通过脐下长约 3 mm 的切口,对前腹壁的四个象限分别注射局麻药。我们使用了一根附加在 10 mL Luer-Lok 注射器上的脂肪抽吸套管(图 51-3)来抽

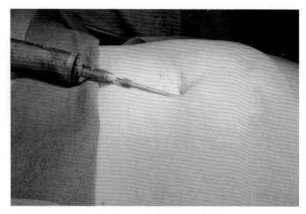

图 51-3 前腹壁脂肪收获

取脂肪。将注射器上的活塞向后拉,产生轻微的负压,抽脂套管在皮下脂肪组织的深层以钻孔和回抽的方式移动。当采集满脂肪时,断开注射器与套管,并盖上 Luer-Lok 塞子。重复进行这个过程,直至获得足够的脂肪。

提纯和制备

抽脂后,拔出注射器柱塞,将注射器放入无菌离心机中,以 3 000 转/分的转速离心 3 分钟。这将抽取的混合物按密度分成三层。上清液层由破裂的脂肪细胞释放的油脂组成;中间部分主要由有活性的脂肪细胞组成;最低且最密集的一层是血液和水等成分,包括局部麻醉剂和组织液。离心结束后,弃掉上层的油并用棉垫吸去。取下 Luer-Lok 塞,倒掉较致密的液体层。重新放入柱塞,将制备好的脂肪转移到 1 mL 注射器中,准备注射(图 51-4)。

注射

Coleman 注射针管较小,有不同的长度、直径和尖端特征。尖端可以是钝的、半钝的或锋利的(V形)。

表 51-1 设备(Coleman 技术)

1. 15 号、11 号刀片手术刀
2. Lamis 注射针筒
3. 抽吸和注射套管
4. 离心机
5. 10 mL 和 1 mL Lure-Lok 注射器
6. 局部麻醉

表 51-2 脂肪移植步骤

1. 患者准备和麻醉
2. 脂肪抽吸
3. 提纯与制备
4. 脂肪植入
5. 手术后护理

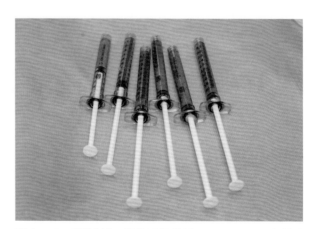

图 51-4 脂肪制备,提纯后转移到 1 mL Lero-Lok 注射器中,准备注射

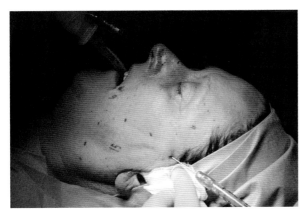

图51-5 脂肪折射：通过小的针刺口在标记区域行脂肪移植。应注意在针头多次连续移动中注射少量脂肪

在面部注射脂肪时，17G针是最常用的。钝针管的使用使脂肪的注射变得更大量、更稳定，创伤更小。而半钝性的注射针头在真皮下平面的注射具有更好的控制能力和更高的穿透能力。尖锐的套管有助于解除粘连和瘢痕。注射时，先做一长约2mm的切口，置入注射针管。在针管后退时轻轻注入脂肪，在针管退出后，脂肪组织被注射成一排（图51-5）。这一步骤每次注射的量不超过0.1mL。组织的结构和轮廓应该以少量脂肪分层的方式逐步建立起来，而不是大量地注射脂肪后试图按压塑造组织。这种按摩的作用有可能导致脂肪的移位或坏死，最终产生不规则的轮廓。供体和受体部位的切口用尼龙缝线间断缝合。

手术后护理

术后24~48小时内建议使用冰袋和冷敷面膜进行冷敷治疗，在5~7天后拆线。一次注射脂肪含量可以在3~4个月内保持稳定，但在一年内都会持续减少（图51-6）。因此，应向患者建议，在有必要时进行二次"修补"手术以恢复容量或做细微改善。

并发症

脂肪移植的常见并发症包括肿胀、瘀斑和不适感。表面和轮廓不规则的美学问题与矫正不足或过度矫正以及脂肪迁移、受体组织特征、所采用的技术和移植脂肪固有的尺寸不稳定性有关。此外，与体重增加相关或无关的脂肪移植物过度生长也有被报道。与脂肪移植相关的感染是较为罕见的，然而当感染发生时，可能会导致脂肪的吸收和相关部位轮廓的凹陷。因此，任何时候都应采用严格的无菌技术。与注射针管相关的神经、肌肉、腺体和血管损伤也很少见，通常是暂时的，使用钝性套管和温和的组织处理可以

减少相应的损伤。一例在自体脂肪注射到眉间区后立即发生急性致命卒中的病例曾被报道[16]。脂肪注射导致脑栓塞和视网膜血管栓塞，引起卒中症状和失明也有零星的报道[17-21]。

讨论

脂肪移植已经是一种被广泛应用的成功的技术手段，但什么是最佳的脂肪获取技术、脂肪提纯和注射方法依然存在争议。

不同的作者报道移植脂肪的存活率为40%至90%不等[22,23]。Coleman研究表明，使用离心法提纯并用钝头套管获取脂肪的存活率超过90%[23]。然而，离心并不是唯一的提纯方法，也有报道称静置分离、过滤和洗涤或者在封闭系统中同时过滤洗涤都是可行的提纯方法。Botti等在一项临床研究中，比较了25例经过滤、洗涤的脂肪和离心脂肪，并将这两种方法处理过的脂肪在面部进行注射。12个月时，记录了主观和客观观察的结果[24]。

Zhu等进行了一项体外研究，将静置分离、离心和封闭系统中清洗过滤这三种方法进行了比较。他们的结论是，在一个封闭的系统中用过滤法制备的移植物组织可以产生更高的存活率和更少的污染物[25]。Smith等将从3例患者身上取得的脂肪经过是否离心以及是否洗涤（乳酸林格液或生理盐水）的6种组合处理后，比较脂肪组织的质量，发现脂肪细胞活力没有显著差异[26]。

Rohrich等发现，从前腹部、侧腹部、大腿和膝盖内侧取出的脂肪细胞活力没有差异[15]。然而，Padoin等报道，比较不同解剖部位，从下腹获取的脂肪具有更高水平的脂肪干细胞[27]。

Pu等的一项前瞻性研究比较了Coleman和传统抽脂术在同一患者身上的效果，发现在Coleman法中具有更高活性的脂肪细胞和甘油醛-3-磷酸脱氢酶活性水平[28]。目前的研究证据还无法证明某种抽脂方法优于另一种，然而，采用低压抽吸和大口径套管技术被认为可以增加脂肪细胞的活性[22]。Ross等在最近对有关这一主题的文献进行评价时，回顾了103篇与这一技术有关的各个方面的文章，他们认为这一研究依然无法达成共识[29]。

结束语

脂肪移植的概念已经存在了近一个世纪，但在过

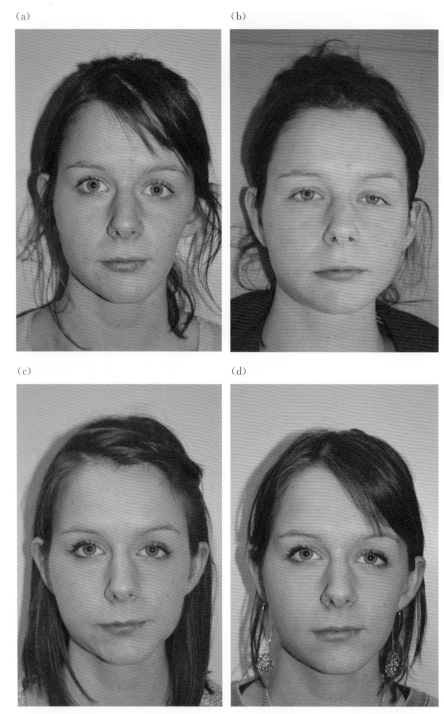

(a)　　　　　　　　　　　(b)

(c)　　　　　　　　　　　(d)

图 51-6　4 岁行左侧颞横纹肌肉瘤放疗后面部不对称,在高压低氧疗法后行微粒脂肪移植术治疗。(a)术前。(b)术后第 1 天。(c)术后 3 个月。(d)术后 6 个月

去的 20 年里,它在美容和重建手术中的应用呈指数级增长。它可以填补面部大大小小的缺陷,改善面部结构,使老化的面部恢复青春活力,并作为正颌外科手术的辅助手段,达到和谐和令人愉悦的审美效果。正如之前所提到的,它不仅仅是一种生物填料,这种具有活力的游离移植物已经显示出其修复外形和组织再生的能力。其他技术的使用,如脂肪瓣移植、内植体、游离组织单独移植或结合脂肪移植和正颌外科的手术,在当前的面部畸形管理中有重要的应用。

脂肪移植作为一种生物治疗方式,其未来发展在于从更长期的随机对照研究中获取共识,并对治疗方式进行标准化,以取得更好的临床效果。

（张天嘉　王旭东　译）

参考文献

[1] Neuber F. Fettransplantation. Bericht uber die Verhandlungen der Dt Ges f Chir Zbl Chir. 1893;22: 66.

[2] Czerny V. Plastischer Erzats de Brustdruse durch ein Lipom. Zentral Chir. 1895;22 - 66.

[3] Holländer E. Die kosmetsche Chirurgie（S. 669 - 712, 56 Abb.）In: Joseph M（Ed.）Handbuch der kosmetik. Leipzig: Verlag van Veit; 1912: 690 - 1.

[4] Miller CC. Cannula implants and review of implantation techniques in esthetic surgery. Chicago: The Oak Press, 1926.

[5] Illouz YG. The fat cell 'graft': a new technique to fill depressions [letter]. Plast Reconstr Surg. 1986;78: 122 - 3.

[6] Coleman SR. The technique of periorbital lipoinfiltration. Oper Tech Plast Reconstr Surg. 1994;1: 120 - 6.

[7] Coleman SR. Structural fat grafting, 1st edn. St Louis, MO Quality Medical, 2004.

[8] Markman B. Anatomy and physiology of adipose tissue. Clin Plast Surg. 1989;16: 235 - 44.

[9] Zuk PA, Zhu M, Mizuno H, et al. Multilineage cells from human adipose tissue: implications for cell-based therapies. Tissue Eng. 2001;7: 211 - 28.

[10] Coleman SR. Structural fat grafting: more than a permanent filler. Plast Reconstr Surg. 2006;118: 108S.

[11] Sultan SM, Stern CS, Allen RJ, et al. human fat grafting alleviates radiation skin damage in a murine model. Plast Reconstr Surg. 2011;128: 363 - 72.

[12] Von Heimburg D, Hemmrich K, Haydarlioglu S, et al. Comparison of viable cell yield from excised versus aspirated adipose tissue. Cells Tissues Organs. 2004;178: 87.

[13] Wolter TP, Von Heimburg D, Stoffels I, et al. Cryopreservation of mature human adipocytes: In vitro measurement of viability. Ann Plast Surg. 2005;55: 408.

[14] Coleman SR. Structural fat grafts: the ideal filler? Clin Plast Surg. 2001;28: 111 - 9.

[15] Rohrich RJ, Sorokin ES and Brown SA. In search of improved fat transfer viability: A quantitative analysis of the role of centrifugation and harvest site. Plast Reconstr Surg. 2004;113: 391.

[16] Yoon SS, Chang DI, Chung KC. Acute fatal stroke immediately following autologous fat injection into the face. Neurology. 2003;61: 1151 - 2.

[17] Teimourian B. Blindness following fat injections. Plast Reconstr Surg. 1988;82: 361.

[18] Thaunat O, Thaler F, Loirat P, Decroix JP, Boulin A. Cerebral fat embolism induced by facial fat injection. Plast Reconstr Surg. 2004;113: 2235 - 6.

[19] Egido JA, Arroyo R, Marcos A, Jimeénez-Alfaro J. Middle cerebral artery embolism and unilateral visual loss after autologous fat injection into the glabellar area. Stroke. 1993;23: 615 - 6.

[20] Feinendegen DL, Baumgartner RW, Vuadens P, Schroth G, Mattle HP, Regli F, Tschopp H. Autologous fat injection for soft tissue augmentation in the face: a safe procedure? Aesthetic Plast Surg. 1998;22: 163 - 7.

[21] Dreizen NG, Framm L. Sudden unilateral visual loss after autologous fat injection into the glabellar area. Am J Ophthalmol. 1989;107: 85 - 7.

[22] Gir P, Brown SA, Oni G, Kashefi, Mojalla A, Rohrich RJ. Fat grafting: Evidence based review on autologous fat harvesting, processing, reinjection and storage. Plast Reconstr Surg. 2012;130: 249 - 58.

[23] Coleman SR. Long-term survival of fat transplants: controlled demonstrations. Aesth Plast Surg. 1995;19: 421 - 5.

[24] Botti G, Pascali M, Botti C, Bodog F, Cervelli V. A clinical trial in facial fat grafting: Filtered and washed versus centrifuged fat. Plast Reconstr Surg. 2011;127: 2464 - 73.

[25] Zhu M, Cohen SR, Hicok KC, Sanahan RK, Strem BM, Yu JC, Arm DM, Fraser JK. Comparison of three different preparation methods: Gravity separation, centrifugation, and simultaneous washing with filtration in a closed system. Plast Reconstr Surg. 2013;131: 873 - 80.

[26] Smith P, Adams WP Jr, Lipschitz AH, et al. Autologous human fat grafting: Effect of harvesting and preparation techniques on adipocyte graft survival. Plast Reconstr Surg. 2006;117: 1836 - 44.

[27] Padoin AV, Braga-Silva J, Martins P, et al. Sources of processed lipoaspirate cells: Influence of donor site on cell concentration. Plast Reconstr Surg. 2008;122: 614 - 8.

[28] Pu LL, Coleman SR, Cui X, Ferguson RE Jr, Vasconez HC. Autologous fat grafts harvested and refined by the Coleman technique: A comparative study. Plast Reconstr Surg. 2008;122: 932 - 7.

[29] Ross RJ, Shayan R, Mutimer KL, Ashton MW. Autologous fat grafting: Current state of the art and critical review. Ann Plast Surg. 2014;73: 352 - 7.

第52章
颏颈部的美容外科手术
Aesthetic Surgery of the Submental-Cervical Region

Tirbod Fattahi

引言

毫无疑问,上、下颌骨的正颌外科手术会对鼻、面下部和颈部的美观产生重大影响。基础手术(骨骼手术)可能是最佳的美容手术类型。上颌骨和下颌骨的空间运动引起原有的软组织变化,如果规划得当,将增强手术的最终效果。然而,有时候无论骨骼移动了多少,都有进一步增加软组织的空间。在颏下和颈部区域尤其如此,因为它涉及下颌或颈部手术[1]。本章描述了相关的解剖学和衰老过程,以及对颏下和颈部区域进行美学提高手术的手术选择和益处。

解剖学

颏下和颈部区域包括面下部和颈部的特定部分。具体来说,受美容手术影响最大的区域包括颈部的中央部分,其横向由左右胸锁乳突肌包围,向前为颏下皮肤,向下为甲状软骨,以及深层的颈阔肌。在这个空间内留存有颈阔肌上方的脂肪以及左右颈阔肌。通过外科手术可以解决特定区域的问题,故该区域的每个组成部分都将在下文中被描述。

颏下脂肪

脂肪堆积症,也被称为脂肪过多症,受性别和身体习惯等因素影响。在前颈部,脂肪沉积通常存在于两个区域:颈阔肌上部及下部区域。颈阔肌上部脂肪是位于颈阔肌肌肉上方(表面)的浅表脂肪。同样,颈阔肌下部脂肪被认为是位于颈阔肌之下、二腹肌前腹部之上的深层脂肪。颏下区域的吸脂术包括去除颈阔肌上部脂肪,但很少有需要吸除颈阔肌下部脂肪的指征。虽然颈前部脂肪的确切体积存在一些变化,但基于吸脂时的临床发现,其通常不超过 $10\sim15$ mL。此脂肪垫的解剖学边界已经被很多作者描述[2,3]。

颈阔肌肌肉

颈阔肌肌肉是起自三角肌和胸大肌表面深筋膜

的两块平坦而宽阔的肌肉。走行于锁骨上方并穿插于面下部,最终形成面部的肌肉腱膜神经系统(superficial musculoaponeurotic system,SMAS)。颈浅筋膜覆盖肌肉的浅表面,而颈深筋膜(封套筋膜)的浅层覆盖肌肉的深层。关于颈阔肌的确切解剖结构已得到广泛研究[4-8]。按 de Castro 所述,左、右侧颈阔肌相互靠近的颈部中央区域的解剖结构是一个重要考虑因素[6,7]。大部分患者在颈部中央的左、右侧颈阔肌会有交叉,然而由于一些患者不存在此交叉,致使左、右侧肌肉的内侧边缘之间形成腱膜。无论交叉是否存在,颏下脂肪均会覆盖该区域。

颏下和颈部皮肤

颏下和颈部皮肤的肤色和松弛程度与患者的年龄直接相关,其老化速度与身体的其他部位相似。随着衰老进程,胶原蛋白和弹性蛋白纤维的浓度在乳突真皮层和网状真皮层中逐渐减少,会导致覆盖皮肤的松弛。若患者有颏下脂肪过多或颈阔肌过多症状,其松弛问题就更复杂了。

下颌与颏部的位置

虽然在本书的其他章节对下颌骨手术进行了正式的讨论,但评估下颌的前后位置关系至关重要。显然,"弱"的颞下颌关节无法支撑覆盖软组织。此外,有缺陷的下颌将对面下部的外观产生类似的影响。理想颈部的美学要素已被研究描述[9,10]。本章稍后将讨论通过骨塑形术或骨移植术实现颏部增大的适应证。

老龄化进程

无论身体的哪一个部位,衰老过程都是由多因素决定的,包括内在因素(家族、先天性)和外在因素(环境、吸烟、身体习惯)。其他许多特定因素,也有助于描述人面下部、颏部和颈部区域的老化过程,如缺乏适当骨骼基础支撑(小颏畸形)、脂肪收缩和面部皮肤/筋膜/肌肉和颈部肌肉组织的下垂。颈前肌特有的其他因素,包括颏下区域的脂肪过多以及颈阔肌的冗余或带状也是促进老龄化的因素。

手术选择和评估

正确的手术选择取决于适当的术前评估和正确的诊断。在颏下或颈部区域,有几种外科手术选择。
* 下颌骨手术(截骨术)——在第 24 章和第 25 章中讨论过。
* 吸脂术。

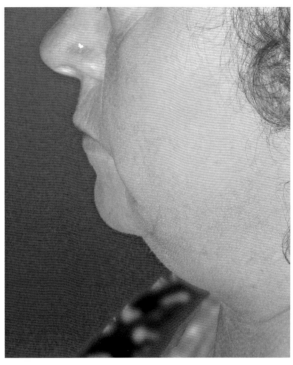

图 52-1 颈前部的老化和丰满度。注意颈后角不明显,下巴不突出,无下颌

* 颈阔肌成形术。
* 下颌手术。

在评估患者的面下部和颈部年轻化时,必须考虑几个因素,如肤色、松弛度和影响全颈部的特定因素。患者的年龄显然会对颈前部的紧致和松弛程度产生影响,因为年轻患者常常会有更紧致和更有弹性的皮肤色调。还必须仔细辨别颈前部的丰满度。这种丰满度(钝颈颏角)可能是由于颏下区域的脂肪(脂肪过多)、右侧和左侧颈阔肌的解剖结构,或两者兼而有之,以及其他因素,如颈部和舌骨的位置(图 52-1)。

颈阔肌的解剖结构也会对颈前部的外观起重要作用。如前所述,左右颈阔肌交叉的患者将在上颈部的中央部分显示出颈阔肌冗余(丰满),而没有交叉的患者将有颈阔肌条带(可见的左、右侧肌肉的内侧边缘以及被覆筋膜)(图 52-2)。收缩颈阔肌可能会夸大这两种情况。浅表的颈部脂肪实际上可以掩盖颈阔肌下方的解剖结构;在考虑对颈前部进行单一吸脂术时,这是一个重要的考虑因素。

本章不讨论正式的面部提升;然而,除了颈前部的年轻化之外,面下部皮肤、颈阔肌中度松弛、面颊部下垂以及下颌线不明确的老年患者将需要正式的颈部除皱术。

骨性颏部的位置也在评估颏下和颈部区域中起

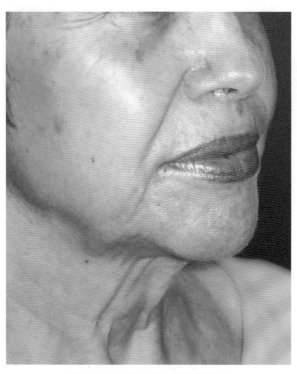

图 52-2　颈阔肌条带清晰可见

作用。一个适当的协调的颏部位置可以改善颏唇沟和颈颏角的解剖形态正确性。必须要记住，其他因素，如舌骨的位置也会影响颈颏角角度。

外科手术

颏下吸脂术

毫无疑问，单独进行颏下抽脂有一定的作用。去除颈阔肌上层脂肪沉积能改善颏下区域的外观。然而，这应该只适用于年龄较小、没有明显的皮肤病变（冗余或带状）证据、有良好肤色的患者。如前所述，去除颏下区域的脂肪沉积物有时会暴露出潜在的颈部问题，若不及时治疗会导致患者不快。

颏下脂肪抽吸可以通过开放式方法或通过封闭技术完成。通常手术会去除 10～15 mL 的脂肪。若没有皮肤切除，颏下和颈部皮肤会随着时间的推移而再次下垂。在作者的实践中，单独进行脂肪抽吸仅在患有颏下脂肪过多而颈阔肌没有冗余的年轻患者中进行[11]。

颈部成形术

颈部成形术被认为是最全面而复杂的颈前部年轻化操作，包括开放式吸脂术和颈阔肌成形术[1,8,10-18]。此术式能同时解决脂肪和颈阔肌肌肉问

题。颈部成形术于颏下褶皱后做切口，然后在胸锁乳突肌和下颌骨的下边缘之间可见一具有 4～5 mm 厚皮下脂肪的皮瓣，之后进行开放式吸脂，直至能充分看见下面的颈阔肌。接下来，颈阔肌的上缘随前下颌骨升高，并且在颈部的中央隔室中进行亚肌肉解剖，解剖范围可延伸至颈阔肌下部的冗余或带状结构。然后将左、右侧颈阔肌的中央部分以菱形切割方式切除，将两块肌肉的边缘游离（左、右侧颈阔肌的内侧边缘）。然后肌肉游离边缘相互重叠，其形态与 Feldman 描述的颈部除皱术相似[18]。由于皮肤挛缩将会在接下来的几周内发生，因此不需要进行皮肤切除。需使用压力敷料几天，通常在 24 小时内观察患者，排除任何血肿或皮下积液。

颏成形术

改变颏部的位置对改善面下部美感有明显效果。有许多公认的指导方针均对颏部软组织和骨性结构的"理想"位置进行了描述。众所周知，从多余矢状方向看，颏部（或下颌）骨的每 1.0 mm 骨移动，颏部软组织将移动大约 0.8 mm。此比率可以指导临床医师确定下颌前移手术中下颌骨的最终位置。在许多情况下，除了下颌前移之外，还需要进一步增强改善颏部。这些选择包括骨性颏成形术（滑动水平体截骨术）和使用各种合成植入物的体积增加。可能被忽略的不仅是下巴的前后位置，还有其侧方位。一些下颌有缺陷（颏部后缩或小颏）的患者会有颏部的侧向缺陷。侧向缺陷位于颏孔和下颌骨支持韧带后面，这些区域被称为"下颌前沟"[19]。下颌前沟往往与下颌体部前方或形成之前的解剖凹陷有关。在不解决侧向缺陷的情况下增强颏前部的效果是不理想的。必须特别注意的是，只在前后矢状面有缺陷的颏部与沿前下颌沟有缺陷的颏部的区别。

在作者的实践中，截骨颏成形术仅在颏部不对称、垂直高度减小或后移的情况下进行。下颌所有前移手术通过使用硅橡胶（固体硅胶）植入物进行异体植入，并被放置在骨膜下固定到骨骼上。这些植入物的各种设计将增强整个颏部（前后侧及侧面）的形态。

讨论

颏下和颈部区域的美容手术可以在正颌手术的同时进行，也可以用来掩盖下方结构的畸形（图 52-3 和图 52-4）。患有 Ⅱ 类错𬌗畸形及不良颈颏角的患者适用于下颌骨截骨术和同时进行颏成形术。

(a)　　　　　　　　　　　　(b)

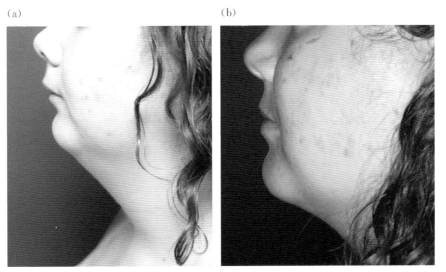

图 52-3　下颌前移手术和颈部成形术的术前和术后照片

(a)　　　　　　　　　　　　(b)

(c)　　　　　　　　　　　　(d)

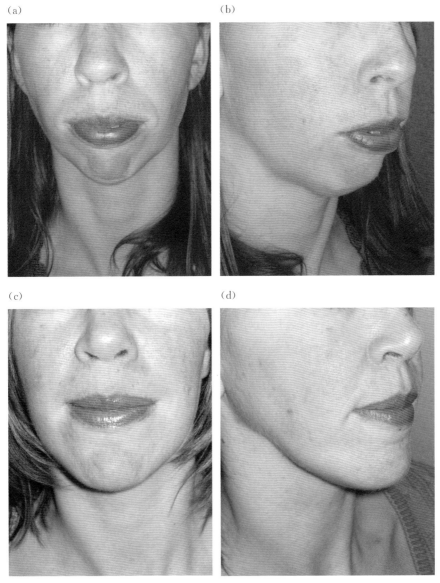

图 52-4　下颌前移手术和硅胶植入物填充下颌的术前(a、b)和术后(c、d)照片

第
52
章

另外一种选择是,已经接受了Ⅰ类咬合矫正治疗的患者,如果颏部有缺陷,可以在最短的恢复时间内进行颏部的同种异体填充术进行体积增大。

结束语

没有人能否认在正颌手术中移动上颌骨和下颌骨对软组织的益处。这些完善的指导方针经得起时间的考验。然而,知晓其他可以解决颏部,以及颏下和颈部区域的脂肪与颈阔肌的外科手术选择也是至关重要的。在正颌外科手术时对这些手术及其相互结合的深入了解,可以使患者获得满意的治疗效果,并让我们成为一名令人满意的临床医师。

（刘蔡钺　王旭东　译）

参考文献

[1] Fattahi T. Aesthetic surgery to augment orthognathic surgery. Oral Maxillofac Surg Clin North Am. 2007;19: 435 - 7.

[2] Rohrich RJ, Pessa JE. The anatomy and clinical implications of perioral submuscular fat. Plast Reconstr Surg. 2009;124: 266 - 71.

[3] Ramirez OM. Advanced considerations determining procedure selection in cervicoplasty; part one; anatomy and aesthetics. Part one; anatomy and aesthetics. Clin Plast Surg. 2008;35: 679 - 90.

[4] Vistnes LM, Souther SG. The platysma muscle; anatomic considerations for aesthetic surgery of the anterior neck. Clin Plast Surg. 1983;10: 441 - 8.

[5] De Castro CC. The changing role of platysma in face lifting. Plast Reconstr Surg. 2000;105: 764 - 75.

[6] De Castro CC. Anatomy of the neck and procedure selection. Clin Plast Surg. 2008;35: 625 - 42.

[7] De Castro CC. The anatomy of the platysma muscle. Plast Reconstr Surg. 1980;66: 680 - 3.

[8] Evans TW, Stepanyan M. Isolated cervicoplasty. Am J Cosmetic Surg. 2002;19: 91 - 113.

[9] Ellenbogen R, Karlin JV. Visual criteria for success in restoring the youthful neck. Plast Reconstr Surg. 1980;66: 826 - 37.

[10] Rohrich RJ, Rios JL, Smith PD, Gutowski KA. Neck rejuvenation revisited. Plast Reconstr Surg. 2006;118: 1251 - 63.

[11] Fattahi T. Submental liposuction versus formal cervicoplasty; which one to choose? J Oral Maxillofac Surg. 2012;70: 2854 - 8.

[12] Fattahi T. Management of isolated neck deformities. Atlas Oral Maxillofac Surg Clin N Am. 2004;12: 261 - 70.

[13] Ramirez OM. Advanced considerations determining procedure selection in cervicoplasty. Part two; surgery. Clin Plast Surg. 2008;35: 691 - 709.

[14] Ramirez OM, Robertson KM. Comprehensive approach to rejuvenation of the neck. Facial Plast Surg. 2001;17: 129 - 40.

[15] Patel BC. Aesthetic surgery of the aging neck; options and techniques. Orbit. 2006;25: 327 - 56.

[16] Barton FE. Aesthetic surgery of the face and neck. Aesthetic Surg J. 2009;29: 449 - 63.

[17] Guerrerosantos J. Managing platysma bands in the aging neck. Aesthet Surg J. 2008;28: 211 - 6.

[18] Feldman JJ; Neck Lift. St. Louis, MO: Quality Medical Publishing, 2006, pp. 307 - 361.

[19] Fattahi T. the prejowl sulcus; an important consideration in lower face rejuvenation. J Oral Maxillofac Surg. 2008; 66: 355 - 8.

第53章
唇及口周区域美学改善的外科手术选择
Surgical Options for Aesthetic Enhancement of the Lips and Perioral Region

Joe Niamtu

引言

嘴唇作为身体中唯一暴露在外的性器官,千百年来,没有其他身体部位像嘴唇一样受到如此多的关注。性感的嘴唇永远不会过时,因为它们在说话、吃饭、交流、求爱和个人形象中起着非常重要的作用。我们不需要花太多时间就能回忆起以嘴唇为特征的女性和男性患者名单。

在过去的20年中,美容性的唇部护理呈指数级增长,由于牛胶原蛋白填充物具有很多局限性,其已被一系列安全有效的注射填充剂取代,用以增强和恢复唇部和口周区域的活力[1-6]。

尽管填充物是一种非常有效的治疗手段,但它们无法满足由于遗传、发育和衰老导致的所有唇部美学问题。要精通唇部的美学治疗,我们必须规范唇部手术过程。本章将讨论关于唇部的相关结构及其不同诊断和功能问题下的外科治疗方案。

患者评估和沟通——不是每个人都需要更大的嘴唇

如果你问一名普通的医师他们对嘴唇最常见的治疗方法是什么,不可避免的答案是丰唇。许多临床医师没有意识到唇缩小术在世界范围内的流行。虽然我已经进行了20多年的唇缩小术,但我主要针对的是国内的患者,并进行了一些手术。像许多外科医师一样,互联网已经成功地成为一个展示外科手术作品和人才的全球论坛。因此,我每周平均收到三份来自世界各地关于唇形矫正手术的咨询请求。显然,这些诉求主要来自少数族裔,主要是非裔美国人。东亚患者也要求进行此手术,我已经对包括白种人高加索人在内的多个民族进行了这项手术。无论如何,这是一个比我想象的更受欢迎的手术。

虽然这些患者中的许多人,即便是在他们的种族里,也比正常人的嘴唇更大,但是其中一部分患者仅仅是希望细微缩唇以更接近"全球化"标准的美。大多数要求唇缩小术的患者嘴唇呈现出"粉色"黏膜增加，并且由于其种族因素而比一般人群更常表现为嘴唇突出和下垂（比如下唇）。

在缩小任何患者的嘴唇之前，明白想要看起来与众不同的生物心理社会原因是很重要的。像任何整容手术一样，重要的是要排除身体畸形障碍并确定患者为何想要更小的嘴唇。虽然我通常不喜欢整容患者向我展示他或她想要的样子的照片，但是对于需要嘴唇缩小的患者这是一个积极的信号。我之所以这么说，是因为有些患者对手术的效果抱着完全不切实际的期望。正如多次所说，"这是一把手术刀，而不是一根魔杖"。

在为数不多的整容手术中，患者可以在功能上向外科医师展示希望达到的效果，而唇缩小术就是其中之一。任何嘴唇过大的患者都可以主动地将嘴唇向牙齿方向收缩，并有效地模仿缩小的结果。这不仅是确定患者是否具有合乎实际的期望的有效方法，而且还可以提供有用的诊断和治疗预测。

当患者首次就诊进行唇部减少术咨询时，会对许多参数进行评估，包括牙齿的位置、休息和微笑时露出的牙齿和牙龈的数量、牙齿的高度和下巴的位置。

通过去除多余的组织来减少嘴唇可以使唇部更短并且朝向牙齿"回滚"。这些通常是有积极意义的操作，但如果患者已经显示过多的切牙高度或牙龈过量，这将在缩唇术后有所放大。如果患者在休息和微笑时露齿，缩唇术可能会暴露过多的牙釉质或牙龈，在美学上造成灾难性后果。

另一个需要注意的是，许多非裔美国人患者都有牙齿和骨骼的双颌前突伴有隐性下巴。因为对唇部的支持减少，较大的唇部伴有突出的牙槽和切牙位置在小颏畸形下表现更加突出。

黏膜减少唇成形术

多年来人们已经研发出许多用于减小唇部的术式[7-24]。虽然这种手术可以在局部麻醉下进行，但我总是使患者镇静，因为我认为这样会为外科医师提供更好的操控性和准确性，减轻患者的压力。医师需要给患者提供抗生素（头孢菌素 500 mg，每天 4 次）、减轻术后肿胀的类固醇（泼尼松 60 mg/d，连续 5 天）以及适当的止痛药。术后患者的疼痛通常很明显，但是一些患者的水肿可能会非常明显，需要预先告知患者此情况。此外，术前可即刻予阿托品等止涎剂，以减少唾液量。

第一步是擦干嘴唇并用乙醇垫擦拭，以更好地保留标记墨水。同许多整容手术操作一样，手术标记是手术的重要部分，为了保持准确性，标记在手术开始前不得擦掉。标记的关键是确定移除的组织量。这通常通过给患者一面镜子并要求他们缩回嘴唇（将嘴唇拉回牙齿）到他们期望的最终结果的位置来实现。一般的患者非常清楚这种位置，就像小颏畸形患者可以前移下颌至更美观的位置一样。虽然大多数病例都涉及双唇缩小，但有些患者需要单唇缩唇术。

开始标记时，要求患者放松嘴唇，在嘴唇相交处标记一个点（图 53 - 1a）。接下来，要求患者将嘴唇缩到所需缩小的位置，并在缩回位置标记线或点（图 53 - 1b）。这两个标记用于估计实际唇缘位置和所需唇缘位置之间的距离，在此案例中此距离为 7.5 mm（图 53 - 2a）。唇黏膜具有伸缩性，且并不存在 1 ∶ 1 的切除和收缩比，因此必须除去更多的组织以实现理想的临床结果。通常，我们需要移除 1.5～2 倍量的黏膜，保守治疗是新手易犯的错误。如果外科医师想要通过减少 7.5 mm 的黏膜组织来减小唇部，则应移除

(a)

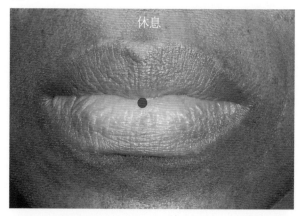

休息

(b)

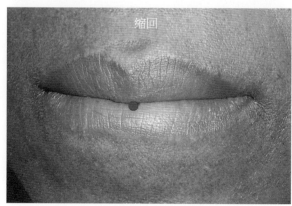

缩回

图 53 - 1 (a)休息时于唇缘处进行手术标记。(b)后要求患者将唇部缩回到理想位置并进行标记

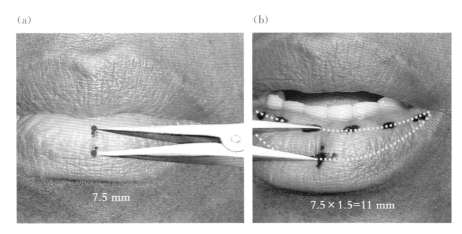

(a)

7.5 mm

(b)

7.5×1.5=11 mm

图53-2　(a)两个标记之间相距7.5mm,切除时需为1.5倍约为11.5mm。重要的是切口的前部范围不超过唇干湿线,否则切口便可见

11.5mm的椭圆形组织(图53-2b)。在这种情况下,若对每个唇进行测量,此11.5mm的切口前方标记在湿/干线处或附近处,后缘标记在向口内延伸的唇黏膜表面。必须准确定位前缘以使其在休息状态时隐藏,并且大部分黏膜切除应从该边缘后面进行。这就是为什么切口必须在湿/干线的后方。此外,椭圆标记需要在联合处以锐角缝合,以避免狗耳畸形(图53-3)。

在标记后,需将纱布放在口中以吸收唾液并保持标记干燥,防止其被擦掉。然后用几毫升2%利多卡因和1∶10万肾上腺素浸润嘴唇。

虽然可以使用手术刀,但是诸如CO_2激光或无线电波手术之类的止血手段可以使手术操作过程几乎不流血(图53-4)。出血越少意味着手术越精确,肿胀越少,瘀伤越少,术后不适越少。

在勾勒出该切口之后,用钳夹住一个边缘开始黏膜下剥离,直至移除整个椭圆区域。此时黏膜下层的解剖结构是可见的,由较小的唾液腺、脂肪和肌肉组成(图53-5)。对于微小的矫正,仅需要黏膜剥离切

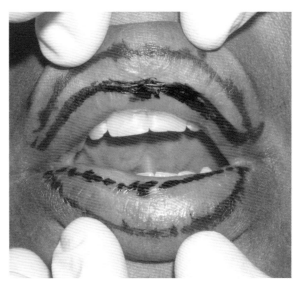

图53-3　该图显示了在干湿线后方、于嘴角处逐渐变细的典型标记切口

除,但是对于更大或更复杂的减唇术,深层组织也需要去除。这包括部分口轮匝肌,并通过楔形肌肉去除法进行手术(图53-6)。

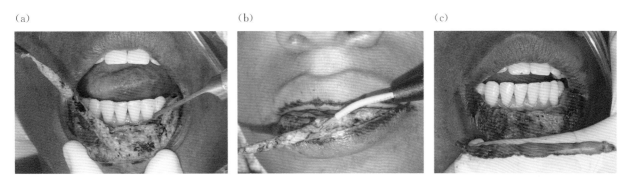

(a)

(b)

(c)

图53-4　止血切口方法: (a)如CO_2激光。(b)无线电波手术;保证手术区域干燥,提高操作员精确度并减少术后恢复。切除的组织显示在(c)中

第53章

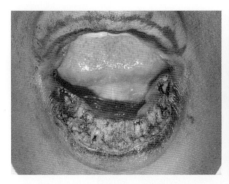
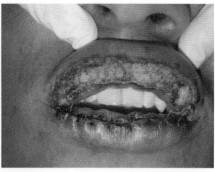

图 53 - 5 已去除椭圆型黏膜后显示出的上唇和下唇的黏膜下组织

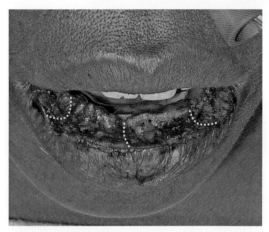

图 53 - 6 当需要增加切除量时,去除中央唇部楔形肌肉和实质组织允许更大量的向内旋转和切除量。图片显示了楔形或槽形的切除组织

在除去所有多余的组织后,再次评估止血情况并用细齿双极钳控制出血。缝合时应从中线的"关键缝合线"开始,利用 4 - 0 肠线在每个唇缘上均匀间隔进行缝合(图 53 - 7a)。在进行最终缝合时,应使用 5 - 0 丝线或 5 - 0 Vicryl(聚乳酸)缝合线(图 53 - 7b)。

我不常规使用任何敷料,术后护理包括前 48 小时的冰敷和之后几天的热敷。水肿的程度是可变的,一些患者可在术后 1 周内恢复工作,而其他患者则有明显的水肿和较长的恢复时间。大多数患者可在 7～10 天后恢复工作(图 53 - 8)。

(a)

(b)

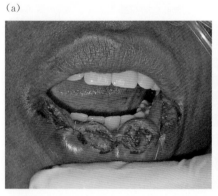
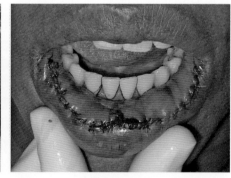

图 53 - 7 (a)从缝合过程唇中线的"关键缝合线"开始,利用 4 - 0 肠线在每个唇缘上均匀进针。(b)使用 5 - 0 丝线或 5 - 0 Vicryl(聚乳酸)线进行最终缝合

(a)

(b)

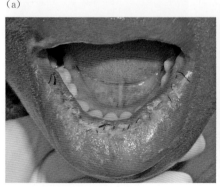
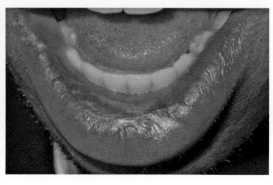

图 53 - 8 此图为患者行下唇缩小术后 1 周(a)和术后 90 天(b)

并发症

我从此手术中很少遇到并发症。在移除组织时我始终谨慎保守,从未过度矫正患者。我见过几个很容易被切除的黏液性囊肿。

病例介绍

图 53 - 9 至图 53 - 15 介绍了唇黏膜缩小术后患者的术前和术后图像。

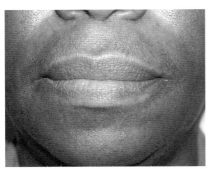
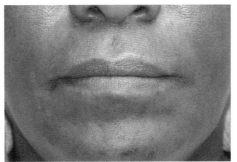

图 53 - 9 此图显示该患者在双唇缩小术术前和术后 90 天的情况

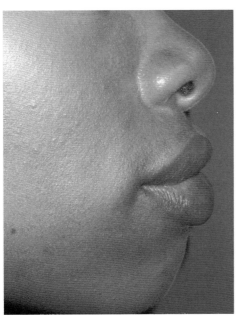
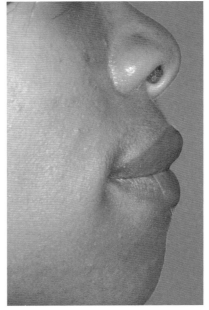

图 53 - 10 此图显示该患者在下唇缩小术术前和术后 120 天的情况

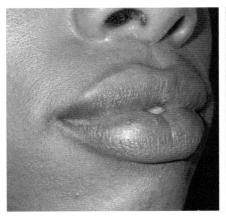
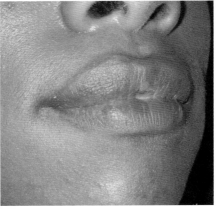

图 53 - 11 此图显示该患者在下唇缩小术术前和术后 90 天的情况

第 2 部分

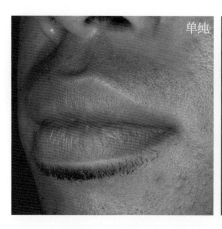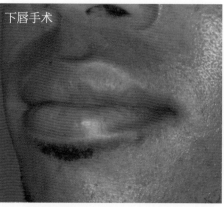

单纯 下唇手术

图 53-12　此图显示该患者在下唇缩小术术前和术后 120 天的情况

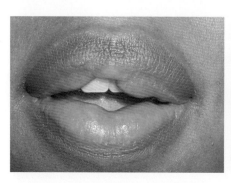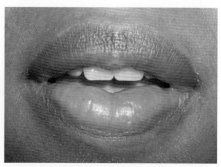

图 53-13　对于需要进行上唇黏膜切除的"双唇"患者,此图显示该患者在术前和术后 90 天的情况

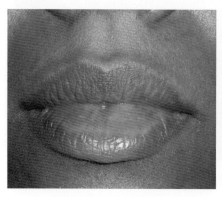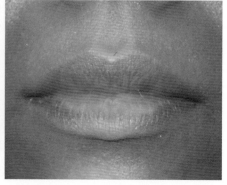

图 53-14　此图显示该患者在下唇缩小术术前和术后 180 天的情况

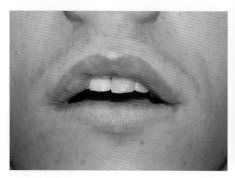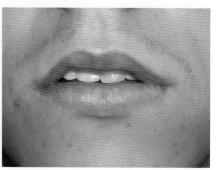

图 53-15　虽然不太常见,但我们也对白种人患者进行了唇缩术

(a) 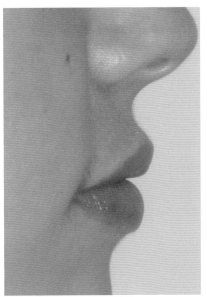   (b)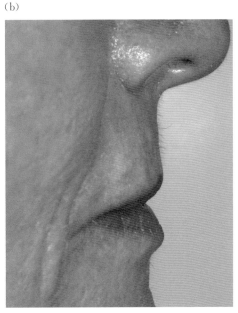

图 53-16　与年老患者的唇部(b)相比,年轻患者的唇部(a)更短,曲率和体积更大

唇部皮肤减少

前文泛述了"广义"上的水平向唇过量的相关内容,而下一节则讨论垂直向的唇减少。嘴唇的美学是脸上最复杂的。有时很难定义"什么是美学意义上好看的唇",但很容易确定什么不是美学所推崇的唇。

青春就是美,美即青春。一般来说,当我们在美学中寻求完美时,我们只需要看一张年轻人的照片。这适用于眼睛、下巴、颈部、皮肤、乳房、腿部以及其他任何部位。与衰老的唇部相比,年轻的唇部具有线条美且更短(图 53-16a)。随着年龄的增长,上唇失去了年轻的曲线感,有所拉长,并且由于硬和软组织的

萎缩也失去了它的体积,这使得老年人的嘴唇变得细长,又扁又平又薄(图 53-16b)。

当观察牙齿和牙龈时,唇部美学变得更加复杂。带有符合美学的微笑的年轻患者在休息时露出几毫米的前切缘,在微笑时显露出几毫米的前牙龈(图 53-17 和图 53-18)。露出牙齿和牙龈过多或不足的患者是不美观的。由于存有过多的软组织,鼻下点至唇尖端测量增加,所致的细长唇缘并不美观,而且在活动时由于遮挡牙齿和牙龈而不美观。上唇拉长的患者在休息时上切牙显露减少或不显露出来,并且在微笑时不能显示出足够的切缘或牙龈(图 53-18)。这个问题可能是因为长唇、上颌骨的垂直缺损或临床上的短切牙冠。这意味着在诊断学上,唇缩短、手术上颌骨牵引或牙冠延长都可以是其治疗方式。

微笑	
·露出几毫米牙龈	·切牙暴露不足

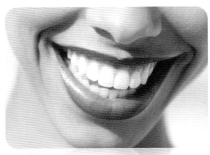   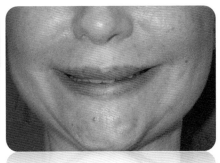

图 53-17　在休息时,正常的切牙和牙龈关系如图,其中会有几毫米的切缘显露出来,而在微笑时,会显露几毫米的牙龈

休息	微笑
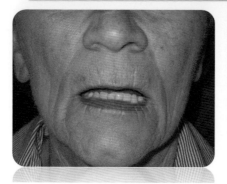	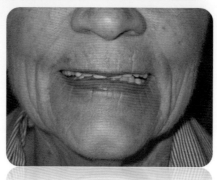

图 53-18 该患者在休息时没有足够的切牙显露,在微笑时没有露出牙龈

对于真正的长唇(具有正常的上颌高度和牙冠高度),外科垂直向缩唇术是明确的美学治疗方法,因为它不仅缩短嘴唇且因"唇外翻更多"提供更多的噘嘴形态和朱红色的外观。在评估患者是否需要做唇部提升手术时,他们必须首先(并且显然)有过度的唇部长度。年轻成年女性的上颌唇的平均长度为 20～22 mm,年轻成年男性的平均长度为 22～24 mm[25]。决定使用此术式通常是因为这些上颌位置正常的患者,其不显示切牙或显示最少。这些患者会抱怨他们在休息的时候不能露出任何牙齿,微笑时同样露出很少或没有牙齿,使他们看起来没有牙齿的样子。在这些患者中若将唇提升 6～10 mm 而使唇部增强,患者的笑容会归于正常形态。手术提升唇部时需要注意的是垂直向上颌骨过量(露龈笑)或过长的临床切牙牙冠上的患者会有长唇和切牙过度暴露的问题。缩短此类患者的唇部可能会导致永久性的美学和功能障碍。在大多数情况下,由于不能形成缩短的上唇,故不能在短于 18 mm 的上唇进行手术,但是每种情况都不同,有一些患者具有美观的唇齿关系,但只有 1 cm 的唇高。虽然手术瘢痕通常是不丑的,但患者必须明白,这些可见瘢痕将持续数周,并且可能在未来需要激光换肤来改善瘢痕。

许多文章已报道了"露龈笑"、长唇和牙齿显露不足的美学治疗方法[25-60]。主要手术术式有很多种,被称为鼻下唇提升术,但经常被称为"牛角"术,因为切除部分与公牛角相似。这实际上是一个相对简单的手术,但与眼睑成形手术相类似,手术标记的精确性对于手术成功是必不可少的。我看到过用一个简单的"笑脸"切口进行该术式的,结果手术效果和瘢痕情况都是不合格的。这个过程的关键是准确和精确地制订切除轮廓。鼻窦、鼻孔和人中的解剖结构非常独特和精致,就瘢痕形成而言,不恰当的切割会对此非常不利。角度良好的曲线切口将在缩短唇部和瘢痕形成方面保证最大限度的美感。我个人认为这个切口的准确性是非常关键的,以至于我在术前准备室中准备了理想切口的图片,并在标记患者之前参考它。该切口会为唇中央提供大部分提升力并且向外侧逐渐变细,在侧鼻孔处形成一个小点。当切口在鼻孔周围弯曲时,重要的是贴近鼻梁而不是在鼻孔中或鼻梁下方太多,否则切口将会更加明显。在绘制切口时,外科医师应记住,切口上缘的每个过渡都是非常平滑的,切口下缘与上缘基本一致,并在鼻孔两侧的切口末端形成一个精细的锥形上翘点(图 53-19)。

(a)	(b)
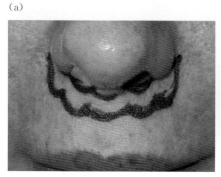	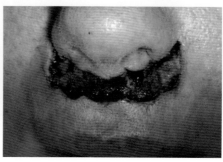

图 53-19 如图所示为鼻下唇提升术的标记和切口。切口非常精确并包含曲率,并且必须与该区域的正常解剖结构相结合

(a)　　　　　　　　　　　(b)　　　　　　　　　　　(c)

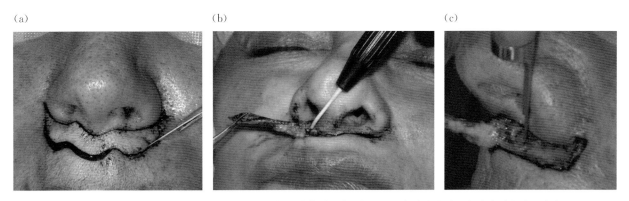

图 53 - 20　使用 CO_2 激光,无线电波微针或无线电波双极钳最大限度减少出血,去除皮肤和皮下组织

在进行局部麻醉之前,给患者标记时应让患者采取直立位。该术式可以局部麻醉,但同所有整容手术一样,我更喜欢静脉麻醉,因为可以使用更少的局麻药,从而使标记和手术部位的变形最小化。使用大约 4mL 的 2‰ 利多卡因和 1∶10 万肾上腺素(肾上腺素)皮下及唇部深处注射以确保麻醉和止血效果。在组织变白后,使用 15 号手术刀刀片精确勾勒出"牛角"形状,并注意遵循上述指南。一旦确定轮廓,我更喜欢使用 CO_2 激光,无线电波微针或无线电波双极钳(Ellman International,Oceanview,NY)在无出血的情况下去除皮肤和皮下组织(图 53 - 20)。如果目标是简单地缩短嘴唇,去除皮肤和少量的皮下组织就足够了。若要为了获得明显的差异,需要在唇部中央至少切除 6mm 的皮肤。根据我的经验,平均切除为 8mm。像任何整容手术一样,最好保守一点,因为总

是有机会切除更多的组织。仅切除皮肤也能通过卷动唇部向上后再卷曲回来增加上唇体积。如果需要更大程度的嘟嘴或上卷,则还需要切除一块更深的组织,通常是双侧的。注意切除过程中切口的暴露量,术中可以对此进行调整。如果需要更多的切缘暴露,则切除更多的皮肤,尽管它可能不是一对一的关系。当实现所需的切除时,应重新检查该区域是否已止血,并用 5 - 0 可吸收线缝合线在中线和每个鼻孔下方皮下缝合。该区域的组织很厚,可以很轻松地使边缘密合完整(图 53 - 21)。最后,使用 6 - 0 尼龙线进行间断或连续缝合,该缝合线保持 1 周。图 53 - 22 显示了术后及术后 7 天的缝合情况。不需要敷料,且患者接受抗生素治疗。

鼻下瘢痕通常不影响美观,但如果他们愿意,所有患者都会在第六周时接受 CO_2 激光换肤。两次高

(a)　　　　　　　　　　　(b)　　　　　　　　　　　(c)

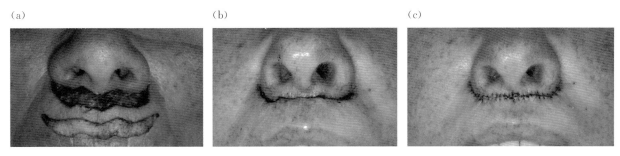

图 53 - 21　(a)图示为缝合之前的切口。(b)原位的皮下缝合。(c)立即进行最终缝合

(a)　　　　　　　　　　　(b)

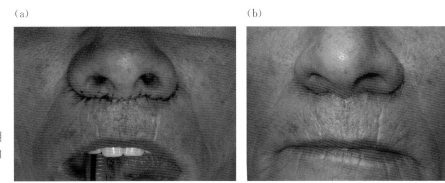

图 53 - 22　此图显示(a)利用 6 - 0 尼龙线间断缝合和(b)1 周后的愈合情况

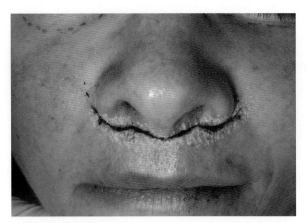

图 53-23　预防性 CO_2 激光换肤可应用于皮下缝合后和最终缝合前的初期手术中进行。这有助于伤口愈合，并可以主动减少瘢痕形成

通量、高密度激光在瘢痕上可以大大改善有问题的瘢痕。皮下缝合后、最终缝合前也可以预防性使用 CO_2 激光（图 53-23）。

图 53-24 至图 53-30 显示了鼻下唇缘提升术前和术后的情况。所有照片都显示出了唇部和牙齿美学的提升，以及位置和体积的改善。许多唇部提升患者还希望使用注射填充物进一步改善，以更好地展示他们的新嘴唇。

针对过度露龈的口内软组织手术

令人愉悦的笑容来自牙齿、牙龈和嘴唇三者的协调配合，但可能会受到许多因素的负面影响，包括过

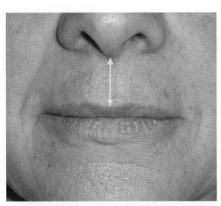
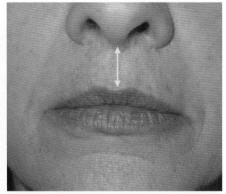

图 53-24　该患者鼻下唇提升术前、术后显示。上唇的缩短是很明显的。还要注意"牛角"型切口会让上唇形状更好看，在中央产生更大的升力，而在侧向产生更少的升力

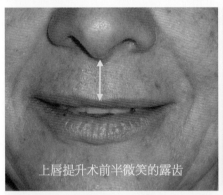

上唇提升术前半微笑的露齿

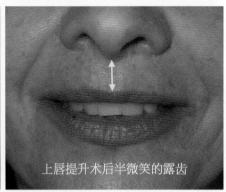

上唇提升术后半微笑的露齿

图 53-25　此处为图 53-24 中的同一患者，说明术后对于部分微笑时门牙显示有改善作用

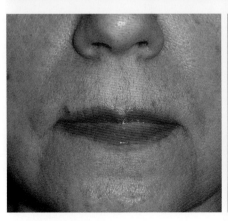
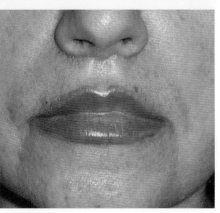

图 53-26　此图显示患者在术前和术后 4 个月的情况。注意患者的瘢痕

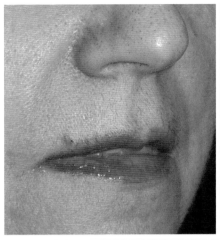
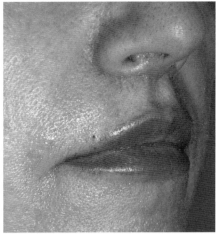

图 53-27　这是图 53-26 患者的另一张照片。手术不仅改善了上唇情况,而且增加了嘴唇体积和翘度

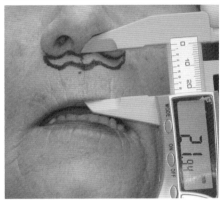
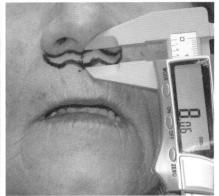

图 53-28　术前该患者总唇高为 21.9 mm,切除高度为 8 mm,相当于减少 36.5%

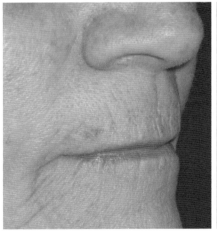
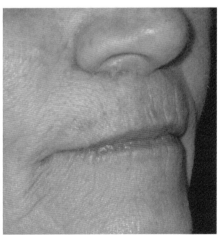

图 53-29　显示与图 53-28 所示的同一患者在鼻下唇提升术后,于休息位置时拍摄的术前和术后情况

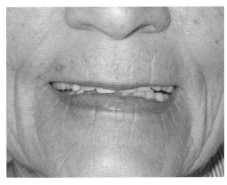
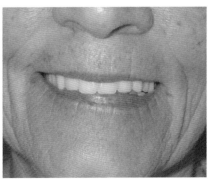

图 53-30　显示与图 53-28 和图 53-29 中所示的同一患者在鼻下唇提升术术前和术后微笑的情况

第 53 章

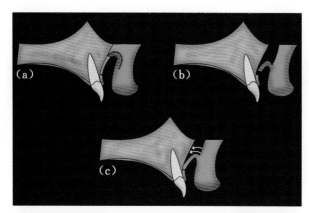

图 53-31　该图显示了当上唇过度活动是"露龈笑"的主要病因时,减少上唇过度活动的手术方法[56]。(a)展示要切除的牙龈数量和受破坏的嘴唇。(b)显示切除后的伤口和唇黏膜前移情况。(c)显示缝合的皮瓣,箭头显示将向下深入的组织区域,有助于缩短前庭并减轻微笑时上唇的提升(引自:Naini FB. Facial Aesthetics:Concepts and Clinical Diagnosis. Oxford:Wiley-Blackwell, 2011; reprinted with permission)

长或过短的牙冠高度,过短或过长的上唇、上颌骨或牙槽骨,过大或过小的牙龈带以及提唇肌的过高或过低活动性。单一问题或多个问题同时出现会导致过度露龈,这通常被医师和患者认为是不美观的。在一个超过 450 名年龄在 20～30 岁的成年人的样本中,7％的男性和 14％的女性被发现有露龈笑[37]。

年轻成年女性上颌唇的平均长度为 20～22 mm,年轻成年男性为 22～24 mm。先天性上唇过短会导致过度露龈。在完全微笑的情况下,上唇的平均活动范围为 7～8 mm[37]。

上唇的过度活动是提唇肌的功能亢进引起的,并且可能导致过多的牙龈显示。

口内黏膜减少术适用于减少中等程度的牙龈暴露,并不适用于极度露龈情况,例如垂直上颌骨过量患者。1 级牙龈暴露的长度为 1～4 mm,2 级牙龈暴露为 4～8 mm,3 级牙龈暴露超过 8 mm。黏膜减少术更适合于具有正常上颌长度和正常唇长的轻度至中度过量露龈的患者。对于正常长度的上颌骨和正常大小的唇部,提唇肌过度活动的诊断是最重要的。

有几篇关于过度活动的嘴唇治疗来解决牙龈暴露问题的文章是经常引用的。Rubinstein 和 Kostianovsky[56]报道了一种破坏上唇黏膜以允许进一步减少上唇活动面积的技术,而 Humayun 等则未破坏上唇黏膜[37]。在这些手术中,重新定位的上唇黏膜瓣用于缩短前庭(牙龈)深度来减少过多的露龈(图 53-31)。

似乎没有任何精确的方法来估算术中的黏膜切除量,一些作者建议切除微笑时露龈量两倍的黏膜,而其他报道主张 10～20 mm 的黏膜切除量[37]。

这些手术的基础包括从黏膜齿龈连接处向上颌沟上方几毫米处切除一个椭圆形的黏膜。切口可以在 10～20 mm 的范围内,并且在双侧第二磨牙处逐渐变细形成锐角。这种锥度是为了防止狗耳畸形并逐渐融合切口,而不需要显著的前庭减少。在这一点上,一些外科医师继续切割以破坏上唇的黏膜,而另一些则没有。在移除椭圆型黏膜并止血后,将上方切口向下推进并缝合至黏膜龈连接处。此外科手术的目标是缩短上颌前庭的深度以减少提唇肌的过度活动。

（刘蔡钺　王旭东　译）

参考文献

[1] Niamtu J. Rejuvenation of the lip and Perioral Areas. In: Bell WH, Guerroro CA (Eds). Distraction Osteogenesis of the Facial Skeleton. BC Decker: Ontario, Canada, 2007.

[2] Niamtu J. Advanta ePTFE Facial Implants in Cosmetic Facial Surgery J Oral Maxillofac Surg. 2006;64: 543-9.

[3] Niamtu J. Advanta facial implants. In: Minimally Invasive Cosmetic Surgery, Oral and Maxillofacial Surgery Clinics of North America 2005,17: 1, pp. 29-39. Saunders: Philadelphia.

[4] Niamtu J. The use of Restylane in cosmetic facial surgery. J Oral Maxillofac Surg. 2006;64: 317-25.

[5] Niamtu J. New lip and wrinkle fillers. In: Minimally Invasive Cosmetic Surgery. Oral and Maxillofacial Surgery Clinics of North America 2005,17: 1, pp. 17-27. Saunders: Philadelphia.

[6] Niamtu J. Injectable fillers. In: Niamtu J. Cosmetic Facial Surgery. Mosby Elsevier: St. Louis, 2011.

[7] Niamtu J 3rd. Lip reduction surgery (reduction cheiloplasty). Facial Plast Surg Clin North Am. 2010;18: 79-97.

[8] Niamtu J. Lip reduction. In: Niamtu J. Cosmetic facial surgery. Mosby Elsevier: St. Louis, 2011.

[9] Epker BN, Wolford LM. Reduction cheiloplasty: its role in the correction of dentofacial deformities. J Maxillofac Surg. 1977;5: 134-41.

[10] Dev VR, Wang P. Lip reduction. http://emedicine. medscape. com/article/1288624-overview Accessed 7.03.16.

[11] Farkas LG. Anthropometry of the Head and Face in Medicine. Elsevier Science: NY, 1981.

[12] Pierce HE. Cosmetic head and face surgery. In: Pierce HE (Ed.) Cosmetic Plastic Surgery in Nonwhite Patients. Grune and Stratton: New York, 1982.

[13] El-Hakim M, Chauvin P. Orofacial granulomatosis present-

ing as persistent lip swelling：review of 6 new cases. J Oral Maxillofac Surg. 2004；62：1114－7.

［14］ Ali K. Ascher syndrome：a case report and review of the literature. Oral Surg Oral Med Oral Pathol. 2007；103：e26－8.

［15］ Fanous N，Brousseau VJ，Yoskovitch A. The 'bikini' lip reduction：an approach to oversized lips. Plast Reconstr Surg. 2008；122：23e－25e.

［16］ Hoffman S. A simple technique for mucosal irregularities of the lip. Plast Reconstr Surg. 1999；103：328.

［17］ Manstein CH. Vermilionectomy and mucosal advancement. Plast Reconstr Surg. 1997；100：1363.

［18］ O'Sullivan ST，O'Shaughnessy M. A simple technique for correction of mucosal irregularities of the lip. Plast Reconstr Surg. 1998；101：1146－7.

［19］ Cortés-Aroche S. Double lip treated with 'midmoon' incision. Report of a case. Rev Med Inst Mex Seguro Soc. 2007；45(3)：277－80. ［Spanish］.

［20］ Pinto Rdos S，Marzola C. ［Double lips-surgical technique］. Rev Assoc Paul Cir Dent. 1966；20：203－6. ［Portuguese］.

［21］ Kruse-Lösler B，Presser D，Metze D，Joos U. Surgical treatment of persistent macrocheilia in patients with Melkersson-Rosenthal syndrome and cheilitis granulomatosa. Arch Dermatol. 2005；141：1085－91.

［22］ Stucker FJ. Reduction cheiloplasty. An adjunctive procedure in the black rhinoplasty patient. Arch Otolaryngol Head Neck Surg. 1988；114：779－80.

［23］ Pierce HE. Cheiloplasty for redundant lips. J Natl Med Assoc. 1976；68：211－2.

［24］ Calnan J. Congenital double lip：record of a case with a note on the embryology. Br J Plast Surg. 1952；5：197－202.

［25］ Peck S，Peck L，Kataja M. The gingival smile line. Angle Orthod. 1992；62：91－100；discussion 101－102.

［26］ Perenack J：Treatment options to optimize display of anterior dental esthetics in the patient with the aged lip. J Oral Maxillofac Surg. 2005；63：1634－41.

［27］ Perenack JD，Biggerstaff T：Lip modification enhances aesthetic appearance. Atlas Oral Maxillofac Surg Clin North Am. 2006；14：51－74.

［28］ Holden PK，Sufyan AS，Perkins SW. Long-term analysis of surgical correction of the senile upper lip. Arch Facial Plast Surg. 2011；13：332－6.

［29］ Ramirez OM，Khan AS，Robertson KM. The upper lip lift using the 'bull's horn' approach. J Drugs Dermatol. 2003；2：303－6.

［30］ Rozner L，Isaacs GW. Lip lifting. Br J Plast Surg. 1981；34：481－4.

［31］ Felman G. Direct upper-lip lifting：a safe procedure. Aesthetic Plast Surg. 1993；17：291－5.

［32］ Penna V，Iblher N，Bannasch H，Stark GB. Proving the effectiveness of the lip lift for treatment of the aging lip：a morphometric evaluation. Plast Reconstr Surg. 2010；126：83e－4e.

［33］ Austin HW. The lip lift. Plast Reconstr Surg. 1986；77：990－4.

［34］ Guerrissi JO，Sanchez LI. An approach to the senile upper lip. Plast Reconstr Surg. 1993；92：1187.

［35］ Guerrissi JO. Surgical treatment of the senile upper lip. Plast Reconstr Surg. 2000；106：938－40.

［36］ Kamer FM. 'How I do it' — plastic surgery. Practical suggestions on facial plastic surgery. Smile surgery. Laryngoscope.

1979；89：1528－32.

［37］ Humayun N，Kolhatkar S，Souiyas J，Bhola M. Mucosal coronally positioned flap for the management of excessive gingival display in the presence of hypermobility of the upper lip and vertical maxillary excess：a case report. J Periodontol. 2010；81：1858－63.

［38］ Garber DA，Salama MA. The aesthetic smile：Diagnosis and treatment. Periodontol. 2000 1996；11：18－28.

［39］ Tjan AH，Miller GD，The JG. Some esthetic factors in a smile. J Prosthet Dent. 1984；51：24－8.

［40］ Robbins JW. Differential diagnosis and treatment of excess gingival display. Pract Periodont Aesthet Dent. 1999；11：265－72.

［41］ Ezquerra F，Berrazueta MJ，Ruiz-Capillas A，Arregui JS. New approach to the gummy smile. Plast Reconstr Surg. 1999；104：1143－50；discussion 1151－2.

［42］ Silberberg N，Goldstein M，Smidt A. Excessive gingival display — etiology，diagnosis，and treatment modalities. Quintessence Int. 2009；40：809－18.

［43］ Levine RA，McGuire M. The diagnosis and treatment of the gummy smile. Compend Contin Educ Dent. 1997；18：757－62，764.

［44］ Polo M. Botulinum toxin type A（Botox）for the neuromuscular correction of excessive gingival display on smiling（gummy smile）. Am J Orthod Dentofacial Orthop. 2008；133：195－203.

［45］ Niamtu J：Neurotoxins. In：Niamtu J. Cosmetic Facial Surgery. Mosby Elsevier：St. Louis，2011.

［46］ Niamtu J. Botox injections for gummy smiles. Am J Orthod Dentofacial Orthop. 2008；133：782－3；author reply 783－4.

［47］ Niamtu J. More on Botox treatment. Am J Orthod Dentofacial Orthop. 2005；127：645－6.

［48］ Sucupira E，Abramovitz A. A simplified method for smile enhancement：botulinum toxin injection for gummy smile. Plast Reconstr Surg. 2012；130：726－8.

［49］ Mangano A，Mangano A. Current strategies in the treatment of gummy smile using botulinum toxin type A. Plast Reconstr Surg. 2012；129：1015e.

［50］ Gupta KK，Srivastava A，Singhal R，Srivastava S. An innovative cosmetic technique called lip repositioning. J Indian Soc Periodontol. 2010；14：266－9.

［51］ Marangos D. Treating the gummy smile. Dent Today. 2011；30：132，134，136.

［52］ Polo M. Myotomy of the levator labii superioris muscle and lip repositioning：a combined approach for the correction of gummy smile. Plast Reconstr Surg. 2011；127：2121－2；author reply 2123－4.

［53］ Mazzuco R，Hexsel D. Gummy smile and botulinum toxin：a new approach based on the gingival exposure area. J Am Acad Dermatol. 2010；63：1042－51.

［54］ Simon Z，Rosenblatt A，Dorfman W. Eliminating a gummy smile with surgical lip repositioning. Cosmet Dent. 2007；23：100－108.

［55］ Miskinyar SA. A new method for correcting a gummy smile. Plast Reconstr Surg. 1983；72：397－400.

［56］ Rubinstein AM，Kostianovsky AS. Cosmetic surgery for the malformation of the laugh：Original technique（in Spanish）. Prensa Med Argent. 1973；60：952.

［57］ Rosenblatt A，Simon Z. Lip repositioning for reduction of excessive gingival display：A clinical report. Int J Periodontics Restorative Dent. 2006；26：433－7.

第53章

[58] Litton C, Fournier P. Simple surgical correction of the gummy smile. Plast Reconstr Surg. 1979;63: 372 - 3.

[59] Júnior NV, Campos TV, Rodrigues JG, Martins TM, Silva CO. Treatment of excessive gingival display using a modified lip repositioning technique. Ribeiro-Int J Periodontics Restora-tive Dent. 2013;33: 309 - 14.

[60] Cairo F, Graziani F, Franchi L, Defraia E, Pini Prato GP. Peri-odontal plastic surgery to improve aesthetics in patients with altered passive eruption/gummy smile: a case series study. Int J Dent. 2012;2012: doi: 837658.

第
2
部
分

第 3 篇
唇腭裂患者的正颌手术及颅面外科中的正颌手术

Section 3
Orthognathic Surgery in the Cleft Patient and Orthognathic Aspects of Craniofacial Surgery

第54章
简介：颅面外科
Introduction：Craniofacial Surgery

Jesse A. Taylor and Scott P. Bartlett

颅面外科手术是使头颈部的骨骼和软组织的形态和功能正常化的一门艺术。现代专业的诞生是源于 Tessier 对于颅内入路移动路径的描述，他证明了其可行性与相对的安全性[1]。Tessier 开创了许多标准的手术入路并开始将这些技术传授给"二代"外科医师——Marchac（巴黎）、Whitaker（费城）、Ortiz-Monasterio（墨西哥城）、Munro（多伦多）、McCarthy（纽约）、Jackson（密歇根州）和 Salyer（达拉斯）[1]。每位"二代"医师都在该领域做出了巨大的贡献，其中在幼儿中引入眶颅技术是最为重要的[2]。

与其他新兴医学领域一样，第二代医师的任务既需要有创造性，即引入新技术，也需要有规范性，以及诠释手术适应证、手术最佳时机、围手术期安全性以及开发测量工具。第二代医师写了一本早期教科书来描述这些技术并出版颅颌面外科学图谱[3]，他们也明确了各种经颅手术的并发症[4]。第二代开始为解决这些复杂主题付出努力，并将接力棒交给后代颅面外科医师，让他们继续开拓探索。

颅面外科在当前趋势下的任务包括：减少手术失血，提高围手术期安全性，使患者早期重返学校/工作，以及通过微创技术最小化手术创伤。20 世纪 90 年代颅面牵引成骨术的出现，使软组织获得了更大的运动可能性和适应性。McCarthy 被认为是颌骨牵引的开创者[5]，该技术现已应用于颅面骨骼的所有区域。多位作者最近证实，颅窝牵引术，特别是后颅窝牵引术，可增加骨体积，围手术期发病率降低，改善骨稳定性，并可能优化颅缝早闭综合征的生长特征[6,7]。

成像技术的进步已经为每一项重大手术取得进展做铺垫，可以更好地显示术前、术中和术后的外形变化。更多的成像手段也已引入手术室，其中 CT 引导的截骨手术，以及计算机辅助设计和建模，或运用"CAD/CAM"技术使外科医师预模拟截骨术，术前确定"截骨导板"和"定位导板"，并运用立体光刻模型来实现手术预演，固定板预弯曲，以及在正颌外科手术中创建术中夹板[8]。CAD/CAM 改革的下一阶段必须是基于真实数据的清晰演示，证明它是具有成本效益和真正有益的。在关于颅面的文献中，CAD/CAM 技术革命可缩短手术时间，提高截骨和固定的准确性；近期有回顾性研究对 CAD/CAM 手术的成本效益进行分析，但其适应证仍需进一步探讨和确定[9]。

至少在近期，颅面手术的未来将通过新模式的引入和扩散来决定。对于先天性畸形的产前诊断可通过 MRI 或超声宫内成像，两者均能成为治疗标准，这可能会增加胎儿终止妊娠，减少复杂先天性颅面畸形的病例数量[10]。产前诊断模式也为一些胎儿手术的产前介入打开了大门。组织工程，或离体创造复杂组织的能力，真正实现了相似物的替换。随着我们对组织支架、生长因子和干细胞的了解深入，我们可以将这些令人兴奋的技术应用于以前未解决的临床问题上。例如，颞下颌关节（temporomandibular joint，TMJ）强直疾病一直以来受高治疗失败率的困扰，这些未解决的问题很大程度上依赖于用健康的、带血管工程化关节假体置换瘢痕组织[11]。其他难题，包括 Treacher Collins 面中部缺陷、半侧颜面短小的软组织缺陷和早期儿科颅骨成形术等，均可依靠组织工程手段解决。

同样有前景的领域是血管化复合组织同种异体移植，或者它将应用于头颈部和面部移植。在传统重建技术有缺陷的情况下，现代免疫抑制能使颅面骨骼和覆盖的软组织实现安全移植[12,13]。高昂地费用、长期免疫抑制导致的疾病、供体移植物的缺陷以及专业知识的缺乏阻碍了此新兴领域的进步。许多中心已经意识到这项新兴技术的巨大潜力和前景，跨学科团队也开始研究其在颅面外科中的应用。不难想象，若攻克了免疫耐受的"圣杯"，我们会在不远的将来进行成百上千次面部移植手术[14]。

从根本上说，颅面手术旨在使那些处于我们"自我形象认知"核心的结构正常化[15]。我们的自我形象认知始于我们生命发展的早期，可能是我们照镜子时自己对外表的看法和别人对我们外表的反应的结合。强大的自我形象认知能以不受约束的方式和他人建立自信的人际关系；相反，继发于创伤后或先天性畸形的自我认知受损可能会损伤个人与他人建立关系的能力，甚至会导致个体孤立[15]。恰如整形外科学之父 Gaspare Tagliacozzi 说道："我们修复，弥补，并使那些被命运夺去的部分完整起来，不仅是为了使它们赏心悦目，更是为了振奋精神并帮助那些被困扰的人[16]。"但解剖学、生理学和心理学之间的这种相互作用还没有得到足够的重视。

（刘蔡钺　王旭东　译）

参考文献

[1] Oritz-Monasterio F. Notes on the history of craniofacial surgery. In：Jackson IT，Munro IR，Salyer KE，et al，eds. Atlas of Craniomaxillofacial Surgery. St. Louis：Mosby，1982：vii－xii.

[2] Whitaker LA，Schut L，Kerr LP. Early surgery for isolated craniofacial dysostosis. Improvement and possible prevention of increasing deformity. Plast Reconstr Surg. 1977;60：575－81.

[3] Jackson IT，Munro IR，Salyer KE，et al. (Eds). Atlas of Craniomaxillofacial Surgery. St. Louis：Mosby，1982.

[4] Whitaker LA，Munro IR，Salyer KE，et al. Combined report of problems and complications in 793 craniofacial operations. Plast Reconstr Surg. 1979;64：198－203.

[5] McCarthy JG，Schreiber J，Karp N，Thorne CH，Grayson BH. Lengthening the human mandible by gradual distraction. Plast Reconstr Surg. 1992;89：1－8.

[6] Steinbacher DM，Skirpan J，Puchala J，Bartlett SP. Expansion of the posterior cranial vault using distraction osteogenesis. Plast Reconstr Surg. 2011;127：792－801.

[7] Taylor JA，Derderian CA，Bartlett SP，Fiadjoe JE，Sussman EM，Stricker PA. Perioperative morbidity in posterior cranial vault expansion：distraction osteogenesis versus conventional osteotomy. Plast Reconstruct Surg. 2012;129：674e－80e.

[8] Seruya M，Borsuk DE，Khalifian S，Carson BS，Dalesio NM，Dorafshar AH. Computer-aided design and manufacturing in craniosynostosis surgery. J Craniofac Surg. 2013;24：1100－5.

[9] Hanasono MM，Skoracki RJ. Computer-assisted design and rapid prototype modeling in microvascular mandible reconstruction. Laryngoscope. 2013;123：597－604.

[10] Mirsky DM，Shekdar KV，Bilaniuk LT. Fetal MRI：head and neck. Magn Reson Imaging Clin N Am. 2012;20：605－18.

[11] Murphy MK，MacBarb RF，Wong ME，Athanasiou KA. Temporomandibular disorders：a review of etiology, clinical management, and tissue engineering strategies. Int J Oral Maxillofac Implants. 2013;28：e393－414.

[12] Dorafshar AH，Brazio PS，Mundinger GS，Mohan R，Brown EN，Rodriguez ED. Found in space：computer-assisted orthognathic alignment of a total face allograft in six degrees of freedom. J Oral Maxillofac Surg. 2014;72：1788－800.

[13] Coffman KL，Siemionow MZ. Ethics of facial transplantation revisited. Curr Opin Organ Transplant. 2014;19：181－7.

[14] Kumamaru KK，Sisk GC，Mitsouras D，Schultz K，Steigner ML，George E，Enterline DS，Bueno EM，Pomahac B，Rybicki FJ. Vascular communications between donor and recipient tissues after successful full face transplantation. Am J Transplant. 2014;14：711－9.

[15] Masnari O，Landolt MA，Roessler J，Weingaertner SK，Neuhaus K，Meuli M，Schiestl C. Self- and parent-perceived stigmatisation in children and adolescents with congenital or acquired facial differences. J Plast Reconstr Aesthet Surg. 2012;65：1664－70.

[16] Goldwyn RM. Psychological Aspects of Plastic Surgery：A Surgeon's Observations and Reflections. In：Sarwer DB，Pruzinsky T，Cash TF，Goldwyn RM，Persing JA，Whitaker LA (Eds). Psychological Aspects of Reconstructive and Cosmetic Plastic Surgery. London：Lippincott Williams and Wilkins，2005.

第54章

第55章
发育性颅面畸形
Developmental Disorders of the Craniofacial Complex

Martyn T. Cobourne and David P. Rice

引言

人类的面容在不同人种以及同种人种之间均存在很大的个体差异。我们从很小就获得了识别不同人脸的能力，也认识到面部美感在人类社会行为中会产生重要影响。在面部组织中，唇部在日常交流、社会互动和进食中占有不可缺少的地位。同时，硬腭和软腭是说话、咀嚼、吞咽所必需的结构。然而,这些部位的获得性缺陷是十分常见的,这种异常的生长发育临床表征将会伴随患者终生,严重影响个体社会心理健康。本章我们将简要地回顾几种常见的人类颅面发育畸形,并着重介绍这些不同病症的临床特征和分子遗传学基础。我们采用 HUGO 基因命名委员会[1]为人类基因指定的名称,并引用人类孟德尔遗传基因目录和畸形数据库[2]的综合征检索编码。

颅面部的发育

早在胚胎发生的前几周内,人类头面部的发育基础就已形成。头面部的骨组织首先由脑神经嵴细胞分化而来;肌组织起源于体节、颅近轴和中胚层;皮肤、口腔黏膜和感觉基板来自外胚层,颈部腺体起源于中胚层和外胚层。颅面部组织结构的发育成熟是动态的,它依赖于组织间在时间和空间上复杂的协调一致的相互作用[3-5]。

面部的生长发育很大程度上受神经嵴细胞的迁移和增殖的影响,神经嵴细胞指引一系列膨隆和突起的形成。最终,这些突起相遇并相互融合而形成无缝区域及面部典型的特征。在分子学水平,主要的信号分子、转录因子和细胞外基质蛋白控制细胞活性并支撑这个复杂的过程[6]。

面部的胚胎发育

人类的面部发育大约开始于受孕后第4周,由包绕原始口腔或口凹的五个突起引导。这些突起由额鼻突和配对衍生的第一鳃弓、上颌突和下颌突组成。从第四周开始额鼻突迅速发育扩大,从前脑扩展到双侧的大脑半球,双侧下颌突融合使下颌骨和下唇获得连续性。

从第5周开始,在增大的额鼻突、中鼻突和侧鼻突出现进一步增厚,包绕着双侧早期的外胚层和鼻板。鼻板细胞形成高度特化的嗅觉感受器细胞和嗅神经,分布于后来形成的鼻腔。随着中鼻突和侧鼻突的扩大,鼻板下沉产生鼻凹,鼻凹将来发育成鼻孔。

上颌突的内侧生长主导了面部进一步发育,首先与侧鼻突接触并融合而形成鼻泪管、面颊和鼻基底。上颌突向中线进一步生长,使侧鼻突向上推进,并使上颌突向下与中鼻突融合。它们在中线的融合形成鼻的中心部分,上唇、人中、原发腭。因此,上唇是由上颌突外侧和中鼻突在中线融合形成的(图 55-1a~c)[7]。

继发腭的胚胎发育

在胚胎期,原发腭包括未来发育切牙的区域,形成切牙孔前端的硬腭。继发腭是由上颌突的双侧腭突形成,发育成切牙管后的硬腭和软腭部分(图 55-1d~i)。最初,腭突在生长过程中垂直下降,在早期口腔中口底发育的舌附近。然而,随着腭板的生长和抬高,同时早期下颌骨和舌向前下的移动,为侧腭突在舌上方释放了空间。双侧侧腭板进一步向中线方向生长,接触后并相互融合[8]。它们还与上方的鼻中隔和前方的原发腭相融合。以上融合封闭并分离口鼻腔。经过 8 周,口腔颌面部发育基本完成。

口面裂

伴或不伴腭裂的唇裂(clefts involving the lip with or without the palate,CLP)和腭裂(clefts of the palate,CP)是影响人面容的最常见先天性畸形。其病因学基础很复杂,反映了在面部早期胚胎发育中非正常的机制[9-14]。CLP 和 CP 是不同的疾病,但都可大致分为综合征和非综合征两种。在综合征病例中,裂隙表型与身体其他区域的缺陷或结构异常有关[11,15]。而非综合征性唇腭裂是孤立发生的,与其他组织结构异常无关。CLP 可以从轻微的上唇凹陷或单纯的上唇裂开,伴有或不伴有牙槽突裂,再或是单侧或双侧完全性唇裂,伴有牙槽突裂和硬/软腭裂。腭裂也存在不同的临床表现,从轻微的黏膜下裂或腭部肌肉不连续到腭垂裂或硬软腭完全裂开(图 55-2a~f)。

唇腭裂儿童从出生起就要接受长期复杂的治疗,其复杂程度取决于裂隙的严重程度,还会对患者产生终身的影响。面部发育缺陷不仅是对重要生理功能和心理的影响。越来越多证据证明唇腭裂与过早死亡[16]、精神问题[17]和癌症[18]有直接关系。唇腭裂的治疗原则是重建良好的面容,恢复良好的语音、进食和吞咽以及听力功能。如果实现了这些目标,就能最大限度地增加受影响儿童在其社会环境中正常成长和发展的机会。而对于拥有大量患者的机构而言,建立一个完整全面的唇腭裂医疗团队是临床诊疗管理最有效的方式[19,20]。

流行病学

在高加索人种中,CLP 在新生儿中发生率约为1:700,但存在种族差异;在亚洲人中更为常见(1:500),而在非洲后裔(1:2500)中相对罕见。男性更

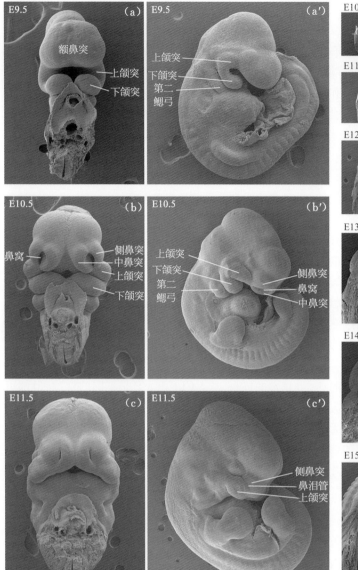

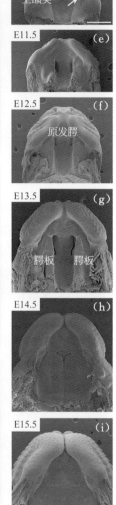

图 55-1 小鼠胚胎的面部和腭部发育。面部发育。(a、a′)在胚胎(e)9.5 天早期口腔在上方的额鼻突、两边侧方的上颌突及下方的下颌突的包围中形成。(b、b′)胚胎 10.5 天时中鼻突和外鼻侧突成对形成于鼻窝附近,上颌突内侧生长导致与外鼻突融合形成上唇外侧和鼻翼外侧。(c、c′)到胚胎 11.5 天,上颌突进一步向中线生长,在中线处与中鼻突融合,相互靠近形成上唇的人中和鼻中部。上颌突内侧生长与中鼻突融合是面部发育的一个重要特征,在 d、e(箭头所示为上颌突与鼻内突融合点)中可以看出。(d~f)上腭从胚胎 9.5 至 15.5 天发育而来。原发腭是中鼻突的产物。继发腭起源于上颌突的腭板。腭板的向中央生长导致它们在中线融合在一起,它们还与上方的鼻中隔和前面的原发腭相融合(d~i)

易患病,男女比例接近 2:1,而且在近 80% 的病例中,CLP 是单侧的,伴左侧优势。近 70% 的 CLP 病例是非综合征的,患儿为单纯 CLP,其他方面正常且健康。

相反,CP 不如 CLP 常见,新生儿中比例约为 1:2000,没有明显的种族差异。女性比男性更容易受影响,比例约为 4:1,而且只有大约一半的病例是非综合征性的。

分子遗传学

通常通过对受影响的家族谱系进行基因连锁分析或直接由动物模型的单个表达模式或表型提示的候选区域的序列,能够确定与 CLP 和 CP 综合征相关的基因或染色体区域。科学家在研究与 CLP 相关的孟德尔序列的遗传基础方面,已经取得了重大进展。例如,对干扰素调节因子 6(interferon regulatory factor 6,IRF6)突变的鉴定,该突变导致了 van der Woude 综合征(♯119300)和翼状窝综合征(♯119500)[21];肌肉同源序列 1(muscle segment homeobox 1,MSX1)是导致与牙齿发育不全(♯106600)[22] 有关的 CLP 或 CP 的责任序列;脊髓灰质炎病毒相关受体 1(poliovirus receptor-related 1,PVRL1)导致 CLP/外胚层发育不全(♯225060)[23];肿瘤蛋白 P63(tumor protein p63,TP63)导致与外胚层发育不良相关的多种混合裂综合征[24-27];还有 MID1 导致 Opitz 综合征(♯300552)[28]。目前有超过 300 种综合征将 CLP 作为表型谱的一部分,因此阐明所有致病基因的任务是十分艰巨的。同样地,许多综合征的 CP 也与通过类似的遗传分析方法发现的单基因突变或染色体重排有关。

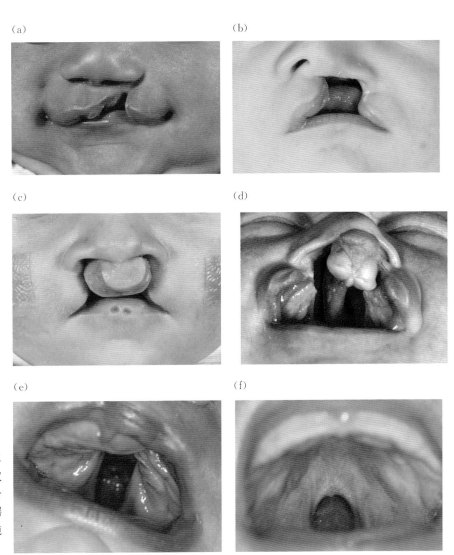

图 55-2 人类的面裂。(a)单纯唇裂。(b)单侧唇腭裂。(c)双侧唇腭裂伴 van der Woude 综合征(双侧下唇凹)。(d)双侧唇腭裂伴明显移位的裂隙。(e)单纯腭裂。(f)单纯软腭裂

较为常见的非综合征性和孤立变异的 CLP 和 CP 的病因学和发病机制目前仍不清楚。这也说明了胚胎发育过程中特定时间点的面部发育是遗传和环境多因素相互作用的结果。患病家庭的手足同胞多人均患 CLP 的风险大约是正常人群的 30 倍[29],但对于单发的唇腭裂家庭来说,目前尚无明确的遗传模式[30],这说明该疾病的家族遗传性是明显存在的。据统计,多达 14 个不同的基因位点可能涉及非综合征 CLP[31],这些基因单独作用或与其他基因结合作用[32,33],这意味着需要非常大的基因纯样本来进行鉴定。尽管有这些困难,但已经取得了进展,许多基因突变位点已在 1/4 非综合征性唇腭裂病例得以证实。在大多数不同家族病例中,这些突变位点基因编码各种相关蛋白质,在胚胎发育过程中发挥作用。包括成纤维细胞生长因子(fibroblast growth factor,FGF)蛋白及其受体[34]、酪氨酸激酶抑制剂 sprouty 同源基因 2(sprouty homolog 2,SPRY2)[35],转录因子如 MSX1[36]、forkhead box E1(FOXE1)、GLI 家族锌指 2(GLI family zinc finger 2,GLI2)、肌肉同源片段 2(muscle segment homeobox 2,MSX2)[35] 和 IRF6[37]。有趣的是,可以看到一些基因被证明是综合征唇腭裂的责任基因,包括 IRF6[37]、MSX1[36] 和 PVRL1[38],同时也都被证明是非综合征唇腭裂的重要病因[30,39]。

研究还表明,母亲或父亲年龄的增加也是导致孤立 CLP 的风险[40],还有一些已知的环境致病因素,包括母亲接触香烟[41]、抗惊厥剂和类固醇等药物等[42]。在许多孤立裂病例中,这种表型是由遗传易感性和环境损伤共同作用的结果,而环境损伤在发育过程的特定时期是活跃的。

前脑无裂畸形

前脑无裂畸形(holoprosencephaly,HPE)(♯236100)

是指临床上中枢神经系统（central nervous system，CNS）非均质性发育区缺陷造成的畸形，表现为胚胎的前脑大部分没有分开。它是人类大脑发育中最常见的结构异常，也是最严重的脑白质异常，前脑始终是一个单一的未分裂的囊泡，并有独眼畸形，一个中线眼位于退化的鼻或长鼻之下（图 55-3）[43]。HPE 的发病率在怀孕前 3 个月为近 1∶250，是早期流产最常见的原因[44]，然而，即使在同一血统的成员之间，其严重程度也有很大的差异，导致大约一个活的出生率为 1∶8000[45]。绝大多数的 HPE 亚型都具有面部畸形，也会出现不同严重程度的独眼畸形、眶距过窄、前颌骨发育不全、腭裂和单独的上颌中切牙（solitary median maxillary central incisor，SMMCI）。也有轻微形式的 HPE，表现为正常的脑解剖，但有不同的中线面部缺损[46]。

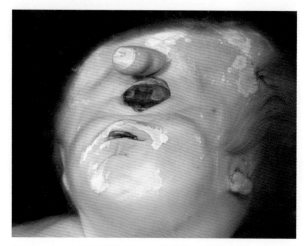

图 55-3 前脑无裂畸形。一例前脑无裂畸形的人胎。特征性的独眼和长鼻（由 the Gordon Museum，King's College London 提供）

分子遗传学

尽管遗传和环境因素都与这种疾病的病因有关[48]，但是人类大多数的 HPE 都为散发的，且多数是由染色体异常或综合征所致[47]。HPE 的综合征形式通常是最严重的，而那些存活下来的病例通常是没有综合征的。目前，已证实 14 种主要的基因位点与非综合征性 HPE 相关，编码骨形态遗传蛋白中的蛋白质（bone morphogenetic protein，BMP）/纤维母细胞生长因子（fibroblast growth factor，FGF）/Nodal 和 Hedgehog 通路[49,50]。其中，Sonic Hedgehog（Shh）信号通路是主要的作用机制，该信号表达于前脊索板的中胚层，并在早期前脑分区和面部发育过程中均发挥作用。Shh -/- 小鼠表现为无脑叶型 HPE 伴有独眼畸形（图 55-4），而人类 *SHH* 和其他通路成员的突变可导致家族性和散发性 HPE[51,52]。

胎儿乙醇综合征

胎儿暴露于母体乙醇后的症状在 20 世纪 70 年代初首次得到强调[53,54]，包括产前和产后生长缺陷、不同程度的发育迟缓、智力发育迟缓和面部发育异常，统称为胎儿乙醇综合征（fetal alcohol syndrome，FAS）（表 55-1）。临床表现的特点主要与怀孕期间摄入的乙醇量有关，但也被认为受到其他因素的影响，包括母亲的年龄、社会经济地位、种族背景和潜在的遗传学[55]。FAS 相关的面部特征包括上唇人中平坦、上唇变薄、睑裂变窄。在中枢神经系统内，FAS 可表现 HPE 的特征，包括小头畸形和前脑分离受损。

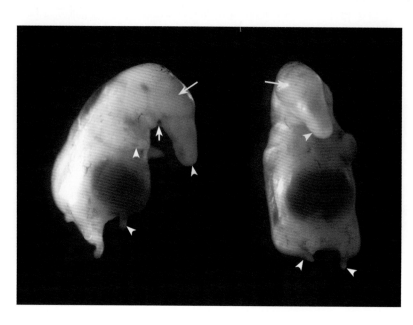

图 55-4 小鼠前脑无裂畸形是缺乏 sonic hedgehog 基因的功能。Sonic hedgehog 基因靶向缺失产生的小鼠有前脑无裂畸形。前脑小，缺乏分裂（黄色箭头），而发育中的面部主要显示的是一个大的中线处的喙（黄色箭头），在长鼻下方的中线上有一只眼睛（白色箭头）。同时存在明显的肢体发育不全（白色箭头）

表 55-1 胎儿乙醇综合征的特征

产前发育不足
产后发育不足
小头畸形
发育迟缓
精细运动功能障碍
面部畸形
　　短睑裂
　　长而光滑的上唇人中
　　薄唇红
上颌骨发育不全
腭裂
手掌褶皱改变
心脏缺陷

同时小鼠实验表明,在 HPE 疾病模型中,乙醇是可结合并改变 hedgehog 信号通路的修饰物[56]。

外胚层发育不良

外胚层发育不良(ectodermal dysplasias,ED)是一组异质性疾病,以牙齿、头发、指甲和汗腺的缺陷为主要临床表现[57]。目前已知的有 100 多种不同类型的 ED,最常见的是低汗液型或无汗液型(hypohidrotic ectodermal dysplasias,HED)。其中,X-linked-HED(XL-HED;♯305100)是最常见的变异型,患病的男性表现为毛发稀少,汗腺发育不全或无汗腺、开裂、营养不良或角化异常的指甲,以及同时累及乳牙、恒牙的发育不全。形成的牙齿通常很小,形状异常。汗腺功能的减少意味着 HED 患者缺乏正确排汗的能力(汗液不足),这会导致体温调节功能受损,甚至危及生命。杂合子状态的女性携带者也会受到 XL-HED 的影响,但临床表现一般不那么严重。常染色体隐性 HED 在临床上与 XL-HED 相似,男性和女性都表现出全基因谱异常。

分子遗传学

HED 的发生是由于外胚泡蛋白 A(ectodysplasin A,EDA)的传导信号中断,EDA 是大肿瘤坏死因子(tumour necrosis factor,TNF)超家族的组成部分[58]。TNF 通路活跃于那些通过上皮组织和间充质组织之间相互发育的器官中,比如唾液腺、乳腺、毛囊和牙齿,且 TNF 通路对这些器官的发育是很重要的。EDA 信号的发生是通过 EDA 蛋白同 TNF 外胚泡蛋白 A 受体(ectodysplasin A receptor,EDAR)结合,引起 EDAR 相关死亡结构域蛋白(EDAR-associated death domain protein,EDARRAD)[59]的募集。EDARRAD 在细胞质内作为适配器蛋白,和许多分子相互作用,最终调节激活转录因子复杂的核因子 κB(nuclear factor-κB,NF-κB)信号通路。XL-HED 由 EDA[60,61]突变引起,而 EDAR 和 EDARADD 同时突变可同时产生 AD-HED 和 AR-HED[59,62]。

Pierre Robin 综合征

Pierre Robin 综合征或 Robin 序列征(Pierre Robin syndrome,PRS;%261800)发病率约 1:(10000~20000),特征性的表现为下颌过小、舌后坠(舌位向后)和腭裂[63]。小下颌被认为是主要的病因,下颌过小导致舌在口咽部呈向下和向后的位置,妨碍了腭板的融合。除了一个大的 U 形的腭裂外,舌的位置也会在出生时造成危及生命的呼吸困难;阻塞会厌,防止肺部充分的吸入功能。很多理论尝试解释 PRS 在胚胎时期下颌骨生长发育受限制的原因。这些理论包括羊水过少或羊水压力降低使下巴向胸骨压迫,下颌运动不足(继发于肌肉无力或低张力)或基因遗传导致的胚胎发育不足。上气道梗阻是患儿出生时的急症,需要新生儿鼻咽插管或气管切开。而一旦气道稳定、喂养得当,婴儿通常可以茁壮成长;同时在 1 岁以内行腭裂修复手术。

分子遗传学

PRS 很可能也有遗传成分,因为这些特征与其他综合征相关,包括 Stickler 综合征和 22q11 缺失综合征(♯611687)。进一步研究表明,17q24 是 PRS 的潜在基因突变位点[64]。更为重要的是,在 SRY(性别决定区 Y,sex determining region Y)-box 9(SOX9)基因 PRS 上游中发现了大量易位断点,提示 SOX9 的发育性错表达可能是该疾病的原因。

半侧颜面发育不全

半侧颜面发育不全(hemifacial microsomia,HFM;%164210)是一种较为常见的先天性疾病,与单侧第一二鳃弓的发育缺陷相关[65,66]。HFM 在儿童的发生率约 1:5000,通常是散发病例,但也有常染色体显性遗传的病例报道。HFM 相关的临床特征广泛,最常见有面部显著和进行性的骨骼不对称,伴有单侧下颌支和髁突发育不全。下颌常见表现为偏缩颌，以及骨骼不对称导致的咬合面严重偏斜。面部骨骼常为扁平并且体积减小。骨骼的缺陷常随着面部生长而加重。除面部骨骼外，HFM还会影响软组织，具体可见：耳廓常为严重畸形或缺失（小耳畸形）；常见有附耳；睑裂变窄并有单侧眼表皮样囊肿。其他不常见的畸形还有唇腭裂、腭肌和舌肌发育不全与腭咽闭合不全。与其相关的病症还有Goldenhar综合征，它结合了椎体异常和眼表皮样囊肿以及HFM的特征。

分子遗传学

HFM的病因尚未明确，但鳃弓早期发育的中断与其表型一致。杓状动脉出血是一种可能的机制[67]。在10号染色体中插入突变基因的转基因小鼠，实现了该综合征表型的复制；这只小鼠表现出小耳畸形，咬合不对称及外耳道、中耳和上颌骨的形态异常[68]。

人群中的连锁分析表明鹅毛茸同源框（goosecoid homeobox，*GSC*）基因是HFM的潜在候选基因[69]。*GSC*是在咽弓中强烈表达的转录因子，缺乏 *Gsc* 功能的小鼠有许多颅面缺陷，包括下颌骨发育不全以及冠突和角突缺失，还有上颌骨、腭骨和翼骨发育不全[70,71]。

Treacher Collins 综合征

Treacher Collins 综合征（Treacher Collins syndrome，TCS；#154500）是一种罕见的常染色体显性遗传疾病，活产婴儿中的发生率约 1：50 000[72]。第一和第二鳃弓的衍生物最常受影响，但临床表现的严重程度可能有很大差异。然而，特征性的面部表现是常见的，通常表现为睑裂向下倾斜、颧骨、眶上和下颌区域发育不全，下眼睑部的 colobomas（软组织缺陷）和严重的耳部畸形，包括外耳、中耳小耳和外耳道，这些畸形共同导致传导性听力丧失（图 55－5）。此外，大约 1/3 的病例中可见腭裂，并且由于下颌骨缺损和下颌后部生长旋转偏移，通常存在明显的 II 类面型伴垂直比例增加。

分子遗传学

Treacher Collins-Franceschetti 综合征 1（Treacher Collins-Franceschetti syndrome 1，*TCOF1*）最初被认为是大多数 TCS 病例中的突变基因[73]。*TCOF1* 编码核蛋白磷酸化蛋白（Treacle），其在核糖体生物合成中起关键作用，并且对正常细胞的生长和分化至关

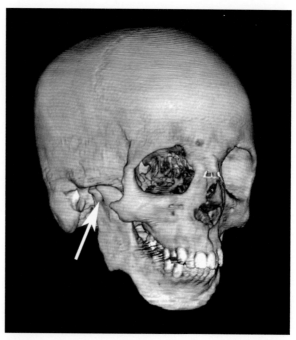

图 55－5 Treacher Collins 综合征。Treacher Collins 综合征的一些典型特征的 CT 表现，包括缺少颧弓（箭头所示）和双侧眼眶向下侧倾斜（由 Dr J Hukki and Dr K Hurmerinta 提供）

重要。在 TCS 病例中也发现了 RNA 聚合酶 I 和 II 亚基的突变，这进一步证明 TCS 是一种核糖体病[74]。

缺乏 *Tcof1* 功能的小鼠，其在脑神经上皮细胞和神经嵴细胞中成熟核糖体的产生受到阻碍，导致了与早期神经管相关的细胞增殖减少和程序性细胞死亡增加，以及迁移往早期颅面区域的神经嵴细胞减少[75]。这种作用的潜在机制似乎是为了维持细胞的稳定和预防细胞进一步降解，细胞周期调节因子 p53 表达明显增加。值得注意的是，在小鼠上，p53 的药理学抑制功能可以挽救与缺乏 Tcof1 功能相关的颅面缺陷，尽管最后依然存在一些发育缺陷[76]。

Nager 综合征

Nager 综合征（#154400）或面骨发育不全 1 具有与 Treacher Collins 综合征相似的颅面特征（睑裂下垂、颧骨和下颌发育不全、外耳异常），此外 Nager 综合征患者还会有肢体缺损，通常发生在上肢（图 55－6）。这些包括桡骨发育不全或发育不良和拇指发育不全或发育不良。虽然它们的特征有重复的，但是由于没有后肢畸形，可借临床表现图谱区分 Nager 综合征与 Miller 综合征。

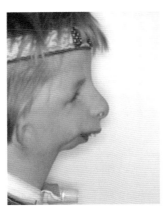 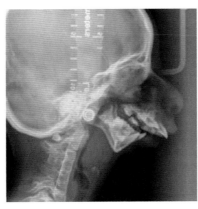 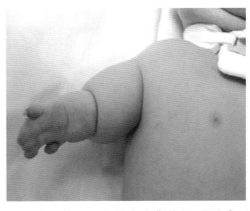

图 55-6　Nager 综合征。Nager 综合征表现出与 Treacher Collins 综合征相似的颅面特征(下颌骨睑裂、颧骨和下颌发育不全、外耳异常),此外,患者有肢体缺陷,通常影响上肢(由 Dr J. Hukki and Dr K. Hurmerinta 提供)

分子遗传学

　　Nager 综合征是由剪接因子 3b 亚基 4(splicing factor 3b,subunit 4,SF3B4)中的杂合突变引起的,其编码含剪接体相关蛋白[77]。剪接体是细胞核分子机制的一部分,其从 mRNA 中去除(剪接)内含子。关于剪接体成分和功能在发育过程中的作用知之甚少,但可能是剪接体功能异常导致影响发育的异构体异常。此外,已知 SF3B4 可能通过与 BMP 受体 1A 相互作用来抑制 BMP2 活性。BMP 家族是调节面突、骨骼、软骨和牙齿发育的生长因子。与引起 Nager 综合征的剪接异常一致的还有另一种畸形,是另一种下颌面部发育不全伴有小头畸形(♯610536)的面部发育异常,该疾病是来自延伸因子 Tu GTP 结合域 2 的突变(elongation factor Tu GTP binding domain containing 2,EFTUD2)的结果,其可编码出一种剪接体 GTP 酶[78]。

Miller 综合征

　　Miller 综合征(♯263750)或轴后性肢体发育不良是一种罕见的常染色体隐性遗传疾病,与 Treacher Collins 和 Nager 综合征有相同的颅面部特征。患者表现有小颌畸形、颧骨发育不全、耳部缺损和轴后性肢体畸形。

分子遗传学

　　二氢乳清酸脱氢酶(酶)(dihydroorotate dehydrogenase,DHODH)基因的突变导致 Miller 综合征。有证据表明 DHODH 在神经嵴细胞发育和功能中起作用[79]。

颅缝早闭

　　颅缝早闭是指面骨或顶骨(颅骨)的骨缝在膜内成骨过程中过早的融合。颅缝畸形的患病率为每 10000 例出生 4.3 例,其中约 84% 的病例是独立的病症,而另外约 16% 的患者表现出多部位缺陷或是综合征的一部分[80]。目前已报道 100 多种综合征含颅缝早闭,其中许多是显性遗传,如 Apert(♯101200)、Crouzon(♯123500)、Pfeiffer(♯101600) 和 Saethre-Chotzen(♯101400)综合征。其他综合征,如 Carpenter 1 和 2(分别为 ♯201000 和 ♯614976)与 Antley-Bixler(♯176943)综合征,表现为隐性遗传。基因突变约占患者总数的 50%[81]。

　　颅缝早闭可能是颅面骨和颅缝线发育过程中的原发缺陷或继发于另一种疾病的缺陷的结果,例如子宫内的胎儿发育空间受限可能限制一条或多条颅缝的扩张,导致颅缝早闭。甲状腺功能亢进或佝偻病等一些代谢疾病,以及地中海贫血或镰状细胞贫血等血液病也与颅缝早闭有关[82]。

　　最常受影响的颅缝是矢状缝(在两块顶骨之间),然后是冠状缝(在额骨和顶骨之间)、额缝(在两块额骨之间),然后是人字缝(在顶骨和枕骨之间)。根据颅缝融合的时间、位置和模式,可以产生任何颅骨组合的畸形。除颅缝早闭外,患者通常还有面部和颅底异常,这也导致面部和头部形状异常。

单颅缝早闭

　　单颅缝早闭一般根据受影响颅缝的解剖位置和颅骨的形状进行分类。虽然在闭合部位不再生长,但是在远离闭合部位的其他颅缝可发生代偿性生长。当只有矢状缝受到影响时,将产生细长(船形)的头颅。当额缝过早融合时,会发生三角头畸形,其表现包括三角形或尖头畸形、颅缝处突起、双侧颞部狭窄

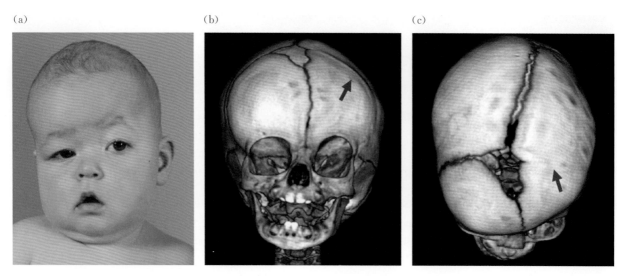

(a)   (b)   (c)

图 55-7　孤立的冠状缝线骨质疏松症。一名 5 岁儿童的非综合征性左侧冠状缝线合并症。(a)正面视图显示右侧面部和颅盖的不对称畸形。(b)面部和(c)颅骨的 CT 显示颅骨和骨缝早闭区域的变形(红色箭头)(由 Dr J. Hukki and Dr K. Hurmerinta 提供)

和下垂,以及顶骨变宽。当单侧冠状缝早闭时,会出现斜头畸形,患侧前额为不对称的扁平,对侧冠状缝补偿性生长导致对侧前额隆起(图 55-7)。单侧人字缝早闭将导致后部斜头畸形(不对称)。在患侧,枕顶区域变平,而在对侧顶骨或有时在额骨有补偿性凸起。有时也有同侧枕骨乳突膨隆,同侧的外耳向下移位。这个特征将真正的人字缝颅缝早闭与后部斜头畸形分开,无论畸形有多严重,两者的畸形特征方向相反。在斜头畸形中,同侧耳朵与扁平的颅骨向前偏移,前额的代偿性凸起始终位于同侧[83]。

非综合征性颅缝早闭

　　尽管大多数非综合征性颅缝早闭症是自发性的基因突变,但大约 2% 的矢状缝早闭和 10% 的冠状缝与额缝早闭都有家族史。在 2%～5% 的非综合征性颅缝早闭患者中可发现有遗传因素。这些突变的基因包括 ephrin-A4(EFNA4)、FGF 受体 1-3(FGF receptors 1-3,FGFR1-3)、FRAS 相关细胞外基质 1(FRAS related extracellular matrix 1,FREM1)、胰岛素样生长因子 1 受体(insulinlike growth factor 1 receptor,IGF1R)、富含亮氨酸的重复序列、免疫球蛋白样突变和跨膜结构域 3(immunoglobulin-like and transmembrane domains 3,LRIT3)、runt 相关转录因子 2(runt-related transcription factor 2,RUNX2)和 bHLH 家族转录因子 1 扭曲(twist family bHLH transcription factor 1,TWIST1),以及使用全基因组

筛选的 BMP2 和 Bardet-Biedl 综合征 9(Bardet-Biedl syndrome 9,BBS9)都被认为是值得关注的候选基因[84,85]。低百分比的遗传因素与大综合征颅缝早闭症患者的 30% 相比,表明仍有部分病原体的遗传基础尚未被发现。而颅骨发育虽然明显受遗传控制,但也受到表观遗传因素和环境因素影响。

综合征性颅缝早闭: Apert、Crouzon 和 Pfeiffer

　　与 Crouzon 综合征一起,每 64 500 例活产婴儿中有 1 例 Apert 综合征。患有 Apert、Crouzon 或 Pfeiffer 综合征的患者均可显示出特征性的"Crouzon 型"面容,头部长度缩短、头部高度增加、面部发育不全和眼球突出(图 55-8)。

　　Apert 综合征的特征是冠状缝处的双侧颅骨疝,通常在出生时闭合。通常在额缝和矢状缝扩张以形成宽的中线缺损,其中有异位骨形成并结合。另一个特征是肢体部对称性发生的并指畸形。通常有腭裂[86]。如果颅底部同步的早期融合发生,病症会在儿童时期晚期发生。这与 Crouzon 综合征患者的颅底异常形成对比,其中同步性骨折的早期融合并不罕见[87]。在 Crouzon 综合征中,颅缝早闭通常发生在出生后的第一年。在大多数情况下,冠状缝常受到影响,这可以与矢状缝和(或)人字缝早闭相结合。Crouzon 综合征的患者肢体正常。除了颅骨特征(颅缝早闭症)之外,患有 Pfeiffer 综合征的人还表现出宽阔的拇指、宽大的足趾和并指畸形。

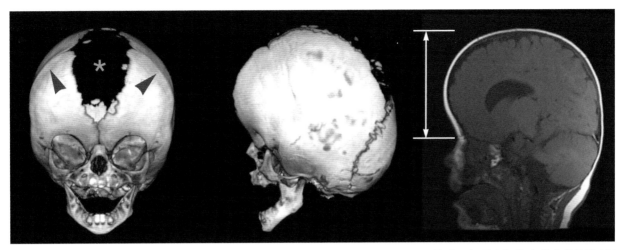

图 55-8　Apert 综合征。CT 显示 Apert 综合征的典型特征,包括双冠状缝早闭(红色箭头),额骨之间较宽的中线缺陷(绿色＊)和颅骨高度增加(白色箭头)(由 Dr J. Hukki and Dr K. Hurmerinta 提供)

分子遗传学

编码生长因子受体的成纤维细胞生长因子受体 2(fibroblast growth factor receptor 2,FGFR2)的杂合突变可引起 Apert、Crouzon 或 Pfeiffer 综合征。极少数的 Pfeiffer 综合征可能由 FGFR1 突变引起。所有三种病症均以常染色体显性遗传方式遗传,大多数突变是自发产生[81]。与 Muenke 综合征一起,导致 Apert、Crouzon 或 Pfeiffer 综合征的突变是父系起源的,并且随着父亲年龄的增加,其发生风险也会增加[88]。

Muenke 综合征

Muenke 综合征(♯602849)是最常见的综合征性颅缝早闭的表现。活产发病率在 30 000 例中有 1 例,约占所有颅缝早闭病例的 5%[89]。Muenke 综合征最常见的特征是单侧或双侧冠状缝早闭、跗骨和(或)腕关节融合和耳聋。其他特征可能包括巨头畸形、面中部发育不全和发育迟缓。每个个体临床特征的严重性不同,一些个体具有非常轻微甚至没有明显的表型。

分子遗传学

Muenke 综合征是属于 FGFR3 中的特异性杂合突变,导致 Pro250Arg 氨基酸被取代。值得注意的是,与没有 Pro250Arg FGFR3 突变的单独冠状颅缝早闭综合征病例相比,Muenke 综合征患者需再次手术的风险增加[90]。

Saethre-Chotzen 综合征

Saethre-Chotzen 综合征(♯101400)的特征包括颅缝早闭。虽然以下表现不是必要的诊断标准,下垂的眼睑(眼睑下垂)、高前额伴低发际线和鼻中隔的偏斜。常见外耳异常,位置低又小而且具有外形突出反螺旋方向的小腿。短指(brachydactyly)和轻度软组织并指畸形也是常见的特征。它与 Muenke 综合征存在表型重叠[91]。

分子遗传学

Saethre-Chotzen 综合征是一种常染色体显性遗传病,由转录因子 TWIST1 的突变和也可能是 FGFR2 的突变引起[92]。在具有 Saethre-Chotzen 特征的患者中,已发现具有 FGFR2 突变。在小鼠动物模型中,Twist1 的杂合性丢失导致晚发性冠状缝早闭伴有面部扭曲[93]。Twist1 负调节 Runx2,这是成骨细胞分化的关键转录因子,并且在颅骨间充质中丧失 Twist1 功能、允许异常 Runx2 功能和跨缝线的骨融合[94]。

颅额鼻综合征

颅额鼻综合征(♯304110)是额鼻发育不良的一个亚组,女性表现为鼻窦发育不良,颅面部不对称,冠状缝颅缝早闭,高耸、宽大和(或)二鼻列,前牙开殆畸形。在外胚层起源的组织中也可见异常,包括手指和足趾甲的纵向开裂以及粗壮的毛发。男性受到的影响较小,通常只表现器官距离增宽[91]。

分子遗传学

颅脑脊髓综合征是一种 X 染色体连锁病症,其中女性更常受到影响,并且表现出更严重的表型。它是由 ephrin-B1(EFNB1)中的杂合突变引起的,它编码的膜蛋白可作为 Eph 相关受体酪氨酸激酶的配体[95]。

关于颅脑脊髓综合征的发病机制，Eph-Ephrin 信号传导在介导成骨细胞和破骨细胞功能中起作用，可能是对机械负载和胚胎边界形成的反应。这可能是冠状缝处脑神经嵴和中胚层细胞之间边界的维持以及这两种细胞群的隔离导致的。

Carpenter 综合征 1 和 2

Carpenter 综合征的典型特征是颅缝早闭和轴前性肢多指并指畸形，尽管多指并指畸形并非必要的特征。Carpenter 综合征患者的颅缝早闭通常影响冠状、矢状和人字缝，冠状缝是最后融合的。头部形状是多变的，可以是三叶草形状并且可以是不对称的。通常伴有面中部发育不全、心脏缺陷、生长迟缓、智力缺陷和肥胖。

分子遗传学

与大多数常染色体显性遗传的颅缝早闭综合征不同，Carpenter 综合征是常染色体隐性遗传，由 RAB23，成员 RAS 致癌基因家族（*RAB23*）（Carpenter1 综合征）或多个 EGF 样结构域 8（multiple EGF-like-domains 8，*MEGF8*）（Carpenter2 综合征）的纯合子突变引起。*RAB23* 编码含一个小的 GTP 酶，并被提议成为 Hedgehog 信号的负调节因子[96,97]。

Greig 尖头并指综合征

Greig 尖头并指综合征（♯175700）的特征性表现是大头畸形、头颅畸形、手足趾多发性和足部多趾畸形。而颅缝早闭是一种罕见的症状[91]。

分子遗传学

GLI 家族锌指 3（GLI family zinc finger 3，*GLI3*）中的杂合突变引起蛋白质功能丧失，导致 Greig 尖头并指综合征的发生。虽然该综合征患者鲜有颅缝早闭的症状，但是在所有的 *Gli3* 无效等位基因小鼠中发生了人字缝闭合。*Gli3* 编码一种转录因子，与 *Rab23* 一样，已被证明是 Hedgehog 信号通路的负调节因子[98,99]。

染色体异常引起的颅缝早闭

染色体异常约占所有颅缝早闭病例的 15%，且从单缝到多缝呈现不同的表型。据文献报道，许多不同类型的异常包括缺失、重复和三联体，都可以影响许多不同的染色体。这些区域中的一些影响了已知的颅缝早闭的因果单基因，例如 *TWIST*1。有趣的是，与颅缝早闭的单一遗传原因相比，多种染色体异常导致的颅缝早闭患者的再手术率要低得多（17% 比 58%）[100-102]。

颅缝早闭的小鼠模型

目前已经建立了几种模拟人类病症的颅缝早闭的小鼠模型。有研究表明，在这些小鼠模型身上，通过改变骨缝间质的成骨时机，阻止骨缝融合，就有可能纠正骨缝内异常的生物分子信号[103]。这些实验证实了这种情况的假定分子病理学并指出未来可能的治疗方法。

额鼻发育不良 1-3

额鼻发育不良 1-3（分别为♯136760、♯613451 和♯613456）是一组具有可变表型的疾病[104]。特征可包括宽位眼，中位面孔面裂，前颅双歧，V 形额发线，鼻腔异常，包括鼻根扩大、鼻尖形成不足，鼻脊短、鼻尖突出和鼻翼切开（图 55-9）。此外，鼻窦发育不良 1（frontorhiny）还可以表现出其他特征，包括广泛分离的狭缝状鼻孔、具有突出双侧肿胀的长中层，以及中线上唇/肺泡缺口[105]。鼻窦发育不良 2 的特点为高血压、鼻畸形、隐睾症、胼胝体发育不全、颅缝早闭、脱发和精神发育迟滞[106]。鼻窦发育不良 3 被描述为严重面部劈裂和小眼炎的鼻前发育不良[107]。

分子遗传学

额鼻发育不良 1、2 和 3 分别由 ALX 同源框基因 ALX3、ALX4 和 ALX1 的突变引起。*Alx*1、*Alx*3 和 Alx4 是在胚胎面部间充质中表达的特定转录因子，*Alx*3/*Alx*4 双敲除突变小鼠表现出严重的面中部畸形，包括口面裂[108]。

颅骨锁骨发育不良

颅骨锁骨发育不良（cleidocranial dysplasia）（♯119600）的临床特征包括颅缝和囟门加宽、多生牙和牙齿迟萌（图 55-10）、锁骨骨质异常和身材矮小。患者具有额叶和顶叶区域的特征性凸起，因此看起来

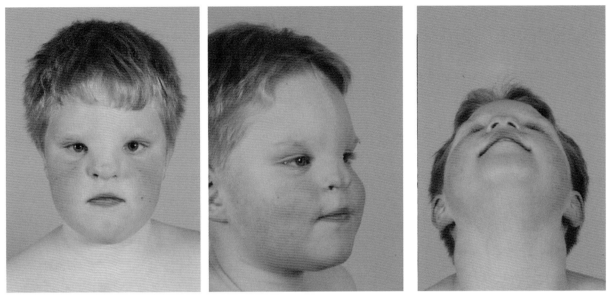

图 55 - 9　额鼻发育不良。鼻前发育不良的特征包括过度肥大、鼻根扩大、鼻短鼻和双尖鼻尖（由 Dr J Hukki and Dr K Hurmerinta 提供）

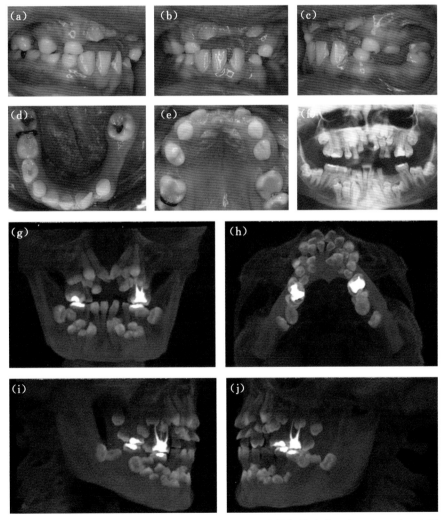

图 55 - 10　锁骨颅骨发育不良。一名 18 岁女孩的锁骨颅骨发育不良。（a～e）口内照片证明乳牙滞留，恒牙连续性的萌出障碍。（f）全景放射照片显示所有四个象限中的多个多生牙。（g～j）上、下颌的 CBCT 成像

第55章

具有小脸。一般患者骨骼发育受到影响,表现为身高矮小,但是骨膜异常在膜内骨化形成的区域最为明显:颅顶骨、面部和锁骨外侧端。颅骨发育延迟,骨缝增宽,这在额缝、矢状缝和前囟中尤其明显,有时也可能是沟槽越过额缝。在增宽的骨缝中,有异位的沃姆骨(Wormian 骨)或称骨缝间小骨形成,这在人字缝中特别常见。锁骨可缺失,但更为常见的发育不良是在肩峰侧 1/3。这些异常使患者能够将两侧肩膀靠近在一起,这可以用作诊断性检查。多生牙可以是数量上增多,它们对于自然牙列来说是多余的。拔除多生的牙齿和(或)乳牙并不会促使牙齿萌出,这表明除了牙齿形成的异常外,在牙萌出过程中也存在缺陷[91]。

分子遗传学

颅骨锁骨发育不良具有常染色体显性遗传模式,由编码 runt 相关转录因子 2(runt-related transcription factor 2,*RUNX*2)基因突变引起。颅骨锁骨发育不良患者在 *RUNX*2 中存在许多不同的突变,这些突变是最常见的错义突变,但也可以无义突变、剪接和移码突变,以及基因内缺失和重复发生[109,110]。大多数突变导致蛋白质功能丧失。RUNX2 是成骨细胞分化的激活剂,其调节大多数成骨细胞基因。在小鼠实验中,Runx2 mRNA 和蛋白质减少 $55\% \sim 70\%$ 就足以产生模拟人类颅骨锁骨发育不良的骨骼缺陷[111]。

(娄　群　王旭东　译)

参考文献

[1] HUGO gene Nomenclature Committee. wwwgenename sorg.

[2] Online Mendelian Inheritance in Man (OMIM). wwwomi morg.

[3] Chai Y, Maxson RE, Jr. Recent advances in craniofacial morphogenesis. Dev Dyn. 2006;235: 2353 – 75.

[4] Cobourne MT, Sharpe PT. Tooth and jaw: molecular mechanisms of patterning in the first branchial arch. Arch Oral Biol. 2003;48: 1 – 14.

[5] Wilkie AO, Morriss-Kay GM. Genetics of craniofacial development and malformation. Nat Rev Genet. 2001;2: 458 – 68.

[6] Francis-West PH, Robson L, Evans DJ. Craniofacial development: the tissue and molecular interactions that control development of the head. Adv Anat Embryol Cell Biol. 2003;169: III – VI, 1 – 138.

[7] Jiang R, Bush JO, Lidral AC. Development of the upper lip: Morphogenetic and molecular mechanisms. Dev Dyn. 2006;235: 1152 – 66.

[8] Ferguson MW. Palate development. Development (Cambridge, England). 1988;103 Suppl: 41 – 60.

[9] Cobourne MT. The complex genetics of cleft lip and palate. Eur J Orthod. 2004;26: 7 – 16.

[10] Murray JC, Schutte BC. Cleft palate: players, pathways, and pursuits. J Clin Invest. 2004;113: 1676 – 8.

[11] Schutte BC, Murray JC. The many faces and factors of orofacial clefts. Hum Mol Genet. 1999;8: 1853 – 9.

[12] Stanier P, Moore GE. Genetics of cleft lip and palate: syndromic genes contribute to the incidence of non-syndromic clefts. Hum Mol Genet. 2004;13 Spec No 1: R73 – 81.

[13] Vieira AR. Unraveling Human Cleft Lip and Palate Research. J Dent Res. 2008;87: 119 – 25.

[14] Dixon MJ, Marazita ML, Beaty TH, Murray JC. Cleft lip and palate: understanding genetic and environmental influences. Nat Rev Genet. 2011;12: 167 – 78.

[15] Jones MC. Etiology of facial clefts: prospective evaluation of 428 patients. Cleft Palate J. 1988;25: 16 – 20.

[16] Christensen K, Juel K, Herskind AM, Murray JC. Long term follow up study of survival associated with cleft lip and palate at birth. BMJ (Clin Res Ed.) 2004;328: 1405.

[17] Christensen K, Mortensen PB. Facial clefting and psychiatric diseases: a follow-up of the Danish 1936 – 1987 Facial Cleft cohort. Cleft Palate Craniofac J. 2002;39: 392 – 6.

[18] Bille C, Winther JF, Bautz A, Murray JC, Olsen J, Christensen K. Cancer risk in persons with oral cleft — a population-based study of 8,093 cases. Am J Epidemiol. 2005;161: 1047 – 55.

[19] Sandy J, Williams A, Mildinhall S, Murphy T, Bearn D, Shaw B, et al. The Clinical Standards Advisory Group (CSAG) Cleft Lip and Palate Study. Br J Orthod. 1998;25: 21 – 30.

[20] Shaw WC, Dahl E, Asher-McDade C, Brattstrom V, Mars M, McWilliam J, et al. A six-center international study of treatment outcome in patients with clefts of the lip and palate: Part 5. General discussion and conclusions. Cleft Palate Craniofac J. 1992;29: 413 – 8.

[21] Kondo S, Schutte BC, Richardson RJ, Bjork BC, Knight AS, Watanabe Y, et al. Mutations in IRF6 cause Van der Woude and popliteal pterygium syndromes. Nat Genet. 2002;32: 285 – 89.

[22] van den Boogaard MJ, Dorland M, Beemer FA, van Amstel HK. MSX1 mutation is associated with orofacial clefting and tooth agenesis in humans. Nat Genet. 2000;24: 342 – 43.

[23] Suzuki K, Hu D, Bustos T, Zlotogora J, Richieri-Costa A, Helms JA, et al. Mutations of PVRL1, encoding a cell-cell adhesion molecule/herpesvirus receptor, in cleft lip/palate-ectodermal dysplasia. Nat Genet. 2000;25: 427 – 30.

[24] Celli J, Duijf P, Hamel BC, Bamshad M, Kramer B, Smits AP, et al. Heterozygous germline mutations in the p53 homolog p63 are the cause of EEC syndrome. Cell. 1999;99: 143 – 53.

[25] Ianakiev P, Kilpatrick MW, Toudjarska I, Basel D, Beighton P, Tsipouras P. Split-hand/split-foot malformation is caused by mutations in the p63 gene on 3q27. Am J Hum Genet. 2000;67: 59 – 66.

[26] McGrath JA, Duijf PH, Doetsch V, Irvine AD, de Waal R, Vanmolkot KR, et al. Hay-Wells syndrome is caused by heterozygous missense mutations in the SAM domain of p63. Hum Mol Genet. 2001;10: 221 – 9.

[27] van Bokhoven H, Hamel BC, Bamshad M, Sangiorgi E, Gurrieri F, Duijf PH, et al. p63 Gene mutations in EEC syndrome, limb-mammary syndrome, and isolated split handsplit foot malformation suggest a genotype-phenotype

correlation. Am J Hum Genet. 2001;69: 481 - 92.

[28] Quaderi NA, Schweiger S, Gaudenz K, Franco B, Rugarli EI, Berger W, et al. Opitz G/BBB syndrome, a defect of midline development, is due to mutations in a new RING finger gene on Xp22. Nat Genet. 1997;17: 285 - 91.

[29] Mitchell LE, Risch N. Mode of inheritance of nonsyndromic cleft lip with or without cleft palate: a reanalysis. Am J Hum Genet. 1992;51: 323 - 32.

[30] Lidral AC, Murray JC. Genetic approaches to identify disease genes for birth defects with cleft lip/palate as a model. Birth Defects Res A Clin Mol Teratol. 2004;70: 893 - 901.

[31] Schliekelman P, Slatkin M. Multiplex relative risk and estimation of the number of loci underlying an inherited disease. Am J Hum Genet. 2002;71: 1369 - 85.

[32] Jugessur A, Lie RT, Wilcox AJ, Murray JC, Taylor JA, Saugstad OD, et al. Variants of developmental genes (TGFA, TGFB3, and MSX1) and their associations with orofacial clefts: a case-parent triad analysis. Genet Epidemiol. 2003; 24: 230 - 9.

[33] Vieira AR, Orioli IM, Castilla EE, Cooper ME, Marazita ML, Murray JC. MSX1 and TGFB3 contribute to clefting in South America. J Dent Res. 2003;82: 289 - 92.

[34] Riley BM, Mansilla MA, Ma J, Daack-Hirsch S, Maher BS, Raffensperger LM, et al. Impaired FGF signaling contributes to cleft lip and palate. Proc Natl Acad Sci USA. 2007;104: 4512 - 7.

[35] Vieira AR, Avila JR, Daack-Hirsch S, Dragan E, Felix TM, Rahimov F, et al. Medical sequencing of candidate genes for nonsyndromic cleft lip and palate. PLoS Genet. 2005;1: e64.

[36] Jezewski PA, Vieira AR, Nishimura C, Ludwig B, Johnson M, O'Brien SE, et al. Complete sequencing shows a role for MSX1 in non-syndromic cleft lip and palate. J Med Genet. 2003;40: 399 - 407.

[37] Zucchero TM, Cooper ME, Maher BS, Daack-Hirsch S, Nepomuceno B, Ribeiro L, et al. Interferon regulatory factor 6 (IRF6) gene variants and the risk of isolated cleft lip or palate. N Engl J Med. 2004;351: 769 - 80.

[38] Sozen MA, Suzuki K, Tolarova MM, Bustos T, Fernandez Iglesias JE, Spritz RA. Mutation of PVRL1 is associated with sporadic, non-syndromic cleft lip/palate in northern Venezuela. Nat Genet. 2001;29: 141 - 2.

[39] Jugessur A, Murray JC. Orofacial clefting: recent insights into a complex trait. Curr Opin Genet Dev. 2005;15: 270 - 8.

[40] Bille C, Skytthe A, Vach W, Knudsen LB, Andersen AM, Murray JC, et al. Parent's age and the risk of oral clefts. Epidemiology (Cambridge, Mass). 2005;16: 311 - 6.

[41] Shi M, Christensen K, Weinberg CR, Romitti P, Bathum L, Lozada A, et al. Orofacial cleft risk is increased with maternal smoking and specific detoxification-gene variants. Am J Hum Genet. 2007;80: 76 - 90.

[42] Webster WS, Howe AM, Abela D, Oakes DJ. The relationship between cleft lip, maxillary hypoplasia, hypoxia and phenytoin. Curr Pharmaceut Design. 2006;12: 1431 - 8.

[43] Cohen MM, Jr. Holoprosencephaly: clinical, anatomic, and molecular dimensions. Birth Defects Res A Clin Mol Teratol. 2006;76: 658 - 73.

[44] Leoncini E, Baranello G, Orioli IM, Anneren G, Bakker M, Bianchi F, et al. Frequency of holoprosencephaly in the International Clearinghouse Birth Defects Surveillance Systems: searching for population variations. Birth Defects Res A Clin Mol Teratol. 2008;82: 585 - 91.

[45] Nanni L, Ming JE, Bocian M, Steinhaus K, Bianchi DW, Die-Smulders C, et al. The mutational spectrum of the sonic hedgehog gene in holoprosencephaly: SHH mutations cause a significant proportion of autosomal dominant holoprosencephaly. Hum Mol Genet. 1999;8: 2479 - 88.

[46] Garavelli L, Zanacca C, Caselli G, Banchini G, Dubourg C, David V, et al. Solitary median maxillary central incisor syndrome: clinical case with a novel mutation of sonic hedgehog. Am J Med Genet A. 2004;127: 93 - 5.

[47] Kauvar EF, Muenke M. Holoprosencephaly: recommendations for diagnosis and management. Curr Opin Pediatr. 2010;22: 687 - 95.

[48] Geng X, Oliver G. Pathogenesis of holoprosencephaly. J Clin Invest. 2009;119: 1403 - 13.

[49] Bae GU, Domene S, Roessler E, Schachter K, Kang JS, Muenke M, et al. Mutations in CDON, encoding a hedgehog receptor, result in holoprosencephaly and defective interactions with other hedgehog receptors. Am J Hum Genet. 2011;89: 231 - 40.

[50] Roessler E, Muenke M. The molecular genetics of holoprosencephaly. Am J Med Genet C Semin Med Genet. 2010;154C: 52 - 61.

[51] Chiang C, Litingtung Y, Lee E, Young KE, Corden JL, Westphal H, et al. Cyclopia and defective axial patterning in mice lacking Sonic hedgehog gene function. Nature. 1996;383: 407 - 13.

[52] Roessler E, Belloni E, Gaudenz K, Jay P, Berta P, Scherer SW, et al. Mutations in the human Sonic Hedgehog gene cause holoprosencephaly. Nat Genet. 1996;14: 357 - 60.

[53] Jones KL, Smith DW. Recognition of the fetal alcohol syndrome in early infancy. Lancet. 1973;302: 999 - 1001.

[54] Jones KL, Smith DW, Ulleland CN, Streissguth P. Pattern of malformation in offspring of chronic alcoholic mothers. Lancet. 1973;1: 1267 - 71.

[55] Jones KL. The effects of alcohol on fetal development. Birth Defects Res Part C, Embryo Today: Rev. 2011;93: 3 - 11.

[56] Hong M, Krauss RS. Cdon mutation and fetal ethanol exposure synergize to produce midline signaling defects and holoprosencephaly spectrum disorders in mice. PLoS Genet. 2012;8: e1002999.

[57] Visinoni AF, Lisboa-Costa T, Pagnan NA, Chautard-Freire-Maia EA. Ectodermal dysplasias: clinical and molecular review. Am J Med Genet A. 2009;149A: 1980 - 2002.

[58] Mikkola ML. Molecular aspects of hypohidrotic ectodermal dysplasia. Am J Med Genet A. 2009;149A: 2031 - 6.

[59] Headon DJ, Emmal SA, Ferguson BM, Tucker AS, Justice MJ, Sharpe PT, et al. Gene defect in ectodermal dysplasia implicates a death domain adapter in development. Nature. 2001;414: 913 - 6.

[60] Kere J, Srivastava AK, Montonen O, Zonana J, Thomas N, Ferguson B, et al. X-linked anhidrotic (hypohidrotic) ectodermal dysplasia is caused by mutation in a novel transmembrane protein. Nat Genet. 1996;13: 409 - 16.

[61] Srivastava AK, Pispa J, Hartung AJ, Du Y, Ezer S, Jenks T, et al. The Tabby phenotype is caused by mutation in a mouse homologue of the EDA gene that reveals novel mouse and human exons and encodes a protein (ectodysplasin-A) with collagenous domains. Proc Natl Acad Sci USA. 1997; 94: 13069 - 74.

[62] Monreal AW, Ferguson BM, Headon DJ, Street SL,

第
55
章

Overbeek PA, Zonana J. Mutations in the human homologue of mouse dl cause autosomal recessive and dominant hypohidrotic ectodermal dysplasia. Nat Genet. 1999;22: 366 – 9.

[63] Tan TY, Kilpatrick N, Farlie PG. Developmental and genetic perspectives on Pierre Robin sequence. Am J Med Genet C Semin Med Genet. 2013;163: 295 – 305.

[64] Benko S, Fantes JA, Amiel J, Kleinjan DJ, Thomas S, Ramsay J, et al. Highly conserved non-coding elements on either side of SOX9 associated with Pierre Robin sequence. Nat Genet. 2009;41: 359 – 64.

[65] Birgfeld CB, Heike C. Craniofacial microsomia. Semin Plast Surg. 2012;26: 91 – 104.

[66] Heike CL, Hing AV, Aspinall CA, Bartlett SP, Birgfeld CB, Drake AF, et al. Clinical care in craniofacial microsomia: a review of current management recommendations and opportunities to advance research. Am J Med Genet C Semin Med Genet. 2013;163: 271 – 82.

[67] Poswillo D. The pathogenesis of the first and second branchial arch syndrome. Oral Surg Oral Med Oral Pathol. 1973;35: 302 – 28.

[68] Cousley R, Naora H, Yokoyama M, Kimura M, Otani H. Validity of the Hfm transgenic mouse as a model for hemifacial microsomia. Cleft Palate Craniofac J. 2002;39: 81 – 92.

[69] Kelberman D, Tyson J, Chandler DC, McInerney AM, Slee J, Albert D, et al. Hemifacial microsomia: progress in understanding the genetic basis of a complex malformation syndrome. Hum Genet. 2001;109: 638 – 45.

[70] Rivera-Perez JA, Mallo M, Gendron-Maguire M, Gridley T, Behringer RR. Goosecoid is not an essential component of the mouse gastrula organizer but is required for craniofacial and rib development. Development. 1995;121: 3005 – 12.

[71] Yamada G, Mansouri A, Torres M, Stuart ET, Blum M, Schultz M, et al. Targeted mutation of the murine goosecoid gene results in craniofacial defects and neonatal death. Development. 1995;121: 2917 – 22.

[72] Trainor PA, Dixon J, Dixon MJ. Treacher Collins syndrome: etiology, pathogenesis and prevention. Eur J Hum Genet. 2009;17: 275 – 83.

[73] Group TTCSC. Positional cloning of a gene involved in the pathogenesis of Treacher Collins syndrome. The Treacher Collins Syndrome Collaborative Group. Nat Genet. 1996; 12: 130 – 6.

[74] Dauwerse JG, Dixon J, Seland S, Ruivenkamp CA, van Haeringen A, Hoefsloot LH, et al. Mutations in genes encoding subunits of RNA polymerases I and III cause Treacher Collins syndrome. Nat Genet. 2011;43: 20 – 2.

[75] Dixon J, Jones NC, Sandell LL, Jayasinghe SM, Crane J, Rey JP, et al. Tcof1/Treacle is required for neural crest cell formation and proliferation deficiencies that cause craniofacial abnormalities. Proc Natl Acad Sci USA. 2006;103: 13403 – 8.

[76] Jones NC, Lynn ML, Gaudenz K, Sakai D, Aoto K, Rey JP, et al. Prevention of the neurocristopathy Treacher Collins syndrome through inhibition of p53 function. Nat Med. 2008;14: 125 – 33.

[77] Bernier FP, Caluseriu O, Ng S, Schwartzentruber J, Buckingham KJ, Innes AM, et al. Haploinsufficiency of SF3B4, a component of the pre-mRNA spliceosomal complex, causes Nager syndrome. Am J Hum Genet. 2012;90: 925 – 33.

[78] Trainor PA, Andrews BT. Facial dysostoses: Etiology, pathogenesis and management. Am J Med Genet C Semin Med Genet. 2013;163: 283 – 94.

[79] Ng SB, Buckingham KJ, Lee C, Bigham AW, Tabor HK, Dent KM, et al. Exome sequencing identifies the cause of a mendelian disorder. Nat Genet. 2010;42: 30 – 5.

[80] Boulet SL, Rasmussen SA, Honein MA. A population-based study of craniosynostosis in metropolitan Atlanta, 1989 – 2003. Am J Med Genet A. 2008;146A: 984 – 91.

[81] Johnson D, Wilkie AO. Craniosynostosis. Eur J Hum Genet. 2011;19: 369 – 76.

[82] Rice DP. Clinical features of syndromic craniosynostosis. Front Oral Biol. 2008;12: 91 – 106.

[83] Hukki J, Saarinen P, Kangasniemi M. Single suture craniosynostosis: diagnosis and imaging. Front Oral Biol. 2008; 12: 79 – 90.

[84] Lattanzi W, Bukvic N, Barba M, Tamburrini G, Bernardini C, Michetti F, et al. Genetic basis of single-suture synostoses: genes, chromosomes and clinical implications. Childs Nerv Syst. 2012;28: 1301 – 10.

[85] Justice CM, Yagnik G, Kim Y, Peter I, Jabs EW, Erazo M, et al. A genome-wide association study identifies susceptibility loci for nonsyndromic sagittal craniosynostosis near BMP2 and within BBS9. Nat Genet. 2012;44: 1360 – 4.

[86] Cohen MM, Jr., Kreiborg S. Suture formation, premature sutural fusion, and suture default zones in Apert syndrome. Am J Med Genet. 1996;62: 339 – 44.

[87] Kreiborg S, Marsh JL, Cohen MM, Jr., Liversage M, Pedersen H, Skovby F, et al. Comparative three-dimensional analysis of CT-scans of the calvaria and cranial base in Apert and Crouzon syndromes. J Craniomaxillofac Surg. 1993; 21: 181 – 8.

[88] Goriely A, Wilkie AO. Paternal age effect mutations and selfish spermatogonial selection: causes and consequences for human disease. Am J Hum Genet. 2012;90: 175 – 200.

[89] Agochukwu NB, Solomon BD, Muenke M. Impact of genetics on the diagnosis and clinical management of syndromic craniosynostoses. Childs Nerv Syst. 2012;28: 1447 – 63.

[90] Thomas GP, Wilkie AO, Richards PG, Wall SA. FGFR3 P250R mutation increases the risk of reoperation in apparent 'nonsyndromic' coronal craniosynostosis. J Craniofac Surg. 2005;16: 347 – 52; discussion 353 – 4.

[91] Gorlin R, Cohen JM, Hennekam R. Syndromes of the head and neck, 4th edn. Oxford: Oxford University Press, 2001.

[92] el Ghouzzi V, Le Merrer M, Perrin-Schmitt F, Lajeunie E, Benit P, Renier D, et al. Mutations of the TWIST gene in the Saethre-Chotzen syndrome. Nat Genet. 1997;15: 42 – 6.

[93] Carver EA, Oram KF, Gridley T. Craniosynostosis in Twist heterozygous mice: a model for Saethre-Chotzen syndrome. Anat Rec. 2002;268: 90 – 2.

[94] Bialek P, Kern B, Yang X, Schrock M, Sosic D, Hong N, et al. A twist code determines the onset of osteoblast differentiation. Dev Cell. 2004;6: 423 – 35.

[95] Twigg SR, Kan R, Babbs C, Bochukova EG, Robertson SP, Wall SA, et al. Mutations of ephrin-B1 (EFNB1), a marker of tissue boundary formation, cause craniofrontonasal syndrome. Proc Nat Acad Sci USA. 2004;101: 8652 – 7.

[96] Eggenschwiler JT, Espinoza E, Anderson KV. Rab23 is an essential negative regulator of the mouse Sonic hedgehog signalling pathway. Nature. 2001;412: 194 – 8.

[97] Jenkins D, Seelow D, Jehee FS, Perlyn CA, Alonso LG, Bueno DF, et al. RAB23 mutations in Carpenter syndrome imply an unexpected role for hedgehog signaling in cranial-suture development and obesity. Am J Hum Genet. 2007; 80: 1162 – 70.

第 2 部分

[98] Vortkamp A, Gessler M, Grzeschik KH. GLI3 zinc-finger gene interrupted by translocations in Greig syndrome families. Nature. 1991;352: 539 – 40.

[99] Rice DP, Connor EC, Veltmaat JM, Lana-Elola E, Veistinen L, Tanimoto Y, et al. Gli3Xt-J/Xt-J mice exhibit lambdoid suture craniosynostosis which results from altered osteoprogenitor proliferation and differentiation. Hum Mol Genet. 2010;19: 3457 – 67.

[100] Wilkie AO, Byren JC, Hurst JA, Jayamohan J, Johnson D, Knight SJ, et al. Prevalence and complications of single-gene and chromosomal disorders in craniosynostosis. Pediatrics. 2010;126: e391 – 400.

[101] Passos-Bueno MR, Serti Eacute AE, Jehee FS, Fanganiello R, Yeh E. Genetics of craniosynostosis: genes, syndromes, mutations and genotype-phenotype correlations. Front Oral Biol. 2008;12: 107 – 43.

[102] Jehee FS, Krepischi-Santos AC, Rocha KM, Cavalcanti DP, Kim CA, Bertola DR, et al. High frequency of submicroscopic chromosomal imbalances in patients with syndromic craniosynostosis detected by a combined approach of microsatellite segregation analysis, multiplex ligation-dependent probe amplification and array-based comparative genome hybridisation. J Med Genet. 2008; 45: 447 – 50.

[103] Eswarakumar VP, Ozcan F, Lew ED, Bae JH, Tome F, Booth CJ, et al. Attenuation of signaling pathways stimulated by pathologically activated FGF-receptor 2 mutants prevents craniosynostosis. Proc Nat Acad Sci USA. 2006; 103: 18603 – 8.

[104] Sedano HO, Cohen MM, Jr., Jirasek J, Gorlin RJ. Frontonasal dysplasia. J Pediatr. 1970;76: 906 – 13.

[105] Twigg SR, Versnel SL, Nurnberg G, Lees MM, Bhat M, Hammond P, et al. Frontorhiny, a distinctive presentation of frontonasal dysplasia caused by recessive mutations in the ALX3 homeobox gene. Am J Hum Genet. 2009;84: 698 – 705.

[106] Kayserili H, Uz E, Niessen C, Vargel I, Alanay Y, Tuncbilek G, et al. ALX4 dysfunction disrupts craniofacial and epidermal development. Hum Mol Genet. 2009; 18: 4357 – 66.

[107] Uz E, Alanay Y, Aktas D, Vargel I, Gucer S, Tuncbilek G, et al. Disruption of ALX1 causes extreme microphthalmia and severe facial clefting: expanding the spectrum of autosomal-recessive ALX-related frontonasal dysplasia. Am J Hum Genet. 2010;86: 789 – 96.

[108] Beverdam A, Brouwer A, Reijnen M, Korving J, Meijlink F. Severe nasal clefting and abnormal embryonic apoptosis in Alx3/Alx4 double mutant mice. Development. 2001;128: 3975 – 86.

[109] Ott CE, Leschik G, Trotier F, Brueton L, Brunner HG, Brussel W, et al. Deletions of the RUNX2 gene are present in about 10% of individuals with cleidocranial dysplasia. Hum Mutat. 2010;31: E1587 – 93.

[110] Cohen MM, Jr. Biology of RUNX2 and cleidocranial dysplasia. J Craniofac Surg. 2013;24: 130 – 3.

[111] Lou Y, Javed A, Hussain S, Colby J, Frederick D, Pratap J, et al. A Runx2 threshold for the cleidocranial dysplasia phenotype. Hum Mol Genet. 2009;18: 556 – 68.

第55章

第 56 章
唇腭裂患者的正颌手术
Orthognathic Surgery in the Patient
with Cleft Lip and Palate

Alexander C. Cash and Alistair R. M. Cobb

引言

正颌手术是被高度认可的用来解决上下颌不协调的临床治疗方法之一。唇腭裂患者的多学科治疗需要涉及许多不同专业的临床医师。对于患者和医师团队来说,治疗过程可能是漫长而繁重的,但是良好的功能和美观以及稳定的疗效是目前的标准。

任何一种唇腭裂的患者都展现出不同的面部外形和特征。这些表征不仅来源于父母的遗传,也有面部生长发育潜力与患者早期接受过的关于唇腭裂的治疗相互作用的结果。

众所周知我们所做的干预会限制面部生长[1]。也许,在适当的时候,现代的治疗技术和流程会对生长发育限制更少,但是在患者幼年时这些干预所带来的好处将会比以后对面部发育的影响得到更优先的

(a)
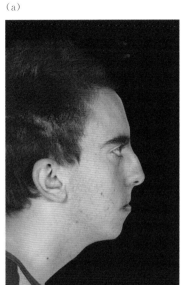

(b)
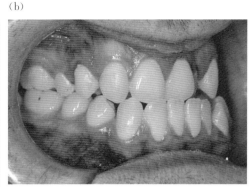

图 56-1　接受了腭裂修复的 Pierre Robin 序列征患者。患者的困境是尽管骨性基底是Ⅱ类的后缩面型但是咬合是Ⅲ类

考虑。对于每一例患者这些负面影响很难量化，因为区别太大、影响因素太多；它们在一定程度上扰乱了面部发育的正常趋势，以至于需要大量的纵向研究来明确不同干预措施对于上颌骨发育的精确影响。

当然，许多正颌治疗最终的目的是改善后缩的上颌骨，有证据表明 30%～70% 的唇腭裂患者会得益于这种治疗[2-4]。但是，认为所有的唇腭裂患者都会出现Ⅲ类面型是不对的。当然了，在我们的临床工作中，很多情况下是这样的，但是另外一些唇腭裂患者的情况比如 Pierre Robin 序列征也可能产生小下颌和随之而来的Ⅱ类面型（图 56-1 a，b）。

应该认识到改善上下颌关系需要依靠高质量的一期治疗，接下来才会对后续修正性的手术如鼻唇畸形矫正提供辅助。如果面部的骨架基础在进行这些手术之前是"正常的"，那这些手术常常会更加成功。正颌手术也可能会导致医源性的问题需要进一步手术修正。腭咽闭合不全就是唇腭裂患者进行上颌前移手术之后比较大的风险，所以在进行治疗之前应该将治疗的获益和风险对患者进行充分的告知。

发病率

英国的唇腭裂团队追求正颌手术的比例与 Goteborg 团队相似，大概 3% 的患者需要正颌手术来纠正Ⅲ类错𬌗畸形。瑞典的团队在采用延迟的硬腭关闭流程时，取得了没有 GOSLON 五组（明显的Ⅲ

类错𬌗畸形）的结果[2]。

加拿大的一项对于唇腭裂患者头颅侧位片的回顾性研究发现，单侧唇腭裂患者需要正颌手术的比例是 48%，双侧的比例是更高的 65%[3]。这些结果尽管在上颌骨发育方面比瑞典团队的差，但是也好过那些导致英国唇腭裂治疗模式重新配置并集中化的早期开创性研究。在集中化之前，39% 的 5 岁英国患儿的咬合关系是差或者很差，70% 的 12 岁患儿是Ⅲ类的颌骨畸形并且面中部后缩。不到 30% 的患儿被专家组评判为"有良好的面部外观"[4]。

我们希望在未来的 10 年里，对目前集中化的英国唇腭裂模式采用的前瞻性的调查能够发现，新模式下的 10 岁以上的患儿，能够有更低比例的Ⅲ类颌骨畸形，并且在进入青春期后，相较重新配置之前的患者，需要进行正颌手术的比例更低。目前研究团队和患者都普遍希望，我们确实能看到先天性唇腭裂患者的治疗效果有所改善。

治疗计划

一般因素

在英国的大部分地方，可能需要正颌手术的唇腭裂患者会在 15～16 岁时被邀请参加一次多学科团队会诊。这可能和唇腭裂的评估门诊重合，这一般是对正颌治疗进行细节讨论的最早的时机。对正颌和唇腭裂相关的风险和获益都进行了强调，患者的信息也被提供以支持治疗计划的讨论。

(a)

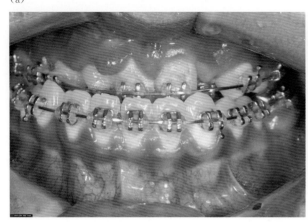

(b)

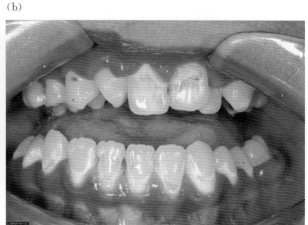

图 56-2　在进行正畸/正颌治疗之前需要确保唇腭裂患者的口腔健康。这些图片展示了术前正畸由于患者对口腔卫生和饮食建议的依从性差而被放弃

如果身体的生长发育到了治疗可以马上开始的情况,并且患者急于知道关于某些具体治疗的详细计划,他们就会被安排接触一些直接和联合的唇腭裂团队临床医师(框56-1)。唇腭裂患者的正颌手术是由一个真正的多学科团队进行的多学科联合治疗。

框 56-1　正颌计划和治疗所需的唇腭裂团队成员

- 医学专家
- 唇腭裂修复牙医
- 牙周科医师
- 唇腭裂正畸医师
- 唇腭裂心理学家
- 唇腭裂语音治疗师
- 唇腭裂外科医师/正颌
- 唇腭裂外科医师/语音
- 睡眠医师/呼吸医师
- 正畸/颌面外科技师

医疗准备

　　唇腭裂患者经常有伴发的异常,通常是遗传性综合征的一部分,许多都会有心脏结构的异常,发病率差异比较大;欧洲的队列研究提示 29% 的患者有伴发异常[5],但是美国的队列[6]报道的发生率高达71%。大部分研究认同单纯性腭裂患者伴发异常的发生率更高[7]。在规划正颌手术时需要合适的医学专家的参与,在需要时要采取对患者最优的治疗策略。很明显,如果存在伴发的异常并且对健康产生显著风险时,选择性的正颌手术是禁忌的。

口腔科准备和正畸保持

　　显然,包括家庭牙医和专家团队在内的口腔科团队,都需要确保患者的口腔科/牙周情况适合正颌手术(图 56-2a、b)。需要进行简单的修复,检查之前的治疗是否完好,口腔卫生需要一直保持高标准。牙周情况需要进行评估,尤其要注意牙槽突裂隙邻近位置的牙(图 56-3 和图 56-4)。

　　在应该有附着、角化黏膜的位置发现有非附着、非角化黏膜很正常。之前的治疗,尤其是在极具挑战性的临床环境下完成的,可能会把组织置于非常规的位置,从而导致口腔卫生、牙周和修复以及美学上的并发症(图 56-5a、b)。这种组织瓣在替牙期覆盖在牙槽骨上时,就可能导致牙齿萌出延迟或者不萌出。

　　颞下颌关节需要没有异常症状。通常,在开始正颌治疗之前,患者可能已经经历了数轮的正畸治疗,可能已经存在一定程度的釉质去矿化。这些都需要进行记录和监测,并将风险告知患者。同样的,患者可能存在既往的修复史;老的修复体或牙体修复材料

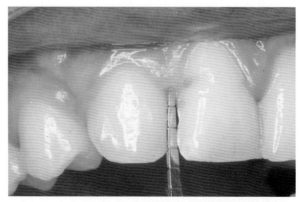

图 56-3　进行了右侧牙槽突裂修复的患者,这例患者的牙槽突裂植骨看上去很成功,有看上去健康的牙周支持组织。但是,右上中切牙远中有龋洞并伴有轻度的釉质矿化不足,侧切牙缺失。之前的正畸治疗关闭了侧切牙的空间

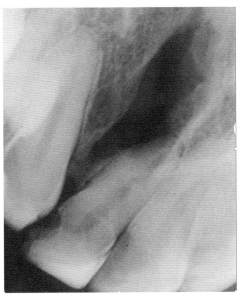

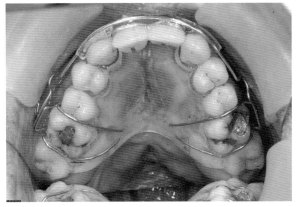

图56-6 两侧尖牙和前磨牙之间腭侧连接的固定保持器保持上颌尖牙的位置,同时联合了带有中切牙修复体的可摘式保持器

图56-4 根尖片展示了之前的植骨并不是很成功,正颌前的讨论应该决定是否需要重新牙槽植骨。牙齿龋坏需要解决

可能需要更新;矿化不足的牙齿,经常是裂隙邻近的牙齿,可能需要局部涂氟或者其他口腔科治疗;为了保持以上这些优势,和患者当地的口腔科团队保持联系是十分有利的。

在治疗章节之前,特意将正畸治疗后的保持放在本章进行讨论。对于唇腭裂患者来说,术后的保持是一个重要的组成部分,因此在规划整个正颌治疗之前,就应该进行考虑、计划,并向患者强调这一点。口腔正畸的计划应该从最后阶段开始,然后回到起始阶段。

与牙齿矫正医师一起,口腔科专家将考虑术后保持、长期的修复治疗以及缺失牙齿的恢复。规划保持时间、方式、持续时间及其与任何修复组件的相互作用至关重要,应以跨学科方式进行规划。在可能的情况下,缺失牙的修复应通过将牙齿黏接在正畸矫治器上(图56-6)或通过有效的正畸治疗使牙列整体移动来实现。一旦固定器具被移除,这些假牙应复制在可摘保持器上。必须考虑使用固定/黏合保持器来保持邻近缺牙区特别是发生旋转的牙齿位置(图56-7)。这通常是切牙,特别是与裂隙区相邻的牙齿。

一旦达到稳定期,就需要进行最终的修复。如果需要跨过牙槽突裂隙修复,则应留出适当的时间段以允许术后和正畸后组织恢复。对于临床团队及其患者而言,没有什么比在刚刚安装后不久就需要移除固定保留装置和固定修复体更令人沮丧的事情。例如,瘘管可能在固定桥下方出现,可能需要进一步手术闭

(a)

(b)

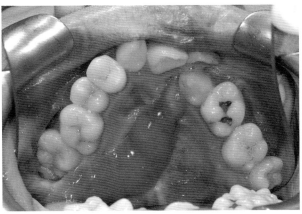

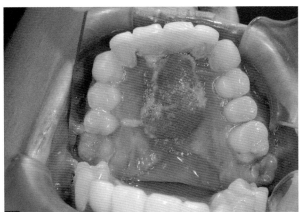

图56-5 (a)从颊瓣而来的非角化非附着黏膜来关闭腭瘘,紧邻右上尖牙的腭侧面,瓣的蒂部跨过左上最后磨牙的殆面。在术后即刻需要对蒂部进行保护,因为它可能会因为咬合受到损伤。组织瓣覆盖后,瓣边缘的口腔卫生会很难保持。(b)舌瓣而来的角化黏膜用来关闭腭瘘,前端在固定桥的下方。这例患者的口腔卫生一直很差

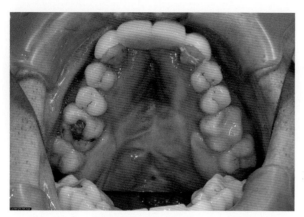

图 56-7　进行上前牙烤瓷桥修复后,腭侧黏结的保持器用于保持正颌和修复治疗后的效果。将切牙向前进行修复也可以支撑上唇,减轻Ⅲ类面型

合。为了对裂隙区解剖结构进行良好的暴露,需要移除固定的保持装置和(或)固定的修复体以使瘘管能够通过外科手术关闭。

保持,特别是那些有牙槽突裂的患者,无疑是终生的承诺,应该设计用以保持治疗后的牙弓宽度。在上颌骨水平的限制治疗可能对后牙的咬合产生影响,但是在前后向和垂直向上也可能对切牙关系产生影响。

记录

没有任何方案可以替代面诊患者直接制订计划,但临床记录是一个非常重要的辅助手段,也是患者法律医疗记录的一部分。正畸医师将尽可能采用数字记录,并经常与技术团队合作。数字记录应包括清晰的研究模型,二维和三维摄影以及适当的放射检查。X线片通常包括侧位头影测量X线片、全景片,并在适当情况下,包括以裂隙为中心的咬合片,以重新评估先前的骨移植结果。牙齿和骨移植评估应该从全景片和咬合片进行,并考虑到第三磨牙的缺失。如前所述,应在认为植骨不足的情况下重新进行骨移植。

头颅侧位片应允许跟踪获取并将该片导入来自众多商业提供者之一的数字面部规划软件程序中。应用计算机进行预测,这将使患者进一步了解治疗目标并显示可能的结果。有时,可能需要进行三维放射检查。传统或锥形束计算机断层扫描有助于在复杂的情况或在二维检查不能完全诊断时,进行三维软件设计。

根据三维放射学数据,临床医师可要求制作三维立体模型。这有助于医师在三维层面上充分理解临床问题的复杂性,并且还有助于设计成骨牵张时正确的方向。数字记录也可直接用于制作正颌外科手术

的术中𬌗板。还可以制作覆盖式的植入物,通常是由块状材料磨削制成,以精确地直接贴合在面部需要修复的不对称骨的表面上。

时机选择

对于非腭裂患者,可以通过许多不同的方式评估正颌外科手术的时机。应避免连续拍摄X线片,以减少患者的辐射暴露。临床医师可以使用手腕骨放射摄影,在生长图表上绘制生长峰值,拍摄连续研究模型或临床照片,这样正畸医师可以更好地掌握患者的生长记录。

前提是,在Ⅲ类、垂直生长和不对称的患者中,手术应该延迟一段时间,因为他们通常比相反面型的患者发育更晚、时间更长。这些短面型的,通常是Ⅱ类患者,可能在他们的青少年时期早些时候开始他们的正颌治疗,因为后期增长不太可能对结果产生负面影响。

正颌治疗计划的影响因素

第5章和第6章介绍了正颌手术患者的诊断和治疗计划。但是,正颌治疗计划中有特定的唇腭裂相关问题需要考虑并在下面讨论(框56-2)。

框56-2　唇腭裂正颌提示

- 如果上颌前移不是完全可行,要有备用计划
- 准备一块备用𬌗板
- 在固定前充分游离上颌骨
- 减小黏膜切口以尽量保持血供
- 如果无法一次达到移动量就考虑牵引成骨
- 考虑正颌术前重做牙槽植骨的需要
- 允许比非唇腭裂正颌更长的手术时间

手术准备(辅助)

如果正颌前治疗记录显示早期治疗的结果并非最优,则可能需要重复手术以促进正畸/正颌治疗。需要在正颌治疗之前完成补救手术,但这也可为正畸或第三磨牙拔除提供机会,或者允许在正颌手术之前修复瘘管。

上颌牙槽突裂的植骨可能需要充填物——在手术截骨时,单侧唇腭裂患者的上颌骨分成两部分并不少见。在植骨手术期间仅修复上颌骨牙槽突,并没有硬腭骨质支撑和加强上颌骨,在上颌骨完全裂开的患者中上颌常常比通常更脆弱。

口腔科/牙周健康和牙齿质量因素

唇腭裂患者可能经历了临床正畸治疗的几个不同阶段,所有这些阶段在正颌前期都有所不同并有不同的目标。由于他们早期治疗的负担以及随着时间的推移积累的"牙齿/正畸负荷",患有唇裂和腭裂的患者通常会有潜在的牙齿缺陷——可能比非唇腭裂患者的修复情况更严重。

在口腔卫生不理想时,可能会存在一些影响牙列的脱钙区域。这应该用高剂量的局部氟化物和其他专科口腔科治疗进行处理,并且应该通过这些来向患者展示,以激励患者在随后的正颌正畸中保持始终如一的良好的口腔卫生。

与裂隙相邻的牙齿通常体积小并且矿化不足,伴有褪色和釉质发育不全。当使用复合贴面进行治疗时应小心,不仅因为正畸托槽黏接可能会受到损害,也因为正畸托槽脱黏可能会损坏现有的修复体,并且应提前让患者意识到这种潜在的风险。通常可能有治疗结束时更换/更新这些修复体的计划,与修复牙医就黏合固位体的时间和位置进行沟通是非常重要的。

有重复的、一致的证据表明,唇腭裂患者的牙齿异常发生率高于非唇腭裂人群。大多数报道称超过95%的患者至少有一种牙齿异常。裂隙部位附近的缺牙率增加,阻生的前磨牙的比率增加[8](图 56-8)。

这些特征与正颌外科手术的唇腭裂患者非常相关,因为一直只有较少的上颌牙齿可供使用。这种上颌牙槽骨不对称通常会妨碍正畸准备,特别是在考虑去代偿、协调性和中线矫正时。然而,相反的,较少数量的上颌牙齿可能与Ⅲ类错𬌗的发生率较高有关,这应该鼓励团队正确地将正颌治疗计划集中在上颌前移手术上。唇腭裂患者的下颌后退常常会产生非常差的面部外形,尽管咬合可能令人满意。

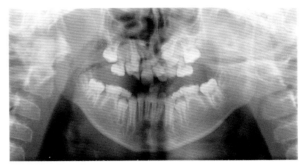

图 56-8 全景片展示了上颌牙弓短,缺失了双侧上颌侧切牙、右上以及双侧下颌第二前磨牙;左上前磨牙腭侧阻生,上颌第二磨牙缺失。第一恒磨牙阻生在第二乳磨牙的远中面下方。这是上颌小的强烈信号

当可用于与固定的正畸矫治器结合的牙齿较少时,将上颌切牙移动到合适位置通常是一个挑战。即使使用最大尺寸的弓丝,通常也很难充分利用托槽,而在我看来,唇裂正畸是使用高规格托槽系统的指征。裂开的上颌通常有前磨牙缺失/阻生和移位,并且这些缩短的牙弓会产生上切牙后倾和扭转。

缺失的上颌侧切牙带来了一个难题,即是否拔除对侧牙齿来进行对称性和中线矫正(图 56-9a、b),进一步降低扭转上切牙的风险。然而,在术前正畸准备期间未能矫正上颌骨中线,可能会通过在水平面上旋转上颌骨来手术矫正上颌中线。这将不可避免地引入水平旋转误差,并且这些牙弓宽度的径向关系的不匹配将产生一侧颊向反𬌗,另一侧正常咬合。这些对于术后完全矫正是非常具有挑战性的,并且可以引起显著的功能性咬合不协调。

正畸因素
前后向

大多数接受正畸治疗的唇腭裂患者患有Ⅲ类错

(a)

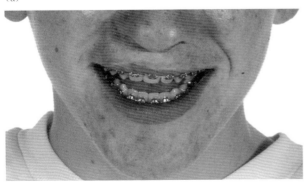

(b)

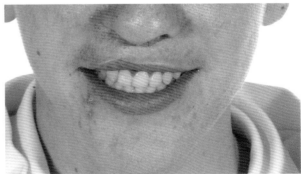

图 56-9 (a、b)一例右侧唇腭裂患者双颌手术前照片,正颌手术解决Ⅲ类错𬌗畸形伴发上唇露齿过多和前牙开𬌗。(b)缺失的右上侧切牙导致术后中线轻微偏移

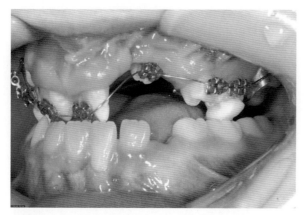

图 56-10　Ⅲ类咬合的切牙伴随着以裂隙为中心的开𬌗和裂隙内牙齿萌出位置过高。为了能够采用上颌固定装置，后牙垫高以大幅度打开咬合。这使得下前牙能够持续性地咬到上颌托槽的情况下也能够进行上颌牙弓的治疗

𬌗。那些具有显著覆盖和相对最小覆合的人通常会在治疗早期阶段对正畸团队提出挑战。如果没有完全规范使用打开咬合的装置，这些患者通常会反复地将其托槽从上颌切牙和尖牙上咬下，因为牙弓宽度和

径向关系复杂（图56-10）。为了克服这个问题，医师可能倾向于首先开始下颌的矫正治疗，使切牙唇倾，并使它们远离上颌切牙。这时上颌牙齿可以黏结托槽并为手术调整上颌牙弓。

垂直向

通常，单侧完全性唇腭裂患者上前牙露齿减少，此时正颌计划应该包括上颌露齿的增加。在一些更严重的病例中，这可能需要在上颌骨截骨术时进行额外的骨移植以提高稳定性，但在其他更为轻度的病例中，成角度的 Le Fort Ⅰ型上颌骨切口可能会使切牙向下和向前滑动，从上唇下方露出，与上颌骨移动方向相同。

在具有完全性双侧骨性裂隙的患者中，通常上颌露齿过多。评估差异所在是计划制订过程的关键部分。必须评估是上唇过短还是上颌骨垂直向发育过度。通常在双侧唇裂患者中，唇部较短，如果单纯靠调整上颌作为减少露齿的方法，则可能是面下 1/3 将过度减少，从而导致较差的面部比例，影响面部协调（图 56-11a～d）。

(a)　(b)

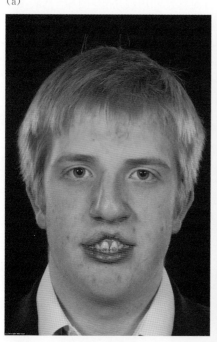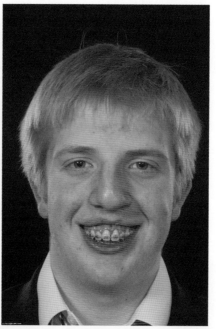

(c)　(d)

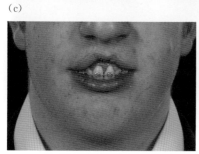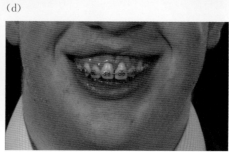

图 56-11　(a～d)双侧唇腭裂患者由于上颌发育过度和上唇过短引起的露齿过多。手术计划时应该考虑正颌手术后是否进行上唇修整，以及这种情况下 Abbe 瓣可能会增加上唇的体积和长度。此时考虑正颌手术和上唇延长手术对于静息和微笑时露齿的影响就显得至关重要了

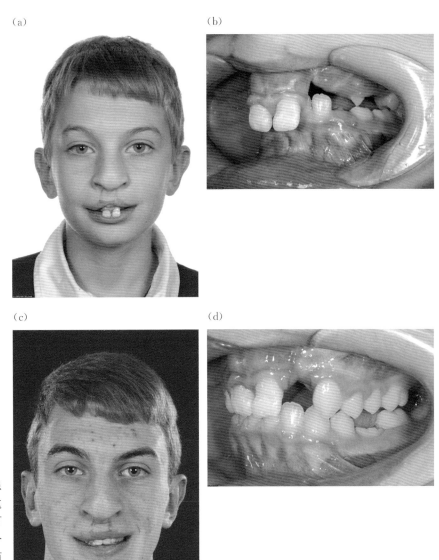

图 56-12 (a~d)双侧唇腭裂患者上颌切牙的极端过度萌出。这可能是上唇严重不足的结果,并可能导致创伤性的深覆𬌗。在这个病例中,摆正中切牙和调整𬌗平面都通过正畸治疗完成了,避免了前颌骨截骨。后续的治疗包括 Abbe瓣平衡前唇并增加上唇量

前颌骨截骨术是一种用于垂直向复位前段带有上切牙上颌骨的技术。通常在成长期使用,它被用作将前颌骨上的切牙向内推的一种外科技术。但它有风险,可能会影响生长,并增加了手术负担。一种替代方案可以采用精确的固定正畸治疗,使用将切牙内推的Ⅱ类结构并且可结合唇修复手术或唇颊沟成形术(图 56-12a~d)。

在存在牙槽突裂的情况下,患者通常会出现以前裂隙为中心的开𬌗。这可使靠近裂隙的牙齿处在比牙弓中的其余牙齿明显更高的位置。这些牙齿通常通过温和的正畸手段压到同一水平(图 56-10)。尽管采用最温和与精确的方法,但将高于牙弓的牙齿降下来仍可能会增加复发潜力。这是唇腭裂患者应该

使用固定黏合和可移除保持器长期保持其正畸治疗结果的另一个原因。

横向

虽然植骨前的上颌牙弓可能在前部较窄,伴有较小的骨段朝向中线塌陷,植骨后的上颌牙弓可以增宽,具有较宽的磨牙间宽度。它通常仍然很浅,前后深度很小。优化牙弓协调是正颌术前准备的关键之一,并且在作者的经验中,这通常仅通过正畸弓丝实现。对于患有口面裂的患者的正颌手术前正畸中,对辅助正畸扩张装置的需求是非常罕见的。

在极少数植骨后的患者需要扩张的情况下,上牙弓容易对扩张力做出反应。虽然在牙槽内有骨,但硬腭上没有骨,因此,上颌骨对来自弓丝的力几乎没有

阻力,很容易实现上颌牙弓宽度扩张。

面部特征

　　需要正颌外科手术的唇腭裂患者的典型面部特征是面中部发育不良。面中部凹陷而不是突出,呈Ⅲ类面部关系。眶下缘后缩对下眼睑的支持差,导致明显的眼球突出。鼻旁扁平和上切牙位置后移导致鼻尖位置和上唇支持不良。与修复的单侧唇裂和牙槽突裂相关,鼻翼和梨状窝周围的骨组织和软组织可能存在不对称。

　　传统上,上颌 Le Fort Ⅰ型截骨前移将纠正潜在的前后向差异,使牙齿咬合正常化。如果不能进行足够的前移,那么通常使用"2/3∶1/3"计划,在双颌手术中上颌骨向前推进 2 个单位,并且下颌骨后退 1 个单位。当不能完全纠正后缩的上颌骨时,这作为后备位置仍然具有优点。然而,初次腭裂修复技术的进步和截骨时上颌骨充分松解可以改善颌骨的前移。牵引成骨治疗可用于困难病例中进一步推进上颌骨接近在截骨术中不可能达到的理想位置。随着对正颌外科手术的理想面部美学效果的更多认识,这变得更加重要。面部美学和功能结果很重要——有时需要在牙齿位置上妥协,以利于面部形态。治疗目标是凸面型而非凹面型。

上颌骨的软组织入路[9]

　　唇腭裂上颌骨的血供可能受到损害。骨内血供会被牙槽突裂隙切断,通过牙槽植骨可能不足以恢复这一点。上覆的骨膜可能有瘢痕。因此,在非裂隙截骨术病例中使用的典型的上唇前庭切口最好可以在唇腭裂病例中做得更高,用更宽的蒂部保留血液供应。同样,应仔细考虑切口的后界。

　　在双侧裂的病例中,可以通过小的中线垂直切口和双侧的小垂直颊侧切口采用隧道入路,进一步确保在这种情况下足够的血液供应保持到前颌骨段(图56 - 13)。如果双侧唇腭裂患者中对血供的影响被认为是特别危险的,则可以采用横跨腭部的入路进行前颌骨节段截骨术或节段手术。

上颌手术

　　牙槽骨移植已经在很大程度上消除了先前用于唇腭裂上颌骨前移的节段性上颌骨手术的需要。马蹄形和旁正中截骨术等技术很少需要,我们通常会采用 Le Fort Ⅰ型截骨水平前移——有时会进行分块。这也便于处理残留的鼻底和硬腭的瘘[10]。

　　未植骨的上颌较小骨段的节段性前移可用于闭合宽的牙槽突裂隙。当有指征时,可以通过较小骨段前部的小的垂直切口进行这种手术以保持血供。可以使用往复锯或裂钻来进行根尖下截骨,并用骨凿截断。一些临床医师仍然倾向于使用具有锁定滑动件的铸造冠夹板,这不需要内固定。可以使用微型内固定板,但这需要进一步剥离骨膜,有潜在的血供受损风险。

(a)　　　　　　　　　　　　　　　　(b)

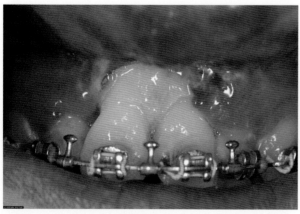

图 56 - 13　(a)一例双侧唇腭裂患者的上颌中切牙在双颌手术后牙髓失去活力。术后几周组织变灰并失去血供,这张照片是术后 4 周的情况。(b)这些牙齿接下来就缺失了并用活动义齿修复,继而用固定桥修复。只有块状骨移植后才可能进行种植修复,但在这样一个显然无法控制自己饮食和口腔卫生的患者身上,他们对于昂贵和复杂治疗的适合性和依从性是值得商榷的

随着多孔高密度聚乙烯（porous high-density polyethylene，PHDPE）、Medpor、颧骨假体植入物的出现,截骨术（包括用于恢复颧骨突度的）已经很少使用了。取而代之的是采用假体植入物的 Le Fort Ⅰ型截骨水平前移。双侧梨状窝的扁平可以通过高于通常的截骨线来解决——即所谓的'高位 Le Fort Ⅰ型'（或'Le Fort Ⅰ型 1/2'）。更罕见的是,可以使用梨状窝 PHDPE 植入物。面中部的顺时针旋转将产生比咬合面相对更多的颧骨突出,这可以加以利用。这将需要双侧下颌矢状劈开手术。然而,在严重的病例中,可以使用 Le Fort Ⅱ型、Le Fort Ⅲ型或复合截骨术（例如 Le Fort Ⅱ型加 Le Fort Ⅰ型水平）——在这种情况下可能需要牵引成骨。

上颌骨的移动可能是困难的,因为在整个硬腭裂隙处形成瘢痕组织,其可能不会骨化。上颌骨的向下折断可能导致硬腭裂隙的重新开放,应该在手术前警告患者。这种腭部瘢痕形成可能会限制前移并成为手术后复发的一个因素。在将上颌骨段放在殆板上之前,良好的松解是必要的。一些外科医师更愿意使用较少的上颌骨前移和下颌骨的代偿性复位来作为第二种选择。与非唇腭裂手术相比,这些因素都是正颌手术时间延长的原因。

另一种选择是使用牵引装置在手术后的几周内缓慢前移上颌骨。然后可能需要二次手术以最终定位上颌骨段并用微型板固定。在涉及硬腭的唇腭裂患者中,优选的做法是将弓丝曲结扎在最终的殆板上,使得其可以固定到正畸弓丝上并在术后原位留下以进一步支撑较小的骨段。在手术结束时或第二天早晨,弓丝可以用粗大的钢丝替换。在一些分块上颌骨手术,一些团队仍然会采用传统铸造冠夹板。

分块手术

上颌马蹄形截骨术

马蹄形上颌骨截骨术[11-14]是正颌分块手术,移动完整的上颌骨牙槽突,但留下剩余的硬腭。它可以作为孤立的分块手术或与 Le Fort 截骨术一起进行。由于唇腭裂患者的骨性腭不完整,所以可能难以应用于此类患者。然而,该患者组的优点是软腭不前移,因此避免了语音功能的恶化,并且硬腭中的纤维性瘢痕组织对牙槽嵴前移的影响较小。但是,有引起前腭瘘的可能。

单独的马蹄形截骨通过颊侧入路进行。颊侧骨切口可以用直角摆动锯或往复锯片或裂钻来制备。腭骨截骨通过颊部骨切口的裂缝用裂钻制成。放置在腭黏膜上的手指可用于判断腭侧切口深度,但如果要避免腭黏膜穿孔或牙根（特别是后牙）损伤,必须非常小心。

该技术目前尚未广泛用于唇腭裂手术。然而,对于正颌外科手术后语音恶化高风险的人群,它可能在正颌外科牵引手术中重放光辉。牵引还具有以下优点：软组织上的缓慢牵引可以促进其最大限度的前移。

牵引成骨

在 Ilizarov 对这个过程的第一次报道之后[15],McCarthy 首先进行了面部骨骼的牵引成骨。这对于严重的唇腭裂患者是一种理想的技术,适用于需要相对较大的上颌前移量,但是由于腭部限制性纤维性瘢痕组织和血管供应不足而导致前移困难的病例。该过程涉及截骨,等待 5 天以形成软骨骨痂（潜伏期）。然后可以塑性变形,通过激活牵引装置以使骨段（活动期）前进,每天两次伸展骨痂 0.5 mm。当达到所需的前移量时,停止该过程并观察,直到长达 3 个月的巩固期,其中软骨骨痂钙化并因此产生"新骨"。在这种形式的治疗中,软组织的限制性较小,因为与更直接的截骨手术动作相比,它们可能会慢慢减小其阻力,因此,虽然时间较长,但可以实现骨段的更大移动量。

选择牵引器类型

牵引装置可以是内置式或外置式。坚固外部牵引器（RED 框架）是传统颅面环形框架的演变。它通过双侧经皮螺钉固定在颞顶颅骨上,并在面前放置垂直杆。通过将螺纹插入垂直杆下方的固定水平杆中,将截开的上颌骨的骨或牙齿用金属丝保持固定到该垂直销上。然后可以每天旋转这些螺纹两次以拉动金属丝,从而将上颌向前拉。外部牵引器的优点在于,可以在治疗中改变移动方向,并且装置本身不会影响牵引过程,因此治疗起来更加自由。然而,明显的缺点是有时痛苦的经皮固定和装置的体积较大,这可能影响睡眠和身体活动,并且会影响社交活动。在双侧水平上颌骨截骨的情况下,两个节段可同时牵引。

内部牵引器放置在骨表面上,并且螺丝穿过上颌窦或在颊黏膜下方。每侧需要一个装置,并且必须尽可能平行于移动轴线,否则方向汇聚将阻碍进一步牵引。在固定装置之前需要更准确地确定移动的方向,并且一旦装置固定就更难以改变方向。

除非用迷你钛板替换，否则牵引装置应该留在原位直到巩固期完成。

Le Fort Ⅰ型牵引

在严重上颌骨发育不足的病例中，牵引成骨术可与 Le Fort Ⅰ型上颌骨截骨术一起使用。通常前移10 mm 以上会考虑牵引成骨——尤其是考虑到唇腭裂的上颌前移困难以及它们的复发倾向。有证据表明，通过牵引而不是通过截骨后立即固定可以减少前移上颌骨的复发[17]。

在手术时无法实现足够前移的情况下，使用牵引装置可能是有帮助的。因此，在关于手术选择的临床讨论中，患者必须为这种可能性做好充分准备。软组织的缓慢牵引力允许更大的移动量。

有证据表明，牵引成骨引起唇腭裂患者腭咽闭合不全的发生率比较低[18,19]（图 56-14）。

偶尔可以在面部骨骼成熟之前采用截骨后牵引成骨术来前移严重发育不足的上颌骨。上颌严重发育不足导致牙齿和面部问题以及相关的功能和心理障碍。截骨后牵引成骨的目的是在尖牙萌出后（12～14 岁）立即使上颌向前移动。年龄较大时可以采用正颌手术治疗。

转移牵引

特别宽的牙槽突裂可能不适合标准的牙槽骨移

植技术。需要更大的取骨量并且软组织闭合可能难以实现。

在 2000 年首次报道的[20]牙槽骨转移牵引是克服这些困难的创新方法。该方法将裂隙远中上颌骨牙槽突向裂隙的近中方向牵引移动。在裂隙后面的牙齿根尖上方水平地切开，并且在相邻牙齿之间做垂直切口。使用小切口和隧道技术尽可能保持软组织完整。骨锯用于进行水平截骨。使用裂钻开始齿间垂直截骨，然后用细骨凿完成截骨。牵引装置可以是骨支持式或牙支持式[21]。在设备每天激活两次以前移0.5 mm 之前，观察到3～5 天的潜伏期。该技术不仅能产生跨越裂隙的新牙槽骨，而且还能增加软组织覆盖。一旦牵引的部分与裂隙的另一侧相遇，就会经历"对接现象"，必须从裂隙中移除邻接的软组织并在唇腭侧表面关闭裂隙。然后必须将牵引器留在原位3 个月，或者可以使用微型接骨板固定，直到再生骨的彻底骨化。然后可以完成正畸治疗，恢复牵引的牙齿并将骨结合的种植体种植到新牙槽骨上进行修复。

Pierre Robin 序列征中早期下颌骨牵引缓解气道梗阻

Pierre Robin 序列征描述了小下颌与颌后缩引起了舌后坠，进而引起腭裂（舌后坠阻碍了腭部的融合）和上气道阻塞。这类患者可能需要气道支持，诸如鼻咽气道之类简单的措施通常就足够了。然而，在更严重的病例中，可能需要通过气管切开、唇舌粘连或牵引成骨术前移下颌骨。此类病例由多学科团队管理，包括唇腭裂团队和小儿呼吸科医师、重症监护医师和麻醉团队成员，通常由新生儿科医师或儿科医师协调。

当有指征时，可以使用外部或内部牵引装置在幼儿中进行下颌前移牵引成骨[22]。多方向的外牵引装置以前很受欢迎，但我们的做法是在双侧下颌角使用内置式牵引器。在大多数情况下，临床实践已经从外置式牵引器转移到半埋没式的，因为其具有较少的并发症并且瘢痕较小[23]。患儿在经口气管插管麻醉下仰卧位。在对皮肤进行消毒准备和局部麻醉药注射后，在下颌骨下缘下方两指处做切口。在更高的位置做切口可能会损伤面神经的下颌缘支。在颈阔肌深面翻起软组织瓣，直到下颌骨的下缘与下颌支转角处。找到下颌角后，从磨牙后窝向后45°到下颌角标记一条线。这根据所需的牵引方向而变化：向下和向前移动是最佳组合。

然后将内置式牵引器放置在骨头上轻轻拧紧到位并修改线位置以确保牵开器位于合适的区域。起

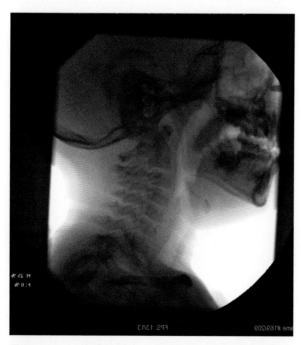

图 56-14　一张进行侧位 X 线录像的唇腭裂患者的静态截图，这例患者有腭裂相关的鼻腔漏气引起的高鼻音。这张图展示了巨大的咽后间隙和下垂的软腭，无法触及咽后壁。上颌前移很可能会产生或者加重 VPI

动臂在年龄较大的患者中可以从口内唇颊沟穿出，在较小的患者经皮肤向前从颏下穿出，或向后从耳垂下方穿出。然后移除牵引装置，但是在截骨术完成之后，螺钉孔将确保其正确的重新定位。

特别是在婴儿下颌骨中，骨质非常薄并且有损伤其中的下牙槽神经的风险。可以通过仔细标记从CT成像判断神经的大致位置来避免这种情况。一个有延展性的撑开器放置在骨的深面，一个裂钻用于从上方切开磨牙后窝，沿着标记线从下方切开下颌角。然后将它们从表面相连接，并使用细骨凿来连接切口，从而完成神经周围的截骨而不损伤神经。

然后放置牵引装置并在对侧重复该过程。

然后将这些装置轻轻地旋转一小段距离，以检查功能是否受损，然后将其旋回原位。新的软骨骨质形成的5天时间称为潜伏期。然后可以开始牵引期——每天早上和晚上使用牵引钥匙移动0.5 mm（通常旋转一圈），直到所需的长度——通常为20～25 mm。然后将装置留在原位进行8～12周的巩固阶段，在此期间新骨钙化并变得强度更高。最后可以通过原切口移除装置。可以实现气道横截面积增加超过200%[24]。

在生长期间可能需要重复下颌骨牵引过程。

腭裂正颌手术时硬腭瘘的处理

当上颌骨向下骨折时，鼻底黏膜入路可以为闭合硬腭瘘提供最佳机会。这可以通过两层缝合（口腔和鼻腔）实现，如果需要，可以插入可吸收的分离聚二噁英片（poly dioxone，PDS）或可再吸收的胶原膜，例如Biogide™。这通常通过在口腔层围绕瘘管周围切开并将这圈组织旋转到缺损中并缝合以实现鼻腔的关闭来进行。然后可以通过内侧移位的双侧组织瓣（von Langenbeck）或局部旋转组织瓣关闭口腔层——通常在蒂的后部，血供来自腭降动脉区域。

硬腭瘘的产生也是唇腭裂正颌外科手术的并发症，在上颌骨向下骨折时由于纤维性瘢痕组织附着，或出现继发性缺血性坏死。因此，唇腭裂正颌外科医师必须精通腭瘘修复。

正颌术后改善面部轮廓的辅助手术

面部游离脂肪移植

与非裂隙侧相比，裂隙侧可能存在一定程度的面部软组织缺损。也可能存在较差的硬组织支持导致明显的软组织缺损，尽管在这一侧有牙槽骨移植和上

颌前移正颌手术，但仍未得到足够的修复。在唇裂病例中，面部脂肪移植到鼻翼周围和上唇的上外侧（非唇红）可能有助于解决这种缺陷。这些治疗可以按照顺序进行——在严重的情况下，可以在每个序列治疗的每个步骤中进行脂肪移植，或者在完成其他裂隙相关治疗之后作为辅助治疗。

可以从腹部、大腿内侧、前侧、外侧或臀部获取脂肪。Coleman提倡通过离心从脂肪和血液中分离脂肪颗粒[26]。然而，许多临床医师认为这不是必要的，仅使用重力来分离脂肪即可。无论哪种方式，脂肪以不同角度少量多次注入软组织中以分层填充缺损。虽然一部分移植的脂肪会再吸收，但可以在其他过程中重复该治疗，直到产生所需的面部轮廓（见第51章）。

唇裂鼻整形术

唇腭裂相关的鼻和鼻中隔畸形可能是复杂的，并且在复合的单侧唇腭裂中特别显著。双侧唇腭裂带来其自身的复杂畸形，但通常是对称的畸形，在鼻尖和小柱修复中更加困难。

在单侧唇腭裂治疗后，鼻中隔偏曲通常非常明显。前部向非裂隙侧偏曲，并且鼻中隔的主体斜跨鼻中线，导致后部的裂隙侧不同程度的阻塞。可能存在下鼻甲肥大，进一步阻碍气流。裂隙侧鼻翼基部可以向后移位，并且鼻坎和前鼻孔加宽，或相反地变窄。非常典型的是在裂隙侧的下外侧软骨的塌陷，以及歪斜的不对称鼻尖与下方的软骨分离。

上颌前移通常会改善鼻尖的位置，但是在唇腭裂情况下这可能更难以预测，因为如上所述难以完全实现预期的前移。唇腭裂正颌中较大程度的复发也会影响这一点。可能需要鼻中隔软骨移除以减轻阻塞，但也可能需要鼻尖软骨移植。因此，在正颌外科手术后，鼻整形术是一种不可或缺的相对常见的手术，但通常需要至少等待12个月才能完全评估鼻尖相对于鼻背的稳定位置。

唇裂二期修复和改进

在上颌骨重新定位的情况下，修复的唇裂可能在骨骼和牙齿上得不到充分支撑。在上颌前移之后，唇部支撑将得到改善，但是将突出显示任何残留的潜在唇部缺损。以V-Y方式进行正颌手术前庭沟切口的关闭可以从侧向募集组织以增加中央唇珠区域，但这可能是不够的。传统的透明质酸填充剂如Restylane™可以在这种情况下提供改善，但效果不是永久性的，并且可能需要每年重复。

或者可以使用髂骨或颅骨组织的脂肪和骨膜或

游离脂肪移植来实现上唇的填充。

在正颌外科手术后对唇部支撑的改善也将突出唇裂修复的任何微小不足。唇部修整可能是必要的，无论是唇红对齐或瘢痕修复的微小变化，还是需要对原始唇裂进行全部重新修复。在青春期之后，儿童更好的瘢痕愈合倾向将会消失，希望接受这种手术的患者应该注意瘢痕增厚的可能性。

面部植入物

PHDPE 用作面部假体植入物的成功率很高。作为颧骨植入物是最常见的用途，然后是梨状窝和颏部植入物。然而，前移颏成形术非常简单并且并发症发生率低，因此很少需要颏部植入物。面部植入物可以在正颌外科手术时或之后的软组织修整手术中放置。更常见的是，它们可以在正颌外科手术之前放置，以改善那些在心理上挣扎但尚未完成面部生长且尚未做好正颌手术准备的患者的面部外观。

保持和疗效

如前所述，牙齿/正畸保持是永久性的和终身的，但是唇腭裂团队可能还需要在上颌截骨前移术后的早期和数周以及上颌骨牵引成骨术后提供保持，以保持上颌骨的位置。有时需要使用面具来提供额外的向前向下的牵引力，超过由口内弹性牵引提供的牵引力。通常，对于之前做过咽成形手术的患者进行这种计划是明智的，这种腭咽手术及其瘢痕形成可能会在上颌骨上产生收缩力，将上颌拉回到其术前位置。

然而，通常正颌外科手术结果可以通过简单的颌间牵引和术后第一个月的每周复查来维持和增强。正畸医师应该在这个治疗阶段起主导作用，改变弹性牵引力以在术后数周和数月内稳定咬合。

对于经历过正颌治疗的唇腭裂患者，有许多不同的方法来评估临床疗效。患者相关结果测量（patient related outcome measures，PROMS），例如问卷调查和满意度评分，以及一些心理测试方法和生活质量评估，有助于衡量患者的健康状况。没有一项评价方法是完美的，事实上，从临床和以患者为中心的研究方面得到的评价方法来看，这是一项不精确的科学。

临床上可能考虑使用同伴评估分数（peer assessment，PAR）来评估牙齿咬合。2D 和 3D 头影测量可以使团队看到他们是否达到了最初计划的治疗目标，团队也可以评估面部平衡/面部协调。数字 3D 立体摄影测量可以提供视觉评估面部表面的各个

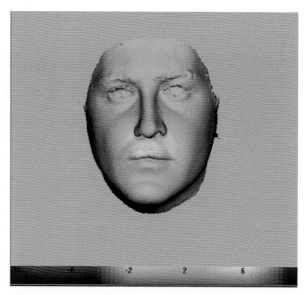

图 56-15　立体摄影展示了一名唇腭裂患者 Le Fort Ⅰ型截骨术后的面部改变。绿色区域显示上颌前移增加了鼻旁和鼻尖的突度 2～4mm，上唇前移了 6～7.5mm

部分如何由于骨骼的移动而改变的（图 56-15）。

所有这些都有助于理解正颌的疗效并有助于患者真正了解他们的问题、风险和收益。团队可以建立一个治疗患者的数据库，不仅从教学的角度，同时也通过临床图像引导患者理解医学术语。

心理因素

患者还应该有机会由心理学家进行评估，以使患者能够优先考虑他们的问题，并帮助他们将这些问题安排到问题/愿望清单中。唇腭裂临床心理学家还将帮助患者了解在正颌治疗完成后面部/牙齿外观发生变化可能需要进行的调整[28]。在这个过程中可能会发现有不切实际的患者，尽管治疗很复杂，但在开始任何治疗之前诊断患有躯体变形障碍是很重要的，因为在治疗患有这种疾病的患者时，可能无法完全满足其对结果的期望（见第 9 章）。

语音和语言因素

从语音和语言的角度来看，完整的视频录制语音评估可以通过侧面 X 线透视检查的腭咽部检查进行补充（图 56-14）。这可以非常准确地确定有腭咽闭合不全（velopharyngeal insufficiency，VPI）风险的患者，VPI 是由于上颌前移导致的高鼻音的语音障碍[29]。鼻内镜检查可以加强语音评估[30]。在这种情

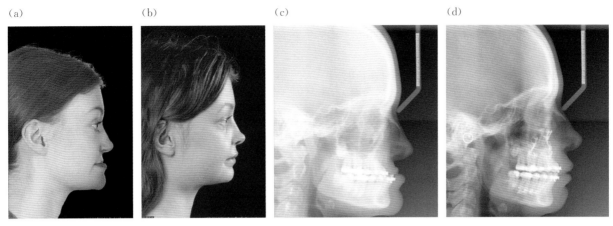

(a)　(b)　(c)　(d)

图 56-16　(a、b)患者需要双颌手术,上颌大幅度前移,下颌小幅度后退。(c、d)侧位片改变和迷你钛板的坚固内固定

况下,应讨论适当的补救措施。虽然预测正颌外科手术后 VPI 是一种不精确的科学[31],但是在正颌治疗之前,外科医师可能能够建议患者哪种类型的语音补救手术最适合他们,并概述正颌治疗几个月后进行的语音手术的风险和获益。我们已经注意到,在正颌术前侧位片上测量软腭短的更可能产生腭咽闭合不全。然而,上颌前移可能有助于Ⅲ类唇腭裂患者的唇齿音构音困难[33]。

之前涉及咽成形术的语音手术可能会影响上颌前移量。在这些情况下,软腭或其一部分被故意直接连接在咽后壁以减少 VPI。这可能无意中限制了外科医师将上颌前移所需距离的能力。在这里,需要做出艰难的决定。是否有人选择将下颌后退以弥补无法将上颌推进到需要的距离? 或者,可能伴有并发症,正颌手术前取下咽后壁瓣,正颌手术后,进行辅助语音的手术或者考虑牵引成骨。然而,应该尽最大努力以实现最佳的面部协调,因为任何涉及接受后缩上颌骨的折中也将导致下颌后缩。这种妥协还可能增加睡眠呼吸紊乱或睡眠呼吸暂停的可能性,这是一种具有重大医疗风险的疾病。

患者因素

患者自己也必须信守自己的承诺,使临床团队能够取得良好的结果(图 56-16a～d)。虽然团队将尽可能通过在同一天与不同的专家团队成员预约或采用联合会诊来尽可能地减轻治疗负担,但患者需要能够将时间安排好并保持预约安排尽可能紧凑。这可能具有挑战性和复杂性,因为这些患者通常在学校教育的最后阶段寻求治疗,并需要协调考试和其他事项来完成他们的临床治疗。

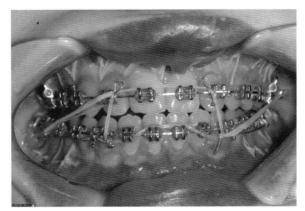

图 56-17　正颌术后正畸弹性牵引引导患者适应新的咬合位置并将上颌固位

从临床角度来看,保持和确保严格的牙齿/口腔健康水平是任何复杂治疗的先决条件。如果要将弹性牵引作为正畸治疗的一部分,那么患者必须有能力进行这部分护理。当然,需要按照术后阶段的指示佩戴弹性牵引以解决咬合问题(图 56-17)。只有当患者愿意并且能够接受整体计划的所有方面,并且临床团队已经通过漫长的准备,并就治疗过程给患者尽可能多的信息时,才能取得良好的效果。心理学家在可能的情况下支持患者,并且团队也可以在适当的情况下安排患者与已经完成治疗的患者会面。

提供复杂的跨学科治疗涉及整个团队,必须考虑患者也是该团队的积极成员。被动的患者不利于取得良好的临床效果,应鼓励所有患者在每一个可能的机会中对临床医师提出问题、研究和挑战——毕竟这是他们的治疗计划。患者满意度仍然是临床医师评估总体治疗结果的几项重要结果指标之一。充分参与的患者将了解风险,因此可以享受治疗的好处。

第 56 章

致谢

ACC 想要纪念我的顾问同事 Raymond Edler 先生。在我职业生涯的早期阶段，Ray 是一位无价的圣人和支持者。我的患者，我和我的团队都深深怀念他的智慧。ARMC 希望感谢 Peter Ayliffe、Piet Haers 和 Tim Lloyd 的教学和临床实践，其中一些思想和想法在本文中得到了体现。

（万　腾　于洪波　译）

参考文献

[1] Mars M, Houston WJ. A preliminary study of facial growth and morphology in unoperated male unilateral cleft lip and palate subjects over 13 years of age. Cleft Palate J. 1990; 27: 7 - 10.

[2] Lilja J, Mars M, Elander A, Enocson L, Hagberg C, Worrell E, Batra P, Friede H. Analysis of dental arch relationships in Swedish unilateral cleft lip and palate subjects: 20-year longitudinal consecutive series treated with delayed hard palate closure. Cleft Palate Craniofac J. 2006;43: 606 - 11.

[3] Daskalogiannakis J, Mehta M. The need for orthognathic surgery in patients with repaired complete unilateral and complete bilateral cleft lip and palate. Cleft Palate Craniofac J. 2009;5: 498 - 502.

[4] Williams AC, Bearn D, Mildinhall S, Murphy T, Sell D, Shaw WC, Murray JJ, Sandy JR. Cleft Lip and Palate Care in the United Kingdom — The Clinical Standards Advisory Group (CSAG) Study. Part 2: Dentofacial Outcomes and Patient Satisfaction. Cleft Palate Craniofac J. 2001;38: 24 - 9.

[5] Calzolari E, Pierini A, Astolfi G, Bianchi F, Neville AJ, Rivieri F. Associated anomalies in multi-malformed infants with cleft lip and palate: An epidemiologic study of nearly 6 million births in 23 EUROCAT registries. Am J Med Genet A. 2007;143: 528 - 37.

[6] Shaw GM, Carmichael SL, Yang W, Harris JA, Lammer EJ. Congenital malformations in births with orofacial clefts among 3.6 million California births, 1983 - 1997. Am J Med Genet A. 2004;3: 250 - 6.

[7] Rittler M, Cosentino V, López-Camelo JS, Murray JC, Wehby G, Castilla EE. Associated anomalies among infants with oral clefts at birth and during a 1-year follow-up. Am J Med Genet A. 2011;7: 1588 - 96.

[8] Akcam MO, Evirgen S, Uslu O, Memikoğlu UT. Dental anomalies in individuals with cleft lip and/or palate. Eur J Orthod. 2010;32: 207 - 13.

[9] Ayliffe PR. Secondary Cleft lip and palate deformities. In: Harris M and Hunt N (Eds). Fundamentals of Orthognathic surgery (second edition). London: Imperial College Press, 2008.

[10] Posnick JC, Ricalde P. Cleft-orthognathic surgery. Clin Plast Surg. 2004;31: 315 - 30.

[11] Hall H D, Reddy SC Jr. Treatment of maxillary alveolar hyperplasia by total maxillary osteotomy. J Oral Surg. 1975;33: 180 - 8.

[12] Wolford LM, Epker BN. The combined anterior and posterior maxillary osteotomy: a new technique. J Oral Surg. 1975;33: 842 - 51.

[13] West RA, McNeill RW. Maxillary alveolar hyperplasia, diagnosis and treatment planning. J Maxillofac Surg. 1975; 3: 239 - 50.

[14] Bell WH, McBride KL. Correction of the long face syndrome by Le Fort I results. A report on some new technical modifications and treatment results. Oral Surg Oral Med Oral Pathol. 1977;44: 493 - 520.

[15] Ilizarov GA. The principles of the Ilizarov method. Bull Hosp Jt Dis Orthop Inst. 1988;48: 1 - 11.

[16] McCarthy JG, Schreiber J, Karp N, Thorne CH, Grayson BH. Lengthening the human mandible by gradual distraction. Plast Reconstr Surg. 1992;89: 1 - 8.

[17] Figueroa AA, Polley JW, Friede H, Ko EW. Long-term skeletal stability after maxillary advancement with distraction osteogenesis using a rigid external distraction device in cleft maxillary deformities. Plast Reconstr Surg. 2004; 114: 1382 - 92.

[18] Kumar A, Gabbay JS, Nikjoo R, Heller JB, O'Hara CM, Sisodia M, Garri JI, Wilson LS, Kawamoto HK Jr, Bradley JP. Improved outcomes in cleft patients with severe maxillary deficiency after Le Fort I internal distraction. Plast Reconstr Surg. 2006;117: 1499 - 509.

[19] Scolozzi P. Distraction osteogenesis in the management of severe maxillary hypoplasia in cleft lip and palate patients. J Craniofac Surg. 2008;19: 1199 - 214.

[20] Liou EJ, Chen PK, Huang CS, Chen YR. Interdental distraction osteogenesis and rapid orthodontic tooth movement: a novel approach to approximate a wide alveolar cleft or bony defect. Plast Reconstr Surg. 2000;105: 1262 - 72.

[21] Dolanmaz D, Karaman AI, Durmus E, Malkoc S. Management of alveolar clefts using dento-osseous transport distraction osteogenesis. Angle Orthod. 2003;73: 723 - 9.

[22] Kelly N. Evans, Kathleen C. Sie, Richard A. Hopper, Robin P. Glass, Anne V. Hing and Michael L. Cunningham. Robin sequence: from diagnosis to development of an effective management plan. Pediatrics. 2011;127: 936 - 48.

[23] Davidson EH, Brown D, Shetye PR, Greig AV, Grayson BH, Warren SM, McCarthy JG. The evolution of mandibular distraction: device selection. Plast Reconstr Surg. 2010; 126: 2061 - 70.

[24] Looby JF1, Schendel SA, Lorenz HP, Hopkins EM, Aizenbud D. Airway analysis: with bilateral distraction of the infant mandible. J Craniofac Surg. 2009;20: 1341 - 6.

[25] Posnick JC, Tompson B. Cleft-orthognathic surgery: complications and long-term results. Plast Reconstr Surg. 1995; 96: 255 - 66.

[26] Coleman SR. Facial augmentation with structural fat grafting. Clin Plast Surg. 2006;33: 567 - 77.

[27] Fisher C, Grahovac TL, Schafer ME, Shippert RD, Marra KG, Rubin JP. Comparison of harvest and processing techniques for fat grafting and adipose stem cell isolation. Plast Reconstr Surg. 2013;132: 351 - 61.

[28] Cadogan J, Bennun I. Face value: an exploration of the psychological impact of orthognathic surgery. Br J Oral Maxillofac Surg. 2011;5: 376 - 80.

第2部分

[29] Phillips JH, Nish I, Daskalogiannakis J. Orthognathic surgery in cleft patients. Plast Reconstr Surg. 2012;129: 535e – 548e.

[30] Phillips JH, Klaiman P, Delorey R, MacDonald DB. Predictors of velopharyngeal insufficiency in cleft palate orthognathic surgery. Plast Reconstr Surg. 2005;115: 681 – 6.

[31] Chua HD, Whitehill TL, Samman N, Cheung LK. Maxillary distraction versus orthognathic surgery in cleft lip and palate patients: effects on speech and velopharyngeal function. Int J Oral Maxillofac Surg. 2010;7: 633 – 40.

[32] McComb RW, Marrinan EM, Nuss RC, Labrie RA, Mulliken JB, Padwa BL. Predictors of velopharyngeal insufficiency after Le Fort I maxillary advancement in patients with cleft palate. Oral Maxillofac Surg. 2011;69: 2226 – 32.

[33] Janulewicz J, Costello BJ, Buckley MJ, Ford MD, Close J, Gassner R. The effects of Le Fort I osteotomies on velopharyngeal and speech functions in cleft patients. J Oral Maxillofac Surg. 2004;3: 308 – 14.

第
56
章

第57章
颅面部不对称畸形：病因及处理
Craniofacial Asymmetry: Causes and Management

Pravin K. Patel, Ronald Jacobson and Linping Zhao

> "你用木屑煮沸它，你用胶水腌制它，你用洋槐与胶带浓缩它，仍要保持一个明确的目标：保存它对称的形状。"
>
> ——Lewis Carroll

引言

　　面部存在着明确的对称性。值得注意的是，这种对称性主要是通过其胚胎发育的复杂编码来维持的。从最初简单的球状体，经过分裂、折叠以及经历多次转化的胚胎始终保持其对称。其实，面部不对称本应为正常状态，然而事实并非如此。

　　对称是自然界的基本特征：从雪花到花朵再到人类面部。在人类面部中，牙体、骨骼和软组织结构的大小、形态与相关比例差异对个人身份识别十分重要，但所有人的面部还是具有一定程度的对称性。尽管没有一张脸是真正意义上的镜像对称，但是面部对称性发生偏差的现象还是引起了人们的注意，扭曲的面部被视为一种畸形（图57-1）。本来应属"正常"的不对称被视为一种"异常"，对于不对称的定义也变得复杂，这通常由临床医师依据匀称（对称）的认知和患者对匀称（对称）的体会来决定。

　　我们关注的焦点不应该是那些仅有轻度偏斜的病例，而是那些与"正常相比"，偏斜明显的病例。有很多因素可以导致颅面不对称畸形，而每个因素都可以扩展为一个单独的章节，甚至成为一本教科书。本章将对这些因素进行概述，虽然有些因素并不十分常见，但临床医师应该掌握其处理的基本原则，以指导手术与正畸配合治疗。

颅面部不对称畸形的病因与分类

　　颅面不对称可以根据病因学和所涉及的解剖结构进行分类。造成颅面不对称的病因较多，但总体可归纳为先天性、发育性和后天获得性三类（表57-1）。一系列胚胎发育性疾病使胚胎在子宫内发育异常，造成出生后的先天性不对称缺陷，表现为解剖结构方面的缺陷、畸形和破坏，主要包括：单侧颅缝早闭

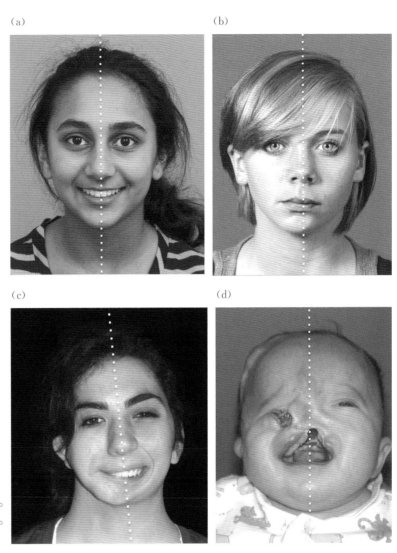

图 57-1 颅面异常对面部对称性的影响。
(a)无影响。(b)右侧半侧颜面萎缩。
(c)Goldenhar 综合征。(d)非典型颅面裂

表 57-1 颅面不对称畸形的主要病因

先天性	发育性	获得性
颅缝早闭	髁突发育过度	面部外伤
单侧冠状缝早闭		
单侧矢状缝早闭		
变形	先天性（特发性）病因	Parry-Romberg 病
斜头畸形		骨纤维结构不良
肌性斜颈		骨肿瘤
面裂		软组织肿瘤
颅面短小畸形		

（unilateral cranial synostosis）、非典型面裂（atypical facial clefts）和颅面短小畸形（craniofacial microsomia）等。由于许多患者的畸形不仅涉及颌面部，还涉及眼眶、颅底和颅顶，所以这类患者不仅是临床所见最严重的病例，而且也是恢复对称性形态最具挑战性的情

况。发育性不对称畸形在儿童后期和青少年时期表现明显，这一时期很多患者主要是由于咬合不对称而引起了正畸医师的注意。这类患者出现不对称畸形的病因常常是由于双侧髁突发育中的差异所致，通常为一侧髁突发育过度。后天获得性不对称畸形的病因主要包括面部创伤、手术切除和病理性损伤。对于创伤所致不对称畸形的处理通常比较容易，但是由病理性损伤所致的畸形治疗起来通常难度较大，因为它会造成面部软组织和骨骼同时出现不对称畸形。

在探讨先天性下颌骨偏突（idiopathic laterally deviated mandible）病因时，Kawamoto 提出了一个与临床医师相关的分类方案，这个分类方案基于两点考虑，即影响了关节窝空间位置进而影响髁突的颅底不对称畸形，以及髁突自身异常所引起的畸形。前者主要影响颅底发育，如单侧颅缝早闭（unilateral cranio-synostosis）、斜头畸形（deformational plagiocephaly）以及肌性斜颈（muscular torticollis）。后者主要是下

颌骨自身发育异常,包括髁突发育过度(condylar anomalies of hyperactivity)、发育不足(hypoactivity)、骨折(fractures)以及颅面短小畸形(craniofacial microsomia)。

先天性不对称畸形

颅缝早闭

颅缝早闭是一条或多条颅缝的病理性过早闭合。当颅线过早融合时,由生长发育的大脑所驱使的头骨膨胀发育被限制在垂直于融合颅线的平面内部。随着颅缝的闭合,由于脑组织的不断发育生长,造成了颅骨不对称的膨隆,这些特点比较容易被临床医师识别。非综合征性颅缝早闭在新生儿中的发生率为0.4‰~1‰,综合征性颅缝早闭主要发生于Crouzon综合征、Apert综合征、Pfeiffer综合征以及Saethre-Chotzen综合征这些罕见的遗传疾病。

在各种导致颅缝早闭的疾病中,单侧冠状缝早闭(unilateral coronal synostosis)和单侧人字缝早闭(unilateral lambdoid synostosis)与本章密切相关,因为它们所导致的不对称畸形不仅涉及颅顶发育,还涉及颅底和面部的发育。

单侧冠状缝早闭

冠状缝延伸至颅底额蝶缝发生过早闭合,会影响受累侧眶额顶叶区的正常发育(图57-2)。前颅顶的生长受到限制,导致前额变平。蝶骨小翼更加竖直,蝶骨大翼内收,从而导致眶外壁三角发生改变。受累蝶骨造成的颅底畸形导致颞窝消失,再加上眶侧壁缩短,导致眼球突出。同侧眼睑裂变宽,同侧眶缘及相应眉部向上后移位,鼻背偏向健侧。蝶骨大翼下降部的缺失导致"harlequin"眼眶畸形,是单侧冠状缝早闭的典型表现。随着脑组织的持续生长发育,沿着已融合为一整块额顶骨边缘未闭合的颅缝,会出现不对称的代偿性过度发育。这解释了同侧颞骨鳞部、对侧额骨和顶骨的明显突出,以及枕骨轻度突出的原因。

颅骨的不对称畸形影响了后续面部骨骼的发育,鼻骨和鼻中隔也出现变形,鼻根偏向患侧(同侧)。从颅底方向观察,受累侧关节窝移位,颧弓长度缩短。因

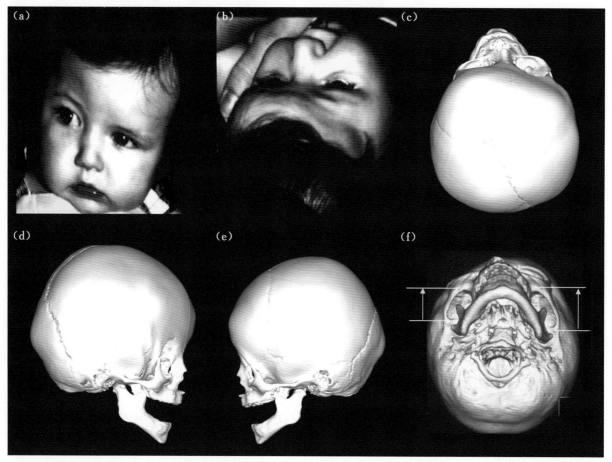

图57-2　右侧单侧冠状缝早闭患者:(a)右额骨和眶上缘凹陷,眼睑宽度增加。左额骨突出。(b)畸形的颅顶观。(c)CT可见融合的右侧冠状缝。(d)融合的右侧冠状缝。(e)左侧冠状缝。(f)颧弓和颧骨体不对称。关节窝、髁突和下颌骨不对称

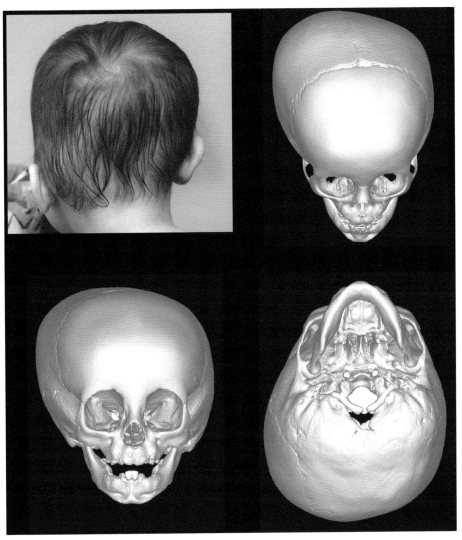

图 57-3 左侧单侧人字缝早闭后颅盖(穹隆)及相应的颅底不对称畸形

此,颧骨也随之发生移位,受累侧的颧骨明显向前突出。随着关节窝空间上的不对称畸形出现,下颌骨也发生相应的不对称性改变,颏点偏向对侧。因此,单侧冠状缝早闭导致发育中面部骨骼在横断面上表现出旋转不对称畸形。

单侧人字缝早闭

人字缝早闭(lambdoid synostosis)与其他类型的颅缝闭合畸形相比较为少见。在全部颅缝早闭中仅占3%,占全部存活婴儿的0.01‰。人字缝的融合会影响顶骨后部及枕骨骨板而导致受累区域变得平直(图57-3)。通常一个骨脊延伸到乳突,导致乳突突出,这是典型的病理学特征。后面观可见,头部外形明显异常,枕部-乳突区的位置较低,同时伴有耳部位置较低。受累一侧的生长发育受限,对侧顶骨出现代偿性生长,造成后上方骨骼宽度增加,正面观十分明显。另外,对侧额叶可能会明显突起。从颅顶观察,头部骨呈梯形。颅底面观察可见,有一个急性岩脊角,颅后窝中线及枕骨大孔偏向受累侧,对侧颅中窝增大。随着颅底的扭曲,面中部的面型表现为旋转不对称畸形,未受累侧的颧骨将会较对侧明显突出。下颌骨本身形态似乎未受影响,但位置旋转。

姿态性(位置性)斜头畸形与先天性肌性斜颈

斜头畸形(plagiocephaly)是一个源于希腊语plagios(倾斜物)和kephale(头)的单纯描述性术语,属于非颅缝(性)原因导致继发性不对称畸形,这与上文所讨论的单侧颅缝早闭不同。在颅盖畸形中,非颅缝性的改变是临床中所遇到颅盖不对称的最常见形式。这类畸形的病理学起因于继发性因素(子宫内、产后定位、肌肉斜颈),以及作用于具有延展性的新生儿及婴儿头骨的外部压力(图57-4)。

在妊娠期斜头畸形中,颅面区域的正常对称性生长受宫内约束的影响。由于骨盆的几何形状,头部在

第57章

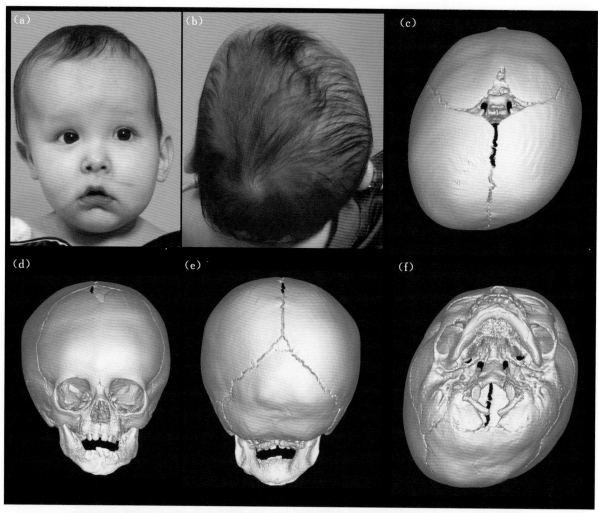

图 57-4 非颅缝性颅骨位置(姿势性)不对称畸形。(a)右额部突出。(b)右枕部扁平。(c)颅顶不对称畸形并可见明显的冠状缝。(d)正面观眶缘对称。(e)后面观见明显的人字缝。(f)颅底不对称畸形

早期下降至真骨盆后,由于真骨盆的制约出现了不对称性生长。大多数前斜头畸形的新生儿左侧额叶外形扁平,这与在左枕前位所观察到的顶点位置有85%的一致性。宫内受限的其他原因还包括多胎产以及母体子宫畸形。

1992年,美国儿科医师学会建议婴儿仰卧或侧卧,以降低婴儿猝死综合征的风险。随着这一运动,头部畸形的数量急剧增加并出现原发性后斜头畸形,这对于区分需要手术的枕骨骨性结合畸形(人字缝融合)与绝大多数不需要手术干预的非颅缝性继发姿势性畸形来说是一个难题。在此之前,那些患有颅缝早闭畸形的儿童在很大程度上被建议需要进行手术咨询。非对称姿势性颅缝早闭畸形是由于婴幼儿喜欢仰卧于左侧或右侧枕部,这一习惯常在出生后的最初几周内就根深蒂固,难以改变。随着新生儿睡眠小时数的增加,持续性和重复性的压力会导致所累及的枕骨区发生不对称的"变平"。二次变形力发生于受累及的颅顶骨板和额骨板前移的过程中。从颅顶观察,颅缝早闭的对称性看起来像是发生了平行四边形一样的移位。发生于颅底和关节窝的继发变形会影响到下颌骨,使其向对侧旋转。

先天性肌性斜颈(congenital muscular torticollis),其发病率在存活新生儿中为0.3%~1.3%,这一疾病亦可能是导致颅缝早闭斜头畸形和面部不对称畸形的一个外在因素。从病因学来看,先天性肌性斜颈可以归因于分娩时的宫内状态或损伤所导致的胸锁乳突肌功能障碍。由于胸锁乳突肌紧缩,头部在颈部的活动范围受到限制,导致冠状平面(转动)和横向平面(偏转)出现旋转上的不对称。由于这种限制,使得儿童在睡觉时偏向一侧,导致颅骨位置变形和颅底畸形。每300名存活婴儿中就有1名会同时出现肌性斜颈和斜头畸形。由于斜颈的显著程度和持续存在

难以治疗,这对颅缝早闭发育的继发效应变得更加明显。然而,较轻微的斜颈常常被人们忽视;只有在儿童后期和青少年时期,随着面下部的发育,由斜颈而导致的不对称可能变得明显,同时正畸医师对这种不对称的探求可能使得患者的家人回忆起斜颈的病史。患者的咬合模式通常在患侧呈现为Ⅱ类,对侧为Ⅲ类,下颌骨偏移至对侧。

面裂(facial clefts)

典型的单侧面裂和非典型的颅面裂会导致面部不对称畸形。对于典型单侧唇裂和腭裂,由于上颌突与中鼻突以及腭突与鼻中隔的融合失败使胚胎发育过程受到破坏,致使解剖结构变形,导致腭裂。前上颌骨通常向外旋转且较之相对后移的上颌侧牙槽骨向前突出。鼻翼基部、鼻梁、犁骨以及鼻中隔等鼻部结构存在明显变形。裂隙侧的下外侧软骨向下方运动,由于其在裂缝上变平而呈现钝角。鼻翼基部出现横向、下方以及后方旋转。发育中的鼻中隔将上颌骨前份拉离裂隙,且鼻中隔和鼻脊向非裂隙侧发生偏转。裂隙继续穿过上颌牙槽骨和腭突,延伸至腭骨和软腭。在非典型的颅面裂中,裂隙的走向遵循了Tessier所描述的经典模式,即未能融合或胚胎面部发育的正常过程遭到破坏(图57-1d)。由此而受到累及的解剖结构范围非常广泛。

颅面短小畸形(craniofacial microsomia)

继唇裂和腭裂之后,颅面短小畸形是临床医师遇到的头颈部第二大常见先天性疾病,在存活婴儿中的发病率高达1/3500。颅面本身的状况影响着全部的三个组织平面,其严重程度各不相同。它会影响下方的骨骼——下颌骨、上颌骨、颧骨、眶骨和颅骨——导致全部的三个平面出现不对称。在更广泛的范围内,椎骨可能受到影响。覆盖受累颌骨的面部肌肉和皮下组织不足,随之而来的是外层皮肤受到影响。耳的胚胎学形成和唇形成过程中的侧方联合被破坏,导致了不同程度的小耳畸形和巨口畸形(面横裂)。此外,面部神经及其分支也受到不同程度的影响。除了颅面部异常外,还可能存在相关的眼眶部位异常(裂和眼球外层皮样囊肿)、心脏和中枢神经系统缺陷。

由于其广泛的表型存在方式(图57-5),我们通过多种命名法来了解此类疾病。包括第一和第二鳃弓综合征、侧面面部发育不良(lateral facial dysplasia)、耳下颌骨发育不全(otomandibular dysostosis)、眼耳脊椎发育不良(oculoau-riculovertebral dysplasia)(Goldenhar综合征)以及在Tessier颅面裂分类中的7号颅面裂(number 7 cleft)。在绝大多数情况下,该类疾病是单侧发生的,且更为常见,因而称之为"半侧颜面短小畸形"。然而,有10%～15%的病例呈现双侧受累(双侧颜面短小畸形);并且当双侧发病时,面部的两侧受累程度不同,面部受到的影响也不对称。因此,颅面短小畸形这一术语更为恰当,两种亚型分别为半侧颅面短小畸形和双侧颅面短小畸形。此外,"颅面短小畸形"一词包含的范围更广,是一个更具有包容性的术语。根据讨论的内容,可以进一步对此类疾病的分类进行分析。相应地有着多种分类方式,每一种方式都强调了畸形范围的一个方面以及发生畸形的各个组成部分的受累程度。

虽然绝大多数病例是偶发性的,但仍有罕见的家族性病例表现出常染色体显性遗传,占所有病例的2%～3%。关于这些具有遗传基础的极其罕见的病

(a) 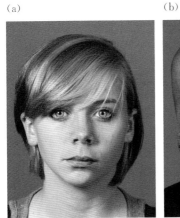 (b) 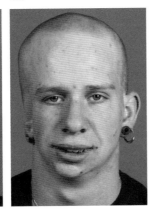 (c) 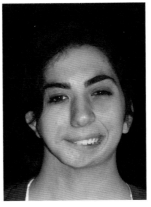 (d)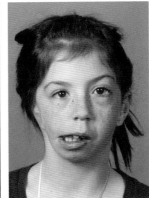

图57-5 颅面短小畸形的外形改变。(a)右下颌发育不良(Pruzansky Ⅰ型)。(b)右上、下颌骨畸形。右小耳畸形(Pruzansky ⅡA型)。(c)右上、下颌骨发育不足(缺损),右小耳畸形,右侧边缘神经麻痹,颈椎侧弯(Pruzansky ⅡB型)。(d)右上、下颌骨发育不足(缺损),右眼眶移位,右小耳畸形,右巨口症(Pruzansky Ⅲ型)

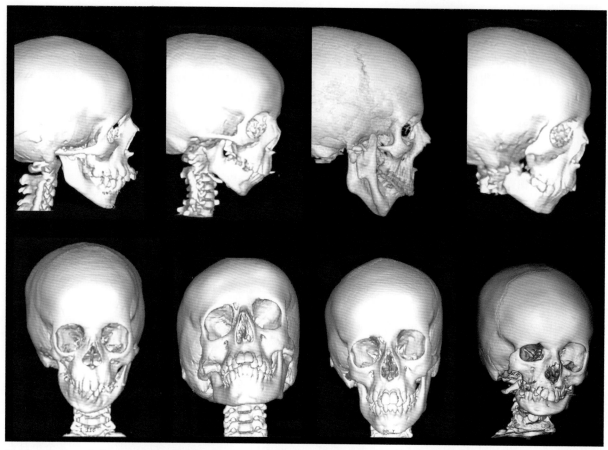

图 57‐6　在一系列 CT 平扫面中颅面短小畸形的骨骼畸形性改变表现明显。所有病例的共同点是多种结构均受影响的下颌骨畸形。随着严重程度的增加，上颌骨、颧骨、眶和颅顶穹隆均受到了广泛的影响

例是否应该恰当地归类于大量的散在病例中，这一观点仍存在争议。已经有多种病因被提出以解释疾病散在发生，其中最普遍被接受的是镫骨动脉出现血管损伤这一说法。镫骨动脉仅暂时存在于第一和第二鳃弓的胚胎学发育过程中，并最终被颈外动脉系统取代。因此，对镫骨动脉的血管损伤可用来解释颅面结构发育过程中所受到的广泛破坏。有研究显示，镫骨动脉被破坏的小鼠和哺乳动物模型能够显著地再现疾病的病理特点，而这又取决于损伤的时间、出血和血肿形成的程度。

尽管畸形的程度可能涉及整个半侧颅面骨，但下颌骨畸形被认为是最重要的部分（图 57‐6）。绝大多数情况下，非对称性下颌生长发育可以作为临床评估和治疗的初期表现。下颌骨在患侧面部骨骼的逐渐变形过程中发挥着关键作用，伴有对侧的二次代偿。自然进程是随着时间的推移，受累侧骨骼不断发生偏移，直至骨骼成熟形成最终阶段的骨骼畸形。上颌骨的正常向下垂直生长受到下颌骨发育不全的限制，导致半侧上颌骨多平面发育不足和咬合面倾斜（冠状‐转动、横向‐偏移和矢状‐倾斜）。颧弓及关节

窝可能从完整存在变为初步缺失直至完全缺失。颧眶复合体受影响的可能性高达 15%，伴有眼眶不同程度的下、内及旋转移位，甚至出现小眼眶畸形（microphthalmia）。在更广泛的范围内，颞骨和同侧额骨也将受到累及。此外，颈椎畸形并不少见，包括半椎体和融合椎体等畸形。在包含眶部、颅骨、颈椎畸形的颅面部不对称畸形病例中，临床医师关注的不仅仅是下颌骨的不对称畸形，还需要了解整个所涉及范围内的任何干扰因素。纠正上、下颌骨之间不对称的关系不仅需要纠正所包含的面中上部结构，而且必须清楚地定义绝对参考平面的对称性。

咀嚼肌的改变与其相应发育不良的骨骼有关，其受累程度因其来源和附丽部位的不同而异。颞肌通常会附丽于冠突，翼外肌附丽于髁状突，翼内肌附丽于下颌角。然而，当下颌骨出现发育不足或缺失时，相应的肌肉就会受到影响。当颧弓缺失时，咬肌附丽的起点受到影响，在这种情况下，颞肌和咬肌可能融合，在功能状态下，颏部在张闭口时都会偏向受影响的一侧。因此，通过骨骼重建实现的对称，包括再造的颞下颌关节结构，只是一个静态对称，不能恢复正

常的对称性口腔运动功能。在偏突颌畸形中,一些症状较轻的颅面短小畸形病例除外。

在多数情况下,皮肤和皮下组织也存在不同程度的体积不足和相应的皮肤表面积不足,腮腺区的体积和表面积也可能不足。口内腭部发育不完全可能与腭帆提肌发育不良有关。虽然耳畸形(小耳畸形)和面横裂(巨口畸形)可以独立于骨骼发育而发生。但由于这些结构与潜在的骨骼病理学有着密切的联系,因此被认为是颅面部不对称畸形的一部分。

面神经的各个分支都可能受累,并且每个分支的受累程度都不同。最常见的是面神经下颌缘支受累导致的下唇不对称,患者微笑时症状更明显。其次是面神经颞支受累,影响眼睑闭合,患者易患暴露性角膜炎。

多达 55% 的患者有颅外受累,其中 13% 的患者单纯颅外异常;42% 的患者有多器官系统(骨骼、心脏、中枢神经系统、肺和肾)异常,此种情况比较复杂,有可能累及多个器官,需进一步阐述。

在各种骨骼分类中,涉及下颌骨的 Pruzansky 分类法及其后来由 Mulliken 和 Kaban(表 57-2)修改的分类法为口腔颌面畸形的治疗提供了最可行的方案。在 Pruzansky Ⅰ 分类中,下颌骨所有解剖结构都存在,但体积较健侧小。在 PruzanskyⅢ 分类中,下颌骨升支、冠突、髁突和相应的关节窝完全缺失。相较于正常情况,下颌骨角度逐渐变小。在这两种分类之间,其余的下颌骨结构发育不良(升支、髁突和冠状突)被归类为 Pruzansky Ⅱ 类。此后,Mulliken 和 Kaban 进一步将 Pruzansky Ⅱ 分类归入为 ⅡA 亚型,在该亚型中,与对侧颞下颌关节位置相比,保持了髁状突的关节窝相对的位置关系。在 ⅡB 亚型中,下颌骨和相应的关节窝向内侧移位。这一分类虽然仅限于下颌骨,但在治疗下颌骨不对称性畸形方面为临床医师提供了很好的指导。Munro 和 Lauritzen 提出的方案解决了面部和眶部骨骼不对称的问题。

表 57-2 颅面短小畸形 Kaban-Pruzansky 下颌骨畸形分类

Ⅰ型	下颌骨、体部、升支、髁状突、冠突存在,但体积小
ⅡA型	存在升支,但发育不全,存在与关节窝的相对关系
ⅡB型	存在升支,但发育不全,中间移位
Ⅲ型	升支缺如或体积极小

注：Kaban's modification of the Pruzansky classification system(引自：Kaban LB, Moses MH, Mulliken JB. Surgical correction of hemifacial microsomia inthe growing child. Plast Reconstr Surg. 1988;82: 9-19)。

由 David、Mulliken 和 Horgan 提出的由一系列分类方案演变而来的 OMENS-Plus 分类更加全面。每个字母分别代表眼眶、下颌骨、耳、神经和软组织,每个变量都指定了严重性指数(表 57-3)。加号表示颅外受累。Birgfeld 等对 OMENS 的分类提供了一个很好的可视化工具。与简单的 Pruzansky 分类法相比,更全面的分类法在制订治疗计划方面并没有更好的临床实用性。但是,它们有利于确保对所有异常部分评估,并进行客观的指明和治疗。

表 57-3 颅面短小综合征 OMENS 分类系统

眼眶

O0	正常眼眶：大小和位置
O1	异常眼眶：大小
O2	眶区位置异常
O3	异常眶区：大小和位置

下颌骨

M0	正常下颌骨
M1	下颌骨、体部、升支、髁突、冠突存在但较小
M2A	升支存在,但发育不全,适应关节窝的解剖关系
M2B	升支存在,但发育不全、中间移位
M3	升支不存在或体积极小

耳部

E0	正常耳
E1	耳所有结构都存在,但发育不全
E2	外耳道缺失(闭锁)伴外耳发育不全
E3	外耳廓缺失,耳廓残余错位

面神经

N0	正常面神经功能
N1	上部面神经受累
N2	下部面神经受累
N3	上下部面神经受累

软组织

S0	正常软组织和肌肉
S1	轻度软组织与肌肉缺陷
S2	中度软组织与肌肉缺陷
S3	重度软组织和肌肉缺损

注：More inclusive classification of craniofacial microsomia(引自：Vento RA, LaBrie RA, Mulliken JB. Cleft Palate-Craniofac J. 1991;28: 68-76)

不对称畸形的发育性病因

单侧髁突发育过度(unilateral condylar hyperactivity)

下颌骨髁突的特发性过度生长(idiopathic overgrowth of the mandibular condyle)是单侧的,在青春期发育时表现为下颌不对称,成年期表现出自限性。这种不对称性在出生时并不明显。儿童期至青春期变得越来越明显,那时许多父母开始为受影响的儿童寻求治疗。通常情况下,让家长带上每年的学校照片来检查疾病的进展情况是很有用的,并且使诊断更加明确。

虽然潜在病因尚不清楚,可能多种多样,但最终结果是髁突头软骨区生长调节不当。在此活动期内,与对侧未受影响髁突相比,[99]锝扫描可证实髁突增生活性。然而,当生长完成后(即下颌骨不对称畸形发育终末期),核扫描并不能深入了解病因。但如果对放射照片进行连续保留并进行确认分析,可以帮助临床医师确定手术干预的时机。

许多学者使用了单侧髁突增生的术语;Obwegeser 所建议的单侧髁突发育过度这个术语更为合适,因为它更准确地包含了所见的各种临床表现(图 57-7)。Obwegeser 和 Malek 提出了一个简单的分类方法,描述了三种临床变化(表 57-4)。在Ⅰ型(半侧下颌骨发育过度)中,受累一侧的髁突、髁突颈、升支和下颌骨的体积增大。临床上,受影响一侧的下颌骨位置较低,牙和神经管之间的距离增加。颏部未偏向对侧,仍然位于正中。可能出现的临床表现为磨牙区开𬌗或由于上颌倾斜导致锁𬌗。未出现反𬌗,但

存在旋转不对称(偏移)。在Ⅱ型(半侧下颌伸长)中,在垂直和(或)水平面上,下颌骨各部位的体积没有增加。其特征是,牙齿中线和颏向对侧倾斜,从而导致反𬌗,并在受影响一侧发生低咬合。在Ⅱ型中,并未出现髁突增生,髁突发育过度这一术语不适用于这类半侧下颌不对称畸形。Ⅲ型(半侧下颌骨发育过度和伸长)中的下颌不对称是Ⅰ型和Ⅱ型的组合或混合形式。混合形式导致受影响的下颌边缘垂直向伸长,同时颏部向对侧移位。

表 57-4　髁突发育过度的 Obwegeser 和 Makek 分类

Ⅰ型	半侧下颌骨发育过度(HH)	髁突发育过度
Ⅱ型	半侧下颌骨伸长(HE)	无髁突发育过度
Ⅲ型	混合型 HH+HE	髁突发育过度

注:引自 Obwegeser HL, Makek MS. Hemimandibular hyperplasia-hemimandibular elongation. J Maxillofacial Surg. 1986;14:183-208。

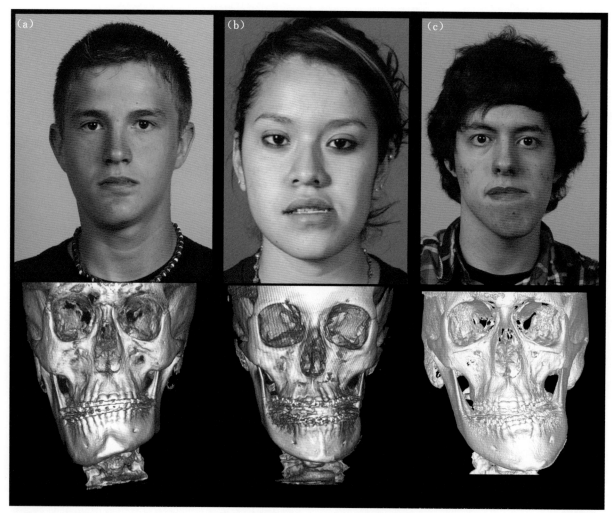

图 57-7　髁突发育过度的分类:(a)Ⅰ型半侧下颌发育过度。(b)Ⅱ型半侧下颌伸长。(c)Ⅲ型混合型半侧下颌伸长和发育过度

不对称畸形的后天病因

创伤因素

造成牙体和骨骼不对称最常见的原因是外伤。根据原始骨折形态，从线性骨折到全面部骨折，任何部位都有可能造成不对称畸形。面中上部，创伤后的鼻和颧骨不对称较为常见。在面下部，下颌骨的创伤性损伤，约25%累及髁突，是儿童和成人面部不对称的常见原因之一。未经治疗或治疗效果不佳的并发症包括面部骨骼不对称、咬合不良以及不同程度运动受限所导致的完全性关节强直和骨关节炎。在多数情况下，早期的创伤并未引起家人的注意；或就诊时，未能诊断髁突损伤。髁突压力性损伤伴发的血肿通常很难确诊，并且随着功能性不对称的进展，张口受限和关节强直变得更加明显。伴发髁突颈骨折，发生翼外肌内侧移位，影响颞下颌关节运动及患侧后牙区高度。髁突头重塑与颞下颌关节功能的保持相适应。随后发育中面部能否保持相对对称取决于儿童的生长发育和损伤的程度。

Parry-Romberg 病

在面部不对称畸形中，Parry-Romberg 患者的特征是面部受影响一侧出现明显的"凹陷"（图57-8a）。与正常的半侧面部有明显的界限。前额经常有一个特征性的软组织"褶皱"，这是疾病的特征标志。这种疾病表现为皮肤、皮下组织、肌肉和牙槽骨严重进行性萎缩。口腔内的萎缩可能涉及受影响一侧的牙槽突、腭和舌体。35%~40%的患者的眼眶区域和眼睑附属结构受累导致眼球凹陷，眼眶周围脂肪减少，眼睑下垂，睫毛和眉毛脱落。视网膜和视神经受累可能影响视力。

这种病的病因不明。它在儿童期到青春期中期持续隐匿性生长，直至成年期稳定下来。病程的活跃期具有广泛的变异性，从2年至10年以上。任何牙槽骨和软组织重建都必须考虑到活跃期的变化。虽然软组织受累的严重程度与发病年龄之间的相关性很小，但牙齿骨骼受累的影响与年龄相关。85%的骨性畸形患者9岁之前就开始发病。由于上、下颌骨受累，牙弓形态和牙齿的排列受到影响，并且在受累侧通常有开殆。

骨纤维结构不良

面部不对称畸形的内在骨性原因之一是骨纤维结构不良（图57-8c），这是一种进行性良性骨性病变，当正常骨被纤维组织和不规则编织骨取代时，累

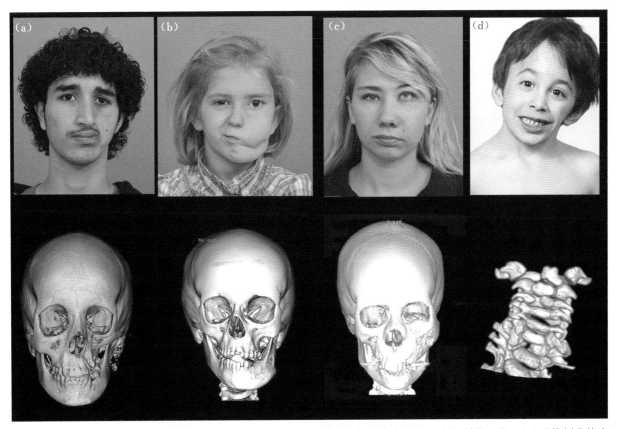

图57-8　颅面不对称畸形的各种病因：(a)Parry-Romberg病。(b)血管内皮瘤。(c)骨组织结构不良。(d)颈椎侧凸伴半椎体融合

及的骨质逐渐突破骨骼。在大多数病例(70%~80%)中,这种情况影响单个骨骼区(单骨型),其余20%~30%病例中,多个独立的骨骼区(多骨型)涉及颅面区、股骨近端和肋骨。在多发性哮喘患者中,3%~5%的患者还有性早熟和皮肤色素沉着(咖啡牛奶色斑),即所谓的 McCune-Albright 综合征。25%的单骨型和50%的多骨型病例发生在颅面部。在颅面区,上颌骨、颧骨和眶区更为常见。上颌受累累及牙槽、牙弓和不对称的咬合面。眶周受累导致眼眶畸形,并伴有垂直性眼眶反视和高度近视。扩展到蝶骨可能危及视神经。然而,多数患者开始是无症状的,当家庭成员发现,或在照片及牙片中偶然发现轻微不对称时,才引起注意。累及颅面的患者有90%在10岁时出现临床表现,并最早在3岁时进行放射线检查。病变区域的生长在青春期后开始减缓,并在成年早期变为静止状态。

评估和评价

面部结构的分析

颅面不对称畸形患者需要系统和客观的评估(图57-9)。每个组成部分:骨骼、牙齿和软组织必须在所有三个解剖平面上相互评估(内在空间关系),但重要的是要评估它们相对的外部三维空间。必须注意自然头部位置(外在参考框架)。了解头部在三维空间中的位置对于理解从何处开始建立对称平面至关重要。许多颅面不对称畸形患者可能由于眼部肌肉失衡、眼眶异位、持续性肌性斜颈或颈椎异常而出现"头部偏斜"。不对称性畸形患者的牙齿矫正和手术治疗必须首先与患者讨论,将头部在三维空间的非对称位置与面部结构的内部非对称区别开来。必须确定的问题是,治疗计划是参考地平线、瞳孔还是外部

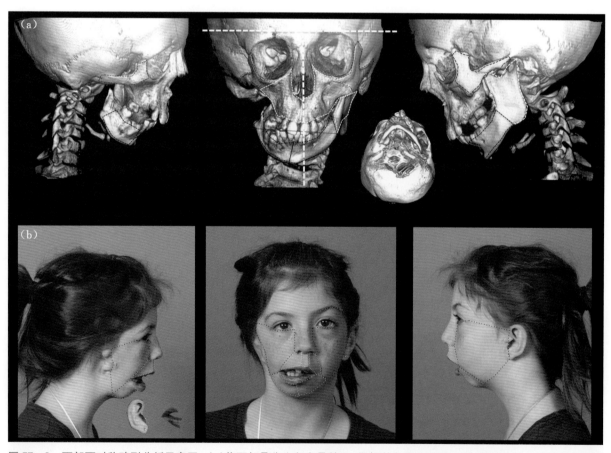

图57-9 面部不对称畸形分析示意图:(a)将面部骨分为各个骨单元,根据其与面中线的三维空间关系及其形状与镜像部分的关系来进行区域性评估。可以进行截骨术并重新定位骨块。自体骨移植用于充填间隙。当骨量充足时,可以行分块截骨术;骨量不足时,血管化的游离皮瓣用于修复缺失的结构。同种异体植入物可用来修复无法重新对位的骨段。这类患者需要多种手术方式。(b)对软组织形态进行区域性评估,尽管恢复了骨骼框架的对称性,自体软组织的改善也是必需的。此外,耳廓和巨口畸形需要重建

参照平面。

要确定面部对称性的内部关系，必须建立确定的面部中线，"镜像"对称平面，在该平面的基础上可以进行对比。然而，在许多涉及颅眶区的颅面部患者测量中，确定该平面通常很难操作。瞳孔间连线的几何等分并不总是可靠的。例如，非典型颅面裂伴有眼眶位置不对称的患者中，平分瞳孔间距离的平面不一定与颅底定义的平面（筛骨鸡冠-蝶鞍）匹配。此外，在单侧前颞叶和冠状颅骨闭合症的病例中，前颅底本身是倾斜的，因此需要参考后颅底。然而，前后颅底都可能发生偏斜，很难确定一个明显的对称面。因此，颅面严重不对称畸形，对称面很难客观的定义，它可以根据临床医师的判断以及哪些结构可以通过手术改变以达到一个可接受的外观来定义。

Reyneke 基于颏、下颌骨和上颌骨提出了一种简化的不对称性分类方式，以指导正畸和外科治疗。然而，一旦包括颅眶结构，并涉及软组织的不对称畸形，则必须独立分析面部的各个组成部分：①空间位置。②形状。任何三维空间中的几何物体都有 6 个维度来确定其空间位置：三个平面（Delta x、Delta y、Delta z）和二个旋转（转动、偏移和倾斜）（图 5 - 7 至图 5 - 9）。形状的定义更复杂，但可以直观地由体积和外形来表示。

在任何对不对称性畸形的综合分析中，面部必须从解剖学上分解为"几何"组成部分：骨块、牙弓、软组织和单个面部单元。而每一个单元都必须通过其在空间中相对于反射平面或对称平面的空间位置及其相对于对应平面的独立形状来定义。

骨量是构成面部骨骼框架的基础。这包括额骨、眶复合体、颧骨、上下颌骨。下颌骨本身是由升支、体部和正中联合部组成。每个上颌和下颌的牙弓需要独立评估其牙齿中线、弓形、转动、偏移和倾斜。然后根据其骨骼基础评估每一个部分：上颌牙弓到上颌骨，下颌牙弓到下颌骨。最后评估牙弓之间的相互关系。根据从骨骼表面（体积不足或过多）和表面形态测量的厚度，在区域子单元中评估骨骼框架的软组织模块，以实现所需的对称性，因为骨骼结构的校正并不一定要纠正软组织。最后，根据个体面部元素，如耳、眼附属器、鼻和唇，最终确定面部形态，也必须根据空间位置和个体形状进行评估。

因此，当患者出现不对称畸形时，无论其病因如何，都必须仔细评估每个组成部分。只有这样才能构建出系统化的多级重建蓝图。

三维数据采集与处理

传统的颌面外科手术的制订是基于临床检查、二维照片、头颅正侧位，以及牙模并转移面弓。虽然半个世纪以来应用这种成熟的方法在许多患者中取得了可靠的效果，但对于具有复杂面部不对称畸形的患者，其治疗结果并不理想。互相垂直平面上的二维分析很难与良好的手术计划相结合。虽然面弓转移起到了指导作用，但许多面部严重不对称畸形的患者存在眶部移位和耳廓不对称。从头颅测量分析到模型外科，三维问题的二维规划的每一步都会累积误差，并将其纳入到咬合导板的制作中。因此，外科医师发现术中治疗效果较差。手术方案不精确导致手术不精确。在这种情况下，手术方案充其量只是一个指导，而对计划的最终判断是基于术中评估，这需要大量的判断和经验。因此，传统的二维手术方案仅限于最简单的情况，即冠状面的对称性可以接受，而外科医师只需解决患者在矢状面的不对称问题。除了最简单的病例，准确的手术前计划对所有医师来说都是一个挑战。

因此，本章所述复杂口腔颌面畸形患者的手术方案主要基于外科医师的经验和能力，以达到预期的结果。直至近几年，我们能够通过较低辐射剂量的锥体束 CT 扫描、3D 光学扫描和激光扫描面部图像并捕捉面部外观及其颜色和纹理，从而捕捉到面部骨骼的三维结构并进行数据处理，使外科医师和正畸医师获得准确的手术计划。

解剖标志可以更准确地定位到 3D 影像，而不需将其投影到二维头影照片上。头影测量分析不再局限于正中矢状面。现在可以在三维空间中进行分析，以便外科医师和正畸医师能够在所有三个平面上评估和解决不对称问题。

如今，虚拟手术计划（virtual surgical planning，VSP）软件能够模拟手术过程，适应证不断扩大：从实验室研究到日常临床应用。面部骨骼在虚拟空间中被视为一个三维实体，可以进行数字化操作。截骨平面可以确定，三维面部骨骼对象可以数字化分割成两个单独的实体对象，每个实体可以独立于其他实体移动。软件将 CT 数据视为可以执行布尔运算的实体对象。三维视觉对象可以进行数字化加和减。配准和叠加技术使得基于 CT 或 CBCT 的体积信息和激光或光学扫描的牙体表面信息建立复合模型成为可能，具有更高的临床准确性。手术计划现在可以在三维空间而不是二维投影平面胶片中进行，进而可以解决复杂的面部骨骼不对称畸形。此外，传统的面弓转移、牙颌模型安装、分割、重新定位和重新安装的不精确性和耗时的过程都可以避免。外科医师现在有能力轻松地选择各种手术方式以优化手术效果。可以评估和检测骨骼运动过程中的干扰区域(例如上颌重叠和下颌旋转情况),可以在骨切除的骨骼框架内观察牙根,并且可以在下颌骨切除中观察下牙槽神经的走行。

重建对称性的原则

外科手段

外科医师必须进行大量的手术之后,才能解决面部不对称的各个组成部分(骨骼、软组织和功能性面部单元)的问题(图57-10)。

Obwegeser、Tessier 及 Ortiz-Monasterio 等坚定地遵循以下原则:通过安全的经皮/经口入路、精心设计的截骨术和由骨移植支持的骨骼坚固固定系统,完成颅面骨骼的分离移动并重新组合。外科医师可以操作的骨骼包括颅顶、额骨、眶、颧骨、上颌骨、下颌骨和正中联合。这些手术可以通过传统的截骨术来完成,并将骨块重新复位和固定到所需的位置上。当考虑到骨骼的稳定性和所需要的迁徙量(骨骼长度)以及会引起复发的软组织和肌肉力量时,牵张成骨需要纳入到外科医师的诊疗计划里。当进行牵张成骨无法获得足够的骨量时,外科医师可以选择非血管化的骨瓣移植(肋软骨移植、髂骨移植)和借助显微外科

技术进行的血管化的骨瓣移植(腓骨、肩胛骨及桡骨)。总之,在颅面不对称的病例中,如果不使用定制的同种异体植入物来恢复所涉及骨单元的形状或表面形态,通常无法恢复镜像对称[57]。

当骨形态确定后,通过显微外科血管化的脂肪筋膜组织移植、非血管化的真皮脂肪移植和结构性脂肪移植,可解决覆盖皮肤的软组织不对称性。当需要体积较大时,微血管组织移植为严重缺陷患者提供了最佳的解决方案。可供外科医师的选择包括肩胛骨、副肩胛骨、股前外侧、腹壁深动脉穿支皮瓣等。然而,面部特定区域的重建是很困难的,许多皮瓣需要削薄和细化。此外,供区的外观也需要仔细考虑。对于许多轻度至中度的软组织不足患者,非血管化的真皮脂肪移植是一个合适的选择。由于非血管化的移植物总存在一定程度的体积萎缩,因此通常情况下,移植物的体积通常过矫正 20%～25%,其他需要植入额外的移植物。近年来,随着连续分阶段地结构性脂肪移植术的引入,许多患者软组织不对称畸形的治疗发生了革命性变化。从腹部和侧腹区获取脂肪,经过提纯,然后在多个平面以高度可控的方式进行小剂量(0.1 mL)注射,使外科医师可以获得其他方法无法比拟的精确度。与真皮脂肪移植一样,这也会出现吸收现象;需要重复进行结构性脂肪移植直至达到可接受的理想对称。

最后需要恢复特定的面部单元的对称性,包括唇、鼻、眼附属器(眼睑和眼角)和耳朵。此外,在许多

手术管理

经眶/颅截骨成形术

异体假体植入

血管化软组织移植
血管化骨组织移植

自体软组织真皮结构及脂肪移植

上下颌骨复合截骨
传统截骨术vs牵引成骨术

上颌Le Fort I 截骨
下颌支矢状劈开截骨术
额成形术

软组织畸形增加

骨性畸形增加

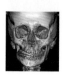
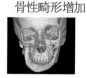
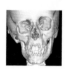

图57-10 骨骼和软组织重建的手术选择必须根据每个组成单元的严重程度进行调整。无论不对称的原因是什么,基本原则包括:①建立对称轴,校正转动、偏移和倾斜。②通过截骨术重新排列现有骨骼,重新定位各单元。③包括骨移植、骨牵张和微血管化骨移植,以恢复骨骼的稳定性。④定制假体植入物,改善面型外貌。⑤自体移植物和微血管组织移植增加软组织。⑥重建缺失的组成结构,如耳、眼和唇

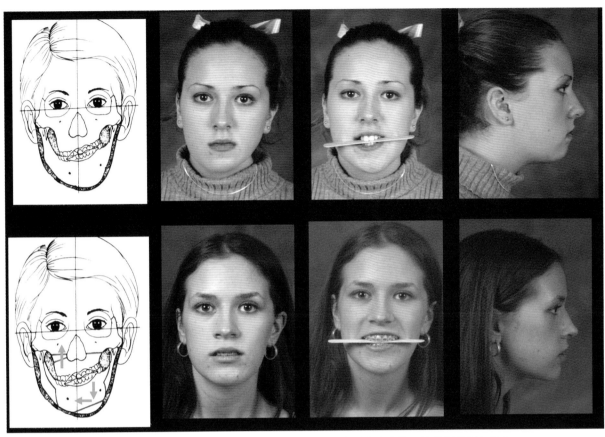

图 57-11 上、下颌骨不对称截骨术治疗髁突发育过度患者的三维外科规划与治疗

情况下，会涉及面神经的不同分支。可能需要功能性神经平衡疗法（如眼睑金片）和面部再激活疗法。

在解剖和功能上重建每一个单元需要更详细的讨论，这超出了本章的范围，最好的做法是在文献中检索与颅面不对称相关的特定原因。然而，许多临床病例将阐明上述方法。

在单纯颧骨骨折的患者中，有两种情况需要处理，每种情况都有不同的不对称性。当骨折是急性的，需要纠正的是它相对于健侧的空间位置，因为它的形状仍保持不变。然而，当颧骨骨折存在错位愈合时，不仅骨折在三维空间的位置发生改变，而且其形状（即体积和表面）随着时间的推移也会受到非对称性功能负荷的影响而改变。因此，通过截骨术重新复位的陈旧性颧骨骨折不能恢复原有的对称性，如果不同时处理在此段时间内发生的骨表面形态的变化，就无法恢复原有的对称性。在这两种情况下，软组织均不受累，恢复颧骨对称性有望恢复良好的软组织覆盖。

对于仅存在颌面部骨骼不对称的患者，可以使用 Obwegeser 描述的经典的截骨术进行治疗：上颌骨 Le Fort Ⅰ型截骨术、下颌骨双侧矢状劈开术和颏成形术（图 57-11）。

更复杂的患者表现为颅眶不对称。重建需要切开前颅穹隆和眶上缘；然后在三个平面上重新定位眶缘，使其镜像对称，以恢复眼睑的形状和尺寸；然后重建前颅穹隆以恢复额骨的对称性（图 57-12）。由于颅底导致的面部骨骼不对称直至青春期才可以得到纠正，此时骨骼成熟，可以进行治疗（图 57-13）。

在所有的不对称畸形中，最具挑战性的重建是非典型颅面裂缺陷的患者，Tessier 和 Kawamoto 对其进行了很好的阐述。虽然骨骼框架可以通过经典的方法予以恢复，但难点在于恢复被覆组织和面部神经肌肉功能。此外，在许多情况下，恢复耳、眼、唇和鼻的正确空间关系和形状是一项挑战，需要外科医师的智慧。当手术受到专业限制时，就需要整形医师和眼科医师共同参与。由于各种不典型裂隙临床表现的罕见性和独特性，必须在已有的经典术式上进行个性化重建（图 57-14）。

青少年面裂可表现为面中部缺损。虽然重点是通过经典的 Le Fort Ⅰ型截骨术协调牙弓，但评估上颌骨的对称性也很重要，因为许多人在三维空间的关系和左右两侧上颌骨的固有形状都会出现不对称。

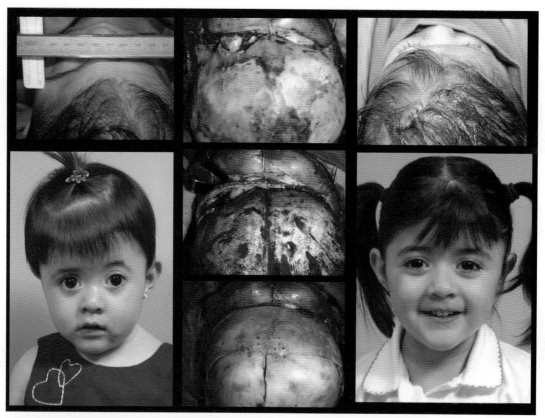

图 57-12　左侧单侧冠状缝早闭患儿颅眶重建。重新定位(调整)前颅穹隆(额骨和顶骨)和眶上缘以恢复对称性

（a）

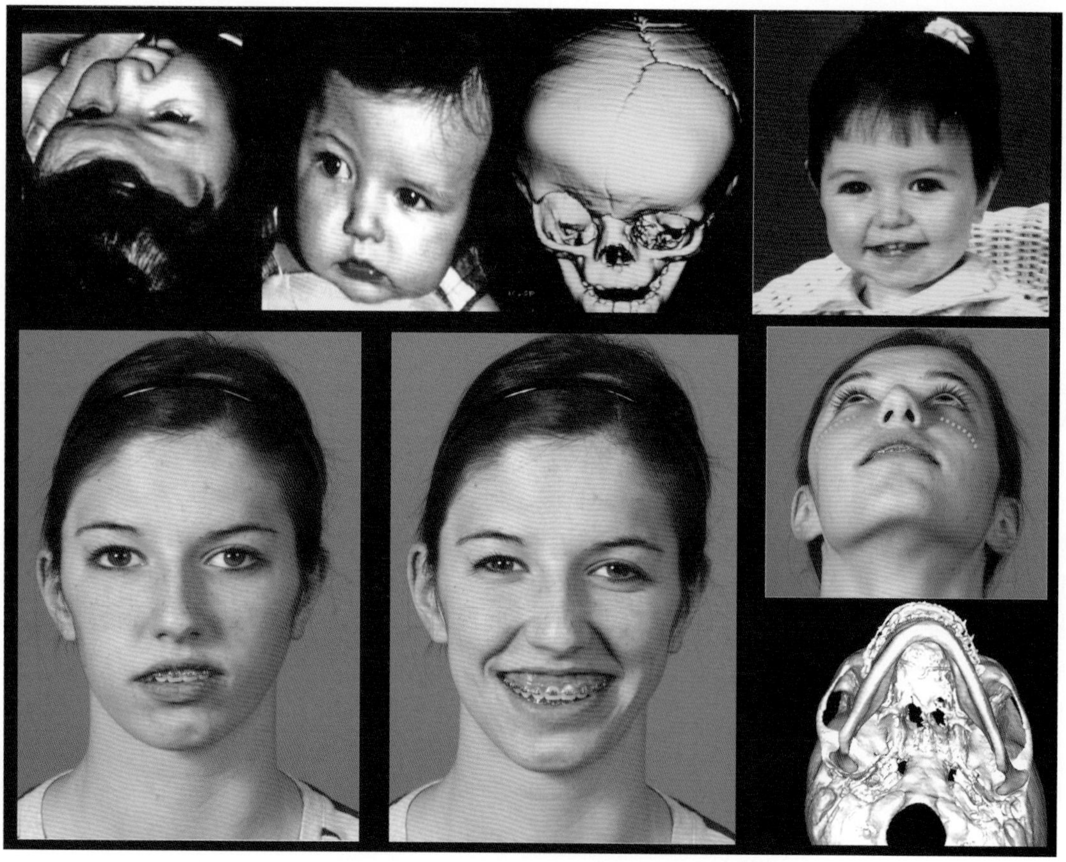

图 57-13　(a)图 57-2 中单侧冠状缝早闭患者,矫正术后 15 年。患者仍存在上、下颌骨不对称畸形

(b)

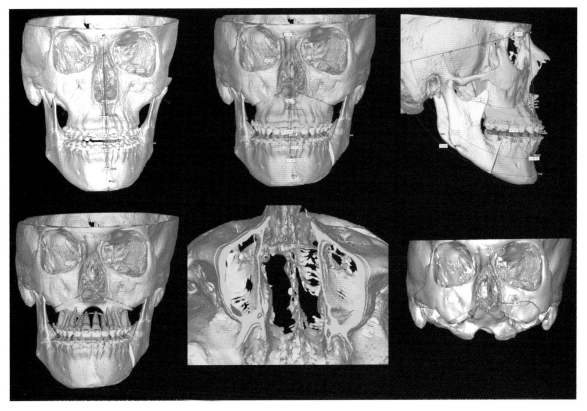

(c)

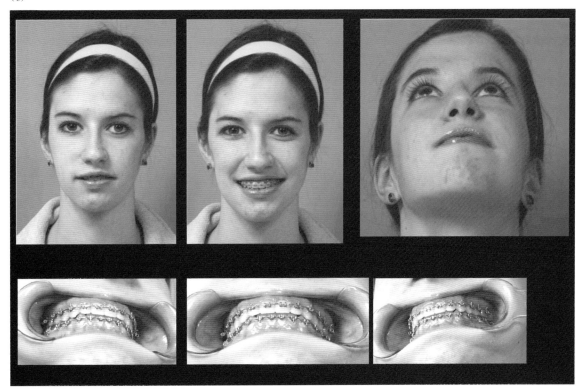

图 57 - 13(续) （b)三维规划设计不对称的 Le Fort Ⅰ型截骨并上抬,左侧颧骨截骨和不对称下颌骨矢状劈开术。(c)术后 6 个月左右的效果。注意仍存在的不对称情况

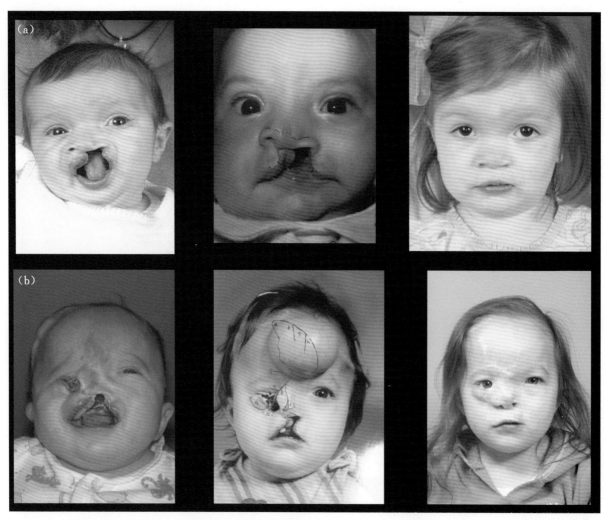

图 57-14　不对称面裂范围很广，但是重建必须根据所累及解剖结构的情况和缺损的严重程度进行调整。(a)典型的唇腭裂修复，已建立良好的重建和支持性正畸治疗体系(引自：PK Patel MD)。(b)非典型颅面裂的修复，外科医师和正畸医师仍未建立成熟的治疗体系。最初的重建包括组织扩张，应用各种复杂皮瓣、肋骨移植和眼部假体对结构进行重建(由 BS Bauer MD & PK Patel MD 提供)

传统的对称性 Le Fort Ⅰ型截骨术可以解决咬合问题但不能纠正上颌骨-颧骨的不对称。这些患者更适合采用不对称的 Le Fort Ⅰ型截骨术(图 57-15)，并进行必要的改良，然后进行自体骨移植或异体骨移植以匹配面部轮廓。

　　颜面短小畸形患者的设计要包括面部所有单元，通常需要分期重建。截骨术必须与个体的畸形情况相适应，不必遵循经典的截骨术式。重新定位骨段，必要时进行颌间牵引，以纠正与牙弓结合的骨骼框架的转动、偏移和倾斜(图 57-16 和图 57-17)。Pruzansky Ⅲ型下颌骨畸形患者中，患者需要肋软骨移植和微血管化腓骨移植(图 57-18)。然而，由于所涉及的骨单元在形状上的内在不对称性，仅靠骨骼重新定位还不足以实现预期的骨骼对称性。因此，为了恢复体积和表面轮廓，需要进行贴附骨移植和同种异

体骨移植(图 57-19)。除了骨骼不对称，这些患者还存在软组织不对称和缺陷，需要通过自体真皮移植、脂肪移植和血管化微血管游离组织移植来增加软组织量。直至错位、畸形的耳和单侧唇裂得到解决才能达到对称效果。小耳畸形需要通过自体肋软骨移植或人工植体修复来完成。有些患者的唇不对称，伴有需要重建的巨口畸形。面部运动的功能对称性也必须考虑在内。

干预的分期和时机

　　虽然骨骼重建作为重建基础的第一步，随后进行软组织覆盖是一个可靠的指导方法，但也有例外。外科医师在骨骼发育成熟时才能够解决最后阶段的畸形，在发育成熟之前，患者面部的畸形将持续很长时间。将骨组织和软组织的多阶段重建留到口腔颌面

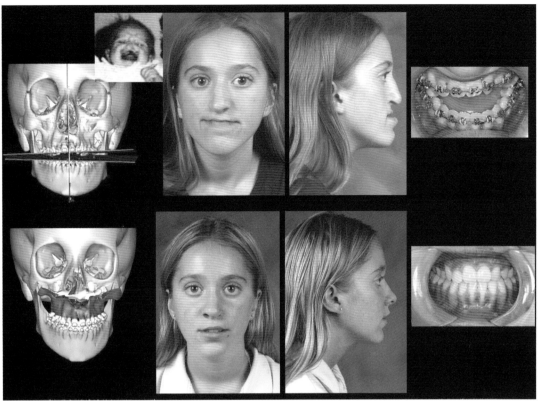

图 57‑15　左侧唇腭裂患者，需要不对称的 Le Fort Ⅰ型截骨来纠正骨不对称畸形

（a）

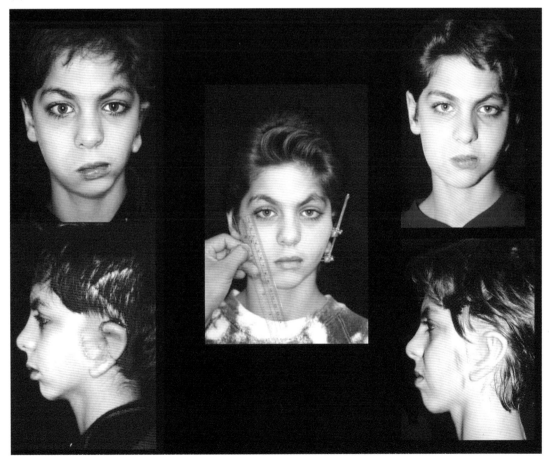

第57章

图 57‑16　左侧颜面短小畸形患者。(a)左侧下颌骨牵张成骨的效果

(b)

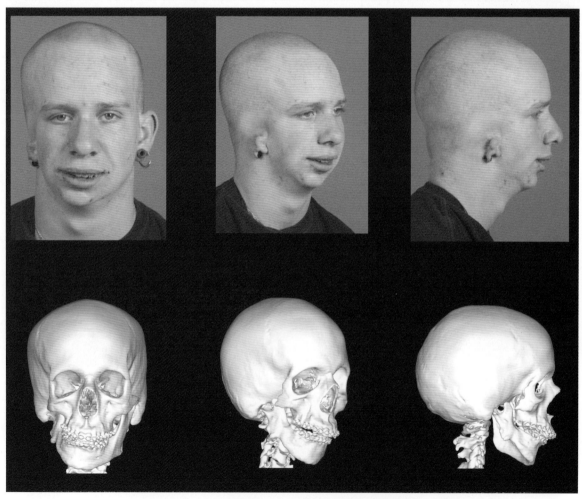

图 57‑16(续)　(b)处理因左下颌牵张导致的开𬌗。同期进行扩展腭弓来解决反𬌗的问题

(a)

图 57‑17　右侧颜面短小畸形患者。(a)术前临床照片和 CT 扫描显示骨骼解剖结构

(b)

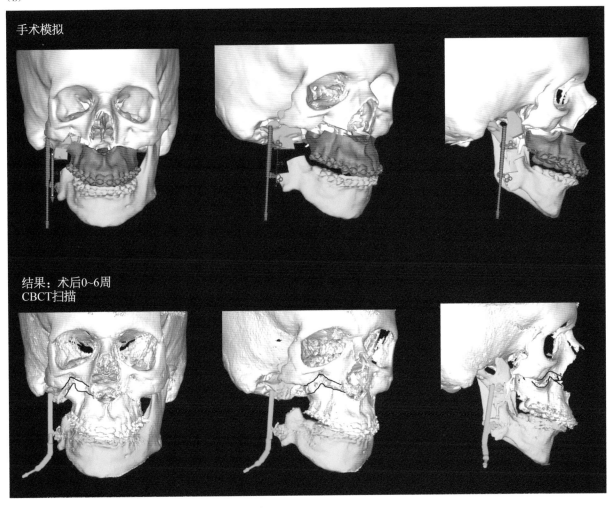

手术模拟

结果：术后0~6周
CBCT扫描

(c)

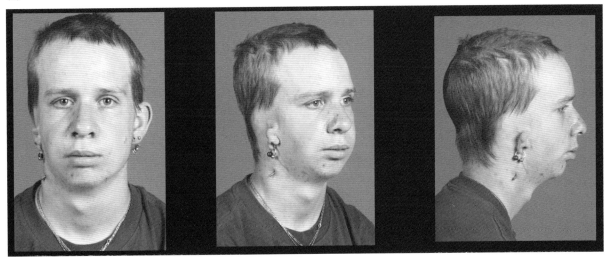

图 57-17(续) (b)上、下颌骨同时进行模拟手术牵张。虚拟仿真技术为外科医师提供了优化牵张方向的办法，因为颞下颌关节的实际运动是无法复制的。(c)8 周内保持内部装置直至稳固的效果

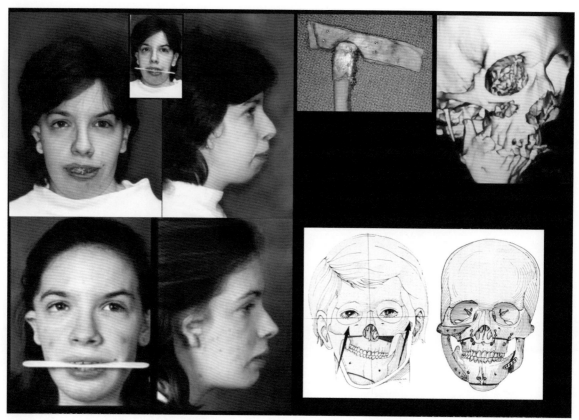

图 57-18 右侧颜面短小畸形患者,不对称的 Le Fort Ⅰ型截骨术、左下颌骨矢状劈开术、右侧肋骨移植和腓骨移植重建治疗

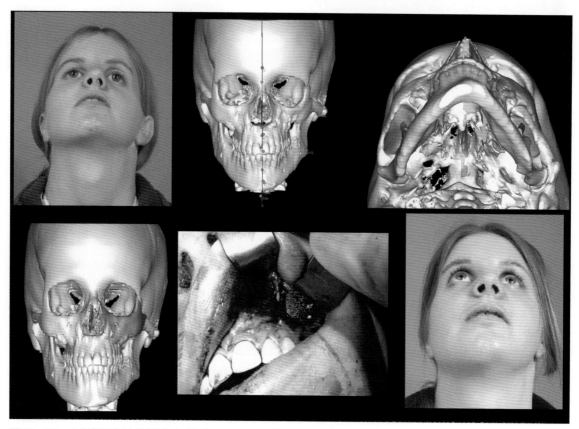

图 57-19 左侧颜面短小畸形患者,接受 Le Fort Ⅰ型截骨术和双侧下颌骨矢状劈开术。术后仍存在的颧骨不对称通过植入材料来纠正

发育成熟的青春期后期，对于很多患者来说，这一时期是他们最不能承受辍学的高等教育阶段，会对他们的教育产生重大的不利影响。而且，功能和社会心理性因素将推动早期干预。明显畸形的患者将受益于早期软组织的过矫正治疗，而不是一直等待纠正骨骼不对称。如果软组织矫正可以掩盖潜在的牙和骨骼不对称，那么大多数儿童对骨骼不对称并不那么在意。在骨骼外科手术之前，自体耳部重建不仅在外观上有好处，而且使那些可能需要戴矫正眼镜的人也会获益。在骨骼对称之前，耳的正确定位需要详细的计划，而在实际中，即使在骨骼完成基础修复之后，也很少能够实现。

早期干预也有利于患者的正常生长发育。对于颜面短小畸形患者，早期下颌骨牵张成骨手术的好处包括：通过重新确定舌根位置来改善气道，通过消除下颌骨的解剖限制减轻对面部骨骼发育的二次影响。即便如此，我们也认识到，患者在儿童时期后期需要进行正畸治疗并且在青春期进行常规正颌手术，进一步延长下颌长度。早期正畸干预有一定的作用，必要时结合手术，可以减少不对称程度，直到完成更明确的骨骼手术。

正畸的注意事项

骨骼发育成熟（终末期畸形）患者的外科正畸治疗基本原则不变。每一颗恒牙都需要在牙槽骨中有合适的位置，牙弓相互协调，上颌牙中线与下颌牙中线一致。外科医师必须重新定位骨骼，使牙齿中线与面部中线重合，纠正转动、偏移和倾斜。然而，这种明显的不对称在实际中经常会造成骨骼和牙齿的损害。外科医师在重新定位颌骨使其达到稳定状态的过程受限于肌肉和软组织的影响，而正畸医师则受到外科医师实际所能达到的效果的限制。对于严重的不对称畸形，在正畸医师的指导下同期进行渐进的上下颌骨牵张成骨，能够解决大多数但非全部的骨组织及软组织量不足的问题。

正畸干预可以在早期和混合牙列时期发挥作用，应用功能性矫治器可以减缓生长活跃的面部骨骼的畸形。各种正畸矫治器和技术已经被设计通过改变功能基质来影响颌骨的生长。在轻度至中度半侧颜面短小畸形的患儿中，Herbst、MARA 和 Twin Block等功能矫治器均具有类似的应力机制，使下颌骨处于前伸位，刺激髁突和关节窝的生长。在不对称生长的情况下，可以调整矫治器的位置，促使下颌骨向下、向前和向外，稍微过矫正牙齿中线。早期治疗可减少继发性上颌生长抑制。在严重的病例中，如果在早期就

进行手术干预，受累侧的下颌骨会出现较大的侧方开殆。正畸功能矫治器的目的是促进患侧垂直骨量不足的上颌骨生长，并平整偏斜的殆平面。这并不意味着使患侧牙体伸长，而是上颌骨垂直向下的生长。不同于外科手术，这可能需要数年时间和正畸指导来完成。在手术的同时（下颌骨牵张手术），结合带有临时骨锚固装置的功能矫治器来固定下颌骨位置，我们可以利用上颌骨的弹力来帮助上颌向下生长，从而缩短治疗时间。然而，远期疗效的稳定性是不可预测的，需要进一步的正畸和外科干预。

结束语

本章涉及范围较广，无法详细说明每种情况的具体处理方法。上述讨论提供了根据临床表现而制订的治疗原则，并通过附带的临床病例和表格加以说明。

面部对称性的恢复是所有重建过程中最具挑战性的。它的困难在于受累的程度，从单纯的骨骼不对称（如单侧髁突发育过度）到所有面部结构的受累（如颜面短小畸形）。此外，膨胀性骨肿瘤和 Parry-Romberg 综合征等破坏性疾病显著增加了修复复合组织的挑战。恢复面部对称性需要建立一个对称平面，而随着受累程度的加重，建立这个平面变得越来越困难。虽然颅面部骨骼可以从蝶骨上分离出来，并被分割成各个解剖单元，但面临的挑战是，知道如何相对于面部轴线对每个骨骼单元定位，然后解决软组织表面和体积不对称的问题。如今，外科医师和正畸医师可以利用锥形束 CT 和三维成像在多个层面上观察三维空间的不对称，从而更准确地显示畸形形态并规划手术方法。

除了面部不对称的患者以外，没有其他患者如此需要外科医师和正畸医师的想象力、创新和耐心。同样，患者及其家属也面临着同样的挑战。从出生到青春期到成年，患者及其家人面临着大量的门诊预约、手术和支持治疗，这些都对他们的教育、父母的休假时间和收入花费产生了不利影响。因此，许多患者及其父母感到疲劳、沮丧，有时甚至不合作也不足为奇。重要的是，不要让他们感觉看不到尽头。治疗应在一定的时间范围内制订明确的目标。正畸医师必须在治疗的第一阶段完成尽可能多的工作，不能让第一阶段的工作在不知不觉的情况下推迟到第二阶段和随后的正畸阶段。患者肯定会发觉，结果就是随着患者变得越来越沮丧，他们之间合作的融洽度会急剧下降。同样，外科医师也要有明确的目标，并仔细确定

20 岁以前外科干预的次数和时间。最终，成功不仅需要外科医师和正畸医师之间的密切合作，还需要心理学家、语音和语言学家、病理学家、修复医师和整形医师等多学科团队的其他成员，在 20 岁以前提供尽可能有效的治疗。

（啜文钰　张　然　于洪波　译）

参考文献

［1］Jehle H. Bilateral symmetry in morphogenesis of embryos. Proc Nat Acad Sci. 1970;67: 156 - 63.

［2］Rhodes G，Proffitt F，Grady J，et al. Facial symmetry and the perception of beauty. Psychon Bull Rev. 1998;5: 659.

［3］Wade TJ. The relationships between symmetry and attractiveness and mating relevant decisions and behavior: a review. Symmetry. 2010;2: 1081 - 98.

［4］Zaidel DW，Cohen JA. The face, beauty, and symmetry: Perceiving asymmetry in beautiful faces. Int J Neurosci. 2005;115: 1165.

［5］Bishara SE，Burkey PS，Kharouf JG. Dental and facial asymmetries: a review. Angle Orthod. 1994;64: 89 - 98.

［6］Haraguchi S，Iguchi Y，Takada K. Asymmetry of the face in orthodontic patients. Angle Orthod. 2008;78: 421 - 26.

［7］Naini FB，Donaldson AN，McDonald F，Cobourne MT. Assessing the influence of asymmetry affecting the mandible and chin point on perceived attractiveness in the orthognathic patient，clinician，and layperson. J Oral Maxillofac Surg. 2012;70: 192 - 206.

［8］Cohen MM Jr. Perspectives of craniofacial asymmetry. Part I. The biology of asymmetry. Int J Oral Maxillofac Surg. 1995;24: 2 - 7.

［9］Cohen MM Jr. Perspectives of craniofacial asymmetry. Part II. Asymmetric embryopathies. Int J Oral Maxillofac Surg. 1995;24: 8 - 12.

［10］Cohen MM Jr. Perspectives of craniofacial asymmetry. Part III. Common and/or well known causes of asymmetry. Int J Oral Maxillofac Surg. 1995;24: 127 - 33.

［11］Cohen MM Jr. Perspectives of craniofacial asymmetry. Part IV. Hemi-asymmetries. Int J Oral Maxillofac Surg. 1995; 24: 134 - 41.

［12］Cohen MM Jr. Perspectives of craniofacial asymmetry. Part V. The craniosynostoses. Int J Oral Maxillofac Surg. 1995; 24: 191 - 4.

［13］Kawamoto HK，Kim SS，Jarrahy R，Bradley JP. Differential diagnosis of the idiopathic laterally deviated mandible. Plast Reconstr Surg. 2009: 124: 1600 - 1609.

［14］Knoll BI，Persing JA. Craniosynostosis. In: Bentz ML，Bauer BS，Zuker R（Ed.）Principles and Practice of Pediatric Plastic Surgery. St Louis，Missouri: Quality Medical Publishing，2008;541 - 70.

［15］Marsh JL，Gado MH，Vannier MW，Stevens WG. Osseous anatomy of unilateral coronal synostosis. Cleft Palate J. 1986;23: 87.

［16］Posnick JC. Anterior plagiocephaly: unilateral coronal synostosis and skull molding. In: Posnick JC. Craniofacial and Maxillofacial Surgery in Children and Young Adults. WB Saunders: Philadelphia，2000;127 - 61.

［17］Rogers GF，Mulliken JB. Involvement of the basilar coronal ring in unilateral coronal synostosis. Plast Reconstr Surg. 2005;115: 1887.

［18］Loomis M，Radkowski M，Pensler J. Maxillary deformation in unilateral coronal synostosis. J Craniofacial Surg. 1990: 1: 73 - 76.

［19］Kane AA，Lo LJ，Vannier MW，Marsh JL. Mandibular dysmorphology in unicoronal synostosis and plagiocephaly without synostosis. Cleft Palate Craniofac J. 1996;33: 418 - 2.

［20］Kane AA，Kim YO，Eaton A，et al. Quantification of osseous facial dysmorphology in untreated unilateral coronal synostosis. Plast Reconstr Surg. 2000;106: 251.

［21］Becker DB，Fundakowski CE，Govier DP，Deleon VB，et al. Long-term osseous morphologic outcome of surgically treated unilateral coronal synostosis. Plast Reconstr Surg. 2006;117: 929.

［22］Menard RM，David DJ. Unilateral lambdoid synostosis: Morphological characteristics. J Craniofac Surg. 1989;9: 240 - 6.

［23］Posnick JC. Posterior plagiocephaly: unilateral lambdoid synostosis and skull molding. In: Posnick JC. Craniofacial and Maxillofacial Surgery in Children and Young Adults. WB Saunders: Philadelphia，2000;131 - 248.

［24］Ploplys EA，Hopper RA，Muzaffar AR，et al. Comparison of computed tomographic imaging measurements with clinical findings in children with unilateral lambdoid synostosis. Plast Reconstr Surg. 2009;123: 300 - 9.

［25］Smartt JM，Elliott RM，Reid RR，Bartlett SP. Analysis of differences in the cranial base and facial skeleton of patients with lambdoid synostosis and deformational plagiocephaly. Plastic Reconstr Surg. 2011;127: 303 - 12.

［26］Bruneteau RJ，Mulliken JB. Frontal plagiocephaly: synostotic，compensational，or deformational. Plast Reconstr Surg. 1992;89: 21.

［27］Turk A，McCarthy J，Thorne C，et al. The 'back to sleep campaign' and deformational plagiocephaly: is there cause for concern? J Craniofac Surg. 1996;7: 12.

［28］Mulliken JB，Van der Woude DL，Hansen M，LaBrie RA，Scott RM. Analysis of posterior plagiocephaly: Deformational versus synostotic. Plast Reconstr Surg. 1999;103: 371.

［29］Hollier L，Kim J，Grayson BH，McCarthy JG. Congenital muscular torticollis and the associated craniofacial changes. Plast Reconstr Surg. 2000;105: 827.

［30］Yu C-C，Wong F-H，Lo L-J，Chen Y-R. Craniofacial deformity in patients with uncorrected congenital muscular torticollis: an assessment from three-dimensional computer tomography imaging. Plast Reconstr Surg. 2004;113: 24 - 33.

［31］Chate RAC. Facial scoliosis from sternocleidomastoid torticollis: longterm postoperative evaluation. Br J Oral Maxillofac Surg. 2005;43: 428 - 34.

［32］Ras F，Habets LL，van Ginkel FC，Prahl-Anderson B. Three-dimensional evaluation of facial asymmetry in cleft lip and palate. Cleft Palate Craniofac J. 1994;31: 116 - 21.

［33］Patel PK，Kawamoto HK. Atypical craniofacial clefts. In: Bentz ML，Bauer BS，Zuker R（Ed.）. Principles and Practice of Pediatric Plastic Surgery. St Louis，Missouri: Quality Medical Publishing，2008;583 - 636.

［34］McCarthy JP. Craniofacial microsomia，In: Thorne CH（Ed.）Grabb and Smith Plastic Surgery，6th edn. Philadelphia;

第 2 部分

Lippincott Williams and Wilkins，2007；248 – 55.

[35] Birgfeld CB，Heike C. Craniofacial microsomia. Semin Plast Surg. 2012；26：91 – 104.

[36] Singhal V，Hill ME. Craniofacial microsomia and craniofacial distraction. In：Bentz ML，Bauer BS，Zuker R（Ed.）Principles and Practice of Pediatric Plastic Surgery. St Louis，Missouri：Quality Medical Publishing，2008：755 – 97.

[37] Pruzansky S. Not all dwarfed mandibles are alike. Birth Defects. 1969；2：120 – 9.

[38] Kaban LB，Moses MH，Mulliken JB. Surgical correction of hemifacial microsomia in the growing child. Plastic Reconstr Surg. 1988；82：9 – 19.

[39] Lauritzen C，Munro IR，Ross RB. Classification and treatment of hemifacial microsomia. Scand J Plast Reconstr Surg. 1985；19：33 – 9.

[40] David DJ，Cooter RD. Hemifacial microsomia：a multisystem classification. 1987；80：525 – 33.

[41] Vento AR，La Brie RA，Mulliken JB. The OMENS classification of hemifacial microsomia. Cleft Palate Craniofac J. 1991；28：68.

[42] Horgan JE，Padwa BL，LaBrie RA，et al. OMENS-Plus：analysis of craniofacial and extracranial anomalies in hemifacial microsomia. Cleft Palate Craniofac J. 1995；32：405 – 12.

[43] Birgfeld CB，Luquetti DV，Gougoutas A，et al. A phenotypic assessment tool for craniofacial microsomia. Plast Reconstruct Surg. 2011；127：313 – 20.

[44] Obwegeser HL. Hemimandibular hyperplasia. In：Obwegeser HL. Mandibular growth anomalies. Berlin：Springer-Verlag，2001；145 – 98.

[45] Obwegeser HL，Makek MS. Hemimandibular hyperplasia-hemimandibular elongation. J Maxillofac Surg. 1986；14：183 – 208.

[46] Proffit WR，Vig KW，Turvey TA. Early fracture of the mandibular condyles：frequently an unsuspected cause of growth disturbances. Am J Orthodont. 1980；78：1 – 24.

[47] Hovinga J，Oering B，Stegenga B. Long-term results of nonsurgical management of condylar fractures in children. Int J Oral Maxillofac Surg. 1999；28：429 – 40.

[48] Pensler JM，Murphy GF，Mulliken JB. Clinical and ultrastructural studies of Romberg's hemifacial atrophy. Plast Reconstr Surg. 1990；85：669 – 74.

[49] Chen Y-R，Noordhoff MS. Treatment of craniomaxillofacial fibrous dysplasia：how early and how extensive. Plast Reconstr Surg. 1990；86：835 – 42.

[50] Gabbay JS，Yuan JT，Andrews BT，Kawamoto HK，Bradley JP. Fibrous dysplasia of the zygomaticomaxillary region：outcomes of surgical intervention. Plast Reconstruct Surg. 2013；131：1329 – 38.

[51] Reyneke JP，Tsakiris P，Kienle F. A simple classification for surgical planning of maxillomandibular asymmetry. Br J Oral Maxillofac Surg. 1997；35：349 – 51.

[52] Fattahi TT. An overview of facial aesthetic units. J Oral Maxillofac Surg. 2003；61：1207 – 11.

[53] Menick FJ. Defects of the nose，lip，and cheek：rebuilding the composite defect. Plast Reconstruct Surg. 2007；120：887 – 98.

[54] Quevedo L，Ruiz JV，Quevedo C. Using a clinical protocol for orthognathic surgery and assessing a 3-dimensional virtual approach：current therapy. J Oral Maxillofac Surg. 2011；69：623 – 37.

[55] Xia JJ，Gateno J，Teichgraeber JF. New clinical protocol to evaluate craniomaxillofacial deformity and plan surgical correction. J Oral Maxillofac Surg. 2009；67：2093 – 106.

[56] Barbenel JC，Paul，PE，Khambay BS，et al. Errors in orthognathic surgery planning：the effect of inaccurate study model orientation. Internat J Oral Maxillofac Surg. 2010；39：1103 – 08.

[57] Zhao L，Patel PK，Cohen M. Application of virtual surgical planning with computer assisted design and manufacturing technology to cranio-maxillo-facial surgery. Arch Plastic Surg. 2012；39：309 – 16.

[58] Wolfe SA，Berkowitz S. Plastic Surgery of the Facial Skeleton. Boston，Little. Brown and Company，1989.

[59] McCarthy JG，Schreiber JS，Karp NS，et al. Lengthening of the human mandible by gradual distraction. Plastic Reconstr Surg. 1992；89：1.

[60] Molina F，Ortiz-Monasterio F. Mandibular elongation and remodeling by dis-traction：a farewell to major osteotomies. Plast Reconstr Surg. 1995；96：825.

[61] Guo L，Ferraro NF，Padwa BL，et al. Vascularized fibular graft for pediatric mandibular reconstruction. Plast Reconstr Surg. 2008；121：2095 – 105.

[62] Longaker MT，Siebert JW. Microvascular free flap correction of hemifacial atrophy. Plast Reconstr Surg. 1995；96：800.

[63] Coleman SR. Facial recontouring with lipostructure. Clin Plast Surg. 1997；24：347.

[64] Moscona R，Ullman Y，Har-Shai Y，et al. Free-fat injection for the correction of hemifacial atrophy. Plast Reconstr Surg. 1989；84：501 – 7.

[65] Grimaldi M，Gentile P，Labardi L，et al. Lipostructure technique in Romberg syndrome. J Craniofac Surg. 2008；19：1089 – 91.

[66] Mulliken JB，Kaban LB. Analysis and treatment of hemifacial microsomia in childhood. Clin Plast Surg. 1987；14：91.

[67] Obwegeser HL. Correction of the skeletal anomalies of otomandibular dysostosis. J Maxillofac Surg. 1974；2：73.

[68] Kim S，Seo Y-J，Choi TH，Baek S-H. New approach for the surgico-orthodontic treatment of hemifacial microsomia. J Craniofac Surg. 2012；23：957 – 63.

[69] Kaban LB. Mandibular asymmetry and the fourth dimension. J Craniofac Surg. 2009；20（suppl 1）：622 – 31.

[70] Shetye PR，Grayson BH，Mackool RJ，McCarthy JG. Long-term stability and growth following unilateral mandibular distraction in growing children with craniofacial microsomia. Plast Reconstr Surg. 2006；118：985 – 95.

[71] Sidiropoulou S，Antoniades K，Kolokithas G. Orthopedically induced condylar growth in a patient with hemifacial microsomia. Cleft Palate Craniofac J. 2003；40：645 – 50.

[72] Leonardi R，Barbato E. Technical strategy mandibular asymmetry treated with a modified activator appliance. J Craniofac Surg. 2007；18：939 – 43.

[73] Kahl-Nieke B，Fischbach R. Effect of early orthopedic intervention on hemifacial microsomia patients：an approach to a cooperative evaluation of treatment results. Am J Orthodont Dentofac Orthoped. 1998；114：538 – 50.

[74] Meazzini MC，Mazzoleni F，Bozzetti A，Brusati R. Does functional appliance treatment truly improve stability of mandibular vertical distraction osteogenesis in hemifacial microsomia? J Cranio-Maxillofac Surg. 2008；36：384 – 89.

[75] İşeri H，Kişnişci R，Altuğ-Atac AT. Ten-year follow-up of a patient with hemifacial microsomia treated with distraction osteogenesis and orthodontics：an implant analysis. Am J Orthodont Dentofac Orthoped. 2008；134：296 – 304.

第57章

第 58 章
颌面高位截骨
High Level Maxillofacial Osteotomies

Stephen Dover

引言

在本书的第 2 章我们已经介绍过上颌骨和面部高位截骨的发展史。首例上颌骨截骨术是由美国外科医师 David W Cheever 完成的。他报道了一例患者采用上颌骨 Le Fort Ⅰ型截骨并下降上颌骨下方骨段，以此为入路切除鼻咽部肿瘤。从 1920 年起，德国有医师开始采用外科手术来改变上颌骨位置，共有 3 位医师，Cohn-Stock、Wassmund 和 Wunderer 先后致力于采用外科手术来移动上颌骨的研究。1927 年，Wassmund 提出了 Le Fort Ⅰ型截骨手术方法，1934 年他和 Axhausen 医师一起采用此方法配合弹性牵引来前移上颌骨。1942 年 Schuchardt 采用离断翼颌连接结合外部牵引的方法使得上颌骨前移变得更加准确，更加具有预测性。

同年，Harold Gillies（1882—1960）医师第一次报道了面上部 Le Fort Ⅲ型水平截骨，他的患者是一例 Crouzon 综合征的患者，在手术中由于没有移植骨块，所以术后患者出现复发，在 1949 年不得不进行二次手术。此后，Gillies 再没有进行类似的手术了。

Paul Tessier（1917—2008）开创性地完成了 Le Fort Ⅲ型截骨，在颅底水平将面中部整体前徙。实践证明 Le Fort Ⅲ型截骨手术方式对于颅面部综合征的患者非常有效，这类患者因颅缝早闭而导致眼眶发育不足进而伴发突眼，以及面中部发育不足伴发Ⅲ类错𬌗等一系列症状。后来 Le Fort Ⅲ型截骨手术得到了进一步改进，包括采用经颅骨手术入路，将颅骨和面骨分成两部分使其能够整体旋转并能调整眼眶、面部和前额骨使之前徙。因此，这种手术方式也被称为整块手术或者额-面部手术。Fernando Ortiz-Monasterio（1923—2012）和 Jacques van der Meulen（1929 至今）与 Tessier 一样也为这项工作做出了巨大的贡献。

介于 Le Fort Ⅰ型和 Le Fort Ⅲ型截骨水平之间，也有多种手术截骨方式来处理面中部的各种发育畸形。

Kufner 的手术截骨方式主要描述了如何将上颌骨和颧骨一并前徙。鼻骨和面中部软组织并不移动。

另一种改良的手术方式被称为高位 Le Fort Ⅰ型截骨，上颌骨水平截骨线仅低于眶下孔水平而不是常规的稍高于上颌骨牙齿根尖水平。这种截骨方式避免在复杂的眼眶内进行截骨，却可以有效地前徙颊部软组织。

Le Fort Ⅱ型截骨和 Le Fort Ⅱ型骨折相似，可以移动上颌骨和鼻骨,但颧骨保持在原来的位置。1973年 Henderson 和 Jackson 发表了这一手术方式。

也可以将上述几种不同的截骨方式结合起来。例如:Le Fort Ⅱ型、Le Fort Ⅲ型截骨可以分别和 Le Fort Ⅰ型截骨一起使用来完成鼻骨或者面部和上颌骨的移动。

面中部截骨适应证

Le Fort Ⅰ型水平截骨通常用于原发性或者继发性的口腔颌面不对称畸形的矫正。需要采用上颌骨低位截骨来矫正的患者包括伴发不同程度的上颌骨后缩的腭裂患者;或者是严重不对称畸形伴发殆平面倾斜的半侧颜面短小畸形的患者。对于需要面中部高位截骨的患者而言,常常都是颅面部综合征的患者,这种畸形的特点以及后续的治疗方式决定其需要采用此种截骨方式。

在众多的颅面部综合征患者当中,以人名命名的常染色体显性遗传疾病以 Crouzon、Pfeiffer 和 Apert 综合征最为常见。这些综合征是由成纤维细胞生长因子受体的基因突变引起的,尤其是 10 号染色体上发现的 FGFR2。它们的特征都是颅缝过早融合,导致颅骨体积缩小,大脑持续生长在一个小的闭合的颅骨内,导致众多患儿颅内压升高。

Apert 综合征患者的特征是手和脚有复杂的并指。目前发现了两种基因型:Ser252Trp 和 Pro253Arg,前者导致较高的腭裂发生率,而后者将导致更为严重的肢体并发症。

Pfeiffer 综合征患者常伴有严重的颅骨闭合,头型呈"三叶草样",患者临床表现为智力异常、腭盖高拱、拇指变宽以及踇趾内翻等畸形。Pfeiffer 综合征患者治疗起来非常复杂,存在的畸形问题很多,即使在进行颅骨重建手术之后也存在早期颅骨融合的倾向。

翼板是蝶骨的一部分,位于颅底区域。在颅底骨缝的融合中,如果翼板过早融合将阻止面中部向前和向下方向的正常生长。这就导致了典型的面中部凹陷,在各年龄段的儿童尤为明显。然而,在受影响的个体当中,下颌骨的生长将远超上颌骨,随着青春期生长发育高峰的结束,这一现象将越发明显。上颌骨变成单一的结构并融到颅底,对外科的治疗具有重要的意义。

许多综合征性的颅缝早闭患者都具有典型特征,其中以面中部发育不全最为常见。由于遗传的表达

特征不同,患者的临床特征也是多变的。对比一组患病的家长和他的孩子的临床特征,可以明显地看出不同个体具有不同程度的面中部后缩和突眼的表现。

由于前额的眶上缘和面中部的眶下缘发育不足,导致了颅骨体积的缩小以及上颌骨的后缩,并且这些解剖因素导致了眼球突出。眼球的生长在 6~7 岁时基本完成,正常大小的眼球突出于面部,但是受累的患者由于构成眼眶的骨骼发育不足,因此常常在早期就出现突眼的症状。

另一个重要的特征就是Ⅲ类颅殆关系,这一特征在进入青少年时期将变得更加明显。青少年的青春期生长高峰对于这类患者而言,表现为下颌骨的生长越发明显,由于上颌骨与颅底融合生长受到限制,上、下颌骨发育上的差异导致了Ⅲ类颅殆畸形。

患者鼻内的解剖结构通常是不正常的,会出现气道狭窄或者骨刺阻塞。有时候其中一个或者两个鼻腔通道的后鼻孔部分被阻塞,引起后鼻孔闭锁。

上颌骨的后缩引起软腭向后移位,进而干扰了咽鼓管的正常生理功能,所以中耳功能障碍在这类患者中并不少见。尤其在 Apert 综合征患者中,硬腭呈现高拱,软腭裂的发生率在 30% 左右。

上颌骨后移导致软腭被推向咽后壁的位置上,软腭垂直占据咽后壁和舌根间的间隙,阻碍了气道的通气。因此在一定程度上,有一部分患者需要早期行气管切开术来纠正通气。行气管切开术的另一个原因是喉部异常,包括喉软骨软化等。这种症状是一些颅缝早闭综合征患者的一个特点,由于喉部软骨的异常,吸气时气管内压力降低,出现喉部塌陷,这将导致下气道的阻塞。在这些患者中区分上气道和下气道的阻塞是很重要的,外科手术可以改善上呼吸道的狭窄(例如面中部前徙),但是对于解决舌根部以及舌根部以下的阻塞是毫无帮助的。当考虑到这些患者的麻醉需求时,这些特征就显得非常重要。

很多之前提到的问题都可以通过外科手段重新定位上颌骨来解决。对于儿童而言,手术将上颌骨向前移动;随着患者年龄的增长,上颌骨的方向将被调整成向前向下移动,根据面中部不同的畸形特点采取不同的手术方式。

将眶缘向前移动可有效地增加眶腔的容积,眼球下沉到新构造的眼窝里使得突眼的症状得以解决。同时前移上颌骨可牵引软腭,明显改善后鼻道的通气情况。沿着正中矢状面劈开上颌骨,使之分成左右两段,可以扩大鼻腔容积并且改善空气的进入。鼻腔内骨刺造成的阻塞或者鼻腔闭锁也可以同期得到治疗。

通过前徙面中部可以使得患者由Ⅲ类颅殆关系变成Ⅰ类甚至Ⅱ类颅殆关系，可明显改善患者的面部外形和口腔功能。

对于儿童而言，重点问题是解决突眼的症状。因此，手术须将面中部沿着眶耳平面前徙。眶耳平面定义为外耳道的上界与眼眶下缘的连线。这种方式可改善眼眶的容积，但是如果面中部向前和向下同时移动，可能会导致眼球内陷的发生。

对于患儿来说，上颌骨前徙的距离要相对大一些，使之与下颌骨形成Ⅱ类颅殆关系。随着下颌骨的生长，这种Ⅱ类关系会逐渐变成Ⅰ类颅殆关系，甚至严重者将来需要再次进行上颌骨前徙手术以解决Ⅲ类颅殆关系。上颌骨通常采取 Le Fort Ⅰ型水平截骨来纠正二次形成的Ⅲ类颅殆关系。这种后期形成的Ⅲ类关系都是由于在青春期面部生长受限引起的。面中部前徙主要的目的之一就是避免气管切开术。

Cohen 于 1979 年报道了颅-额-鼻发育不良的病例，这种病是 *EFNB-1* 基因突变的结果，与 X 染色体相关，因此在女性中更为常见，发病率大于 1∶10万。该疾病临床表现多种多样，不同的临床表现决定了不同的手术方案。颅面部常见的症状包括冠状缝融合、眶距增宽（眼球间距增宽）、鼻尖分叉和头发干燥卷曲。

这项技术也可应用于 Apert 综合征的患者，将眼眶向内侧旋转以纠正下旋和外旋，同时也可以降低和扩宽高拱的上腭。

Binder 综合征最早在 1939 年由 Noyes 报道，但在当时并未把其作为一个独立的病种。直到 1962 年 von Binder 报道了鼻-上颌发育不全之后，这种疾病才逐渐被认知。这种疾病包括很多特征，例如鼻骨位置异常的甲状旁腺样面容、上颌骨发育不全、Ⅲ类错殆畸形以及前鼻棘的萎缩甚至消失。

Binder 综合征的治疗需要采用外科手术截骨来纠正面中部发育不足和鼻孔上翻畸形。外科手术方式包括 Le Fort Ⅱ型截骨前徙，个别病例上颌骨和鼻骨位置需要采用 Le Fort Ⅱ型与 Le Fort Ⅰ型相结合或者单独 Le Fort Ⅰ型截骨加以完成，需要鼻骨重建的患者使用软骨或者自体骨。

术前评估

这组患者的手术计划应在一个多学科专家小组内进行，包括（但不限于）颅底外科医师、神经外科医师、麻醉科医师、耳鼻喉科医师、眼科医师、遗传科医师、儿童口腔科医师、正畸医师，团队中还应包括语音和语言专家、心理学专家、临床护理专家和专用病房以及善于了解和处理患者问题的工作人员。

颅面部区域的异常会对所有的感观产生重要的影响。因此，不论患者的年龄大小，我们都要进行全面的详细的评估，包括对头部和面部进行彻底的临床检查，辅助脑部、面部和颈椎的 CT 和 MRI。

了解气道的解剖结构是很重要的，由于新生儿只会用鼻呼吸，因此应该尤为关注。

颅缝过早融合会导致颅内压升高，这在扫描影像中可以得到提示（颅骨呈扇贝状或穿孔、小脑室、Chiari 畸形-后脑疝）。此外，通过视觉电生理（视觉诱发电位）检查，视网膜检查中发现视神经乳头水肿以及颅内压监测均可提示颅内压增高。

眼科检查还应评估那些眼球突出者的角膜暴露情况，包括眼睑能否闭合，能否起到保护或润滑眼睛的作用。

除了必须评估儿童的牙列、听力、语音、语言和一般发育之外，还必须评估他们的父母是否具备照顾这些儿童的能力，以及成人患者是否具备照顾自己的能力。

在传统的正颌外科中，头影测量在手术计划的制订上发挥重要的作用，对于综合征的患者而言，虽然头影测量在年龄大一些的有美观方面需求的患者中有一些作用，但主要问题还是如何解决功能。当颅腔容积、气道、软腭位置和上、下颌关系达到一定程度时，面部平衡就能实现。对比通过上颌骨的前徙使眼睛、气道等器官得到有效的保护和改善，患者是否还是Ⅰ类殆关系就显得没那么重要了。

目前的手术预测软件还不能为这类患者提供术前模拟预测，因为这些患者的解剖标志点远不在正常的参考范围内。事实上，一些传统的骨性标志点甚至在这些患者身上无法找到。此外，先前的颅底手术和疾病本身可能会破坏前颅底的结构，使得 SN 线（前额骨和鼻骨交界处定义为鼻根点、蝶鞍中点和鼻根点连线定义为 SN 线）位置异常，因此，也无法使用 SNA 角（A 点与前上颌骨相关）和 SNB（B 点与前下颌骨相关）角对上下颌骨前份进行参照。

非常重要的一点是需要有患者的照片记录，因为患者的治疗疗程会很长，甚至会超过医师的职业寿命。随着时间推移，骨骼慢慢成熟，通过患者照片资料的参考，医师可以准确而客观地评价手术的早期效果。

外科手术

传统的高位面中部截骨术是将面中部前移到准确的位置,然后采用钛板和螺钉固定,结合骨块移植和颌间固定等方式将上颌骨稳定在正确的位置上。不可避免地上颌骨需要前移的量越多,复发的风险就越大。近期我们通过外牵张的方式进行了一些尝试,可有效降低复发的概率,这种外牵张的方法也被早期的一些学者所提倡。在过去的20年里,牵张成骨已经成为颅颌面外科中最重要的手术方式。

牵张成骨技术是由 Gavril Ilizarov(1921—1992)开创的。他是一名骨科医师,在西伯利亚一个偏远的小镇工作。他在一例患者的下肢骨上通过外科手术制造了一个骨折,然后采用外支架进行牵张成骨,他成功地建立了在逐步牵张的过程中骨段牵张的原则。除了颅颌面领域,牵张成骨技术也在其他领域广泛应用。通过外支架牵张、口内牵张或者两者结合牵张均可以达到30mm长的骨移动距离。不管采用何种方式牵张,总体的截骨原则都是一样的。

大多高位截骨术是通过头皮冠状入路结合口内"马蹄形"颊侧前庭沟切口入路进行的,通过仔细小心的剥离,面上部和面中部的结构可以充分显露,不需要附加面部皮肤的切口。在少数情况下,当需要直接到达眶底的时候,推荐由 Tessier 提出的经结膜入路的方案。

冠状切口的形状最好选择弯曲的、波浪形的"隐蔽的"切口,这样有助于切口的愈合。对于儿童患者而言,应剃掉全部头发,成人患者只需要沿着切口线剔除其上边的毛发即可(图58-1)。

切口在发际线内,因此瘢痕相对较小,当头发湿的时候瘢痕就更加不明显了。皮瓣应在帽状腱膜下翻起,因为面神经在颧弓处横跨其表面,从帽状腱膜下可有效地保护面神经分支。如果手术仅需要显露出前颅骨,那么该入路可有效保护颞肌上方各层次的完整性。

冠状入路皮瓣可向下延伸以显露鼻骨、眉间和眶外侧缘。眶上神经通常位于眶上缘切迹处,可以用骨刀沿着眶上神经走行的管道将眶上神经松解出来。如果需要显露出颧骨和眶外侧壁,应将颞肌向后外侧牵拉。如果内眦韧带附着松弛或者就像个别外伤患者那样内眦韧带被撕脱,常常需要沿着鼻根部解剖剥离,进而显露出眶内侧壁、内眦、泪沟和前上颌骨的上部。在手术过程中内眦韧带应尽量保留在泪嵴上。如果它在术中丧失附着,当截骨完成面中部前徙之后,必须将内眦韧带重建。

在颧骨处向下和向前小心分离,将眼球向后移动可显露出面中部和眶下缘的外侧。如果冠状入路切口延伸到耳前或者从美学角度考虑延伸到耳后可以将整个形态显露出来,同时也保护了面神经的上方分支(图58-2)。

对于面中部的下部,可通过口内入路,采用标准的前庭沟切口来完成。切口的位置应位于附着龈上方3mm处,切口在可移动的牙槽黏膜组织上,这样一来,便于在手术结束后缝合伤口。通过仔细的解剖,可从下方暴露梨状孔和眶下缘,术中找到眶下神经。从咬肌肌腱的侧方进行分离和松解可以暴露颧弓的下侧面,需要指出,剥离应在骨膜下进行以防止颊脂垫脱出到伤口中影响视野。

从颧骨支柱向后方剥离到达翼颌连接,对于综合

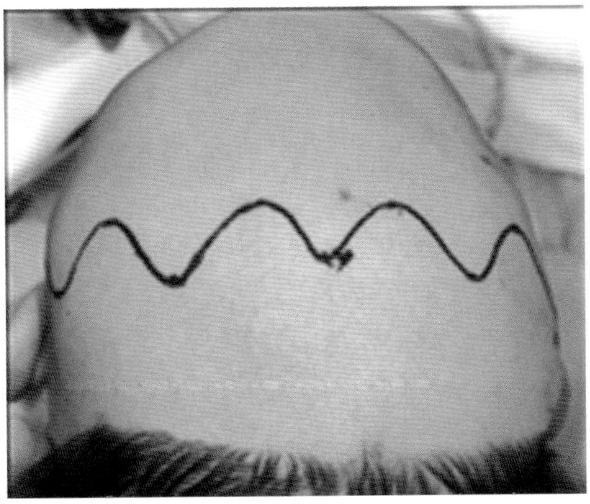

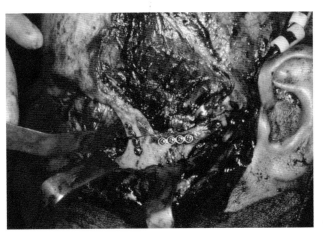

图58-1　头皮的弧形隐蔽切口(该患者进行了头皮备皮)

图58-2　通过冠状皮瓣广泛的脱套(extensive de-gloving)和显露左眼眶与颧骨

征患者而言,翼颌连接可能已经缺失,或者该区域已由骨充填。

如果需要进一步显露中线和鼻腔结构,那么就推荐面部脱套手术来完成。针对口腔内的显露可以结合鼻内切口、鼻软骨间切口、跨鼻中隔和梨状孔底切口,鼻部软组织可从鼻骨和鼻软骨中分离出来,这样一来可更好地显露筛骨区域。在实际中,这种入路通常适用于完成大范围肿瘤的射频消融手术,而不适用于那些需要面中部截骨的患者。

Le Fort Ⅲ型截骨术是需要整个面中部前徙的患者最常应用的术式。这类手术的进步使得面中部骨骼可以与颅底安全的分离。在理想状态下,面中部骨骼应作为一个完整的单元与颅底分开,这需要术中细致的截骨才能够完成。

从上方开始,在颧额缝附近用锯将眶外侧缘断开,眶上缘也需要前徙,否则不能进行该手术。术中使用骨凿和锯进行截骨以确保截骨线沿着眶底向泪沟方向延伸。这一区域的最佳入路方式就是眶外侧壁截骨,颧弓以斜矢状面被分开,主要是为了确保在面部前徙过程中颧弓的骨块间形成最大限度的骨重叠。

鼻梁上横向截骨将鼻根部与额骨分开,需要注意的是不要截骨太深,否则容易损伤前颅窝。这对于前颅底缩短综合征患者尤其重要,因为他们的颅底位置可能位于鼻骨下方。

在鼻梁处的水平截骨向两侧连接眶内侧壁的垂直截骨,垂直截骨线位于后泪嵴的前方,在术中应尽量保留内眦韧带在泪前嵴区域的附着。眶内侧壁的截骨与眶底的截骨线相连接,完成一侧截骨,另一侧按相同的方式进行对称截骨。

在综合征患者中,上颌骨的后部与蝶骨的翼板相融合,如果面中部前徙,必须使翼板和上颌骨后部分离。在术中既可以通过口内入路进入翼上颌区域,也可以通过冠状入路在颧骨的后方进入翼上颌区。作者更喜欢采用口内入路的方式,因为它可以以一种更为可控的方式将上颌结节从蝶骨中分离出来,术中根据需要,小心地向眶底内侧和上方进行截骨。

一旦完成了眼眶和后骨段的截骨,鼻中隔和鼻侧壁就被分开了。上颌骨短小意味着术中截骨需要仔细小心(红线),截骨线应避免与面中线的成角太过垂直,以免影响颅底和颈椎(黑线)(图 58-3)。

用 Rowe 钳子把持住上颌骨,使面中部缓缓地向下与颅底折断开。如果面部移动困难,我们需要检查每一步截骨的完整性,尤其是上颌骨后部的截骨,这

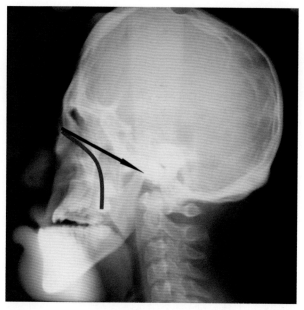

图 58-3 Crouzon 综合征患者的侧位头影照片,上颌骨-鼻中隔正确的截骨线(红线)和错误的截骨线(黑线)

个解剖部位是整个面中部与颅底离断的关键点。常见的并发症就是由于在颧骨上施加侧向力希望推动上颌骨向前造成的颧骨骨折,这时需要使用钛板固定骨折的颧骨。

在面中部骨段与颅底离断中,常会出现术中出血。我们可以通过低压麻醉和缓慢的骨块移动来尽量地降低风险,避免粗暴地折断骨块。

如果采用常规术式,在颧弓、颧额缝和鼻根部位应用钛板固定,必要时结合颌间固定。为了使前徙后的骨块达到稳定,术中需要进行骨移植,以最大限度减少复发。通过在眶壁、颧弓区域植骨有助于早期愈合。由于这些患者均有成骨的倾向,尤其是在颅底的区域,所以在上颌骨的后方通常不需要植骨。

不管是外牵张还是内牵张都可以通过缓慢的牵张来完成前徙。作者更赞同使用外牵张装置,因为它的灵活性很大,而且还能够实现长距离的牵张。当然,内牵张也有相应的支持者。尽管如此,如果牵张器放置不当,随着牵张的进行会在中线附近形成侧脸弯曲、口腔颌面和软腭不能够达到预想的变化,这将导致手术的失败(图 58-4)。

外牵张装置最初是由治疗面中部骨折的外固定支架发展而来的,最新的装置每一侧使用 4~8 枚螺钉固定,这些螺钉穿过头皮的软组织固定于颅骨上,然后外支架被连接到面中部,连接的方式有三种:使用钛板和螺钉结合跨面部钢丝;采用咬合殆板上的牵引钩;通过穿皮螺钉固定在个性化钛板上。无论采取

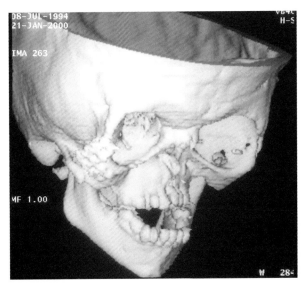

图 58-4 CT 显示,在接受内牵张而非外牵张治疗的 Apert 综合征患者,侧脸弯曲,面中部无法充分前徙

哪种方式固定,重要的是连接的装置要足够坚固,保证面中部向前移动的牵引过程中,支架不会脱离颌骨或者牙齿的固定装置。

面部牵引成骨的速度约为每天 1 mm,对于年轻的患者,由于骨骼愈合较快,牵引的时机应选择在术后 1 天或者术后即刻牵引;对于成人患者而言,一般选择在 5 天后开始牵引,这时候骨痂刚开始形成。

如果牵张顺利地到达了相应的位置后,牵引装置应留置一段时间,称之为巩固期,为了使刚形成的骨痂成熟。实际上,这一过程需要 3 个月的时间。图 58-5 展示了这些患者通过牵张成骨新形成的骨体积。在翼上颌区域内骨的质量和体积有助于减少复发。尽管通过传统的正颌外科手术很难使面中部前徙如此长的距离。

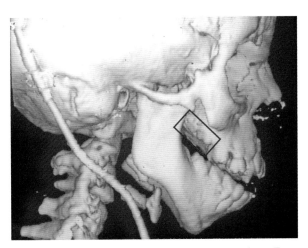

图 58-5 CT 显示翼上颌区牵张时可产生的骨体积(骨量)

对于腭裂的患者而言,如果面中部前徙过大会引发腭咽闭合不全(velopharyngeal incompetence,VPI)的风险,因此牵张成骨应缓慢进行直到到达触发 VPI 的位置时停止。当上颌骨固定在靠前的位置后,患者可以接受第二次手术:移除牵引器并后退下颌骨达到一类咬合以及最佳的功能。

对于合并颅骨和面中部发育不足综合征的患者,可以在进行 Le Fort Ⅲ 型截骨将面中部前徙的同时进行前颅骨的牵张成骨。这种额、面部的同时前徙可达到颅骨的扩张和面中部的前徙目的。

这种手术通常适用于有严重临床症状的幼儿患者。

偶尔也可在没有做过手术或者以前手术不成功的成年人中进行此类手术。

将前额、眼眶和面部同时向前前徙的术式最早是由 Ortiz-Monasterio 提出的。这种术式主要的缺点是前颅底与筛状板分开,患者可能通过颅-鼻瘘感染上脑膜炎。Anderl 对这项技术进行了改进,将眶上缘和前额作为一个整体进行移动,Le Fort Ⅲ 型骨段作为单独的第二个骨块,因此筛状板保留了它的完整性。随着牵张成骨技术的出现,前颅底处可能需要颅骨周围皮瓣的覆盖,但是在实践中前颅底仍然是完整的,这个术式避免了颅-鼻瘘并发症的产生。

经颅骨入路可以将两侧的眶顶充分暴露,在传统的方法中,前额骨仍然附着在 Le Fort Ⅲ 型面中部骨段中,前额和上颌骨可以同时向前推进。在牵张成骨中,外部牵张支架直接固定在其下方的骨块上,在梨状孔边缘和眉间点的位置用螺钉将钛板固定在骨面上,用穿皮钢丝连接钛板和外牵张支架。在治疗结束时,钢丝通过皮肤与外牵张支架一并拆除,钛板和螺钉留在原位。

额面部前徙使得面部作为一个独立的单元向前移动,这是以实现面部平衡为前提的。在实践中,经常需要在面上 1/3(通常情况下眼眶的容积在 8 岁时达到最大体积)和面中部下方牙齿承重部分(到青少年后期骨骼和口腔颌面关系达到稳定)之间进行不同的运动。

为了克服这种发育上的差异,面中部骨块可以同期分成多块进行手术,可以将 Le Fort Ⅲ 型截骨前徙与 Le Fort Ⅰ 型截骨前徙相结合,这种颌骨移动方式通过单独的正颌外科和牵张成骨都可以完成。使用这种方法,年纪大一些的患者需要在不同的平面上做不同的运动,这种术式可使得患者达到更好的面部平衡。

Le Fort Ⅱ型截骨手术包括鼻骨和上颌骨的锥形截骨术，眼眶部的截骨线位于内眦韧带的后方，穿过眼眶的内侧壁，然后截骨线向后延伸至翼上颌缝，在该区域需要离断翼上颌连接，在离断鼻中隔和鼻侧壁之后，鼻上颌骨复合体才可以折断并前徙，一般都需要进行骨移植或者通过牵张成骨来完成。

改良的 Le Fort Ⅲ型截骨术是将面部分成两部分，包括按常规术式将面中部进行前移，然后在面部正中矢状面处将骨块垂直分成两部分。这样一来面中部的两半可以相互独立的运动，一种选择是将面中部"增宽"，使截骨部分的外侧向后旋转，骨块中部向前移动。这种方法适用于面部扁平的患者，例如 Apert 综合征的患者。一旦面部轮廓纠正之后，面中部可以通过传统的正颌外科或者牵张成骨来完成前徙。牵张成骨的优势在于：它是把牵张力放置在前徙骨块的中心区域，通过此种方式可大大增加面部前徙的距离，这一点对预防复发是非常有效的，我们在术中也常常需要"过纠正"来防止复发。

对于那些颅-额-鼻发育不足或者面部正中裂的患者而言，他们存在颅骨的发育异常或者硬脑膜的膨出，如果硬脑膜已经被部分损伤，则需要切除面部中线的多余组织，并行硬脑膜缺损修复术；如果脑膜发育成两部分，则需要手术将两部分合在一起重建硬脑膜。在这种形势下，术中并不一定需要前徙面中部。

这种术式的另一个优势就是可以降低高拱的硬腭，并且可使咬合平面横跨 Monson 曲线。在牙齿水平分离上颌骨前牙段时应注意牙槽突骨段的侧方旋转会使得面中线处产生间隙，这样一来使得上中切牙失去了牙周的保护。作者采用在两侧的尖牙区取颊黏膜骨瓣，然后将该骨瓣覆盖在增宽的面部中线上，从而使牙根暴露的风险降到最低。另外，也需要在鼻底小心地取鼻黏膜瓣来覆盖间隙。中线处的骨劈开应位于两个鼻底瓣之间、鼻中隔的任何一侧，这样一来如果腭部软组织撕裂，至少有一层软组织可以封闭间隙，可使口鼻瘘的风险降到最低。

对于罕见的面裂引起的面部和眼眶的不对称畸形，可根据情况进行个性化手术以达到面部轮廓的最佳效果。虽然在一些年龄较大的患者中已进行一些正畸的准备工作，但是在实际中，由于颅骨在手术中发生了很大的变化，一旦牙弓关系匹配协调，牙齿的移动将变得更加容易，因此有必要进行术后正畸。

Kufner 手术适用于那些鼻部基本正常，但是上颌骨和颧骨发育不全的病例。这类畸形的治疗包括 Le Fort Ⅰ型截骨使上颌骨前徙以及在颧骨处放置假体。这种手术方式比较简单，但是如果假体植入和 Le Fort Ⅰ型截骨手术同期进行，就会存在感染的风险而导致患者承受二次手术。

Kufner 手术是将上颌骨和颧骨作为一个整体向前移动，一些外科医师更喜欢将颧骨的一部分看成上颌骨的前壁，这样一来，Kufner 截骨术实际上就是高位的 Le Fort Ⅰ型截骨术。这个手术有两个不足之处：首先并不能解决眶下缘发育不足的问题，其次对于颧骨体的发育不足，也无法通过向侧方移动骨块来增加颧骨的体积。经典的入路就是截骨线位于眶底，但不超过眶缘。如果采用传统的内侧截骨越过眶缘到达鼻腔内，则上颌骨很难用钛板固定。作者更倾向于将内侧的截骨线平行于鼻侧壁截骨，穿过梨状孔，再用钛板重新定位上颌骨的位置，这样更加简单一些。该术式可以与下颌骨后退术结合应用。

面中部血供丰富，可进行各种截骨手术，不必考虑太多骨块的血流情况，但是各种腭裂、面裂等情况应慎重考虑。每种术式所应用的范围不同，治疗计划应针对不同的个体而采用不同的方案。目前大多数正颌患者所使用的参考值不能够应用到这些复杂的面上部畸形当中。随着数字化的发展，目前正在开发一种计算机软件，主要针对那些超出参考值范围的口腔颌面畸形患者来绘制颌骨复杂的三维运动图。目前可以通过直接扫描患者牙列获得数据而不是通过取印模获得数据，将数据传导到软件中进行虚拟规划和打印咬合导板已经成为现实。至于这种软件多久后能够对患者的资料进行评估和处理，以及如何才能将软件中的信息转化为手术方法仍有待于观察，但是若想有效地处理好这些患者，就必须要有一个"审美的眼光"来评价每一例临床患者。

（啜文钰　张　然　于洪波　译）

参考文献

［1］ Cheever DW. Displacement of the upper jaw. Med Surg Rep Boston City Hosp. 1870；1；156.

［2］ Gillies HD，Millard DR Jr. The Principles and Art of Plastic Surgery. Boston，Little，Brown，1955.

［3］ Tessier P. The definitive plastic surgical treatment of the severe facial deformities of craniofacial dysostoses. Crouzon's and Apert's diseases. Plast Reconstr Surg. 1971；48；419-42.

［4］ Kufner J. Four-year experience with major maxillary osteotomy for retrusion. J Oral Surg. （American Dental Association：1965）09/1971；29：549 – 53.

［5］ Henderson D，Jackson IT. Nasomaxillary hypoplasia — the Le Fort II osteotomy. Br J Oral Surg. 1973；11：77 – 93.

［6］ Wilkie AOM，Slaney SF，Oldridge M，Poole MD，et al. Apert syndrome results from localized mutations of *FGFR2* and is allelic with Crouzon syndrome. Nat Genet. 1995；9：165 – 72.

［7］ Slaney SF，Oldridge M，Hurst JA. Differential effects of FGFR2 mutations on syndactyly and cleft palate in Apert's patients. Am J Hum Genet. 1996；58：923 – 32.

［8］ Muenke M，Schell U. Fibroblast growth factor receptor mutations in human skeletal disorders. Trends Genet. 1995；11：308 – 13.

［9］ Bentley RP，Sgouros S，Natarajan K，Dover MS，Hockley AD. Normal changes in orbital volume during childhood. J Neurosurg. 2002；96：742 – 6.

［10］ Bentley RP，Sgouros S，Natarajan K，Dover MS，Hockley AD. Changes in orbital volume during childhood in cases of craniosynostosis. J Neurosurg. 2002；96：747 – 54.

［11］ Forrest CR. Hopper RA. Craniofacial syndromes and surgery. Plast Reconstr Surg. 2013；131：86e – 109e.

［12］ Hughes C. Thomas K. Johnson D. Das S. Anaesthesia related to surgery for craniosynostosis. Paediatr Anaesthes. 2013；23：22 – 7.

［13］ Tamburrini G，Aldarelli M，Massimi L，et al. Complex craniosynostoses：a review of the prominent clinical features and the related management strategies. Childs Nerv Syst. 2012；28：1511 – 23.

［14］ Cohen MM，Jr. Craniofrontonasal dysplasia. Birth Defects Orig Art Ser. 1979；XV(5B)：85 – 9.

［15］ Posnick JC. Monobloc and facial bipartition osteotomies：a step-by-step description of the surgical technique. J Craniofac Surg. 1996；7：229 – 50.

［16］ Noyes FB. Case Report. Angle Orthod. 1939；9：160 – 5.

［17］ Binder KH. Dysostosis maxillo-nasalis，ein archinencephaler Missbildungskomplex. Deutsche Zahnarztuche Zeitschift. 1962；17：438 – 44.

［18］ Posnick JC. Surgical management of Binder's syndrome：Lessons learned. Aesthetic Plast Surg. 2010；34：722 – 30.

［19］ Tiwana PS，Turvey TA. Subcranial procedures in craniofacial surgery：the Le Fort III osteotomy. Oral Maxillofac Clin North Am. 2004；16(4)：493 – 501.

［20］ Ilizarov principles of deformity correction. Spiegelberg B，Parratt T，Dheerendra SK，Khan WS，Jennings R，Marsh DR. Ann Royal Coll Surg Engl. 2010；92：101 – 5.

［21］ Srinivasan D，White N，Rodrigues D，Solanki G，Dover MS，Nishikawa H. Dual plane approach for calvarial exposure. J Craniofac Surg. 2010；21：506 – 7.

［22］ Ayliffe P，Ward Booth P. Nasoethmoid fractures. In：Ward Booth P，Eppley BL，Schmelzeisen R （Eds）. Maxillofacial trauma and esthetic facial reconstruction. Edinburgh：Churchill Livingstone，2003；215 – 228.

［23］ Elsalanty ME，Genecov DG. Bone grafting in craniofacial surgery. Craniomaxillofac Trauma Reconstr. 2009；2：125 – 34.

［24］ Chin M，Toth B. Le Fort III advancement with gradual distraction using internal devices Plast Reconstr Surg. 1997；100：819 – 30.

［25］ Ortiz-Monasterio F，del Campo AF，Carrillo A. Advancement of the orbits and the midface in one piece，combined with frontal repositioning，for the correction of Crouzon's deformities. Plast Reconstr Surg. 1978；61：507 – 16.

［26］ Anderl H，Mühlbauer W，Twerdy K，Marchac D. Frontofacial advancement with bony separation in craniofacial dysostosis. Plast Reconstr Surg. 1983；71：303 – 7.

［27］ Tessier P. Facial bipartition：A concept more than a procedure. In：Marchac D （Ed.）：Craniofacial Surgery 1987；pp. 217 – 45.

第 59 章
基于 Le Fort 术式的血管化
上颌骨同种异体移植
Le Fort-based Maxillofacial
Vascularized Transplantation

Chad R. Gordon, Harlyn K. Susarla, Edward Swanson, Seenu Susarla, Mehran Armand,

Gerald Grant, Leonard B. Kaban and Michael J. Yaremchuk

引言

过去的几十年里,外科领域见证了颌面部血管化同种异体复合移植(vascularized composite allotransplantation,VCA)的发生发展。到目前为止,已进行了 20 多例颌面部同种异体移植手术,且有很高的成功率,包括对移植组织的接纳和不同程度的功能恢复[1-11]。大多数面中部骨的同种异体皮瓣移植体设计都是基于 Le Fort 的经典上颌骨骨折模式。这种设计的优点是,基于 Le Fort Ⅱ 型或 Le Fort Ⅲ 型骨折的分型中涉及了修复眶、鼻、颧骨、上颌突度和轮廓等大部分面中部元素。连同腭部和牙列在内的上颌骨移植,能在一定程度上恢复"复合咬合关系"、咀嚼功能和吞咽。

本章的目的是回顾基于 Le Fort 分型的颌面部同种异体移植的历史演变,从人体尸体研究开始,回顾一些迄今为止的临床移植病例以及正在进行的动物转化研究,为临床医师提供一份关于颌面部同种异体移植正颌外科方案的基础知识。像上颌骨 VCA 这样的外科手术绝不是一项孤立的工作,作为团队成员参与其中的临床医师应该充分理解上颌骨 VCA 背后的基本手术和规划原则,其中许多原则来源于上颌骨正颌外科。

Le Fort 在其系列研究中,最初对骨折模式的一个简短回顾证明了利用自然骨折模式作为设计颌面骨同种异体移植基础的实用性[12,13]。对于不适用自体骨重建的复杂面中部缺损,通常涉及几个不同的颌骨亚单位之间的过渡区,例如眼眶和面中部,以及相应的软组织结构(如唇颊连接处)。在任何给定的软组织或骨骼平面重建缺失的结构本身就是一个挑战。然而,用经典标准的自体移植技术再现亚基中几个组织层的轮廓和突度成为一项难以完成的任务,其结果难以预测。

基于 Le Fort Ⅱ 型术式的血管化
上颌骨同种异体移植

当前颌面部同种异体移植的应用已经取得了重大进展。早期使用基于 Le Fort 的同种异体移植皮瓣的研究证明了使用"天然基础"设计皮瓣的有效性。Le Fort Ⅱ型骨折,最初被称为"锥体骨折",骨折线贯穿翼板,向前延伸并斜向颧骨、上颌骨前表面,通过内侧壁,直至鼻额缝。该理论基础可用来取代描述面中部缺陷,包括鼻和腭板。基于 Le Fort Ⅱ型的同种异体皮瓣最早由 Yazici 等研究[14]。通过磁共振以及血管造影术,研究者确定了 Le Fort Ⅱ型皮瓣的关键血管区域。他们描述了咀嚼间隙和颞下窝周围的关键血管结构,与上颌动脉的走形一致。

基于以上研究基础,一些研究小组证实了基于 Le Fort Ⅱ型的同种异体移植的临床适用性。Lantieri 等基于 Le Fort Ⅱ型的皮瓣重建了一例 27 岁因枪伤导致的面中部缺损(包括颏部缺损)患者[15]。随后,Pomahac 等在波士顿对一例 59 岁遭受严重电击伤导致面中部缺损的男性进行了血管化的 Le Fort Ⅱ型上颌骨移植[16]。该同种异体移植包括齿状上颌骨、硬腭,以及鼻部和上唇部的软组织。Lantieri 的研究小组随后对一例 33 岁的枪击受害者进行了二期 Le Fort Ⅱ型面中部同种异体移植,同期进行了下颌骨移植[15]。至今,所有的患者都获得了面中部解剖的功能重建,包括一定程度咀嚼功能及咬合的恢复[6,15]。

从以上来看,基于 Le Fort Ⅱ型的同种异体移植的优点是恢复了面前部和中部的解剖结构。该皮瓣设计已成功应用于高能量损伤(枪伤)或组织严重缺失及上覆软组织挛缩(复杂烧伤)的患者。Le Fort Ⅱ型的同种异体皮瓣非常适用于涉及上颌牙列、腭部、鼻腔及相关鼻软组织的中央性面中部缺损。更广泛的缺损,如涉及眶外侧、眶底或部分面外侧部突度,则需要应用 Le Fort Ⅲ型的同种异体皮瓣。

基于 Le Fort Ⅲ型的血管化上颌骨同种异体移植

Le Fort Ⅱ型的同种异体皮瓣适用于包括上颌骨前部、鼻、上唇和硬腭在内的中央性面中部缺损,但对于更复杂的眶颧部缺损,它是不够的。对于这些缺损,应用基于 Le Fort Ⅲ型的同种异体皮瓣更为合适。最初描述的 Le Fort Ⅲ型骨折或"颅面分离",包括眶外侧结构、眶底、眶内侧壁、鼻复合体,以及齿状上颌骨和硬腭。对于双侧颧眶骨缺损合并中央组织缺损,这是最合适的重建方法。其主要优势是眶容积、鼻结构、咬合关系、通过修复硬腭的口腔重建、颧骨的突度以及上颌窦的重建。基于 Le Fort Ⅲ型设计的诸多优势在实验模型和临床报道中得以证实。

Baccarani 等首先在尸体模型中描述了基于 Le Fort Ⅲ型的同种异体皮瓣[17]。2006 年这些研究者研究了基于骨分离的骨膜下制备 Le Fort Ⅲ型骨瓣的疗效。他们的结论是,在 Le Fort Ⅲ型设计的基础上,用血管化同种异体上颌骨移植在技术上是可行的。Pomahac 等进一步研究表明,面部和牙槽骨血管通过存在于面中部骨骼中的复杂微结构与上颌脉管系统相连。Banks 等进一步研究了 Le Fort Ⅲ型皮瓣,确定了皮瓣关键部位的灌注边界[18]。他们提出单一颈外动脉灌注至鼻背和鼻尖,灌注同侧颧上颌骨复合体和灌注双侧上颌骨。这些关键的发现表明,双侧内最大的上颌动脉血管蒂是需要 Le Fort Ⅲ型(或 Le Fort Ⅱ型)为基础的颌面部同种异体皮瓣。

Le Fort Ⅲ型同种异体皮瓣用于重建包括眶颧区在内的大型双侧面中部缺损的临床成功,验证了 Le Fort Ⅲ型皮瓣的尸体研究结果。第一个临床案例是利用 Le Fort Ⅲ型同种异体皮瓣重建了一例受到短距离弹道伤造成复杂面中部缺损的 45 岁女性[1,2]。捐赠者是一名 44 岁的女性,该复合同种异体皮瓣包括 Le Fort Ⅲ型骨性结构(双侧颧、眶底、鼻复合体、上颌骨和硬腭)和上覆软组织结构(鼻、下眼睑、上唇、双颊、口腔黏膜)。皮瓣带有双侧颈外动脉血管蒂,静脉引流依靠双侧颈外/面部后静脉,还包含双侧腮腺和面神经。此后,一些研究小组尝试了基于 Le Fort Ⅲ型骨骼的不同设计,并在恢复眶容量、面部中部轮廓和突度、鼻解剖、上颌牙列以及腭部完整性方面取得了显著的临床效果。

颌面部同种异体移植正颌外科规划

虽然临床上并不缺乏证据证明同种异体上颌面部移植是一种适用于复杂面中部缺损重建的技术,但对正颌外科规划原则的应用却鲜有重视[19,20]。以往,最初的研究集中在探索血管区域和血管蒂设计的关键因素。而最初的临床工作也主要集中在技术执行和患者管理上,对早期的移植进行复杂的医疗护理,包括免疫抑制、对移植物排斥反应的担忧和功能康复。如今,有足够的文献和临床数据验证了早期的临床成果,同时颌面部异体移植规划的下一个发展阶段正在进行中。类似于最初的规划中确立的解剖学原则(如 Le Fort 骨折模式),同种异体移植规划的下一阶段的一个辅助方法是使用正颌外科手术规划原则。

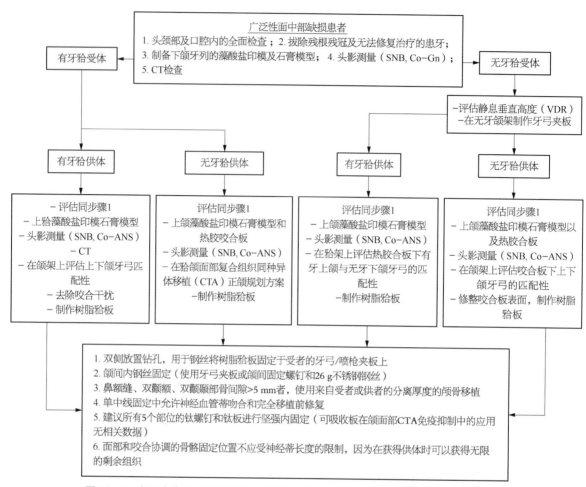

图 59 - 1　颌面部复合组织同种异体移植(CTA)正颌规划流程图(引自：参考文献 19)

当把功能重建作为美学恢复的必然结果时，正颌外科手术规划原则就至关重要了。同时，文献中关于移植受体的咬合重建讨论很少。只有恢复功能的外形重建才是成功的，因此下一代的颌面部同种异体移植体将得益于基于正颌外科手术原则的规划。

方案设计中首先要分析供体和受体的面型和咬合关系(图 59 - 1)。虽然相对于移植供体的可用性限制，这通常是次要的考虑。但也可以对受体做一些工作：不仅可量化缺损的大小和形状，而且可从骨骼外形和咬合关系等方面解决功能丧失问题。受伤前的照片、牙模和正畸记录都是至关重要的。虽然在有限的捐赠库里，期望确定一名捐赠者与受赠者的"正颌外科性"匹配是不现实的，但是从正颌相关因素分析受体缺损情况，团队可以预测初期骨移植的需要量、咬合重建面临的挑战，以及是否需要二次手术干预(例如正颌外科、软组织轮廓术等)。

对移植受者正颌评估的关键内容包括临床检查、照片、影像学资料和头影测量/牙列分析。临床检查应包括对称性、面部比例(三庭五眼)、鼻/颧/眶周轮廓和突度、面型(骨性Ⅰ、Ⅱ、Ⅲ类)、垂直向和矢状向上颌骨和下颌骨位置以及横向面部构成和面部形状的评估(见第 5 章)。

正面息止位、微笑、左右侧面观、斜 3/4 观、上方视角(鸟瞰)、下方视角(仰视)的患者照片是常规的规划起点。如果可以的话，应该对损伤前的照片进行对比分析，以确定"缺失了什么"，不仅要从大体解剖方面，还要从功能成分和重要连接面进行分析(例如鼻唇沟、眼睑-颊交界处、上唇/鼻轮廓等)。

虽然平片是标准正颌外科分析的一部分，但是所有需接受颌面 VCA 的患者都应该进行三维计算机断层扫描。CAD - CAM 可以重复缺失的软硬组织标志以及设计"理想的"同种异体皮瓣，因此 CAD - CAM 技术是必不可少的正颌外科规划工具。该"理想"皮瓣的定量数据可用于分析供体同种异体皮瓣，以确定在植入时可解决的缺损范围，或使用辅助程序对二期手术进行规划。

当下颌骨纳入咬合关系重建时，牙模可评估供体上颌骨与受体下颌骨的相对位置，这对于分析上下牙列差异的大小是至关重要的。正如大多数临床病例所见，矢状向和横向的颌骨大小差异对移植手术的成功与否并非最关键，但却可造成咬合紊乱。然而在移植前就确认咬合紊乱可以帮助团队在术前就明确合适的术中咬合关系。学者提出描述了可接受的"复合咬合关系"的模式，即下颌髁突处于中心相对位置时，以及：①双侧后牙接触。②0～2 mm 范围内的深覆𬌗覆盖。③无开𬌗，侧方𬌗运动范围＞4 mm、中线不齐或不成熟咬合关系，包括牙弓上的咬合接触少于 3 个（例如没有 3 点稳定接触）。在可能的情况下，一旦确定供体上颌骨与受体下颌骨稳定的咬合关系，可制作树脂𬌗板以协助术中定位。这会提高同种异体瓣移植的效率。

正颌外科原则也适用于单牙列或双牙列缺失的病例。在这些案例中，使用冲压式𬌗板可以防止面中部位置不正而导致的下颌骨过度咬合，甚至髁突脱位。合适的面中部定位可允许适当的上下颌骨前部的骨性和软组织结构在前垂直面高度和矢状向的定位。

面部识别以及跨性别移植

在接受面部移植之前，对移植后身份转移的恐惧引发了进行该手术的伦理关注。一项利用计算机模拟志愿者混合照片项目的初步研究表明，面中部移植受者保留了其原有的身份[21]。假设增加面部骨性结构的移植将会增强供者身份转变的可能性。然而，面部移植的临床病例，包括一例 Le Fort Ⅲ 型合并下颌骨移植全面中下部，并没有引起显著的身份转变[11]。

目前人们对潜在的跨性别移植的关注较少。大多数面部移植中心认为性别不匹配的供-受体配对是颅颌面同种异体移植的禁忌证。性别特异性的人体测量和皮肤/毛发美学不匹配导致人们担心跨性别面部移植将产生不好的混合结果。然而，跨性别面部捐赠将增加供体库，减少等待时间，并可能为受体提供最合适的面部骨骼大小的匹配。

临床前猪模型研究

随着正颌手术规划原则应用于如上面所述的面

部移植手术，CAD－CAM 术前设计可以优化混合面部骨骼匹配，使跨性别面部移植与同性别移植手术效果相同，这在 Gordon 团队的临床前尸体和大型活体动物研究中可见[22]。自 2011 年来，我们实验室选择建立了猪的原位移植大动物模型，是由于猪与人具有相似的颅颌面骨骼。因此，它为创新、设计和团队实践提供了一个理想的环境。通过获得供体和受体术前的三维 CT 重建，虚拟创建一个最优的复合颌骨，并使用术中截骨导板按照术前计划实施该手术，我们认为在手术方面已得到了改进。通过转化猪模型内的手术实施和设计经验，以及我们团队开发的用于复杂颅颌面手术的导航信息反馈和预测的计算机增强技术，将使基于 Le Fort 的颌面部移植的手术未来效果得到优化（图 59－2）。使用虚拟的手术评估和设计，不仅可以快速查看不同的颌骨放置位置和技术方案，还可以提供信息来制作手术导板、咬合关系记录和个性化重建板。

计划与实施

术前，计划的重点是保证合适的咬合关系，面高比例和面部深度，包括移植时可接受的美学外观。跨性别面部骨捐献不仅可以增加供体库的数量，而且大小匹配的情况也会得到改善。例如，相对较小的颌骨男性受体可能更适合接受女性的面部骨骼，反之亦然。正如 Gordon 等的尸体研究（图 59－3）所示，同时对上颌骨和下颌骨进行移植[22]，需考虑到供体咬合的余留情况。同轴截骨导板用于精确实现术前计划，保留供体上下颌单位，固定和转移供体固有咬合。通过精细的术前设计，可以在不同性别的复合颌骨中获得理想的头部测量结果。由于性别、面部特异性形态造成的骨骼轮廓的差异可以在二次手术中通过植骨、截骨或植入假体来解决。受者的激素环境可能会决定供者的同种异体皮瓣的皮肤质地和毛发生长模式，就像变性手术患者的情况一样。此外，与性别匹配移植相比，当采取术前计划，跨性别面部移植将不会增加身份转变的风险。

结束语

详细的尸体研究和显著的临床成功证实，基于 Le Fort 的同种异体皮瓣的应用已成为颌面部 VCA 的标准。下一步的改革是在皮瓣植入的规划中更加强调正颌外科手术计划原则，使用通过移植猪模型发

第
59
章

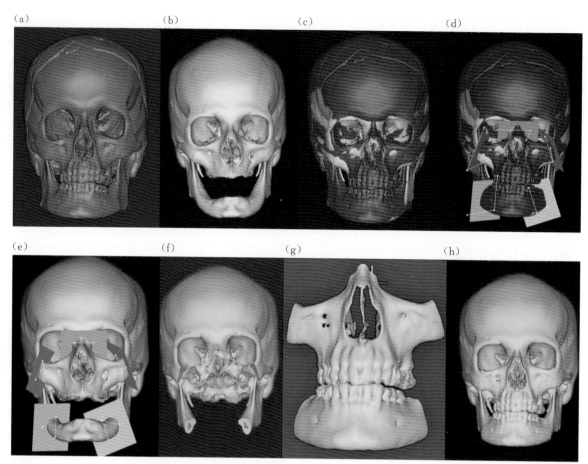

图 59‐2　跨性别移植的计算机辅助设计个性化截骨导板制作过程。利用供体与受体三维 CT 重建数据进行术前虚拟手术计划(a、b)。模拟最佳的颌骨复合体形式(c)和截骨导板(d、e),确定受体缺陷(f)、供体面中部(g)和最终的跨性别混合面部骨架(h)(引自:参考文献 22)

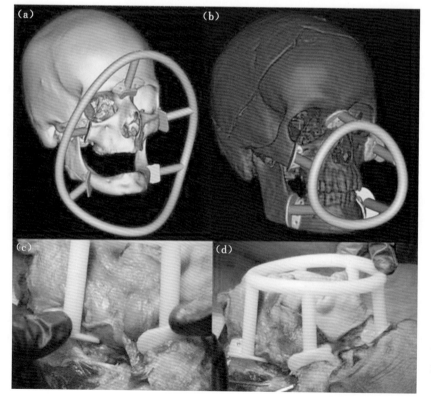

图 59‐3　术中通过颌间固定保留供体咬合的截骨导板。基于术前 3D CT 重建制作的环形截骨导板决定了供体与受体(a、b)截骨平面。术中对供体颌骨应用个性化的截骨导板,同时通过上下颌间固定,使得咬合关系在移植过程中得以固定(c、d)(引自:参考文献 22)

展而来的截骨导板,并利用专为 Le Fort 面部移植而开发的强化计算机辅助技术。大面积中央性和双侧眶颧部缺损的患者缺乏合适的捐赠者,强调正颌手术计划虽然不一定识别理想的捐赠,但能够分析可用的供体和受体的差异。无论是在移植或者二期手术中,通过辅助术式,优化面型。鉴于这一新的重建患者群体的诊疗及外科手术复杂性,对进一步医疗干预的有效预测有可能改善即刻和长期的功能恢复。

申明

对于本章,作者没有任何利益冲突、社会协会或财务问题。

各项来自不同政府奖助的外部基金资助了部分工作。包括由美国颌面外科学会(2011 Basic Science Research grant)、美国整形外科学会(2012—14 Furnas' Academic Scholar Award)和约翰·霍普金斯大学(Johns Hopkins)的加速研究项目(National Institute of Health)提供的资助。

这项研究的一部分是由约翰·霍普金斯临床和移植研究所(Institute for Clinical and Translational Research,ICTR)完成的,该研究所的部分资金由国家高级转化科学中心(National Center for Advancing Translational Sciences,NCATS)、国家卫生研究院(National Institutes of Health,NIH)的一个组成部分以及 NIH 的医学研究路线图提供。本文内容仅为作者的观点,并不一定代表 ICTR、NCATs 或 NIH 的官方观点。

本章所表达的观点是作者的观点,并不代表美国海军、陆军、国防部或美国政府的官方政策、立场或支持。

(余婧爽　于洪波　译)

参考文献

[1] Siemionow MZ，Papay F，Djohan R，et al. First U. S. neartotal human face transplantation：a paradigm shift for massive complex injuries. Plast Reconstr Surg. 2010；125：111 - 122.

[2] Alam DS，Papay F，Djohan R，et al. The technical and anatomical aspects of the World's first near-total human face and maxilla transplant. Arch Facial Plast Surg. 2009；11：369 - 77.

[3] Gordon CR，Siemionow M，Papay F，et al. The world's experience with facial transplantation：what have we learned thus far? Ann Plast Surg. 2009；63：572 - 8.

[4] Siemionow M，Ozturk C. Face transplantation：outcomes, concerns, controversies, and future directions. J Craniofac Surg. 2012；23：254 - 9.

[5] Siemionow M，Ozturk C. An update on facial transplantation cases performed between 2005 and 2010. Plast Reconstr Surg. 2011；128：707e - 20e.

[6] Pomahac B，Pribaz J，Eriksson E，et al. Three patients with full facial transplantation. N Engl J Med. 2012；366：715 - 22.

[7] Barret JP，Serracanta J，Collado JM，et al. Full face transplantation organization, development, and results — the Barcelona experience：A case report. Transplant Proc. 2011；43：3533 - 4.

[8] Petruzzo P，Kanitakis J，Badet L，et al. Long-term follow-up in composite tissue allotransplantation：In-depth study of five（hand and face）recipients. Am J Transplant. 2011；11：808 - 16.

[9] Petruzzo P，Testelin S，Kanitakis J，et al. First human face transplantation：5 years outcomes. Transplantation. 2012；93：236 - 40.

[10] Guo S，Han Y，Zhang X，et al. Human facial allotransplantation：A 2-year follow-up study. Lancet. 2008；372：631 - 8.

[11] Dorafshar AH，Bojovic B，Christy MR，Borsuk DE，Iliff NT，Brown EN，Shaffer CK，Kelley TN，Kukuruga DL，Barth RN，Bartlett ST，Rodriguez ED. Total face, double jaw, and tongue transplantation：an evolutionary concept. Plast Reconstr Surg. 2013；131：241 - 51.

[12] Tessier P. The classic reprint. Experimental study of fractures of the upper jaw. I and II. René Le Fort, M. D. Plast Reconstr Surg. 1972；50：497 - 506.

[13] Tessier P. The classic reprint：experimental study of fractures of the upper jaw. 3. René Le Fort, M. D., Lille, France. Plast Reconstr Surg. 1972；50：600 - 7.

[14] Yazici I，Cavusoglu T，Comert A，et al. Maxilla allograft for transplantation：an anatomical study. Ann Plast Surg. 2008；61：105 - 13.

[15] Lantieri L，Hivelin M，Audard V，et al. Feasibility, reproducibility, risks and benefits of face transplantation：a prospective study of outcomes. Am J Transplant. 2011；11：367 - 78.

[16] Pomahac B，Pribaz J，Eriksson E，et al. Restoration of facial form and function after severe disfigurement from burn injury by a composite facial allograft. Am J Transplant. 2011；11：386 - 93.

[17] Baccarani A，Follmar KE，Baumeister SP，Marcus JR，Erdmann D，Levin LS. Technical and anatomical considerations of face harvest in face transplantation. Ann Plast Surg. 2006；57：483 - 8.

[18] Banks ND，Hui-Chou HG，Tripathi S，et al. An anatomical study of external carotid artery vascular territories in face and midface flaps for transplantation. Plast Reconstr Surg. 2009；123：1677 - 87.

[19] Gordon CR，Susarla SM，Peacock ZS，et al. Le Fort-based maxillofacial transplantation：current state-of-the-art and refined technique. J Craniofacial Surg. 2012；23：81 - 7.

[20] Gordon CR，Susarla SM，Peacock ZS，et al. Osteocutaneous maxillofacial allotransplantation：lessons learned from a novel cadaver study applying orthognathic surgery planning principles and practice. Plast Reconstr Surg. 2011；128：465 - 79.

[21] Pomahac B，Aflaki P，Nelson C，Balas B. Evaluation of ap-

pearance transfer and persistence in central face transplantation: A computer simulation analysis. J Plast Reconstr Aesthet Surg. 2010;63: 733 – 8.

[22] Gordon CR, Swanson EW, Susarla SM, et al. Overcoming cross-gender differences and challenges in Le Fort-based, craniomaxillofacial transplantation with enhanced computer-assisted technology. Ann Plast Surg. 2013;71: 421 – 8.

第
2
部
分

第 4 篇
附录

Section 4

Appendix

第 60 章
正颌手术——一例患者的观点
Orthognathic Surgery — One Patient's Perspective

Tania Murphy

引言

正颌手术后的患者满意率通常很高,通过文献回顾 92%～100% 的正颌术后患者对手术结果满意[1]。然而患者通常会低估治疗对生活、总体形象以及工作学习的影响[2]。

接受正颌手术患者的主要动机是改善外貌——女性更可能因内部心理和社会原因接受治疗,以期改善她们的外貌和提升自尊,而男性则更为实际,希望治疗不仅能改善他们的社会生活,还能预防未来牙齿可能发生的一些问题[3]。

然而,研究表明,患者常常对从他们的正畸医师那里获得的信息量不满意,并且在仅仅 10 天后就无法回忆起正畸咨询中提供给他们的大部分(70%)信息[4]。向患者提供足够的信息可能会提高治疗期间的依从性,同时,治疗后的满意度与手术准备的充分性密切相关。报道显示,大多数患者的投诉与沟通有关,而不是与医师的临床能力或治疗结果有关[5]。

2012 年的一项研究[6]关注英国向接受正颌和下颌骨手术患者提供有质量保证和可靠的信息网站,从而使得患者接触到的信息很广泛。作者评论说,临床医师必须确保他们的患者能够直接访问经过验证的网站,并且需要进一步开发网站。

在互联网搜索引擎上使用"正颌手术"一词,会生成数十个指向"博客站点"的链接,患者会以非常生动的细节报道他们接受正颌外科手术的经历——或好或坏以及介于两者之间的任何信息。

在我 30 岁的时候,我是一名决定接受正颌手术来矫正我的骨性Ⅲ类错𬌗畸形且拥有三年正畸专科资质的医生。在这段时间里,我也写了一本日记,记录了我对"新面孔"的所有好和不好的体验。

在成为一名正畸注册医师之前,我已经完成了一年的全科诊所执业牙医经历,花了大量的时间在临床实践中,并且在口腔颌面外科担任了两年的高级内务主管,在那里我每周预约接诊一例患者。所以当我决定接受我的正颌手术时,我想我可能是"知情同意"患者中最知情的一个!

在这一章中,我希望给读者一个了解正颌患者真实想法的机会,并希望了解更多我们没有告诉患者的信息,同时也包括他们没有告诉我们的信息。

我的正颌手术治疗

29 岁的时候,我正要开始第二年的正畸培训。婚姻幸福、生活美满的我觉得自己是一个具有良好社会适应力的人。正是在这一点上，我的顾问——颌面外科同事问我是否曾考虑接受正颌手术！老实说，在我的口腔科培训过程中，关于手术的想法已经在我的脑海里闪过好几次了，但对我来说，戴上固定矫治器的画面阻止了我进一步考虑做这个手术，我想的不是手术场景，虽然我认为这是阅读本章时要记住的一个重点。然而，我想得越多，就越觉得对我来说现在做正颌手术可能是最合适的时机。

完整的正畸记录显示了骨性Ⅲ类关系与反覆盖超过 3mm 的情况，即 Frankfort–下颌平面夹角增加。我的右上中切牙和侧切牙先前因外伤而缺失，中切牙被种植牙代替，右上尖牙被掩饰成缺失的侧切牙，同时，我的下牙中线向左移动了 3mm。

头颅正侧位片再次确认了中度骨性Ⅲ类错𬌗畸形的临床诊断，其中 ANB 为 -6°。我的上切牙略微前倾达 115°，下切牙向后倾斜为 71°。在我还是一名口腔科学生的时候，曾经有过不愉快的口腔手术经历，为了矫正我的颏点不对称，进行了颏成形术，手术后出现了钛板外露。

我的正畸治疗方式相对简单。经过一年多的正畸治疗，我的牙齿完全去代偿，为正颌手术做好准备。右上第一前磨牙被旋转并排入牙列，以便在治疗结束时掩饰成右上尖牙。X 线片证实了我的牙齿的去代偿，我的下颌第三磨牙在正颌手术前 6 个月也被拔除。

我很幸运能在家里度过手术前一晚。手术当天早上，我很担心接下来会发生什么；但是，以患者研究的名义，我鼓起勇气去做了！

Le Fort Ⅰ型截骨术使我的上颌骨前移了 6mm，双侧矢状劈开截骨术（bilateral sagittal split osteotomy，BSSO）使我的下颌骨后缩了 3mm，同时做了颌骨旋转以纠正中线。

术前患者准备建议

接下来，我想告诉你手术后两天我离开了医院。

我很高兴自己还活着，迫不及待地想回家。然而，我忘记了"第三天"即将到来的事实。有几个人提醒我，这将是我最糟糕的一天，因为在手术中通常会使用类固醇来减少术后肿胀——这会导致患者术后立即出现"类固醇水平高"，但在两三天后反而会出现"类固醇水平低"的表现。我真的没有想到那天我的情绪会如此低落，而且为自己接受手术治疗而感到后悔。我痛恨我的新面孔，并且非常后悔把自己送进手术室。所以我认为，预先告知患者及家属这一点非常重要，让患者知道在开始康复之前会有这样的感觉出现，这将有助于减轻这种感觉带来的不良影响，同时让患者了解这是不可避免的一个治疗阶段。

当你第一次术后预约复查的时候你仍然对自己做手术的选择感到很懊悔，肿胀、瘀青，虽然每个人都告诉你，你看起来很棒！我知道作为一名临床医师，我使用这个词是愧疚的。然而，作为一名患者，"很棒"并不是一个立即浮现在脑海中的形容词。要知道，如果不是经历了这几小时的手术，你的外观将不会被改善。我想大多数患者在这个阶段都在寻求保证手术进展顺利，他们的脸看起来会有改善。事实上，我花了好几个月才习惯我的"新面容"。让我惊讶的是，当我准备照镜子或者在窗户里瞥见自己的容貌时，我没有认出自己，这一瞬间的感觉会让你永远铭记。

我知道上颌骨手术可能会使我的鼻子变大，因此在术前我要求我的外科医师在手术中给我鼻子缝一针，所以我在术后几天最不担心的就是鼻子的问题，但是术后的肿胀让我的鼻子看起来向上翘且不对称，这让我意识到可能我要因为做一个正颌手术再做一次鼻畸形矫正术了，幸运的是在术后两三周，鼻子周围的肿胀消退了，鼻子也恢复正常了，我的恐惧担心也就没有了。我在手术后的任何一次预约复诊中都没有表达这些担忧，我注意到我的许多患者也没有对他们的鼻子做任何评论。现在我经常告知我的患者，在最初几周的康复过程中，他们将会看到鼻子出现非常显著改善，而且似乎只有到那时，很多患者才表示，他们非常关心鼻子的外观变化，比其他任何面部肿胀更为关注。

手术后，我没有找营养师，不幸的是，许多患者都是这样。我一开始喝的汤和很软的粥。大约 4 天后，饮食种类的限制和因此而带来的饥饿感让我意识到我必须寻找另一种方法来喂饱自己。当我突然意识到，如果我可以把我想吃的东西放进一个食品搅拌机搅拌，那样我就可以吃了！我认为这可能是我恢复的转折点，因为它使我能够摄入均衡且健康的饮食，这显然对康复很重要。在手术前的预约中，我现在建议我所有的患者和他们的护理人员在他们接受手术前购买一台搅拌机，并提供给他们一份正颌术后的饮食宣教手册，上面有他们可能想要尝试的食谱。

现在，所有的患者都被告知在术后可能会出现短暂或者长期麻木的症状，所有患者都应被告知术后会立即出现一些感觉上的改变。一些医疗机构为患者提供症状评估的结果,这些症状评估会观察他们的异常感觉发生率,或者应将地区或国家统计数据告知患者。我没有意识到的是,在术后的最初几天,肿胀、麻木的嘴唇在与固定矫治器摩擦时会很快出现溃疡。一天早上,我醒来时发现我的上唇有一排大溃疡,与我口内的固定矫治器位置完全吻合。因此我建议患者在康复的前两周,在弓丝上持续使用黏膜保护蜡,以帮助预防这种情况的发生。

　　对患者来说,能清晰地用语言表达不是一个常见的问题,除非他们有一个影响因素,如修复腭裂或咽手术,但在没有明显诱因和运动并不是特别剧烈的情况下,仍然可能发生。起初我发声有很大的问题,尤其是发"sh"时。不过,我的语言表达确实进步很快。我觉得有些患者可能甚至没有注意到变化,但是对于其他人来说,当他们情绪已经非常低落的时候,这可能是他们面临的又一个挑战。

　　术后4个月,我变成了一个普通的正颌患者,迫切地想把我的固定矫治器取下来。不幸的是,在矫治器发挥作用期间,并不一定能延长我们对治疗的依从性。似乎大多数正颌患者在外科治疗阶段,会耗尽他们大部分的耐心。手术前最大限度地延长正畸治疗时间对患者可能是有好处的,手术后8个月,我的固定矫治器终于被拆除了。

结束语

　　那么我会再做一次吗?答案很简单,是的!尽管我可以坦诚地说,最初我确实很困惑我到底做了什么;然而,现在回想起来,我不敢相信为什么我在几年前没有选择这个手术。我喜欢现在的结果,并毫不犹豫地向我的患者分享——希望他们能比我在手术前对正颌手术治疗有更多的了解!

　　我对正颌患者的十大建议。

* 手术前,准备好术后立即就能穿的开衫或者衬衫,防止套衫碰到脸部。

* 手术后的第三天你会感觉很糟糕;这是正常的,之后每天都应该会有所改善。

* 手术后你的脸会出现瘀青和肿胀的症状——所以你在手术即刻看到的脸不是治疗结束时的脸。

* 手术后,嘴唇周围或者面部可能会有擦伤。

* 上颌骨手术后,鼻塞很常见,最终这种症状会消失好转。

* 试着在手术后的最初几周睡眠时取半坐位,这样有助于更快地消肿,如果你有鼻塞的症状,这样做还有助于呼吸。

* 手术后你很可能会有一些麻木感——这种症状可能会完全好转,但也可能意味着你感觉不到弓丝在摩擦你肿胀的嘴唇。因此,在术后的最初几周,可以大量使用黏膜保护蜡。

* 当神经开始再生时,它们很可能在软组织中产生刺痛感。如果你最终还是永久性麻木——你仍然可以动嘴唇,看起来不会像卒中的表现。

* 手术后你的语言发声可能会有所不同,但会随着愈合而逐渐恢复。

* 食物要有创意!提前准备大量的汤、粥和面食,但建议购买食物搅拌器;这有助于提供给患者更有趣、多样化和平衡的饮食。

（郑佳丽　陈　茜　袁卫军　译）

参考文献

[1] Flanery CM, Barnwell GM, van Sickels JE, Litterfield JH, Rugh AL. Impact of orthognathic surgery on normal and abnormal personality dimensions: a two-year follow up study of 61 patients. Am J Orthod Dentofac Orthop. 1990; 98: 313 - 22.

[2] Cunningham SJ, Crean SJ, Hunt NP, Harris M. Preparation, perceptions and problems: A long-term follow-up study of orthognathic surgery. Int J Adult Orthod Orthognath Surg. 1996; 11: 41 - 7.

[3] Williams AC, Shah H, Sandy JR, Travess HC. Patients' motivations for treatment and their experiences of orthodontic preparation for orthognathic surgery. J Orthod. 2005; 32: 191 - 202.

[4] Ryan F, Shute J, Cedro M, Songh J, Lee E, Lee S, Lloyd TW, Robinson A, Gill D, Hunt NP, Cunningham SJ. A new style of orthognathic clinic. J Orthod. 2011; 38: 124 - 33.

[5] Richards T. Chasms in communication. BMJ. 1990; 301: 1407 - 8.

[6] Aldairy T, Laverick S, McIntyre GT. Orthognathic surgery: is patient information on the Internet valid? Eur J Orthod. 2012; 34: 466 - 9.

第 61 章
正颌外科术后患者心理和
社会需求的应对
Responding to Patients' Psychological and Social Needs Following Orthognathic Surgery

Henrietta Spalding

引言

"做颌骨手术的患者需要的心理支持和身体支持一样多。"来自一例正在接受下颌骨恶性肿瘤治疗的 40 岁妇女的感慨。

在一个美貌日益受到高度重视的社会中,人们很难接受与"正常"不同的面型,无论是由于先天性疾病、创伤、后天疾病或手术后造成的,都很难得到社会的包容。很多患者在面对他人目光、评论和令人尴尬的问题时,都很难保持良好的心态,并忍受着心理上的痛苦和焦虑。本章的目的是像英国"改变面容"慈善机构一样,支持和代表那些由于任何原因引起外表异于常人的患者,首先调查患者与颌骨畸形相关的心理和社会方面的特点,从而探索医务人员的诊治方法,帮助他们成功应对"与众不同"的焦虑和挑战。需要强调的是,"面部畸形"一词是用来描述视觉影响结果的一个通用词,而不是用来描述个人的条件。

面部畸形患者的生活

现实生活中,当一个人的外表或声音异于常人时,社会标准就会发生变化[1]。因此,对于有发育性面部畸形或头颈部肿瘤手术后的患者随之伴发的面部外观缺陷和功能紊乱,该患者群体多伴有独特的生理和心理社会需求[2]。对颅颌面畸形、外伤或癌症患者的治疗是最容易使人乏力的,而且常常与慢性功能损伤有关。由于颌面部的特殊位置以及治疗后外观改变对社交的影响,尤其是头颈部肿瘤患者会产生心理问题,如社会焦虑和抑郁[3]。有研究显示 40%～66% 的头颈部肿瘤患者确诊有心理问题。如果未被察觉或干预,心理需求与生活质量的降低、自杀风险增加、住院时间延长、治疗并发症增多和治疗依从性降低有关。

面部具有特别的视觉和功能意义,包括表象和象征。面部是识别一个人的重要象征,一个表达内在情感、思想和恐惧的表象语言,能进行人与人的互动,如眼神交流,并能通过一系列的面部运动被表现出来。

此外,它不仅是一种表达手段,更具备很多功能,如吃、看、说、促进各种社会互动。更重要的是,一个人的面部特征具有遗传性,可以形成一个人与家庭的联系,可见的面部差异以及改变面部外观的手术可能会影响个体的身份认同感。

以下为一些有关这些改变的例子。

- 有一种无形的感觉——患者被忽视,但同时他们是高度敏感的——人们会盯着他们看。
- 陌生人自认为可以发表评论并询问患者的外貌,例如"你怎么了?"
- 患者可能会不确定对方的意图,或者在回应时该说什么。
- 许多异样的感觉在患者脑海里挥之不去,他们时刻保持警惕,这会导致自我意识的增强。
- 有些人会感到孤独和被孤立,拒绝外出,认为他们不能与他人建立亲密的人际关系。
- 部分人则表现出愤怒、窘迫,以及"需要被重塑"。
- 有些人不愿与家人和朋友沟通交流。

因此,颌面畸形患者可能出现的感受和行为可总结为:

- S:自我意识(Self-conscious),害羞(Shy)。
- C:显眼的(Conspicuous),彬彬有礼的(Cavalier)。
- A:生气(Angry),笨拙(Awkward)。
- R:抗拒(Rejected),避开(Retreating)。
- E:尴尬(Embarrassed),逃避(Evasive)。
- D:不同('Different'),防御(Defensive)。

许多患者会感受到对外表成见的社会压力。

心理问题可以概括为以下几点[4]。

- 个人内部:在注重外表的社会,外表上任何异于常人的地方都是对一个人自信和身份认同感的挑战,他们经常会感受到悲伤、痛苦、内疚、愤怒和沮丧。
- 人际交往:颌面畸形的患者每天都在社会场合中遭遇挑战,尤其是被盯着看,被避开,被问一些奇怪的问题,被屈尊俯就,称呼他们的名字,更糟的是——被嘲笑或被排斥。如果社交遭遇很糟糕,患者可能会出现社交焦虑、孤僻和孤立,有可能导致抑郁,甚至会有自杀倾向。交友和建立亲密关系也可能会变得很难,尽管英国于2010年《平等法》维护了"严重毁容"这一人群的平等权益,但他们获得工作或晋升的机会,仍具有很大的挑战性。

> **病例分析**
>
> 一例患有Crouzon综合征的年轻人,为了使他的外貌趋于"正常化",他做了几次手术。他需要面对很大的生活挑战。
>
> - 我怎样才能适应这个社会呢?
> - 我怎么交朋友?
> - 老师会选我作为全班的代表吗?
> - 我如何才会有女朋友?
> - 我能成为一名成功的律师吗?

文化背景

生活对于一个面部畸形的人来说是什么样子的普遍假设深深地扎根于我们的文化中,扭曲了我们对现实的面部畸形的看法。事实上,这些都是没有依据的[5]。人们可能已经对面部畸形意味着什么这一问题形成了自己的观点,我们的反应和做法可能会让这部分人群对生活产生不同的影响,也可能会影响他们的情绪和信仰。

9/10的人不自觉地判断有面部畸形的人比面部正常的人差,因此面部有明显畸形的人及其家人常常因他们的容貌而受到不公平的对待。这种假设和随之伴发的行为严重影响了平等关系[6]。

以下有三个重要的有关文化的假设——关于对有面部畸形的人的成见或误解,这些畸形常常会被媒体、电影和广告所强化。

- **"美貌"是成功和幸福的关键。** 因此,有面部畸形的人只能过着"次等"的生活。这可能会导致挫败感或被"贬值"感,并可能导致期望值普遍降低;不仅是那些面部畸形的人,还有其他人。事实上,许多面部畸形的人过着正常、成功的生活,并拥有令人羡慕的社交关系和成就。
- **有瘢痕或者面部畸形的人外貌是异于常人的,因此,在电影和文学中,他们被无可非议地作为恶棍的漫画人物出现。** 因此,许多人可能害怕有面部畸形的人,或者随意嘲笑他们。当然,一个面容畸形的人在本质上绝不是可怕的或"邪恶的",面部畸形和一个人的道德品质或智力没有直接关系。
- **整复手术可以改变人们的面貌,使他们完美,使他们重拾快乐,所以很多人会认为那些有面部畸形的人都应该进行整容治疗。** 这可能会导致期望值过高,因为尽管手术可能有助于对患者的畸形的改善或功能的提高,但也可能会因此而留下其他瘢痕。

具有讽刺意味的是，患者及其家属也通常会将这些相同的文化假设应用到自己身上——对自己的前景缺乏乐观，对自己"长相不好"感到不自在，并将其与自卑，甚至道德败坏联系在一起。

纵观历史，美一直受到高度重视，尤其是在广告媒体方面。从蓬勃发展的美容业、整容业、饮食业和时尚产业的成功可以看出，人们对自己的外表投入了很大的投资[7]。

电视、电影、电脑游戏和儿童故事等传达出一个文化假设——英雄是帅气的，女主角是美丽的。坏人都会被描绘成丑陋的——脸上带有瘢痕、疣或长相扭曲的，如灰姑娘（和她丑陋的姐妹），《指环王》中的兽人和《怪物摩西》中的怪人都很好地说明了这一点，又如邦德和蝙蝠侠电影常常将伤疤等同于邪恶，只有少数是以同情的方式描绘出来的正面形象——怪物史瑞克和哈利波特是很好的例子[8]。

文化背景有助于解释来自许多有关于毁容者的报道，他们说在他们的人生中感觉到"恐惧"。当人们面对面部畸形的人可能会产生的感受与行为如下。

S：难过（Sorry），凝视（Staring）。

C：好奇（Curious），笨拙（Clumsy）。

A：焦虑（Anxious）、痛苦（Anguish）。

R：反感（Recoil），粗鲁（Rude）。

E：尴尬（Embarrassed），回避（Evasive）。

D：痛苦（Distressed），恐惧（Dread）。

面部畸形会对患者及其家庭造成什么影响

面部畸形患者的心理效应可能发生在患者人生的许多阶段。有先天性疾病的面部畸形患者，如Apert综合征或Crouzon综合征，其心理效应可能从出生到童年直至成年。孩童时期的社会认知过程与他们的家人、朋友和周围的其他人对他们外表的反应有关，会影响他们的自尊、自信和价值观，并可能导致其对以后人际关系和工作的期望值偏低。有面部畸形的孩子和他们的父母经常表现出压力感、焦虑、抑郁，以及社会孤立感[9]。有颅面疾病的新生儿的父母可能会有多种感受和行为反应，对这个"不完美"孩子的感受可能介于完全接受、快乐和痛苦、愤怒、内疚、悲伤之间，或者急需手术去修复。在社会环境中，行为反应也可能是正常、回避（除非面部畸形被隐藏）或者防御。

另外一个重要的方面是，有一个面部畸形的孩子可能会对父母或其他家庭成员之间的关系产生影响，可能会出现家庭关系更密切，也可能会出现关系破裂或长期难以适应的情况。此外，在家庭管理中会有许多现实的问题，如离家数英里的治疗、反复的住院和出院、对生命的威胁和对复发的恐惧、疼痛和功能丧失、第一次照镜子以及患者不同的生命阶段，如交朋友、上学、成为一个青少年、约会等都会给患者和家庭带来不同的挑战。

患有后天性颌骨疾病，如头颈肿瘤、意外情况导致的面部外伤，立即进行诊断和治疗。然而，对于许多患者来说，有损面部容貌的影响实际上比医疗状况本身更令人不安，尤其是在治疗的初期。面容缺陷会带来许多现实生活的影响，包括亲人的支持、收入损失、医疗问题、生存能力、家庭责任、重返职业活动等都会有严重的影响。面部缺陷会对患者心理产生严重影响，他们常常难以适应自己的外表——在情感、社会和经济方面都会受影响，这些也与修复手术后的效果有关。患者的自尊、身体形象和生活质量可能会受到不利影响[10]。外观的改变所产生的心理和情感影响可能会导致社会孤立，以及由于失去患者以前的面容和身份而导致的消极心理。

以下是理解失去正常面容这一过程的五个阶段的框架模型[11]。

* 拒绝和孤立——"不，不是我。这不是真的！"
* 愤怒——"为什么是我？"
* 商讨——"是的，是我……但是"
* 抑郁——"是的，是我"
* 接受——"没关系"

然而，需要注意的是，这不是一个线性模型——患者可能根据其康复情况和未来不同阶段可能发生的状况而变换他们的心理状态。

患者的整个家庭和社交圈也会因为其容貌的畸形而受到不同程度的影响。Partridge[12]强调，患者很难接受第一次见到自己的面容改变，更难接受他们必然会留下的面部瘢痕。他补充说，特别是患者的配偶、伴侣或挚爱的人，将不得不做出一些重大的心理调整，有些人可能无法做到很好的心理调适。他们的反应可能包括：承诺予以帮助和支持、悲伤、回避、担心该说什么，有时甚至完全拒绝。

在经历手术或者面部外伤而导致孩子容貌畸形的父母，他们的反应也会有很多种，包括抑郁、内疚、痛苦和愤怒。患者的兄弟姐妹也可能对他们过度保护，或对患者的外表感到羞耻，或因为患者的容貌畸形而受到欺负。

许多患者的确能很好地适应他们的面容缺陷，甚至有报道指出会带给患者积极的影响,如患者的个人成长以及增加对他人的同理心[13]。文献还表明,大多数人最终能够很好地适应面部缺陷这个事实。然而,大多数人在几个月甚至几年内都会经历一些心理社会问题,他们的父母、伴侣和家庭也同样会经历,如果医务人员未能及时识别或应对这些问题,很可能会导致患者长期的心理危害。

以下是关于患者和家属可能出现的几个行为表现的例子。

- 害怕/避免公共场所、商店、公共交通工具、理发。
- 躲避镜子和反光面物体。
- 害怕亲密关系。
- 避开其他孩子,只与自己的孩子和老朋友交往。
- 害羞,自我关注,尴尬。
- 笨拙。
- 逃避,防御。
- 好斗,易怒,敏感。
- 责备,嫉妒,苦涩。
- 不恰当。

病例分析——Sandra

一名 40 岁的妇女患有颌骨恶性肿瘤,需要大手术。她满脑子都是问题和焦虑。

- 手术后我的面容会怎么样?
- 做完手术后第一眼我能接受自己吗?
- 我能面对异样的外表吗?
- 我的伴侣会怎么看我?我对他还会有吸引力吗?
- 我的孩子会怎么看我?
- 我还能回去工作吗?

面部畸形的严重程度与因此而造成的情绪和社会痛苦的程度无关。这意味着,用医学方法治疗修复并不能保证患者会在心理上有很好的调整。事实上,研究已经明确指出,患者的感知是影响其愈后状况的重要因素[14]。

如果一个人的面容畸形在他人看来并未给患者带来很大的痛苦,可能他们觉得它不那么严重,这虽然看似减少了患者的心理不适,但也减少了去了解那些真正需要被了解的患者的真实心理,他们可能正在经历在情感上的变化。

如何应对患者的需求

任何患者及其家属在面对异样的外表时,可能需要获得一些建议、信息和支持,帮助他们制订自信生活所需的应对策略。这些策略可能包括情感支持、建立自信心、提升自助能力和服饰修饰等帮助。在手术后和出院后的初期,患者需要与家人和朋友团聚,这样他们才会感到被照顾、被关爱和被支持[15]。此外,患者可能需要一段时间适应社会[16]。然而,重要的是要认识到并非每例患者都有可提供支持的家庭或朋友圈。其中一些患者只能依靠社会服务或当地的帮困小组的支持。因此,有必要确定:患者的需求,患者的社交圈如何响应患者不断变化的需求,以及家庭的需求,以便医务专业人员能够在帮助患者成功应对其面临的焦虑和挑战方面发挥关键作用。

病例分析

一名男子患上癌症,需要切除腮腺。他被告知一侧腮腺将被切除,并将移植一个皮瓣。然而,他在术前没有完全理解手术后可能造成的影响,导致了一侧耳聋,一侧面部瘫痪无知觉,说话和吃饭都很困难。"我最大的不满是手术前这些情况都没有说明。当然,外科医师在术前不确定手术切除的具体范围,在术中才能确定。然而,他们事先知道需要移植皮瓣,而且他们肯定也知道可能会带来的不良反应……"

在正颌手术中,医师在术前与患者的沟通同样重要,这样患者和他们的家属都能做好术后康复期的准备。

专业医务人员如何帮助患者适应他们的面容改变

通过帮助面容有改变的患者及其家人后发现,如果患者能够获得有效的帮助和支持,以促进自信的生活,则可以实现最佳的长期心理-社会调整。该支持过程最好由经过培训的专业人士提供,但也可以自助形式提供。它本质上是一种结合了心理教育方向和心理治疗支持的认知-行为方法,被称为 FACES。

F:了解(FINDING OUT)——获得关于患者的自身情况及其治疗的信息。

A:态度(ATTITUDE)——培养对未来的积极看法和信念。

C:情感处理(COPING with feelings)——在受过训练的专业人员的帮助下更好地管理情感。

E:交流(EXCHANGING)——和有类似经历的人分享经验。

S:社交技能(SOCIAL SKILLS)——学习处理

对陌生人、朋友等反应的技能。

在临床中 FACES 的每个元素的含义是什么

以下是一个简单的概述，举例说明如何与患者 Sandra（以上的病例分析）合作，让 Sandra 与做了面部重建术后的患者接触，了解手术对头颈癌患者术后的影响，尽管许多要点与正颌／重建颌骨手术患者有关。

F：了解

接受治疗的患者及其家庭应有足够的机会在手术前了解清楚并讨论他们的情况。若他们不确定会发生什么，或何时发生，只会增加他们的焦虑。患者和亲属都需要保证和确认，手术才能得到授权。医务人员在授权患者做出确切决定之前发挥着重要作用，但了解不单单只是这一步。一项研究[17]强调了信息及时告知的重要性。研究发现，信息需求确实会发生变化和波动；因此，尽管有些人同意医师约定的信息交流的时间点，但若约定的时间点有冲突，有些人宁愿不听这些信息，也希望先处理他们自己的事情。因此，医师应对每例患者进行个性化和定期的评估，以了解他们接受信息的能力，这一点非常重要。

另外一项对于接受过头颈外科手术的患者的研究指出[18]，让患者早期参与自我护理、伤口管理和适应病房社会化都有助于其形成自我管理和独立精神。此外，初期的自我照护，需要医务人员近距离观察并触摸评估手术部位康复情况，这些似乎能减少患者的焦虑。

医务人员了解患者的具体情况也意味着：

* 能够更容易地向他们的家人、朋友、雇主和其他人解释病情。
* 介绍其他机构，例如，如果需要的话推荐到皮肤整容诊所等。
* 帮助患者更好地管理疾病。

病例分析

Sandra 得到了很多关于癌症手术和康复的信息。

"工作人员非常支持我，给了我很多关于整个治疗过程的信息。我不可能得到更好的照顾……我觉得很安全。"

但是头颈肿瘤治疗团队没有向她提供任何关于手术后对她的外貌影响的信息，也没有为她可能会有面容改变做准备。她特别担心她的小儿子看到她的面容改变时会有什么反应，她不知道将如何向他解释并帮助他适应。

A：态度

在这个注重外表的社会中，对患者及其家人来说，培养他们对未来的积极信念，并消除对外表问题的消极心理是很重要的。可以通过参加研讨会、上网、阅读书籍或设立个人账户等，这样他们就可以：

* 开始积极地思考他们的未来。
* 被鼓励去思考他们的优势和兴趣，而不仅仅关注他们的外表。

病例分析

手术后，Sandra 经历了一段非常低迷的时期。她被鼓励着生活会如何变得更好。美好的未来可能会是什么样子，她需要做什么来实现它。她开始意识到自己生命的前景不能被外表来控制。

C：处理

患者应获得良好的心理治疗支持，以帮助他们管理自己的感受。

医务人员可以通过以下方式帮助患者管理他们的感受：

* 承认这个问题："你需要一点时间来适应你新的面容"，而不是"你活着已经很幸运了。"
* 合理化："车祸后感到不安是可以理解的。"
* 正常化："如果因为颅颌面状况而被欺负，很多孩子会感到伤心。"

病例分析

Sandra 参加了几次一对一的情感疏导俱乐部，在那里她可以自由地谈论癌症的影响和她在外表上的变化。

"我感到很孤独，很害怕——我想要和一个人分享我所经历的一切。"

她的忧虑得到了疏解，得到了他人积极的鼓励，并建立了人与人之间的信任关系。

现在，她在颌面外科建立了一个情感支持系统，以支持患者进行类似的情感干预。

E：交流

患者和家属可以尝试通过研讨会或与相关支持小组联系，为其提供类似的经历分享（并非所有人都愿意），这使他们能够获得相互支持。

病例分析

Sandra 接受了 Macmillan 癌症支持组织和医院头颈部肿瘤支持小组的指导，她还加入了面容改变者委员会，在那里她见到了更多与她有相同经历的患者。

第 61 章

S：社交技能锻炼

患者需要学习新的技能来应对他人对自己容貌变化的反应，并制订有效的策略来管理社会状况，例如通过自助指南、参加关于自信或亲密等专题研讨会。其中患者采用积极的非回避的应对策略的数量和种类被认为是一个良好策略[19]；然而，社会能力被认为是更好地调整适应性的因素之一[20]。另一项研究[21]表明，高水平的社会技能有助于克服面容改变对社会互动的潜在负面影响。

几项研究均表明，社会技能是管理面容畸形或疾病影响的核心，更重要的是，这些技能是可以学习的[22]。事实上，在社会情境中，正是患者的行为而非面容畸形预示着好的治疗愈后[23]，帮助提高患者应对社交问题的技能是可以实现的[24]。

最近的研究表明，很多有面容畸形的患者经历了心理社会障碍，并指出需要心理-社会干预措施来帮助他们更有效地应对[25]。

建议所有面容畸形患者都应该在出院前了解如何回应他们的外貌问题，以及在出院后至少两年的门诊随访。目的是为了避免患者面对侵入性问题、评论和他人目光的恐惧而产生社会回避。

教会患者如何换药，引入术后进行自我管理的理念。医院这种一对一的环境也可以用来讨论基本的策略，例如回答关于外貌的问题[26]。实际上，事先可以配备一些关键策略，在此阶段，非常有利于护士们发觉和识别患者的困难和忧虑，尤其是在社区环境、出院后和日常健康监测期间[27]。例如：

* "你觉得你的身体状况会影响你的外表吗？"
* "你觉得你改变后的面容很引人瞩目吗？"
* "你会很担心你的面容吗？"
* "你有没有因为自己的外表而不去做的事情？"
* "你有什么特别的策略帮助解决您的问题吗？"
* "如果有人问你的面容改变你会怎么说呢？"

以下两个面部改变发展模式也许可以提供帮助。

"伸出援手"模型

通过面部改变研究出的这一模式包含了一套交流策略，以帮助患者准备应对社会状况，避免被忽视，并使患者能够主动融入社会生活中。

R 使安心（Reassurance）——让某人放松。

E 能量（Energy）——对他们所说的话产生兴趣。

A 自信（Assertiveness）——主动。

C 勇气（Courage）——坚强和掌控。

H 幽默（Humour）——引入笑话。

O 在那边！（Over there!）——减少对面部瘢痕的关注。

U 理解（Understanding）——意识到看到一个重建的额部是很难的。

T 坚持（Tenacity）——如果第一次不起作用，那么使用不同的策略再试一次。

3-2-1　开始行动！——如何让面部畸形的患者做好心理准备

如果有人盯着你看，就做以下三件事。

* 回看对方，对他微笑。
* 如果对方一直盯着看，则回看对方，微笑着说，"请问，我们认识吗？"
* 请他们不要盯着看。

如果有人问你发生了什么，有两件事要说。

* "我做了面部手术，但我不想谈论这件事。"
* "我生来就有一种罕见的综合征，但并不疼。"

如果有人转身离开，只需要想一件事。

* "没关系，他们没有恶意。"

病例分析

Sandra 被鼓励制订一些策略去尝试，以处理关于她的脸的评论或问题。最受欢迎的是：

* 引入一个主题，使用分散注意力的技巧——"你昨晚做了什么？""你要去什么会议？"这句话可以让她控制谈话的主动权。
* 自信/自信的回答——"我们能谈点别的吗？""我想到一个更有趣的话题"。这些回答有助于改变话题。
* 有话要说——"我得了癌症，我正在康复。"

分级法

建议采用分级的方法来帮助面容改变的患者增加他们合适的应对策略的数量和种类。这种方法将使患者在进入社会生活之前有所准备，并制订应对策略，例如，在患者公共休息室谈话、与其他患者一起吃饭或在有家属或医务人员陪同下在医院内散步。

在这个渐进过程的初期，患者可能只是简单地向另一个人点头表示感谢，然后才意识到可能要对他们微笑或说"你好"。在医院这个安全的环境中来实践这些策略将有助于建立他们重返社会生活的信心。

另一个关于使用分级法的例子是，患者可能会思考在他人问起关于其外貌的问题时，应该如何回答。从医院环境开始到出院。下面是对这个问题的四个不同等级的回答方式："你的脸怎么了？"从最少的信息开始,然后逐步进行互动的对话。

以最少的信息结束这个话题:

"我做过颌骨手术,但我现在不想谈论。"

回答并更改话题:

"我生来就有一种综合征……你是新来的吗?"

试着打开话题:

"我是 Apert 综合征患者,我最近做了一个很棒的手术。"

用幽默打破僵局:

"至少人们不会忘记我!"

帮助患者在一对一的"安全"环境中试验和体验这些分级策略和反应,将鼓励他们选择他们最合适的应对方式,逐渐建立起自信并增加他们的社交技能。

然而,应注意的是,根据任何一个特定的心情或情况,一个有面部缺陷的人可能并不总是希望以同样的方式回答关于他们外表的问题;他们也会觉得没有义务一定要这么做。在这种情况下,个人可以以坚定而果断的方式做出回应,而不会显得粗鲁无礼。

FACES 在医疗领域中的应用

在面部畸形患者的心理社会方面,无论是口腔颌面畸形/颅面畸形,还是在颌骨重建手术后,常常首先需要得到患者对自己的认可。

表 61-1 临床医务工作者在促进患者心理-社会护理方面的作用

级别	医务工作者	所负责的工作
1	整个医疗团队(临床和非临床医务人员)	识别患者心理需求(包括隐私)
2	医疗专家,如护士、心理治疗师、功能治疗师、社工	识别和初步评估所有患者的心理问题,并向三级专家告知问题
3	受过培训和认可的心理社会专业人士,例如辅导员、助理心理学家、社区精神科护士、颅颌面医师	评估和诊断所有患者/家庭的心理问题;进行精神病理学的基本管理
4	心理健康学专家,如临床心理学家、心理医师和精神科医师	诊断和治疗心理疾病或精神病;指导以上2级和3级医务工作者
5	心理社会护理协调员,如临床心理学家顾问或心理治疗师	管理整个团队的心理社会康复治疗

根据患者病情的需求,FACES 模型可以适用于

整个团队,包括非临床的医务工作者、心理学家、治疗师和颅颌面科医师等。

团队中的每一个成员,其领导力和管理工作在患者心理社会护理和干预方面都起着重要作用,由受过培训的心理学家或类似人员监督并指导(表 61-1)(框 61-1)。

框 61-1　作为治疗的一部分,专科医务人员应如何帮助患者适应面部畸形后的生活

评估患者的心理社会需求:

* 社会支持
* 应对机制
* 自尊
* 焦虑
* 态度
* 你自己的态度和术语

提供:

* 完整的信息和建议——尤其是在有多种多样的治疗方法的时候
* 处理评论、凝视的建议和技巧

参考:

* 向其他专业人士寻求情感支持/咨询
* 向一个训练有素的皮肤整形科医师咨询,如何使用合适的治疗面霜
* 患者自发组织或建立一个特定的支持小组
* 社交技能培训

举例:如何更好地回应患者的问题

* 对患者的问题表示肯定。

对于患者的忧虑,不一定有直接或正确的答案,但重要的是不要忽略或否定这个问题:

"这对你来说一定很困难。"

"你的外观改变需要时间来适应。"而不是"你活着是幸运的"。

* 合理化。

患者通常需要确信他们所经历的感受和焦虑是真实有效的:

"当你做了皮瓣移植手术后,感到不安是可以理解的。"

* 正常化。

患者需要被安慰,他们的情绪反应不是异常的,一般不是病理性的。如果不解决这个问题,那么就会增加产生心理问题的风险。

"许多人失去了一部分舌,感到痛苦。"

- 提供信息。

这有助于患者理解自身的心理变化以及身体变化——包括成人和儿童。

"当别人对你异样的容貌做出反应时,你需要学会如何应对。"

- 共同参与。

患者和家属共同参与到决策过程中,或与其他类似经历的患者交谈能有很大帮助。

- 保持富有同情心的专业关系(例如,非定期接触)。

一些短语有助于"掌控"谈话局面,使您和您的患者都更容易管理。

- "我能感受到你有多难过。我想知道你有没有想过和别人倾诉你的感受?"

- "听起来好像你最近过得很艰难。你要知道,和别人谈这件事常常会有帮助。"

确保您有可靠实用的资源或信息来指导您的患者。

病例分析

一例患有颅颌面综合征的面部畸形委员会成员说:"我认为那些需要帮助的人可以从准备手术前就得到支持,并能够接受手术的结果以及了解将要如何继续生活。我强烈认为这将会是一项十分有用的服务。"

（高晓彦　陈　茜　袁卫军　译）

参考文献

［1］ Bradbury ET. Psychological issues in aesthetic surgery. Aesthet Plast Surg. 1994;18：301－5.

［2］ Dropkin MJ，Malgady RG，Scott DW，Oberst MT，Strong EW. Scaling of disfigurement and dysfunction in postoperative head and neck patients. Head Neck Surg. 1983;6：559－70.

［3］ Neilson KA，Pollard AC，Boonzaier AM，Corry J，Castle DJ，Mead KR，et al. Psychological distress (depression and anxiety) in people with head and neck cancers. Med J Aust. 2010;193：48－51.

［4］ Changing Faces. Face equality for patients with disfiguring conditions：How health and social care professionals can support and empower，2009.

［5］ Coutinho W. Facing changes：Don't let the way I Look affect the way you see me. Changing Faces，London，2006.

［6］ Goode A. Public attitudes survey. Summary of COG research's survey. Findings available on（www. changingfaces. org. uk）. The face equality survey is available at（www. changingfaces. org. uk/face-equality/take-the-face-equality-survey），2008.

［7］ All Party Parliamentary Group on Body Image and Central YMCA. Reflections on Body Image，2012.

［8］ Changing Faces. Face equality for patients with disfiguring conditions：How health and social care professionals can support and empower，2009.

［9］ Bradbury E. Psychological approaches to children and adolescents with disfigurement：a review of the literature. ACPP Rev Newslett. 1993;15：1－6.

［10］ Rumsey N，Harcourt D. Body image and disfigurement：issues and interventions. Body Image. 2004;1：83－97.

［11］ Kubler-Ross E. On Death and Dying. New York：Simon & Schuster，1997.

［12］ Partridge J. Changing Faces：the Challenge of Facial Disfigurement. Penguin：London，1990.

［13］ Egan K. A qualitative study of the experiences of people who identify themselves as having adjusted positively to a visible difference. J Health Psychol. 2011;16：739－49.

［14］ Rumsey N，Clarke A，White P. Exploring the psychosocial concerns of outpatients with disfiguring conditions. J Wound Care. 2003;12：247－52.

［15］ Cobb S. Social support as a moderator of life stress. Psychosomat Med. 1976;38：300－14.

［16］ Partridge J. Professional Reintegration of Burn Patients：Dream or Reality? Belgium，1994.

［17］ Picker Institute. Information for People Living with Conditions that Affect their Appearance，2007.

［18］ Dropkin MJ. Anxiety，coping strategies，and coping behaviours in patients undergoing head and neck cancer surgery. Cancer Nurs. 2001;24：143－8.

［19］ Clarke A. 'Psychosocial aspects of facial disfigurement：problems，management and the role of a patient-led organization'. Psychol Health Med. 1999;4：129－42.

［20］ Kapp-Simon K，Simon D，Kristovich S. Self-perception，social skills，adjustment and inhibition in young adolescents with craniofacial anomalies. Cleft Palate-Craniofac J. 1992;29：352－6.

［21］ Rumsey N，Bull R，Gahagan D. A preliminary study of the potential of social skills for improving the quality of social interaction for the facially disfigured. Soc Behav. 1986;1：143－5.

［22］ Robinson E，Rumsey N，Partridge J. An evaluation of the impact of social interaction skills training for facially disfigured people. Br J Plast Surg. 1996;49：281－9.

［23］ Clarke A. Psychosocial aspects of facial disfigurement：problems，management and the role of a patient-led organisation. Psychol Health Med. 1999;4：129－42.

［24］ Thompson A，Kent G. Adjusting to disfigurement：processes involved in dealing with being visibly different. Clin Psychol Rev. 2002;21：663－82.

［25］ Bessell A，Moss TP. Evaluating the effectiveness of psychosocial interventions for individuals with visible differences：A systematic review of the empirical literature. Body Image. 2007;4：227－38.

［26］ Clarke A Cooper C. Psychosocial rehabilitation after disfiguring injury or disease：investigating the training needs of specialist nurses. J Adv Nurs. 2001;33：1－9.

［27］ Rumsey N，Clarke A，Musa M. Altered body image：the psychosocial needs of patients. Br J Commun Nurs. 2002;7：563－6.